Manuel d'anatomie et de physiologie

ÉTUDIANTS IFSI

2e édition

Manuel d'anatomie et de physiologie

S. H. Nguyen

Conseillère pédagogique
Anne-Claude Allin-Pfister

Avec la participation de
Claudine Goldjewicht

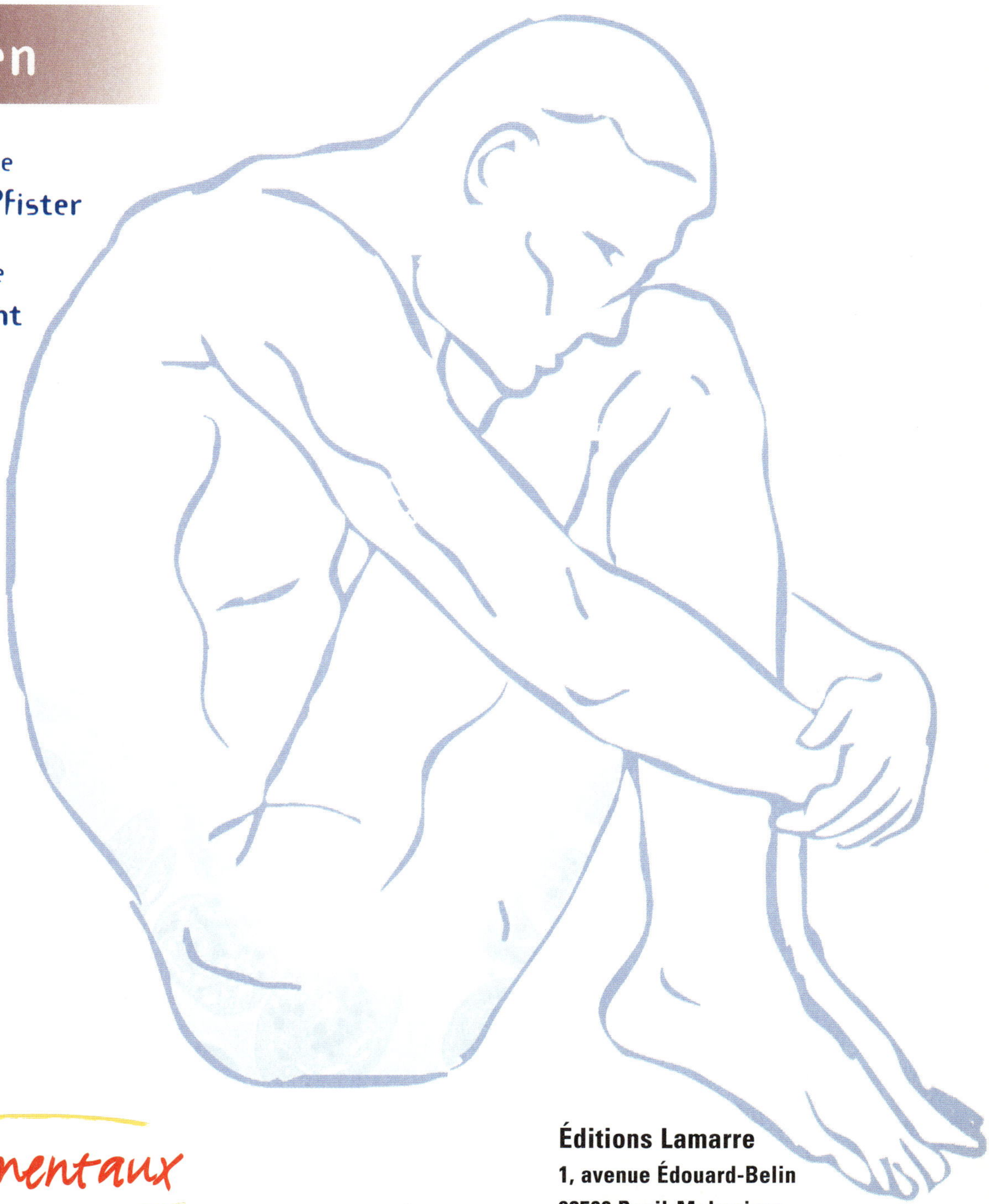

les fondamentaux

Éditions Lamarre
1, avenue Édouard-Belin
92500 Rueil-Malmaison

J'adresse mes plus vifs remerciements à Marie-Laure Dechâtre, éditrice de cette nouvelle édition, et à Marie-Anne Lambert, à l'origine de ce projet.

Sy Nguyen

Secrétariat d'édition : Fabienne Helou et La Péniche

Composition, mise en page : Patrice Piéraut

Certains schémas sont inspirés de M. Lacombe

2e édition

ISBN 2 8503 0323 2

Message aux étudiants

Vous venez d'acquérir ce manuel d'anatomie et de physiologie conçu pour vous. Au-delà de l'évidence que pour soigner il faut connaître le fonctionnement du corps, vous vous demandez peut-être, ou vous vous demanderez certainement un jour ou l'autre, pourquoi ce savoir, comment et quand l'utiliser? S'agit-il d'un passage obligé que vous vous empresserez d'oublier lorsque vous soignerez? Vous vous en doutez, la réponse est tout autre.

De solides connaissances dans ce domaine, vous permettront entre autres :

- *de repérer tout élément signifiant une altération de la santé ;*
- *de comprendre les pathologies et les thérapeutiques associées ;*
- *d'anticiper les réactions des personnes aux soins et/ou à l'évolution des situations ;*
- *d'établir des liens entre différents éléments, apparemment éloignés, vous permettant de comprendre les situations cliniques dans leur globalité ;*
- *d'informer les personnes ou les populations du fonctionnement du corps, de l'équilibre fragile de ce dernier, des moyens de rester en santé ;*
- *d'établir des liens entre les aspects biologiques et les aspects psychosociaux présents dans une situation,*
- *d'argumenter vos choix et vos décisions dans une équipe pluridisciplinaire.*

Exemple

Si je connais bien la neurophysiologie de la douleur (v. chap. 23 p. 314), je peux, entre autres :

- *être attentif à tout changement d'une douleur pouvant signifier une aggravation de la pathologie ;*
- *surveiller les effets, recherchés et secondaires, du traitement antalgique administré ;*
- *informer le patient de l'importance de prendre ses médicaments régulièrement et de ne pas attendre d'avoir trop mal pour demander un antalgique ;*
- *proposer d'autres moyens pour diminuer la douleur (massage de détente, distraction) ;*
- *argumenter auprès du médecin la nécessité de changer d'antalgie ou d'augmenter les doses en m'appuyant sur un outil d'évaluation de la douleur.*

En bref, des « **connais-sens** » en anatomie et en physiologie vous permettront d'être des praticien(ne)s soignant autant avec leurs mains qu'avec leur tête.
Pourquoi étudier le fonctionnement du corps en santé alors que vous soignerez des malades?

Tout d'abord, les malades que vous rencontrerez auront, pour la plupart, l'espoir de guérir, de recouvrer la santé ; leur attente sera donc de retrouver un corps sain ou, comme disait Claude Bernard, « le silence de leurs organes ». Il sera donc important pour vous de comprendre comment fonctionne ce corps en équilibre, en santé.

Deuxièmement, l'évolution de votre rôle professionnel et des politiques sanitaires implique le développement toujours plus important des démarches de prévention, de promotion de la santé, d'éducation à la santé. Vous rencontrerez donc des personnes en santé qui attendront de vous que vous leur appreniez comment le rester.

Troisièmement, vous constaterez combien l'étude de la physiopathologie, de la pharmacologie, des autres thérapeutiques est facilitée lorsqu'elle s'appuie sur des connaissances en anatomie-physiologie bien intégrées.

En espérant vous avoir (au moins partiellement) convaincu de l'importance et de l'intérêt de cette étude, je vous invite à :

- vous émerveiller de ce corps, de son fonctionnement incroyable qui met en jeu, à chaque instant, des milliers de molécules agissant de concert et en harmonie ;
- découvrir comment ce livre a été conçu et dès lors comment l'utiliser dans vos études ;
- développer quelques démarches de pensée indispensables à la bonne marche de votre travail.

Anne-Claude Allin-Pfister
Conseillère pédagogique

Table des matières

Anatomie

Chapitre 1

La tête et le cou

Chapitre 2

Le thorax

Chapitre 3

L'abdomen

Chapitre 4
Le petit bassin et les organes génitaux

Chapitre 5
Le système nerveux

Chapitre 6
Le membre supérieur

Chapitre 7
Le membre inférieur

Physiologie

chapitre 8

La cellule et les tissus

Chapitre 9 La cellule nerveuse

Chapitre 10 Le muscle

Chapitre 11 L'os

Chapitre 12

Les articulations et les mouvements

Chapitre 13

Le tissu sanguin

Chapitre 14

Le système immunitaire

Chapitre 15
La respiration

Chapitre 16
Le cœur et la circulation sanguine

Chapitre 17
La nutrition et la digestion

Chapitre 18
Les métabolismes et les bases de l'alimentation

Chapitre 19
L'appareil urinaire

Chapitre 20 Le système nerveux

Chapitre 21 Le système endocrinien

Chapitre 22 La reproduction

Chapitre 23

Les organes des sens

Annexes

Introduction

Guide d'utilisation

Les **renvois permanents** des chapitres d'anatomie aux chapitres de physiologie constituent la clé de voûte de l'ouvrage.

L'introduction situe le chapitre dans l'ensemble de l'ouvrage.

Le livre est présenté en deux parties distinctes, l'anatomie et la physiologie ; distinction justifiée pour une présentation claire et structurée de l'ouvrage. Mais vous avez à intégrer les deux parties dans votre étude. Les nombreux renvois de l'une à l'autre vous y aideront. Nous verrons ci-après les liens étroits entre la structure (anatomie) et la fonction (physiologie) ; l'étude simultanée des deux facilitera grandement votre compréhension et votre mémorisation.

Chaque chapitre a certains éléments en commun qui vous serviront de repères :

- une introduction qui situe le chapitre par rapport à l'entier de l'ouvrage ;
- un ou plusieurs schémas donnant une vision d'ensemble du phénomène étudié et des liens qu'entretient ce dernier avec d'autres phénomènes ;
- des encadrés mettant en évidence, à la manière des feux de circulation, les notions importantes ;
- des activités d'intégration, sous forme de consigne de réflexion ou de questions ; de plus, le petit monde d'*Astérix le Gaulois* vous permettra, dès le chapitre 8 (physiologie), de mettre en application vos nouvelles connaissances pour expliquer la vie de tous les jours ;
- une alternance de textes et de schémas favorisera deux approches complémentaires d'appropriation du savoir.

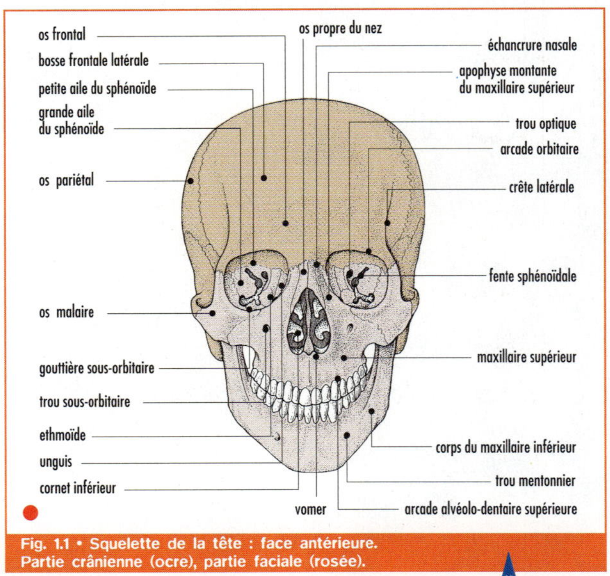

Chapitre 1

La tête et le cou

Ce chapitre comprend l'étude des os et des muscles qui permettent la mobilisation de la tête et du cou, l'étude de la cavité buccale et des dents, du carrefour pharyngo-laryngé, de la portion cervicale de la trachée et de l'œsophage.

Est également traitée dans ce chapitre l'anatomie de l'œil et de l'oreille.

Le contenu de la boîte crânienne, le rachis cervical et la moelle épinière sont étudiés dans les chapitres d'anatomie et de physiologie du système nerveux *[v. chap. 5 et 20]*.

Fig. 1.1 • Squelette de la tête : face antérieure. Partie crânienne (ocre), partie faciale (rosée).

2

LE SQUELETTE DE LA TÊTE

Le squelette de la tête est formé de deu parties :

- les os du crâne ;
- les os de la face.

Les os du crâne sont au nombre de neuf, soit : le frontal, l'ethmoïde, le sphénoïde, l'occipital, les deux pariétaux, les écailles des deux temporaux et les rochers.

À l'intérieur du crâne est logé l'enc phale [v. chap. 20, p. 224]. L'encéphale est protégé au-dessus p la paroi supérieure de la boîte crânien appelée voûte du crâne, et est suppo té en dessous par la base du crâne. base comprend de nombreux orific qui sont les lieux de passage des va seaux et des nerfs à destination ou provenance de l'encéphale.

Les os de la face sont au nombre de quatorze, soit le maxillaire supérieur, les deux malaires, les deux os propres du nez, les deux unguis (ou os lacrymaux), l'ethmoïde, les deux palatins, les deux cornets inférieurs, le vomer et le maxillaire inférieur ou mandibule.

LA FACE ANTÉRIEURE DU SQUELETTE DE LA TÊTE

La face antérieure du squelette de tête présente une partie crânienne une partie faciale (fig. 1.1 et photo 1. Sur la face antérieure, la frontière in quée entre la partie crânienne et la p tie faciale est définie par une ligne m diane horizontale passant p l'échancrure nasale. C'est au niveau l'échancrure nasale que l'os frontal s' ticule avec les os propres du nez. C observe de part et d'autre de l'écha crure nasale l'arcade orbitaire de l' frontal.

La partie crânienne permet d'observ des reliefs intéressants :

- la bosse frontale (formée en fait d'u partie centrale et de deux bosses térales) ;
- les arcades orbitaires en bas ;
- la crête latérale du frontal qui b de la fosse temporale.

La partie faciale est divisée en deux p ties : la mâchoire supérieure et la m choire inférieure.

Toutes les **figures et les photos** sont appelées dans le texte et légendées. On les retrouve dans une liste en fin d'ouvrage.

L'étudiant en soins infirmiers trouvera en fin d'ouvrage une liste des paramètres biologiques et un INDEX lui permettant de retrouver facilement les notions importantes.

Les **encadrés** synthétisent les notions-clés :

les rouges vous incitent à vous arrêter sur une **notion essentielle** à la compréhension du phénomène, un élément important à mémoriser;

les oranges vous suggèrent de ralentir afin d'être attentifs à quelques **chiffres et définitions** et vous permettent de les retrouver plus aisément;

les verts vous autorisent à redémarrer dans une autre direction et à entrer de plain-pied dans la compréhension de votre rôle professionnel, c'est le lien avec les **soins infirmiers** qui est mis en évidence.

La tête et le cou • Chapitre 1

Le **bandeau** de couleur indique la partie :
vert pour l'anatomie,
bleu pour la physiologie.

La mâchoire supérieure ou maxillaire supérieur est formée des os de la face situés au-dessus de la cavité buccale. On observe l'orifice des fosses nasales situé au-dessous des os propres du nez et plus bas l'arcade alvéolo-dentaire supérieure.
Les orbites sont placées de part et d'autre de la saillie du nez.
La mâchoire inférieure correspond à la mandibule ou maxillaire inférieur.

> CLINIQUE
> *La mâchoire inférieure est constituée d'un grand os : le maxillaire inférieur, qui est le seul os mobile de la face. Il s'articule de chaque côté avec l'os temporal au niveau de l'articulation temporo-maxillaire.*

Quels sont les os qui constituent les cavités orbitaires?
L'orbite est une sorte de puzzle dans lequel chaque élément appartient à un os différent. On distingue :
- la paroi supérieure comportant en avant le frontal; en arrière la petite aile du sphénoïde traversée par le trou optique;
- la paroi inférieure avec en dehors l'apophyse orbitaire de l'os malaire; en arrière l'apophyse orbitaire du palatin; en bas la partie orbitaire du maxillaire supérieur;
- la paroi externe comportant en avant le malaire; en arrière la grande aile du sphénoïde;
- la paroi interne avec en avant l'apophyse montante du maxillaire et l'inguis; en arrière l'os planum et la partie antérieure du corps du sphénoïde.

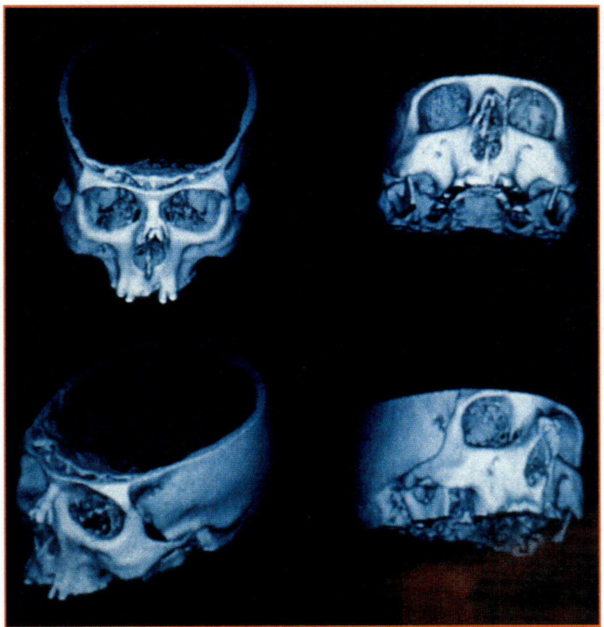

Photo 1.1 • Squelette de la face (reconstitution tridimentionnelle des surfaces à partir des coupes horizontales de scanners).

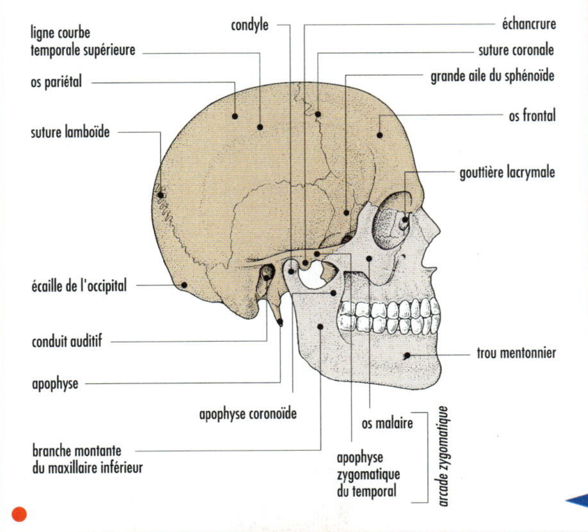

Fig. 1.2 • Squelette de la tête : face latérale.

3

Les **figures** les plus importantes (posées aux examens de fin d'année et au DE) sont balisées d'un point **rouge**

LA COMPOSITION DU SANG

La centrifugation d'un petit volume de sang permet également d'évaluer et de comparer les volumes relatifs du plasma et des globules rouges, définissant ainsi l'hématocrite *(fig. 13.2 et tableau 13.2).*

Tableau 13.2 - Hématocrite normal

Homme	de 45 à 52 %
Femme	de 37 à 46 %
Enfant	de 35 à 45 %
Nouveau-né	de 45 à 60 %

Tous les **tableaux** sont appelés dans le texte et légendés. On les retrouve facilement dans une liste placée en fin d'ouvrage.

Une approche globale du corps humain

Toute étude d'une réalité complexe nécessite de découper cette réalité en unités compréhensibles, abordables par l'étudiant. L'étude du corps humain, étant une réalité complexe, n'échappe pas à cette loi.

Le corps humain est donc découpé en systèmes, en appareils et en organes afin de permettre d'en appréhender les propriétés. Il est une étape essentielle à l'intégration d'un savoir complexe qu'il est difficile, voire impossible, de transcrire dans un livre; il s'agit de la mise en relation des divers éléments afin d'en faire la synthèse.

Il est toutefois possible, avant de commencer le découpage, de présenter une approche globale du corps humain et de son fonctionnement. L'outil privilégié pour cette approche, c'est la pensée systémique qui met en évidence l'interdépendance des éléments dont l'ensemble forme un tout qui dépasse les logiques de chacun d'entre eux. Nous utiliserons pour cette partie, le macroscope défini par J. de Rosnay comme un nouvel outil symbolique permettant d'aborder l'infiniment complexe, au même titre que le microscope permet d'aborder l'infiniment petit.

LES DIFFÉRENTS SYSTÈMES/APPAREILS DU CORPS HUMAIN

L'organisme est composé de plusieurs appareils ou systèmes exerçant une ou plusieurs fonctions.

> DÉFINITION
> *Un **système** associe plusieurs organes dont la morphologie et la fonction sont comparables* (ex. : le système nerveux, v. chap. 5 et 20) ; *un **appareil** comprend des organes différents qui participent tous à une fonction commune* (ex. : l'appareil digestif, v. chap 3 et 17).

COMPOSITION DE L'ORGANISME

Un système nerveux : système de régulation de l'organisme ; il réagit rapidement aux changements internes et externes en activant les glandes et les muscles appropriés.

Un système endocrinien : deuxième système de régulation formé de glandes qui sécrètent des hormones réglant des processus comme la croissance, la reproduction, le maintien de l'homéostasie et l'utilisation des nutriments par les cellules.

Un système osseux : il constitue une charpente sur laquelle les muscles s'insèrent et s'appuient pour former le mouvement, il protège et soutient les autres organes.

Un système musculaire : permet le maintien de la posture et le mouvement, produit de la chaleur.

Un appareil cardiovasculaire et lymphatique : constitué par les vaisseaux sanguins, lymphatiques et le cœur, il transporte l'oxygène, le gaz carbonique, les nutriments et les déchets; le système lymphatique participe à l'immunité.

Un appareil respiratoire : il assure l'approvisionnement en oxygène et l'élimination du gaz carbonique, il permet les échanges gazeux au niveau des poumons.

Un appareil digestif : il transforme les aliments en nutriments qui sont absorbés et passent dans le sang pour être distribués aux cellules; il élimine les substances non absorbées.

Un appareil urinaire : il élimine les déchets azotés et participe à régler l'équilibre hydrominéral et acido-basique de l'organisme.

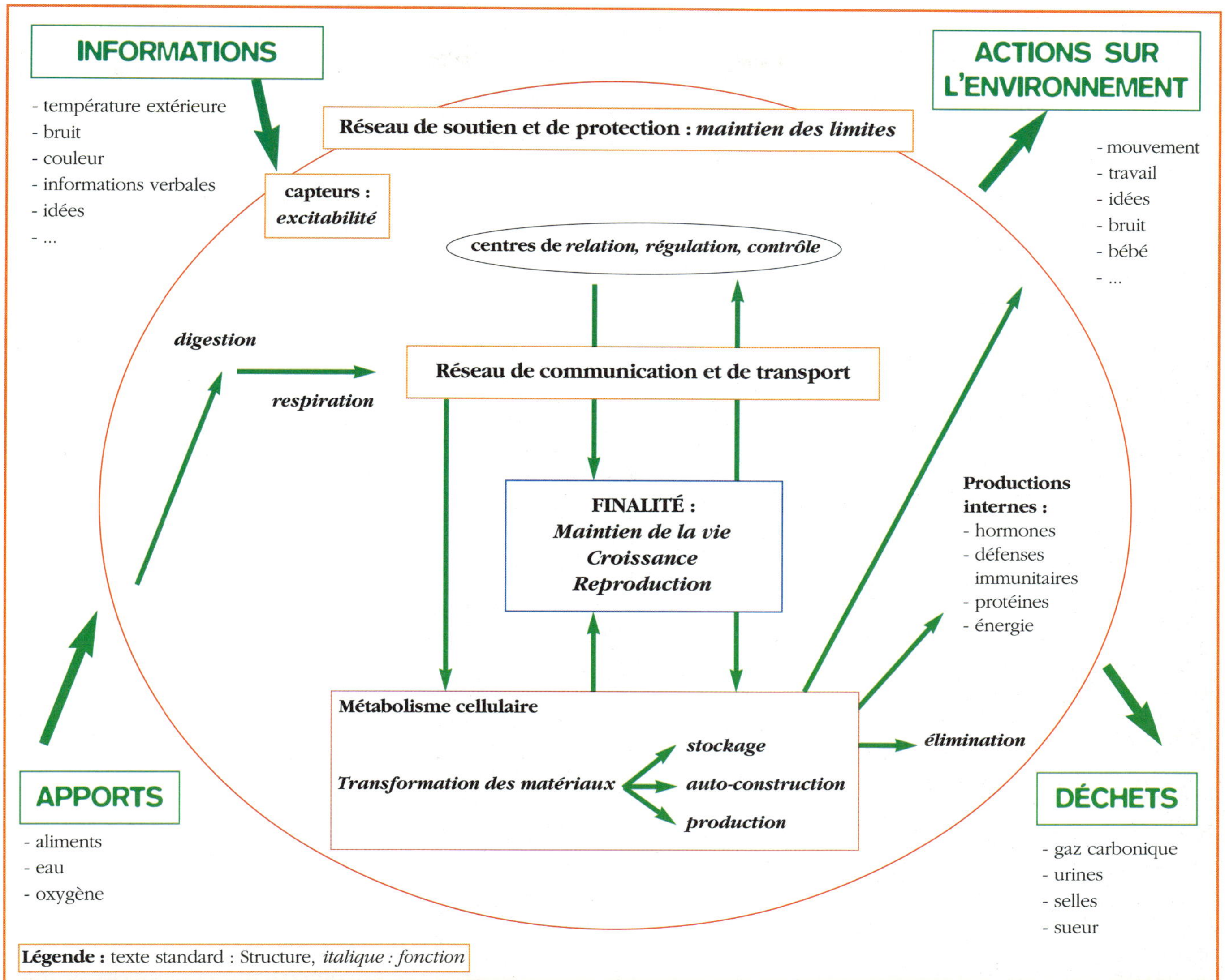

Fig. 0.1 • Approche globale de l'organisme humain.

Un appareil reproducteur : destiné à la reproduction, il fabrique les cellules sexuelles et les hormones sexuelles; chez la femme, il est le siège de la fécondation, de la grossesse et de l'accouchement.
Un système immunitaire : il protège le corps par l'intermédiaire des lymphocytes et/ou des anticorps responsables de la réaction immunitaire.
Un système tégumentaire : il forme la couche externe de l'organisme, protège les tissus internes, participe à la sensibilité et à la thermorégulation.

Il est possible et habituel de présenter l'organisation générale de l'organisme comme ci-dessus et comme elle est présentée à la fin de ce chapitre. Il est également possible, mais moins habituel, de la présenter à l'aide du macroscope. C'est le but du schéma de la *figure 01* d'Allin-Pfister, A.C. (1995). Ce schéma est largement inspiré de De Rosnay, J. (1975).

Quelques commentaires

L'ovale correspond à l'organisme. Il y rentre un certain nombre d'informations, (par exemple la température extérieure, la luminosité, un discours…) captées par les différents organes des sens, ainsi que des aliments, de l'eau, de l'oxygène. Il en ressort des déchets ainsi que des actions sur l'environnement, le corps permet d'agir, de penser, de bouger…
La finalité du fonctionnement de l'organisme peut être résumée par ces trois notions :

- **maintien de la vie** (par exemple par l'apport de nourriture, par le sommeil, par l'apport d'oxygène);
- **croissance** (pendant l'enfance) et **renouvellement tissulaire** pendant le reste de la vie;
- **reproduction** (par l'union de deux cellules sexuelles, venant de deux êtres différents, la fécondation est possible, puis la croissance et la vie de l'embryon/fœtus sont rendues possibles par les transformations du corps de la mère).

Si l'on regarde maintenant la frontière entre l'intérieur et l'extérieur et les rapports entre les deux, on constate que l'organisme comporte un réseau de soutien et de protection composé de la peau, du système musculaire, du système osseux, ainsi que du système immunitaire. L'organisme est donc capable de se protéger de l'extérieur, de maintenir ses limites et de se tenir debout.
Il comporte également un réseau de communication et de transport, composé de l'appareil cardiovasculaire et lymphatique, ainsi que du système nerveux périphérique. Il peut donc communiquer avec l'extérieur, mais également à l'intérieur de lui-même, d'une partie vers une autre. L'information qui circule est électrique ou chimique.
L'organisme comporte un ou plusieurs centres de régulation, de contrôle; le

système nerveux central et le système endocrinien sont responsables de ce contrôle. Ils captent tous les changements, qu'ils soient internes ou externes, et induisent une réponse visant à maintenir l'équilibre malgré le changement. Au niveau de chaque cellule, selon sa spécialisation, il existe une foule de phénomènes permettant la fabrication, la transformation, le stockage et l'élimination de substances diverses et multiples. C'est le rôle du métabolisme cellulaire, rendu possible par la digestion, la respiration, l'élimination… Ces différents phénomènes servent à s'autoconstruire ou à agir sur l'environnement.
Les processus à l'œuvre dans le fonctionnement du corps sont multiples, continuels et circulaires, c'est-à-dire qu'ils sont influencés par un ou plusieurs autres phénomènes et qu'ils en influencent d'autres à leur tour.

LIENS ENTRE STRUCTURE ET FONCTION

La fonction est toujours en relation directe avec la structure, c'est-à-dire qu'un organe ne peut accomplir que les fonctions permises par sa morphologie. Ainsi, le sang ne peut suivre qu'une seule direction dans le cœur, ce dernier possédant des valves empêchant une autre direction. Ainsi également les poumons, composés d'alvéoles à la paroi très mince permettent les échanges d'oxygène et de gaz carbonique entre les alvéoles pulmonaires et les capillaires.
Il est intéressant de noter que si la structure anatomique détermine la fonction physiologique, on peut également dire que la fonction détermine la structure.

CLINIQUE

Un exemple particulièrement parlant, celui du fonctionnement musculaire : plus le muscle travaille (fonction), plus il se développe (structure) ; il suffit pour cela de penser aux bodybuilders ! Mais plus le muscle s'est développé (structure), plus il augmente sa capacité à travailler (fonction). De même, lorsqu'une personne est alitée pour une durée importante, ses muscles squelettiques cessent d'exercer leur fonction, très rapidement leur structure se modifiera, et l'on constatera une fonte musculaire. De ces exemples, découle l'importance d'étudier simultanément l'anatomie et la physiologie.

LIENS ENTRE LES DIFFÉRENTS SYSTÈMES OU APPAREILS DE L'ORGANISME

On l'a déjà constaté, un organe peut exercer plusieurs fonctions et une fonction peut être exercée par plusieurs organes en collaboration. Cela implique des liens très étroits et multiples entre les différents systèmes ou organes.

CLINIQUE

Prenons quelques exemples : lorsque l'organisme est en état de stress, il y a décharge d'hormones, dont l'adrénaline. Cette hormone a de multiples effets partout dans l'organisme ; elle agit entre autres sur la fréquence cardiaque, sur la fréquence respiratoire, sur le métabolisme cellulaire, sur la pression artérielle… De même, lorsqu'à la suite d'une blessure il y a hémorragie, de nombreux phénomènes concourent à maintenir le plus longtemps possible le volume circulant : il y a sécrétion et mise en action de plusieurs hormones, il y a mise en action du système nerveux autonome, des mécanismes de vasoconstriction… Cela implique, face à l'étude d'un phénomène particulier, de se poser régulièrement la question : « Que se passe-t-il simultanément ailleurs dans l'organisme ? ».

NIVEAUX D'ORGANISATION STRUCTURALE

Le corps est constitué de plusieurs niveaux d'organisation. Étudions-les du plus petit au plus grand. Il y a tout d'abord le **niveau chimique.** À ce niveau, des atomes se mettent ensemble pour former des molécules, c'est le début de la vie. Notre corps est formé de molécules comme les protéines, le glucose, l'eau. Ces molécules se mettent ensemble pour former des structures un peu plus grandes, les organites cellulaires. Cela nous amène au niveau suivant, le **niveau cellulaire.** Les cellules de l'organisme ont certains points communs (elles utilisent les nutriments, elles fabriquent de l'énergie, elles se reproduisent) mais elles ont également de grandes différences de forme et de fonction (certaines vont fabriquer des hormones, d'autres du mucus, d'autres vont se contracter, d'autres encore vont créer ou conduire l'influx nerveux). Les cellules vont se regrouper pour former des tissus remplissant une même fonction. C'est le **niveau tissulaire.** Dans l'organisme humain, il existe quatre grands tissus : le tissu épithélial qui couvre la surface du corps et tapisse les cavités internes, le tissu conjonctif qui soutient le corps et protège les organes, le tissu musculaire qui produit le mouvement et le tissu nerveux qui permet les communications dans l'organisme. Chaque tissu exerce donc une fonction particulière. On trouvera ensuite le **niveau organique** ; un organe est composé d'au moins deux tissus différents, mais la plupart des organes comportent trois ou quatre tissus : une couche interne composée d'un épithélium, une paroi musculaire renforcée par du tissu conjonctif par exemple. Le niveau suivant sera le niveau des systèmes ou des appareils, chacun étant constitué de plusieurs organes qui travaillent ensemble pour accomplir une même fonction. Prenons pour l'exemple l'appareil cardiovasculaire, composé des vaisseaux sanguins (veines et artères) et du cœur ; ils font ensemble circuler le sang pour apporter aux cellules les nutriments nécessaires et l'oxygène et en remporter les déchets. Le dernier niveau sera le **niveau de l'organisme** qui représente l'ensemble de tous les autres niveaux travaillant en synergie pour maintenir et perpétuer la vie. **Comme précédemment, il sera essentiel, lors de l'étude d'un phénomène à un niveau d'organisation particulier, de se demander ce qui se passe simultanément à d'autres niveaux.**

CLINIQUE

La croissance du petit de l'homme se mesure en cm/année (niveau de l'organisme), cela implique une multiplication cellulaire rapide et harmonieuse (niveau cellulaire), cette dernière dépendant entre autres de la synthèse protéique (niveau chimique).

MÉCANISMES DE RÉGULATION ET HOMÉOSTASIE

Reprenons l'idée que notre corps est constitué de millions de cellules et qu'il s'y passe continuellement des milliers de processus physiologiques, n'y a-t-il pas là de quoi s'émerveiller ? S'émerveiller de toutes ces journées, ces semaines, ces mois, ces années pendant lesquels tout se passe sans anicroche. L'organisme est en perpétuel mouvement, et en même temps, il arrive à garder des constantes, à maintenir un certain équilibre, à maintenir son homéostasie. L'homéostasie signifie un état d'équilibre dynamique dans lequel des conditions internes peuvent varier, toujours à l'intérieur de limites relativement étroites dans lesquelles la vie cellulaire est possible. Ces limites concernent la concentration sanguine en nutriments (glycémie, par exemple), en oxygène, la fréquence cardiaque et respiratoire, la pression artérielle, la température corporelle, le pH sanguin… Cette homéostasie dépend de systèmes de régulation extrêmement complexes. Tous fonctionnent sur le même mode.

ESSENTIEL

Un stimulus est perçu par un récepteur qui le transforme en un message circulant jusqu'à un centre de régulation. Il y a analyse du message et réponse jusqu'à un effecteur qui permet l'action visant à maintenir/rétablir l'équilibre (v. fig. 9.8, p. 126).

Le **centre de régulation** détermine la valeur de référence (limites acceptables de la variable) et analyse les données qu'il reçoit. Le **récepteur** surveille le milieu interne et transmet les informations au centre de régulation et l'**effecteur** est informé par le centre de régulation et réagit. Les informations circulent par voies nerveuses afférentes (du récepteur au centre) et efférentes (du centre vers l'effecteur). Vous verrez de nombreux exemples de régulation tout au long de cet ouvrage. Prenons-en un pour éclairer notre propos, celui de la thermorégulation.

CLINIQUE

Les thermorécepteurs de la peau et du cerveau enregistrent les modifications de la température ; le centre de la thermorégulation situé dans l'hypothalamus reçoit l'information par voie nerveuse et déclenche une réponse des effecteurs pour rétablir la température dans des valeurs acceptables. Il y a plusieurs effecteurs : la peau, les glandes sudoripares, les vaisseaux sanguins et les muscles squelettiques.

…/…

…/…

Si la température est trop basse, il y aura une production de chaleur (thermogenèse) augmentée (frisson) et une déperdition de chaleur (thermolyse) diminuée (arrêt de la sudation, vasoconstriction cutanée…). Si la température est trop élevée, l'inverse se produira, c'est-à-dire une diminution de la thermogenèse, une augmentation de la thermolyse (sudation augmentée, vasodilatation cutanée).

Table d'orientation

Les termes techniques d'anatomie sont indispensables pour situer et orienter toute région de l'organisme.

Les plans et axes du corps indiqués sur les dessins ci-après sont des repères, des références, à partir desquels les termes de localisation sont posés.

Les plans permettent de situer un organe par rapport à l'ensemble de l'organisme, les termes de localisation de situer un organe par rapport à un autre.

AXES ET PLANS DE RÉFÉRENCE

Axes principaux

On en distingue trois :
- l'**axe vertical** est l'axe longitudinal du corps qui se place perpendiculairement à la surface du sol, station debout;
- l'**axe transversal** est un axe horizontal qui se place perpendiculairement à l'axe vertical, et de gauche à droite;
- l'**axe sagittal** est un axe à direction antéro-postérieure et perpendiculaire aux axes vertical et transversal.

Plans principaux

On en distingue trois :
- le **plan sagittal** orienté dans le sens antéro-postérieur est appelé plan médian lorsqu'il partage le corps en deux moitiés égales;
- le **plan frontal** est un plan parallèle au front et perpendiculaire au plan médian;
- le **plan horizontal** également appelé plan transversal est un plan perpendiculaire aux plans frontal et médian.

DIRECTIONS

Les directions sont désignées sous les mêmes termes que les localisations :
- **crânial :** vers le crâne, vers la partie supérieure du tronc;
- **caudal :** vers le siège, vers la partie inférieure du tronc;
- **supérieur :** vers le haut lorsque le corps est vertical; un organe est dit supérieur s'il est placé au-dessus d'un autre;
- **inférieur :** vers le bas lorsque le corps est vertical, un organe est dit inférieur s'il est placé en dessous d'un autre;
- **interne :** vers le plan médian;
- **externe :** en s'éloignant du plan médian;
- **central :** vers l'intérieur du corps, en profondeur;
- **périphérique :** vers la surface du corps, en superficie;
- **antérieur :** vers l'avant;
- **postérieur :** vers l'arrière;
- **ventral :** près de la paroi antérieure de l'abdomen;
- **dorsal :** vers le dos;
- **proximal :** vers l'insertion d'un membre sur le tronc;
- **distal :** loin du tronc;
- **palmaire :** vers la paume de la main;
- **plantaire :** vers la plante du pied;
- **homolatéral :** un élément est dit homolatéral à un autre organe s'il est situé du même côté que lui (par rapport au plan médian);
- **controlatéral :** un élément est dit controlatéral à un autre organe s'il est situé du côté opposé (par rapport au plan médian).

Plans et axes du corps humain

Les plans

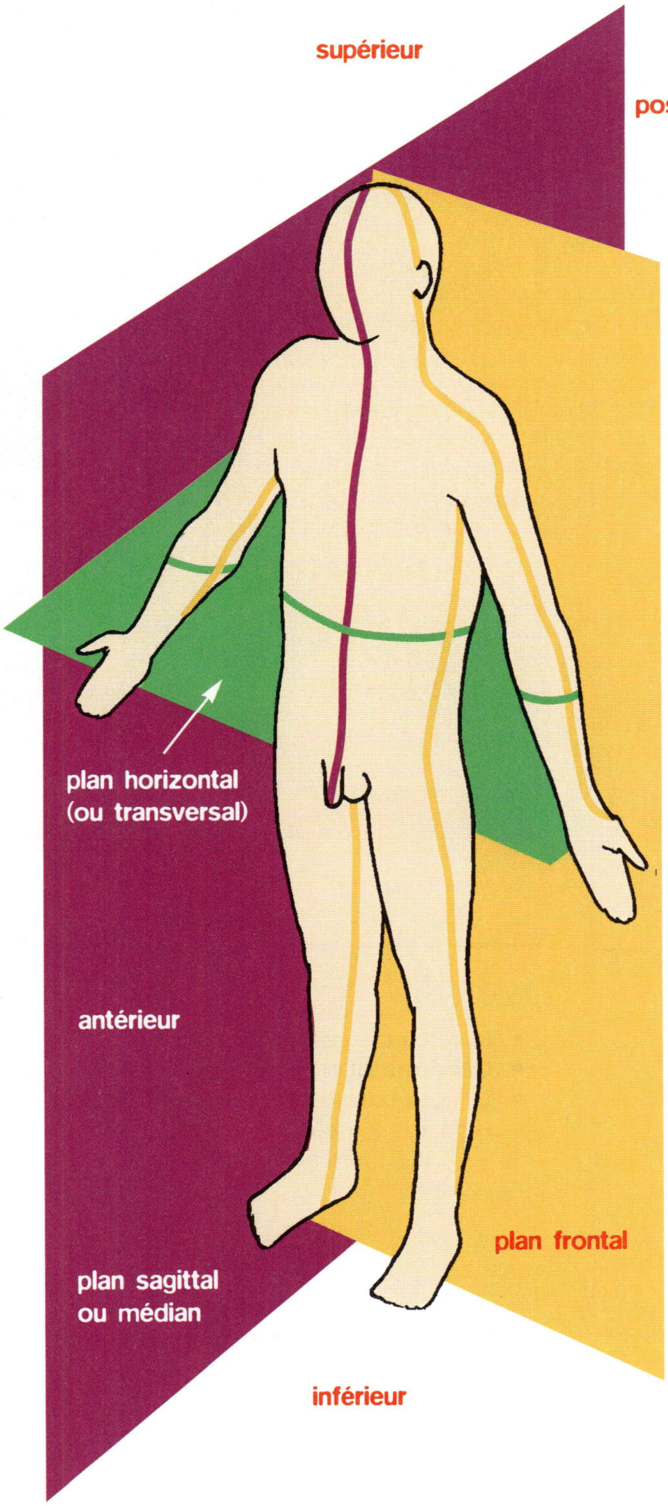

Les axes

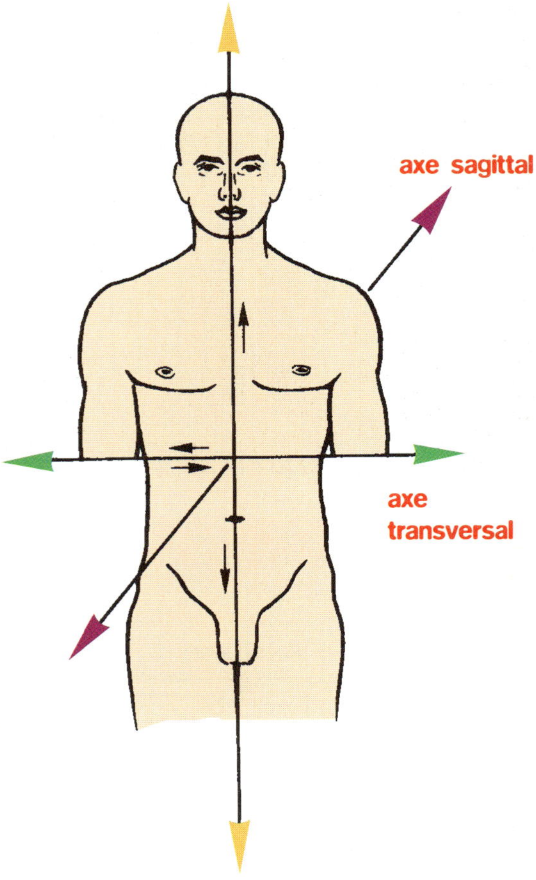

Fig. 0.2 • La position anatomique de référence est définie ainsi : le corps humain est debout, les membres supérieurs pendent le long du corps, la paume des mains tournée en avant, le regard droit et horizontal.

Système nerveux

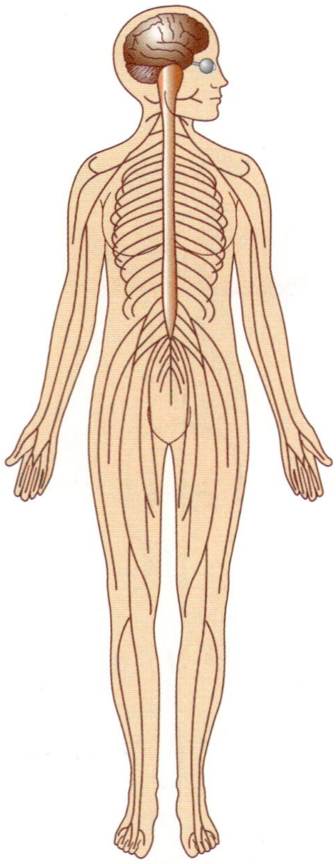

Fig. 0.3

Anatomie

Physiologie

Système endocrinien

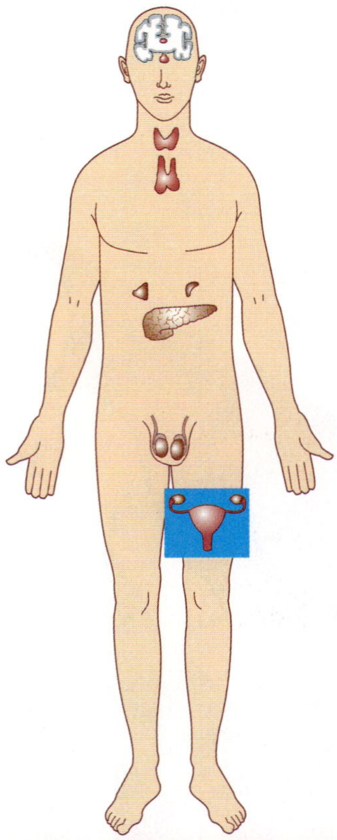

Fig. 0.4

Anatomie

Physiologie

Squelette

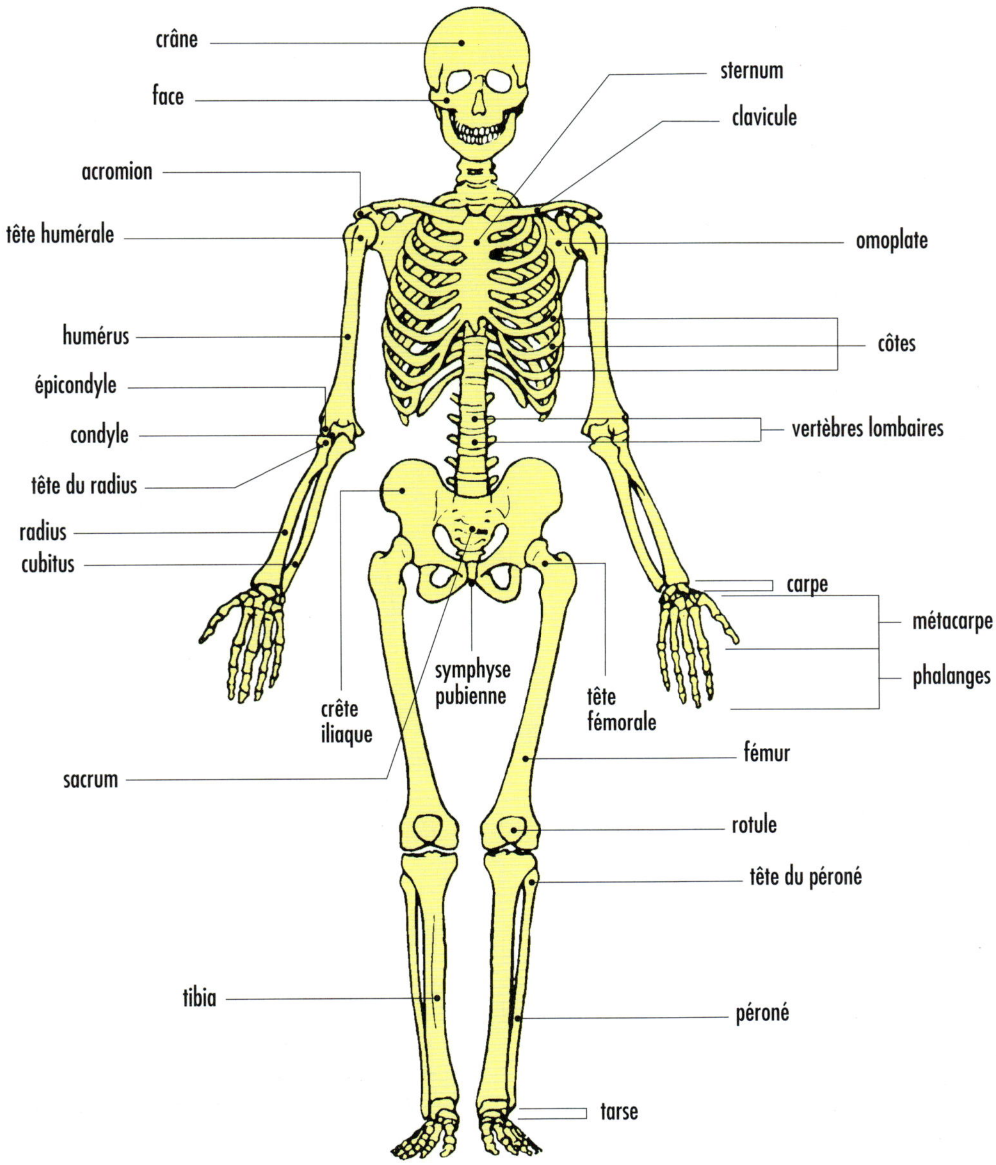

Fig. 0.5

Anatomie

Physiologie

Système musculaire

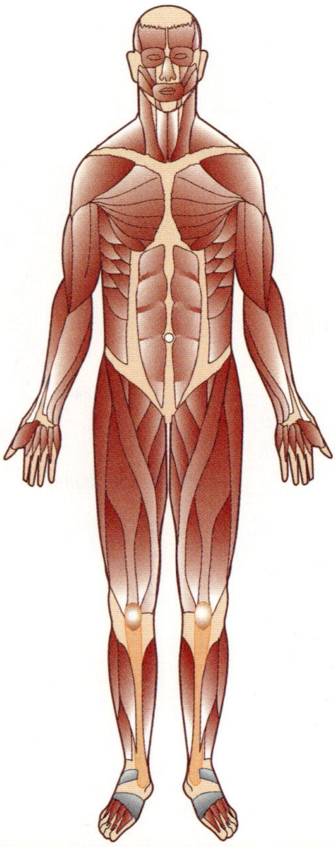

Fig. 0.6

Anatomie

Physiologie

Système respiratoire

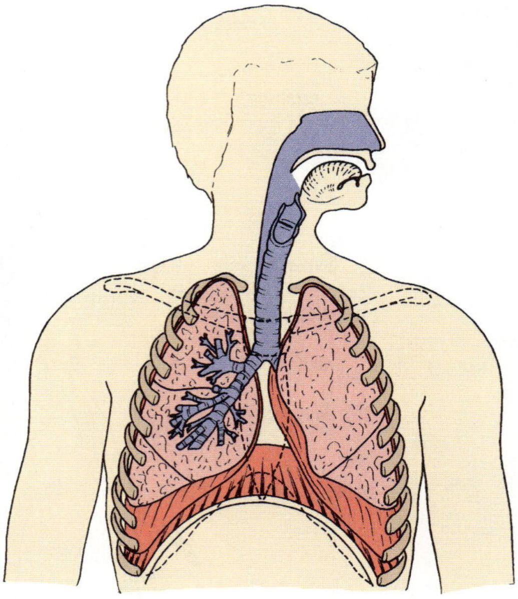

Fig. 0.7

Anatomie

Physiologie

Système cardio-vasculaire

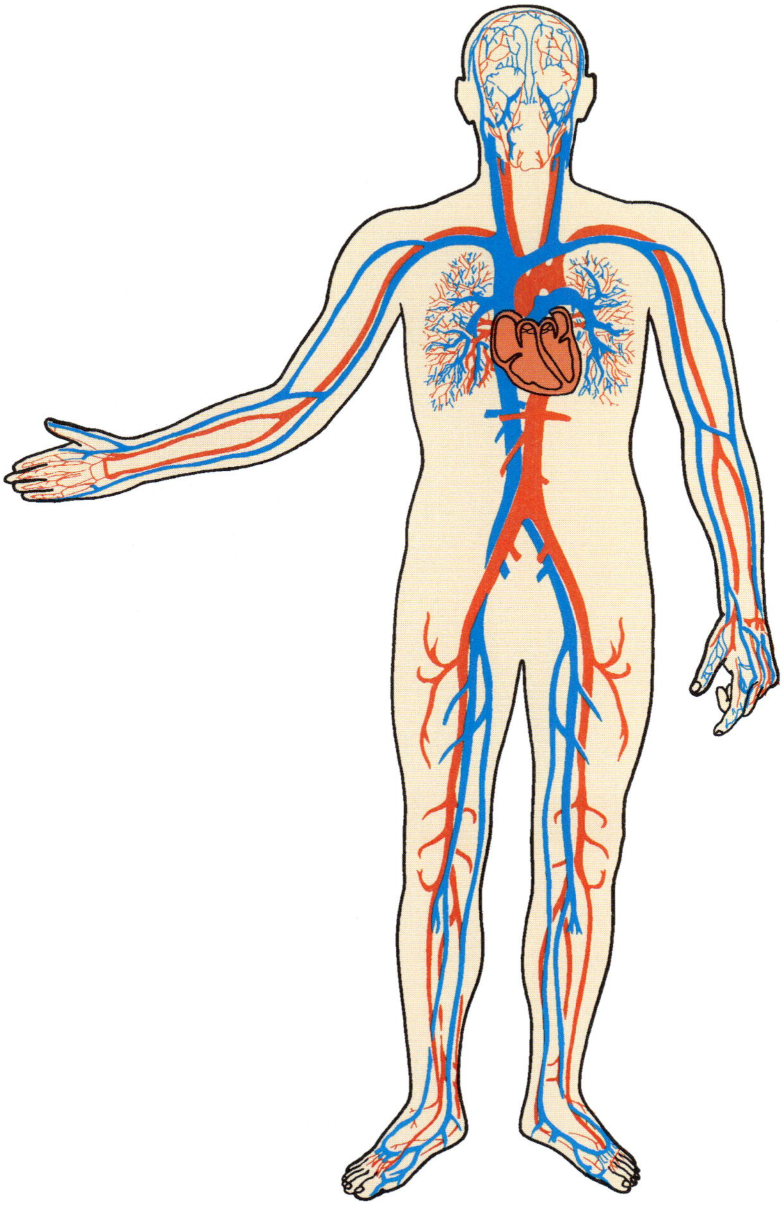

Fig. 0.8

Anatomie

Physiologie

Appareil digestif

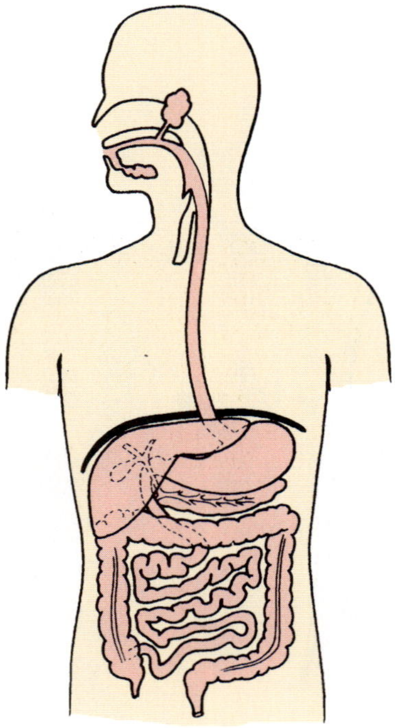

Fig. 0.9

Anatomie

Physiologie

Appareil urinaire

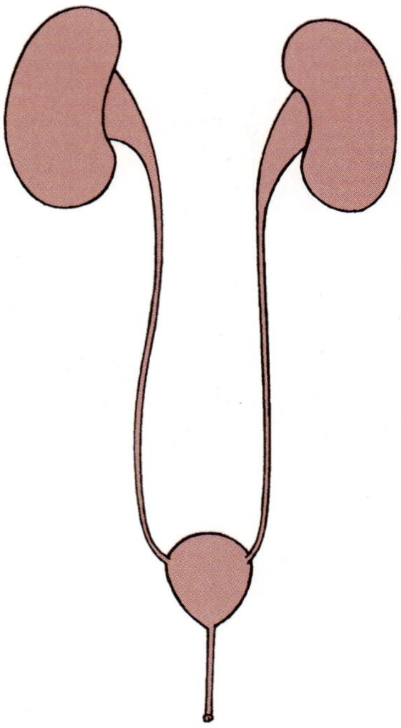

Fig. 0.10

Anatomie

Physiologie

Appareil génital masculin

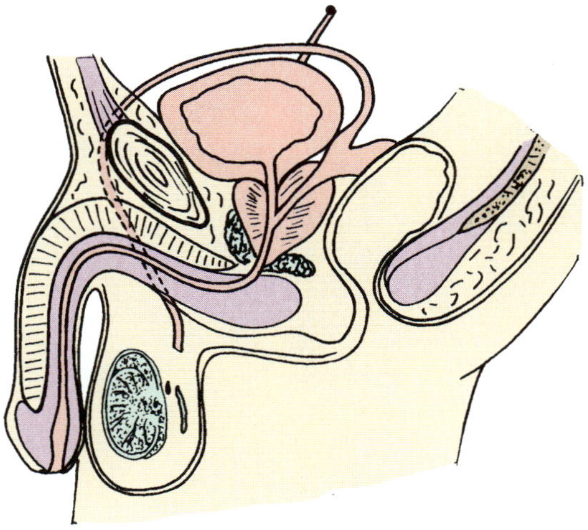

Fig. 0.11

Anatomie

- **Le petit bassin et les organes génitaux,** page 48.

Physiologie

- **Le système nerveux,** page 240.
- **Le système endocrinien,** page 260.
- **La reproduction,** page 278.

Appareil génital féminin

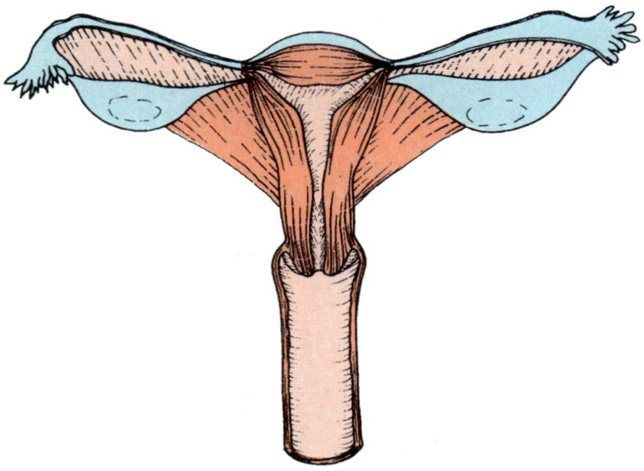

Fig. 0.12

Anatomie

- **Le petit bassin et les organes génitaux,** page 48.

Physiologie

- **Le système nerveux,** page 240.
- **Le système endocrinien,** page 260.
- **La reproduction,** page 278.

Anatomie

Chapitre 1
La tête et le cou

Ce chapitre comprend l'étude des os et des muscles qui permettent la mobilisation de la tête et du cou, l'étude de la cavité buccale et des dents, du carrefour pharyngo-laryngé, de la portion cervicale de la trachée et de l'œsophage.

Est également traitée dans ce chapitre l'anatomie de l'œil et de l'oreille.

Le contenu de la boîte crânienne, le rachis cervical et la moelle épinière sont étudiés dans les chapitres d'anatomie et de physiologie du système nerveux *[v. chap. 5 et 20].*

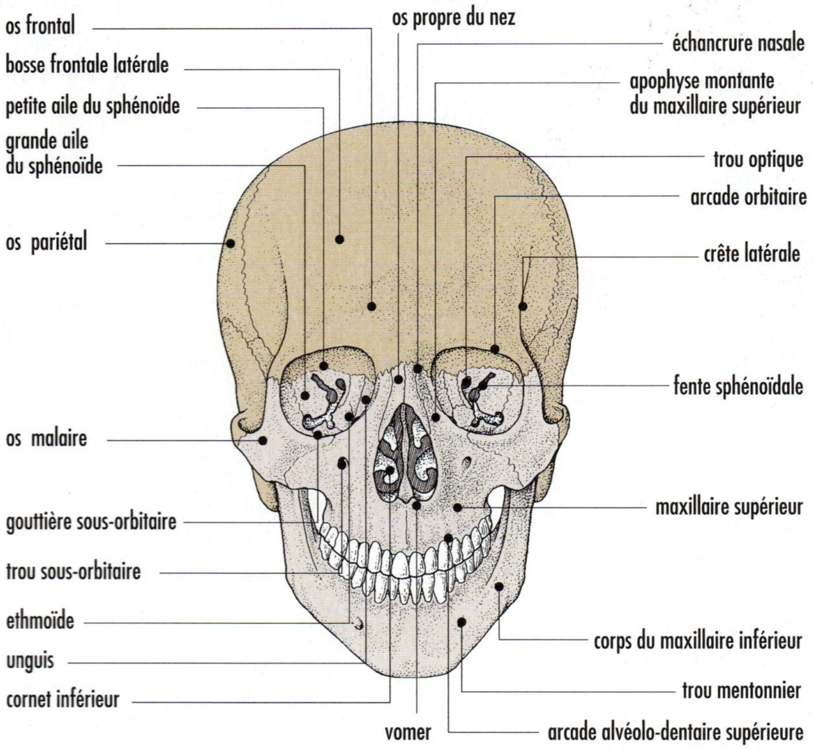

Fig. 1.1 • Squelette de la tête : face antérieure. Partie crânienne (ocre), partie faciale (rosée).

LE SQUELETTE DE LA TÊTE

Le squelette de la tête est formé de deux parties :
- les os du crâne;
- les os de la face.

DÉFINITION
Les os du crâne sont au nombre de neuf, soit : le frontal, l'ethmoïde, le sphénoïde, l'occipital, les deux pariétaux, les écailles des deux temporaux et les rochers.

À l'intérieur du crâne est logé l'encéphale *[v. chap. 20, p. 244].*
L'encéphale est protégé au-dessus par la paroi supérieure de la boîte crânienne appelée voûte du crâne, et est supporté en dessous par la base du crâne. La base comprend de nombreux orifices qui sont les lieux de passage des vaisseaux et des nerfs à destination ou en provenance de l'encéphale.

DÉFINITION
Les os de la face sont au nombre de quatorze, soit le maxillaire supérieur, les deux malaires, les deux os propres du nez, les deux unguis (ou os lacrymaux), l'ethmoïde, les deux palatins, les deux cornets inférieurs, le vomer et le maxillaire inférieur ou mandibule.

LA FACE ANTÉRIEURE DU SQUELETTE DE LA TÊTE

La face antérieure du squelette de la tête présente une partie crânienne et une partie faciale *(fig. 1.1 et photo 1.1).* Sur la face antérieure, la frontière indiquée entre la partie crânienne et la partie faciale est définie par une ligne médiane horizontale passant par l'échancrure nasale. C'est au niveau de l'échancrure nasale que l'os frontal s'articule avec les os propres du nez. On observe de part et d'autre de l'échancrure nasale l'arcade orbitaire de l'os frontal.

La partie crânienne permet d'observer des reliefs intéressants :
- la bosse frontale (formée en fait d'une partie centrale et de deux bosses latérales);
- les arcades orbitaires en bas;
- la crête latérale du frontal qui borde la fosse temporale.

La partie faciale est divisée en deux parties : la mâchoire supérieure et la mâchoire inférieure.

La mâchoire supérieure ou maxillaire supérieur est formée des os de la face situés au-dessus de la cavité buccale. On observe l'orifice des fosses nasales situé au-dessous des os propres du nez et plus bas l'arcade alvéolo-dentaire supérieure.
Les orbites sont placées de part et d'autre de la saillie du nez.
La mâchoire inférieure correspond à la mandibule ou maxillaire inférieur.

DÉFINITION *La mâchoire inférieure est constituée d'un grand os : le maxillaire inférieur, qui est le seul os mobile de la face. Il s'articule de chaque côté avec l'os temporal au niveau de l'articulation temporo-maxillaire.*

Quels sont les os qui constituent les cavités orbitaires?
L'orbite est une sorte de puzzle dans lequel chaque élément appartient à un os différent. On distingue :
- la paroi supérieure comportant en avant le frontal; en arrière la petite aile du sphénoïde traversée par le trou optique;
- la paroi inférieure avec en dehors l'apophyse orbitaire de l'os malaire; en arrière l'apophyse orbitaire du palatin; en bas la partie orbitaire du maxillaire supérieur;
- la paroi externe comportant en avant le malaire; en arrière la grande aile du sphénoïde;
- la paroi interne avec en avant l'apophyse montante du maxillaire et l'inguis; en arrière l'os planum et la partie antérieure du corps du sphénoïde.

La face latérale du squelette de la tête

Sur la face latérale, la partie crânienne est séparée de la partie faciale par l'arcade zygomatique formée par l'os malaire et l'apophyse zygomatique du temporal *(fig. 1.2 et photo 1.2)*.
La partie crânienne est divisée en deux par la ligne courbe temporale supérieure.
Au-dessus de la ligne courbe, on observe :
- l'os frontal;
- l'os pariétal;
- la partie la plus élevée de l'occipital.

Au-dessous de la ligne courbe se trouve la **fosse temporale** qui est limitée en bas par l'arcade zygomatique. La fosse temporale est constituée de pièces osseuses provenant de l'os pa-

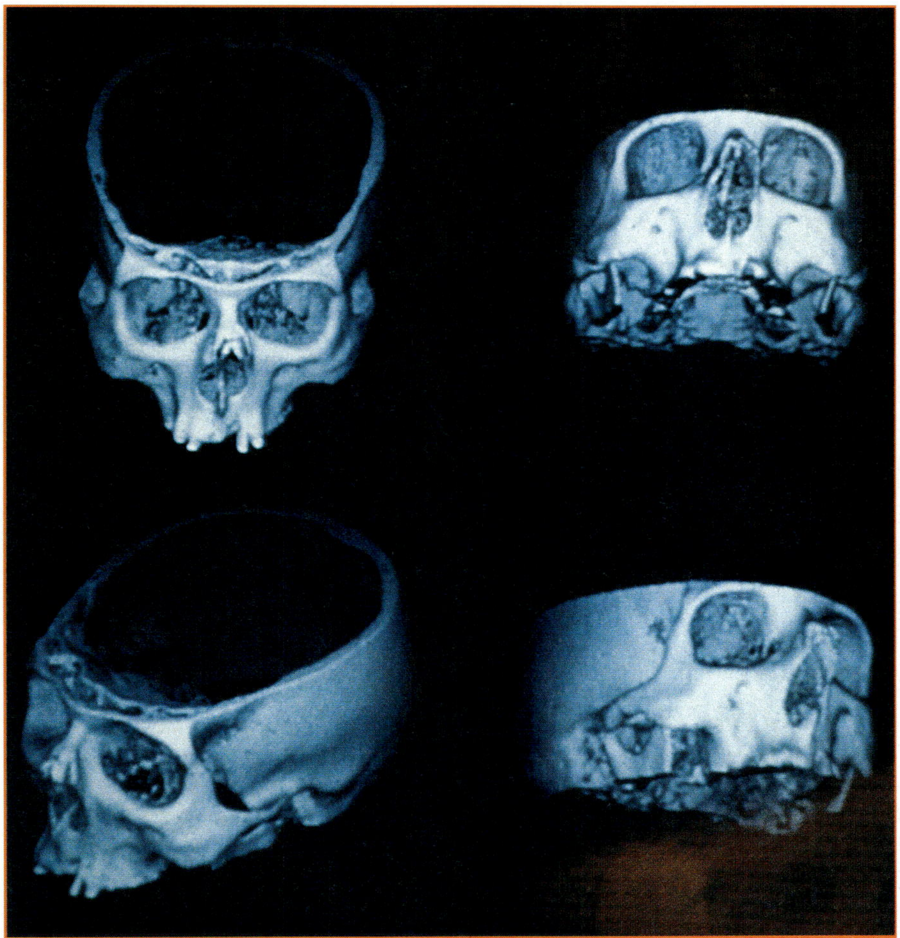

Photo 1.1 • Squelette de la face (reconstitution tridimentionnelle des surfaces à partir des coupes horizontales de scanners).

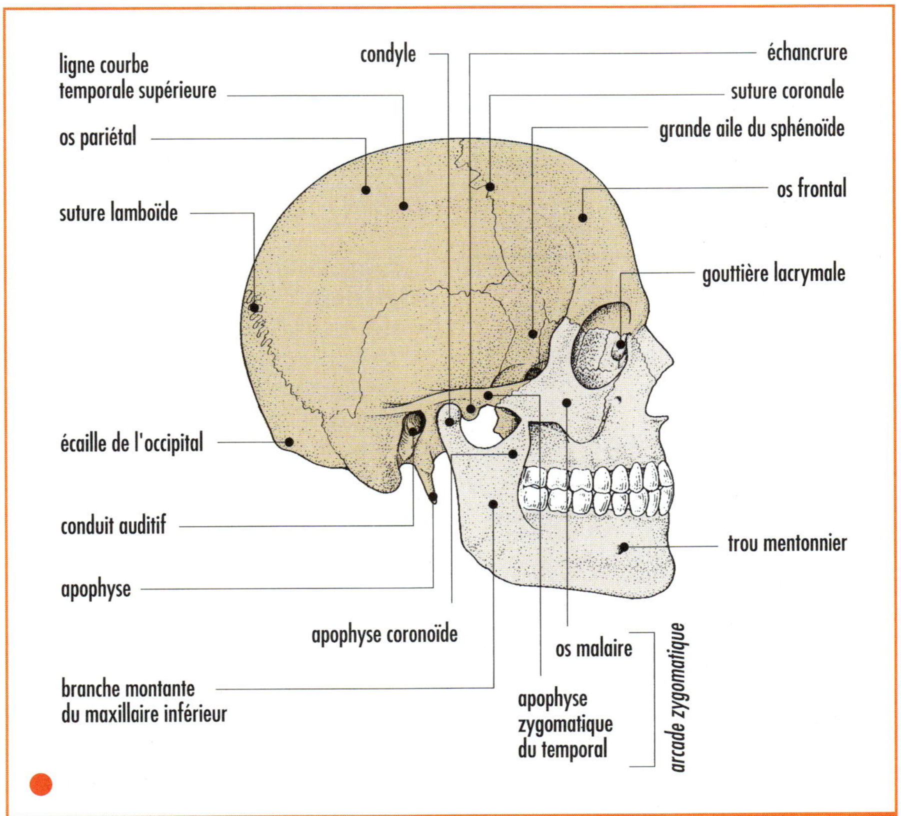

Fig. 1.2 • Squelette de la tête : face latérale.

riétal en haut, de l'os occipital en bas, du frontal et de la grande aile du sphénoïde en avant.

CLINIQUE *La mâchoire inférieure est constituée d'un grand os : le maxillaire inférieur, qui est le seul os mobile de la face. Il s'articule de chaque côté avec l'os temporal au niveau de l'articulation temporo-maxillaire.*

Le conduit auditif externe est visible en arrière de l'arcade zygomatique *[v. chap. 23, p. 307]*.
La partie faciale est constituée par la branche montante du maxillaire inférieur. Sur la partie supérieure de cette branche se trouvent le condyle, qui participe à l'articulation temporo-maxillaire et l'apophyse coronoïde, qui offre une attache au muscle temporal.

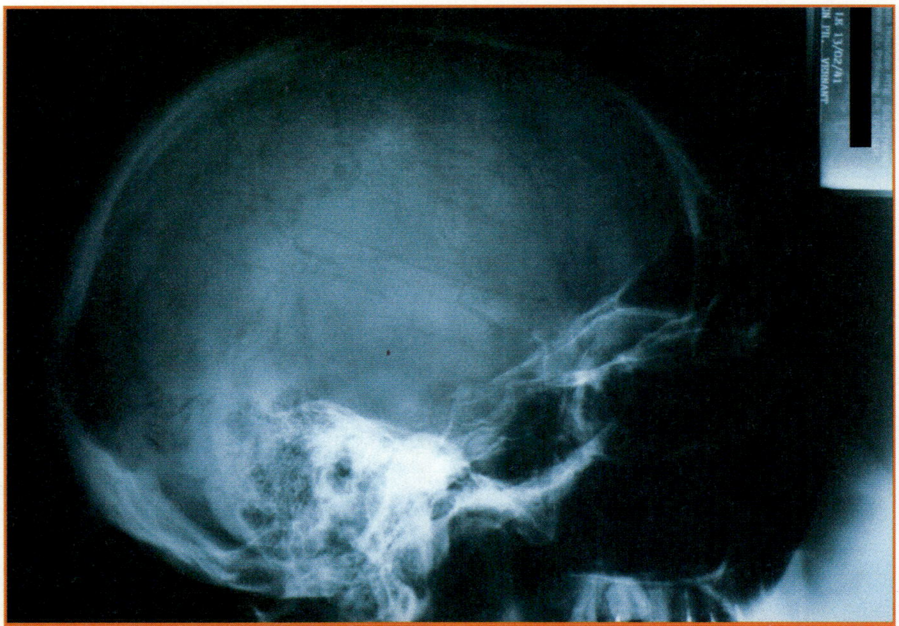

Photo. 1.2 • Radiographie du crâne.

Le crâne du nouveau-né : les fontanelles

L'ossification des os de la voûte crânienne s'effectue du centre vers la périphérie de l'os. La suture terminale des différents os composant le crâne se fait tardivement; les espaces non encore ossifiés, et donc particulièrement fragiles, sont appelés **fontanelles** *(fig. 1.3)*.

CLINIQUE *À la naissance, l'ossification n'étant pas terminée, il reste des parties de la voûte vers lesquelles convergent les angles de plusieurs os ; ce sont des espaces membraneux appelés fontanelles.*

•••/•••

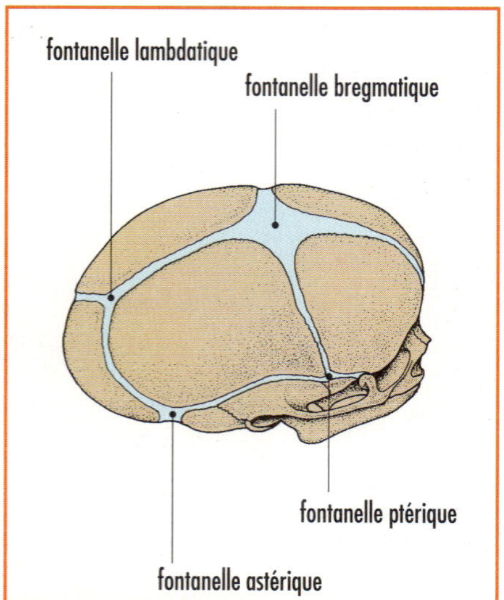

Fig. 1.3 • Crâne du nouveau-né : fontanelles.

•••/•••

On retiendra la fontanelle bregmatique, placée entre l'os frontal et les deux os pariétaux, la fontanelle lambdatique entre l'os occipital et les deux os pariétaux.

LES MUSCLES DE LA TÊTE

L'étude des muscles de la tête portera sur les principaux muscles. Pour chacun d'eux, nous mentionnerons le nom, la fonction et parfois le trajet *(fig. 1.4, 1.5, et v. chap. 10, p. 128)*.

Les muscles de la tête comprennent :
- les muscles peauciers;
- les muscles masticateurs;
- les muscles mobilisant les organes de la tête, c'est-à-dire l'œil, l'oreille, la langue, le voile du palais et le pharynx.

Les muscles peauciers

Les muscles peauciers sont les muscles de la mimique. Ils possèdent des insertions à la face profonde de la peau de façon à pouvoir la mobiliser, et dépendent du nerf facial VII : paire des nerfs crâniens *[v. chap. 20, p. 250]*.
On distingue une vingtaine de muscles peauciers.
Les muscles peauciers du crâne comprennent les muscles occipital et frontal, réunis par l'aponévrose épicrânienne. Ils permettent la mobilisation du cuir chevelu d'avant en arrière et l'élévation des sourcils et des paupières supérieures.
Les muscles peauciers de l'oreille, appelés muscles auriculaires, ont une fonction nulle.
Les muscles peauciers des paupières et des sourcils comportent le muscle orbiculaire des paupières qui permet leur occlusion, et le muscle sourcilier (froncement des sourcils).
Les muscles peauciers du nez comprennent :
- les muscles dilatateurs de la narine et transverses du nez, qui élargissent l'orifice narinaire;
- le muscle myrtiforme, qui rétrécit l'orifice narinaire;
- le muscle pyramidal, qui abaisse la peau de la région intersourcilière.

Les muscles peauciers des lèvres et du menton comportent :
- le muscle orbiculaire des lèvres, qui provoque l'occlusion de l'orifice buccal;
- les muscles releveurs superficiel et profond de l'aile du nez et de la lèvre supérieure (… « font ce qu'ils disent »…) ;
- les muscles grand et petit zygomatiques, qui dirigent en haut et en dehors la commissure labiale;
- le muscle canin, qui élève la lèvre supérieure au-dessus de la canine;
- le muscle buccinateur, qui intervient dans l'action de souffler;
- le muscle risorius de Santorini, qui permet le sourire;

- le muscle triangulaire des lèvres, qui abaisse les commissures labiales;
- le muscle carré du menton et la houppe du menton, qui abaissent la lèvre inférieure.

Les muscles masticateurs

On dénombre quatre muscles masticateurs :
- le muscle temporal qui s'étend de la fosse temporale au maxillaire inférieur en passant en dedans de l'arcade zygomatique;
- le muscle masséter qui s'étend de l'arcade zygomatique à la face externe de la mâchoire;
- les muscles ptérygoïdien externe et ptérygoïdien interne qui vont de l'apophyse ptérygoïde du sphénoïde en haut au maxillaire inférieur en bas.

Ces quatre muscles permettent les mouvements de la mâchoire (ils appartiennent au groupe des muscles sous-hyoïdiens).

Les muscles des régions antérieure et latérale du cou

On distingue trois groupes de muscles *(fig. 1.6)* :
- les muscles prévertébraux;
- les muscles sus- et sous-hyoïdiens;
- les muscles latéraux du cou.

Les muscles prévertébraux

Les muscles prévertébraux sont des muscles profonds appliqués contre la face antérieure de la colonne vertébrale. On distingue quatre muscles prévertébraux :
- le muscle grand droit antérieur;
- le muscle petit droit antérieur;
- le muscle droit latéral;
- le muscle long du cou.

Ces muscles sont fléchisseurs de la tête et permettent son inclinaison latérale.

Les muscles sus- et sous-hyoïdiens

L'os hyoïde est un petit os situé à la face antérieure du cou immédiatement sous le maxillaire inférieur. Tous les

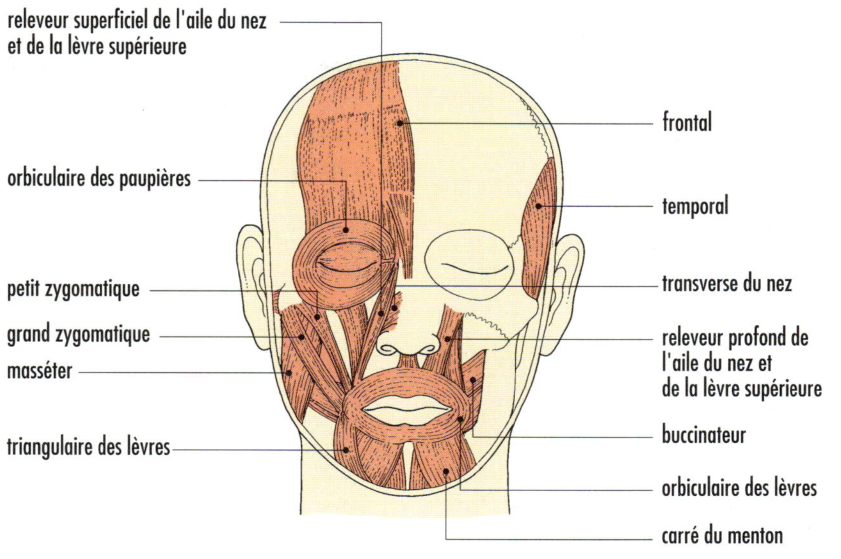

Fig. 1.4 • Principaux muscles peauciers de la tête (vus de face).

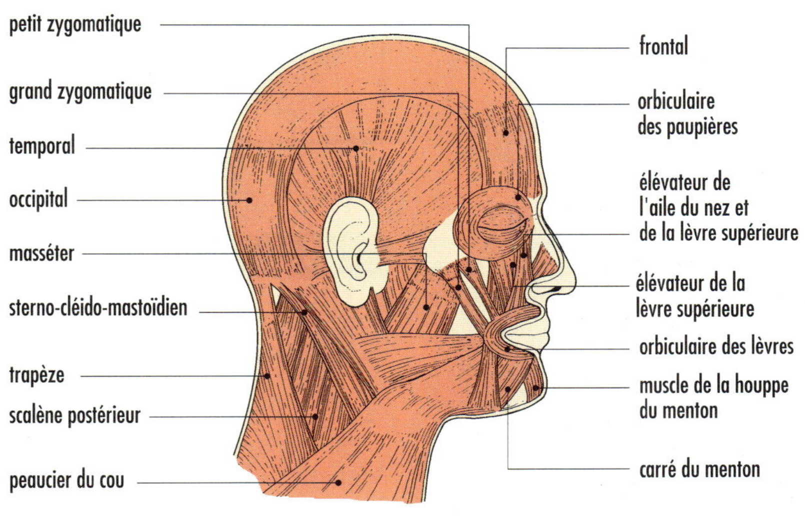

Fig. 1.5 • Principaux muscles de la tête (vus de profil).

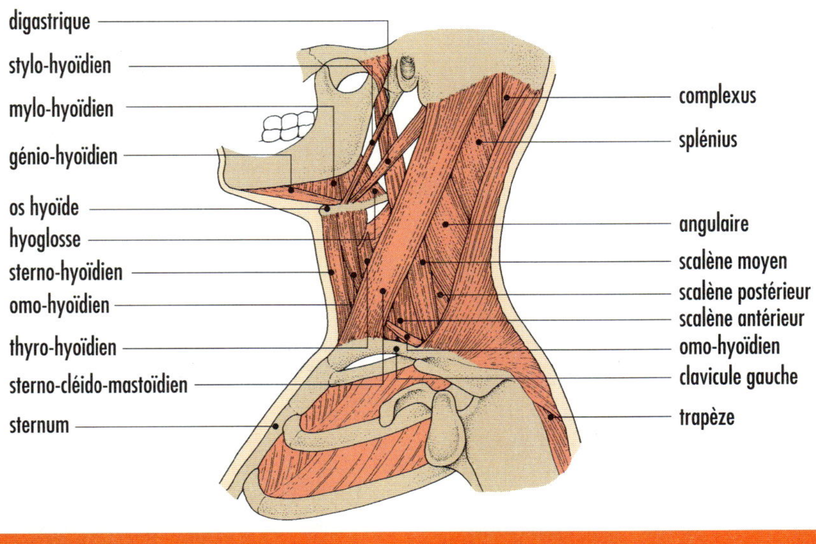

Fig. 1.6 • Principaux muscles du cou.

muscles de la langue s'insèrent sur lui. Il est rattaché aux muscles temporaux, aux maxillaires supérieur et inférieur, et aux cartilages du larynx par de nombreux muscles et ligaments.
On distingue les muscles situés au-dessus de l'os hyoïde et ceux situés au-dessous.
Ces muscles interviennent essentiellement dans la mastication et la déglutition.

Les muscles sus-hyoïdiens sont au nombre de quatre :
- le muscle stylo-hyoïdien ;
- le muscle digastrique ;
- le muscle mylo-hyoïdien ;
- le muscle génio-hyoïdien.

Ces muscles participent à la mastication par abaissement du maxillaire inférieur (os hyoïde immobile) et à la déglutition par élévation de l'os hyoïde (maxillaire inférieur fixe) *[v. chap. 17, p. 210]*.

Les muscles sous-hyoïdiens sont au nombre de quatre :
- le muscle sterno-cléido-hyoïdien ;
- le muscle sterno-thyroïdien ;
- le muscle thyro-hyoïdien ;
- le muscle omo-hyoïdien.

Ces muscles sont abaisseurs de l'os hyoïde, ils participent à la déglutition et à la respiration par mobilisation du larynx *[v. chap. 15, p. 178]*.

Les muscles latéraux du cou

DÉFINITION

Une portion musculaire profonde est représentée par les muscles scalènes, et une portion superficielle est représentée par le muscle sterno-cléido-mastoïdien.

▲ *Les muscles latéraux profonds ou scalènes*

Ils sont au nombre de trois :
- le scalène antérieur ;
- le scalène moyen ;
- le scalène postérieur.

Ces muscles appartiennent au plan musculaire le plus profond.
Ils sont inspirateurs accessoires lorsque leur point fixe est pris sur la colonne cervicale. Ils entraînent l'inclinaison latérale de la tête en contraction unilatérale, lorsque leur point fixe est pris sur le thorax. Ils permettent également la fixité de la colonne vertébrale en contraction bilatérale.
Ils partent des vertèbres cervicales et aboutissent à la face externe des deux premières côtes.

▲ *Le muscle sterno-cléido-mastoïdien*

Par contraction unilatérale, ce muscle entraîne un mouvement de la tête associant une inclinaison (du côté de la contraction musculaire), une flexion et une rotation du côté opposé (cette position est appelée l'« attitude du torticolis »). Par contraction bilatérale, il provoque la flexion de la tête et l'élévation du thorax (participation à l'inspiration) lorsque le point fixe est pris sur la tête.
Il part du muscle occipital et de l'apophyse mastoïde du temporal, pour aboutir au sternum et à l'extrémité interne de la clavicule.

CLINIQUE

Ce sont ces muscles qui sont sollicités en cas d'inspiration forcée [v. chap. 15, p. 178]. On les voit se contracter en cas de dyspnée (difficulté à respirer).

LES VAISSEAUX DU COU

Quelle est l'origine des vaisseaux du cou ?
Cette région du système artériel appartient à la grande circulation.
Rappelons que le système artériel de la grande circulation est représenté par l'aorte et ses branches. L'aorte naît dans le ventricule gauche et décrit à la sortie du ventricule une courbe à concavité inférieure appelée crosse de l'aorte *[v. chap. 2, fig. 2.22, p. 31 et chap. 16, fig. 16.6, p. 194]*.

DÉFINITION

De la crosse de l'aorte naissent :
- *les artères coronaires [v. chap. 2, fig. 2.22, p. 31] ;*
- *le tronc artériel brachio-céphalique ;*
- *l'artère carotide primitive gauche ;*
- *l'artère sous-clavière gauche.*

Ces trois derniers troncs artériels nous intéressent particulièrement ici car ils donnent naissance aux vaisseaux du cou et de la tête.

Le tronc artériel brachio-céphalique se divise en deux branches :
- l'artère carotide primitive droite ;
- l'artère sous-clavière droite.

Les artères carotides primitives

Il existe deux artères carotides primitives : la droite et la gauche. Leur origine est différente, mais leur trajet est identique.
L'artère carotide primitive droite provient du tronc brachio-céphalique *(fig. 1.7)*.
L'artère carotide primitive gauche est issue directement de la crosse de l'aorte.
Ces deux artères montent dans le cou et bifurquent en deux branches à la hauteur du cartilage thyroïde pour former les artères carotides externe et interne.

▲ *L'artère carotide interne*

Elle pénètre dans la boîte crânienne au niveau du rocher. Ses branches sont :
- l'artère ophtalmique ;
- l'artère cérébrale antérieure ;
- l'artère cérébrale moyenne ou artère sylvienne ;
- l'artère choroïdienne antérieure ;
- l'artère communicante postérieure.

Les quatre dernières branches citées forment, avec les artères du côté opposé, un cercle artériel appelé le polygone ou hexagone de Willis. Celui-ci est une organisation artérielle importante car les branches auxquelles il donne naissance irriguent le cerveau *[v. chap. 5, fig 5.29, p. 72]*.

L'artère ophtalmique pénètre dans l'orbite par le trou optique et distribue ses branches à la cavité orbitaire, au globe oculaire, aux paupières, au front et au nez.

▲ *L'artère carotide externe*

Elle fournit sept branches qui irriguent les régions superficielles de la tête :
- l'artère thyroïdienne supérieure, destinée au corps thyroïde *[v. chap. 21, p. 266]* ;
- l'artère faciale, destinée aux parties superficielles de la face et à l'angle interne de l'œil *[v. chap. 23, p. 302]* ;
- l'artère linguale, destinée aux muscles de la langue *[v. chap. 17, p. 212]* ;
- l'artère occipitale, qui irrigue la nuque et la partie postérieure du cuir chevelu ;
- l'artère auriculaire postérieure, destinée au pavillon de l'oreille *[v. chap. 23, p. 307]* ;
- l'artère pharyngienne ascendante, destinée au pharynx *[v. chap. 17, p. 213]* ;
- le rameau parotidien qui irrigue la glande parotide *[v. fig. 17.7, p. 212]*.

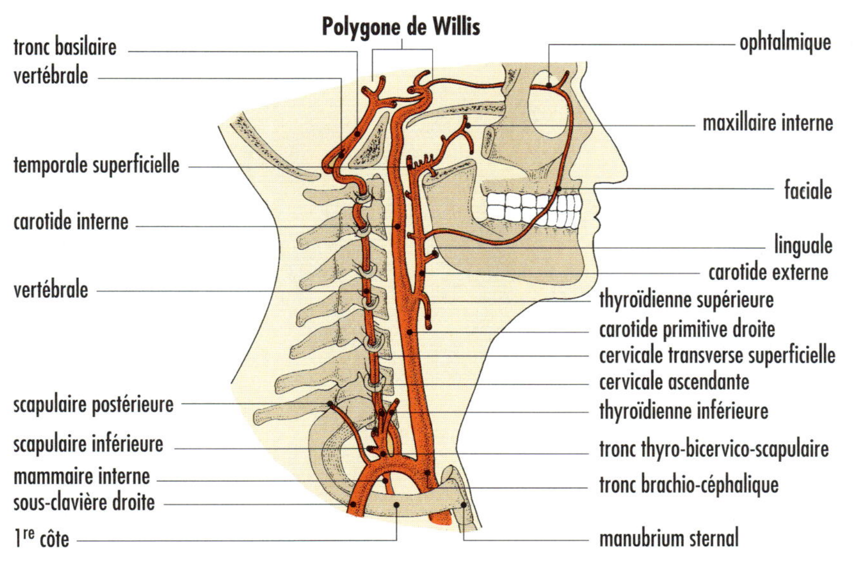

Fig. 1.7 • Principales branches des artères carotide et sous-clavière droites.

Après avoir traversé la glande parotide, la carotide externe se divise en deux branches terminales :

- l'artère maxillaire interne, qui irrigue les régions profondes de la face, les muscles masticateurs, le palais, le pharynx, les fosses nasales, les os du crâne et la dure-mère, (une des méninges, membranes enveloppant le système nerveux central, *v. chap. 5, fig. 5.12, p. 64*);
- l'artère temporale superficielle, qui irrigue les parties antérieure et latérale du cuir chevelu.

Les artères sous-clavières

Les artères sous-clavières droite et gauche n'ont pas la même origine.
L'artère sous-clavière droite provient du tronc brachio-céphalique *(fig. 1.7)*.
L'artère sous-clavière gauche provient directement de la crosse aortique.
Ces deux artères se dirigent jusqu'à la clavicule et donnent les branches suivantes :

- l'artère vertébrale, qui pénètre dans le crâne par le trou occipital et forme avec l'artère vertébrale opposée, en s'unissant à elle, le tronc basilaire (ce dernier entre dans la constitution du polygone de Willis). Elle irrigue une partie de la moelle épinière, le tronc cérébral, le cervelet et une partie du cerveau;
- l'artère mammaire interne, qui irrigue la paroi thoracique, le sein et la paroi abdominale;
- le tronc thyro-bicervico-scapulaire, qui fournit l'artère thyroïdienne inférieure, les artères cervicale ascendante et cervicale transverse superficielle et l'artère scapulaire supérieure;
- le tronc cervico-intercostal, qui donne l'artère cervicale ascendante et l'artère intercostale supérieure (destinée aux trois premiers espaces intercostaux);
- l'artère scapulaire postérieure.

Les branches de division des artères sous-clavières sont :

- l'artère vertébrale;
- l'artère mammaire interne;
- le tronc thyro-bicervico-scapulaire;
- le tronc cervico-intercostal;
- l'artère scapulaire postérieure.

Elles irriguent une partie du système nerveux central, une partie de la paroi thoracique, le sein, une partie de la glande thyroïde et l'épaule.

Le réseau jugulaire

Le sang veineux du crâne, de la face et des organes logés dans la partie supérieure du cou est drainé par les veines jugulaires interne, antérieure et postérieure.

▲ *La veine jugulaire interne*

La veine jugulaire interne descend à côté de l'artère carotide interne dans la partie profonde du cou; elle s'unit avec la veine sous-clavière, qui provient de l'épaule et du membre supérieur, pour former la grosse veine brachio-céphalique.

Dans la partie supérieure du thorax, les deux veines brachio-céphaliques droite et gauche se réunissent pour former la veine cave supérieure *(v. fig. 2.5, p. 22)*.
La veine jugulaire interne reçoit au cours de son trajet :

- le plexus ptérygoïdien, qui draine le sang d'une partie des organes profonds de la face;
- la veine rétromandibulaire;
- la veine faciale;
- la veine thyroïdienne supérieure.

L'union de ces trois dernières veines forme le tronc thyro-linguo-facial, qui se jette dans la veine jugulaire interne.

▲ *La veine jugulaire externe*

La veine jugulaire externe naît des veines occipitales. Elle draine le sang de la partie postérieure du cou et du crâne, et s'abouche avec la veine sous-clavière.

▲ *La veine jugulaire antérieure*

La veine jugulaire antérieure naît dans la région hyoïdienne. Elle s'abouche avec la veine jugulaire externe dans la veine sous-clavière.

DÉFINITION

Le point sur...

Les figures et commentaires suivants ne sont pas à apprendre, ils vous aident à visualiser différentes coupes des éléments vasculaires et musculaires que nous venons d'étudier.

Vaisseaux et nerfs superficiels de la région antérieure du cou
Sous la peau rabattue, on aperçoit la saillie du muscle sterno-cléido-mastoïdien (fig. 1.8).
La veine jugulaire externe croise le muscle sterno-cléido-mastoïdien avant de s'enfoncer dans le creux sus-claviculaire. La veine jugulaire antérieure descend jusqu'à proximité du sternum ; elle pénètre alors dans l'espace sus-sternal (fig. 1.8).

La figure 1.9 permet de visualiser :

- *le muscle sterno-cléido-mastoïdien, qui a été disséqué. Il se compose de la partie sternale qui s'attache à la face antérieure du sternum et de la partie claviculaire qui s'insère sur la face supérieure de la clavicule. Ces deux grands faisceaux se terminent sur la mastoïde et sur la ligne courbe de l'occipital ;*
- *l'espace sus-sternal, situé dans la partie inférieure du cou, qui contient les veines jugulaires antérieures, se*

•••/•••

•••/•••

- rejoignant et s'anastomosant entre elles avant de passer sous le muscle sterno-cléido-mastoïdien et de s'aboucher ensuite à la veine sous-clavière ;
- le creux sus-claviculaire, qui est délimité par le muscle sterno-cléido-mastoïdien en avant, le muscle trapèze en arrière et la clavicule en bas ; on voit l'émergence de la veine jugulaire externe et son abouchement dans la veine sous-clavière ;
- le muscle trapèze (dont on ne voit que le faisceau antérieur), qui part du tiers interne de la ligne courbe occipitale supérieure et descend sur le tiers externe du bord postérieur de la clavicule. C'est le muscle qui borde en arrière le creux sus-claviculaire.

Vaisseaux et nerfs profonds de la région antérieure du cou

On peut observer :

- *le corps thyroïde, débarrassé des muscles sous-hyoïdiens qui le recouvraient (fig. 1.9). La partie centrale de cette glande ou isthme est située en avant des premiers anneaux de la trachée ; les lobes latéraux, eux, sont appliqués sur les faces latérales de la trachée (fig. 1.13) ;*
- *l'artère carotide primitive droite, qui naît en arrière de l'articulation sterno-costo-claviculaire et forme une bifurcation avec l'artère sous-clavière au niveau du tronc brachio-céphalique (du côté gauche, ces deux artères proviennent directement de l'aorte et ne forment donc pas de tronc commun) ;*
- *l'artère sous-clavière droite, qui gagne le sommet de l'aisselle en passant sur la première côte, entre les faisceaux antérieur et moyen des muscles scalènes. L'artère sous-clavière donne dans cette partie du trajet : l'artère vertébrale, qui monte, l'artère mammaire interne, qui descend (elle se trouve au-dessous de la sous-clavière), le tronc cervico-intercostal (il est très en arrière) et le tronc thyro-bicervico-scapulaire ;*
- *la division de l'artère carotide primitive en artère carotide interne et artère carotide externe s'effectue un peu au-dessous de l'os hyoïde, à la hauteur du cartilage thyroïde ;*
- *la veine sous-clavière droite reçoit les veines jugulaires externe et antérieure ;*
- *la veine jugulaire interne descend en dehors des carotides interne et primitive jusqu'à sa jonction avec l'artère sous-clavière.*

Une partie de la veine jugulaire interne a été sectionnée pour montrer le nerf pneumogastrique, l'artère vertébrale ainsi que l'artère thyroïdienne inférieure, qui passe entre les artères vertébrale et carotide primitive.

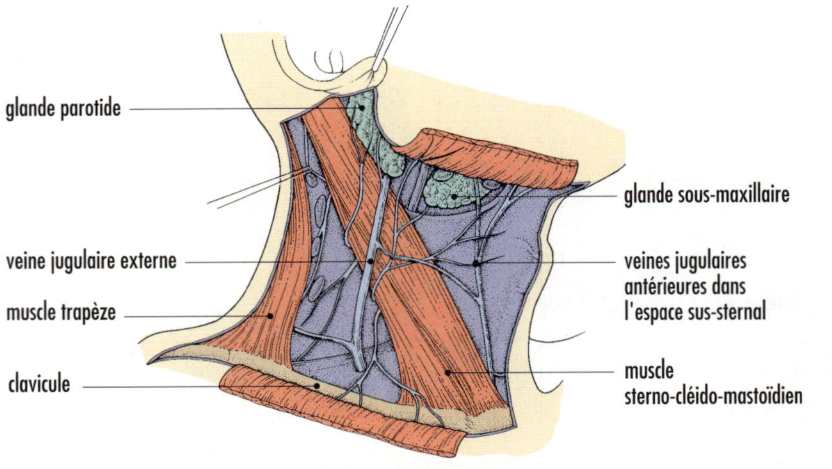

Fig. 1.8 • Cou : partie antérieure. Veines jugulaires antérieure et externe.

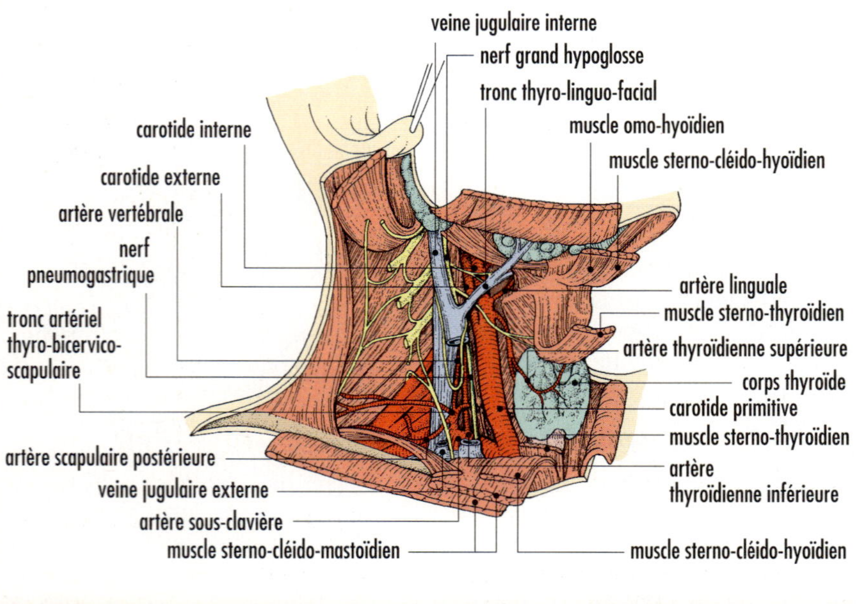

Fig. 1.9 • Artères et veines de la partie profonde du cou.

LA CAVITÉ BUCCALE

La cavité buccale est constituée de deux parties : le vestibule buccal et la cavité buccale proprement dite *(fig. 1.10).*

LE VESTIBULE BUCCAL

Il est limité par les joues et les lèvres d'une part et les arcades gingivo-dentaires d'autre part. L'ensemble constitue une paroi musculaire extrêmement mobile.

En regard du collet de la première molaire supérieure, on observe dans la paroi interne des joues un petit orifice : il s'agit du conduit excréteur de la glande parotide, ou canal de Sténon, qui débouche dans le vestibule *[v. chap. 17, p. 212].*

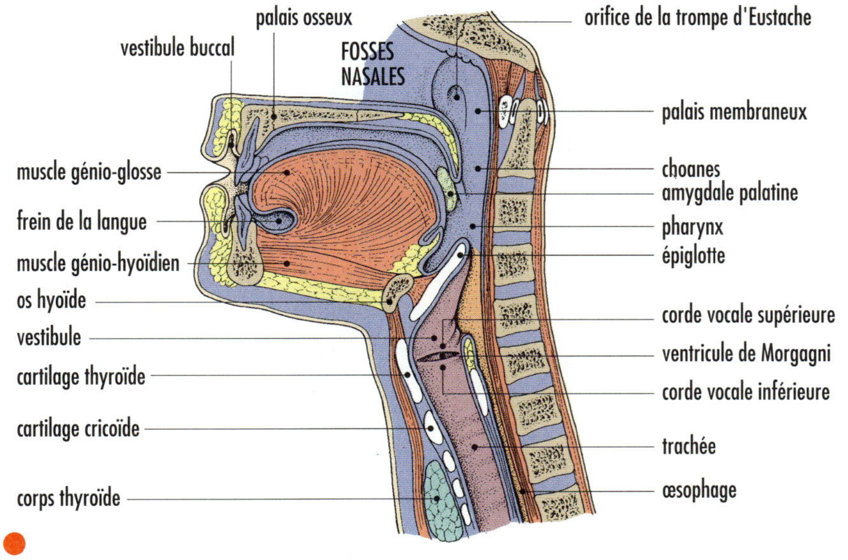

Fig. 1.10 • Coupe sagittale et médiane de la cavité buccale et du cou.

La cavité buccale proprement dite

Elle est limitée :

- en haut par la voûte ou palais dur et le voile du palais ou palais mou ;
- en bas par la langue et le plancher buccal. Celui-ci est formé d'une lame musculaire épaisse tendue entre les deux branches du maxillaire inférieur et l'os hyoïde ;
- en arrière par l'isthme du gosier, qui est formé par les deux piliers postérieurs du palais. On observe en avant des piliers postérieurs, les piliers antérieurs du voile du palais ;
- latéralement par les joues.

▲ *Le palais*

DÉFINITION

Le palais comprend deux parties :

- *les deux tiers antérieurs, qui forment le palais dur ;*
- *le tiers postérieur, qui est le palais mou.*

Le palais dur est constitué d'une lame osseuse. Sur la ligne médiane, il existe une crête longitudinale appelée le raphé du palais.
Le palais mou ou voile du palais est en continuation avec le palais dur. Son bord postérieur porte la luette qui, lorsque le palais est relâché, se pose sur la langue. De la luette partent latéralement deux piliers membraneux qui divergent vers le bas pour former les piliers antérieur et postérieur. Entre les deux, et de chaque côté, est logée une amygdale palatine.

DÉFINITION

Le voile du palais joue un rôle important lors de la déglutition car il se plaque alors contre la paroi postérieure du pharynx, isolant de cette façon la voie aérienne de la voie digestive. Au cours de certaines pathologies, le voile du palais est paralysé, le bol alimentaire « monte » dans le nez [v. chap. 17, p. 213].

▲ *La langue*

La langue est saillante dans la cavité buccale et est mobile en raison des nombreux muscles qui la constituent.
On observe trois régions :

- la racine de langue ;
- le dos de la langue ;
- la pointe de la langue.

LES MUSCLES DE LA LANGUE sont au nombre de dix-sept. On distingue les muscles extrinsèques et les muscles intrinsèques.
Les muscles extrinsèques s'insèrent pour la plupart sur la mandibule et sur l'os hyoïde.

Nous retiendrons les muscles suivants :

- le muscle génio-glosse, le plus important, qui maintient la langue vers le plancher buccal ;
- le muscle hyoglosse, qui tire la langue vers l'arrière ;
- le muscle stylo-glosse, qui amène la pointe de la langue vers l'arrière et l'ensemble de la langue vers l'arrière et vers le haut.

Les muscles intrinsèques forment la masse linguale. Ils sont nombreux et suivent des directions longitudinales, transversales et verticales.

INNERVATION DE LA LANGUE : l'innervation motrice est assurée par le nerf grand hypoglosse (XIIe paire des nerfs crâniens) ;
L'innervation sensitive générale est assurée par le nerf lingual qui est une branche du trijumeau (Ve paire).
L'innervation sensorielle gustative est assurée par le nerf glosso-pharyngien (IXe paire) pour le tiers postérieur de la langue et par le nerf facial (VIIe paire) pour les deux tiers antérieurs *[v. chap. 20, p. 251]*.

LA FACE DORSALE DE LA LANGUE comprend *(fig. 1.11)* une partie supérieure et une partie postérieure, séparées l'une de l'autre par une frontière en forme de V ouvert en avant, appelé V lingual.
Le V lingual est formé de papilles gustatives volumineuses au nombre de neuf, appelées papilles caliciformes.
La partie supérieure, située en avant du V lingual, est hérissée de papilles gustatives de formes diverses, plus petites.
La pointe du V lingual est appelée « foramen cæcum » *[v. chap. 23, p. 311]*.
La partie postérieure, ou pharyngienne, est couverte de saillies formées par les follicules de l'amygdale linguale *[v. chap. 14, p. 166]*.

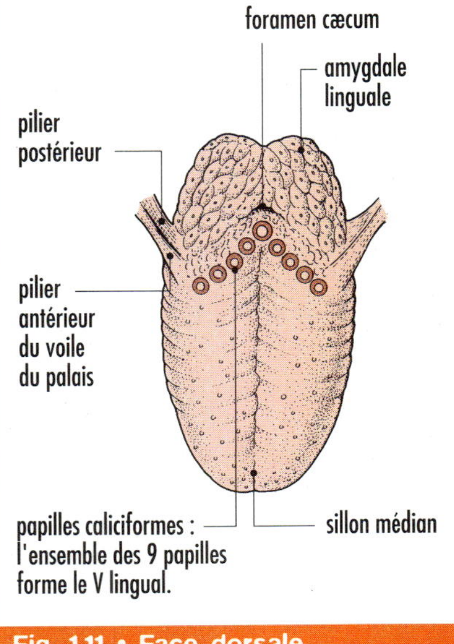

Fig. 1.11 • Face dorsale de la langue.

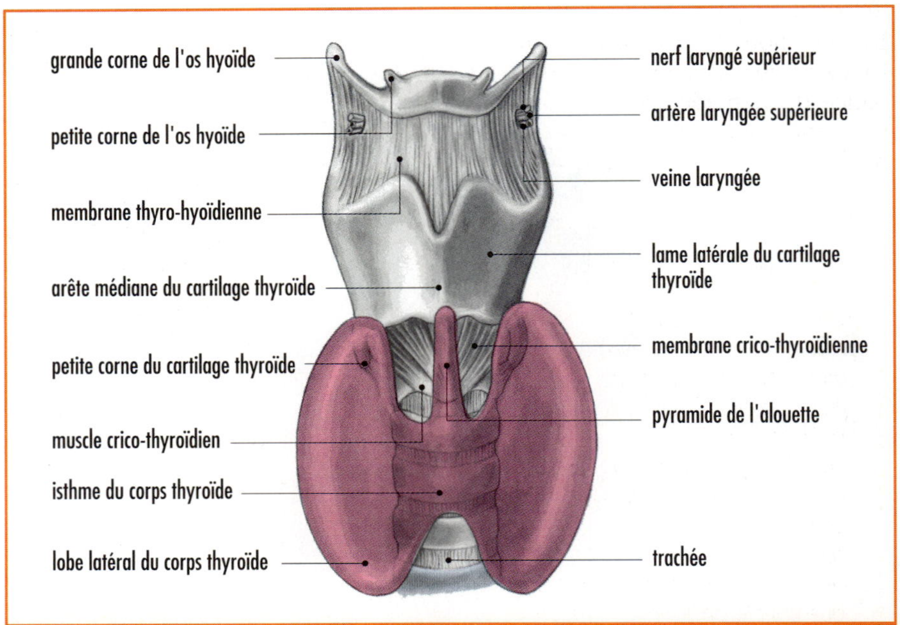

Fig. 1.12 • Vue antérieure du larynx avec projection de la glande thyroïde.

LE PHARINX

DÉFINITION *Le pharynx est un carrefour qui met en communication la bouche et l'œsophage d'une part, les fosses nasales et le larynx d'autre part (fig. 1.10).*

Le pharynx comprend trois parties :

- le rhinopharynx, qui communique en avant avec les fosses nasales par les choanes. Il présente sur ses faces latérales l'orifice de la trompe d'Eustache qui le met en relation avec l'oreille moyenne *[v. chap. 23, p. 307]* ;
- la partie buccale du pharynx (oropharynx), qui s'ouvre en avant sur la cavité buccale et est en rapport en arrière avec les trois premières vertèbres cervicales. On distingue sur sa paroi latérale l'amygdale palatine ;
- la partie laryngée (hypopharynx), qui est en rapport en avant avec le larynx et en arrière avec les 4e et 5e vertèbres cervicales.

LE LARYNX

DÉFINITION *Le larynx fait communiquer le pharynx et la trachée. La trachée fait suite au larynx au niveau de la 6e vertèbre cervicale.*
Sur la surface intérieure du larynx, on observe des replis formés par les cordes vocales supérieures et inférieures.

▲ Configuration du larynx

Le larynx *(fig. 1.12 et 1.13)* est constitué des structures ostéo-cartilagineuses et ligamentaires suivantes :

- l'os hyoïde en haut, en forme de fer à cheval, concave en arrière ;
- le cartilage thyroïde, qui occupe la majeure partie de la face antérieure du larynx ; il présente une arête médiane qui forme la « pomme d'Adam ». Il est relié en haut aux grandes cornes de l'os hyoïde par la membrane thyro-hyoïdienne ; celle-ci est traversée par l'artère laryngée supérieure et par la branche supérieure du nerf laryngé supérieur ;
- le cartilage cricoïde : il se trouve sous le cartilage thyroïde et lui est relié par la membrane crico-thyroïdienne (c'est dans l'intervalle intercrico-thyroïdien, fermé par cette membrane qui mesure environ 1 cm de hauteur, que peut passer une canule de trachéotomie). Le cartilage cricoïde est ensuite en continuité avec la trachée ;
- les cartilages aryténoïdes : ils reposent sur le cartilage cricoïde et sont visibles sur la face postérieure ;
- les cordes vocales. Les deux cordes sont séparées l'une de l'autre par l'orifice qui donne accès dans une cavité laryngée latérale appelée ventricule de Morgagni ;
- le cartilage épiglottique ou épiglotte fixé entre les deux lames du cartilage thyroïde.

DÉFINITION *Les cordes vocales sont des ligaments qui soulèvent de chaque côté la muqueuse du larynx vers l'intérieur, formant ainsi les saillies des cordes vocales supérieures et inférieures.*
L'orifice compris entre les cordes vocales inférieures est appelé la glotte.

▲ Les muscles du larynx

Les muscles du larynx exercent trois actions, ils sont :

- constricteurs de la glotte (fermeture du larynx) ;
- tenseurs des cordes vocales (il existe un muscle dans chaque corde vocale) ;
- dilatateurs de la glotte (ouverture du larynx).

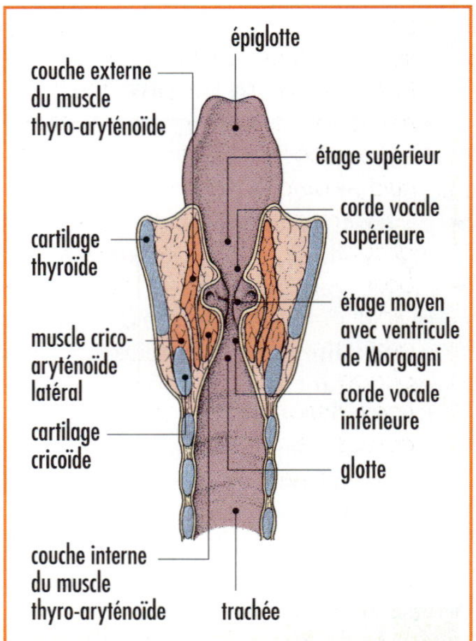

Fig. 1.13 • Coupe frontale du larynx.

▲ Les étages du larynx

La cavité du larynx est bien visible sur la coupe frontale de la figure 1.13.
On distingue :

- un orifice supérieur donnant sur le pharynx et fermé par l'épiglotte lors de la déglutition ;
- un étage supérieur, ou vestibule, compris entre l'épiglotte et les cordes vocales supérieures ;
- un étage moyen compris entre les bords libres des cordes vocales ; on peut observer à ce niveau la glotte et le ventricule de Morgagni entre les cordes vocales du même côté ;
- un étage inférieur placé en dessous, qui s'ouvre sur la trachée.

▲ Innervation du larynx

L'innervation motrice des muscles du larynx est essentiellement sous la dépendance du nerf récurrent, branche du nerf pneumogastrique (X^{e} paire des nerfs crâniens) *[v. chap. 20, p. 251].*

▲ Fonctions du larynx

Le larynx assure les trois fonctions suivantes :
- *une fonction phonatoire ; c'est l'organe essentiel de la phonation. Le passage de l'air expiré à travers la cavité laryngée provoque la vibration des cordes vocales inférieures ; cette vibration est à l'origine d'un son fondamental qui est ensuite modifié par les résonateurs sus-jacents que sont le pharynx et les fosses nasales, et par les mouvements du voile du palais, de la langue et des lèvres ;*
- *une fonction sphinctérienne : il constitue une barrière de protection pour la trachée. Cette fonction sphinctérienne est assurée par une synergie entre la base de la langue, qui bascule en arrière et en bas et le larynx, qui va à sa rencontre : lors de la déglutition, la glotte est fermée par la base de la langue, qui abaisse l'épiglotte sur l'entrée du larynx ; le bol alimentaire est dirigé vers l'œsophage ;*
- *une fonction respiratoire lorsque les cordes s'écartent.*

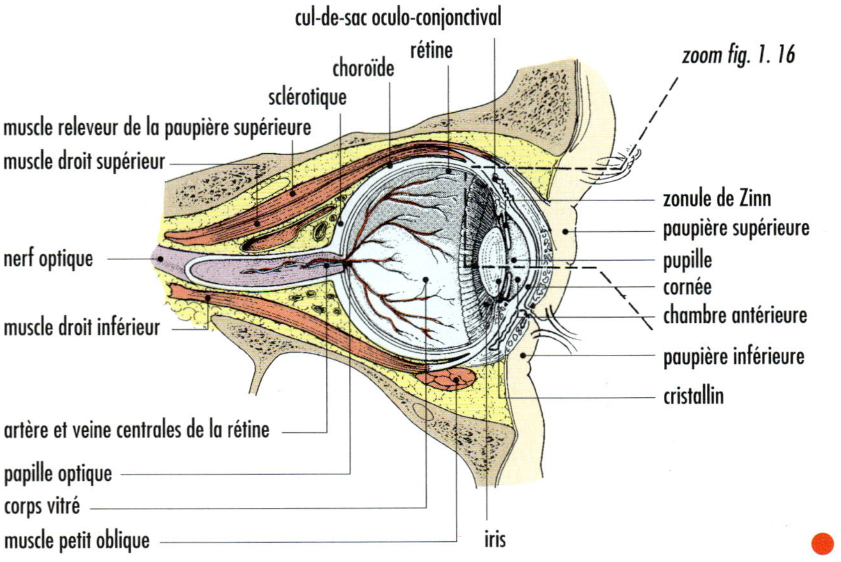

Fig. 1.14 • Coupe sagittale du globe oculaire et de ses annexes.

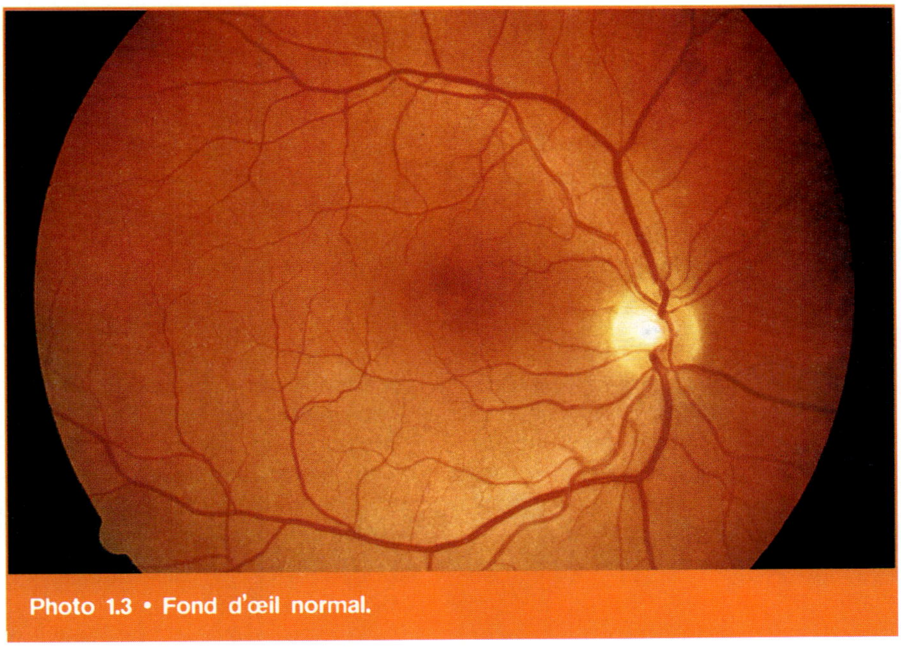

Photo 1.3 • Fond d'œil normal.

LE CORPS THYROÏDE

La thyroïde est une glande endocrine de 25 g (la plus volumineuse des glandes endocrines), de consistance ferme, de couleur gris rosé *(fig 1.12 et v. chap. 21, p. 266).*

▲ Configuration externe du corps thyroïde

Le corps thyroïde est constitué de deux lobes latéraux reliés entre eux par une partie médiane : l'isthme.
L'isthme est situé en avant des 2e, 3e et 4e anneaux de la trachée. Son bord supérieur donne naissance à la pyramide de l'alouette.
Les lobes latéraux s'appliquent sur les faces latérales de la trachée cervicale et de la partie inférieure du larynx.

▲ Vascularisation de la thyroïde

La vascularisation du corps thyroïde est riche. Elle est assurée par les artères thyroïdiennes supérieure et inférieure, branches de l'artère carotide externe, et par les veines thyroïdiennes supérieure, moyenne et inférieure, branches de la veine jugulaire interne.

L'ŒIL

L'étude anatomique de l'œil comprend la description du globe oculaire d'une part, et de ses annexes, d'autre part *(fig. 1.14, photo 1.3 et v. chap. 23, p. 302).*

LE GLOBE OCULAIRE

Son diamètre transversal est de 23 mm. Son diamètre antéro-postérieur est de 25 mm. Son poids est environ de 8 g. Le globe oculaire est constitué en périphérie de trois membranes concentriques, qui forment une coque et, au centre, des milieux transparents.

▲ Les membranes du globe oculaire

Les trois membranes du globe oculaire sont, de la périphérie vers le centre :
- *la sclérotique ;*
- *la choroïde ;*
- *la rétine.*

Description des membranes du globe oculaire :

- La membrane externe est une membrane fibreuse. Elle comprend deux parties :
  – une partie postérieure qui couvre les cinq sixièmes du globe oculaire. C'est une membrane blanche, opaque, appelée sclérotique ;
  – une partie antérieure qui occupe le sixième restant. Cette portion est transparente, dépourvue de tout vaisseau, c'est la cornée.

La zone frontière entre la sclérotique et la cornée s'appelle le limbe scléro-cornéen.

- La membrane moyenne est une membrane musculo-vasculaire. Elle est également appelée uvée. Elle se compose de trois segments :
  – la membrane choroïde en arrière, qui tapisse la face profonde de la sclérotique ;
  – le corps ciliaire en avant de la choroïde, qui sécrète les substances liquidiennes du globe. Il est formé d'une part de pelotons vasculaires appelés procès ciliaires et d'autre part des muscles ciliaires, qui règlent l'accommodation ;
  – l'iris, qui est le segment antérieur pigmenté. L'iris est percé d'un trou appelé pupille que des muscles lisses dilatent, à l'obscurité par exemple (provoquant ainsi une mydriase), ou rétrécissent à la grande lumière (provoquant alors un myosis).
- La membrane interne, ou rétine, est une membrane nerveuse et sensorielle située en arrière. Elle perçoit les impressions lumineuses.

La rétine se continue en arrière avec le nerf optique. Le nerf optique est donc constitué par la réunion des fibres nerveuses de la rétine *[v. chap. 23, p. 303]*. Les fibres de la rétine se rejoignent pour former le nerf optique au niveau d'une zone appelée la papille optique. Vers l'avant, la rétine se réduit à un mince **épithélium** pigmentaire recouvrant la face profonde du corps ciliaire et de l'iris.

▲ Les milieux transparents du globe oculaire

> DÉFINITION
> *Les milieux transparents remplissent le globe oculaire. On trouve d'avant en arrière :*
> - *l'humeur aqueuse ;*
> - *le cristallin ;*
> - *le corps vitré.*

Description des milieux transparents :

- L'humeur aqueuse est un liquide incolore, dont la composition chimique est proche de celle de l'eau et qui est sécrété par les procès ciliaires. Elle remplit l'espace compris entre la cornée et le cristallin ; cet espace est appelé la chambre antérieure.
- Le cristallin est une lentille transparente biconvexe située derrière l'iris. Le cristallin est entouré d'une membrane élastique, la cristalloïde. Sur cette membrane viennent se fixer des fibres, les fibres de la zonule de Zinn par lesquelles les muscles et les procès ciliaires agissent sur le cristallin en modifiant ses courbures.

> ESSENTIEL
> *La modification des courbures du cristallin permet l'accommodation, c'est-à-dire la mise au point des objets fixés.*

- Le corps vitré est un liquide transparent, visqueux, qui remplit le globe oculaire en arrière du cristallin.

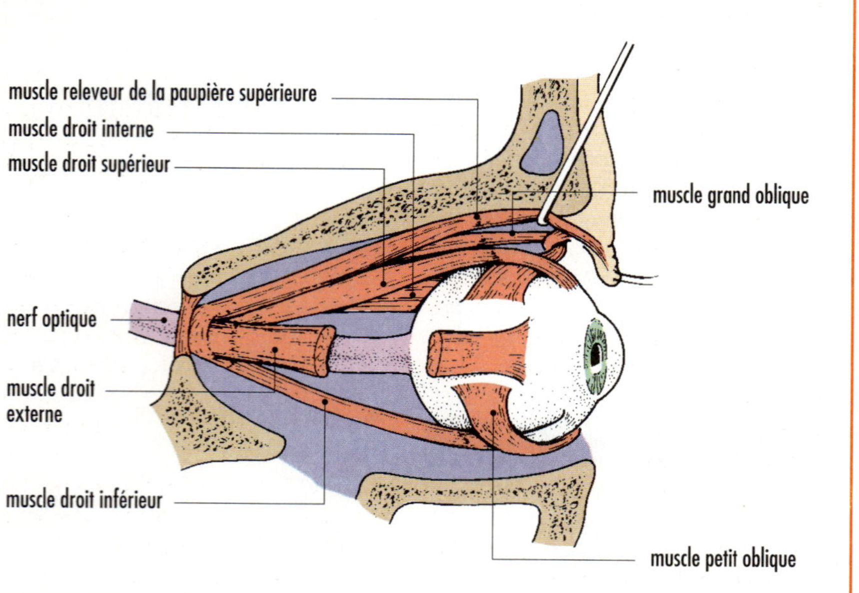

Fig. 1.15 • Face externe de l'œil droit : muscles moteurs du globe oculaire.

Le nerf optique

Le nerf optique émerge du globe oculaire à son pôle postéro-inférieur et pénètre dans le crâne par le trou optique *[v. chap.23, fig. 23.4, p. 303]*.

Les annexes du globe oculaire

▲ La cavité orbitaire

La cavité orbitaire est formée d'un ensemble de parties osseuses appartenant à des os différents.

Elle présente deux orifices postérieurs :

- la fente sphénoïdale où passent les nerfs moteurs de l'œil ;
- le trou optique qu'empruntent le nerf optique et l'artère ophtalmique.

Ces orifices sont également le lieu de passage de nombreux vaisseaux.

▲ Les muscles du globe oculaire

On dénombre sept muscles du globe oculaire *(fig. 1.15)* :

- le releveur de la paupière ;
- le droit supérieur ;
- le droit inférieur ;
- le droit externe ;
- le droit interne ;
- le grand oblique ;
- le petit oblique.

Les six premiers s'insèrent dans le fond de la cavité orbitaire et forment un cône musculaire à sommet postérieur autour du globe. Le petit oblique, quant à lui, se fixe sur le plancher de l'orbite et se dirige transversalement vers le globe sur lequel il s'insère.

▲ Innervation motrice et sensitive du globe oculaire

Les trois nerfs moteurs du globe oculaire sont :

- le pathétique (IVe paire crânienne) pour le grand oblique ;

- le moteur oculaire externe (VIe paire crânienne) pour le droit externe ;
- le moteur oculaire commun (IIIe paire crânienne) pour tous les autres muscles.

Le nerf sensitif est le nerf ophtalmique qui donne trois branches : les nerfs nasal, frontal et lacrymal *[v. chap.20, p. 240]*.

> CLINIQUE
> *Paralysie du moteur oculaire externe = strabisme convergent.*
> *Paralysie du moteur oculaire commun = strabisme divergent.*

▲ *Les aponévroses de l'œil*

Ce sont :
- la capsule de Tenon, qui est une gaine fibreuse enveloppant la partie sclérale du globe dont elle est séparée par un espace graisseux, l'espace de Tenon ;
- l'aponévrose de Tenon, qui est une enveloppe engainant totalement les muscles de l'œil et comblant, par des lames membranaires, les espaces compris entre eux sur tout leur trajet. L'ensemble forme un cône musculo-aponévrotique, rempli de tissu graisseux, où passent des vaisseaux et des nerfs dont le nerf optique.

▲ *Vascularisation de l'œil*

La vascularisation de l'œil est assurée par l'artère ophtalmique et les veines ophtalmiques.

L'ARTÈRE OPHTALMIQUE naît de la carotide interne dans la cavité crânienne ; elle pénètre dans la cavité orbitaire par le trou optique, chemine auprès du nerf optique et se termine au-dessus de l'angle interne de l'œil.
Elle émet des collatérales :
- l'artère centrale de la rétine, qui gagne la rétine à travers le nerf optique ;
- l'artère sus-orbitaire ;
- l'artère lacrymale ;
- les artères ethmoïdales ;
- les artères palpébrales ;
- l'artère frontale interne.

LES VEINES OPHTALMIQUES sont au nombre de deux :
- la veine ophtalmique supérieure ;
- la veine ophtalmique inférieure.

Elles rejoignent un sinus veineux collecteur, appelé le sinus caverneux, qui débouche finalement dans la veine jugulaire interne.

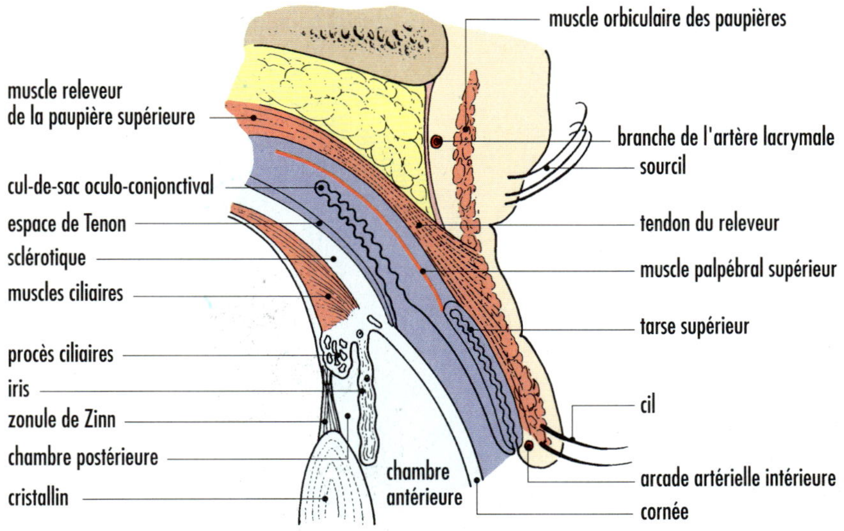

Fig. 1.16 • Coupe sagittale de la paupière supérieure et de la partie antérieure du globe oculaire.

LES PAUPIÈRES

Les paupières peuvent être décrites en plusieurs plans ; de la superficie vers la profondeur *(fig. 1.16)*, on distingue :
- la peau ;
- le muscle orbiculaire des paupières, tendu au sein d'un tissu cellulaire lâche ;
- un plan fibreux élastique, qui comprend dans chaque paupière le cartilage tarse relié au rebord orbitaire par une membrane appelée ligament large ;
- les muscles palpébraux lisses ;
- la conjonctive, qui est une membrane muqueuse se réfléchissant de la paupière sur la partie antérieure du globe oculaire qu'elle recouvre d'une paupière à l'autre. La zone de réflexion est appelée cul-de-sac conjonctival.

Le bord libre des paupières porte les cils.
La mobilité des paupières dépend des deux muscles striés : le releveur de la paupière supérieure et l'orbiculaire des paupières.

La conjonctive est une muqueuse qui tapisse :
- la face profonde de chaque paupière (conjonctive palpébrale) ;
- la face superficielle de la cornée avec laquelle elle fait corps (conjonctive oculaire) ;
- l'espace qui se trouve entre paupière et cornée, qu'elle comble en cul-de-sac : le cul-de-sac conjonctival.

> CLINIQUE
> *La conjonctivite est le nom donné à toutes les inflammations de la conjonctive quelle qu'en soit la cause.*

L'APPAREIL LACRYMAL

> DÉFINITION
> *L'appareil lacrymal est composé de la glande lacrymale et des voies lacrymales* (fig. 1.17).

La glande lacrymale, située au-dessus et en dehors du globe oculaire, sécrète un liquide, les larmes, qui sont déversées par des canaux excréteurs dans le sac conjonctival, à l'angle interne de l'œil. Les larmes recouvrent l'œil sur lequel elles exercent un rôle protecteur.
À l'angle interne de l'œil, les voies lacrymales, constituées par les points lacrymaux, puis les canalicules lacrymaux, transportent les larmes jusqu'au sac lacrymal. Du sac lacrymal, elles empruntent le canal lacrymo-nasal, qui s'ouvre dans le méat inférieur des fosses nasales où elles sont évacuées.

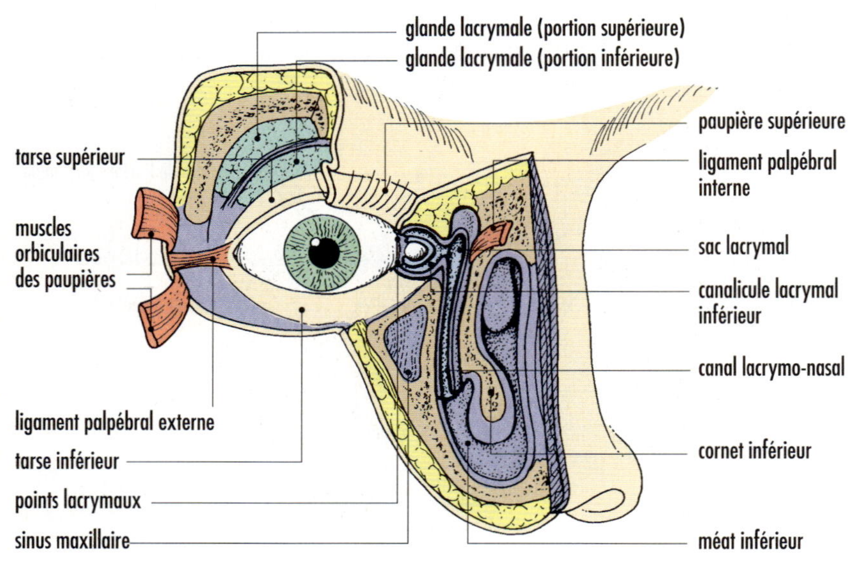

Fig. 1.17 • Appareil lacrymal.

▲ *La paroi muqueuse des fosses nasales*

La muqueuse des fosses nasales est aussi appelée muqueuse pituitaire, elle se poursuit dans la saillie du nez, jusqu'aux narines *(fig. 1.18)*.

À l'intérieur de chaque fosse nasale, la muqueuse tapisse les surfaces osseuses et cartilagineuses, y compris la lame criblée de l'ethmoïde ; elle pénètre également dans les sinus frontal, maxillaire et sphénoïdal *[v. infra]*.

La muqueuse des fosses nasales est délimitée en deux parties :

- une partie supérieure, la muqueuse olfactive, où se trouvent les cellules d'origine du nerf olfactif ;
- une partie inférieure, qui correspond à la muqueuse respiratoire, elle est richement vascularisée et possède des cellules à mucus et à cils qui humidifient et nettoient les fosses nasales.

LES FOSSES NASALES

DÉFINITION — *Les fosses nasales sont deux cavités creusées dans le massif facial ; elles sont parallèles et se dirigent d'avant en arrière ; leur orifice antérieur est la narine, leur orifice postérieur s'appelle les choanes, qui s'ouvrent sur le pharynx.*

▲ *La paroi osseuse des fosses nasales*

La paroi osseuse des fosses nasales est constituée des éléments suivants :

- la paroi supérieure, ou voûte des fosses nasales, formée en avant par les os propres du nez et l'épine nasale du frontal, puis par la lame criblée de l'ethmoïde d'où émergent les cellules de l'olfaction *[v. chap. 23, p. 311]* ;
- la paroi inférieure, correspondant à la face supérieure du palais dur ;
- la paroi interne, ou cloison des fosses nasales (non représentée sur la figure 1.18), formée par le vomer et la lame perpendiculaire de l'ethmoïde ;
- la paroi externe, qui est une paroi composite constituée pour l'essentiel du maxillaire supérieur, de l'unguis et de l'ethmoïde.

De la paroi externe des fosses nasales, font saillie dans la cavité des os appelés cornets, qui délimitent des espaces appelés méats.

On distingue sur la paroi externe *(fig. 1.18)* :

- le cornet inférieur, qui est un os distinct ;
- les cornets supérieur et moyen, qui sont des dépendances de l'ethmoïde.

On désigne ainsi trois méats :

- le méat supérieur ;
- le méat moyen ;
- le méat inférieur, où aboutit le canal lacrymo-nasal.

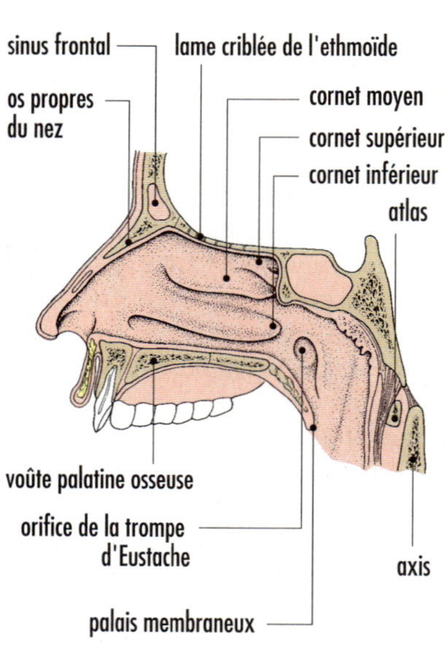

Fig. 1.18 • Fosses nasales : paroi externe et muqueuse.

LES SINUS DE LA FACE

DÉFINITION — *Les sinus constituent un ensemble de cavités pneumatiques dérivées des fosses nasales, creusées à la périphérie des cavités orbitaires. Les sinus sont tous en communication avec les fosses nasales, ils réchauffent l'air inspiré.*

On distingue :

- les sinus maxillaires, placés en dessous des cavités orbitaires. Le plancher des sinus maxillaires est séparé des racines des prémolaires et des molaires par une lame osseuse extrêmement mince ;
- les sinus frontaux, qui se développent de façon variable d'un sujet à l'autre, mais aussi, chez un même sujet, d'un côté à l'autre. Ils sont situés au-dessus du toit orbitaire ;
- les sinus ethmoïdaux, qui sont en fait des cellules ethmoïdales situées dans la partie haute des fosses nasales et de l'orbite ;
- les sinus sphénoïdaux, situés en haut et en arrière des fosses nasales. Le toit du sinus sphénoïdal constitue la selle turcique de la base du crâne, emplacement de l'hypophyse. Ce rapport permet l'abord chirurgical de l'hypophyse à travers le sinus *[v. chap. 21, p. 264]*.

L'OREILLE

La localisation de l'oreille est le rocher. Ses fonctions sont l'audition et l'équilibration.

L'oreille comprend trois parties anatomiques *(fig. 1.20)* :

- l'oreille externe ;
- l'oreille moyenne ;
- l'oreille interne *[v. chap. 23, p. 308]*

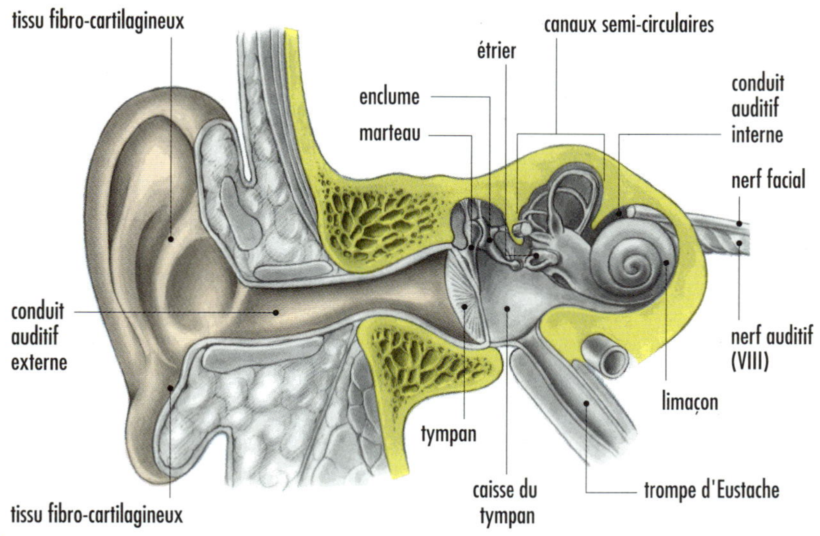

Fig. 1.20 • Coupe frontale de l'oreille.

L'OREILLE EXTERNE

> DÉFINITION — *L'oreille externe est constituée du pavillon et du conduit auditif externe.*

▲ *Le pavillon*

Le pavillon de l'oreille est placé latéralement sur le crâne, en arrière de la branche montante du maxillaire inférieur ; il est formé de reliefs et de creux d'origine cartilagineuse.

On observe *(fig. 1.19)* :

- en périphérie un bourrelet, l'hélix, s'élargissant en bas pour former le lobule de l'oreille ;
- un relief concentrique à l'hélix, l'anthélix ;
- la conque, où s'ouvre le conduit auditif externe. La conque est bordée du tragus en avant et de l'antitragus en arrière.

▲ *Le conduit auditif externe*

Le conduit auditif externe débute à la conque et se dirige obliquement, en avant et en dedans entre l'articulation temporo-maxillaire et la région mastoïdienne, jusqu'au tympan *(fig. 1.20)*.

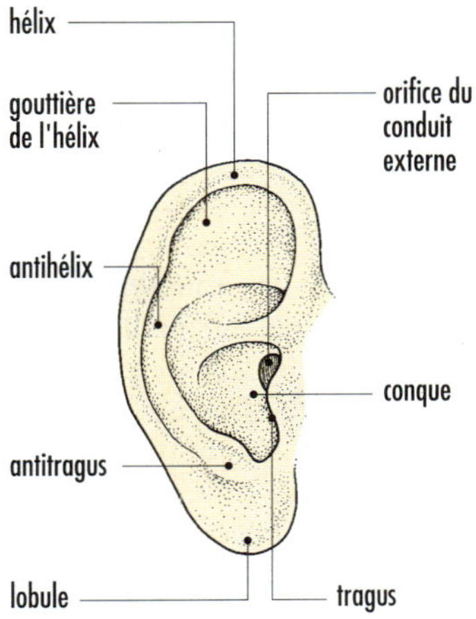

Fig. 1.19 • Pavillon de l'oreille.

Il mesure environ 3 cm.

Il est constitué dans sa partie externe d'un tissu fibro-cartilagineux et dans sa partie interne d'un tissu osseux.

L'OREILLE MOYENNE

L'oreille moyenne *(fig. 1.21)*, creusée dans l'épaisseur du rocher est composée de trois parties communiquant les unes avec les autres :

- la caisse du tympan ;
- les cavités mastoïdiennes ;
- la trompe d'Eustache.

▲ *La caisse du tympan*

> DÉFINITION — *La caisse du tympan correspond à l'espace qui se trouve entre le conduit auditif externe et l'oreille interne.*

Elle est limitée par la membrane du tympan, qui constitue sa paroi externe. Le tympan est convexe en dedans, il regarde en bas, en dehors et en avant, il sépare l'oreille externe de l'oreille moyenne.

La caisse du tympan est une membrane mince (0,1 mm d'épaisseur), fibreuse, recouverte d'une muqueuse sur sa face interne et d'une couche de peau très fine sur sa face externe. Elle est constituée de trois parois :

- la paroi interne osseuse, formant le rocher. Cette paroi présente deux orifices : la fenêtre ronde et la fenêtre ovale, qui communiquent avec l'oreille interne ;

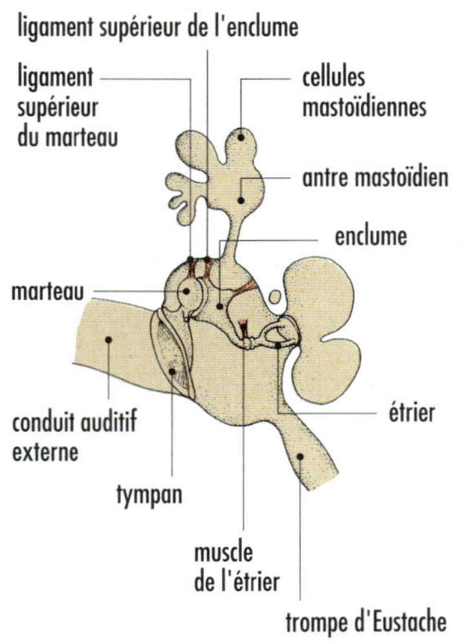

Fig. 1.21 • Oreille moyenne.

- la paroi antérieure, également osseuse, où s'ouvre l'orifice de la trompe d'Eustache ;
- la paroi supérieure, encore appelée « tegmen tympani », sépare la caisse du tympan de la cavité crânienne.

▲ *La cavité tympanique et la chaîne des osselets*

> DÉFINITION — *La caisse du tympan est traversée par la chaîne des osselets, composée de trois os : le marteau, l'enclume et l'étrier.*

Description de la chaîne des osselets. Cette chaîne comprend :

- le marteau, en dehors, dont le manche est inclus dans l'épaisseur de la membrane tympanique ;

- l'étrier, en dedans, dont la base est scellée par un ligament à la fenêtre ovale ;
- l'enclume, en position intermédiaire, articulée avec ces deux os. L'enclume transmet de l'un à l'autre les mouvements imprimés au marteau et à l'étrier par le muscle du marteau (tenseur de la membrane du tympan) et par le muscle de l'étrier (qui relâche la membrane tympanique).

L'antre mastoïdien

Les cavités mastoïdiennes sont creusées dans l'épaisseur de la partie mastoïdienne de l'os temporal. Elles portent indifféremment le nom de cavités ou de cellules mastoïdiennes ; elles sont en nombre variable mais celle qui est la plus volumineuse, et dont la présence est constante, s'appelle l'antre mastoïdien.

CLINIQUE

- *L'antre s'ouvre en avant dans la caisse du tympan par un canal, l'aditus ad antrum : cette communication explique la facilité de propagation des otites jusqu'aux cavités mastoïdiennes provoquant ainsi, en l'absence de traitement approprié, des mastoïdites.*
- *La mastoïde n'intervient pratiquement pas dans l'audition, aussi un curetage de toutes les cellules mastoïdiennes ne laisse-t-il aucune séquelle auditive en l'absence de lésions associées de la caisse du tympan.*

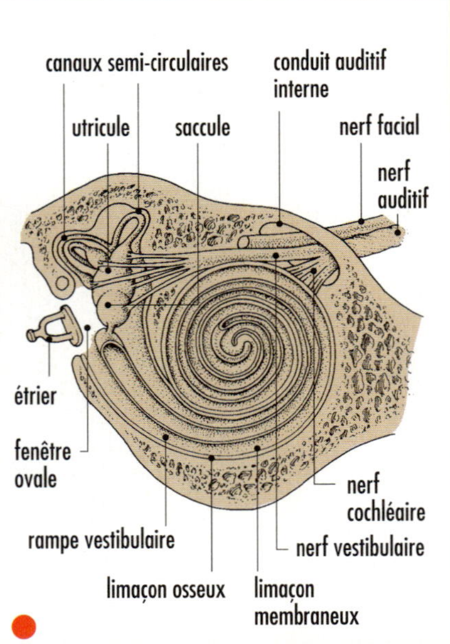

Fig. 1.22 • Organisation de l'oreille interne.

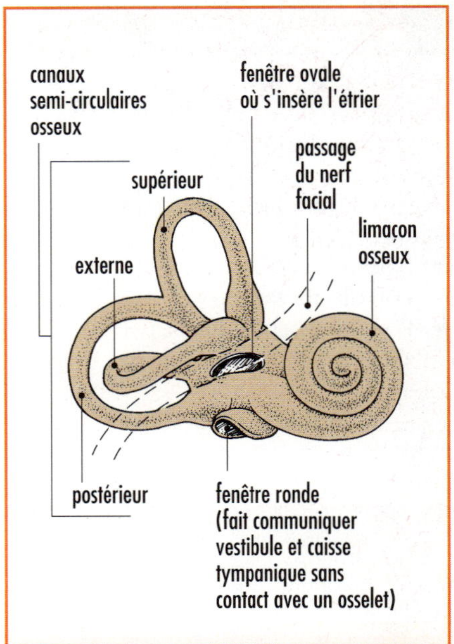

Fig. 1.23 • Labyrinthe osseux.

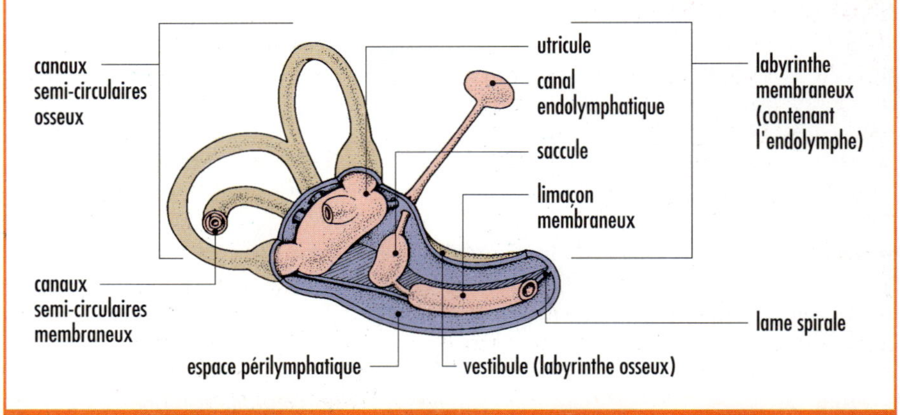

Fig. 1.24 • Rapports du labyrinthe osseux et du labyrinthe membraneux.

▲ *La trompe d'Eustache*

DÉFINITION

La caisse du tympan et le pharynx communiquent par la trompe d'Eustache [v. chap. 23, p. 307].

La trompe d'Eustache débute sur la paroi antérieure de la caisse et après un trajet de 4 cm, elle débouche par l'orifice pharyngien sur la paroi latérale du rhinopharynx.

Elle est constituée de tissu osseux en arrière et de tissu fibro-cartilagineux en avant ; cette dernière portion s'ouvre à chaque mouvement de déglutition.

ESSENTIEL

La fonction de la trompe d'Eustache est d'équilibrer les pressions de part et d'autre du tympan.

•••/•••

•••/•••

Cet équilibre des pressions s'établit grâce au passage de l'air dans la trompe d'Eustache et donc dans l'oreille moyenne au cours de chaque mouvement de déglutition.

L'OREILLE INTERNE

L'oreille interne est située en dedans de la caisse du tympan *(fig. 1.22)*.

L'oreille interne est également appelée le labyrinthe *(photo 1.4)*. On distingue :

- un labyrinthe osseux creusé dans le rocher *(fig. 1.23)* ;
- un labyrinthe membraneux contenu dans le labyrinthe osseux.

Labyrinthes osseux et membraneux sont séparés en partie par un espace, l'espace périlymphatique, rempli d'un liquide appelé la périlymphe *(fig. 1.24)*.

▲ *Le labyrinthe osseux*

DÉFINITION

Le labyrinthe osseux est divisé en trois parties (fig. 1.23) :

- *le vestibule ;*
- *les canaux semi-circulaires ;*
- *le limaçon osseux.*

Le **vestibule** communique avec la caisse du tympan par un orifice appelé la fenêtre ovale, situé sur sa paroi externe. C'est une cavité osseuse qui contient deux poches d'origine membraneuse : l'utricule et le saccule.

Sa paroi inférieure donne naissance à la lame spirale osseuse qui se prolonge dans le limaçon osseux.

Sa paroi interne correspond au fond du conduit auditif interne creusé dans le rocher.

Les **trois canaux semi-circulaires** sont organisés en canaux semi-circulaires externe, supérieur et postérieur. Ils contiennent les canaux semi-circulaires membraneux correspondants. Ils s'ouvrent dans le vestibule.
Le **limaçon osseux** est également appelé cochlée. Il est, comme son nom l'indique, une spirale osseuse bien enroulée sur elle-même. Il décrit environ deux tours et demi de spire, formant ainsi une spirale dont l'axe est appelé columelle.
À l'intérieur du limaçon osseux se trouve le limaçon membraneux. La paroi osseuse qui contient le limaçon membraneux s'appelle la lame des contours.

▲ *Le labyrinthe membraneux*

DÉFINITION

Le labyrinthe membraneux est contenu dans le labyrinthe osseux et se divise comme lui en trois parties, mais membraneuses :
- *un vestibule ;*
- *trois canaux semi-circulaires ;*
- *un limaçon* (fig. 1.24).

Le labyrinthe membraneux comporte trois parties remplies d'un liquide aqueux, l'endolymphe.

Le **vestibule** se compose de deux vésicules : l'utricule et le saccule.
Sur l'utricule, sont implantés les canaux semi-circulaires membraneux (qui répondent aux canaux semi-circulaires osseux).
Le saccule est uni à l'utricule par le canal endolymphatique.
La configuration des **canaux semi-circulaires membraneux** est identique à celle des canaux semi-circulaires osseux décrits précédemment. Rappelons leur présentation en canaux supérieur, externe et postérieur.

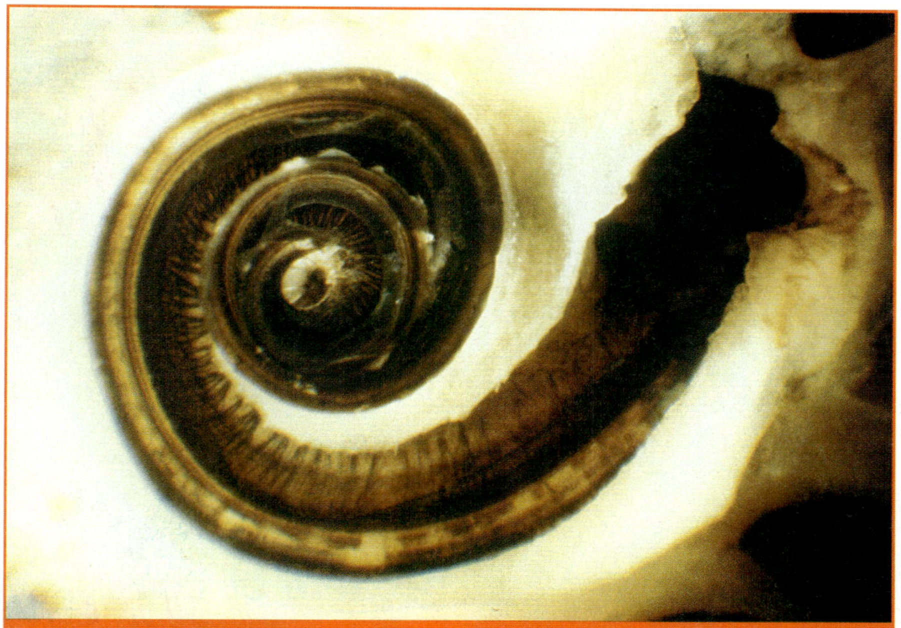

Photo 1.4 • Oreille interne.

Le **limaçon membraneux** est également appelé canal cochléaire. Il est enroulé sur lui-même, en relation avec le saccule par un fin canal.
La paroi du labyrinthe membraneux présente des épaississements appelés *[v. chap. 23, fig. 23.11, p. 309]* :
- crêtes acoustiques dans les canaux semi-circulaires ;
- taches acoustiques dans le vestibule ;
- organe de Corti dans le limaçon.

Les fibres du nerf vestibulaire prennent naissance dans les crêtes et les taches acoustiques ; celles du nerf cochléaire dans l'organe de Corti.

▲ *Le conduit auditif interne*

Le conduit auditif interne est un canal creusé dans le rocher dont l'orifice interne s'ouvre dans l'étage postérieur de la base du crâne. Le fond du conduit est constitué d'une lame osseuse perforée qui répond au vestibule et à la base du limaçon osseux.
Le conduit auditif interne laisse le passage aux nerfs facial, cochléaire, vestibulaire, qui s'engagent dans les orifices du fond du conduit.

ESSENTIEL

L'oreille interne contient les organes sensoriels nécessaires aux deux grandes fonctions suivantes :
- *l'audition, prise en charge par le canal cochléaire ;*
- *l'équilibre, pris en charge par l'utricule, le saccule et les canaux semi-circulaires.*

[v. chap. 23, p. 307]

SYNTHÈSE

Les parties anatomiques étudiées dans ce chapitre permettent, seules ou avec d'autres, d'assurer les fonctions présentées sur la figure 1.25 ci-dessous.

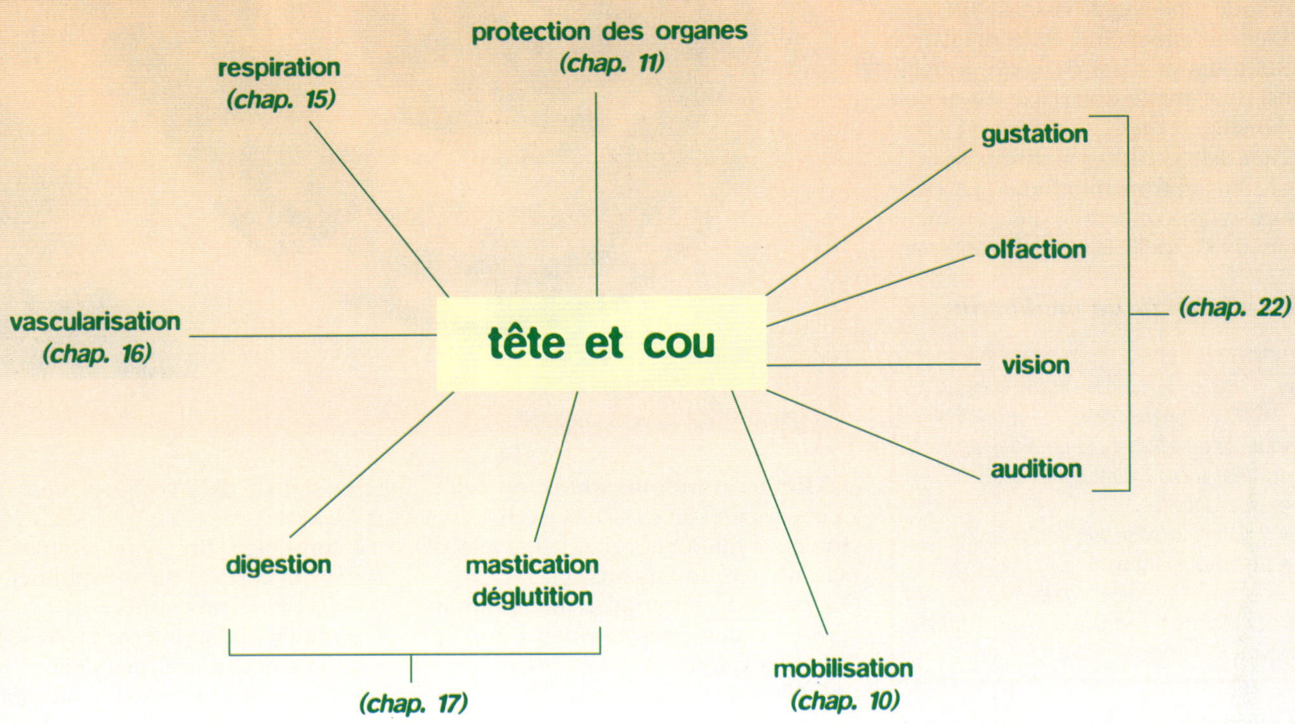

Fig. 1.25 • Fonctions principales assurées par les structures de la tête et du cou.

ACTIVITÉ D'INTÉGRATION

Reprenez chaque fonction de la figure 1.25 et mettez en regard, de manière la plus précise possible, les structures concernées.

Chapitre 2

Le thorax

Le thorax *(photo 2.1)* représente l'étage supérieur du tronc, il est limité en haut par le cou et la tête, en bas par l'abdomen dont il est séparé par le diaphragme.

Les membres supérieurs s'attachent sur la cage thoracique par l'intermédiaire de la ceinture scapulaire.

Sur la paroi antérieure du tronc *(fig. 2.1)*, on observe :
- **les clavicules qui dessinent en haut la limite de la région thoracique ;**
- **le rebord des dernières côtes qui forment en bas la séparation entre le thorax et l'abdomen.**

La cavité thoracique est située au-dessus du diaphragme, elle est divisée en trois parties :
- **le médiastin au centre ;**
- **les cavités pleuro-pulmonaires droite et gauche, de part et d'autre du médiastin.**

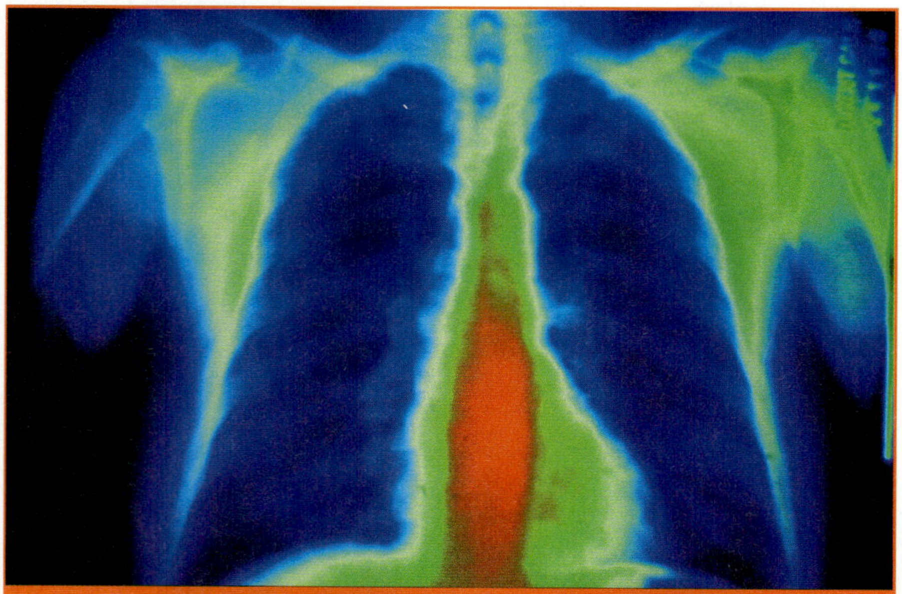

Photo 2.1 • Cage thoracique et poumons.

LE SQUELETTE DU THORAX

Le squelette de la cage thoracique comprend *(fig. 2.2)* :
- en arrière, la portion dorsale de la colonne vertébrale constituée de douze vertèbres dorsales ;
- latéralement, les arcs costaux ;
- en avant, le sternum.

Un arc costal est composé d'une côte et d'un cartilage qui prolonge la côte en avant.
Les vertèbres dorsales sont étudiées dans le chapitre 5 *(v. fig. 5.5, p. 62)*.
Ici, l'étude portera sur les côtes, l'espace compris entre chaque côte, ou espace intercostal, et le sternum.

Les côtes

Il existe douze côtes de chaque côté.
Chaque côte présente :
- une extrémité antérieure qui s'articule au cartilage costal ;
- une portion moyenne qui constitue le corps de la côte, aplati de dedans en dehors ;
- une extrémité postérieure au niveau de laquelle la côte s'articule avec la colonne vertébrale.

L'extrémité postérieure de la côte présente deux reliefs :
- la tête de la côte qui s'articule avec le corps des deux vertèbres voisines (à l'exception de la première et des deux dernières côtes qui ne s'unissent qu'à un seul corps vertébral) ;
- la tubérosité de la côte qui s'articule avec l'apophyse transverse de la vertèbre correspondante.

La tête et la tubérosité sont réunies par le col de la côte.

On distingue trois groupes de côtes :
- les sept premières côtes sont appelées les vraies côtes ; elles sont reliées directement en avant au sternum par leur cartilage. Signalons la forme particulière de la première côte qui est aplatie de haut en bas et présente sur sa face supérieure les gouttières des artères et des veines sous-clavières séparées par le tubercule de Lisfranc sur lequel s'insère le muscle scalène antérieur ;
- les 8e, 9e et 10e côtes sont appelées les fausses côtes, elles sont unies en avant par leur cartilage au cartilage sus-jacent ;
- les deux dernières côtes sont appelées les côtes flottantes, elles se terminent par un cartilage libre.

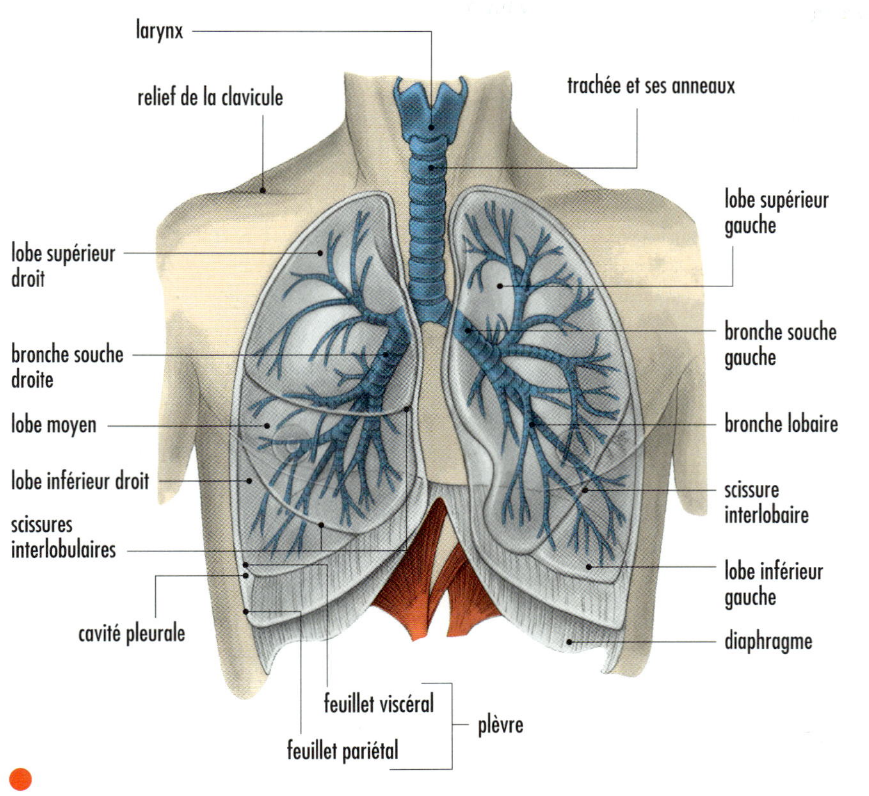

Fig. 2.1 • Face antérieure du thorax. Trachée, bronches, poumons, plèvre.

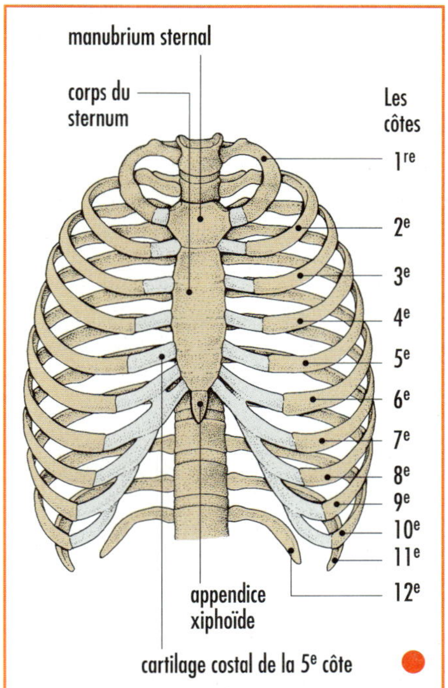

Fig. 2.2 • Face antérieure du squelette du thorax. (Les 10 premières côtes sont reliées au sternum par le cartilage costal.)

L'espace intercostal

L'espace intercostal correspond à l'espace limité par deux côtes : une côte supérieure et une côte inférieure.
Il contient les muscles intercostaux externe, moyen et interne, les vaisseaux et les nerfs intercostaux. Les vaisseaux et le nerf se réunissent en un faisceau où l'on trouve de haut en bas la veine, l'artère et le nerf. Le faisceau vasculo-nerveux intercostal s'applique en arrière sur la face interne du muscle intercostal externe, puis il chemine dans l'espace compris entre les muscles intercostaux externe et interne pour finir son trajet en avant, entre les muscles intercostaux interne et moyen, juste en dessous de la gouttière costale de la côte supérieure *(fig. 2.3 et 2.4)*.
De l'artère et du nerf intercostaux, naissent des rameaux musculaires et une branche cutanée perforante latérale.

> CLINIQUE
> *Le faisceau vasculo-nerveux longe la face inférieure de la côte ; cette caractéristique anatomique est importante pour pratiquer la ponction pleurale qui doit prendre comme repère la face supérieure de la côte afin de ne pas toucher le paquet vasculo-nerveux.*

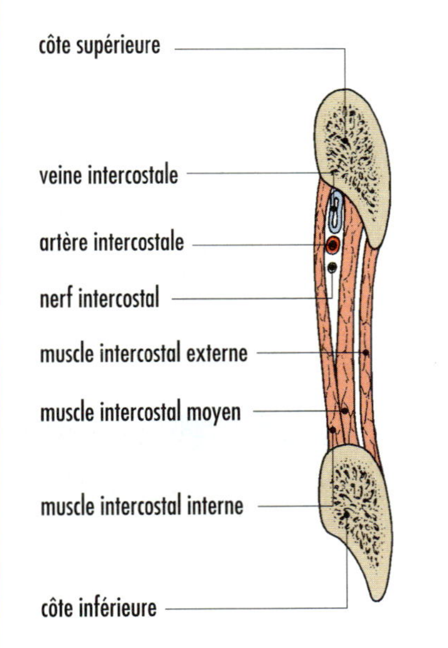

Fig. 2.3 • Coupe verticale de l'espace intercostal.

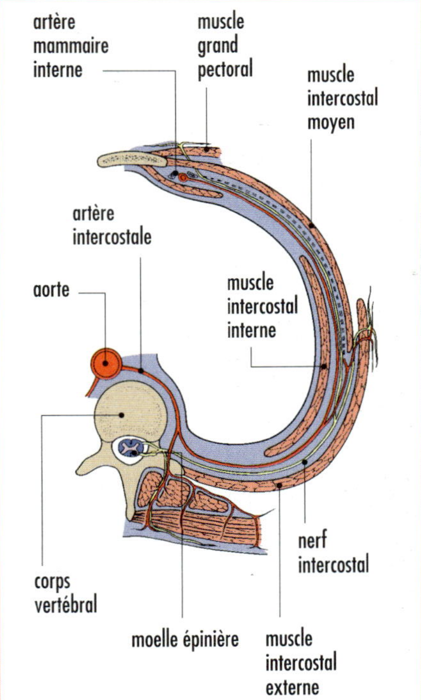

Fig. 2.4 • Coupe transversale de l'espace intercostal.

Le sternum

Le sternum est un os plat d'avant en arrière, situé à la partie antérieure et médiane du tronc ; sa face postérieure correspond à la cavité de la cage thoracique, sa face antérieure, saillante sous la peau, est le lieu d'insertion du muscle grand pectoral.

Le sternum comprend trois parties :
- le manubrium sternal, qui est la partie supérieure ;
- le corps du sternum, qui correspond à la partie moyenne ;
- l'appendice xiphoïde, qui est l'extrémité inférieure effilée.

Sur les bords latéraux, on trouve les articulations costo-sternales (chondrosternales) des sept premières côtes.

LA CAVITÉ THORACIQUE

La cavité thoracique est divisée en trois parties : deux zones latérales pleuro-pulmonaires séparées l'une de l'autre par une troisième zone, le médiastin, placé en avant et en arrière de la trachée.

LE MÉDIASTIN

Le médiastin est divisé, selon un plan frontal, en deux parties :
- le médiastin antérieur, en avant de la trachée ;
- le médiastin postérieur, en arrière de la trachée.

▲ *Le médiastin antérieur*

Le médiastin est étroit dans sa portion haute, qui contient les vestiges du thymus. Il s'élargit de haut en bas.

> DÉFINITION
> *Dans le médiastin antérieur, on trouve le cœur enveloppé dans le péricarde, et les gros vaisseaux qui en partent ou y aboutissent.*

Les vaisseaux présents dans le médiastin antérieur sont les suivants *(fig. 2.5)* :
- l'aorte qui décrit sa crosse au-dessus du cœur ;
- l'artère pulmonaire ;
- le tronc brachio-céphalique veineux qui résulte de la réunion de la jugulaire interne et de la sous-clavière ;
- la veine cave supérieure, formée par la jonction des deux troncs brachio-céphaliques veineux ;
- la veine cave inférieure.

▲ *Le médiastin postérieur*

Le médiastin postérieur *(fig. 2.6)* contient :
- l'œsophage contre lequel sont appliqués les nerfs pneumogastriques ; il est situé immédiatement en arrière de la trachée ;
- l'aorte, située en arrière et à gauche de l'œsophage ; elle redescend en arrière entre l'œsophage et la colonne vertébrale ;
- le canal thoracique (canal collecteur de la lymphe), logé dans l'angle formé par la colonne vertébrale et le flanc droit de l'aorte ;
- la grande veine azygos, située à droite du canal thoracique ; elle draine une partie du sang veineux provenant du thorax ;
- les artères intercostales droites, placées en arrière des autres vaisseaux ; elles naissent de part et d'autre de l'aorte ;
- la trachée et les bronches qui s'y rattachent.

LA TRACHÉE

DESCRIPTION ET STRUCTURE

La trachée est un conduit fibro-cartilagineux qui a la forme d'un cylindre aplati. Elle fait suite au larynx et se divise en deux branches, les bronches, au niveau de la bifurcation trachéale.

L'entrée de la trachée dans le thorax correspond en avant au bord supérieur du manubrium sternal, en arrière à la 2e vertèbre dorsale dont elle est séparée par l'œsophage ; latéralement, on trouve les deux dômes pleuraux.

Dans le thorax, la trachée est située à la limite des médiastins antérieur et postérieur.

> DÉFINITION
> *La longueur de la trachée est d'environ 12 cm, dont de 6 à 7 cm pour la trachée cervicale.*

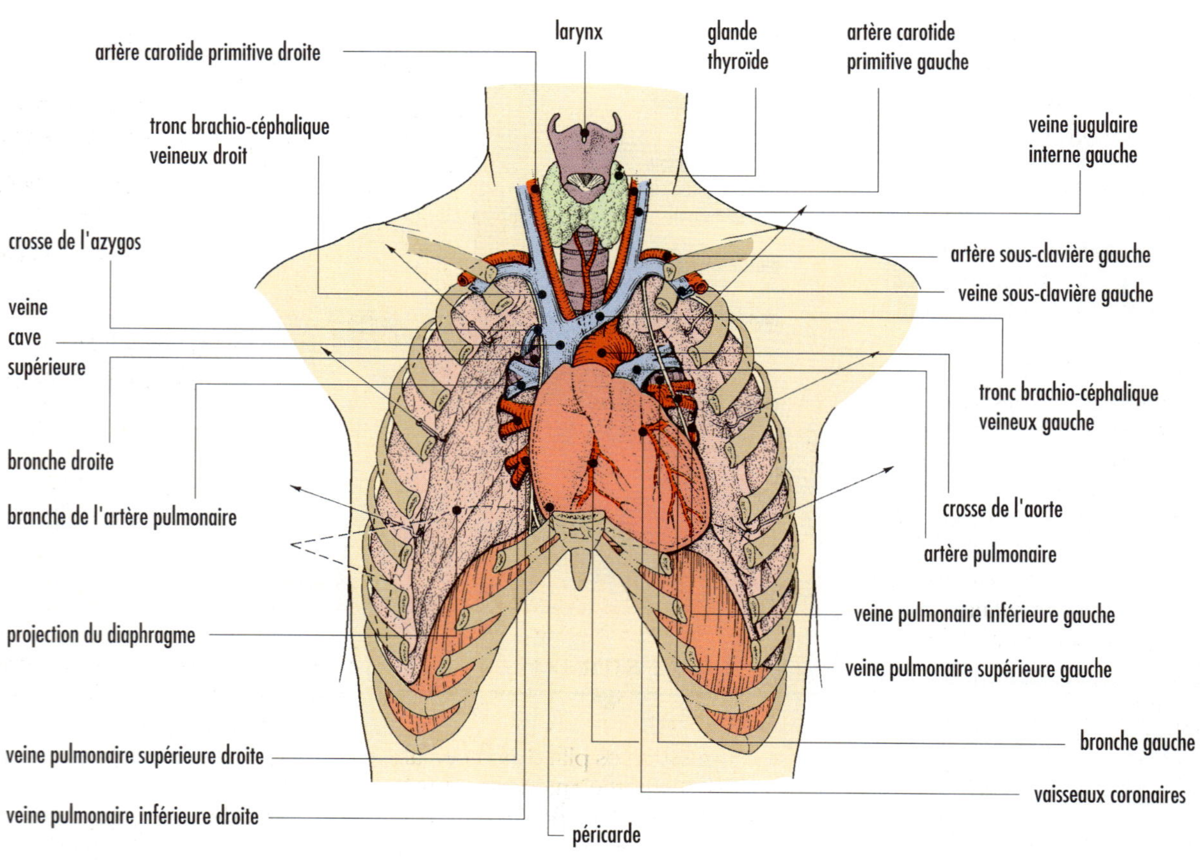

Fig. 2.5 • Cœur et gros vaisseaux du médiastin antérieur : vue antérieure (les poumons ont été crochetés et écartés).

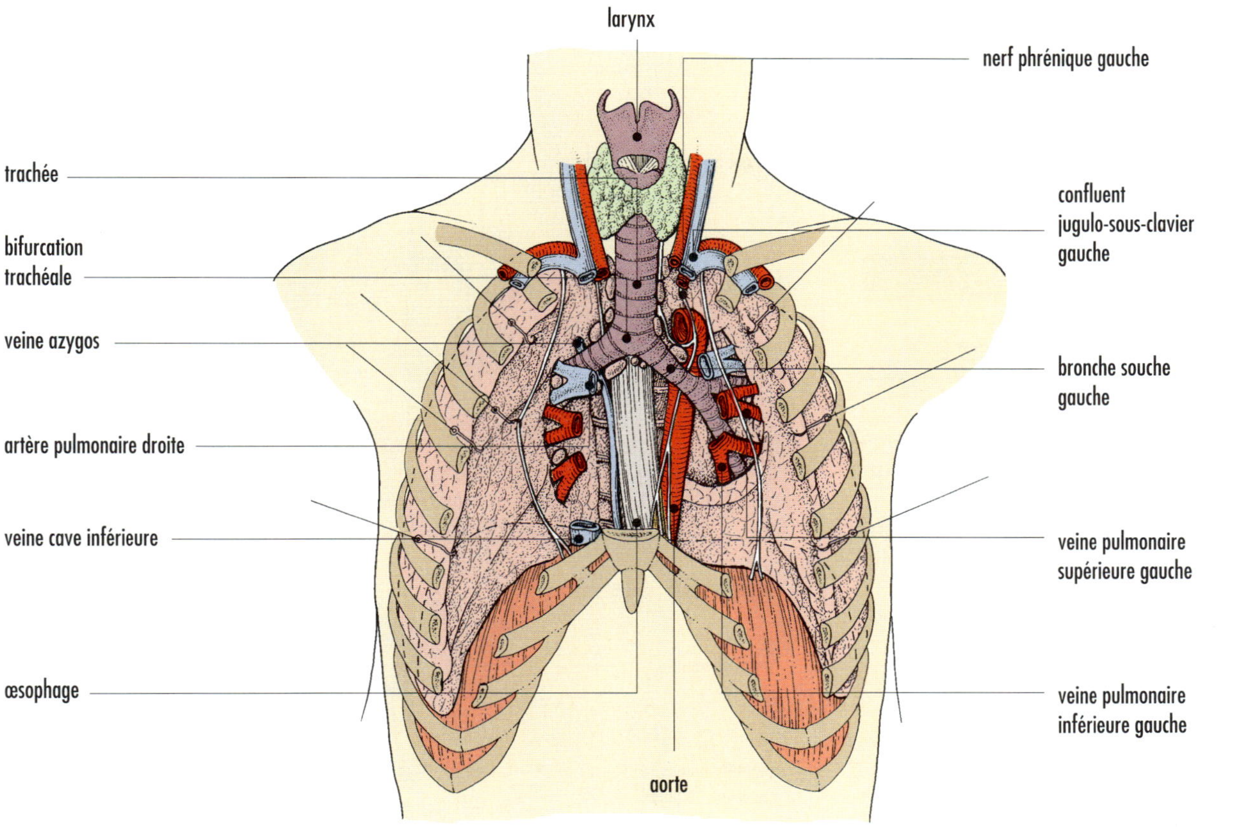

Fig. 2.6 • Médiastin postérieur : vue antérieure. (Le cœur est enlevé, les gros vaisseaux sont sectionnés. La trachée est à la limite du médiastin antérieur et du médiastin postérieur.)

La trachée est constituée d'environ quinze à vingt anneaux cartilagineux, empilés et séparés par des dépressions faites de tissu conjonctif fibro-élastique. Les anneaux sont incomplets : ils sont ouverts en arrière et leurs extrémités postérieures sont unies par une membrane transversale d'origine fibreuse et musculaire *[v. chap. 15, p. 178]*.

RAPPORTS DE LA TRACHÉE THORACIQUE AVEC LES GROS VAISSEAUX

On distingue en avant *(fig. 2.7)* :

- la crosse de l'aorte;
- l'artère thyroïdienne moyenne;
- le tronc veineux brachio-céphalique gauche;
- la loge thymique (qui contient le thymus chez l'enfant et son éventuel reliquat chez l'adulte);
- le manubrium sternal;

en arrière :

- l'œsophage thoracique;
- les ganglions lymphatiques rétrotrachéaux;
- le canal thoracique;

à gauche :

- la crosse de l'aorte, qui croise la trachée juste au-dessus de sa bifurcation;
- l'artère carotide primitive gauche;
- l'artère sous-clavière gauche;

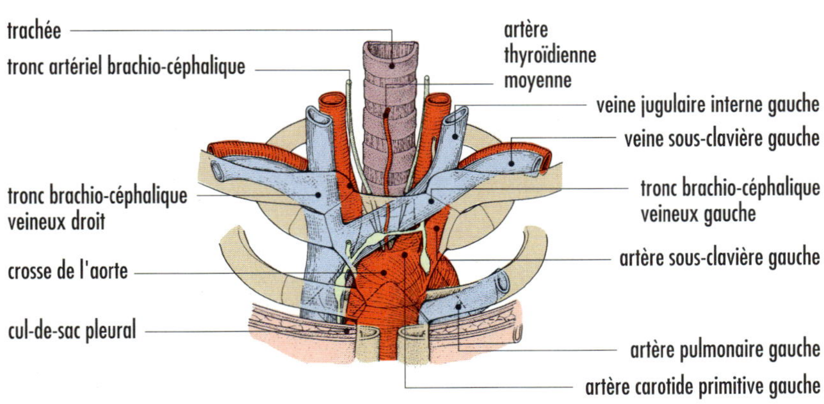

Fig. 2.7 • Rapports de la trachée thoracique avec les gros vaisseaux.

- le nerf pneumogastrique gauche;

à droite :

- le tronc artériel brachio-céphalique;
- le tronc veineux brachio-céphalique droit;
- le nerf pneumogastrique droit.

La trachée se divise à la hauteur de la 4e vertèbre dorsale, un peu à droite de la ligne médiane. Elle donne :

- la bronche droite, courte et presque verticale;
- la bronche gauche, plus longue, oblique en bas à gauche et en avant.

> CLINIQUE
> *La conformation de la bronche droite par rapport à la bronche gauche explique qu'à l'occasion de fausses routes, c'est dans la bronche droite que le corps étranger s'engage le plus fréquemment (fig. 2.15).*

Les deux bronches s'écartent en faisant un angle de 70° environ; le ligament interbronchique les réunit.

Les cavités pleuro-pulmonaires

Au nombre de deux, elles sont situées de chaque côté du médiastin et contiennent les poumons et les plèvres.

LES POUMONS

Morphologie externe

Les poumons ont une forme à peu près pyramidale. On observe pour chacun d'eux :

- la face interne qui, à sa partie moyenne, présente une dépression, le hile pulmonaire. Au niveau du hile, la bronche lobaire et les vaisseaux pénètrent dans le poumon. La face interne répond par ailleurs aux organes médiastinaux ;
- la face externe, appliquée contre la paroi thoracique ;
- la base, posée sur la coupole diaphragmatique ;
- le sommet, ou apex, qui dépasse la clavicule de 2 cm environ.

DÉFINITION

Chaque poumon est divisé en lobes, par de profonds sillons appelés scissures :

- *le poumon droit est constitué de trois lobes séparés les uns des autres par deux scissures. On distingue le lobe supérieur droit, le lobe moyen et le lobe inférieur droit* (fig. 2.1) *;*
- *le poumon gauche est constitué de deux lobes séparés par une seule scissure. On distingue ainsi le lobe supérieur gauche et le lobe inférieur gauche* (fig. 2.1).

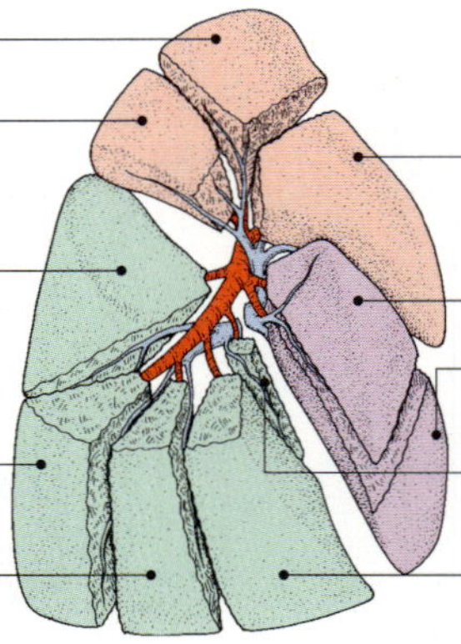

Fig. 2.8 • Poumon droit : vue externe. (Lobes et segments sont écartés les uns des autres. On observe le trajet des veines intersegmentaires et des bronches.)

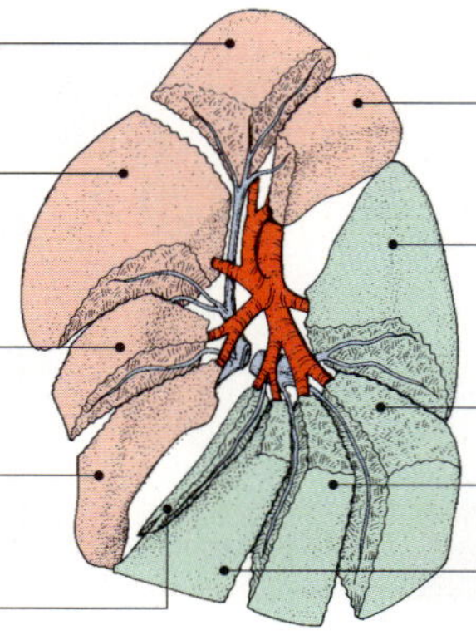

Fig. 2.9 • Poumon gauche : vue externe. (Lobes et segments ont été écartés. On observe le trajet des veines intersegmentaires et des bronches.)

Morphologie interne

Le parenchyme pulmonaire est segmenté en éléments de plus en plus petits. Chacun de ces éléments est accompagné d'une division bronchique, vasculaire et nerveuse, de plus en plus réduite également. L'ensemble forme un « arbre ».

Le parenchyme pulmonaire est divisé, tout d'abord, en lobes pulmonaires.

À l'intérieur des lobes pulmonaires, on observe l'existence de territoires plus petits, appelés segments pulmonaires, chaque territoire étant ventilé par une bronche née de la bronche lobaire *[v. chap. 15, p. 182]*.

▲ *Le poumon droit*

Il est divisé en trois lobes et dix segments *(fig. 2.8)*.

Le lobe supérieur comprend trois segments :

- apical ;
- dorsal (ou postérieur) ;
- ventral (ou antérieur).

Le lobe moyen comprend deux segments :

- postéro-externe (ou latéral) ;
- antéro-interne (ou médial).

Le lobe inférieur est formé de cinq segments :

- apical (ou lobe de Nelson) ;
- basal interne (ou paracardiaque) ;
- basal antérieur (ou ventro-basal),
- basal externe (ou latéro-basal) ;
- basal postérieur (ou dorso-basal).

▲ *Le poumon gauche*

Il est divisé en deux lobes et dix segments *(fig. 2.9)*.

Le lobe supérieur comprend cinq segments :

- apical ;
- dorsal ;
- ventral ;
- lingulaire supérieur (ou crânial) ;
- lingulaire inférieur (ou caudal).

Les segments lingulaires supérieur et inférieur forment le lobe lingulaire (ou lingula) qui peut être l'équivalent pour le poumon gauche du lobe moyen du poumon droit.

Le lobe inférieur est formé de cinq segments identiques à ceux du lobe inférieur droit.

DÉFINITION

Les segments pulmonaires sont eux-mêmes divisés en un grand nombre d'éléments appelés lobules pulmonaires qui possèdent chacun la caractéristique anatomique et fonctionnelle de recevoir :

- *une bronchiole (petite bronche issue d'une ramification de la bronche originelle),*
- *une artériole pulmonaire,*

et de donner naissance à des veinules pulmonaires.

▲ *Constitution du lobule pulmonaire*

Chaque lobule pulmonaire comprend :

- une bronchiole, qui se divise à l'intérieur du lobule en petites branches terminales, les bronchioles terminales. Chacune des bronchioles terminales prend fin dans un petit sac à paroi mince appelé acinus *(fig. 2.10)*. Chaque acinus pulmonaire est constitué d'alvéoles pulmonaires qui correspondent aux bosses que forme la paroi mince de l'acinus. La paroi des alvéoles pulmonaires est constituée d'une couche cellulaire unique ; la face interne des cellules est en contact avec l'air alvéolaire tandis que leur face externe est tapissée par les capillaires pulmonaires ;

> DÉFINITION
> *Cette paroi peut couvrir au total une surface d'environ 70 m². Le nombre total des alvéoles pulmonaires est d'environ 300 millions.*

- une artériole, qui est une des dernières branches de division de l'artère pulmonaire. Le trajet de division de l'artère pulmonaire suit celui de la bronche lobaire. L'artériole se termine en un réseau capillaire très riche qui tapisse la paroi externe des alvéoles ;
- un réseau capillaire artériel est relayé par un réseau veineux, qui se réunit en une veinule, branche originelle de la veine pulmonaire ;
- une enveloppe de tissu conjonctif riche en fibres élastiques *[v. chap. 15, p. 179]*.

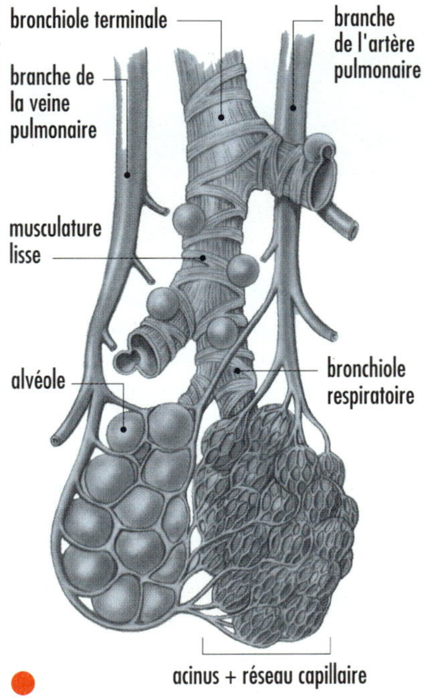

Fig. 2.10 • Groupe d'alvéoles formant un acinus. (On observe le riche réseau capillaire artério-veineux, étroitement lié aux alvéoles pulmonaires. La musculature lisse bronchiolaire permet des variations du diamètre des bronchioles).

La plèvre

Chaque poumon est entouré d'une enveloppe séreuse appelée plèvre *(fig. 2.11)*.

La plèvre est formée de deux feuillets :

- un feuillet viscéral qui revêt le poumon ;
- un feuillet pariétal qui tapisse la face interne du thorax et le médiastin.

Les deux feuillets se font face l'un l'autre au niveau du hile pulmonaire. Entre les deux feuillets se trouve un espace virtuel, l'espace pleural, ou cavité pleurale. Cette cavité contient une lame liquidienne très mince qui facilite le glissement des deux feuillets l'un sur l'autre et empêche leur décollement *[v. chap. 15, p. 179]*.

> CLINIQUE
> *Au cours de certaines pathologies, il se produit une inflammation de la plèvre. Cette inflammation peut s'accompagner d'un épanchement liquidien dans la cavité pleurale. L'analyse biologique du liquide épanché peut s'effectuer grâce à la pratique d'une ponction pleurale.*
> •••/•••

> •••/•••
> *La ponction pleurale consiste à introduire une aiguille dans la cavité pleurale afin de prélever une quantité de liquide suffisante.*
> *Un épanchement pleural peut apparaître au cours de diverses atteintes pulmonaires ou pleurales.*

Les pédicules pulmonaires

> DÉFINITION
> *Les pédicules pulmonaires sont constitués des éléments bronchiques, vasculaires et nerveux qui vont aux poumons ou en sortent au niveau du hile pulmonaire* (fig. 2.12 et 2.13).

On distingue, à l'intérieur de chaque pédicule, un pédicule fonctionnel et un pédicule nourricier.

Le pédicule fonctionnel assure le rôle physiologique du poumon dans l'organisme : l'oxygénation du sang.

Le pédicule nourricier est chargé d'apporter les éléments nutritifs aux poumons, acomme à tous les autres organes.

> ESSENTIEL
> *Le pédicule fonctionnel comprend :*
> - *la bronche ;*
> - *l'artère pulmonaire ;*
> - *les veines pulmonaires.*
>
> *Le pédicule nourricier comprend :*
> - *les vaisseaux bronchiques ;*
> - *les nerfs bronchiques ;*
> - *les vaisseaux lymphatiques.*

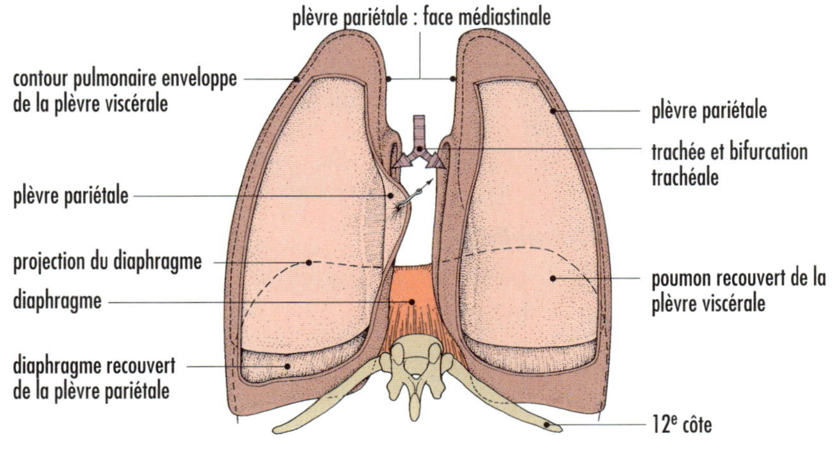

Fig. 2.11 • Plèvre. (Poumons : vue postérieure. Une partie de la plèvre pariétale a été découpée : la partie plèvre viscérale apparaît accolée au poumon.)

Les bronches

Les deux bronches souches naissent de la bifurcation trachéale *(v. photo 2.2)*. Il existe une bronche droite destinée au poumon droit et une bronche gauche destinée au poumon gauche.

▲ *La bronche droite*

La bronche droite se porte en bas, en arrière et en dehors vers le hile pulmonaire, puis poursuit presque verticalement la direction de la trachée, faisant avec la ligne médiane un angle de 25° à 30°. Elle est courte, large et plus postérieure que la bronche gauche.
La bronche souche droite donne successivement les bronches lobaires supérieure, moyenne et inférieure destinées à leurs lobes respectifs.

▲ *La bronche gauche*

La bronche gauche se dirige en bas, en arrière et en dehors, vers le hile pulmonaire. Elle fait un angle de 45° avec la ligne médiane, elle est plus oblique que la bronche droite.
La bronche souche gauche donne la bronche des lobes supérieur et inférieur gauches.
Chaque bronche lobaire se subdivise en bronches segmentaires, qui se destinent aux segments correspondants. Les bronches segmentaires se divisent à leur tour en rameaux de plus en plus fins : les bronchioles. Cette distribution est dite systématisée *(fig. 2.14)*.
La structure des bronches est d'abord semblable à celle de la trachée, puis les anneaux cartilagineux diminuent progressivement jusqu'à disparaître complètement au niveau des bronchioles. La paroi bronchiolaire est constituée d'une tunique externe fibro-musculaire et d'une muqueuse.

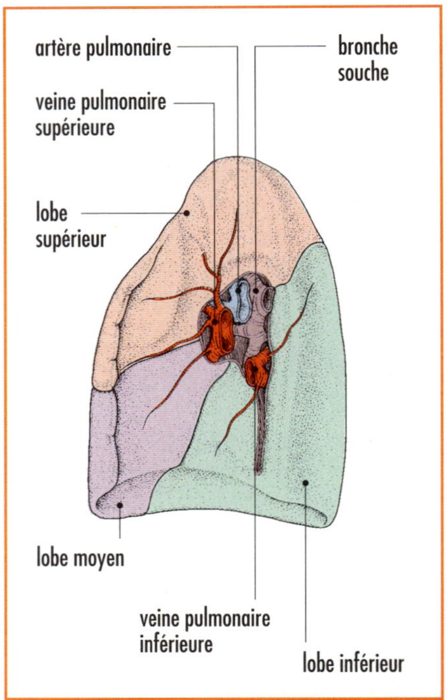

Fig. 2.12 • Poumon droit : vue interne. Hile pulmonaire droit.

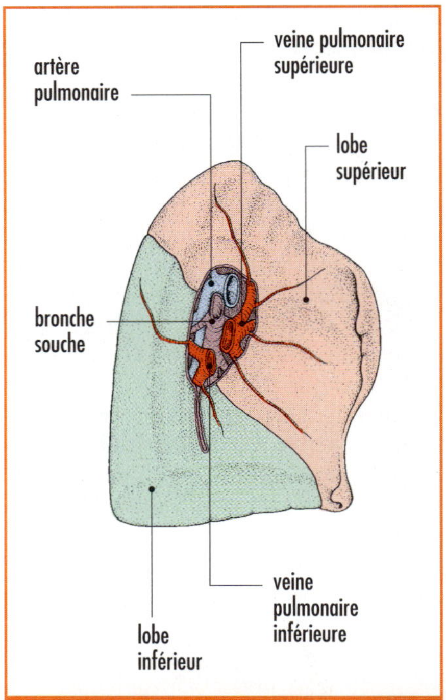

Fig. 2.13 • Poumon gauche : vue interne. Hile pulmonaire gauche.

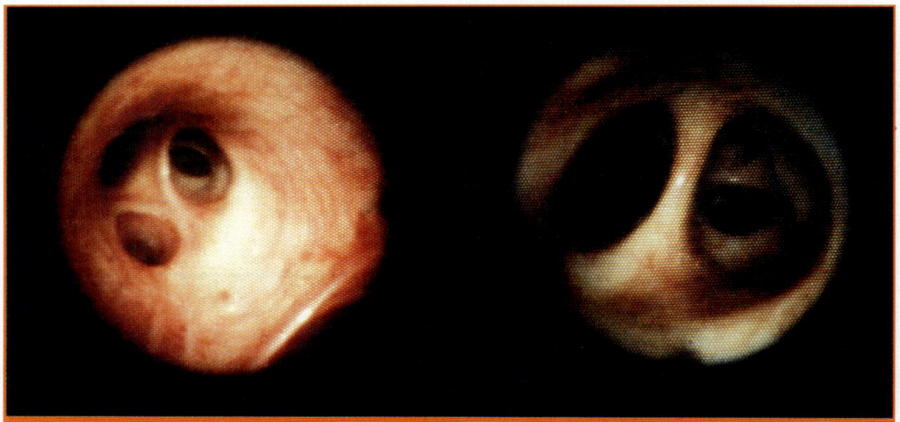

Photo 2.2 : Division de bronche normale examinée à l'aide du fibroscope (endoscopie).

Vascularisation pulmonaire

Il existe pour chaque poumon une circulation fonctionnelle et une circulation nourricière.

▲ *Circulation fonctionnelle*

C'est par ce circuit que s'effectue l'oxygénation du sang qui arrive aux poumons. Elle est assurée par :

- les artères pulmonaires;
- les veines pulmonaires.

LES ARTÈRES PULMONAIRES droite et gauche naissent d'un tronc artériel commun, le tronc de l'artère pulmonaire, qui émerge du ventricule droit. Le tronc commun se divise ensuite en une artère pulmonaire droite et une artère pulmonaire gauche *(fig. 2.15)*. Chaque artère pulmonaire pénètre dans un poumon au niveau du hile.
Elles se subdivisent en artères lobaires, segmentaires, sous-segmentaires, puis en de nombreux rameaux et vaisseaux capillaires qui tapissent la paroi des alvéoles; elles amènent à cet endroit le sang qui doit être oxygéné (en bleu sur les figures de 2.5 à 2.15 et 2.19, 2.20, 2.22).

LES VEINES PULMONAIRES prennent le relais du réseau précédent.
On compte quatre veines pulmonaires : deux veines pulmonaires supérieures droite et gauche, et deux veines pulmonaires inférieures droite et gauche. Elles sont au nombre de deux de chaque côté : une veine pulmonaire inférieure et une veine pulmonaire supérieure, elles drainent respectivement la région inférieure et la région supérieure de chaque poumon.
Elles se terminent dans l'oreillette gauche où elles ramènent le sang oxygéné (en rouge sur les figures de 2.5 à 2.15 et 2.19, 2.20, 2.22).

ESSENTIEL

Rappelons une caractéristique physiologique capitale de la circulation fonctionnelle pulmonaire :

- *les artères pulmonaires transportent du sang non oxygéné du cœur jusqu'aux poumons ;*
- *les veines pulmonaires transportent du sang riche en oxygène des poumons jusqu'au cœur* (v. chap. 15, p. 178).

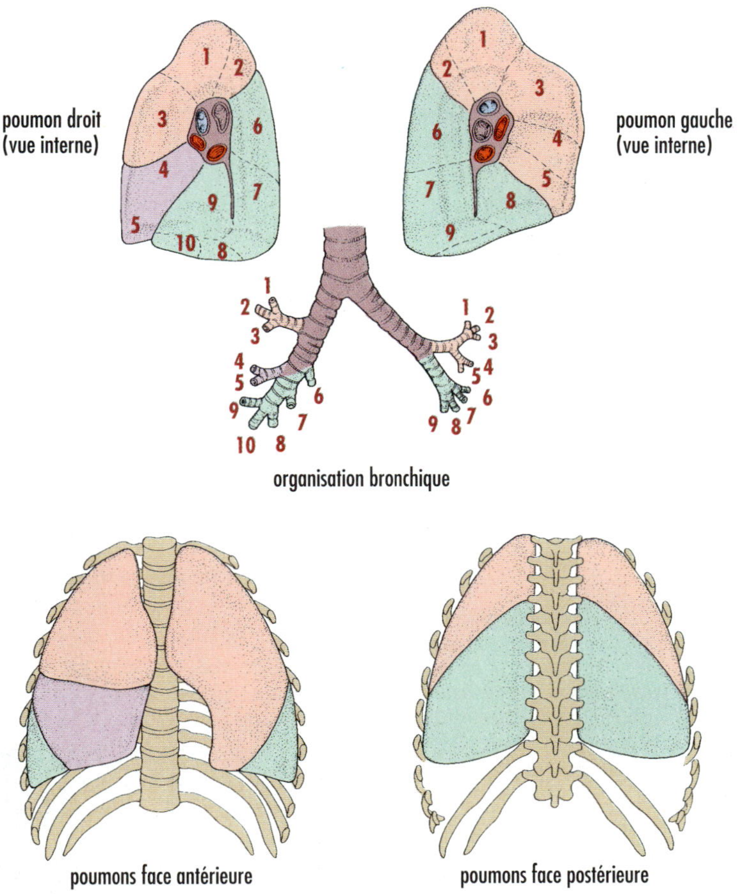

Fig. 2.14 • Territoires pulmonaires. (La distribution des bronches est organisée en fonction des territoires pulmonaires.)

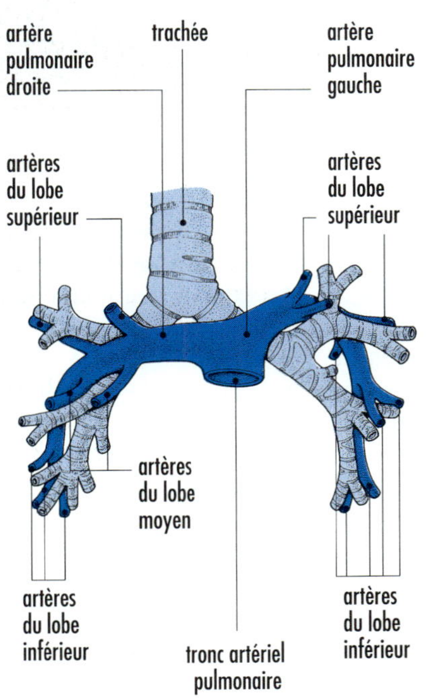

Fig. 2.15 • Trajet et branches de division des artères pulmonaires droite et gauche. (L'arbre artériel se distribue parallèlement à l'arbre bronchique.)

▲ *Circulation nutritive ou nourricière*

La circulation nutritive est assurée par le réseau vasculaire bronchique :

- les artères bronchiques droite et gauche, proviennent de l'aorte. Elles suivent le trajet des bronches, puis elles forment dans le poumon un réseau qui suit les rameaux bronchiques jusqu'aux bronchioles terminales. Elles ont pour rôle d'irriguer l'ensemble de l'arbre bronchique et les éléments intrapulmonaires.
- les veines bronchiques cheminent auprès des artères bronchiques correspondantes; elles aboutissent dans les veines azygos qui débouchent dans la veine cave inférieure.

LE CŒUR

DÉFINITION

Le cœur est situé à l'étage inférieur du médiastin antérieur ; il repose sur le diaphragme.

•••/•••

•••/•••

C'est un muscle creux qui comprend quatre cavités : deux oreillettes et deux ventricules.

Remarque :

Auriculaire qualifie tout ce qui se rapporte à l'oreillette ; ventriculaire qualifie tout ce qui se rapporte au ventricule.

Le cœur a la forme d'une pyramide triangulaire dont le grand axe est dirigé en avant, à gauche et en bas. La base regarde en arrière et en bas, tandis que le sommet libre est tourné en avant et à gauche.
Son poids chez l'adulte est d'environ 270 g *[v. chap. 16, p. 193]*.

MORPHOLOGIE EXTERNE

Remarque préliminaire

L'étude de la configuration extérieure du cœur répond à une exigence visuelle. On se place en tant qu'observateur comme s'il nous était permis de regarder le cœur sous différents angles sans le déplacer. Il n'est donc pas indispensable de retenir la description exacte de chacune des portions étudiées, mais cette façon de procéder permet, à l'aide des figures, une meilleure visualisation.
Le cœur ayant une forme pyramidale, on lui décrit trois faces : antérieure, inférieure et gauche; on lui décrit également une base et un sommet. Par ailleurs, le cœur présente à sa surface des sillons qui correspondent à sa division en quatre cavités.

▲ *Les sillons*

On distingue :

- le sillon auriculo-ventriculaire, qui sépare les oreillettes des ventricules; il est schématiquement situé dans un plan perpendiculaire au grand axe du cœur;
- le sillon interventriculaire, qui sépare les deux ventricules, est situé dans un plan vertical passant par le grand axe du cœur;
- le sillon interauriculaire, qui sépare les deux oreillettes, n'est visible qu'en arrière et se trouve dans le même plan que le sillon interventriculaire.

Dans ces sillons, comblés par du tissu graisseux, cheminent les vaisseaux du cœur.

▲ *Les faces*

LA FACE ANTÉRIEURE est dirigée en avant, à droite. Le sillon auriculo-ventriculaire la divise en un segment ventriculaire et un segment auriculaire *(fig. 2.16)*.

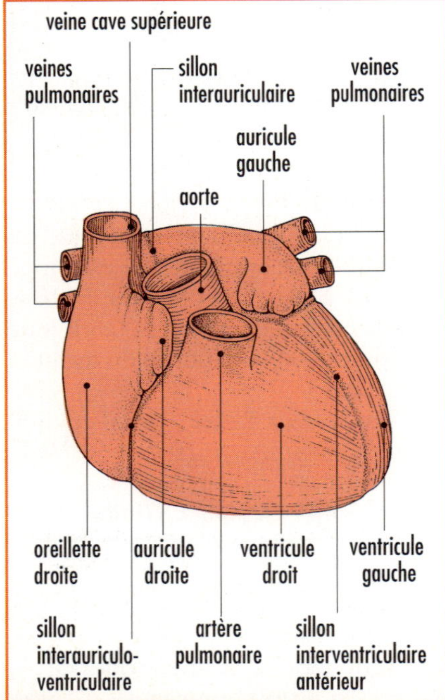

Fig. 2.16 • Cœur : face antérieure.

Le segment ventriculaire comprend :

- la zone ventriculaire proprement dite ; elle est la plus étendue, de forme triangulaire et convexe, et est traversée par le sillon interventriculaire antérieur ;
- le sillon interventriculaire antérieur délimite un champ gauche, très petit, qui correspond au ventricule gauche et un champ droit plus grand, qui correspond au ventricule droit et constitue la partie la plus importante de la zone ventriculaire ;
- la zone artérielle, qui est la partie supérieure du segment ventriculaire ; elle est occupée par l'artère pulmonaire en avant et par l'aorte en arrière.

Le segment auriculaire est masqué par les deux gros troncs artériels que sont l'artère pulmonaire et l'aorte. Il s'étend latéralement par les auricules, qui sont des prolongements de la partie supérieure des oreillettes, aplatis transversalement.

LA FACE INFÉRIEURE (ou diaphragmatique) est presque horizontale. Le sillon auriculo-ventriculaire divise cette face en un segment ventriculaire et un segment auriculaire *(fig. 2.17)*.
Le segment ventriculaire est le plus étendu, il est parcouru par le sillon interventriculaire postérieur, déterminant deux champs :

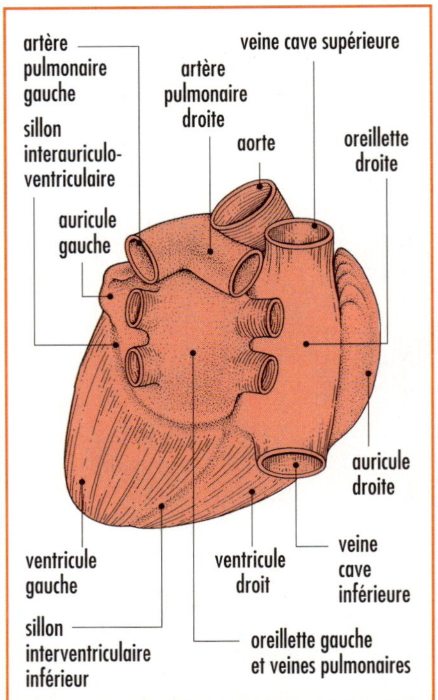

Fig. 2.17 • Cœur : face inférieure, face latérale gauche et base. (Vue postérieure.)

- le champ droit, le plus étendu, qui correspond au ventricule droit, et constitue la majeure partie de la face inférieure ;
- le champ gauche, plus petit, qui répond au ventricule gauche.

Le segment auriculaire est très étroit, il présente à droite l'orifice de la veine cave inférieure.

LA FACE LATÉRALE GAUCHE est moins étendue que les deux autres, elle regarde en arrière.
Elle comprend un segment ventriculaire étendu, qui correspond au ventricule gauche, et un segment auriculaire formé par l'auricule gauche *(fig. 2.17)*.

▲ *La base*

La base du cœur regarde en arrière. Elle est entièrement formée par la face postérieure des oreillettes. Elle est parcourue par le sillon interauriculaire qui sépare deux champs *(fig. 2.17)* :

- le champ gauche, qui répond à la face postérieure de l'oreillette gauche et qui présente les quatre orifices des veines pulmonaires ;
- le champ droit, qui répond à la face postérieure de l'oreillette droite et qui présente les orifices de la veine cave supérieure et de la veine cave inférieure.

▲ *Le sommet*

Il répond à la pointe du cœur. Le sillon interventriculaire passant à sa droite, le sommet est presque entièrement formé par le ventricule gauche.

MORPHOLOGIE INTERNE

Le cœur est divisé en quatre cavités : deux oreillettes et deux ventricules. Chacune des oreillettes communique avec le ventricule correspondant par l'orifice auriculo-ventriculaire.
Les oreillettes ne communiquent pas entre elles.
Les ventricules ne communiquent pas entre eux.

> ESSENTIEL
> *On considère qu'il existe un « cœur droit » formé de l'oreillette et du ventricule droits, et un « cœur gauche » formé de l'oreillette et du ventricule gauches.*
> *Ils sont distincts l'un de l'autre d'un point de vue anatomique mais aussi physiologique car le cœur gauche chasse le sang riche en oxygène dans la grande circulation par l'aorte et le cœur droit envoie le sang pauvre en oxygène dans la petite circulation par l'artère pulmonaire.*

Les deux ventricules sont séparés par la cloison interventriculaire. La base de chaque ventricule est occupée par deux orifices :

- l'orifice auriculo-ventriculaire, qui fait communiquer l'oreillette et le ventricule. Il est occupé par la valvule auriculo-ventriculaire, qui a une forme d'entonnoir dont la pointe s'avance dans le ventricule ;
- l'orifice artériel, qui fait communiquer, dans le cœur gauche, le ventricule avec l'aorte, et dans le cœur droit, le ventricule avec l'artère pulmonaire. L'orifice artériel est fermé par les valvules sigmoïdes.

Les parois ventriculaires présentent des saillies musculaires appelées colonnes charnues dont les plus importantes, de forme conique, sont appelées les piliers du cœur. La base des piliers du cœur est adhérente à la paroi ventriculaire, le sommet libre donne attache à des cordages tendineux qui se terminent sur les valves des orifices auriculo-ventriculaires et les maintiennent *(fig. 2.18)*.
Les deux oreillettes sont placées en arrière des ventricules et sont séparées l'une de l'autre par la cloison interauriculaire. Elles sont plus petites que les ventricules, leur paroi est mince et lisse ; on leur décrit classiquement six parois.

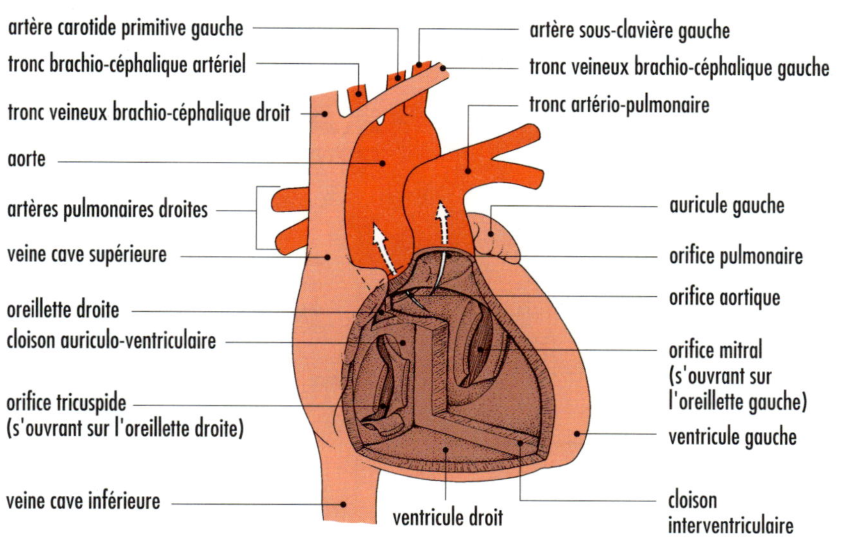

Fig. 2.18 • Cœur : ventricule. Cloison interventriculaire. Orifices auriculo-ventriculaires. (La découpe de la cloison interventriculaire permet de visualiser les deux ventricules. Celle de la cloison interauriculo-ventriculaire droite permet de visualiser l'oreillette droite. Sens des flèches = sens d'éjection du sang.)

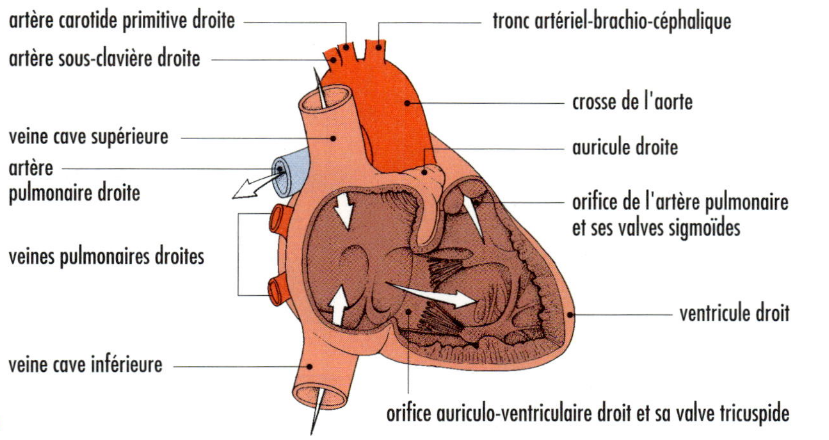

Fig. 2.19 • Oreillette droite et ventricule droit. (Le sens des flèches indique le sens du flux sanguin.)

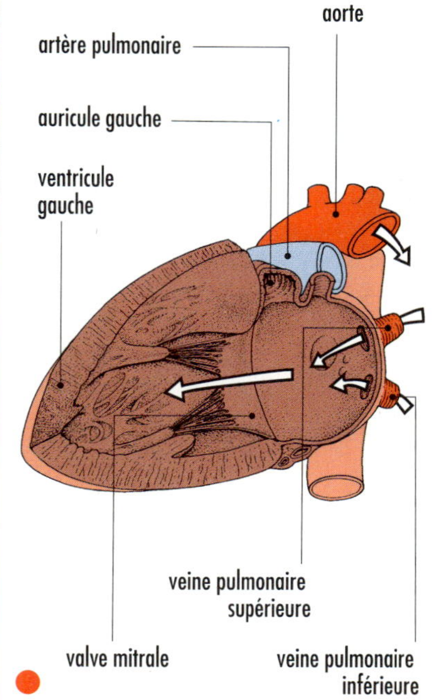

Fig. 2.20 • Oreillette gauche et ventricule gauche. (Le sens des flèches indique le sens du flux sanguin. L'orifice aortique n'est pas visible dans le ventricule gauche. Seules deux veines pulmonaires sur quatre sont représentées.)

▲ *Les cavités droites*

L'oreillette présente deux parois *(fig. 2.19)* :

- une paroi externe concave vers la gauche ;
- une paroi interne formée par la cloison interauriculaire. (La paroi interauriculaire est caractérisée par la présence à sa partie moyenne de la fosse ovale. La fosse ovale reliquat du foramen ovale *(v. fig. 22.10, p. 290)* est une dépression allongée verticalement dont le fond, qui est constitué d'une mince membrane, sépare l'oreillette droite de l'oreillette gauche) ;
- une paroi supérieure qui présente en arrière l'orifice de la veine cave supérieure ;
- une paroi inférieure, qui présente l'orifice de la veine cave inférieure, située près de la cloison interauriculaire ;
- une paroi postérieure lisse ;
- une paroi antérieure, qui présente l'orifice auriculo-ventriculaire droit.

L'ORIFICE AURICULO-VENTRICULAIRE est fermé par la valvule tricuspide. Elle est formée de trois valves triangulaires implantées dans les parois ventriculaires.

LE VENTRICULE présente trois parois *(fig. 2.18 et 2.19)* :

- une paroi antérieure, qui répond à la face sterno-costale du cœur ;
- une paroi inférieure, qui répond à la face diaphragmatique du cœur ;
- une paroi interne, qui est formée par la cloison interventriculaire.

La base du ventricule droit est entièrement occupée par l'orifice auriculo-ventriculaire droit et l'orifice de l'artère pulmonaire. Celui-ci est fermé par les trois valvules sigmoïdes pulmonaires.

▲ *Les cavités gauches*

L'oreillette gauche présente les parois suivantes *(fig. 2.20)* :

- une paroi externe lisse ;
- une paroi interne formée par la cloison interauriculaire ;
- les parois supérieure et inférieure, étroites et lisses ;
- une paroi postérieure, où s'abouchent les quatre veines pulmonaires ;
- une paroi antérieure, occupée par l'orifice auriculo-ventriculaire gauche.

L'ORIFICE AURICULO-VENTRICULAIRE est aussi appelé orifice mitral. Il est occupé par la valvule mitrale, qui est composée de deux valves : la valve droite ou grande valve (ou valve antéro-supérieure) et la valve gauche ou petite valve (ou valve inféro-postérieure).

LE VENTRICULE a une forme de cône un peu aplati transversalement. Il présente deux parois *(fig. 2.20)* :

- la paroi droite, constituée par la cloison interventriculaire ;

• la base, entièrement occupée par l'orifice mitral et l'orifice aortique.

L'orifice aortique est fermé par les trois valvules sigmoïdes aortiques.

▲ *Le péricarde*

Le péricarde est une membrane séro-fibreuse qui enveloppe le cœur et l'origine de ses vaisseaux. Il est constitué de deux parties :

- le péricarde séreux (organe de glissement);
- le péricarde fibreux (organe de fixité et de protection), externe, qui entoure le péricarde séreux.

> *Le péricarde séreux est formé de deux feuillets limitant une cavité virtuelle, la cavité péricardique, espace de glissement qui permet les mouvements cardiaques.*

Les deux feuillets constituant le péricarde séreux sont :

- le feuillet viscéral qui enveloppe le cœur et se prolonge sur le pédicule artériel comprenant l'aorte et l'artère pulmonaire, et sur le pédicule veineux, constitué par les deux veines caves supérieure et inférieure et les quatre veines pulmonaires;
- le feuillet pariétal, qui recouvre le feuillet viscéral et tapisse la face interne du péricarde fibreux.

Les deux feuillets se continuent l'un avec l'autre au niveau de leur ligne de réflexion, pour former un sac contenant un mince film liquide qui facilite le glissement lors des mouvements cardiaques.

La ligne de réflexion du péricarde séreux est sinueuse et entoure les pédicules artériel et veineux.

> *Le péricarde fibreux est une membrane épaisse, résistante, qui recouvre le feuillet pariétal du péricarde séreux et épouse la forme du cœur. Il engaine également l'origine des gros vaisseaux du cœur, de la même façon que le péricarde séreux.*

Le péricarde fibreux fixe le cœur aux organes voisins par les ligaments suivants :

- les ligaments sterno-péricardiques;
- les ligaments vertébro-péricardiques;
- les ligaments phréno-péricardiques.

Des éléments fibreux relient également le péricarde à la trachée, aux bronches et à l'œsophage.

Le péricarde contient le cœur et ses vaisseaux :

- les artères coronaires;
- les veines du cœur;
- les vaisseaux lymphatiques;
- l'origine des gros vaisseaux de la base.

> *En pathologie, la péricardite exprime une inflammation du péricarde. Celle-ci peut être aiguë ou chronique ; elle peut s'accompagner d'un épanchement liquidien dans la cavité péricardique.*

Les vaisseaux du cœur

Ils comprennent les artères coronaires et les veines cardiaques.

▲ *Les artères coronaires*

> *Les artères coronaires droite et gauche naissent de la crosse de l'aorte, juste au-dessous des valves aortiques.*

Elles cheminent dans le sillon coronaire, également appelé sillon interauriculo-ventriculaire, de part et d'autre de l'artère pulmonaire. Au cours de leur trajet, elles donnent naissance à des branches qui se distribuent dans le territoire cardiaque.

L'artère coronaire gauche se divise en une artère interventriculaire antérieure, qui chemine dans le sillon interventriculaire antérieur, et en une artère circonflexe qui se place dans le sillon coronaire.

L'artère coronaire droite se termine en artère interventriculaire postérieure, qui chemine dans le sillon interventriculaire postérieur.

Les vaisseaux pénètrent dans le muscle cardiaque.

Chacune des artères irrigue un territoire qui lui est propre *(fig. 2.21)*.

▲ *Les veines cardiaques*

Les veines du cœur cheminent à la superficie du muscle cardiaque. On trouve :

- la grande veine du cœur;
- la veine postérieure du ventricule gauche;
- la veine interventriculaire postérieure;
- la petite veine du cœur.

Elles s'évacuent dans le sinus coronaire qui débouche dans l'oreillette droite *(fig. 2.21)*.

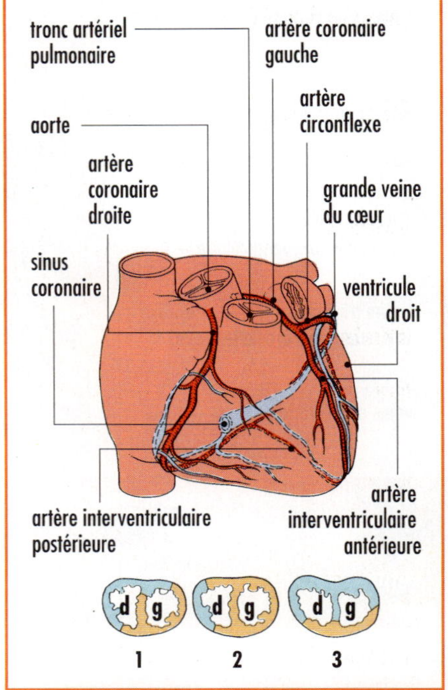

Fig. 2.21 • Artères et veines coronaires : distribution dans le muscle cardiaque. (Sur les coupes transversales 1, 2, 3 du cœur, nous pouvons observer la répartition des territoires vascularisés par les artères coronaires droite et gauche. Les artères se répartissent l'irrigation du muscle cardiaque de façon variable selon les individus.)

La crosse de l'aorte

La crosse de l'aorte correspond au segment initial de l'aorte; celui-ci décrit une crosse à concavité inférieure juste au-dessus du pédicule pulmonaire gauche.

L'origine de la crosse de l'aorte se situe à l'orifice aortique du ventricule gauche. Elle se termine au niveau de la 4e vertèbre dorsale où elle se poursuit par l'aorte thoracique descendante. Elle suit une trajectoire oblique d'avant en arrière et de droite à gauche.

Elle présente une portion ascendante longue de 6 cm environ, et une portion horizontale coudée.

Les principales branches collatérales de la crosse de l'aorte sont au nombre de cinq *(fig. 2.22)* :

- l'artère coronaire gauche qui naît de la partie initiale de la crosse;
- l'artère coronaire droite;
- le tronc artériel brachio-céphalique, qui naît de la face supérieure, monte dans le médiastin antérieur puis

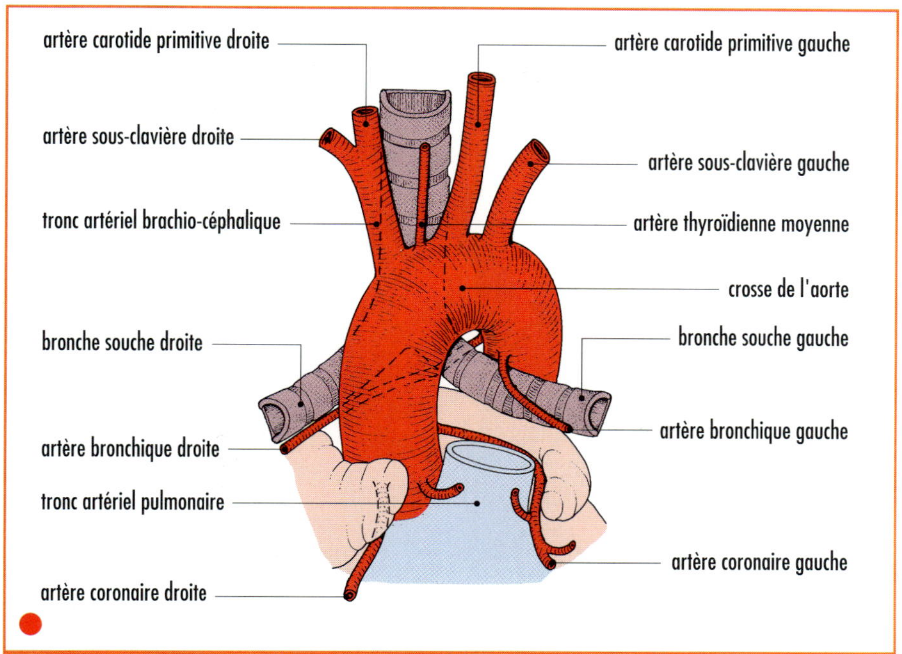

Fig. 2.22 • Crosse de l'aorte : collatérales. Rapports avec la bifurcation trachéale.

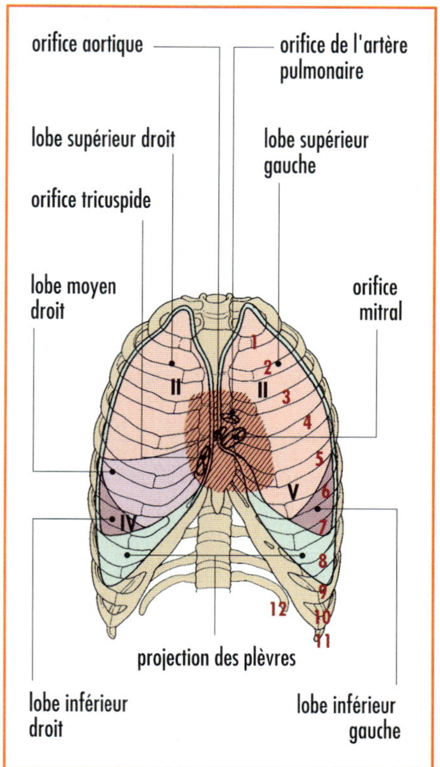

Fig. 2.24 • Projection anatomique du cœur et des orifices artériels et auriculo-ventriculaires (numérotation rouge = numérotation des côtes ; numérotation noire = numérotation des espaces intercostaux).

à droite de la trachée ; il se divise à la base du cou pour donner l'artère sous-clavière droite et l'artère carotide droite ;

- l'artère carotide primitive gauche ;
- l'artère sous-clavière gauche.

La crosse de l'aorte donne également naissance à des branches de moindre importance :

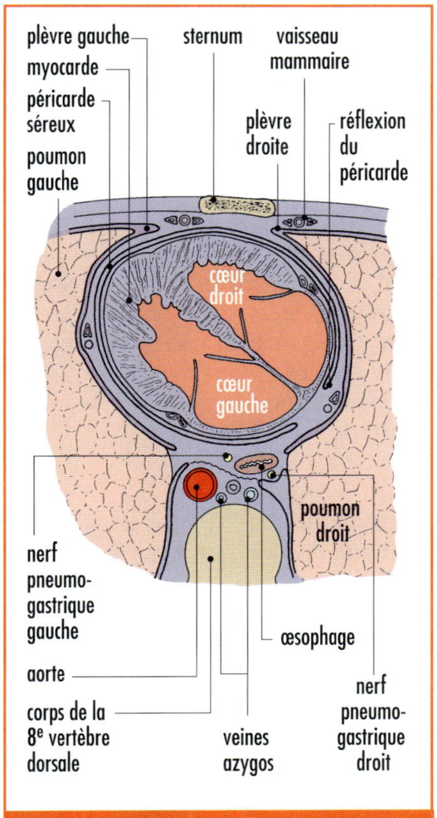

Fig. 2.23 - Rapports du cœur : coupe transversale du thorax passant par la 8e vertèbre dorsale.

- l'artère thyroïdienne moyenne ;
- les artères bronchiques ;
- les artères œsophagiennes.

Rapports du cœur

Le cœur, situé dans le médiastin antérieur, n'est pas médian : un tiers du cœur est situé à droite de la ligne médiane ; les deux tiers sont situés à gauche *(fig. 2.23)*.

La face antérieure du cœur est en rapport avec le plastron sterno-costal du 2e au 5e espace intercostal.

L'ensemble de ces repères délimite l'aire cardiaque.

La face inférieure repose sur le diaphragme. La face gauche répond à la face médiastinale du poumon gauche. La base entre en rapport avec les organes du médiastin postérieur : l'œsophage, l'aorte, la veine grande azygos, le canal thoracique et la face antérieure des corps vertébraux dorsaux de D6 à D8.

La bifurcation trachéale, elle, est plus haute et nettement au-dessus de la base du cœur.

Projection du cœur sur la paroi thoracique

La projection du cœur est variable avec la position et la morphologie du thorax *(fig. 2.24)*.

L'aire cardiaque, ou aire de projection du cœur sur la paroi thoracique antérieure, est un quadrilatère dont :

- les deux angles supérieurs répondent à la partie moyenne des 2es espaces intercostaux, à 1 cm environ du bord latéral du sternum ;
- l'angle inférieur droit se projette sur l'extrémité sternale du 6e espace intercostal droit ;
- l'angle inférieur gauche répond au 5e espace intercostal à 8 cm de la ligne médiane.

La silhouette cardiaque varie avec le morphotype et en particulier avec la forme du thorax. Chez les sujets longilignes et les adolescents, le cœur est souvent plus vertical. Chez les sujets bréviligne et les personnes âgées, le cœur tend à s'horizontaliser.

Le cœur suit peu les mouvements respiratoires ; en fait, les modifications de la silhouette cardiaque au cours de la respiration dépendent de la position du diaphragme, c'est donc l'angle d'inclinaison qui varie.

Chez un sujet de constitution moyenne, et en position respiratoire moyenne, l'angle d'inclinaison entre le diaphragme et le cœur est de l'ordre de 45°.

L'ŒSOPHAGE

L'œsophage est un conduit musculo-membraneux qui relie le pharynx à l'estomac. Il descend en arrière de la trachée, il est médian. Son origine est située au bord inférieur du cartilage cricoïde, à 15 cm de l'arcade dentaire inférieure *[v. chap. 17, p. 213]*.
Il traverse successivement la partie médiane et inférieure du cou, le thorax dans le médiastin postérieur et le diaphragme afin d'aboutir dans l'estomac au niveau du cardia *(fig. 2.25)*.

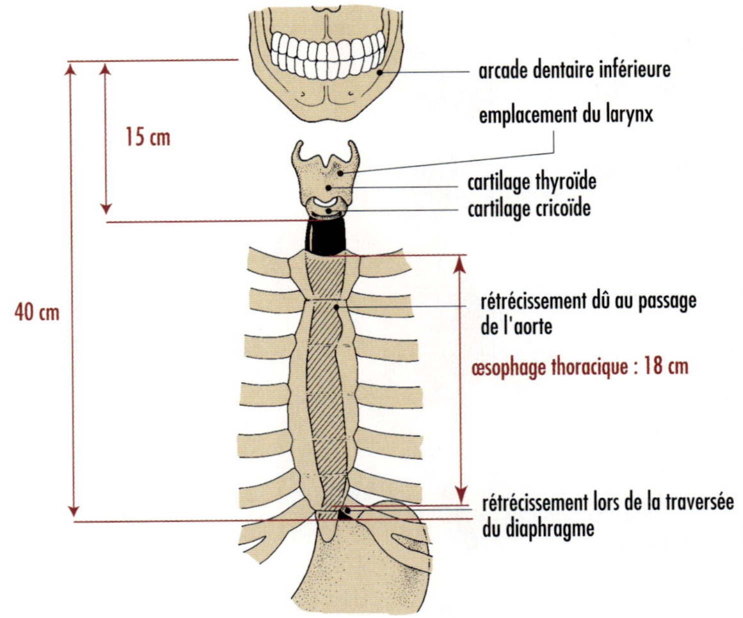

Fig. 2.25 • Œsophage : vue d'ensemble.

DÉFINITION

La longueur moyenne de l'œsophage est de 25 cm, dont 5 cm d'œsophage cervical, 18 cm d'œsophage thoracique et 2 cm d'œsophage abdominal.
Ces dimensions peuvent être utiles à connaître lors de la pose de sonde gastrique par exemple.

Dans ce chapitre, nous ne traitons que de l'œsophage thoracique. Il débute au niveau de la 2e vertèbre dorsale. Il répond :

- en avant et en haut, à la trachée, puis à la bifurcation trachéale au niveau de la 4e vertèbre dorsale, puis en bas au péricarde ;
- en arrière, à la colonne vertébrale jusqu'à la 9e vertèbre dorsale.

Il est en rapport avec les vaisseaux suivants :

- le tronc artériel brachio-céphalique ;
- la carotide primitive gauche ;
- le tronc veineux brachio-céphalique gauche ;
- le canal thoracique ;
- la crosse de l'aorte.

Les nerfs pneumogastriques sont situés latéralement.

SYNTHÈSE

Les parties anatomiques étudiées dans ce chapitre permettent, seules ou avec d'autres, d'assurer les fonctions présentées sur la figure 2.26 ci-dessous.

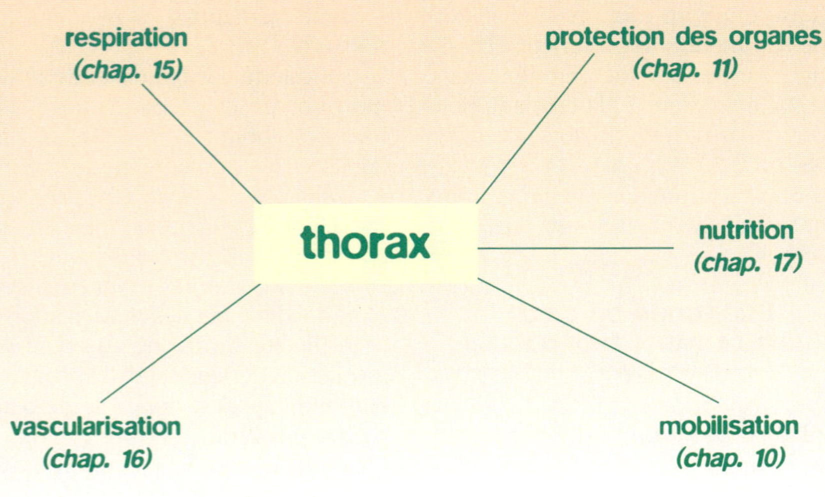

Fig. 2.26 • Fonctions principales assurées par les structures du thorax.

ACTIVITÉ D'INTÉGRATION

Exercez-vous à dessiner le cœur, ses cavités et les vaisseaux qui en partent et qui y arrivent. Pour chaque vaisseau, précisez le type de sang (oxygéné et non oxygéné) qu'ils contiennent et leur destination (petite ou grande circulation). Aidez-vous des chapitres 15 et 16.

Remarque : la capacité de faire ce schéma doit devenir pour vous une seconde nature !

Chapitre 3
L'abdomen

L'abdomen, ou cavité abdominale, est limité :
- **en haut par le diaphragme ;**
- **latéralement et en avant par la paroi abdominale.**

En bas, la cavité abdominale communique avec la cavité pelvienne par un détroit supérieur circonscrit par le squelette du bassin.

L'abdomen contient la partie abdominale des organes digestifs, urinaires, des gros vaisseaux artériels, veineux, lymphatiques et leurs branches, ainsi que la rate.

LE DIAPHRAGME

Le diaphragme est un muscle étendu, convexe vers le thorax.
Il présente deux coupoles diaphragmatiques droite et gauche, de part et d'autre de la ligne médiane *(fig. 3.1)*. Sur chacune des coupoles repose un poumon tandis que le cœur repose au niveau de la ligne médiane.
Le diaphragme est un muscle de première importance puisqu'il sépare la cavité thoracique de la cavité abdominale.

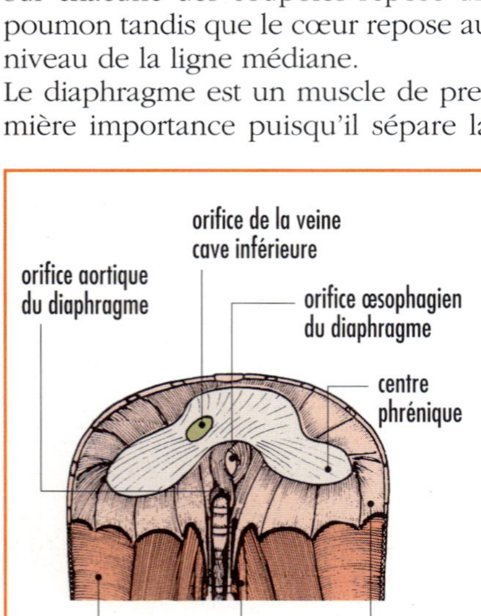

Fig. 3.1 • Diaphragme : face inférieure.

Il intervient de façon majeure dans les mouvements respiratoires : c'est le muscle inspirateur principal *[v. chap. 15, p. 181]*.
Le diaphragme s'insère sur le bord inférieur du thorax, et en particulier sur les points suivants :
- en arrière sur les trois premières vertèbres lombaires ;
- latéralement sur les six derniers arcs costaux ;
- en avant sur l'appendice xyphoïde.

De ces insertions osseuses périphériques partent des faisceaux musculaires qui convergent vers une membrane tendineuse occupant la partie centrale du diaphragme, le centre phrénique.

> DÉFINITION
> *Le diaphragme est traversé par des structures qui passent de la cavité thoracique à la cavité abdominale. On distingue :*
> - *l'orifice aortique par lequel passent l'aorte et le canal thoracique ;*
> - *l'orifice œsophagien par lequel passent l'œsophage et les nerfs pneumogastriques droit et gauche ;*
> - *l'orifice de la veine cave inférieure situé dans le centre phrénique et par lequel passe la veine cave inférieure.*

> CLINIQUE
> *Les orifices diaphragmatiques sont des régions fragiles de la paroi abdominale pouvant être le siège de hernies, comme la hernie hiatale qui est un glissement d'une partie de l'estomac au travers de l'hiatus œsophagien.*

L'innervation du diaphragme est assurée par les nerfs phréniques. Sa fonction est respiratoire : il est le muscle principal de la respiration. Sa position se modifie au cours des mouvements respiratoires comme nous le voyons sur la figure 3.2.

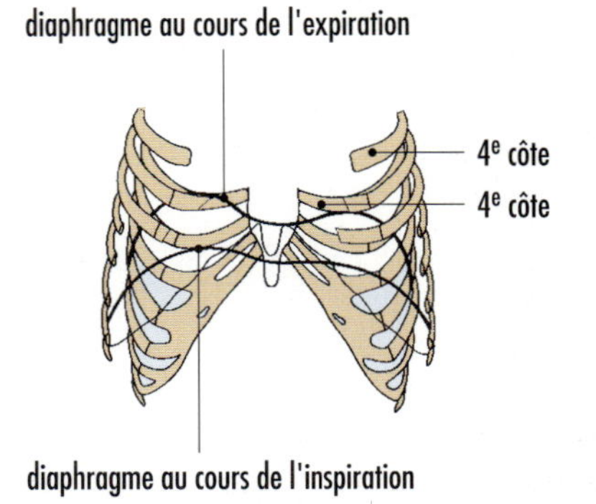

Fig. 3.2 • Position du diaphragme au cours de l'inspiration et de l'expiration.

LA PAROI ABDOMINALE

La paroi abdominale est constituée d'une armature musculaire *(fig. 3.3 et 3.4)*.

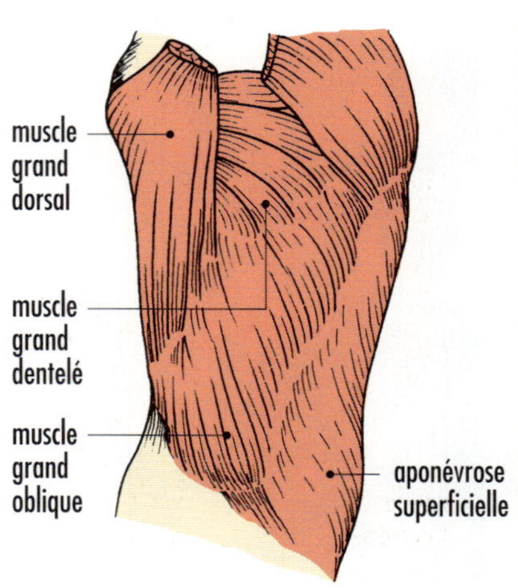

Fig. 3.3 • Paroi abdominale : vue latérale.

Entre la musculature abdominale et la peau, on trouve une couche de tissu adipeux plus ou moins épaisse, appelée le pannicule adipeux.
Les muscles de la paroi abdominale peuvent être classés en deux groupes :
- les muscles superficiels, divisibles en un groupe latéral et un groupe médial ;
- les muscles profonds.

Les muscles superficiels de l'abdomen

▲ *Le groupe latéral*

> DÉFINITION
> *Le groupe latéral (fig. 3.3 et 3.4) des muscles abdominaux superficiels comprend :*
> - *le muscle grand oblique ;*
> - *le muscle petit oblique ;*
> - *le muscle transverse.*

LE MUSCLE GRAND OBLIQUE est le plus superficiel des muscles latéraux. Il s'insère sur la face externe des huit dernières côtes, et se termine sur la ligne médiane de l'abdomen où il rejoint, par son aponévrose, celle du muscle grand oblique opposé ainsi que celles des autres muscles latéraux. Par des bandelettes tendineuses, il s'attache également au pubis et s'insère sur la crête iliaque.
Entre l'origine et la terminaison, la direction des fibres du grand oblique est oblique de haut en bas et d'avant en arrière.

LE MUSCLE PETIT OBLIQUE est recouvert par le muscle grand oblique. Il part de la 5e vertèbre lombaire et de la crête iliaque et s'insère à l'arrivée sur les quatre dernières côtes, puis sur la ligne médiane par une aponévrose commune avec les muscles latéraux opposés, et enfin sur le pubis.
Entre l'origine et la terminaison, ses fibres se déploient en éventail.

LE MUSCLE TRANSVERSE est situé sous le petit oblique, en arrière sur les six dernières côtes, les vertèbres lombaires et la crête iliaque. Il se termine sur la ligne médiane et le pubis.

▲ *Le groupe médial*

> DÉFINITION
> *Le groupe médial (fig. 3.4) des muscles superficiels de l'abdomen comprend :*
> - *le muscle grand droit ;*
> - *le muscle pyramidal.*

LE MUSCLE GRAND DROIT est un muscle étendu sur toute la hauteur de l'abdomen, coupé d'insertions tendineuses, généralement au nombre de 3, jusqu'à la hauteur de l'ombilic. Il naît sur les 5e, 6e et 7e cartilages costaux et sur l'appendice xiphoïde du sternum, et se prolonge jusque sur le pubis.
Chaque muscle grand droit est enveloppé d'une gaine fibreuse, appelée la gaine des droits. Elle est formée par les aponévroses des muscles latéraux de la paroi abdominale qui se réunissent sur la ligne médiane pour constituer une ligne épaisse et fibreuse, la ligne blanche.
Sur toute leur hauteur, les muscles grands droits sont séparés l'un de l'autre par cette ligne *(fig. 3.4)*.

LE MUSCLE PYRAMIDAL est un muscle inconstant (il peut être absent chez certains individus). Il est petit et triangulaire *(fig. 3.4)*, s'insère sur le pubis et se termine sur la ligne blanche.

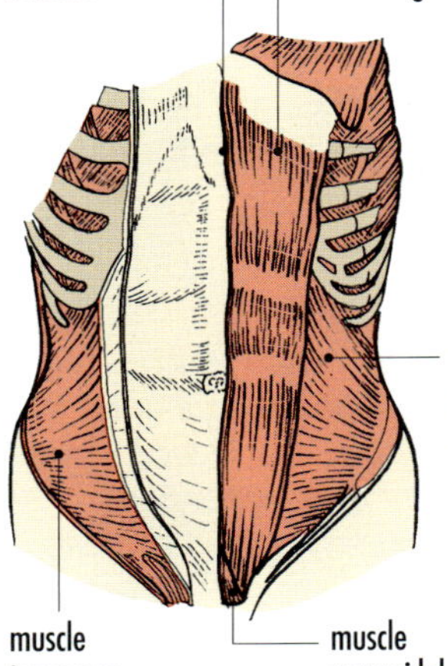

Fig. 3.4 - Paroi antérieure de l'abdomen, muscle petit oblique et muscle transverse, muscle grand droit et muscle pyramidal.

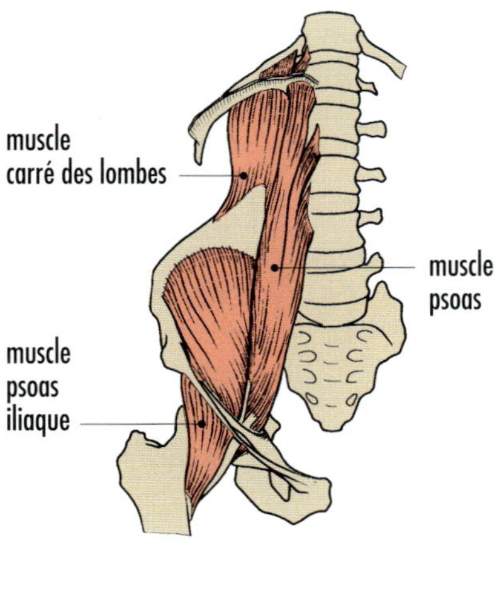

Fig. 3.5 • Muscles profonds de la paroi abdominale : muscle psoas et muscle carré des lombes.

Les muscles profonds de l'abdomen

> DÉFINITION
> *Ils comprennent (fig. 3.5) :*
> - *le muscle psoas ;*
> - *le muscle carré des lombes.*

LE MUSCLE PSOAS naît sur la 12e dorsale et les cinq premières lombaires, puis s'unit dans son trajet descendant avec le muscle iliaque du bassin pour former le muscle psoas-iliaque.
Le muscle psoas-iliaque ainsi formé se termine sur le petit trochanter (relief osseux situé au niveau de la tête fémorale).

LE MUSCLE CARRÉ DES LOMBES naît sur la 12e côte et sur les quatre premières lombaires, et s'insère largement sur la crête iliaque.

Fonctions des muscles abdominaux

Les muscles de la paroi abdominale sont indispensables aux mouvements du tronc.
La flexion du tronc fait intervenir essentiellement les grands droits.
La rotation du tronc est effectuée par le muscle petit oblique du côté de la rotation et grand oblique du côté opposé à la rotation.
L'inclinaison latérale du tronc fait appel au grand oblique, au petit oblique et au carré des lombes.
Le passage de la position allongée à la position assise fait appel à tous les muscles de la paroi abdominale. Au cours de la respiration et de la défécation, les muscles de la paroi abdominale, assistés du diaphragme, interviennent également.

Les régions fragiles de la paroi abdominale

CLINIQUE

Les régions fragiles de la paroi abdominale, ou régions herniaires, correspondent à des points où peuvent se manifester des hernies.

CLINIQUE

Une hernie est une masse constituée par un viscère ou une partie de viscère sorti de la cavité abdominale par un orifice naturel ou accidentel.

Quels sont les points faibles de la paroi abdominale?
On distingue :
- la ligne blanche;
- l'ombilic;
- le canal inguinal;
- le canal fémoral.

LA LIGNE BLANCHE est constituée de fibres tendineuses qui se rejoignent pour former une bande fibreuse sur la ligne médiane de la paroi abdominale. Ces fibres résultent de l'entrecroisement des aponévroses des muscles latéraux de la paroi *(fig. 3.4)*.
De part et d'autre de la ligne blanche sont placés les muscles grands droits. Lorsque ces deux muscles s'écartent au cours d'affections où l'abdomen est trop volumineux, ou au cours de la grossesse, la ligne blanche s'élargit et peut se fissurer, laissant alors passage à une hernie.

L'OMBILIC : à son niveau la ligne blanche présente un orifice appelé l'anneau ombilical. Au cours de la grossesse, par exemple, l'anneau ombilical est distendu et peut laisser apparaître une hernie ombilicale.

LE CANAL INGUINAL est un interstice dans la paroi abdominale par lequel passe le cordon spermatique chez l'homme et le ligament rond chez la femme *[v. chap. 4, fig. 4.6, p. 50 et 4.10, p. 53]*.
Les parois superficielles antérieure et inférieure du canal inguinal sont formées par l'aponévrose du muscle grand oblique. En profondeur, les parois du canal inguinal sont musculaires, constituées par les muscles petit oblique et transverse. C'est dans cette région déhiscente que se produisent des hernies inguinales.

LE CANAL FÉMORAL est un orifice résultant d'une faible résistance de la paroi abdominale à son niveau. Il est situé au-dessous du canal inguinal dont il est séparé par l'arcade crurale. Celle-ci est une lame fibreuse tendue entre l'épine iliaque antéro-supérieure et le pubis *[v. chap. 4, fig. 4.14, p. 54]*.
Le canal fémoral est proche des vaisseaux fémoraux qui traversent à ce niveau une épaisseur de tissu conjonctif. Au cours d'une augmentation trop importante de la pression intra-abdominale, le canal fémoral laisse passage à des hernies appelées hernies crurales.

CLINIQUE

D'un point de vue médical, il est important de pouvoir faire la différence lors d'un examen clinique entre une hernie inguinale et une hernie crurale.
Il s'agit de repérer l'arcade crurale : au-dessus d'elle, on trouve le canal inguinal ; au-dessous d'elle se situe le canal fémoral.
Une hernie inguinale pourra atteindre le scrotum ou les grandes lèvres, tandis qu'une hernie crurale pourra être repérée, à l'aine, sur la racine de la cuisse.

LE CONTENU DE LA CAVITÉ ABDOMINALE

Avant d'étudier en détail les organes contenus dans la cavité abdominale, nous allons décrire d'une façon générale l'organisation de cette cavité. En effet, elle contient le gros intestin, ou côlon, qui forme un cadre, le cadre colique. La situation des viscères est déterminée par rapport à lui.

Organisation générale de l'abdomen

DÉFINITION

Le côlon transverse est une portion du gros intestin. Il s'étend transversalement d'une paroi latérale de l'abdomen à l'autre; il divise ainsi la cavité abdominale en deux parties :
- *un étage sus-mésocolique ;*
- *un étage sous-mésocolique.*

Pour comprendre la disposition générale de l'abdomen, il est tout d'abord indispensable de connaître la configuration du péritoine.

▲ *Le péritoine*

MORPHOLOGIE ET SITUATION
Le péritoine est la membrane séreuse de la cavité abdomino-pelvienne. Il est limité :
- en haut, par la face inférieure du diaphragme qu'il tapisse;
- en bas, par la face supérieure des organes du petit bassin qu'il recouvre et entre lesquels il s'insinue pour former des culs-de-sac.

DÉFINITION

Le péritoine, comme toutes les séreuses de l'organisme, comporte deux parties ou feuillets :
- *le feuillet pariétal qui tapisse l'ensemble de la cavité abdomino-pelvienne ;*
- *le feuillet viscéral qui recouvre en partie ou totalement les viscères de la cavité abdominale.*

Les deux feuillets péritonéaux ne s'interrompent pas, ils se continuent l'un avec l'autre au niveau des lignes de réflexion.

CLINIQUE

Entre les deux feuillets péritonéaux se trouve la cavité péritonéale, espace de glissement lubrifié par une faible quantité de liquide. Une atteinte pathologique de la cavité péritonéale telle que des adhérences d'origine infectieuse ou un épanchement, induit un dysfonctionnement des viscères recouverts.

Les deux feuillets du péritoine s'accolent en deux types de formations :
- les mésos;
- les épiploons.

DÉFINITION

Les mésos sont des replis péritonéaux, qui unissent à la paroi un segment de tube digestif. Ils rattachent et maintiennent en « suspension » les viscères digestifs dans la cavité abdominale. Les viscères sont reliés par ce moyen à la paroi abdominale postérieure.

Les mésos contiennent en outre les vaisseaux et les nerfs destinés aux viscères. Les mésos sont appelés différemment selon les viscères auxquels ils sont liés : mésogastre pour l'estomac, mésoduodénum pour le duodénum, mésentère pour le jéjuno-iléon ou intestin grêle, mésocôlon pour le gros intestin, mésocæcum pour le cæcum.

DÉFINITION

Les épiploons sont des replis péritonéaux, qui s'étendent entre deux organes intrapéritonéaux et les recouvrent, sans fixation pariétale.

Deux d'entre eux sont à retenir :
- le petit épiploon, lame péritonéale tendue entre le foie, la petite courbure de l'estomac et la partie supérieure du duodénum ;
- le grand épiploon, nappe péritonéale, lâche, double, appendue au côlon transverse et à la grande courbure de l'estomac. Le grand épiploon recouvre en avant une partie des anses intestinales.

DISPOSITION DES VISCÈRES PAR RAPPORT AU PÉRITOINE : les viscères n'ont pas tous la même disposition dans la cavité abdominale par rapport au péritoine (*fig. 3.6*). En effet, certains viscères digestifs sont en suspension, retenus par leur méso, d'autres viscères en revanche, en cours de développement, subissent des mouvements complexes et se retrouvent accolés directement à la paroi abdominale.

DÉFINITION

On distingue différentes régions définies par la disposition particulière des viscères par rapport au péritoine :
- *l'organe intrapéritonéal, libre dans la cavité péritonéale, enveloppé du péritoine. Il est relié à la paroi abdominale par un méso. L'estomac, le côlon transverse et le jéjuno-iléon sont intrapéritonéaux ;*
- *l'organe extrapéritonéal, accolé directement à la paroi abdominale, sans méso apparent, enveloppé toutefois par le péritoine. Le duodénum, le pancréas, le foie, les côlons ascendant et descendant sont représentatifs de cette disposition ;*
- *l'organe rétropéritonéal, situé dans un espace compris entre le péritoine pariétal et la paroi abdominale, le péritoine ne recouvrant alors qu'une seule face du viscère.*

Les reins appartiennent à cette catégorie.

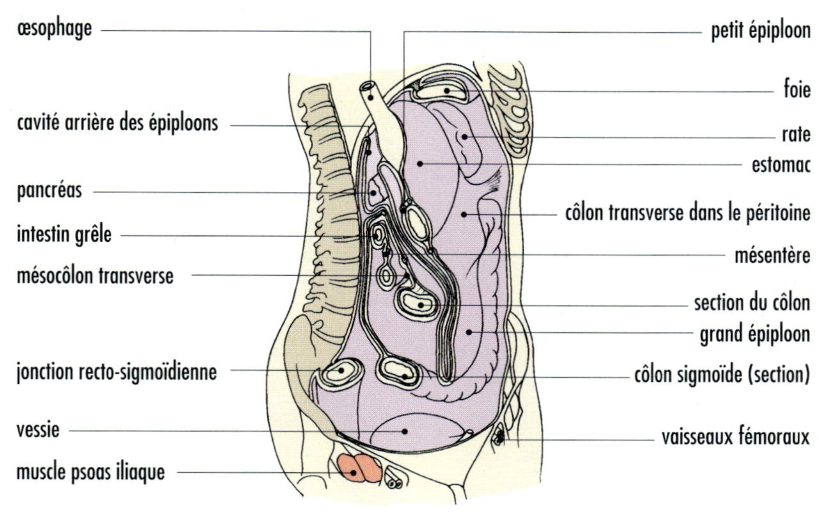

Fig. 3.6 • Péritoine (en vert) et ses rapports avec les viscères abdominaux.

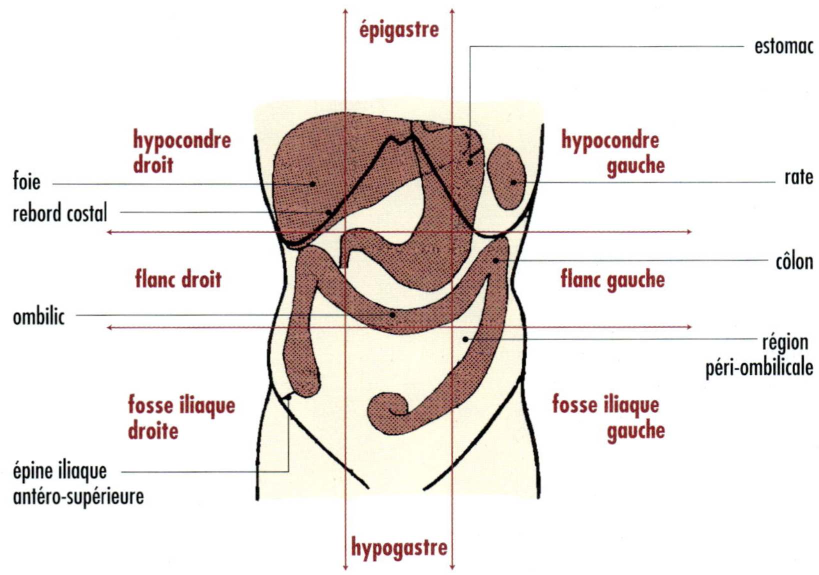

Fig. 3.7 • Projection des différentes loges de l'abdomen et de leur contenu.

▲ *L'étage sus-mésocolique*

L'étage sus-mésocolique correspond à la région située au-dessus du côlon transverse. Elle est en partie masquée par la portion inférieure du gril costal. Elle présente trois zones (*fig. 3.7 et photo 3.1*) :
- la loge sous-phrénique droite ou hypocondre droit ;
- la loge épigastrique ou épigastre ;
- la loge sous-phrénique gauche ou hypocondre gauche.

LA LOGE SOUS-PHRÉNIQUE DROITE est limitée au-dessus par la coupole diaphragmatique droite et en dessous par le côlon. Elle contient les organes suivants :
- le foie qui est fixé au diaphragme par le ligament suspenseur du foie et à la paroi antérieure de l'abdomen par le ligament rond ;
- les voies biliaires extrahépatiques et la vésicule biliaire, situées sous le foie.

LA LOGE ÉPIGASTRIQUE, aussi appelée région cœliaque, contient :
- l'estomac ;
- le duodénum ;
- le pancréas.

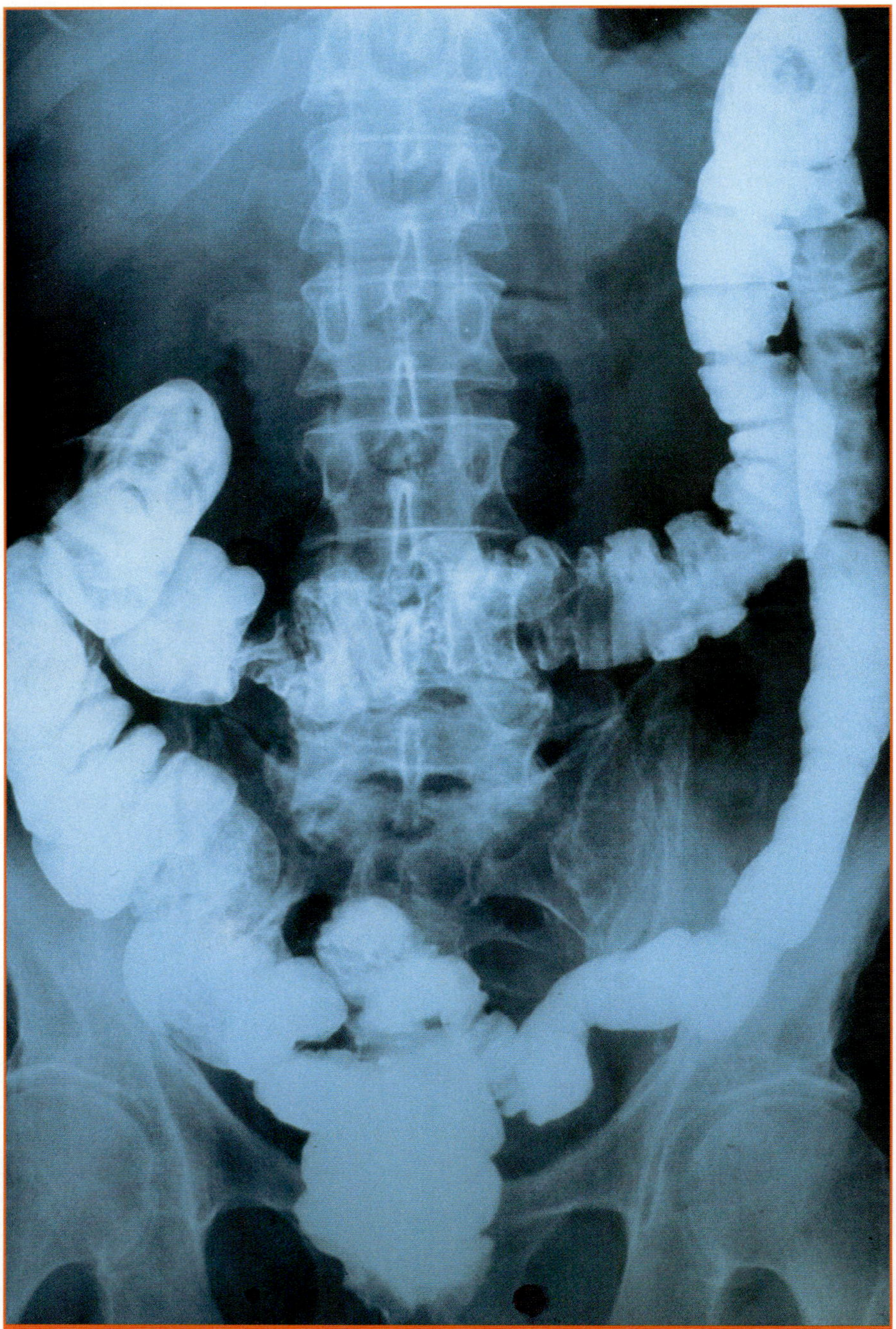

Photo 3.1 • Système digestif.

L'**estomac** est séparé de la paroi abdominale postérieure par la petite cavité (ou arrière-cavité) des épiploons *(fig. 3.6)*. Il est relié à trois organes :

- au foie par le petit épiploon dans lequel chemine le pédicule hépatique qui comprend l'artère hépatique, la voie biliaire principale, la veine porte ;
- au côlon transverse par le ligament gastro-colique ;
- à la rate par le ligament gastro-splénique.

Il est relié également à la coupole diaphragmatique gauche par le ligament suspenseur de l'estomac.

Le **duodénum** et le **pancréas** sont accolés à la paroi abdominale postérieure.

LA LOGE SOUS-PHRÉNIQUE GAUCHE, située au-dessous de la coupole diaphragmatique gauche, au-dessus de l'angle gauche du côlon et à gauche de l'estomac, loge la rate et une partie de l'estomac.

▲ *L'étage sous-mésocolique*

Il correspond à la région située sous le côlon transverse. Il contient les organes suivants :

- l'intestin grêle et le mésentère qui le relie à la paroi postérieure ;
- le gros intestin, ou côlon, qui forme un cadre dont seules les parties ascendante et descendante sont accolées à la paroi postérieure. Les autres portions coliques sont mobiles ;
- le grand épiploon qui descend au-dessous du côlon transverse, en avant de l'intestin grêle.

L'ŒSOPHAGE ET L'ESTOMAC

▲ *L'œsophage*

[v. chap. 17, p. 213]

La portion abdominale de l'œsophage fait suite à l'œsophage thoracique *[v. chap. 2, fig. 2.25, p. 32]*.

L'œsophage traverse le diaphragme au niveau du rétrécissement œsophagien inférieur, il est accompagné par les nerfs pneumogastriques droit et gauche.

Sa portion abdominale est oblique en bas et à gauche. Elle mesure environ 2 cm et débouche dans l'orifice supérieur de l'estomac : le cardia.

▲ *L'estomac*

[v. chap. 17, p. 214]

L'estomac est une poche, située dans la région sous-phrénique gauche. Il fait suite à l'œsophage au niveau du cardia, et présente une face antérieure et une face postérieure *(fig. 3.8)*.

Il possède deux courbures périphériques :

- à droite, la petite courbure coudée à son tiers inférieur à l'endroit du pli angulaire ;
- à gauche, la grande courbure.

L'estomac comprend plusieurs segments :

- un segment vertical, le fundus, dont la partie supérieure est constituée par la grosse tubérosité, portion la plus volumineuse de l'estomac. Elle se situe à gauche du cardia, son bord supérieur s'élève jusqu'au 5e cartilage costal gauche. L'angle formé par la grosse tubérosité et l'œsophage est appelé angle de His ;
- le corps de l'estomac qui répond à la partie moyenne de l'organe et se place en dessous de la grosse tubérosité. Il est vertical ;
- la partie pylorique, orientée horizontalement, lui fait suite. Elle comprend une première partie dilatée, l'antre, et une partie terminale rétrécie, le pylore, établissant la jonction avec le duodénum. Le pli angulaire sépare le corps de la partie pylorique au niveau de la coudure.

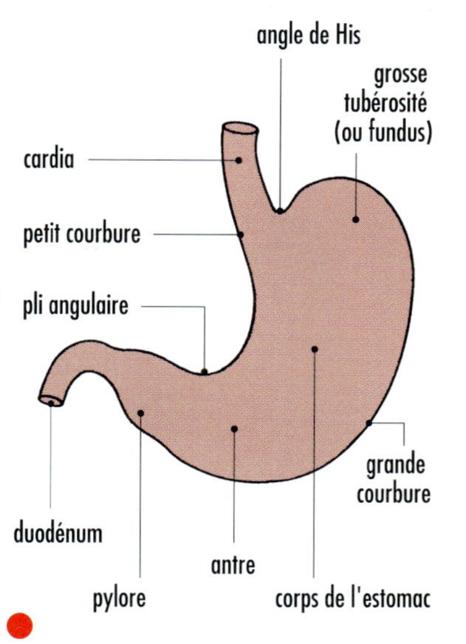

Fig. 3.8 • Estomac.

La longueur moyenne de l'estomac est de 25 cm.
Sa largeur moyenne est de 12 cm.
Son diamètre antéro-postérieur est de 10 cm.
Sa capacité est de 1200 à 1600 cm^3.

La **vascularisation artérielle de l'estomac** est schématiquement assurée par deux cercles artériels :
- le cercle de la grande courbure ;
- le cercle de la petite courbure.

À l'origine de cette organisation se trouve le tronc cœliaque, gros tronc artériel se détachant de l'aorte à son émergence à travers le diaphragme.

Le tronc cœliaque donne trois branches artérielles, de ces trois branches en partent d'autres *(fig. 3.9)* intéressant la vascularisation de l'estomac :
- l'artère hépatique commune qui émet l'artère gastro-duodénale ; celle-ci donne naissance à l'artère gastro-épiploïque droite destinée à s'anastomoser avec l'artère gastro-épiploïque gauche, formant ainsi le cercle artériel de la grande courbure.
  L'artère hépatique commune donne naissance par ailleurs à l'artère hépatique propre qui détache l'artère gastrique droite ou artère pylorique, destinée à s'anastomoser avec l'artère gastrique gauche afin de former le cercle artériel de la petite courbure ;
- l'artère gastrique gauche, ou artère coronaire stomachique, abandonne des rameaux œsophagiens avant de s'anastomoser avec l'artère gastrique droite ;
- l'artère splénique donne l'artère gastro-épiploïque gauche, ainsi que des artères gastriques courtes destinées à la grosse tubérosité.

Le **réseau veineux** de la grande courbure est drainé par :
- la veine gastro-épiploïque gauche qui se jette dans la veine splénique ;
- la veine gastro-épiploïque droite qui se jette dans la veine mésentérique supérieure.

Les veines splénique et mésentérique supérieure s'abouchent pour terminer dans la veine porte.
Le sang veineux de la petite courbure est drainé par les veines gastriques droite et gauche qui se jettent directement dans la veine porte. Celle-ci se constitue à partir de trois racines veineuses : la veine splénique, la veine mésentérique inférieure et la veine mésentérique supérieure. La veine porte draine le sang veineux vers le foie puis, après avoir traversé le foie, le sang veineux est acheminé par les veines sus-hépatiques dans la veine cave inférieure *(fig. 3.9)*.

LES PRINCIPAUX RAPPORTS DE LA FACE POSTÉRIEURE DE L'ESTOMAC

sont :
- l'aorte ;
- le tronc cœliaque ;
- la veine cave inférieure qui monte à droite de l'aorte.

En arrière de l'estomac, on observe le rein gauche et les organes plaqués sur la face antérieure du rein gauche :

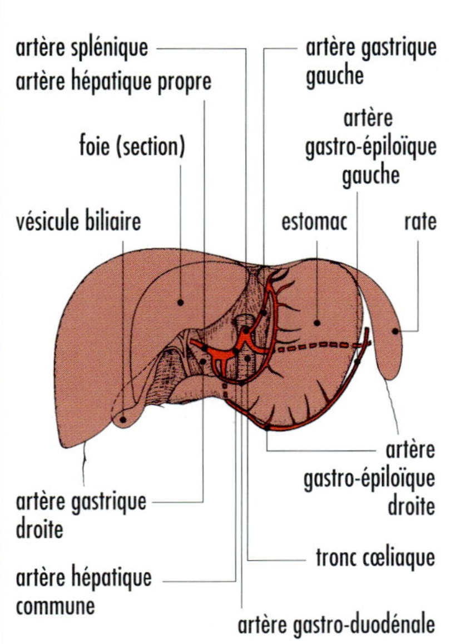

Fig. 3.9 • Vascularisation de l'estomac.

- la glande surrénale gauche ;
- la rate ;
- le corps et la queue du pancréas ;
- le côlon transverse placé sous le pancréas et croisant transversalement le rein.

L'INTESTIN GRÊLE

[v. chap. 17, p. 215]
L'intestin grêle est un long et sinueux segment de tube digestif, qui relie l'estomac à partir du pylore au gros intestin.

La longueur moyenne de l'intestin grêle est de 3 à 4 m.
L'intestin grêle présente deux portions :
- *le duodénum, portion fixe, plaqué contre la paroi abdominale postérieure. Sa longueur est d'environ 25 cm ;*
- *le jéjuno-iléon, portion mobile dont les anses sont placées dans un espace limité par le cadre colique.*

▲ *Le duodénum*

[v. chap. 17, p. 215]
Le duodénum fait suite immédiatement à l'estomac, il débute au pylore et se termine à l'angle duodéno-jéjunal.
Le duodénum a la forme d'un C dans la concavité duquel est logée la tête du pancréas.
Le duodénum est situé à droite du rachis. Il est composé de quatre portions qui saillent sous le péritoine. On distingue :
- la partie supérieure, dilatée, appelée bulbe duodénal. Elle va du pylore jusqu'au flanc droit de la 1re vertèbre lombaire ;
- la partie descendante, située à la hauteur de la 3e et de la 4e vertèbre lombaire. Elle est placée à droite du pancréas et en avant du rein droit ; le côlon transverse la croise en avant. Au milieu de cette portion s'abouchent des canaux excréteurs : le canal cholédoque ou canal des voies biliaires, et le canal pancréatique principal ou canal de Wirsung *(fig. 3.10)*. Ces deux canaux s'abouchent au niveau d'un orifice commun appelé l'ampoule de Vater. Le pancréas est pourvu également d'un canal excréteur accessoire qui débouche dans cette seconde portion du duodénum *(fig. 3.17)* ;
- la troisième partie est transversale, elle passe en avant des gros vais-

seaux prévertébraux (l'aorte et ses branches ; la veine cave inférieure et ses collatérales), et en arrière des vaisseaux mésentériques supérieurs ;
- la quatrième partie est oblique en haut et à gauche, elle remonte en croisant la ligne médiane vers l'angle duodéno-jéjunal où débute le jéjunum.

Le duodénum est vascularisé par des branches de l'artère hépatique et de l'artère mésentérique supérieure.

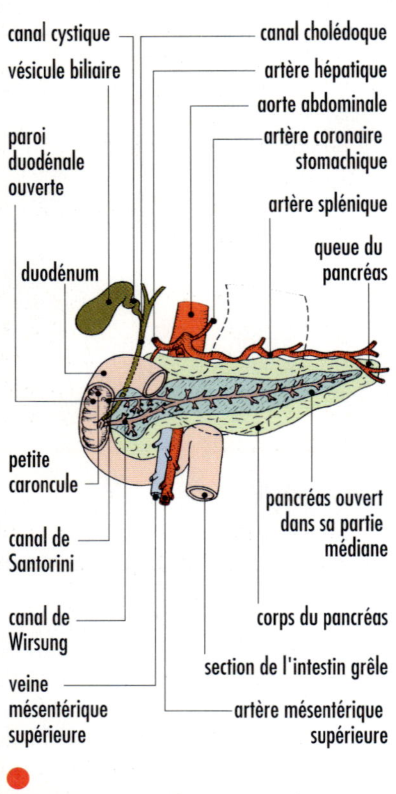

Fig. 3.10 • Bloc duodéno-pancréatique. Abouchement du canal cholédoque et du canal de Wirsung dans le duodénum.

▲ *Le jéjuno-iléon*

Association du jéjunum et de l'iléon, le jéjuno-iléon fait suite au duodénum et se termine à la valvule iléo-cæcale où il s'unit avec le gros intestin.
Le jéjunum correspond aux deux cinquièmes supérieurs de l'intestin grêle, l'iléon aux trois cinquièmes inférieurs. L'un et l'autre se continuent sans limites précises.
Le jéjuno-iléon a une longueur de 6 m environ ; de ce fait, il est replié en anses intestinales, dites anses jéjunales pour la portion du jéjunum et anses iléales pour la portion de l'iléon. Le jéjuno-iléon est relié à la paroi abdominale postérieure par le mésentère, suivant une ligne allant de l'angle duodéno-jéjunal à l'abouchement de l'intestin grêle dans le gros intestin.
Le jéjuno-iléon est vascularisé par l'artère mésentérique supérieure.

LE GROS INTESTIN

[v. chap. 17, p. 217]

DÉFINITION

Le gros intestin commence au niveau de la valvule iléo-cæcale, il fait donc suite à l'intestin grêle, et forme un cadre autour de lui (fig. 3.11).
La longueur du gros intestin varie de 1,5 à 1,8 m.
Son diamètre varie de 3 à 8 cm.

▲ *Les éléments constitutifs*

Le gros intestin est formé de plusieurs portions qui, de son origine à sa terminaison, sont les suivantes :
- le cæcum ;
- le côlon ascendant ;
- le côlon transverse ;
- le côlon descendant ;
- le côlon sigmoïde ;
- le rectum.

LE CÆCUM, partie initiale la plus large du gros intestin (son diamètre atteint 9 cm), est un cul-de-sac arrondi.

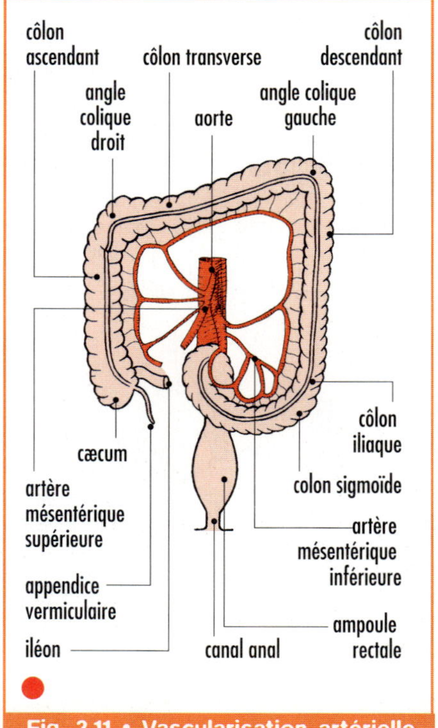

Fig. 3.11 • Vascularisation artérielle mésentérique.

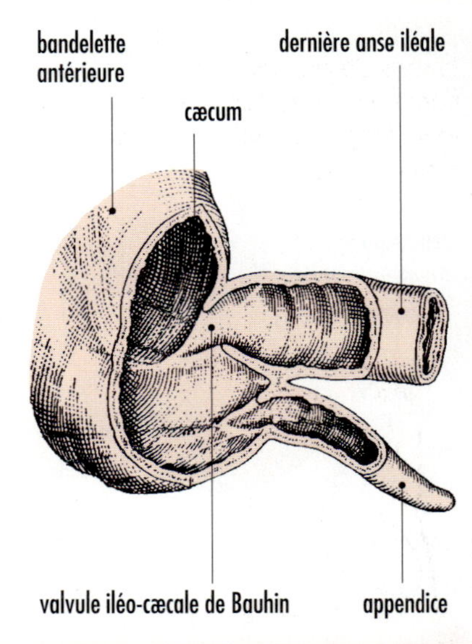

Fig. 3.12 • Abouchement de l'appendice vermiculaire dans le cæcum.

Il est situé dans la fosse iliaque droite. L'extrémité terminale de l'intestin grêle s'abouche dans le cæcum en un bourrelet arrondi qui pénètre dans la lumière du cæcum, c'est la valvule iléo-cæcale ou valvule de Bauhin *(fig. 3.12)*.
Le cæcum peut être fortement fixé à la paroi abdominale postérieure, il peut y être aussi relié par un mésocæcum qui lui permet d'être libre dans la cavité péritonéale.
Il porte l'appendice vermiculaire, riche en formations lymphoïdes *(fig. 3.12)*. Ce dernier a une longueur variable de 2 à 20 cm, son diamètre allant de 0,5 à 1 cm.
L'appendice vermiculaire possède un méso-appendice qui explique les diverses positions qu'il peut adopter ; sa situation est très variable d'un individu à l'autre, elle peut :
- s'élever en arrière du cæcum : position rétrocæcale ;
- descendre en dedans du cæcum : position pelvienne ;
- se placer horizontalement en arrière du cæcum : position paracolique ;
- se positionner en avant ou en arrière de la partie terminale de l'iléon ;
- ou être en position sous-hépatique.

CLINIQUE

Le point d'attache de l'appendice au cæcum correspond au point de Mac Burney, qui est placé presque à mi-chemin sur une ligne reliant l'épine iliaque antéro-supérieure à l'ombilic.

•••/•••

•••/•••
En cas de processus pathologique inflammatoire de l'appendice vermiculaire (appendicite), la palpation abdominale recherche une douleur en ce point précis (fig. 3.13).

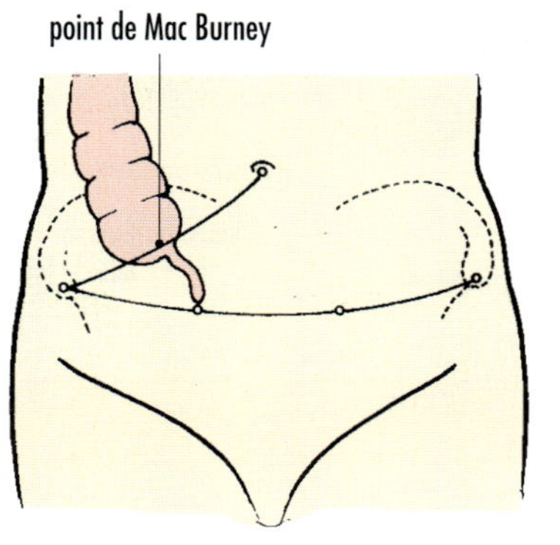

Fig. 3.13 • Projection de l'appendice vermiculaire sur la paroi abdominale antérieure.

LE CÔLON ASCENDANT fait suite au cæcum et remonte à droite jusqu'en dessous du foie, où il forme l'angle colique droit (ou angle hépatique). Fixé à la paroi postérieure de l'abdomen, il est recouvert en avant par le péritoine.

LE CÔLON TRANSVERSE va de l'angle colique droit à l'angle colique gauche selon un trajet transversal légèrement oblique, en arrière et à gauche. Au niveau du pôle inférieur de la rate, il se coude selon un angle aigu appelé l'angle colique gauche ou angle splénique.
Rappelons qu'il possède un long mésocôlon qui le rattache à la paroi abdominale postérieure et le laisse libre dans la cavité péritonéale. Sur le côlon transverse est fixé le grand épiploon.

LE CÔLON DESCENDANT commence à l'angle colique gauche. Celui-ci est fixé au diaphragme par le ligament phréno-colique; il forme une plicature qui peut faire obstacle au passage du contenu intestinal.
Le côlon descendant est fixé à la paroi postérieure de l'abdomen. Il est recouvert par les anses de l'intestin grêle.

LE CÔLON SIGMOÏDE fait suite au côlon descendant, et se situe dans la fosse iliaque gauche. Il pénètre dans le petit bassin en formant une boucle qui évoque un S, et possède un mésocôlon sigmoïde.

LE RECTUM appartient lui aussi au petit bassin. Il correspond à la partie terminale du tube digestif. Il prolonge le côlon sigmoïde, débute au niveau de la 3e vertèbre sacrée et se termine à l'anus. Sa longueur est d'environ 15 cm.
Il est composé d'une partie supérieure qui fait immédiatement suite au côlon sigmoïde; cette portion, l'ampoule rectale, est dilatée et contenue dans la cavité pelvienne. La partie sous-jacente, le canal anal, est rétrécie, elle traverse le périnée jusqu'à l'orifice de l'anus.
À sa partie supérieure, le rectum est encore recouvert en avant par le péritoine, puis il devient extra-péritonéal.

CLINIQUE
En cas de difficultés d'élimination intestinale, un massage abdominal peut être aidant. Il se fera en suivant le trajet du côlon (ascendant, transverse, descendant).

▲ *Vascularisation*

Le cæcum, le côlon ascendant et la moitié droite du côlon transverse sont vascularisés par l'artère mésentérique supérieure. La moitié droite du côlon transverse, le côlon descendant et le côlon sigmoïde sont vascularisés par l'artère mésentérique inférieure *(fig. 3.11)*.

L'ARTÈRE MÉSENTÉRIQUE SUPÉRIEURE naît de l'aorte, au-dessous du tronc cœliaque et descend en arrière du pancréas et de la 3e portion du duodénum, puis elle pénètre dans le mésentère.
Ses territoires d'irrigation sont les suivants :
- le cæcum et l'appendice par les artères cæcales antérieure et postérieure et par l'artère appendiculaire;
- le côlon ascendant, l'angle colique droit, une partie du côlon transverse par les artères coliques droites supérieure, moyenne et inférieure.

L'ARTÈRE MÉSENTÉRIQUE INFÉRIEURE se détache de la bifurcation aortique derrière le bloc duodéno-pancréatique. Elle descend à gauche de l'aorte et pénètre dans le bassin.
Ses territoires d'irrigation sont la partie gauche du côlon transverse, le côlon descendant et le côlon sigmoïde par les artères coliques gauches supérieure et inférieure.

LE RÉSEAU VEINEUX : chaque branche artérielle est accompagnée d'une veine; le réseau veineux suit le réseau artériel jusqu'aux grandes veines mésentériques supérieure et inférieure qui se jettent dans le tronc de la veine porte.

▲ *Configuration externe du gros intestin*

Le côlon possède une paroi externe possédant quelques particularités, à savoir la présence de bandelettes, de bosselures et d'appendices épiploïques.

LES BANDELETTES résultent d'une organisation de la musculature externe longitudinale du côlon. On distingue trois bandelettes longitudinales d'une largeur de 1 cm environ :
- la bandelette du bord libre, bien visible en avant;
- la bandelette omentale placée en arrière et en dehors;
- la bandelette mésocolique située en arrière et en dedans.

LES BOSSELURES externes présentées par le côlon sont séparées les unes des autres par des étranglements qui font saillie dans la lumière intestinale sous forme de crêtes. Elles se placent dans l'intervalle des bandelettes.

LES APPENDICES ÉPIPLOÏQUES correspondent à de petites franges graisseuses implantées sur la paroi externe.

LE FOIE

[v. chap. 17, p. 219]
Le foie est une glande exocrine digestive; elle produit la bile qui est collectée dans la vésicule biliaire et envoyée dans l'intestin selon les besoins.
Signalons que le rôle le plus important du foie est un rôle dans le métabolisme des glucides, des protides et des lipides.

▲ *Situation du foie dans la cavité abdominale*

Le foie est situé dans l'hypocondre droit et déborde dans la région épigastrique.
Sa limite supérieure atteint le 4e espace intercostal sous la coupole diaphragmatique droite.
Sa limite inférieure, qui est aussi son bord antérieur, longe le bord inférieur du thorax jusqu'au 10e cartilage costal, il déborde ensuite sur la paroi abdominale et remonte en haut et à gauche dans l'épigastre *(fig. 3.14)*.

▲ *Morphologie externe*

Le foie est, dans sa majeure partie, recouvert par le péritoine; en arrière

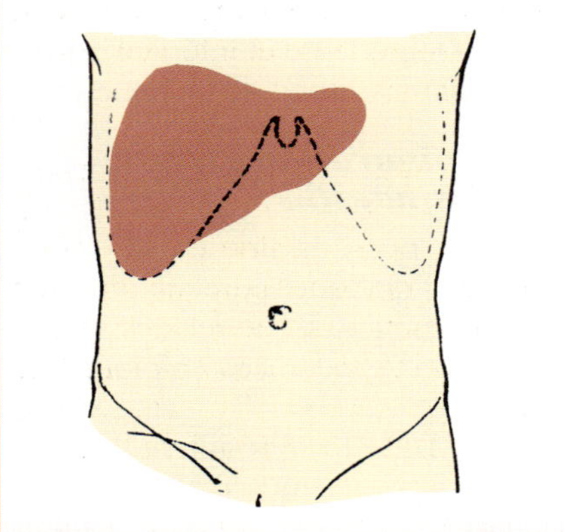

Fig. 3.14 • Situation du foie dans le tronc. Repère par rapport à la silhouette du gril costal.

et en haut, il présente une zone dépéritonisée.
Il présente une face supérieure ou face diaphragmatique, et une face inférieure ou face viscérale.

LA FACE DIAPHRAGMATIQUE est de forme convexe. Elle présente une partie supérieure, horizontale, et une partie antérieure et latérale qui descend en courbe.
Au niveau de la face supérieure, on observe deux ligaments importants :

- le ligament suspenseur du foie qui fixe solidement le foie au diaphragme ;
- le ligament falciforme qui subdivise la face antérieure du foie en un lobe droit et un lobe gauche.

LA FACE VISCÉRALE, appelée aussi face inférieure *(fig. 3.15)*, présente trois sillons qui dessinent la lettre H :

- deux sillons longitudinaux droit et gauche (ou antéro-postérieurs),
- un sillon tranversal.

Ces trois sillons divisent le foie en quatre lobes :

- le lobe droit ;
- le lobe gauche ;
- le lobe carré ;
- le lobe de Spigel (ou lobe caudé).

DÉFINITION *Le sillon transversal présente le hile hépatique par lequel pénètre le pédicule hépatique.*
Le pédicule hépatique comprend le canal cholédoque, réunion du canal cystique et du canal hépatique (fig. 3.17), l'artère hépatique et la veine porte.

En avant du hile se place le lobe carré, en arrière le lobe de Spigel.

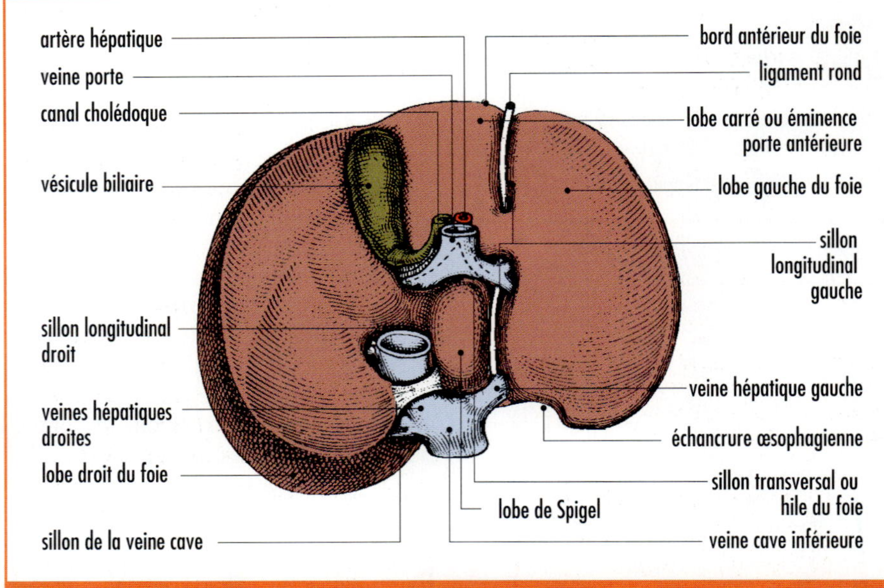

Fig. 3.15 • Face inférieure du foie.

Le sillon sagittal droit contient en avant la vésicule biliaire et en arrière la veine cave inférieure.
Sur la face inférieure du lobe gauche est marquée l'empreinte de l'estomac.
Sur la face inférieure du lobe droit est inscrite l'empreinte de l'angle duodénal supérieur, du rein, de la glande surrénale et de l'angle colique droit.

▲ *Morphologie interne*

La structure interne du foie est organisée à partir d'unités qui sont individualisées du point de vue fonctionnel et anatomique : les lobules hépatiques qui adoptent une disposition régulière et spécifique.

LE LOBULE HÉPATIQUE est une subdivision des lobes hépatiques (le foie humain en contient plus de 50 000) *(fig. 3.16 et 3.17)*.

DÉFINITION *Le lobule hépatique, de forme polygonale, est constitué d'un groupement de cellules hépatiques, réparties en travées qui convergent vers une veinule centrale : la veine centrolobulaire.*

Les lobules sont séparés les uns des autres par des travées de tissu conjonctif. Ces travées conjonctives sont appelées espaces portes. à l'intérieur des espaces portes, cheminent des canaux biliaires, des artérioles et des veinules hépatiques.

LA VASCULARISATION HÉPATIQUE détermine l'organisation du tissu hépatique.

ESSENTIEL *Le foie est soumis à une double vascularisation : l'une dépend de l'artère hépatique, l'autre de la veine porte. L'une et l'autre pénètrent dans le foie par le pédicule hépatique ; l'une est nutritionnelle, l'autre est fonctionnelle.*

L'**artère hépatique** et ses branches assurent la circulation nutritionnelle du foie, en apportant aux cellules hépatiques un sang très riche en oxygène. Elle prend son origine dans le tronc cœliaque.
La **veine porte** draine la totalité du sang veineux provenant du tube digestif. Les nutriments absorbés au niveau de la muqueuse intestinale sont acheminés jusqu'aux cellules hépatiques qui vont les stocker et les transformer. C'est là une des fonctions essentielles du foie *[v. chap. 17, p. 220]*.
La veine porte et ses branches forment le réseau porte, qui assure donc la circulation fonctionnelle du foie.

L'**organisation des deux circulations** s'effectue de la façon suivante : du réseau artériel hépatique et du réseau porte vont partir des ramifications qui cheminent ensemble dans les espaces portes. Les ramifications se rejoignent au niveau de petits rameaux capillaires appelés sinusoïdes hépatiques. Ceux-ci s'insinuent entre les cellules de chaque lobule hépatique, suivant un trajet radiaire jusqu'à la veine centrolobulaire où ils se jettent. Les veines centrolobulaires drainent le sang de chaque lobule hépatique et confluent ensuite vers des veines plus volumineuses, les

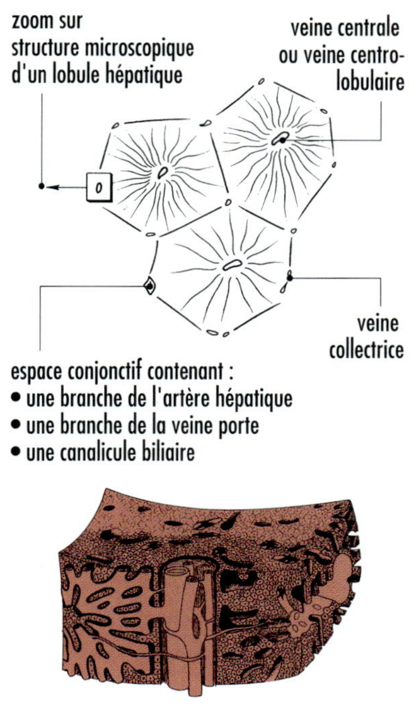

Fig. 3.16 • Organisation du tissu hépatique (en haut). Structure d'un lobule hépatique (en bas).

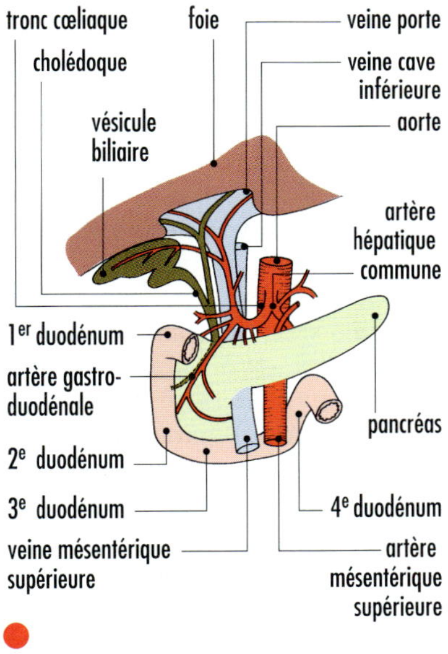

Fig. 3.17 • Bloc duodéno-pancréatique. Pédicule hépatique.

veines sus-hépatiques, qui débouchent dans la veine cave inférieure près de sa terminaison dans l'oreillette droite.

▲ *Les voies biliaires et la vésicule biliaire*

(v. chap. 17, p. 216)

Remarque : la bile est un liquide sécrété par les cellules hépatiques; elle exerce une fonction importante au cours de la digestion.

Les voies biliaires amènent la bile dans le duodénum.
La vésicule biliaire stocke et concentre la bile.
Les voies biliaires se divisent en une partie intrahépatique et une partie extra-hépatique. Elles pénètrent dans le foie par le hile hépatique.

LES VOIES BILIAIRES INTRA-HÉPATIQUES sont organisées de la façon suivante : les cellules hépatiques déversent la bile directement à l'intérieur de canalicules intralobulaires situés à l'intérieur des lobules hépatiques. Les canalicules sont chargés de bile. Ils gagnent la périphérie du lobule, puis les espaces portes où ils se regroupent en canalicules périlobulaires. Ces derniers confluent en canaux de plus en plus volumineux jusqu'à former deux troncs, les canaux hépatiques droit et gauche. Chaque canal hépatique draine la moitié correspondante du foie. Les deux canaux hépatiques sortent du foie par le pédicule hépatique. Dès leur sortie, ils sont considérés comme les voies biliaires extra-hépatiques.

LES VOIES BILIAIRES EXTRA-HÉPATIQUES naissent au niveau du hile hépatique.

> DÉFINITION
> *Les canaux hépatiques droit et gauche se réunissent pour former le canal hépatique commun. Le canal cystique, qui est le canal excréteur de la vésicule biliaire, s'abouche à angle aigu dans le canal hépatique commun.*
> *Le canal hépatique commun et le canal cystique forment alors le canal cholédoque.*

Le canal cholédoque passe en arrière du bulbe duodénal et atteint la partie descendante du duodénum. Là, il s'abouche dans la majorité des cas avec le canal pancréatique (canal de Wirsung) au niveau de l'ampoule de Vater (encore appelée grande caroncule). L'ampoule de Vater est fermée par un sphincter : le sphincter d'Oddi. Celui-ci s'ouvre lorsqu'au cours de la digestion, la bile doit être éjectée dans le duodénum.

LA VÉSICULE BILIAIRE est un sac collecteur en forme de poire allongée.

> DÉFINITION
> *La longueur de la vésicule biliaire varie de 8 à 12 cm.*
> *Sa largeur est de 5 cm.*
> *Son volume varie de 30 à 50 ml.*

Elle est unie au foie par un tissu conjonctif, et est logée dans une fossette située sur la face viscérale.

Elle dépasse du bord inférieur du foie. Au niveau du col de la vésicule, qui correspond à la portion étroite du sac vésiculaire, s'ouvre la lumière du canal cystique, canal excréteur de la vésicule. Le canal cystique rejoint le canal hépatique pour former le canal cholédoque *(fig. 3.17)*.

▲ *Les éléments du pédicule hépatique*

On distingue à l'intérieur du pédicule hépatique *(fig. 3.17)* :
- la veine porte et ses deux branches terminales;
- l'artère hépatique qui monte en avant de la veine porte et se divise en dessous du hile en une branche droite et une branche gauche.

L'artère hépatique abandonne trois collatérales : l'artère gastro-duodénale, l'artère pylorique, l'artère cystique (destinée à la vésicule biliaire);
- les canaux hépatique et cystique, qui se rejoignent en canal cholédoque;
- le col de la vésicule biliaire, en continuité à droite avec le corps de la vésicule;
- le corps de la vésicule biliaire inscrite dans la fossette cystique.

LE PANCRÉAS

[v. chap. 17, p. 216]

▲ *Description et situation*

Le pancréas a une forme allongée dont la longueur est d'environ 15 cm et le poids de 70 g.

> DÉFINITION
> *Le pancréas présente trois parties :*
> - *la tête du pancréas, qui correspond à la partie la plus large, et est encadrée par le duodénum ;*
> - *le corps du pancréas, horizontal, qui est relié à la tête par une zone rétrécie, l'isthme pancréatique qui forme un crochet (dans lequel passent l'artère et la veine mésentériques supérieures) ;*
> - *la queue du pancréas, partie terminale, la plus effilée, qui est dirigée vers la gauche et située en arrière de l'estomac.*

Le pancréas est adhérent à la paroi abdominale postérieure, à la hauteur de la 2e vertèbre lombaire. Le mésocôlon transverse parcourt la face antérieure de la tête et le bord inférieur du corps du pancréas *(fig. 3.10)*.

▲ *Les canaux pancréatiques*

Le pancréas est une glande mixte qui possède deux fonctions sécrétoires : une fonction endocrine et une fonction exocrine *[v. chap. 21, fig. 21.1, p. 261]*.
La fonction exocrine est assurée par des glandes qui sont regroupées en lobules pancréatiques. Les produits de sécrétion des lobules pancréatiques sont déversés dans des canaux excréteurs qui se réunissent en un canal principal, le canal de Wirsung, et un canal accessoire, le canal de Santorini.
Le canal de Wirsung parcourt la longueur du pancréas et reçoit les canaux provenant des lobules pancréatiques.

> DÉFINITION
> *Le canal de Wirsung est le canal excréteur principal du pancréas exocrine.*

Dans la majorité des cas, il se termine avec le canal cholédoque, dans la deuxième partie du duodénum au niveau de l'ampoule de Vater.
Le canal de Santorini est un canal pancréatique accessoire qui fait défaut dans 3 % des cas.

Dans la majorité des cas, il se comporte comme une branche du canal de Wirsung, mais il peut être le canal excréteur principal dans environ 5 % des cas. Il débouche également dans le duodénum au-dessus du canal de Wirsung *(fig. 3.11)*.

La vascularisation du pancréas est assurée par des branches des artères hépatique, splénique et mésentérique supérieure *(fig. 3.10)*.

> DÉFINITION
> *Le pancréas est une glande mixte, qui a :*
> - *d'une part des fonctions de sécrétion externe, c'est le pancréas exocrine qui fabrique le suc pancréatique contenant des enzymes (amylase, lipase...) ;*
> - *d'autre part des fonctions de sécrétion interne, c'est le pancréas endocrine, qui sécrète des hormones (dont l'insuline), libérées dans la circulation sanguine.*

La rate

[v. chap. 14, p. 166]
Elle est située sous la coupole diaphragmatique gauche, et est protégée par le gril costal *(fig. 3.18)*.

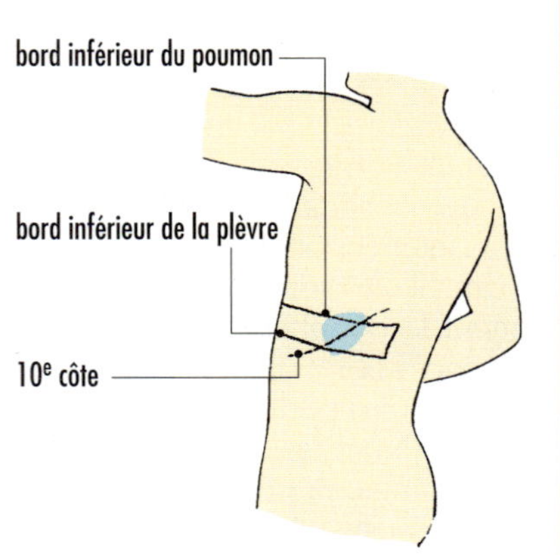

Fig. 3.18 • Projection de la rate sur la paroi postéro-latérale du tronc.

La rate a la forme d'une pyramide. Elle présente trois faces, une base et une extrémité qui sont en rapport avec les organes voisins de la façon suivante :
- la face antérieure est en rapport avec l'estomac et la queue du pancréas ;
- la face postéro-externe s'applique sur le diaphragme ;
- la face inféro-interne s'appuie sur la partie supérieure du rein gauche ;
- la base répond à l'angle colique gauche ;
- l'extrémité est sus-jacente à la glande surrénale gauche en regard du 10e espace intercostal.

La face antéro-interne présente un sillon, le hile, par lequel les vaisseaux spléniques pénètrent dans la rate.
La vascularisation de la rate est assurée par l'artère splénique, qui est une branche du tronc cœliaque et la veine splénique, qui rejoint la veine porte.
La rate est un organe lymphoïde où sont détruits les éléments figurés du sang (globules rouges...) *[v. chap. 13, p. 149]*.

Rapports postérieurs du duodénum et du pancréas

La description qui suit permet de visualiser cette partie de l'abdomen où deux viscères, le duodénum et le pancréas, sont étroitement liés l'un à l'autre mais aussi à d'autres organes essentiels. Les figures déjà présentées permettent également de visualiser la disposition globale de ces organes.
Le duodénum et le pancréas forment un bloc dont nous allons décrire les rapports postérieurs :
- la partie médiane répond à l'aorte et à l'origine des veines mésentériques supérieures et des artères rénales ;
- la partie placée à droite de l'aorte répond à la face interne du rein droit, au pédicule rénal droit, à l'uretère droit, à la veine cave inférieure, au canal cholédoque et aux artères pancréatico-duodénales gauches et supérieures ;
- à gauche et à droite du bloc duodéno-pancréatique se trouvent les reins et les glandes surrénales.

Les vaisseaux prévertébraux

Les deux grands axes vasculaires prévertébraux sont l'aorte pour l'axe artériel et la veine cave inférieure pour l'axe veineux.
Il est également nécessaire de mentionner la circulation lymphatique qui suit la trajectoire de l'aorte et de la veine cave inférieure.

▲ *L'aorte*

L'aorte abdominale fait suite à l'aorte thoracique après avoir traversé le diaphragme.
L'aorte descend dans l'abdomen à partir de l'orifice aortique du diaphragme jusqu'à la 4e vertèbre lombaire où elle se divise en deux artères iliaques primitives et en une artère sacrée moyenne.
Les artères iliaques primitives sont destinées à la vascularisation des membres inférieurs. Elles se subdivisent au niveau de l'articulation sacro-iliaque en artère iliaque interne (ou artère hypogastrique) et en artère iliaque externe.
Les collatérales de l'aorte abdominale sont les suivantes :
- les branches pariétales : artères diaphragmatiques inférieures et lombaires ;
- les branches viscérales avec de haut en bas : le tronc cœliaque qui donne naissance à l'artère hépatique commune, l'artère gastrique gauche, l'artère splénique (le tronc cœliaque naît à la hauteur de la 1re vertèbre dorsale) ; l'artère mésentérique supérieure ; les artères capsulaires moyennes ; les artères rénales ; l'artère mésentérique inférieure ; l'artère spermatique ou l'artère utéro-ovarienne (selon le sexe).

▲ *La veine cave inférieure*

La veine cave inférieure est une grosse veine collectrice qui monte à droite de l'aorte.

La veine cave inférieure naît de la réunion des deux veines iliaques primitives, au niveau de la 5e vertèbre lombaire, qui résultent elles-mêmes de la réunion dans le bassin des veines iliaques externe et interne.

Les collatérales de la veine cave inférieure sont les suivantes :

- les veines rénales;
- les veines spermatique ou ovarienne et capsulaire droites;
- les veines diaphragmatiques inférieures;
- les veines lombaires;
- les veines sus-hépatiques.

La veine rénale gauche reçoit les veines spermatique et capsulaire gauches.

▲ *Circulation lymphatique*

Tout le long de l'aorte et des vaisseaux iliaques externes et primitifs cheminent de nombreux ganglions lymphatiques. Les ganglions lymphatiques abdominaux sont respectivement appelés, en fonction de leur situation par rapport à l'aorte et à ses branches, iliaques externes, iliaques primitifs et juxta-aortiques. Ils sont placés sur le trajet des canaux lymphatiques qui drainent la lymphe de la partie sous-diaphragmatique du corps; ils se réunissent pour une partie au-dessous du diaphragme pour former un canal collecteur, le canal thoracique.

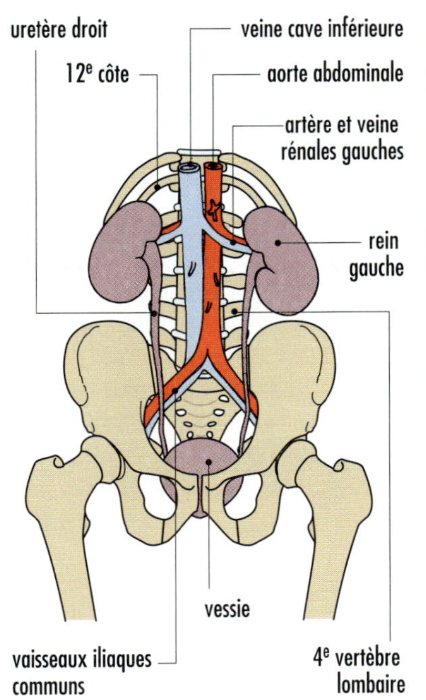

Fig. 3.19 • Appareil urinaire et fosses lombaires. (L'urètre adopte un trajet différent chez l'homme et chez la femme ; court et rectiligne chez la femme, il est plus long et flexueux chez l'homme.)

Les organes et les voies urinaires

DÉFINITION — *Ils ont pour fonction d'assurer la sécrétion et l'excrétion de l'urine. Les éléments qui interviennent sont les suivants :*

- *les reins, qui sécrètent l'urine ;*
- *les uretères, deux conduits excréteurs de l'urine ;*
- *la vessie, qui est le réservoir ;*
- *l'urètre qui est le conduit excréteur externe de l'urine.*

Ici, sera étudiée la partie abdominale des organes urinaires c'est-à-dire les reins, et la portion abdominale des uretères (*fig. 3.19*). La portion pelvienne des uretères, la vessie et l'urètre sont traités dans le chapitre 4 (*v. fig. 4.17, p. 56 et fig. 4.18, p. 57*).

▲ *Les reins*

[v. chap. 19, p. 230]

MORPHOLOGIE EXTERNE ET SITUATION :

DÉFINITION — *Le poids du rein varie de 150 à 250 g.*
Sa hauteur varie de 10 à 12 cm.
Sa largeur est de 6 cm.
Son épaisseur est de 4 cm.

Les reins sont normalement au nombre de deux.

Ils ont chacun la forme d'un haricot, dont l'axe longitudinal correspond à peu près à celui du corps; ils convergent vers l'avant et vers le haut. On distingue pour chaque rein :

- deux pôles, supérieur et inférieur;
- deux faces, antérieure et postérieure;
- un bord latéral convexe qui s'incurve fortement au niveau des pôles;
- un bord interne où se place le sinus rénal dont l'orifice est le hile rénal.

Par le hile rénal, les vaisseaux, les nerfs et le bassinet (portion dilatée des canaux excréteurs, intermédiaire entre le rein et l'uretère) pénètrent dans le rein.

La capsule rénale recouvre le rein; c'est une capsule fibreuse qui adhère au rein par du tissu conjonctif. Au niveau du hile, elle est solidement fixée au tissu conjonctif des vaisseaux rénaux.

Les reins sont plaqués contre la paroi abdominale postérieure, de part et d'autre de la colonne vertébrale. Ils sont situés en arrière de la cavité péritonéale : ce sont des organes rétro-péritonéaux. Ils occupent chacun une loge rénale, formée par une capsule de tissu fibreux d'une part, et une capsule adipeuse d'autre part, placée à l'intérieur de la capsule fibreuse.

Le pôle supérieur du rein répond approximativement à la 12e vertèbre dorsale. Le pôle inférieur se place au niveau de la 3e vertèbre lombaire. Le hile rénal correspond à la 1re vertèbre lombaire. Le rein est longé à la jonction de son tiers supérieur et de son tiers moyen par la 12e côte. Le tiers supérieur du rein est recouvert par le diaphragme (*fig. 3.19*). Le rein droit est situé plus bas que le rein gauche dans environ 65 % des cas.

RAPPORTS DES REINS AVEC LES AUTRES ORGANES : les reins, par l'intermédiaire de leur loge, sont en rapport antérieur avec le péritoine pariétal postérieur qui les recouvre; c'est donc à travers cette double enveloppe que les rapports avec les organes placés en avant des reins vont s'établir.

Le **rein droit** répond par son hile à la veine cave inférieure et à la deuxième portion du duodénum; par sa face antérieure, il répond au foie et à l'angle colique droit.

Le **rein gauche** répond par son hile à l'aorte abdominale et par sa face antérieure à l'estomac, au pancréas, à l'angle colique gauche et au bord postéro-externe de la rate.

Le **pôle supérieur de chaque rein** est recouvert par la glande surrénale, elle-même comprise dans l'enveloppe adipeuse.

Les reins droit et gauche sont en rapport postérieur avec la partie inférieure du diaphragme et les deux dernières côtes; mais aussi avec la paroi musculaire constituée des muscles psoas, carré des lombes et transverse. Cette région est appelée fosse lombaire; elle correspond donc à l'espace compris entre la 12e côte et la crête iliaque.

LE PÉDICULE RÉNAL pénètre dans le rein par le hile rénal.

DÉFINITION — *Le pédicule rénal est formé d'avant en arrière par la veine rénale, l'artère rénale et le bassinet qui se prolonge par l'uretère.*

MORPHOLOGIE INTERNE DU REIN : si l'on pratique une coupe transversale du rein, deux éléments apparaissent :

- une cavité, le sinus rénal dont l'orifice est le hile ;
- un tissu, le parenchyme rénal, constitué de deux zones distinctes : le cortex rénal en périphérie, la médulla au centre, bordant le sinus rénal.

Le **parenchyme rénal** est la partie du rein qui lui permet d'assurer ses fonctions. En effet, le parenchyme est formé d'une multitude d'unités anatomiques et fonctionnelles appelées néphrons. Chaque néphron comprend une portion médullaire et une portion corticale *(fig. 3.20 et v. fig. 19.2, p. 231)*. Ici, nous n'étudions pas le néphron lui-même qui est traité en physiologie *[v. chap. 19, p. 231]* mais l'organisation générale de l'ensemble des néphrons.

Il est conseillé de lire parallèlement la figure 3.20 et le texte de ce paragraphe.

DÉFINITION *La totalité des néphrons constitue le parenchyme rénal, c'est-à-dire le cortex et la médulla.*

La **médulla** est constituée de segments coniques appelés pyramides de Malpighi. Ces pyramides présentent chacune un sommet, ou papille, qui saille dans le sinus. Vers chaque sommet converge une striation caractéristique des pyramides.

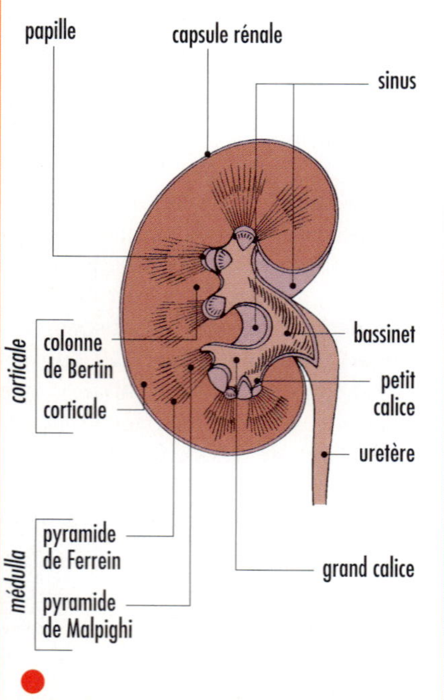

Fig. 3.20 • Rein : coupe longitudinale.

Le **cortex** est large d'environ 1 cm, il est situé immédiatement sous la capsule fibreuse. Il reçoit des stries radiaires provenant de la médulla ; ces stries subdivisent le cortex en éléments pyramidaux appelés pyramides de Ferrein. Elles sont placées entre la surface du rein et les pyramides de Malpighi. Par ailleurs, la substance corticale atteint le sinus du rein et sépare :

- d'une part les pyramides de Malpighi les unes des autres par les colonnes de Bertin ;
- d'autre part les pyramides de Ferrein par le labyrinthe.

VASCULARISATION : la vascularisation du rein est assurée par l'artère rénale et la veine rénale, qui se placent au niveau du hile dans le pédicule rénal *(fig. 3.21)*.

ESSENTIEL *L'artère rénale est une branche de l'aorte abdominale, elle s'en détache à la hauteur de la 1re vertèbre lombaire. C'est une artère à la fois nourricière et fonctionnelle.*

À l'intérieur du sinus rénal, l'artère se divise en branches, les artères interlobaires qui pénètrent dans la médulla et cheminent entre les pyramides, se subdivisent ensuite et suivent un trajet arciforme (en forme d'arceau) entre le cortex et la médulla, elles prennent alors le nom d'artères arquées, elles vascularisent le cortex et la médulla.

Dans le **cortex**, les artères sont disposées de façon radiaire et abandonnent régulièrement des vaisseaux afférents qui forment des pelotons vasculaires : les glomérules, utilisés dans l'ultrafiltration du liquide sanguin *[v. chap. 19, p. 231]*; le sang quitte les glomérules par des vaisseaux efférents qui aboutissent dans le réseau capillaire du cortex, relayé ensuite par le réseau veineux.

La **médulla** reçoit des branches de l'artère arquée ou des vaisseaux efférents proches de la médulla.

▲ *Les voies urinaires*

[v. chap. 19, p. 230 et 238]

Elles comprennent l'ensemble des canaux excréteurs que l'urine emprunte à partir des reins jusqu'au milieu extérieur ; soit chronologiquement et de haut en bas :

- les calices ;
- le bassinet ;

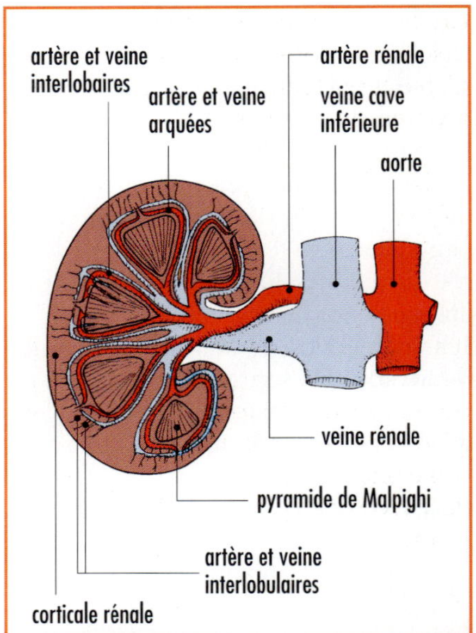

Fig. 3.21 • Rein : distribution artérielle et veineuse.

- l'uretère ;
- la vessie ;
- l'urètre.

Nous étudions ici les organes appartenant à l'abdomen ; c'est-à-dire les calices, le bassinet, une partie de l'uretère. La vessie et l'urètre seront étudiés au chapitre 4 *(v. fig. 4.17, p. 56 et 4.18, p. 57)*.

LES CALICES : les voies excrétrices débutent à la terminaison des néphrons, soit au sommet des pyramides de Malpighi. Autour des pyramides de Malpighi, s'insèrent les premières formations qui recueillent l'urine, les petits calices. Ce sont de petits tubes creux dont le nombre est identique à celui des pyramides de Malpighi. Les petits calices se réunissent en formations plus grandes, les grands calices. Il existe trois grands calices par rein : les calices supérieur, moyen et inférieur *(fig. 3.20)*.

LE BASSINET émerge du rein par le pédicule rénal où il est en contact avec les vaisseaux rénaux.

DÉFINITION *Le bassinet est formé par la réunion des grands calices. Il a le rôle d'un réservoir, mais il est aussi contractile et participe à la progression de l'urine dans les voies urinaires, en particulier dans l'uretère qui lui fait suite. Les calices et le bassinet forment une unité appelée pyélon.*

La forme du bassinet est variable, on distingue schématiquement deux types : le bassinet ampullaire qui présente une cavité commune étendue, et le bassinet ramifié constitué de tubes en forme d'entonnoir. Entre ces deux grands types, il existe des formes de transition.

> DÉFINITION
> *Le bassinet a une capacité moyenne de 4 à 8 cm³.*

L'URETÈRE ABDOMINAL est un conduit musculo-membraneux, rétropéritonéal qui fait suite au bassinet et se termine au niveau du fond de la vessie. Il présente une partie abdominale et une partie pelvienne qui croise les vaisseaux iliaques communs.

> DÉFINITION
> *L'uretère « total » a une longueur qui varie de 25 à 30 cm, et un diamètre compris entre 4 et 7 mm.*

L'uretère abdominal descend plaqué contre la paroi abdominale postérieure, le long du muscle psoas; il adopte un trajet vertical; il est recouvert par le péritoine. À son point de pénétration dans le petit bassin, il croise les vaisseaux iliaques communs *(fig. 3.19)*. L'uretère gauche passe en dessous du mésosigmoïde.

SYNTHÈSE

Les parties anatomiques étudiées dans ce chapitre permettent, seules ou avec d'autres, d'assurer les fonctions présentées sur la figure 3.22 ci-dessous.

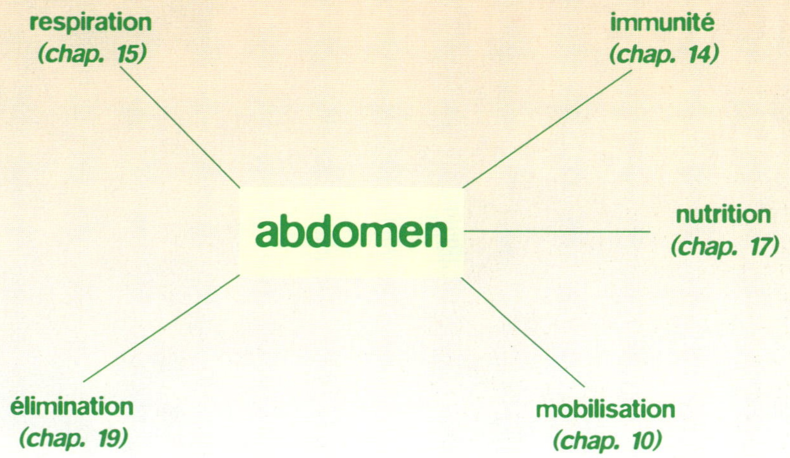

Fig. 3.22 • Fonctions principales assurées par les structures de l'abdomen.

ACTIVITÉ D'INTÉGRATION

Reprenez chaque fonction de la figure 3.22 et mettez en regard, de manière la plus précise possible, les structures concernées.

Chapitre 4

Le petit bassin et les organes génitaux

Le petit bassin est également appelé cavité pelvienne.

Il contient différents types d'organes, des organes urogénitaux et des organes digestifs.

Il est limité en bas par un plancher musculaire appelé plancher pelvien ou périnée. Il est encadré par le bassin osseux, qui est décrit dans le chapitre 7 *(v. fig. 7.1)*.

Nous allons donc successivement étudier :
- **le plancher pelvien de l'homme et de la femme, soutien musculaire majeur ;**
- **les organes génitaux masculins ;**
- **le contenu de la cavité pelvienne de l'homme ;**
- **les organes génitaux féminins ;**
- **le contenu de la cavité pelvienne de la femme ;**
- **la partie pelvienne des organes urinaires : uretère, vessie, urètre ;**
- **la partie pelvienne du gros intestin, le rectum.**

LE PLANCHER PELVIEN

Le plancher pelvien supporte tout le poids des viscères lorsque le sujet est debout.

> DÉFINITION
> *Le plancher pelvien est également appelé périnée. Il contient l'ensemble des parties molles qui ferment, en bas, le petit bassin. Les voies digestives et les voies urogénitales le traversent.*

Les parties molles du périnée sont constituées de muscles et d'aponévroses, répartis sur trois plans :
- un plan profond appelé diaphragme pelvien, formé de deux muscles, le muscle releveur de l'anus et le muscle coccygien ;
- un plan moyen constitué par le muscle transverse profond du périnée ;
- un plan superficiel constitué par les muscles sphincters.

Ils sont différents chez l'homme et chez la femme *(fig. 4.1 et 4.2)*.

▲ *Le diaphragme pelvien*

Le diaphragme pelvien est formé des muscles releveurs de l'anus et du muscle coccygien. Chacun de ces muscles est un muscle pair et symétrique. On le retrouve de l'autre côté d'une ligne médiane pubo-coccygienne.

LE MUSCLE RELEVEUR DE L'ANUS naît sur la symphyse pubienne et se termine sur l'épine sciatique *(fig. 4.3)*. Il est constitué de trois lames musculaires :
- le muscle pubo-rectal, organisé en deux faisceaux qui enserrent la partie postérieure du rectum ;
- le muscle ilio-coccygien, situé en arrière du muscle pubo-rectal. Il se termine sur le coccyx ;
- le muscle pubo-coccygien, placé au-dessus des deux muscles précédents. Il suit un trajet longitudinal, allant du pubis au coccyx.

LE MUSCLE COCCYGIEN ou ischio-coccygien se place en arrière du muscle releveur de l'anus. Il est tendu de l'épine sciatique au bord latéral du sacrum et du coccyx où il s'épanouit en éventail.

▲ *Le plan musculaire moyen du plancher pelvien*

Ce plan est essentiellement constitué du muscle transverse profond du périnée. C'est une lame musculaire qui est

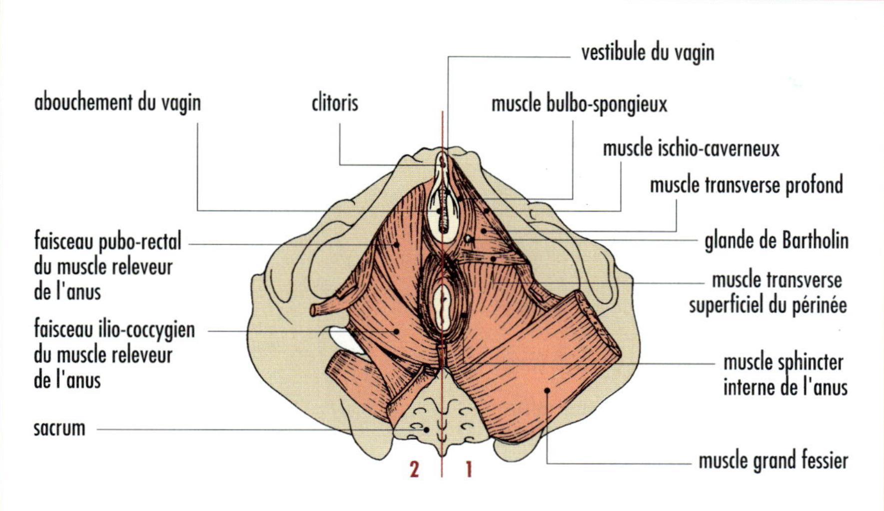

Fig. 4.1 • Plancher pelvien de la femme : vue inférieure. Plan superficiel (1) et plan profond (2).

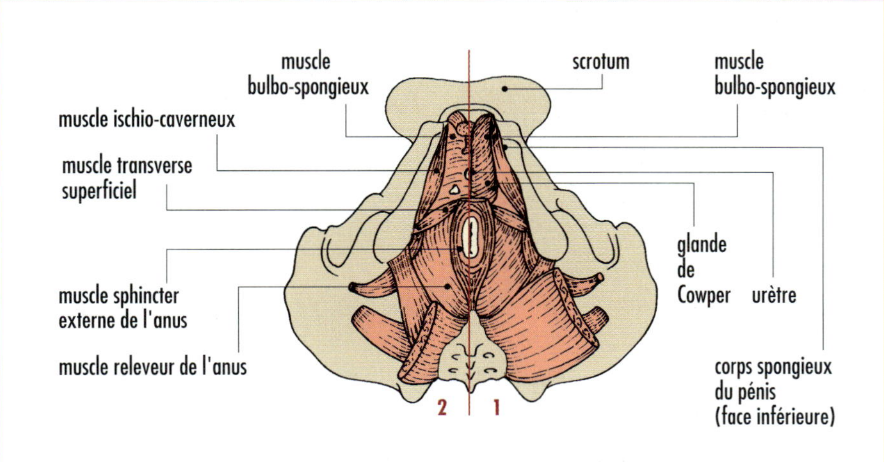

Fig. 4.2 • Plancher pelvien de l'homme : vue inférieure. Plan superficiel (1) et plan profond (2).

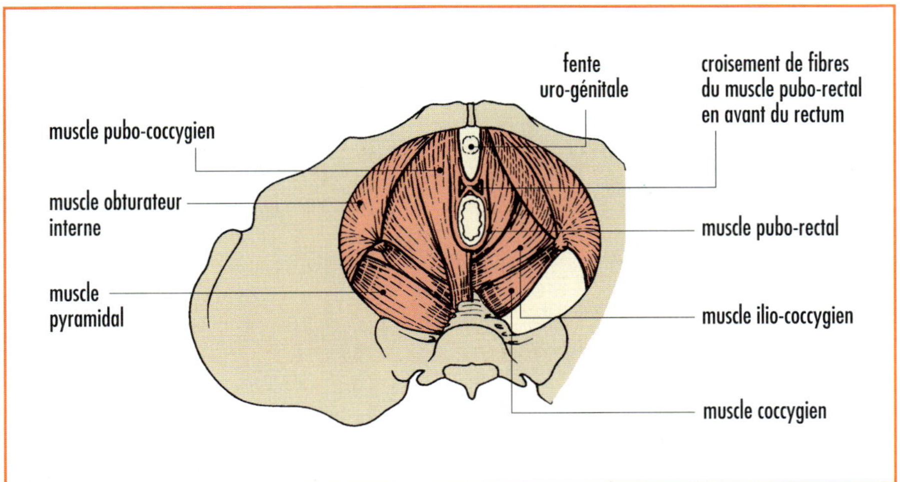

Fig. 4.3 • Diaphragme pelvien : muscle releveur de l'anus.

tendue transversalement entre les deux branches descendantes du pubis. Ses fibres entourent l'urètre pour former le sphincter urétral externe commandé par la volonté. Chez les femmes, en plus de l'urètre, le muscle transverse profond entoure également le vagin *[v. chap. 19, p. 238]*.

Le muscle transverse superficiel du périnée appartient également au plan moyen. Il a pour fonction de renforcer le muscle transverse profond.

▲ *Le plan musculaire superficiel : les sphincters*

Ce plan comprend trois muscles :

- les muscles bulbo-spongieux ou bulbo-caverneux ;
- les muscles ischio-caverneux ;
- le muscle sphincter externe de l'anus.

Les sphincters sont des muscles circulaires qui entourent un orifice dont ils assurent l'occlusion ou l'ouverture.

LES MUSCLES BULBO-SPONGIEUX sont les muscles les plus superficiels de ce plan.

Chez l'homme, ils sont réunis au niveau de la ligne médiane par un raphé médian. Ils recouvrent la face inférieure du corps spongieux *(fig. 4.10)*.

Chez la femme, les muscles bulbo-spongieux recouvrent les parois latérales de la partie initiale du vagin. En avant et en arrière de l'ouverture vaginale (appelée vestibule du vagin), les muscles se rejoignent sur la ligne médiane également au niveau d'un raphé.

LES MUSCLES ISCHIO-CAVERNEUX naissent sur la branche ischio-pubienne. Ils recouvrent la racine du corps caverneux chez l'homme ou les piliers du clitoris chez la femme *(fig. 4.16)*.

Nous verrons dans le chapitre 22 que ces muscles chassent le sang vers les corps caverneux pour entraîner l'érection du pénis ou du clitoris.

LE MUSCLE SPHINCTER EXTERNE DE L'ANUS entoure le rectum. Il constitue le sphincter externe de l'anus soumis au contrôle de la volonté. Il enveloppe le rectum sur une hauteur de 3 à 4 cm. Il est contracté en permanence, excepté au cours de la défécation.

LES ORGANES GÉNITAUX MASCULINS

Les organes génitaux masculins comprennent *(fig. 4.4 et 4.5 et v. chap. 22, p. 278)* :

- les testicules : ce sont les gonades de l'homme. Ils fabriquent les gamètes mâles : les spermatozoïdes ;
- les voies génitales : ce sont les voies qui mènent les spermatozoïdes hors du corps. On distingue :
  - l'épididyme,
  - le canal déférent,
  - les vésicules séminales,
  - le canal éjaculateur,

– la prostate,
– les corps érectiles, le pénis,
– l'urètre, qui est en même temps une voie urinaire.

Afin de comprendre immédiatement les rapports fonctionnels que peuvent avoir entre eux ces différents organes, voici un petit résumé intitulé « parcours des spermatozoïdes ».

Parcours des spermatozoïdes

Le testicule élabore les spermatozoïdes. Ces derniers gagnent l'épididyme par des canalicules présents dans le testicule. Les spermatozoïdes sont stockés dans l'épididyme puis ils empruntent les canaux déférents.

Le canal déférent pénètre dans le petit bassin par l'orifice du canal inguinal.

Les vésicules séminales déversent leur sécrétion dans les canaux déférents.

Spermatozoïdes et sécrétions séminales forment le sperme qui est éjecté par l'urètre.

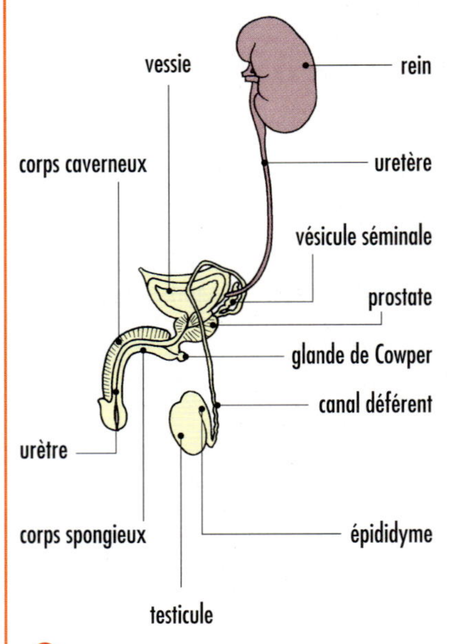

Fig. 4.4 • Schéma des organes génito-urinaires masculins.

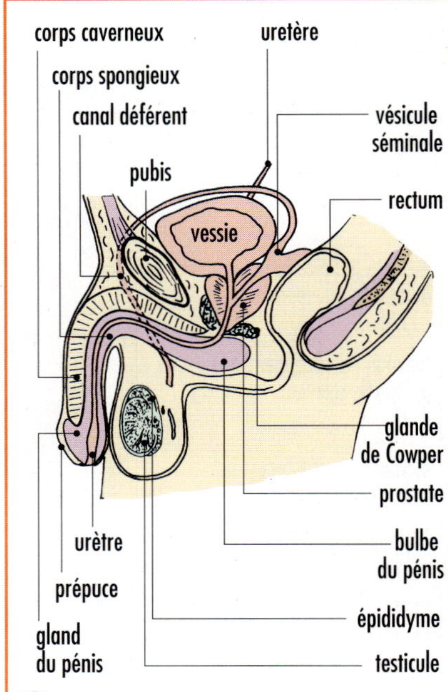

Fig. 4.5 • Organes génitaux masculins : coupe sagittale.

▲ *Les testicules*

Les testicules sont au nombre de deux. À la fin du développement du fœtus, ils se placent à l'intérieur des bourses, encore appelées scrotum.

Chaque testicule est de forme ovale à grand axe oblique en bas et en arrière. Sa longueur est d'environ 5 cm, son poids de l'ordre de 20 g, il est de consistance ferme.

D'une façon générale, le testicule droit est plus haut placé que le testicule gauche.

▲ *L'épididyme*

L'épididyme recouvre le bord postéro-supérieur de chaque testicule, il est constitué de trois parties :

- une tête, c'est un segment dilaté situé au pôle supérieur ;
- un corps, plus fin, dans le prolongement de la tête ;
- une queue effilée qui s'appuie au pôle inférieur.

L'épididyme est un conduit qui mesure environ 5 m, il est très fin et très pelotonné *(fig. 4.6)*.

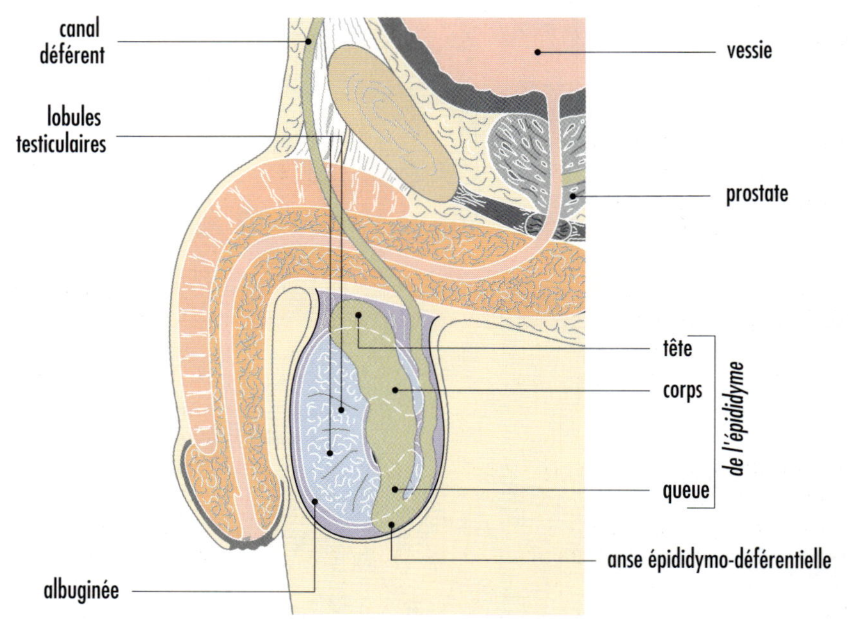

Fig. 4.6 • Structure interne du testicule.

▲ *Le canal déférent*

Il existe un canal déférent pour chaque testicule. Le canal déférent continue le conduit de l'épididyme au niveau de la queue de l'épididyme. L'ensemble forme une courbe appelée anse épididymo-déférentielle.

Le canal déférent est un canal long de 50 cm environ. Des bourses, il remonte vers le canal inguinal qu'il traverse. Il pénètre dans la cavité abdominale, chemine sur la face latérale de la vessie, passe au-dessus de l'uretère et aboutit à la base de la prostate. À ce niveau, le canal déférent se dilate et reçoit l'abouchement des vésicules séminales. La dilatation du déférent est appelée ampoule déférentielle ; elle est utilisée comme lieu de stockage des spermatozoïdes *(fig. 4.5 et 4.6)*.

▲ *Les enveloppes du testicule*

Chaque testicule est enveloppé de trois tuniques. L'ensemble de ces trois tuniques constitue le scrotum. On distingue, de l'intérieur vers l'extérieur :

- la tunique interne, qui est une membrane séreuse appelée la vaginale. Elle provient du péritoine abdominal. Elle est formée de deux feuillets : un feuillet viscéral appliqué contre le testicule et un feuillet pariétal appliqué contre la tunique moyenne. Entre les deux feuillets, on observe une cavité virtuelle, la cavité vaginale ;

CLINIQUE — *Au cours de certaines pathologies, du liquide peut combler la cavité vaginale et la gonfler. Il s'agit d'une hydrocèle si ce liquide est de l'eau, d'une hématocèle s'il s'agit de sang (fig. 4.6).*

- la tunique moyenne, qui recouvre le feuillet pariétal de la vaginale du testicule. C'est une tunique fibreuse, elle-même recouverte du muscle crémaster. Ce muscle a pour fonction d'élever le testicule de façon volontaire ou au cours de l'éjaculation;
- la tunique externe, constituée par la peau. Elle est fine, pigmentée, contient des poils et des glandes sébacées.

Le tissu sous-cutané est formé d'une lame fibro-musculaire : le dartos.

CLINIQUE — *Sous l'action du froid, la peau scrotale se plisse afin de réduire la surface d'échange calorique. Ce phénomène est dû à la contraction des fibres musculaires lisses du dartos.*

Les testicules sont séparés l'un de l'autre par une cloison qui est une expansion du dartos. Cette cloison est appelée le septum du scrotum.

▲ *Le cordon spermatique*

Le cordon spermatique est formé par l'ensemble des voies qui remontent du testicule jusque dans l'abdomen, en passant par le canal inguinal *(fig. 4.7)*. Il s'agit :

- des artères spermatiques, qui proviennent de l'aorte;
- des veines spermatiques : la veine spermatique droite aboutit dans la veine cave inférieure; la veine spermatique gauche aboutit dans la veine rénale gauche;
- des nerfs végétatifs;
- du canal déférent.

▲ *Les vésicules séminales*

Les vésicules séminales sont au nombre de deux. Elles sont placées en arrière de la prostate. Ce sont deux glandes en forme de sac.
Les vésicules séminales droite et gauche reçoivent respectivement les canaux déférents droit et gauche.
Nous verrons dans le chapitre 22, que les vésicules séminales fabriquent un liquide, le liquide séminal, qui donne au sperme son état liquide.

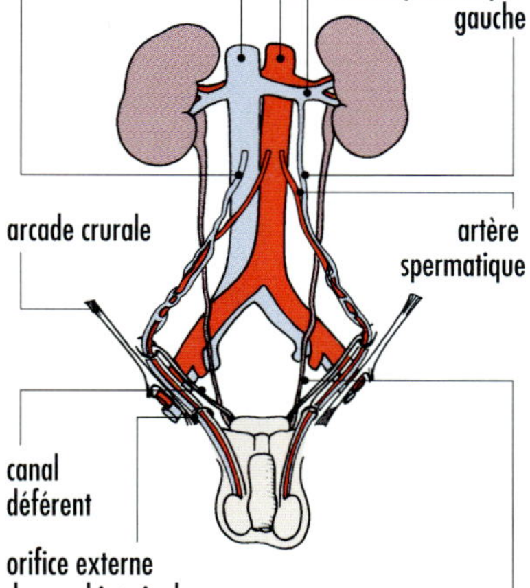

Fig. 4.7 • Mise en évidence du cordon spermatique.

▲ *Les canaux éjaculateurs*

Les deux canaux éjaculateurs sont courts (environ 2 cm). Ils sont inclus dans l'épaisseur de la prostate. Ils résultent de la fusion de l'extrémité des canaux déférents avec les vésicules séminales. Ils débouchent au niveau de l'urètre postérieur *(fig. 4.5)*.

▲ *La prostate*

La prostate est une glande qui a grossièrement la forme et la taille d'une châtaigne. Elle est située :

- en arrière de la symphyse pubienne;
- en avant du rectum;
- juste au-dessous de la vessie;
- au-dessus du muscle transverse profond du périnée.

Elle est perforée par la partie initiale de l'urètre (urètre prostatique) et par les deux canaux éjaculateurs. Elle fabrique une solution de dilution pour les spermatozoïdes *(fig. 4.5)*.

▲ *Les organes érectiles masculins*

Le pénis est également appelé verge. C'est un ensemble formé par les organes érectiles masculins et les enveloppes qui les entourent.

LE PÉNIS présente une partie postérieure, la racine du pénis, fixée au muscle transverse profond du périnée et aux branches ischio-pubiennes.
En dessous de la symphyse pubienne, la portion mobile du pénis se détache, c'est le corps du pénis.

À son extrémité, le pénis présente un renflement conique : le gland du pénis. À l'extrémité du gland, s'ouvre l'urètre par un orifice appelé le méat urétral. La base du gland est la couronne, séparée du corps pénien par un sillon. Le gland est entouré d'un repli cutané, le prépuce, fixé au gland à la face inférieure du pénis par une bride cutanée, le frein du prépuce.

CLINIQUE — *Jusqu'à l'âge de 2 ans, une adhérence entre le prépuce et le gland est normale, car la rétraction du prépuce est encore impossible. Lorsque le prépuce est trop étroit, le gland ne peut être libéré : ce phénomène est appelé phimosis. Il faut alors pratiquer une intervention chirurgicale qui libère le gland.*

LES CORPS ÉRECTILES : on distingue deux types de corps érectiles à l'intérieur du pénis *(fig. 4.8)* :

- les corps caverneux;
- le corps spongieux.

Il existe deux corps caverneux, qui s'insèrent par la racine sur les branches inférieures du pubis. Ils se rapprochent l'un de l'autre et s'accolent en une extrémité effilée que le gland recouvre. Chaque racine est enveloppée d'un muscle : le muscle ischio-caverneux *(fig. 4.9)*.

Le **corps spongieux** est impair et médian. Il mesure environ 15 cm. Il prend son origine sous le muscle transverse profond du périnée. Cette portion est renflée, elle est appelée le bulbe du pénis, enveloppé des deux muscles bulbo-spongieux *(fig. 4.9)*. Tout au long de son trajet, le corps spongieux entoure l'urè-tre; autrement dit, au sortir de la prostate, l'urètre s'abouche dans le bulbe du corps spongieux, il devient alors l'urètre pénien.

STRUCTURE ET FONCTION DES CORPS ÉRECTILES : à l'état de repos, le pénis adopte la forme d'un cylindre plus ou moins plat et mou. Il descend en avant des bourses. À l'état d'érection, le pénis augmente de volume, devient rigide et se relève. Ce phénomène est rendu possible grâce à la présence des corps érectiles qui se gorgent de sang *[v. chap. 22, p. 281]*.

LES ENVELOPPES DU PÉNIS : les corps érectiles péniens sont entourés de trois couches tissulaires superposées. On distingue de l'intérieur vers l'extérieur :

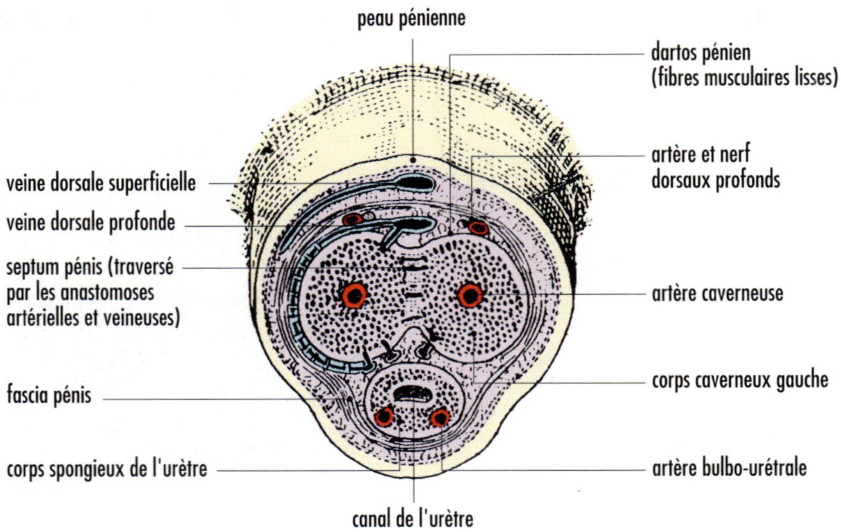

Fig. 4.8 • Pénis : coupe frontale (région moyenne).

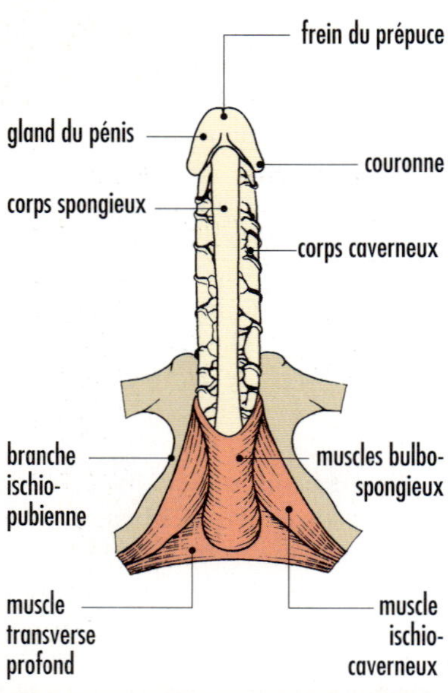

Fig. 4.9 • Pénis : corps érectiles et muscles de la racine pénienne.

- une tunique élastique appelée le fascia du pénis;
- une tunique musculaire lisse qui recouvre le fascia du pénis, le dartos pénien;
- la peau.

▲ *L'urètre masculin*

La longueur de l'urètre masculin est d'environ 20 à 25 cm.

On distingue plusieurs segments :

- le premier segment ou segment initial qui traverse la paroi vésicale;
- le deuxième segment, l'urètre prostatique, qui traverse la prostate sur 3 à 4 cm; son diamètre est d'environ 1 cm;
- le troisième segment, l'urètre membraneux, qui traverse le muscle transverse profond du périnée. Rappelons que ce muscle est le sphincter volontaire de l'urètre.
- le quatrième segment, l'urètre spongieux, qui débute sous le muscle transverse profond et traverse toute la longueur du corps spongieux jusqu'au méat urétral.

À la partie initiale de l'urètre spongieux, s'abouchent deux petites glandes, les glandes de Cowper, qui sécrètent un liquide alcalin neutralisant l'acidité intra-urétrale avant l'éjaculation. Elles protègent donc les spermatozoïdes de l'agression acide du liquide intra-urétral.

CLINIQUE

À l'état flaccide, l'urètre pénien, qui suit la configuration du pénis, a la forme d'un S.
En cas de sondage vésical, le pénis doit être élevé de façon à effacer le plus possible la courbure qui se trouve sous le plancher pelvien. La sonde peut alors pénétrer très facilement.

LE CONTENU DE LA CAVITÉ PELVIENNE CHEZ L'HOMME

▲ *Les organes*

On distingue les organes suivants, dans un plan allant d'avant en arrière et de haut en bas :

LA VESSIE est située derrière la symphyse pubienne. Lorsque la vessie est vide, elle ne dépasse pas le rebord supérieur de la symphyse.

LA PROSTATE se place immédiatement sous la vessie. Sa face supérieure répond en avant à la vessie et en arrière, à l'abouchement des canaux déférents et des vésicules séminales.

L'URÈTRE MEMBRANEUX continue l'urètre prostatique. Il traverse le muscle transverse profond du périnée.

LES CANAUX DÉFÉRENTS pénètrent dans la cavité pelvienne après avoir croisé les vaisseaux iliaques externes dans la fosse iliaque externe. Ils gagnent la face postérieure de la vessie après avoir longé les bords latéraux.

LE RECTUM au-dessus du plancher pelvien présente une portion dilatée, l'ampoule rectale. Celle-ci se place derrière la vessie et la prostate. Le rectum traverse ensuite le périnée, se rétrécit et devient le canal anal. Il est à concavité postérieure. Cette concavité répond à un repère osseux, le coccyx. Le canal anal est enveloppé du muscle sphincter externe de l'anus. Il est séparé du bulbe pénien et de l'urètre pénien par le noyau fibreux central du périnée.

LE NOYAU FIBREUX CENTRAL DU PÉRINÉE se place entre le canal anal et le bulbe du pénis. Il est considéré comme le centre tendineux du périnée. Il est formé par les expansions musculaires et tendineuses des muscles suivants :

- le muscle releveur de l'anus;
- le muscle transverse profond du périnée;
- le muscle transverse superficiel du périnée;
- le muscle bulbo-spongieux;
- le muscle sphincter externe de l'anus.

▲ *Les espaces*

La cavité pelvienne peut être divisée en espaces *(fig. 4.10)*.

L'espace qui est situé latéralement par rapport aux organes urogénitaux et digestifs contenus dans la cavité pelvienne est appelé différemment selon l'organe qu'il longe :

- au-dessus du périnée, se trouve l'espace sous-péritonéal; autour du rectum, il prend le nom d'espace pelvi-rectal supérieur;
- autour de la vessie, il est appelé es-

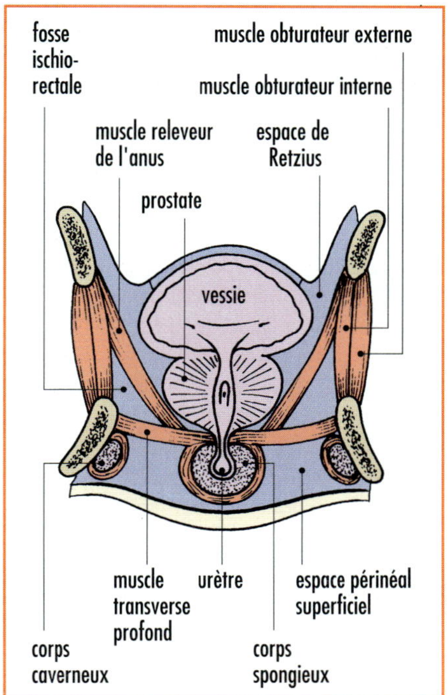

Fig. 4.10 • Espaces de la cavité pelvienne chez l'homme (coupe frontale).

pace paracyste ou espace de Retzius. Il contient l'artère iliaque interne et ses branches, l'uretère et des ganglions lymphatiques ;

- dans le périnée, cet espace latéral est appelé fosse ischio-rectale. Ses limites sont les suivantes :
  - en haut et en dedans, se place le muscle releveur de l'anus,
  - en bas, le plan moyen du périnée,
  - en dehors, le muscle obturateur interne.

Le toit de la cavité pelvienne chez l'homme

Le toit de la cavité pelvienne est constitué du feuillet pariétal du péritoine abdominal.

En avant, le péritoine pariétal, qui tapisse la paroi abdominale antérieure, se continue pour former en avant de la vessie un petit repli appelé le cul-de-sac prévésical. Le péritoine se poursuit pour recouvrir la face supérieure de la vessie, il contourne son bord postérieur et tapisse sa face postéro-inférieure ; là, il se réfléchit sur le rectum.

> DÉFINITION
> *Entre la vessie et le rectum se forme ainsi un profond cul-de-sac appelé le cul-de-sac de Douglas. Le fond du cul-de-sac de Douglas est le point le plus déclive de la cavité péritonéale.*

Le péritoine se prolonge ensuite par le péritoine de la paroi abdominale postérieure *(fig. 4.10)*.

Vascularisation des organes génitaux masculins

Les testicules sont vascularisés par les artères spermatiques, qui sont des branches de l'aorte.

L'artère iliaque interne donne les artères prostatiques (pour la prostate), et les artères vésiculo-déférentielles (pour les vésicules séminales et les canaux déférents). Elle donne également l'artère honteuse interne, destinée à la vascularisation du périnée, de l'urètre, et du pénis.

L'artère fémorale donne naissance aux artères honteuses externes superficielle et profonde, destinées à la vascularisation des téguments de la région pubienne et des organes génitaux externes.

Les veines sont disposées autour de la prostate et du rectum. Elles forment un réseau complexe qui draine le sang de la région pelvienne dans la veine iliaque interne.

Les organes génitaux féminins

Ils comprennent les organes génitaux internes et les organes génitaux externes *(tableau 4.1)*.

Après avoir décrit ces différents organes, nous les situerons les uns par rapport aux autres, en décrivant le contenu de la cavité pelvienne féminine *(fig. 4.11 et 4.12)*.

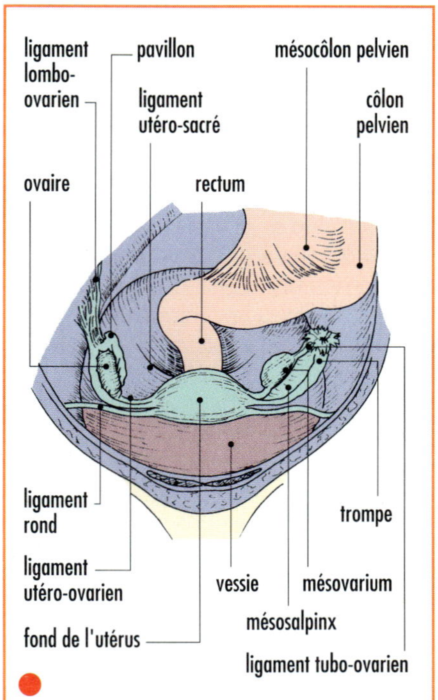

Fig. 4.11 • Organes contenus dans le bassin de la femme : vue supérieure.

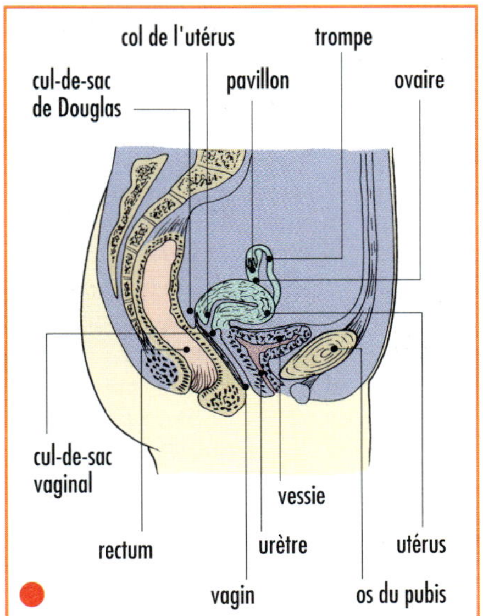

Fig 4.12 • Bassin de la femme : coupe sagittale.

Tableau 4.1 - Composition des organes génitaux féminins

Organes génitaux internes	Organes génitaux externes ou vulve
• Les ovaires : ils sont au nombre de deux. Ils fabriquent les gamètes femelles ou ovules. • Les trompes utérines : ce sont les conduits par lesquels transite l'ovule pour rejoindre l'utérus. • L'utérus : c'est l'organe de la gestation où se développe l'ovule fécondé. • Le vagin.	• Les grandes lèvres. • Les petites lèvres. • Le clitoris. • Le mont du pubis.

▲ *Les organes génitaux internes*

Leur organisation est décrite à la figure 4.13 *[v. aussi chap. 22, p. 282]*.

LES OVAIRES sont deux gonades de forme ovoïde. Ils sont situés contre la paroi latérale de la cavité pelvienne. Ils se placent symétriquement de part et d'autre de l'utérus.

Chaque ovaire a approximativement la forme et les dimensions d'une grosse olive (hauteur = 3 cm; largeur = 2 cm).

L'ovaire est placé haut, il saille dans la grande cavité péritonéale.

Chaque ovaire est fixé par deux ligaments :

- le ligament suspenseur de l'ovaire ou ligament lombo-ovarien : il est constitué de l'artère ovarienne et de la veine ovarienne *(fig. 4.15)*, toutes deux entourées de tissu conjonctif;
- le ligament utéro-ovarien ou ligament propre de l'ovaire : il relie l'ovaire et le corps de l'utérus.

LA TROMPE UTÉRINE est comparable à un conduit d'une dizaine de centimètres de long qui s'étend de l'ovaire à l'utérus. Elle s'abouche dans la paroi de l'utérus pour former l'angle tubaire de l'utérus.

Chaque trompe comporte quatre segments :

- le pavillon, ou infundibulum, dont la forme évoque celle d'une corne d'abondance bordée de franges. Une des franges, accolée à l'ovaire, est appelée frange ovarienne. L'orifice du pavillon est appelé l'ostium tubaire. Il coiffe l'ovaire de façon que les ovules fabriqués par l'ovaire soient immédiatement accueillis dans la trompe *[v. chap. 22, fig. 22.4 et 22.5, p. 283]*;
- l'ampoule tubaire, qui fait suite au pavillon, est un segment légèrement dilaté;
- l'isthme de la trompe utérine continue l'ampoule tubaire. C'est une portion très rétrécie qui se termine à l'entrée de la paroi utérine;
- le segment interstitiel est le segment de la trompe qui fait suite à l'isthme. Cette portion est totalement incluse dans l'épaisseur de la paroi utérine qu'elle transperce. Elle s'ouvre ensuite dans la cavité utérine.

Les trompes utérines sont également appelées trompes de Fallopes.

L'UTÉRUS *(photo 4.1)* est un organe creux dont les parois sont épaisses et musculaires. Il a grossièrement la forme d'une poire légèrement aplatie.

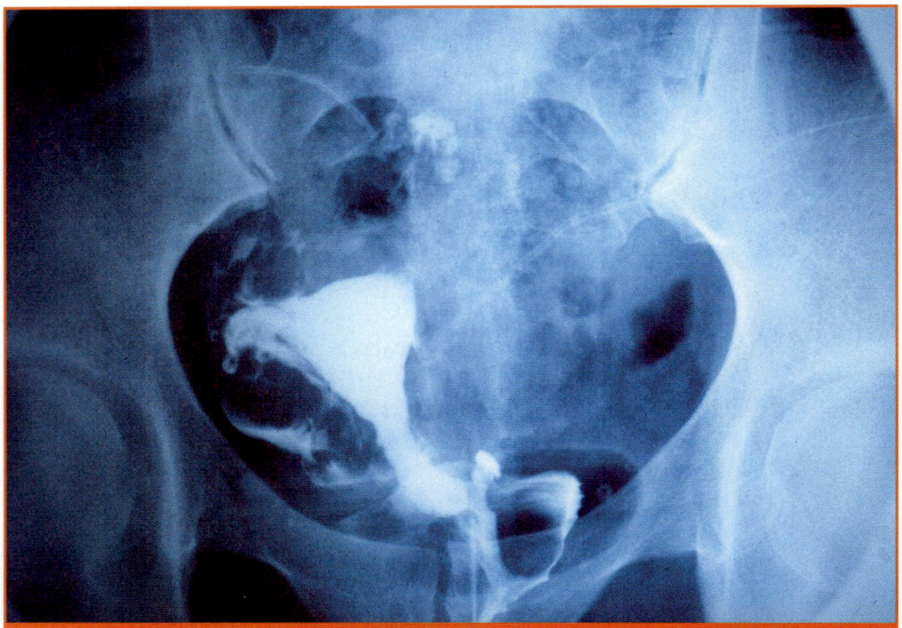

Photo 4.1 • Corps utérin normal (hystérographie.

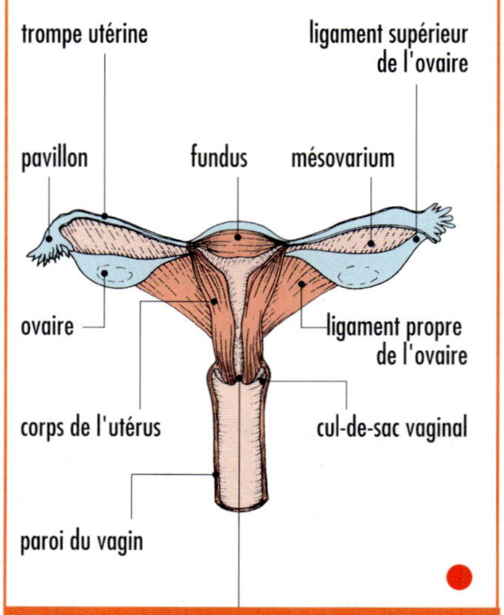

Fig. 4.13 • Organisation des organes génitaux internes chez la femme.

> DÉFINITION
> *Lorsque l'utérus n'est pas gravide, ses dimensions sont les suivantes :*
> - *longueur : 6 cm ;*
> - *largeur : 4 cm ;*
> - *épaisseur : 2 cm.*

Il présente une face antérieure et une face postérieure et comporte trois parties :

- la partie supérieure, le corps de l'utérus : c'est la portion la plus volumineuse. Le dôme formé par le toit bombé du corps de l'utérus est le fundus;
- l'isthme utérin, une zone rétrécie : c'est un segment intermédiaire entre le corps et le col utérin;
- le col de l'utérus, représente le tiers inférieur de l'utérus. Il est de forme cylindrique, il pénètre dans la partie supérieure du vagin. À cet endroit, la cavité utérine s'ouvre dans le vagin par un orifice étroit, l'orifice cervical.

> CLINIQUE
> *Chez les femmes n'ayant jamais accouché, l'orifice cervical externe se présente comme une petite déhiscence arrondie. Après l'accouchement, cet orifice punctiforme devient une petite fente horizontale (fig. 4.14).*

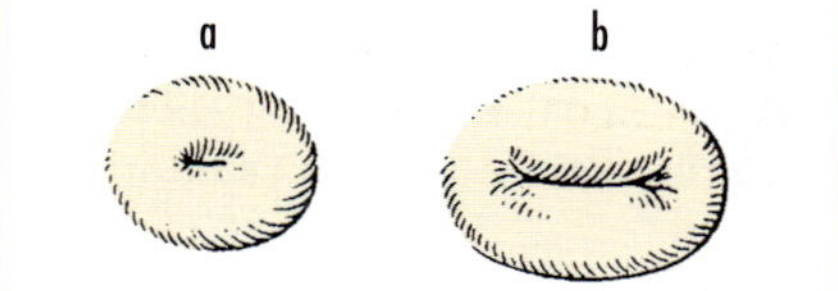

Fig. 4.14 • Ostium utérin.
a) Chez la femme n'ayant jamais accouché.
b) Chez la femme après accouchement.

La cavité utérine, limitée par les parois de l'utérus, présente sur une coupe frontale une forme triangulaire à pointe inférieure.

Au niveau des deux angles supérieurs, s'abouchent les trompes utérines; l'angle inférieur s'ouvre dans la partie supérieure du vagin *(fig. 4.13)*.

Position de l'utérus dans la cavité pelvienne

L'utérus est situé en avant et le rectum en arrière. Il occupe la ligne médiane de la cavité pelvienne. Dans des conditions normales, l'utérus est incliné vers l'avant, il repose sur la face supérieure de la vessie, c'est l'antéversion utérine. L'angle qu'il forme avec le vagin est ouvert vers l'avant et vers le bas, c'est l'antéflexion utérine.

La courbe que forme l'axe longitudinal de l'utérus et du vagin est parallèle à la concavité du sacrum *(fig. 4.12)*.

CLINIQUE *Lorsque l'angle que forme l'utérus et le vagin est ouvert vers l'arrière, il s'agit d'une rétroversion et d'une rétroflexion utérine. Cette position peut avoir des conséquences pathologiques.*

Comment l'utérus est-il fixé dans la cavité pelvienne ?

L'utérus est fixé par des ligaments qui maintiennent essentiellement le segment cervical. On distingue :

- le ligament pubo-vésical, qui longe de chaque côté les parois latérales de la vessie puis se fixe sur le pubis ;
- le ligament cardinal, qui s'insère largement sur les parois latérales de la cavité pubienne ;
- le ligament utéro-sacré, qui longe les parois latérales du rectum pour se fixer ensuite sur le sacrum ;
- le ligament rond de l'utérus, qui prend son origine à l'angle tubaire, se dirige vers les grandes lèvres et le pubis où il se fixe. Ce ligament maintient l'antéversion utérine.
- le ligament large, qui permet la fixation latérale de l'utérus.

DÉFINITION *Le vagin est un conduit en forme de cylindre aplati d'avant en arrière. Il mesure environ 10 cm de longueur et s'étend du col utérin à la vulve* (fig. 4.13).

Son extrémité supérieure s'insère sur le pourtour de l'extrémité inférieure du col utérin. Ce sillon circulaire forme les culs-de-sac vaginaux ; on délimite les culs-de-sac antérieur, postérieur, droit et gauche. Ces culs-de-sac sont également appelés fornix. Le vagin s'ouvre dans la cavité de la vulve par un orifice, l'ostium *(fig. 4.16)*.

CLINIQUE *L'ostium vaginal est fermé par une membrane muqueuse, l'hymen. Lors du premier rapport sexuel, ou à l'occasion de tout autre intromission vaginale, l'hymen se rompt, laissant une cicatrice imperceptible.*

▲ *Les organes génitaux externes ou vulve*

La vulve constitue les organes génitaux externes féminins *(fig. 4.16)*. Elle est constituée de plusieurs parties :

- les grandes lèvres ;
- les petites lèvres ;
- le clitoris ;
- l'ostium vaginal.

Elle est également le lieu d'abouchement de l'urètre.

ORGANISATION GÉNÉRALE : au centre de la vulve, se trouve une cavité à grand axe vertical. Il s'agit du vestibule vaginal, occupé par deux orifices :

- en bas, l'ostium vaginal, large et collabé ;
- au-dessus, le méat urétral.

De chaque côté, le vestibule est limité par des replis cutanéo-muqueux :

- les petites lèvres à l'intérieur ;
- les grandes lèvres à l'extérieur.

DESCRIPTION DE CHAQUE ÉLÉMENT : L'**ostium vaginal** a déjà été décrit précédemment. Précisons qu'à son endroit s'abouchent les canaux excréteurs des glandes de Bartholin. Il existe deux glandes de Bartholin, chacune d'elles est située en arrière de l'ostium du vagin, en dessous du muscle transverse profond du périnée. Ces glandes sécrètent un liquide lubrifiant.

Les **grandes lèvres** sont deux replis cutanés externes qui limitent la vulve. Elles fusionnent en avant, au niveau du mont du pubis, également appelé mont de Vénus. Le mont du pubis et les grandes lèvres sont constitués de tissu graisseux, de follicules pileux, de glandes sébacées et sudoripares.

Les **petites lèvres** sont les deux replis cutanés internes qui limitent la vulve ; elles circonscrivent directement le vestibule du vagin. Elles sont reliées en arrière par le frein des lèvres.
En avant, elles se rejoignent au niveau du clitoris ; elles se dédoublent pour constituer un petit capuchon, le prépuce du clitoris. Les petites lèvres ne contiennent ni graisse, ni glandes sébacées.

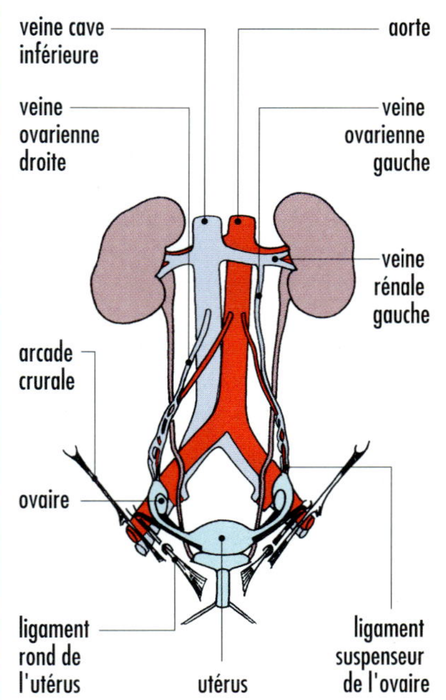

Fig. 4.15 • Vaisseaux de l'ovaire.

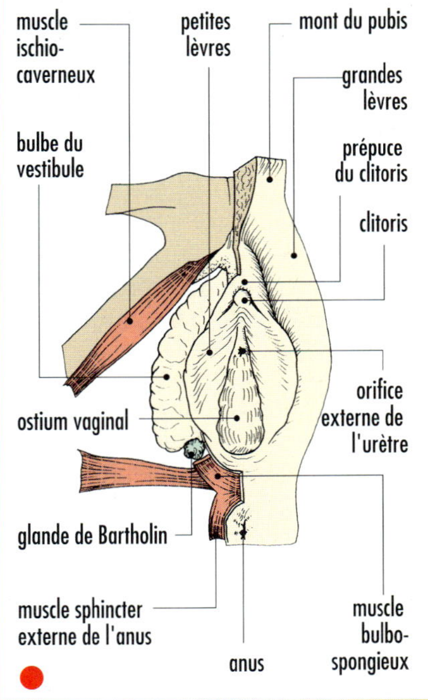

Fig 4.16 • Organes génitaux externes féminins.

Le **clitoris** est l'organe érectile féminin qui reproduit en plus petit la disposition du pénis. Il est formé de deux corps caverneux qui prennent naissance sur les deux branches inférieures du pubis. Ils se réunissent pour former le corps du clitoris qui se termine par une extrémité renflée, le gland du clitoris. Au total, le clitoris mesure environ 4 cm. Chaque pilier du clitoris est entouré d'un muscle ischio-caverneux. L'innervation y est très abondante *(fig. 4.16)*.

▲ *L'urètre féminin*

L'urètre féminin, contrairement à l'urètre masculin, est un conduit uniquement destiné à transporter l'urine. Il mesure de 3 à 4 cm de long. Il naît de la face inférieure de la vessie, descend selon un trajet concave en avant. Il est situé entre la symphyse pubienne en avant, et la paroi vaginale en arrière. Il débouche dans le vestibule du vagin, en arrière du gland du clitoris. Il traverse le muscle transverse profond du périnée, qui l'entoure pour former le sphincter externe à motricité volontaire.

> CLINIQUE
> *La courte distance entre le méat urinaire et la vessie chez la femme (urètre 3 - 4 cm) contribue à la fréquence des infections urinaires basses, plus élevée chez la femme que chez l'homme.*

LE CONTENU DE LA CAVITÉ PELVIENNE CHEZ LA FEMME

On distingue d'avant en arrière, et de haut en bas, les organes suivants.

LA VESSIE est située immédiatement derrière la symphyse pubienne. Sa face supérieure répond à l'utérus, sa face postérieure répond à la partie supérieure du vagin.

L'URÈTRE prend son origine au niveau du col de la vessie. En avant de lui, se trouve la symphyse pubienne, en arrière la face antérieure du vagin. L'urètre et le vagin sont unis par une lame de tissu conjonctif très serré.

L'UTÉRUS est situé entre la vessie et le rectum. La face antérieure de l'utérus répond en avant et en bas à la face supérieure de la vessie.

LE VAGIN se place sous l'utérus. En avant de lui, se placent la vessie en haut et l'urètre en bas. En arrière, on trouve le rectum.

LE NOYAU CENTRAL DU PÉRINÉE sépare, dans le périnée, le vagin et le rectum. La constitution de ce centre tendineux est la même que chez l'homme.

LE RECTUM est situé en arrière de l'appareil génital et en avant du rachis sacré.

LE TOIT DE LA CAVITÉ PELVIENNE CHEZ LA FEMME

Il est, comme chez l'homme, constitué par le feuillet pariétal du péritoine de la cavité abdominale.

DANS LA PARTIE MÉDIANE, le péritoine tapisse la face supérieure de la vessie, il se réfléchit en arrière sur l'utérus au niveau de l'isthme. Il forme un repli appelé cul-de-sac utéro-vésical. En arrière de l'utérus, le péritoine descend jusqu'au niveau de la partie supérieure du vagin, puis il remonte sur la face antérieure du rectum.

> DÉFINITION
> *Entre le rectum et le vagin, le péritoine forme un cul-de-sac profond, le cul-de-sac utéro-rectal ou cul-de-sac de Douglas.*

Le ligament large est une structure péritonéale propre à la femme. Il est dû à l'existence et à la disposition des organes génitaux internes : l'utérus et les trompes utérines.

LATÉRALEMENT, le péritoine adopte une disposition particulière *(fig. 4.12)* :

- le ligament rond, qui unit l'utérus au mont du pubis ;
- le ligament utéro-ovarien, qui unit l'angle latéral de l'utérus au pôle inférieur de l'ovaire.

Chaque trompe est mobile, mais elle reste fixée au péritoine par un repli du ligament large : le mésosalpinx. Chaque ovaire est également attaché au ligament large par un repli péritonéal, le mésovarium.

LES ESPACES DE LA CAVITÉ PELVIENNE CHEZ LA FEMME

On distingue, comme chez l'homme, un espace latéral situé au-dessus du plancher pelvien, l'espace sous-péritonéal et un espace latéral situé au niveau du périnée, la fosse ischio-rectale *(fig. 4.17)*.

L'ESPACE SOUS-PÉRITONÉAL s'étend latéralement de la face postérieure de la symphyse pubienne jusqu'au sacrum. Il prend un nom différent selon l'organe qu'il longe, on le dit espace paracyste autour de la vessie, espace paramétrium autour de l'utérus, espace pelvirectal autour du rectum.

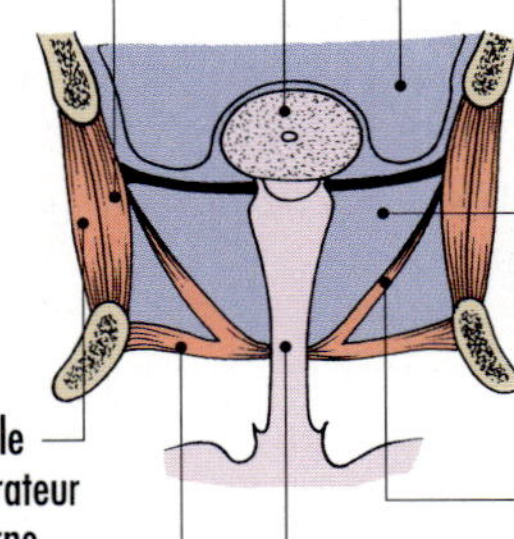

Fig 4.17 • Espaces de la cavité pelvienne chez la femme.

Il est limité en haut par le toit de la cavité pelvienne, en dehors par le muscle releveur de l'anus, en dedans par les organes pelviens qu'il entoure.

LA FOSSE ISCHIO-RECTALE se place latéralement en dessous de l'espace sous-péritonéal. Elle est comparable à la fosse ischio-rectale chez l'homme. Elle est comblée par du tissu graisseux. Elle est limitée en bas par le muscle transverse profond du périnée, en dedans par le muscle releveur de l'anus et en dehors par le muscle obturateur interne.

VASCULARISATION DES ORGANES GÉNITAUX INTERNES FÉMININS

L'ovaire est vascularisé par les artères ovariennes et les veines ovariennes *(fig. 4.15)*. Les artères ovariennes prennent naissance dans l'aorte. Elles descendent dans l'espace rétropéritonéal et forment avec les veines ovariennes le ligament suspenseur de l'ovaire. La veine ovarienne gauche se jette dans la veine rénale gauche. La veine ovarienne droite s'abouche dans la veine cave inférieure.
L'utérus est vascularisé par l'artère utérine, qui naît de l'artère iliaque interne. L'artère utérine rejoint le col de l'utérus, là, elle se divise en une branche descendante destinée au vagin, l'artère vaginale, et en une branche ascendante destinée au corps utérin.
Les veines forment un plexus veineux qui s'organise autour du col et du corps

utérins, l'ensemble est drainé dans la veine iliaque interne.
La trompe utérine est vascularisée par des rameaux artériels issus des artères utérine et ovarienne.
Le clitoris et le périnée sont vascularisés par l'artère honteuse interne qui naît de l'artère iliaque interne.
Les grandes lèvres et la région pubienne sont vascularisées par les artères honteuses externes superficielles et profondes. Elles prennent leur origine dans l'artère fémorale.

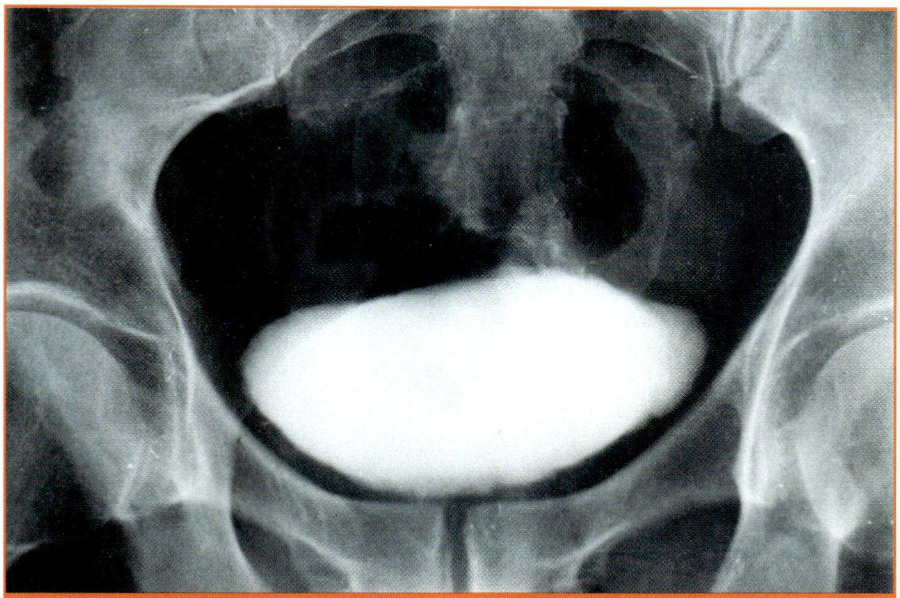

Photo 4.2 • Vessie avant miction.

L'uretère pelvien, la vessie, l'urètre

▲ *L'uretère pelvien*

L'uretère pelvien fait suite à l'uretère abdominal après avoir croisé les vaisseaux iliaques communs. Chez l'homme, il passe ensuite en dessous du canal déférent. Chez la femme, il passe en dessous de l'artère utérine.
Les deux uretères parviennent au niveau du fundus vésical dans lequel ils s'abouchent. Ils traversent la paroi vésicale suivant un trajet oblique de haut en bas et de dehors en dedans. Ce trajet explique l'absence de réflexe vésico-urétral, lorsque la vessie est pleine. Chacun des uretères s'abouche dans la vessie par un orifice appelé l'ostium de l'uretère.

▲ *La vessie*

[v. chap. 19, p. 238]

DESCRIPTION : la vessie est un réservoir urinaire *(photo 4.2)*. Lorsqu'elle est vide, elle est de forme aplatie et triangulaire. Elle est constituée d'un corps qui se rétrécit vers l'avant pour former l'apex de la vessie. L'apex se place au bord supérieur de la symphyse pubienne. Le fond de la vessie, ou fundus, se place en arrière et en bas. Il présente trois orifices : les deux orifices urétéraux, distants l'un de l'autre de 4 à 5 cm et l'orifice urétral, lieu de départ de l'urètre.
Ces trois orifices délimitent un espace triangulaire apelé le trigone vésical *(fig. 4.18)*.
Lorsque la vessie est vide, la face supérieure est légèrement concave. Chez la femme, l'utérus repose sur cette face.

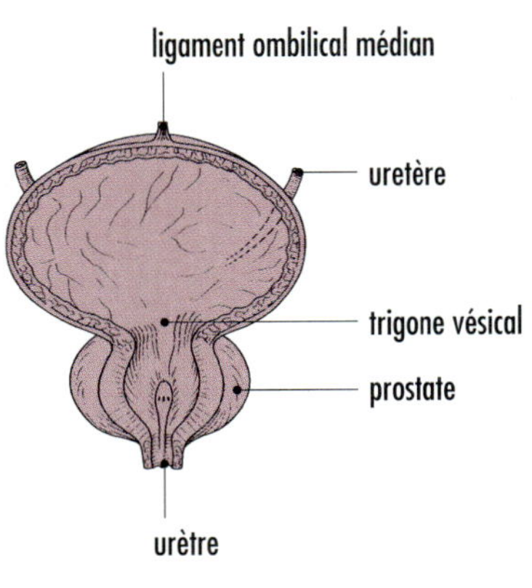

Fig 4.18 • Coupe frontale de la vessie chez l'homme. Prostate. Départ de l'urètre.

> CLINIQUE
> *Lorsque la vessie est remplie de façon importante, l'apex et la face supérieure forment un dôme qui déborde au-dessus de la symphyse pubienne. Au cours de certaines pathologies, la vidange vésicale doit se faire par ponction à travers la paroi abdominale, au-dessus de la symphyse pubienne. Par ailleurs, le dôme vésical se développant en avant du péritoine, la ponction vésicale peut être réalisée sans risque d'atteindre le péritoine.*

STRUCTURE : la paroi vésicale comporte une paroi musculaire externe et une paroi muqueuse interne.
La paroi musculaire est constituée de fibres musculaires puissantes qui forment un réseau. Elles proviennent du muscle pubo-vésical.
L'ensemble des fibres musculaires de la vessie constitue un muscle appelé le détrusor.
L'orifice urétral et la partie initiale de l'urètre sont entourés de deux muscles sphincters :

- un sphincter involontaire constitué par des faisceaux du muscle pubo-vésical ;
- un sphincter volontaire constitué de fibres issues du muscle transverse profond du périnée.

▲ *L'urètre*

L'urètre masculin et l'urètre féminin ont été étudiés dans les paragraphes précédents.

Le rectum

[v. chap. 17, p. 217]

Le rectum fait suite au côlon sigmoïde en avant de la 2e ou 3e vertèbre sacrée *(fig. 4.19)*. Il mesure environ 15 cm. De profil il adopte la forme d'un S. Le segment supérieur suit la concavité du sacrum puis, au niveau du coccyx, il inverse sa courbure et traverse le périnée. En traversant le périnée il devient le canal anal, enfin il s'ouvre à l'extérieur au niveau de l'anus.
Le segment rectal qui se trouve en regard du sacrum répond au cul-de-sac de Douglas, profond repli péritonéal.
Le tiers supérieur du rectum est dilaté, c'est l'ampoule rectale (c'est là que se déclenche le réflexe de défécation lorsque l'ampoule rectale est remplie).
Le canal anal est entouré de structures musculaires : les sphincters. On en dénombre deux :

- le sphincter interne de l'anus, constitué de fibres musculaires lisses. Ces fibres proviennent de la musculature lisse circulaire du côlon ;

- le sphincter externe de l'anus, constitué de fibres musculaires striées. Il est commandé par la volonté.

Au-dessus de ces deux sphincters se situe le muscle pubo-rectal, qui intervient de façon majeure dans le mécanisme d'occlusion du canal anal.

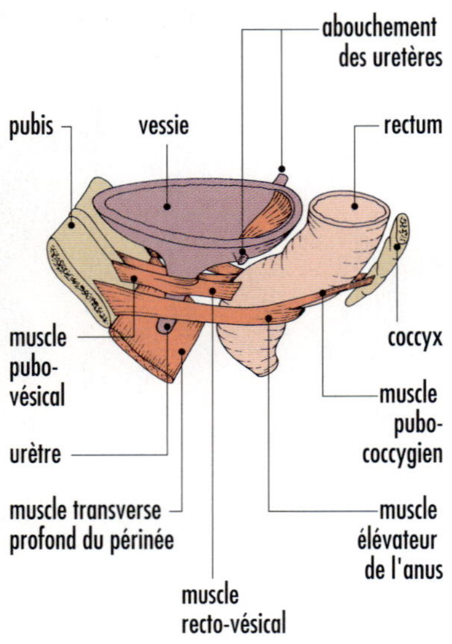

Fig 4.19 • Rapports du rectum dans la cavité pelvienne.

SYNTHÈSE

Les parties anatomiques étudiées dans ce chapitre permettent, seules ou avec d'autres, d'assurer les fonctions présentées sur la figure 4.20 ci-dessous.

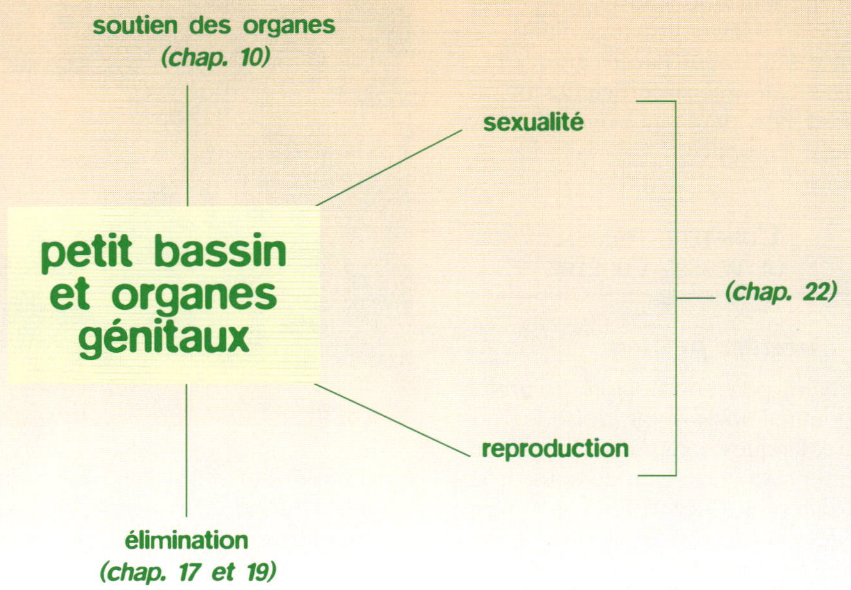

Fig. 4.20 • Fonctions principales assurées par les structures du petit bassin et par les organes génitaux.

ACTIVITÉ D'INTÉGRATION

Reprenez chaque fonction de la figure 4.20 et placez en regard, de manière la plus précise possible, les structures concernées.

Chapitre 5

Le système nerveux

Le système nerveux regroupe différentes structures : le système nerveux central, formé de l'encéphale et de la moelle épinière ; le système nerveux périphérique, constitué des nerfs sensitifs et moteurs ; le système nerveux autonome, intervenant dans la régulation de la vie végétative, c'est-à-dire dans le fonctionnement et la sensibilité viscérale.

Ce chapitre débute par l'étude du rachis, c'est-à-dire de la colonne vertébrale et des vertèbres.

Il expose ensuite les différentes structures du système nerveux central : la moelle épinière, le tronc cérébral, le cervelet, le cerveau, et les méninges.

Il étudie également les grandes voies de conduction du système nerveux (voies motrices et voies sensitives), ainsi que le système nerveux végétatif (système sympathique et système parasympathique).

LE RACHIS

Le rachis comprend la colonne vertébrale et les parties molles qu'elle contient. Nous étudions ici la colonne vertébrale et les vertèbres.

La colonne vertébrale

La colonne vertébrale est un canal osseux, flexible, constitué de vertèbres superposées et articulées entre elles. Elle est située dans le plan médian du corps et représente l'axe du tronc *(fig. 5.1, 5.3 et photo 5.1)*.

Sa forme générale est sinueuse, elle présente des courbures dans le plan sagittal. On observe :
- deux convexités antérieures au niveau des segments vertébraux cervicaux et lombaires ;
- deux concavités antérieures, qui correspondent au segment des vertèbres dorsales et sacrées.

DÉFINITION

Les vertèbres sont au nombre de trente-trois à trente-cinq et, suivant la région à laquelle elles appartiennent, on distingue :
- *sept vertèbres cervicales ;*
- *douze vertèbres dorsales ;*
- *cinq vertèbres lombaires ;*
- *cinq vertèbres sacrées formant un os unique : le sacrum ;*
- *quatre vertèbres coccygiennes fusionnées qui forment un os rudimentaire : le coccyx.*

Les vertèbres

▲ *Caractères généraux*

Chaque vertèbre est constituée par :
- un corps vertébral ;
- un arc postérieur ;
- des apophyses osseuses ;
- un trou de conjugaison *(fig. 5.1)* ;
- un trou rachidien *(fig. 5.4)*.

Le **corps vertébral** est situé dans la partie antérieure de la vertèbre. Il est de forme cylindrique, de volume variable. Il possède une face supérieure et une face inférieure qui s'articulent avec les vertèbres sus- et sous-jacentes par un bourrelet fibreux et élastique : le disque intervertébral *(fig. 5.5)*.
L'**arc postérieur** est fixé sur la partie postérieure du corps vertébral et délimite un orifice appelé trou rachidien. L'arc postérieur est constitué en avant d'un pédicule qui s'implante sur le corps vertébral, et en arrière, d'une lame osseuse plus large que le pédicule, qui forme la face postérieure du trou rachidien. Cette description correspond à une moitié de l'arc postérieur ; on retrouve la même unité symétriquement, de l'autre côté de la ligne médiane *(fig. 5.5)*.
Les **apophyses osseuses** sont implantées sur l'arc postérieur. On distingue :
- l'apophyse épineuse, placée en arrière sur la ligne médiane à la jonction des lames ;
- l'apophyse transverse, fixée latéralement à l'union des pédicules et des lames ; on trouve donc une apophyse transverse droite et une apophyse transverse gauche ;
- les apophyses articulaires supérieures et inférieures, situées en haut et en bas à l'union des pédicules et des lames. Elles permettent l'articulation entre les arcs postérieurs de chaque vertèbre *(fig. 5.5)*.

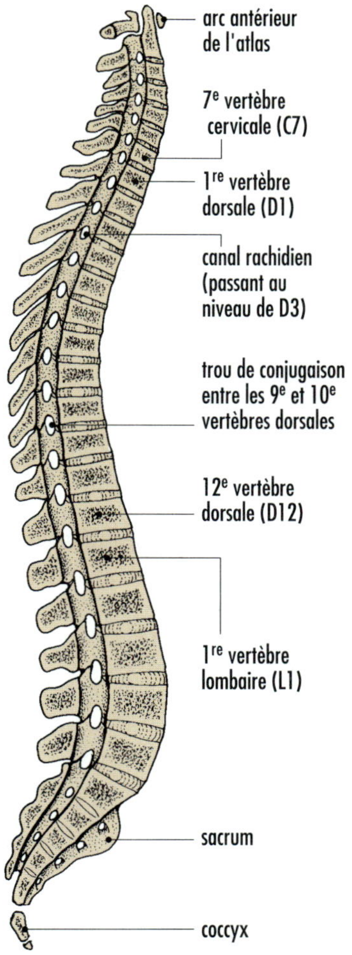

Fig. 5.1 • Colonne vertébrale : coupe sagittale.

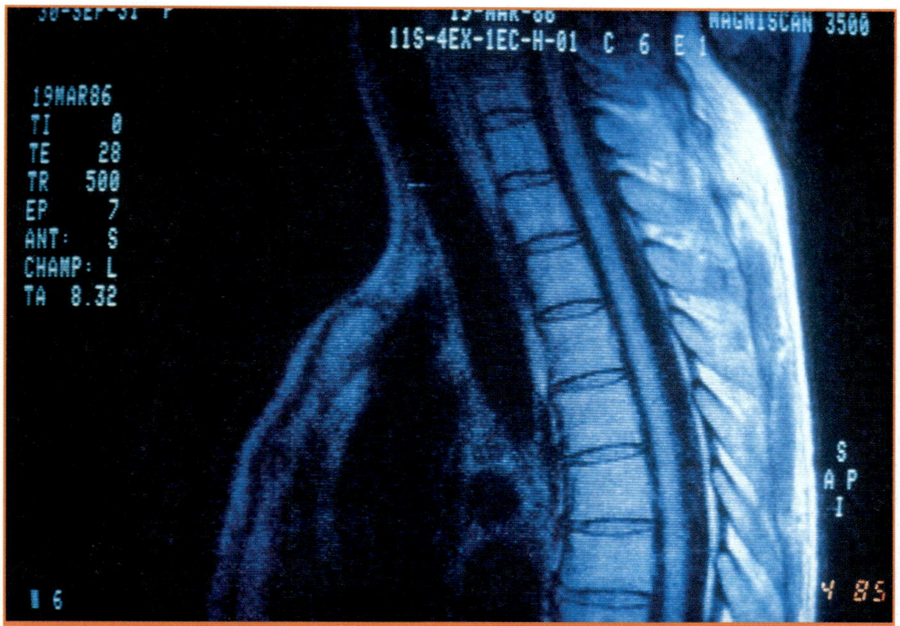

Photo 5.1 • Image sagittale de la moelle épinière, région dorsale (IRM). On reconnaît la moelle épinière sous la forme d'un ruban gris, entourée du liquide céphalorachidien en noir. Les structures osseuses du rachis sont vues en coupe. La trachée, en haut, et les cavités cardiaques en avant, sont moins nettes.

Le **trou de conjugaison** est un orifice limité par les pédicules de deux vertèbres voisines ; il livre passage aux nerfs rachidiens, aux vaisseaux de la moelle et des méninges.

Le **canal vertébral** ou **canal rachidien** est un canal continu qui résulte de la superposition des trous rachidiens des différentes vertèbres. Il contient la moelle épinière et les méninges *(fig. 5.4)*.

▲ *Caractères propres à chaque vertèbre*

LES VERTÈBRES CERVICALES présentent généralement un petit corps vertébral et un trou rachidien particulièrement large.

DÉFINITION

Les deux premières vertèbres cervicales ont une forme particulière. Elles font la liaison entre le crâne et la colonne vertébrale. Ce sont l'atlas et l'axis (fig. 5.3 et 5.4).

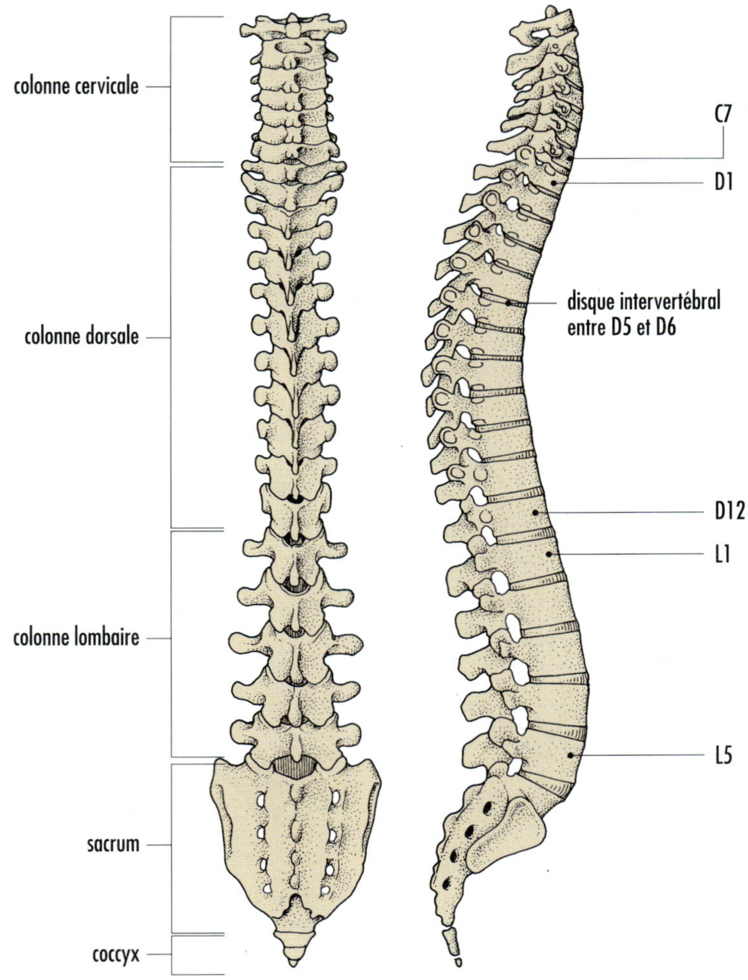

Fig. 5.2 • Colonne vertébrale : face et profil.

L'**atlas**, 1re vertèbre cervicale, comprend deux masses latérales réunies entre elles par deux arcs, un arc antérieur et un arc postérieur. Les masses latérales s'articulent en haut avec l'os occipital et en bas avec l'axis.

L'**axis**, 2e vertèbre cervicale, est caractéristique par son apophyse odontoïde qui vient s'articuler en avant avec l'arc antérieur de l'atlas *(fig. 5.3)*.

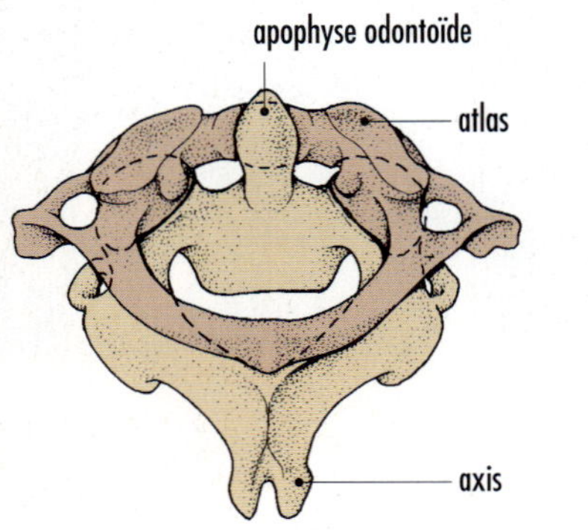

Fig. 5.3 • Atlas et axis.

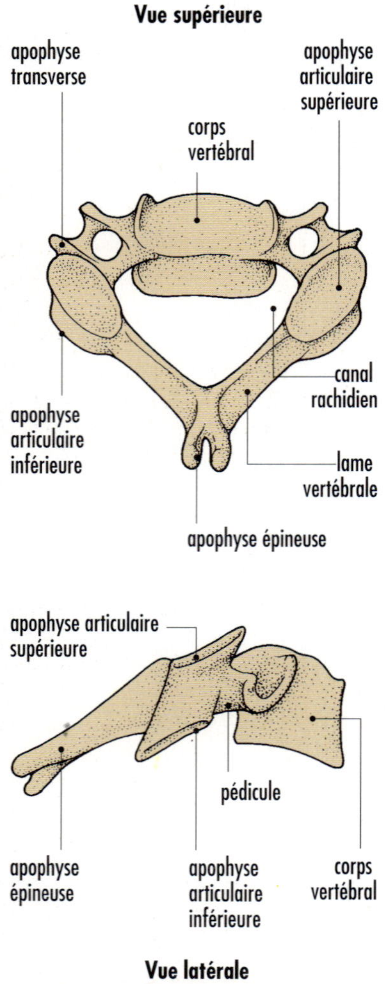

Fig. 5.4 • Vertèbre cervicale.

LES VERTÈBRES DORSALES, au corps plus volumineux que celui des vertèbres cervicales, présentent de chaque côté deux demi-facettes qui sont des surfaces articulaires avec les côtes *(fig. 5.5)*.

LES VERTÈBRES LOMBAIRES ont un corps vertébral plus volumineux, qui est de plus allongé transversalement. L'apophyse épineuse est massive et de forme rectangulaire *(fig. 5.6)*.

LES VERTÈBRES SACRÉES :
Le **sacrum** est le résultat de la soudure des cinq vertèbres sacrées. Il a la forme d'une pyramide quadrangulaire, concave en avant et s'articule en haut avec le corps de la 5e vertèbre lombaire et en bas par un ligament avec le coccyx.
Le **coccyx** est constitué par les corps des vertèbres coccygiennes atrophiés et soudés *(fig. 5.2)*.

▲ *Les articulations intervertébrales*

Plusieurs éléments lient les vertèbres entre elles :
- les disques intervertébraux, formés d'une partie centrale molle appelée noyau gélatineux et d'une partie périphérique, entourant le noyau gélatineux, ligamenteuse et très résistante. Le noyau gélatineux sert en quelque sorte d'« amortisseur » ;
- les ligaments vertébraux communs antérieur et postérieur, qui s'étendent le long des faces antérieure et postérieure de la colonne vertébrale ;

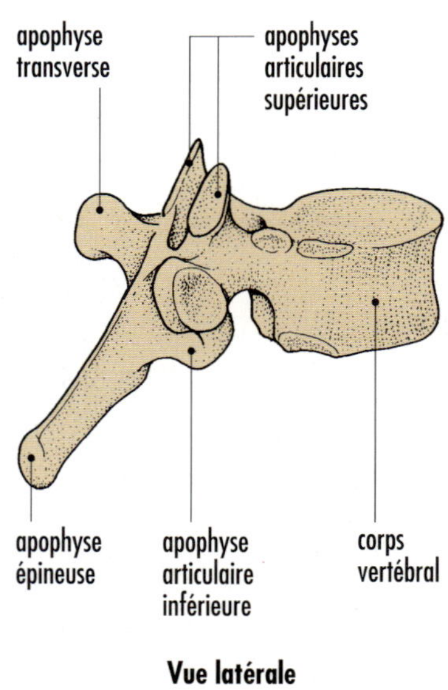

Fig. 5.5 • Vertèbre dorsale.

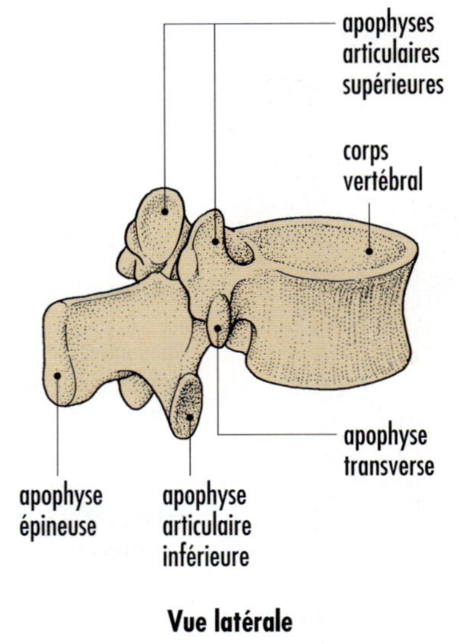

Fig. 5.6 • Vertèbre lombaire.

- les ligaments élastiques, qui lient entre elles les lames vertébrales et les apophyses transverses et épineuses ;
- les capsules articulaires, qui maintiennent les articulations des apophyses articulaires.

LE SYSTÈME NERVEUX CENTRAL

DÉFINITION *Le système nerveux central, appelé également névraxe (fig. 5.7), comprend la moelle épinière et l'encéphale contenu dans la boîte crânienne.*
L'encéphale est constitué du tronc cérébral, du cervelet et du cerveau.

LA MOELLE ÉPINIÈRE

▲ *Aspect général*

[v. chap. 20, p. 240]

La moelle épinière, de forme cylindrique légèrement aplatie, s'étend de l'atlas à la 2e vertèbre lombaire sur une longueur d'environ 45 cm et une largeur de 1 cm ; elle se poursuit en bas par un cordon fibreux de 20 cm de long : le filum terminal.
De chaque côté, la moelle épinière envoie trente et une paires de racines rachidiennes ; une racine antérieure et

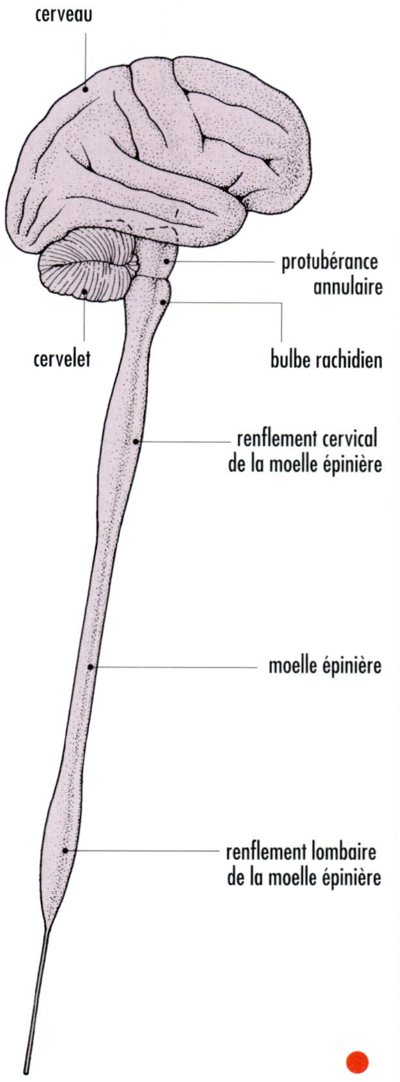

Fig. 5.7 • Névraxe.

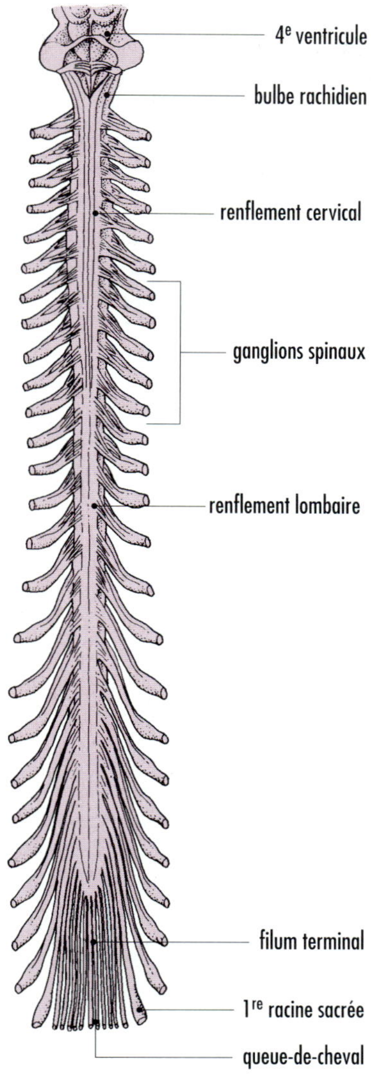

Fig. 5.8 • Moelle épinière et ses racines rachidiennes.

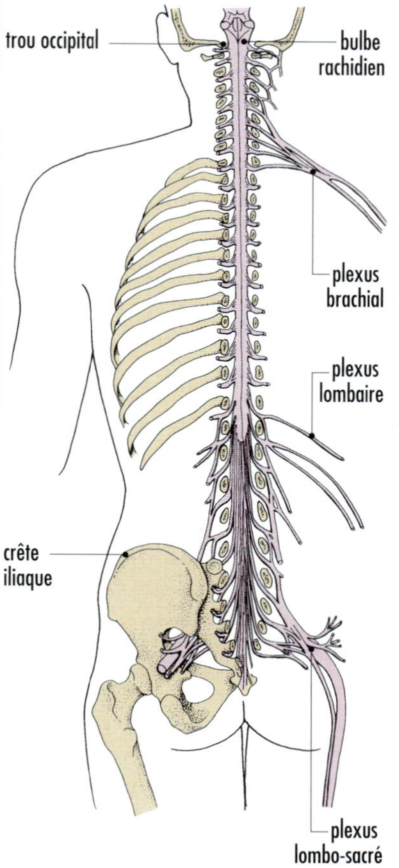

Fig. 5.9 • Colonne vertébrale. Moelle épinière. Nerfs rachidiens.

une racine postérieure sur laquelle se trouve un ganglion spinal ou ganglion rachidien. Ces racines se rejoignent pour former trente et un nerfs rachidiens *[fig. 5.8 et 5.9 et v. chap. 20, p. 240]*.

Le segment de moelle donnant les racines de même niveau s'appelle un myélomère, il y a donc trente-et-un myélomères.

La moelle épinière dérive d'une formation embryologique appelée le tube neural. Au cours du développement embryologique, le tube neural se subdivise en sous-unités, ce phénomène est appelé segmentation.

Ainsi chaque sous-unité correspond à un segment qui comporte :

- un étage de tissu nerveux et les racines rachidiennes qui en émergent ;
- une vertèbre ;
- un disque intervertébral.

Cette segmentation nerveuse est accompagnée d'une segmentation parallèle d'autres tissus ; on trouve donc associés :

- un segment de tissu musculaire appelé un myotome ;
- un segment de tissu cutané appelé un dermatome.

Cette organisation est dite segmentaire ou métamérique. L'apparition des membres entraîne des recouvrements de territoires, un regroupement des racines nerveuses en plexus et des renflements médullaires correspondants. Cela nécessite un nouveau schéma d'organisation : l'organisation tronculaire.

Remarque : les serpents, qui sont dépourvus de membres, ne possèdent pas non plus de renflement médullaire…

La moelle épinière présente deux zones dilatées ou renflements :

- un renflement supérieur ou cervical qui répond à l'émergence des racines rachidiennes destinées au membre supérieur (de la 4e vertèbre cervicale à la 1re vertèbre dorsale) ;
- un renflement inférieur ou lombaire qui correspond à l'émergence des racines destinées au membre inférieur (de la 2e vertèbre lombaire à la 2e vertèbre sacrée) *[v. chap. 20, p. 240]*.

▲ *Les sillons et les cordons*

La surface de la moelle épinière est marquée par deux types de reliefs *(fig. 5.10)* :

- l'émergence des racines rachidiennes antérieure et postérieure ;
- la présence de sillons plus ou moins profonds.

Sur la face antérieure, on trouve le sillon médian antérieur, profond et bien marqué. Sur la face postérieure, on observe le sillon médian postérieur peu net.

Le sillon collatéral antérieur est une ligne discontinue formée par l'émergence des racines antérieures.

Le sillon collatéral postérieur est nettement individualisé et provient de l'émergence des racines postérieures.

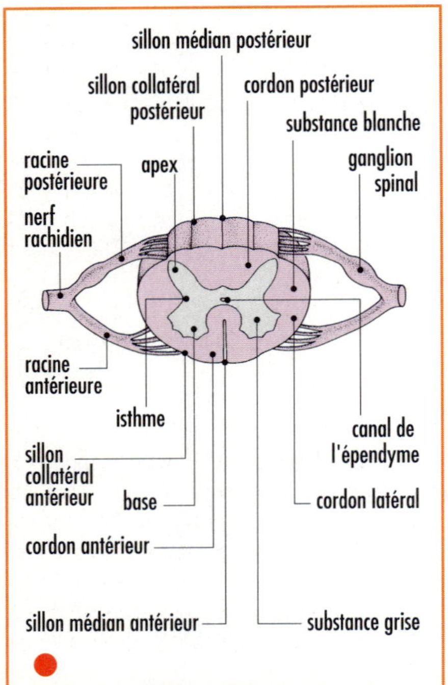

Fig. 5.10 • Coupe transversale de la moelle épinière.

Les sillons délimitent des zones médullaires appelées cordons. On délimite ainsi chaque hémi-moelle en trois cordons :

- un cordon antérieur, situé entre le sillon médian antérieur et le sillon collatéral antérieur ;
- un cordon latéral, compris entre le sillon collatéral antérieur et le sillon collatéral postérieur ;
- un cordon postérieur, situé entre le sillon médian postérieur et le sillon collatéral postérieur.

Du point de vue fonctionnel on conclut en fait à l'existence de trois cordons pour l'ensemble de la moelle :

- deux cordons antéro-latéraux, entre le sillon médian antérieur et le sillon collatéral postérieur ;
- un bloc de cordon postérieur, qui de fait prend le nom de cordon postérieur, entre les deux sillons collatéraux postérieurs *[v. chap. 20, p. 240]*.

▲ *La substance grise et la substance blanche*

La moelle épinière est constituée de cellules nerveuses groupées en amas et constituant la substance grise ; les cellules nerveuses donnent naissance à des fibres entourées ou non d'une gaine de myéline, celles-ci sont groupées en faisceaux et forment la substance blanche. La substance blanche dans la moelle épinière entoure la substance grise ; cette dernière est centrale, en forme de H, et creusée du canal de l'épendyme *(fig. 5.11)*.

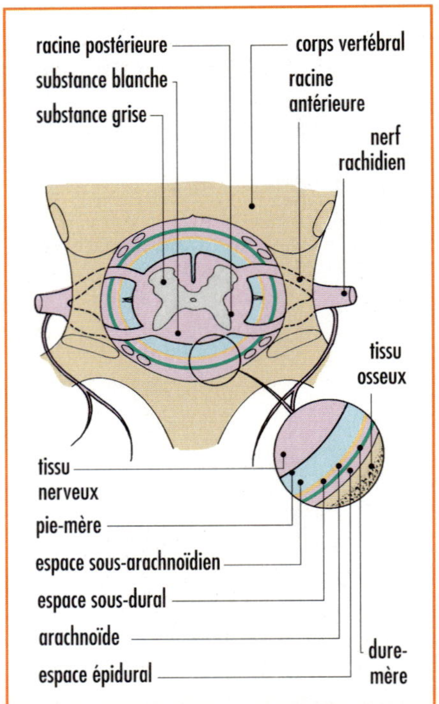

Fig. 5.11 • Coupe transversale de la moelle épinière et méninges.

À mesure que l'on s'élève vers le haut de la moelle, c'est-à-dire des vertèbres lombaires aux vertèbres cervicales, la substance blanche augmente en importance *[v. chap. 20, p. 241]*.

▲ *Rapports de la moelle avec le canal vertébral et les méninges*

La moelle épinière n'occupe pas la totalité du canal rachidien ni en largeur, ni en longueur, elle est relativement mobile dans un espace occupé par des enveloppes appelées méninges et par le tissu graisseux qui sont des éléments de protection.

LES MÉNINGES sont au nombre de trois *(fig. 5.11 et 5.12)*. On trouve, de l'extérieur vers l'intérieur :

- la dure-mère ;
- l'arachnoïde ;
- la pie-mère.

La **dure-mère** est une membrane épaisse, fibreuse, qui forme un étui continu et se termine en bas en cul-de-sac. Elle est séparée des vertèbres par un espace graisseux riche en veines : l'espace péridural ou espace épidural.

Les racines rachidiennes perforent le fourreau dural et sont accompagnées par une expansion de la dure-mère jusqu'à leur émergence au niveau du trou de conjugaison.

L'**arachnoïde** comprend une membrane qui est séparée de la dure-mère par un espace virtuel : l'espace sous-dural. En profondeur, on trouve un espace large rempli d'un liquide qui est présent dans toutes les cavités du système nerveux central, le liquide céphalo-rachidien. Cet espace est l'espace sous-arachnoïdien, au sein duquel est installé un réseau de tissu arachnoïdien très fin et très lâche.

La **pie-mère** est un feuillet très fin, riche en vaisseaux. C'est le feuillet le plus interne. Elle adhère à la moelle et aux racines rachidiennes qu'elle accompagne jusqu'au trou de conjugaison.

De la pie-mère émanent des fibres conjonctives appelées ligaments dentelés ; ils relient la pie-mère à la dure-mère ; ils sont insérés latéralement sur la moelle et sur la dure-mère.

Les ligaments dentelés séparent les racines rachidiennes antérieure et postérieure l'une de l'autre.

CLINIQUE

Dans l'anesthésie péridurale, le produit anesthésiant est injecté dans l'espace péridural (entre les vertèbres et la dure-mère) ; dans l'anesthésie rachidienne, le produit anesthésiant est injecté dans l'espace sous-arachnoïdien (entre l'arachnoïde et la pie-mère).

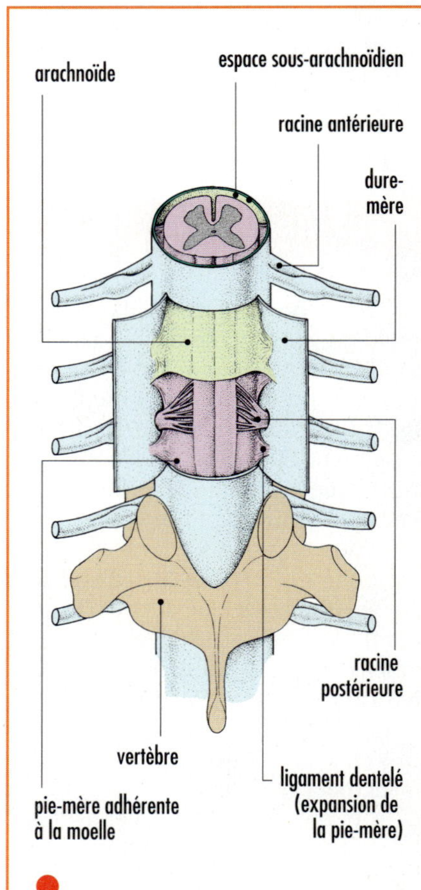

Fig. 5.12 • Vue d'ensemble de la moelle épinière, des méninges, des racines rachidiennes.

ORIENTATION DES RACINES RACHIDIENNES : les premières, c'est-à-dire essentiellement les racines cervicales, sont horizontales. Elles émergent du canal rachidien à peu près au même niveau que leur point d'émergence médullaire *(fig. 5.12)*.
À mesure que l'on descend vers le sacrum, les racines deviennent de plus en plus obliques en bas et en dehors. La dernière racine est quasiment verticale.

DÉFINITION

La moelle épinière s'arrête au niveau de la 2e vertèbre lombaire, et la partie inférieure du fourreau dural n'est occupée que par des racines qui, regroupées, forment un ensemble qui constitue la queue-de-cheval (fig. 5.8 et 5.9).

CLINIQUE

Le lieu d'élection de la ponction lombaire se situe dans la portion du sac dural où les espaces sous-arachnoïdiens sont les plus larges, c'est-à-dire au-dessous de l'extrémité caudale de la moelle épinière, qui se situe au niveau de la 2e vertèbre lombaire. La ponction se pratique donc de préférence en introduisant l'aiguille entre les arcs vertébraux des 3e et 4e vertèbres lombaires (fig. 5.9).

▲ Vascularisation de la moelle épinière

Elle est assez variable selon le niveau considéré *(fig. 5.13)*, toutefois, on peut en donner une description générale schématique.

L'ARTÈRE RADICULAIRE accompagne chaque nerf rachidien. Son origine est variable, elle provient :

- de l'artère vertébrale dans la région cervicale ;
- des artères intercostales dans la région dorsale ;
- des artères lombaires dans la région lombaire ;
- des artères sacrées latérales dans la région sacrée.

L'artère radiculaire se divise en deux branches au niveau des racines rachidiennes, une branche radiculaire antérieure, une branche radiculaire postérieure ; arrivée au contact de la moelle, chacune d'elle se subdivise de nouveau en deux branches qui forment avec les branches homologues opposées un cercle artériel autour de la moelle.

Des artérioles, issues du cercle périmédullaire, pénètrent dans la substance blanche et la vascularisent.

L'ARTÈRE SPINALE ANTÉRIEURE est une anastomose longitudinale qui unit en avant du sillon médian antérieur les artères des différents étages.
Des artérioles provenant de l'artère spinale antérieure vascularisent la substance grise.

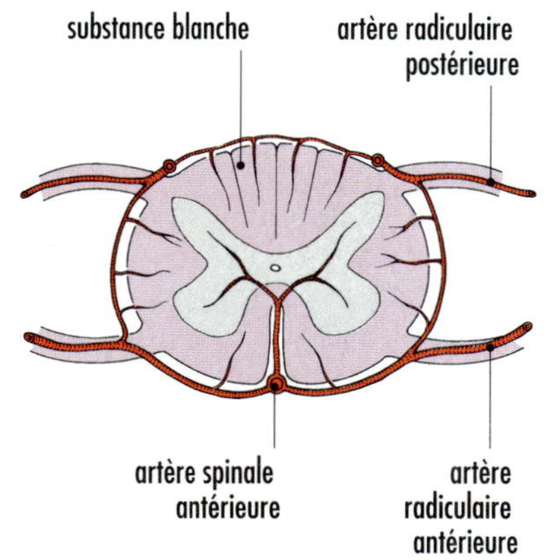

Fig. 5.13 • Vascularisation artérielle de la moelle épinière.

LE TRONC CÉRÉBRAL

Il est contenu avec le cervelet dans la loge cérébrale postérieure. Il se présente sous la forme d'un cordon vertical et se compose de trois parties superposées *(fig. 5.14 et v. chap. 20, p. 244)* :

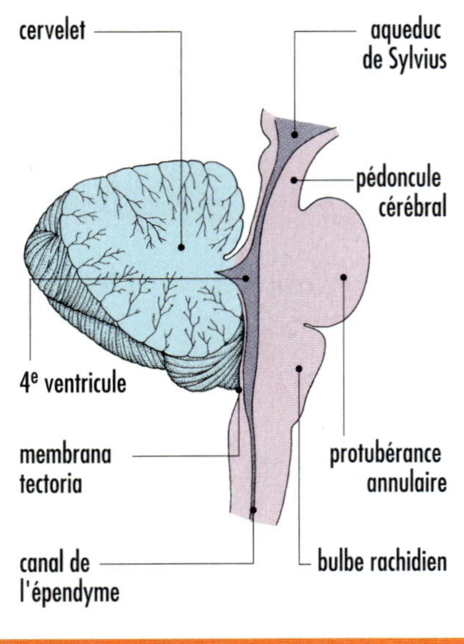

Fig. 5.14 • Coupe sagittale du tronc cérébral, du cervelet et du 4e ventricule.

- le bulbe rachidien, qui correspond à la partie inférieure (ou caudale), il a la forme d'un cône tronqué à petite base, et fait suite à la moelle épinière ;
- la protubérance annulaire (ou pont de Varole), qui se trouve dans la partie moyenne, elle est un large ruban transversal sous lequel le bulbe semble s'engager ;
- les pédoncules cérébraux ou mésencéphale, qui correspondent à la partie supérieure.

Au centre du tronc cérébral se trouve le 4e ventricule, cavité épendymaire qui communique en bas avec le canal de l'épendyme et en haut avec le 3e ventricule. Le cervelet recouvre la face postérieure de la moitié supérieure du bulbe et la moitié de la protubérance. Le tronc cérébral contient les noyaux des nerfs crâniens.

▲ Le bulbe rachidien

Le bulbe rachidien présente des cordons antérieurs, latéraux et postérieurs. Les cordons postérieurs s'écartent, à la partie haute du bulbe, pour former les bords de la partie bulbaire du plancher du 4e ventricule. Les cordons antérieurs et latéraux sont scindés par un sillon collatéral antérieur. Ce sillon présente une saillie de forme allongée, l'olive bulbaire. Le bulbe est le lieu d'émergence de certains nerfs crâniens *(fig. 5.15 et 5.16)*.

Les nerfs crâniens sont des nerfs destinés à l'innervation de la face et du tronc. Il y en a douze paires ; ils portent chacun un numéro (de I à XII) et un nom *[v. chap. 20, p. 249]*.

Du sillon collatéral antérieur sort le nerf grand hypoglosse (XIIe nerf crânien). Du cordon latéral émergent de haut en bas les nerfs crâniens suivants :

- le nerf glossopharyngien (IX) ;
- le nerf pneumogastrique (X) ;
- le nerf spinal (XI).

▲ Le sillon bulbo-protubérantiel

Le sillon bulbo-protubérantiel est un sillon horizontal qui sépare le bulbe de la protubérance *(fig. 5.15 et 5.16)*. Ce sillon est le lieu d'émergence d'autres nerfs crâniens. On trouve de la ligne médiane vers l'extérieur :

- le nerf moteur oculaire externe (VI) ;
- le nerf facial (VII) ;
- le nerf intermédiaire de Wrisberg (VII bis) ;
- le nerf auditif (VIII).

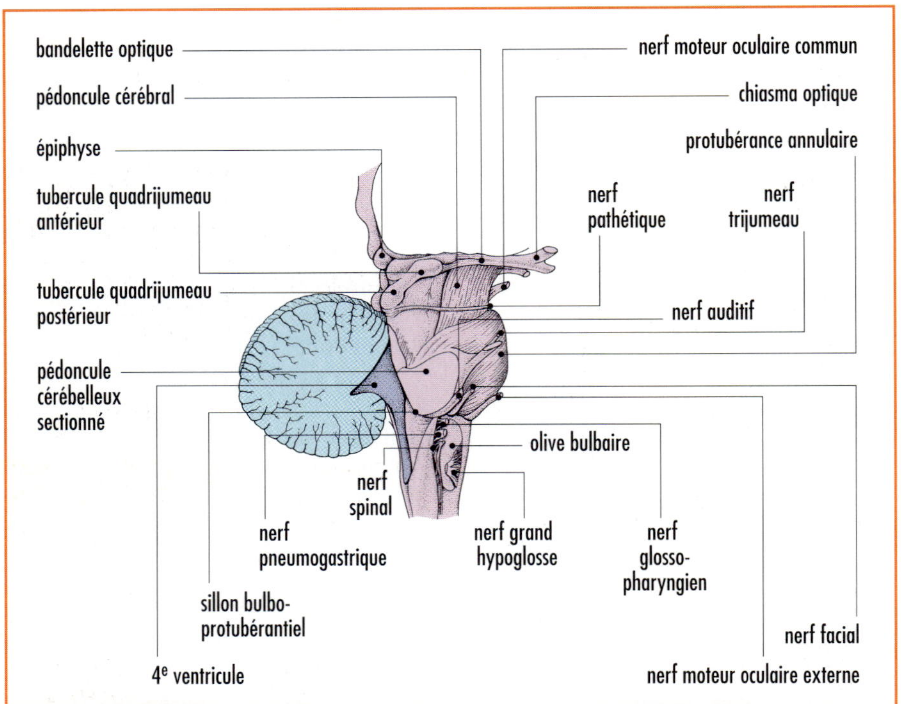

Fig. 5.15 • Tronc cérébral : vue latérale.

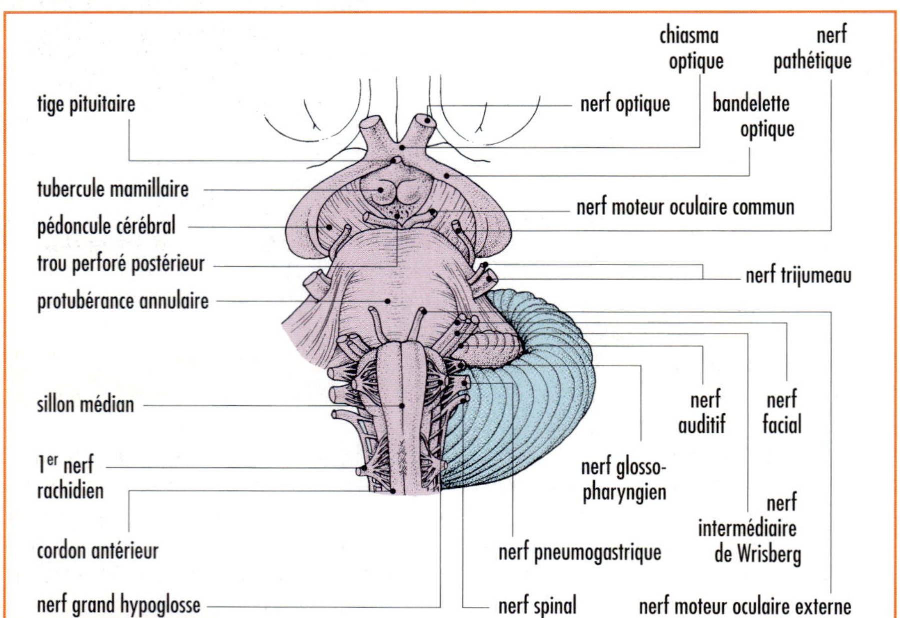

Fig. 5.16 • Tronc cérébral : vue antérieure.

▲ La protubérance

La protubérance est caractéristique par ses fibres transversales ; celles-ci s'incurvent latéralement vers la face antérieure du cervelet pour former les pédoncules cérébelleux moyens, qui relient le cervelet au tronc cérébral *(fig. 5.16)*.

À la jonction de la face antérieure et de la face latérale de la protubérance, on trouve le nerf trijumeau (V), qui émerge par une grosse racine latérale sensitive et une racine plus petite médiale, motrice.

▲ Les pédoncules cérébraux

Les pédoncules cérébraux (ou mésencéphale) sont constitués par deux masses de fibres à direction crâniale ; en effet ils s'écartent l'un de l'autre et se dirigent chacun vers un hémisphère cérébral. Cet écartement délimite un espace triangulaire, l'espace perforé postérieur *(fig. 5.16)*.

Au bord interne des pédoncules cérébraux émerge le nerf moteur oculaire commun (III). Au bord externe, et provenant de la face postérieure, on voit apparaître le nerf pathétique (IV).

Le **tectum,** ou lame quadrijumelle, est situé au-dessus du cervelet et en arrière des pédoncules cérébraux. Il est constitué par quatre reliefs ovoïdes groupés deux par deux : les tubercules quadrijumeaux. Ceux-ci se prolongent latéralement par des noyaux appartenant au thalamus :

- les corps genouillés médiaux, reliés aux tubercules quadrijumeaux inférieurs ;
- les corps genouillés latéraux, reliés aux tubercules quadrijumeaux supérieurs.

Au bord inférieur des tubercules quadrijumeaux inférieurs émerge le nerf crânien pathétique (IV).

▲ Le 4e ventricule

Le 4e ventricule est une cavité de forme losangique, avec un plancher qui répond à la face postérieure du bulbe et de la protubérance et un sommet qui répond à la face antérieure du cervelet. Latéralement, il est bordé par les pédoncules cérébelleux supérieurs et inférieurs.

Le toit du 4e ventricule est formé par les espaces triangulaires que constitue l'écartement des pédoncules cérébelleux.

Entre les pédoncules cérébelleux supérieurs est tendue une lame nerveuse, épaisse, la membrane épendymaire supérieure, appelée la valvule de Vieussens.

Entre les pédoncules cérébelleux inférieurs est tendue la membrane épendymaire inférieure qui est perforée latéralement par les deux trous de Luschka et à son angle inférieur par le trou de Magendie.

Par ces trois orifices, le liquide céphalo-rachidien circule et communique avec celui contenu dans les espaces méningés.

Le plancher du 4e ventricule, de forme losangique à grand axe longitudinal, est marqué de dedans en dehors par des reliefs longitudinaux, qui correspondent aux noyaux des nerfs crâniens. Ces noyaux sont le point de départ des nerfs crâniens *(fig. 5.17)*.

▲ L'aqueduc de Sylvius

L'aqueduc de Sylvius est un couloir qui met en communication le 4e et le 3e ventricule.

Il constitue la voie unique d'écoulement du liquide céphalo-rachidien entre ces deux ventricules *(fig. 5.14)*.

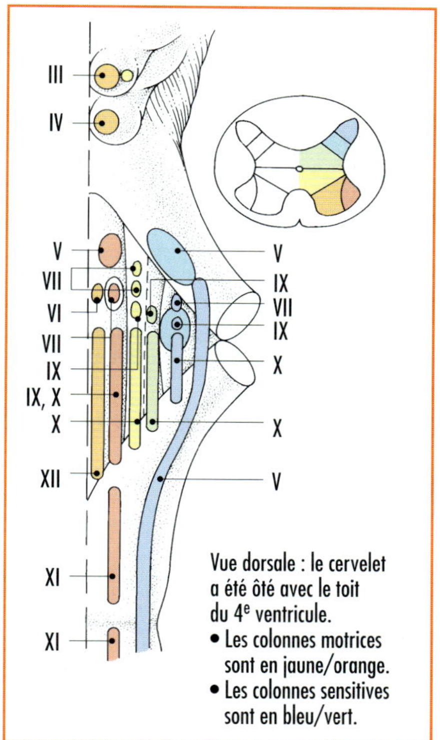

Fig. 5.17 • Plancher du 4e ventricule et noyaux des nerfs crâniens.

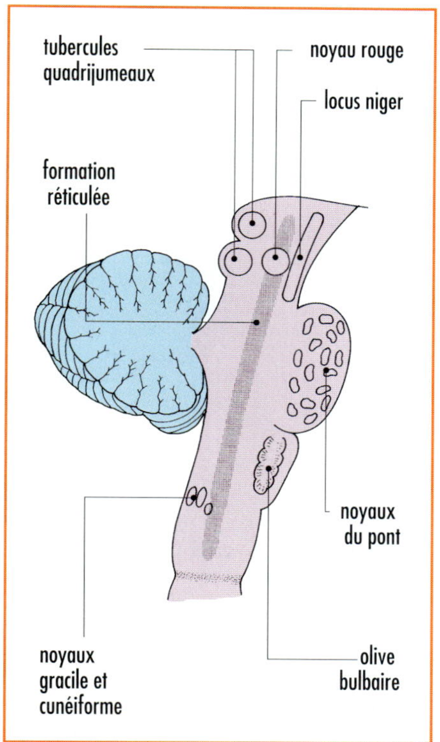

Fig. 5.18 • Substance grise et noyaux propres du tronc cérébral.

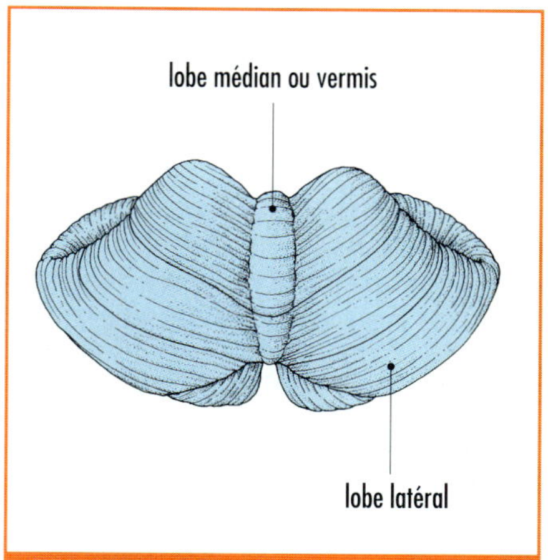

Fig. 5.19 • Cervelet : vue supérieure.

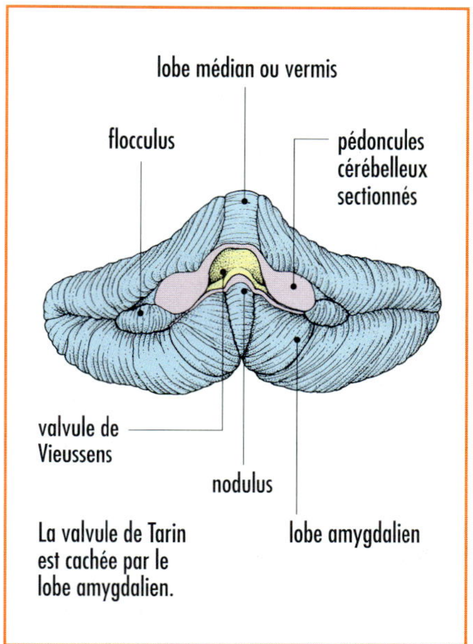

Fig. 5.20 • Cervelet : vue antérieure.

▲ *Les colonnes grises et les noyaux des nerfs crâniens*

Sous le plancher du 4e ventricule se disposent six colonnes qui sont le résultat d'une fragmentation de la substance grise au niveau du tronc cérébral. Ces colonnes correspondent à l'emplacement des noyaux des nerfs crâniens *(fig. 5.17)*.

On distingue de la ligne médiane vers l'extérieur :

- la colonne 1, somato-motrice : elle comprend les noyaux des nerfs XII, VI, IV et III ;
- la colonne 2, somato-motrice : elle comprend le noyau du nerf XI, et les noyaux moteurs des nerfs X, IX, VII et V ;
- la colonne 3, viscéro-motrice : elle comprend les noyaux viscéro-moteurs des nerfs X, IX, VII et III ;
- la colonne 4, viscéro-sensitive : elle comprend les noyaux sensitifs des nerfs X et IX ;
- les colonnes 5 et 6, sensitives : elles comprennent les noyaux des nerfs X, IX, VII, et V.

▲ *La substance grise et les noyaux propres du tronc cérébral*

Le tronc cérébral comprend des centres constitués de substance grise qui sont placés en dérivation sur les grandes voies de la motricité ou de la sensibilité *(fig. 5.18 et v. chap. 20 p. 245)*. On distingue :

- les noyaux graciles et cunéiformes : ils forment deux saillies allongées en relief sur la face dorsale, dans la partie inférieure du bulbe ;
- les neurones de la sensibilité proprioceptive et de la sensibilité épicritique se terminent à leur endroit ;
- le noyau de l'olive bulbaire : il soulève sur la face ventrale du bulbe le relief de l'olive bulbaire, et constitue un relais sur les voies extrapyramidales, c'est-à-dire les voies de la motricité involontaire ;
- les noyaux du pont : ils sont nombreux et situés dans la partie ventrale du pont. Ils constituent le premier relais des circuits extrapyramidaux ;
- le locus niger : c'est un noyau situé dans les pédoncules cérébraux. En forme de lame, il est un centre des mouvements associés involontaires qui accompagnent tout mouvement volontaire ;
- le noyau rouge : c'est un noyau placé en relais sur les voies extrapyramidales.

LE CERVELET

Le cervelet est situé en arrière de la région bulbo-protubérantielle dont il est séparé par le 4e ventricule *(fig. 5.19, 5.20, 5.21 et v. chap. 20, p. 245)*.

Trois groupes de fibres rattachent le cervelet au tronc cérébral, ce sont les pédoncules cérébelleux supérieurs, moyens et inférieurs ; leur section permet de séparer le cervelet du reste du système nerveux.

Il est formé de deux hémisphères latéraux et d'un élément médian, le vermis. La surface des hémisphères est parcourue de sillons dont certains permettent d'isoler des lobes :

- le nodulus, qui occupe la partie antéro-inférieure du vermis ;
- les deux flocculus, situés de chaque côté du nodulus.

L'ensemble forme le lobe flocculo-nodulaire.

Les pédoncules cérébelleux supérieurs sont réunis à leur point d'attache sur le cervelet par la valvule de Vieussens.

Les pédoncules cérébelleux inférieurs sont réunis par la valvule de Tarin.

Le cerveau

Le cerveau fait suite au mésencéphale. Il est constitué de deux hémisphères cérébraux, séparés l'un de l'autre par une scissure interhémisphérique, mais réunis par un réseau de fibres blanches appelées commissures *[v. chap. 20, p. 246]*.
Dans chaque hémisphère est creusée une cavité, les ventricules latéraux, qui communiquent avec une cavité centrale située entre les deux hémisphères, le 3e ventricule.
Le 3e ventricule est entouré des formations profondes du cerveau.
Le cerveau comprend deux régions distinctes par ailleurs :
- la surface extérieure, correspondant à la surface de chaque hémisphère, plissée, faite de substance grise : le cortex cérébral ;
- les formations profondes, constituées de substance blanche groupée en faisceaux (les capsules), et de formations grises entre lesquelles circulent les fibres de la substance blanche.

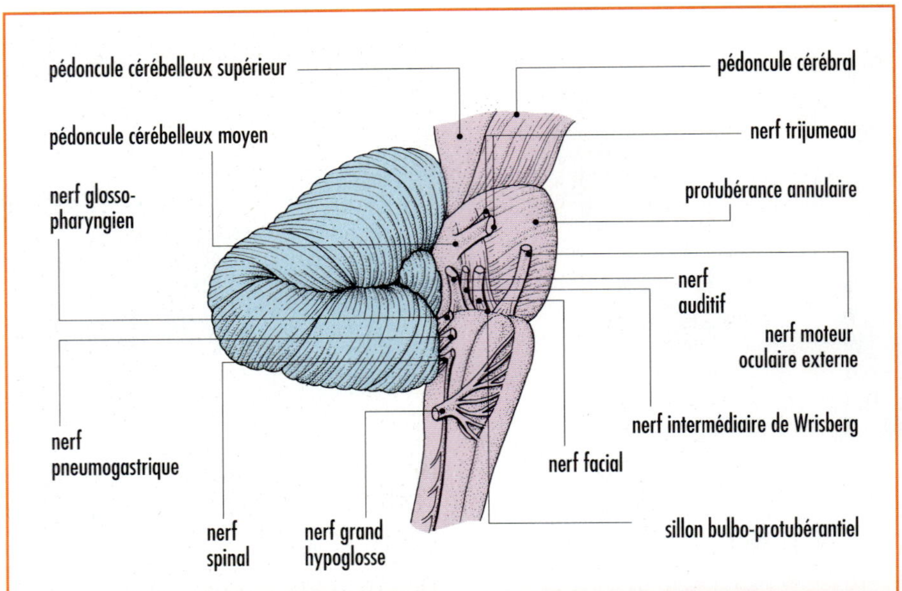

Fig. 5.21 • Mise en place du cervelet : vue latérale.

▲ *Morphologie externe : le cortex cérébral*

> DÉFINITION — *La surface des hémisphères est marquée par des dépressions appelées scissures. Ces scissures subdivisent le cortex en lobes. Sur chaque lobe, existent des dépressions moins marquées, les sillons, qui subdivisent les lobes en circonvolutions.*

Chaque hémisphère a une forme ovoïde à trois faces :
- une face externe ;
- une face interne, séparée de la face interne opposée par la faux du cerveau, qui est une lame provenant de la dure-mère ;
- une face inférieure.

Considérons chacune de ces trois faces.

LA FACE EXTERNE présente trois scissures *(fig. 5.22)* :
- la scissure de Sylvius, ou scissure latérale, très profonde, horizontale ; au fond de cette scissure est enfoui le lobe de l'insula ;
- la scissure de Rolando, ou scissure centrale, moins profonde, verticale ; elle s'arrête à distance de la scissure de Sylvius ;
- la scissure perpendiculaire externe, petite scissure verticale.

Ces trois scissures délimitent quatre lobes *(fig. 5.22)* :
- le lobe frontal, situé entre les scissures de Sylvius et de Rolando ;
- le lobe pariétal, situé entre les scissures de Sylvius, de Rolando et la perpendiculaire externe ;
- le lobe temporal, situé sous la scissure de Sylvius et en avant de la scissure perpendiculaire externe ;
- le lobe occipital, situé en arrière de la scissure perpendiculaire externe.

Sur chaque lobe sont délimitées des circonvolutions *(fig. 5.22)* :
- sur le lobe frontal, on trouve la circonvolution frontale ascendante et les 1re, 2e et 3e circonvolutions frontales (F1, F2, F3) ;
- sur le lobe pariétal, on trouve la circonvolution pariétale ascendante et deux autres circonvolutions (P1 et P2) ;
- sur le lobe temporal, on trouve trois circonvolutions temporales (T1, T2, T3) ;
- sur le lobe occipital, on trouve trois circonvolutions occipitales (O1, O2, O3).

LA FACE INTERNE : on retrouve dans sa partie centrale, l'ensemble des formations interhémisphériques *(fig. 5.24 et photo 5.2)*.
Partant du bord supérieur, on retrouve la scissure de Rolando.
Partant du pôle postérieur, on note la présence d'une scissure plongeant dans le lobe occipital, la scissure calcarine. Celle-ci sépare l'une de l'autre les 5e et 6e circonvolutions occipitales.
Située entre la périphérie hémisphérique et les formations centrales, on observe une longue scissure, la scissure calloso-marginale. En dessous de la scissure calloso-marginale se place la circonvolution du corps calleux ; au-dessus d'elle on retrouve les versants internes des lobes frontal et pariétal.

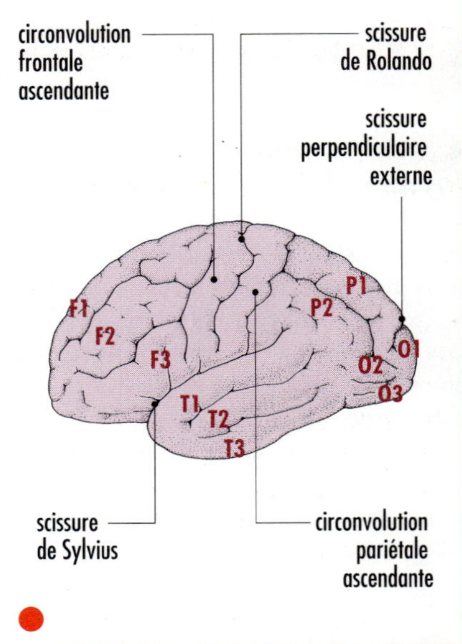

Fig. 5.22 • Cortex cérébral : face externe.

LA FACE INFÉRIEURE : sur elle, sont visibles les lobes occipital et temporal *(fig. 5.23)*. Chacun de ces lobes est divisé en trois circonvolutions, numérotées respectivement O3, O4, O5 et T3, T4, T5. T5 est la dernière circonvolution temporale, elle est aussi appelée circonvolution de l'hippocampe, et se termine en avant par un repli appelé l'uncus.

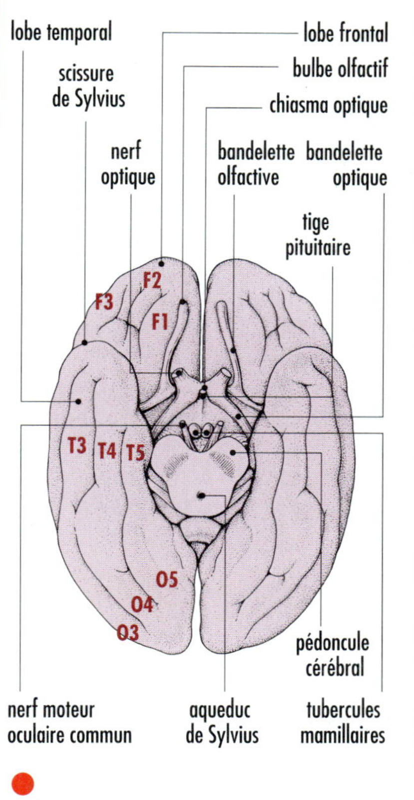

Fig. 5.23 • Cortex cérébral : face inférieure.

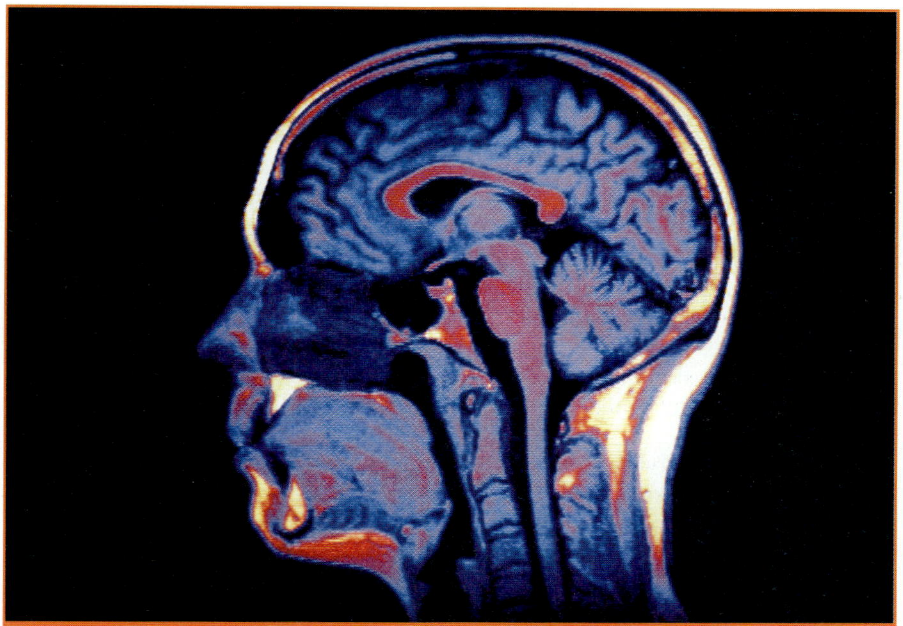

Photo 5.2 • Coupe sagittale du cerveau humain (IRM).

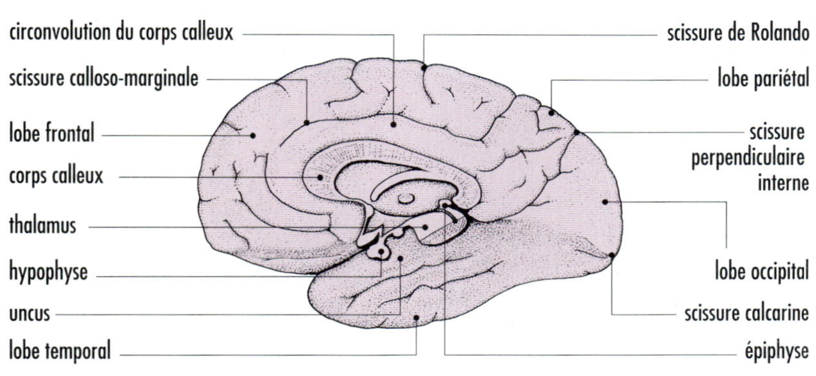

Fig. 5.24 • Cortex cérébral : face interne.

On peut observer, sur la face inférieure du cerveau, différentes formations situées entre les pédoncules cérébraux qui, eux, pénètrent dans la masse cérébrale :

- les tubercules mamillaires ;
- la tige pituitaire, au bout de laquelle est appendue l'hypophyse (sectionnée sur le dessin) ;
- la paroi inférieure du 3e ventricule ;
- le chiasma optique, qui transporte les influx optiques au cerveau.

▲ *Morphologie interne*

On décrit trois entités majeures, tant structurellement que fonctionnellement :

- les cavités ventriculaires, ou ventricules ;
- la substance grise, regroupée en noyaux gris centraux ;
- la substance blanche, qui comprend la masse des pédoncules cérébraux pénétrant dans le cerveau et des faisceaux de neurones d'association à l'intérieur d'un hémisphère ou passant d'un hémisphère à l'autre *[v. chap. 20, p. 248]*.

LES VENTRICULES DU CERVEAU sont des cavités épendymaires *(fig. 5.25 et photo 5.2)*. Il s'agit de cavités creusées dans le parenchyme cérébral, qui contiennent du liquide céphalo-rachidien.

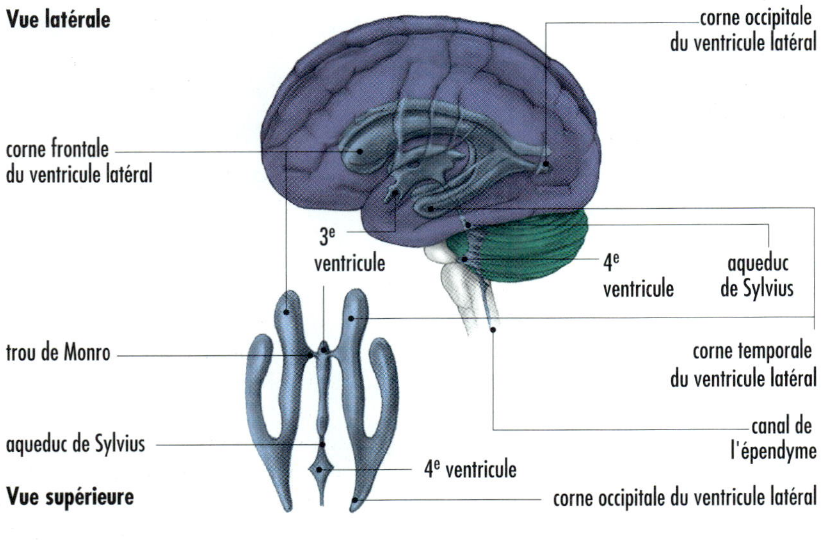

Fig. 5.25 • Ventricules du cerveau.

Il existe un ventricule dans chaque hémisphère cérébral, ce sont les ventricules latéraux.
Il en existe un au centre même du cerveau, il s'agit du 3e ventricule.
Le 3e ventricule est une cavité, qui fait suite à l'aqueduc de Sylvius. Décrivons les parois du 3e ventricule :

- sa paroi inférieure répond à la région hypothalamique, avec en avant une dépression qui mène au chiasma optique et plus en arrière une seconde dépression qui mène à l'hypophyse (par l'intermédiaire de la tige pituitaire) ;
- sa paroi antérieure est essentiellement occupée par la commissure blanche antérieure, qui est un des principaux faisceaux de substance blanche reliant les deux hémisphères ;
- sa paroi supérieure est une mince lame épithéliale, la membrana tectoria ;
- ses parois latérales répondent aux deux thalamus.

Le 3e ventricule communique avec les ventricules latéraux par des orifices : les trous de Monro.
Les ventricules latéraux ont une forme de croissant. Dans leur partie haute, ils se rapprochent l'un de l'autre (ils sont séparés par un voile : le septum lucidum), ils se prolongent en avant par la corne frontale, et en arrière par un diverticule, la corne occipitale.

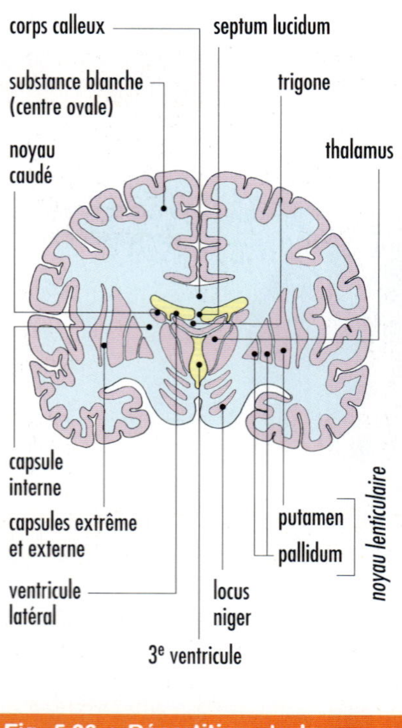

Fig. 5.26 • Répartition de la substance grise et de la substance blanche dans le cerveau (coupe frontale).

Ils s'éloignent l'un de l'autre dans leur partie basse et s'enfoncent dans le lobe temporal pour se terminer par la corne temporale.

LA SUBSTANCE GRISE de l'encéphale comprend le cortex en périphérie et les noyaux gris centraux, qui sont des formations profondes *(fig. 5.26, fig. 5.27 et photo 5.3)*. Les noyaux gris centraux sont de chaque côté :

- le thalamus ;
- le noyau caudé ;
- le noyau lenticulaire.

Les noyaux caudé et lenticulaire forment le corps strié.
Le cortex a été étudié précédemment ; précisons toutefois qu'il forme une couche épaisse de 2 à 4 mm, qu'il est replié en de nombreuses circonvolutions, caractéristique morphologique qui augmente sa surface totale *[v. chap. 20, p. 246]*.
Les noyaux gris centraux sont situés en profondeur, on distingue :

- le thalamus, noyau ovoïde à grand axe antéro-postérieur. Il rapproche son pôle antérieur du pôle antérieur du thalamus opposé, et est situé sur la face latérale du 3e ventricule ;
- le noyau caudé, en forme de fer à cheval ouvert en avant. Il s'enroule autour du thalamus et comprend trois parties : la tête située au-dessus et en avant du thalamus, le corps qui longe le bord supéro-externe du

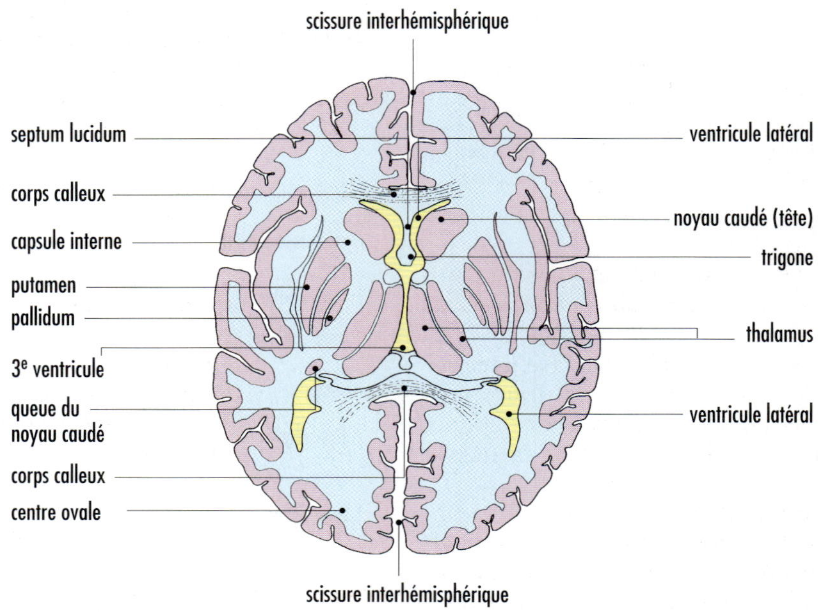

Fig. 5.27 • Substance grise et fibres interhémisphériques : coupe transversale d'avant en arrière.

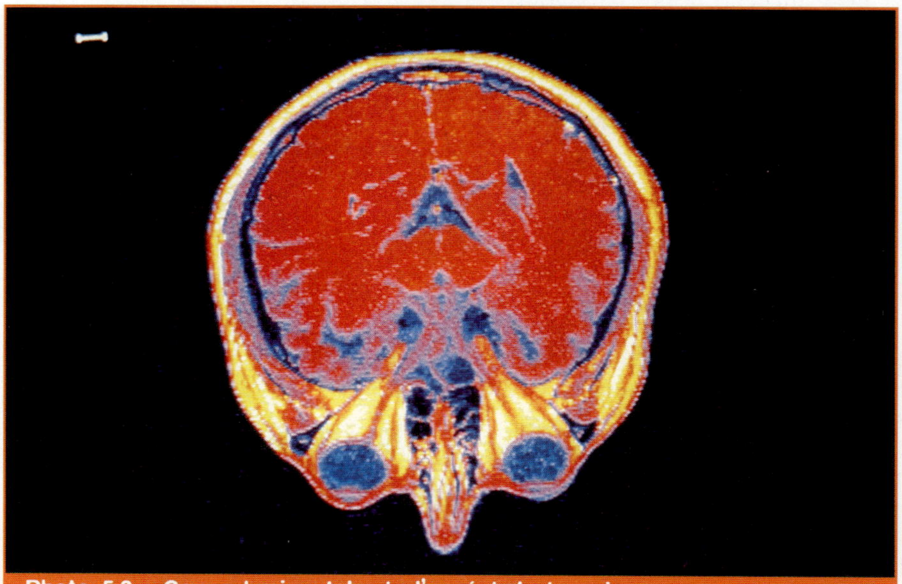

Photo 5.3 • Coupe horizontale de l'encéphale humain (plan neuro-oculaire en IRM).

thalamus et la queue qui contourne la partie postérieure du thalamus. Il se termine dans le pôle temporal du même côté ;
- le noyau lenticulaire, de forme pyramidale à base externe, se place entre la partie inférieure du thalamus et la queue du noyau caudé. Il est séparé du thalamus par une formation de substance blanche appelée la capsule interne *[v. chap. 20, p. 248]*.

LA SUBSTANCE BLANCHE est constituée de multiples fibres nerveuses qui cheminent entre les formations grises et les ventricules. On observe deux contingents :
- un contingent intrahémisphérique,
- un contingent interhémisphérique.

Les **fibres intrahémisphériques** sont réparties soit en une masse située directement sous le cortex, c'est le centre ovale, soit selon une organisation en capsules, les capsules externe et interne qui cheminent entre les principaux noyaux gris centraux.
Les **fibres interhémisphériques** constituent autour du 3e ventricule le « support » central du cerveau *(fig. 5.27)*.
Elles sont regroupées sous trois formes :
- le corps calleux, qui est une lame épaisse située en avant de la commissure blanche antérieure. Il présente deux renflements : le genou dans sa partie antérieure et le bourrelet dans sa partie postérieure ;
- le trigone, qui est une masse moins volumineuse, situé dans sa partie moyenne dans la concavité du corps calleux dont il est séparé par une lame très fine, le septum lucidum. En avant et en arrière, il bifurque en deux piliers antérieur et postérieur ;
- la commissure blanche antérieure relie les deux pôles temporaux et passe transversalement dans la paroi antérieure du 3e ventricule.

L'encéphale et les méninges

L'encéphale est entouré par des membranes protectrices, les méninges. Elles sont au nombre de trois. On trouve de la périphérie vers l'intérieur :
- la dure-mère ;
- l'arachnoïde ;
- la pie-mère.

Les méninges se prolongent dans le même ordre autour de la moelle épinière.

LA DURE-MÈRE est une membrane fibreuse qui tapisse la paroi du crâne. Par endroit, elle se dédouble pour loger les grosses veines du crâne.

DÉFINITION

La dure-mère possède deux expansions importantes :
- *la tente du cervelet, tendue selon un plan horizontal, sépare le cervelet de la partie postérieure des hémisphères cérébraux ;*
- *la faux du cerveau, tendue selon un plan sagittal, sépare les deux hémisphères cérébraux.*

Le bord inférieur de la faux du cerveau suit la périphérie du corps calleux.
On notera l'existence de deux autres expansions dure-mériennes : d'une part, la tente de l'hypophyse, d'autre part, deux loges situées de chaque côté de la selle turcique occupées par des lacs veineux (les sinus caverneux).

L'ARACHNOÏDE tapisse la face profonde de la dure-mère ; au-dessous d'elle, on trouve l'espace sous-arachnoïdien rempli de liquide céphalo-rachidien ; cet espace sépare l'arachnoïde de la pie-mère.
LA PIE-MÈRE tapisse la surface de l'encéphale, elle s'enfonce à l'intérieur des sillons. Elle tapisse également la face supérieure du 3e ventricule.

ESSENTIEL

La caractéristique de cette membrane est de porter à certains endroits les plexus choroïdes. Les plexus choroïdes sont des pelotons vasculaires qui font relief à l'intérieur des ventricules, ils sont le lieu de formation du liquide céphalo-rachidien. Il existe des plexus choroïdes dans les 3e et 4e ventricules et dans les ventricules latéraux.
Les compartiments occupés par le liquide céphalo-rachidien sont les espaces arachnoïdiens et toutes les cavités ventriculaires.

Vascularisation de l'encéphale

▲ *Vascularisation artérielle*

DÉFINITION

Les artères à l'origine de la vascularisation artérielle de l'encéphale sont les deux artères carotides internes et les deux artères vertébrales.

La carotide interne pénètre dans le crâne par la pointe du rocher. Elle se divise ensuite en trois branches principales qui sont :
- l'artère sylvienne, ou artère cérébrale moyenne ;
- l'artère cérébrale antérieure, qui s'unit à l'artère cérébrale antérieure opposée par l'artère communicante antérieure ;
- l'artère cérébrale postérieure, qui s'unit à son homologue de l'autre côté par l'artère communicante postérieure.

Par ailleurs, la carotide interne donne l'artère ophtalmique et l'artère choroïdienne antérieure.

L'ARTÈRE VERTÉBRALE pénètre dans la boite crânienne par le trou occipital. Elle rejoint l'artère vertébrale du côté opposé au niveau du sillon bulbo-protubérantiel pour former le tronc basilaire *(fig. 5.28)*. Celui-ci se divise en deux branches terminales, les artères cérébrales postérieures.
Des branches artérielles provenant du tronc basilaire et des artères vertébrales vascularisent le tronc cérébral mais aussi le cervelet par les artères cérébelleuses inférieures, moyennes et supérieures.

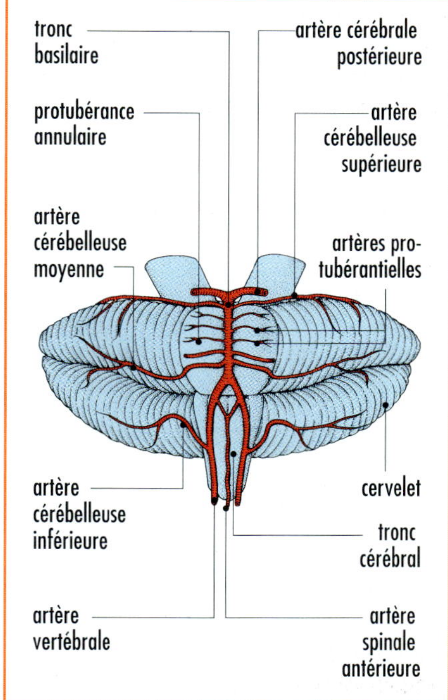

Fig. 5.28 • Tronc basilaire.

LE POLYGONE DE WILLIS est un cercle artériel situé sur la face inférieure du cerveau *(fig. 5.29)*. Il résulte de l'anastomose, c'est-à-dire de la communication entre les branches terminales des deux systèmes carotidien et vertébral.
Il est constitué des deux artères cérébrales postérieures, des deux artères

communicantes postérieures, des deux artères cérébrales antérieures et de l'artère communicante antérieure.

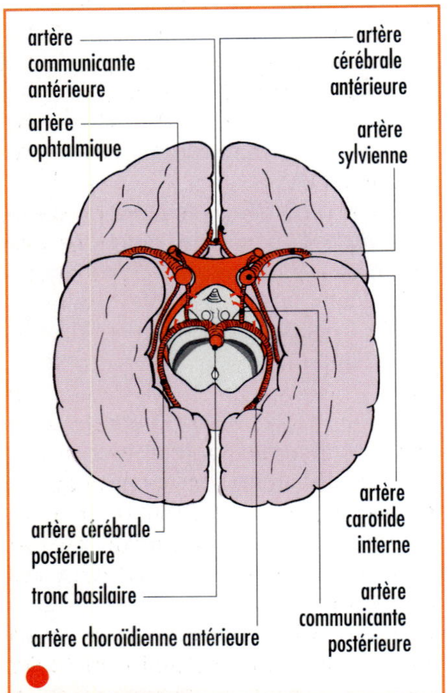

Fig. 5.29 • Polygone de Willis.

LES TERRITOIRES VASCULAIRES CÉRÉBRAUX : l'artère cérébrale antérieure vascularise la partie interne des lobes frontal et pariétal.
L'artère cérébrale moyenne vascularise la majeure partie de la face externe du cerveau.
L'artère cérébrale postérieure vascularise la partie interne des lobes occipital et temporal.
Du système basilaire partent des anastomoses qui vascularisent la partie basale du cerveau et une partie des noyaux gris centraux *(fig. 5.30 et 5.31)*.

> **CLINIQUE** *La répartition de la vascularisation artérielle est intéressante à connaître, notamment au cours des pathologies artérielles. Une artère vascularise un territoire cérébral qui possède une fonction.*
> *Une atteinte fonctionnelle peut donc laisser présumer du territoire atteint.*

▲ *Vascularisation veineuse*

> **DÉFINITION** *La caractéristique essentielle de la vascularisation veineuse est de faire aboutir les veines de l'encéphale dans des lacs veineux inclus dans des dédoublements de la* •••/•••

> •••/•••
> *dure-mère. Ces lacs sont appelés sinus veineux. On distingue ainsi :*
> - *les deux sinus latéraux droit et gauche ;*
> - *le sinus longitudinal supérieur ;*
> - *le sinus longitudinal inférieur ;*
> - *les sinus caverneux.*

Les sinus caverneux sont situés de part et d'autre de la selle turcique. Les sinus longitudinal supérieur, longitudinal inférieur et le sinus droit longent les trois bords de la faux du cerveau.
Au total, les sinus latéraux drainent la quasi-totalité du sang veineux cérébral qui gagne ensuite les veines jugulaires internes.

En vert : territoire de l'artère cérébrale antérieure.
En jaune : territoire de l'artère cérébrale moyenne.
En orange : territoire de l'artère cérébrale postérieure.

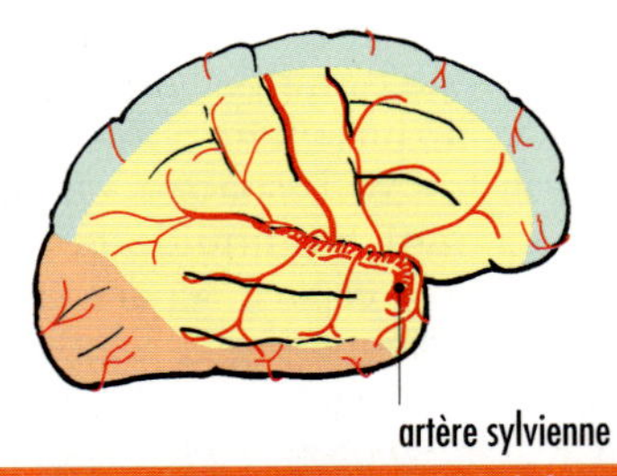

Fig. 5.30 • Territoires vasculaires du cerveau (face externe).

En vert : territoire de l'artère cérébrale antérieure.
En jaune : territoire de l'artère cérébrale moyenne.
En orange : territoire de l'artère cérébrale postérieure.

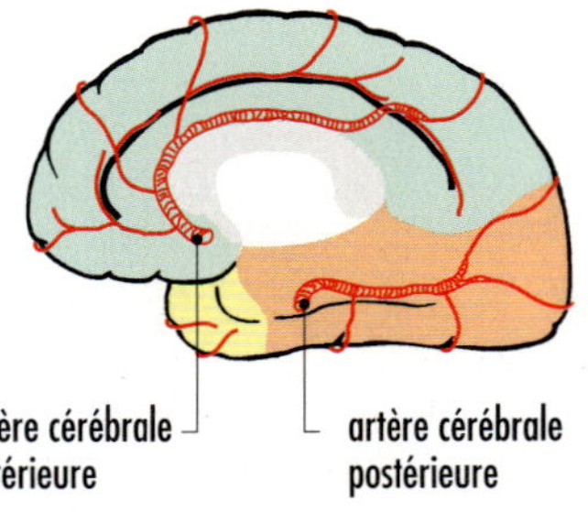

Fig. 5.31 • Territoires vasculaires du cerveau (face interne).

LES GRANDES VOIES DE CONDUCTION

LES VOIES DE LA MOTRICITÉ

La motricité, qu'elle soit volontaire ou involontaire, s'accompagne d'un certain nombre de mouvements automatiques et (ou) réflexes *(v. fig. 20.1, p. 241)*. Tous ces mouvements doivent être contrôlés et coordonnés par l'appareil de la coordination.
De plus chaque mouvement se produit sur un fond de motricité permanente qui est le tonus de posture. Celui-ci est une motricité réflexe statique et dynamique, qui exige une adaptation ininterrompue. C'est ce qui nous permet de maintenir le corps tonique, sinon celui-ci ne serait qu'une poupée de chiffon.

> **DÉFINITION** *Le mouvement volontaire emprunte la voie dite pyramidale.*
> *Les mouvements involontaires et le tonus de posture empruntent les voies extra-pyramidales.*

La coordination est réglée par le cervelet. Les mouvements réflexes font participer les noyaux moteurs réflexes placés sur les voies sensitivo-sensorielles et les voies motrices réflexes *[v. chap. 20, p. 241]*.

▲ *Les voies motrices volontaires ou voies pyramidales*

Les fibres pyramidales partent de l'aire n° 4 de la circonvolution frontale ascendante.
Leur terminaison étant variable, elles suivent deux trajets. On distingue :
- les voies cortico-médullaires ;
- les voies cortico-nucléaires.

LES VOIES CORTICO-MÉDULLAIRES partent du cortex et aboutissent dans la moelle. Elles intéressent la motricité des membres et du tronc.
Leur trajet est le suivant : de la circonvolution frontale ascendante, les axones descendent dans le centre ovale et forment le faisceau pyramidal qui traverse la capsule interne puis le pédoncule cérébral. Le faisceau se dissocie ensuite pour traverser la protubérance et se reforme dans le bulbe. Au niveau du bulbe, le faisceau pyramidal se subdivise en deux faisceaux :
- le volumineux faisceau pyramidal croisé, qui croise la ligne médiane et descend dans le cordon latéral de la moelle ;
- le faisceau pyramidal direct, qui est un faisceau moins important. Il reste du même côté et descend dans le cordon antérieur de la moelle. Parvenues dans la moelle, les fibres du faisceau pyramidal direct croisent la ligne médiane.

Tous les axones des premiers neurones font relais avec le deuxième neurone dans la corne antérieure de la moelle. L'axone du deuxième neurone emprunte la racine antérieure puis le nerf rachidien et aboutit au muscle strié, qui exécute l'ordre donné *(v. fig. 20.5, p. 244)*.
La voie pyramidale cortico-médullaire présente deux caractéristiques : l'influx nerveux circule sur deux neurones, la voie est totalement croisée.

LES VOIES CORTICO-NUCLÉAIRES partent du cortex et aboutissent dans les noyaux des nerfs crâniens. Elles intéressent la motricité de la tête et du cou.
Leur trajet est le suivant : de la frontale ascendante, les axones descendent dans la capsule interne et se séparent en deux portions :
- une portion qui descend dans le pédoncule cérébral, traverse la ligne médiane et se termine dans les noyaux des nerfs crâniens V, VII, IX, X, et XI où ils font relais avec le deuxième neurone. Le deuxième neurone s'engage dans les nerfs crâniens pour ensuite se terminer dans les muscles striés correspondants ;
- une portion qui constitue la voie oculo-céphalogyre car ses axones se terminent dans les noyaux des nerfs crâniens III, IV, VI et XI. Cette portion régit les mouvements des yeux et de la tête.

▲ *Les voies motrices involontaires ou voies extrapyramidales*

Les réactions motrices extrapyramidales nécessitent des informations qui sont apportées par des voies afférentes à des centres qui les gèrent, et répondent par l'intermédiaire de voies efférentes. Ces circuits sont par conséquent complexes, nous n'en donnerons, dans un but de simplification, qu'une description sommaire.
La motricité involontaire nécessitant aussi la participation d'un organe coordinateur, la majorité des voies extra-pyramidales passent par le cervelet. Le cortex joue le rôle de « contrôleur général ».
Les informations proviennent de l'appareil vestibulaire (situé dans l'oreille interne), des muscles et des articulations et des aires corticales extrapyramidales.
Des commandes motrices partent vers les noyaux gris centraux, les noyaux du tronc cérébral, le noyau rouge, le thalamus avant de descendre dans la moelle épinière *(v. fig. 20.7, p. 247)*.
Les influx extrapyramidaux exercent sur les centres moteurs de la moelle une action soit facilitatrice, soit inhibitrice, ce qui permet un contrôle extrêmement fin des mouvements et des réactions involontaires.
Au total, l'implication de multiples circuits dans la motricité involontaire est nécessaire à sa régulation. La régulation de la motricité involontaire intervient dans le tonus de posture, l'équilibration statique, et dans tous les mouvements associés qui rendent harmonieux tout geste volontaire.

LES VOIES DE LA SENSIBILITÉ

[v. chap. 20, p. 242]
La sensibilité extéroceptive est superficielle.
La sensibilité proprioceptive est profonde.

▲ *Les voies de la sensibilité extéroceptive*

Le premier neurone a ses dendrites au niveau de récepteurs cutanés. Le corps cellulaire du premier neurone est situé dans le ganglion rachidien de la racine postérieure. L'axone s'engage dans la racine rachidienne postérieure, puis dans la corne postérieure de la moelle où il fait relais avec un deuxième neurone qui traverse la ligne médiane et monte dans la substance blanche par :
- le cordon antéro-latéral pour la sensibilité thermo-algésique ;
- le faisceau spino-thalamique ventral pour la sensibilité tactile.

Dans les deux cas, le deuxième neurone termine son trajet dans le thalamus et se fait relayer par un troisième neurone qui traverse le cortex cérébral au niveau de la circonvolution pariétale ascendante *(v. fig. 20.3, p. 242)*.

▲ *Les voies de la sensibilité proprioceptive*

Nous abordons ici la sensibilité proprioceptive consciente, car la voie de la sensibilité proprioceptive inconsciente se mêle au circuit extrapyramidal.
Les informations sont tout d'abord véhiculées par les dendrites du premier neurone qui partent des os, des muscles et des articulations.
Le corps cellulaire du premier neurone se trouve dans le ganglion rachidien de la racine postérieure. L'axone gagne le cordon postérieur et monte par le faisceau de Goll et Burdach, qui rejoint le bulbe. Le second neurone relaie le premier à l'intérieur de noyaux situés dans le bulbe. L'axone du second neurone traverse la ligne médiane pour se terminer dans le thalamus où un troisième neurone le relaie, se terminant dans la circonvolution pariétale ascendante du cortex.
Il faut noter qu'en ce qui concerne la sensibilité de la tête et de la face, le premier neurone a son corps cellulaire non pas dans un ganglion rachidien mais dans un noyau annexé à un nerf crânien, et son axone se termine dans le noyau sensitif de ce nerf ; là, il est relayé par un second neurone jusqu'au thalamus où un troisième neurone va terminer sa course dans la circonvolution pariétale ascendante *(v. fig. 20.4, p. 243)*.

SYNTHÈSE

Les parties anatomiques étudiées dans ce chapitre permettent, seules ou avec d'autres, d'assurer les fonctions présentées sur la figure 5.32 ci-dessous.

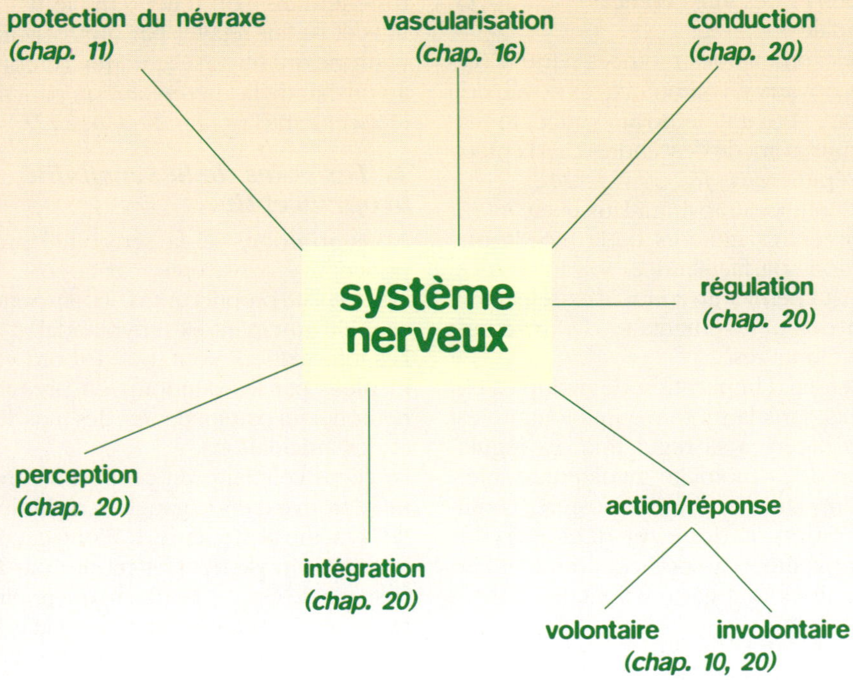

Fig. 5.32 • Fonctions principales assurées par les structures du système nerveux.

ACTIVITÉ D'INTÉGRATION

Reprenez chaque fonction de la figure 5.32 et placez en regard, de manière la plus précise possible, les structures concernées.

Chapitre 6

Le membre supérieur

Le membre supérieur comprend différentes régions. Nous observons sur la figure 6.1 :

- **la région de l'épaule qui comprend :**
  - **la région sous-claviculaire ;**
  - **la région deltoïdienne et scapulaire ;**
  - **la région axillaire ;**
- **la région du bras qui comprend :**
  - **la région brachiale antérieure ;**
  - **la région brachiale postérieure ;**
- **la région de l'avant-bras, qui comprend :**
  - **la région antébrachiale antérieure (ou face antérieure de l'avant-bras) ;**
  - **la région antébrachiale postérieure (ou face dorsale de l'avant-bras) ;**
- **la région du coude, comprenant :**
  - **la région cubitale antérieure centrée par le pli du coude ;**
  - **la région cubitale postérieure ;**
- **la région de la main, liée par le poignet avec l'avant-bras, avec la paume de la main en avant et le dos de la main en arrière. Entre le dos et la paume de la main, on observe une petite région appelée la tabatière anatomique (dont nous verrons l'importance plus loin).**

Cette découpe générale du membre supérieur est donnée à titre de repère anatomique superficiel. Le plan choisi dans ce chapitre procède d'un abord osseux, musculaire, vasculaire et enfin nerveux ; il ne reprend pas exactement les régions énoncées ci-dessus, toutefois, il est aisé de confronter le texte et le plan global.

LE SQUELETTE DU MEMBRE SUPÉRIEUR

Le squelette du membre supérieur est représenté sur la figure 6.2. Nous en étudions ci-après les différentes régions.

La région de l'épaule

Les os de la région de l'épaule sont les suivants :
- l'omoplate ;
- la clavicule ;
- l'extrémité supérieure de l'humérus.

> DÉFINITION
> *L'ensemble formé par l'omoplate et la clavicule est appelé ceinture scapulaire.*

L'OMOPLATE est un os plat, de forme triangulaire *[v. chap. 11, p. 138]*.

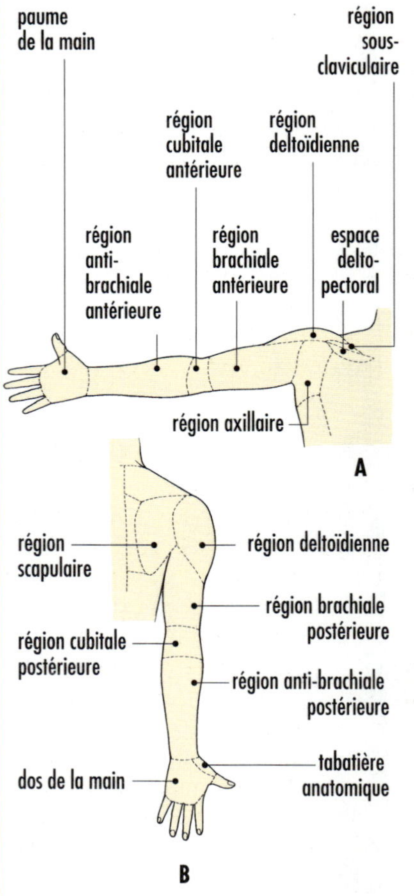

Fig. 6.1 - Les diverses régions du membre supérieur : (A) vue antérieure, (B) vue postérieure.

On observe :
- un bord interne (ou spinal) ;
- un bord externe (ou axillaire) taillé en biseau ;
- un angle supérieur ;
- un angle inférieur ou pointe de l'omoplate ;
- un angle externe, au niveau duquel se place la cavité articulaire appelée cavité glénoïde, qui fait la liaison entre l'omoplate et l'humérus ;
- une face antérieure plate, appelée fosse sous-scapulaire ;
- une face postérieure, qui est traversée obliquement par une arête osseuse : l'épine de l'omoplate.

L'épine de l'omoplate divise la face postérieure de l'omoplate en deux parties *(fig. 6.3)* :
- une partie supérieure : la fosse sus-épineuse ;
- une partie inférieure : la fosse sous-épineuse (plus grande).

L'épine de l'omoplate possède à son extrémité externe une région osseuse aplatie, qui s'élève en dehors : l'acromion. Près de son extrémité externe, on trouve une surface articulaire arrondie, la cavité glénoïde, qui fait partie de l'articulation entre l'acromion et la clavicule. Au-dessus de la cavité glénoïde on trouve une « avancée osseuse », l'apophyse coracoïde, qui forme avec l'acromion une protection pour l'articulation scapulo-humérale située au-dessous.

LA CLAVICULE est un os long en forme de S étiré comptant deux extrémités *[v. chap. 11, p. 138]* :
- une extrémité interne ou sternale ;
- une extrémité externe ou acromiale.

LES DEUX ARTICULATIONS DE LA CEINTURE SCAPULAIRE *[v. chap. 12, p. 144]* :
- l'articulation sterno-costo-claviculaire fait participer la tête de l'extrémité interne de la clavicule et la cavité placée dans une échancrure concave du sternum *(fig. 6.4)*.

Signalons la présence du ligament costo-claviculaire, tendu entre la clavicule et la première côte ;
- l'articulation acromio-claviculaire concerne l'acromion et l'extrémité externe de la clavicule. Il existe au niveau de cette articulation un ligament très solide : le ligament acromio-claviculaire.

Signalons la présence du ligament coraco-claviculaire tendu entre la clavicule et l'apophyse coracoïde.

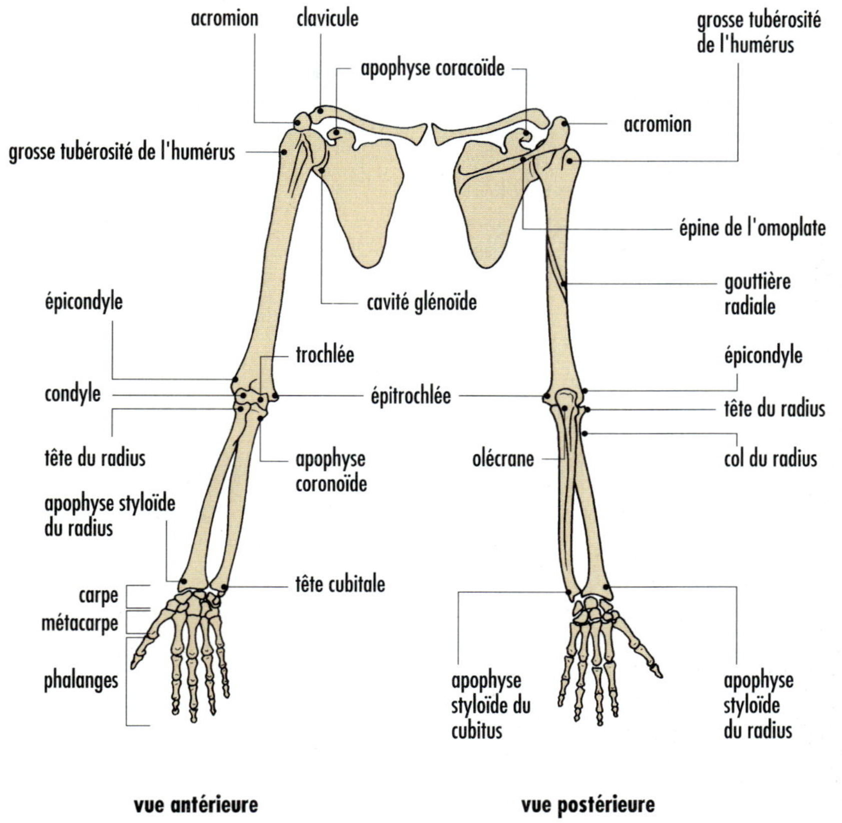

Fig. 6.2 • Squelette du membre supérieur.
Ce schéma général du membre supérieur permet de visualiser l'emplacement des différents os les uns par rapport aux autres.

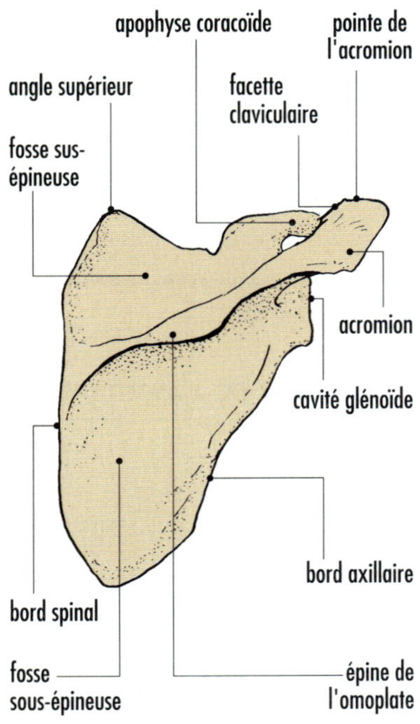

Fig. 6.3 • Omoplate : face postérieure.

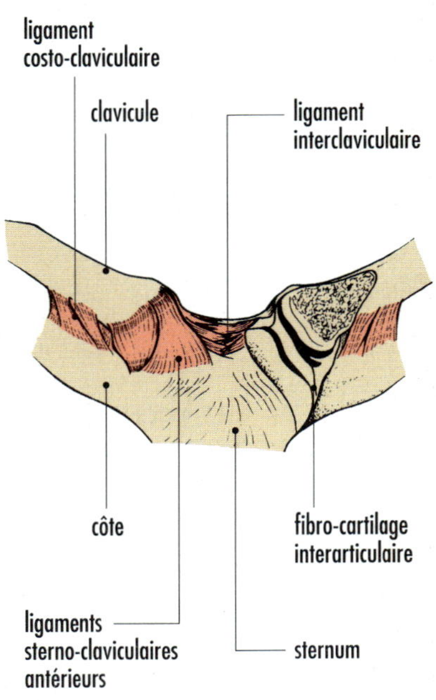

Fig. 6.4 • Articulation sterno-costo-claviculaire.

La région du bras

L'os du bras est l'humérus. C'est un os long qui s'articule en haut avec l'omoplate et en bas avec le cubitus et le radius (os de l'avant-bras).
L'extrémité supérieure de l'humérus s'appelle la tête de l'humérus, elle est séparée du reste de l'os par une partie un peu rétrécie, appelée le col anatomique.
Au-dessous de la tête, on trouve le col chirurgical, qui fait la liaison entre la tête humérale et le corps de l'os *(fig. 6.5 et 6.6)*.
Sur la face antérieure de l'extrémité supérieure se trouvent deux saillies importantes :
- la grosse tubérosité de l'humérus, ou trochiter ;
- la petite tubérosité, ou trochin, située en dedans.

Ces deux tubérosités sont le point d'attache de certains muscles.

L'extrémité inférieure de l'humérus entre dans la constitution de l'articulation du coude. On trouve deux saillies latérales :
- l'épitrochlée en dehors ;
- l'épicondyle en dedans.

Ces deux saillies sont le point d'attache de nombreux muscles. Deux autres saillies arrondies, le condyle et la trochlée, s'articulent, comme nous le verrons, avec les os de l'avant-bras.

À la partie supérieure de l'os, l'humérus présente une torsion. En effet, la tête humérale est déplacée d'environ 20° par rapport au corps. Ce phénomène se comprend aisément puisque la tête de l'humérus s'articule avec l'omoplate dans un plan frontal, tandis que le corps huméral descend vers l'articulation du coude dans un plan vertical (cela apparaît clairement sur la *figure 6.7)*.

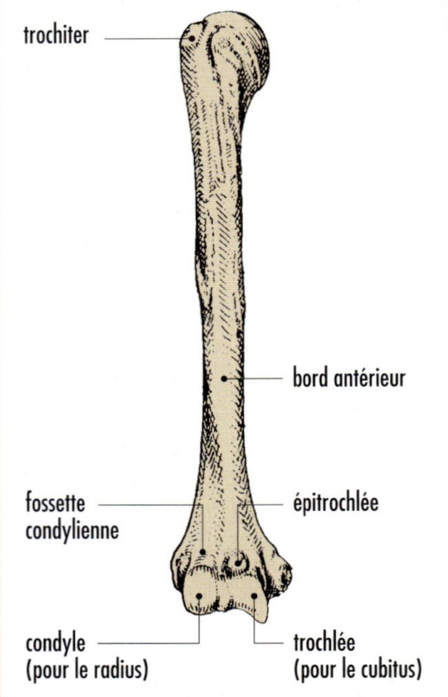

Fig. 6.5 • Humérus : face antérieure.

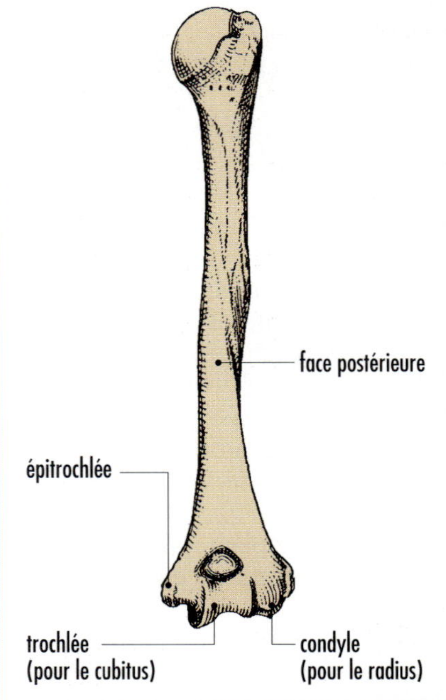

Fig. 6.6 • Humérus : face postérieure.

L'articulation scapulo-humérale

> DÉFINITION
> *L'articulation scapulo-humérale est l'articulation qui relie le bras et l'omoplate* [v. chap. 12, p. 144].

L'articulation scapulo-humérale est constituée de la tête de l'humérus et de la cavité glénoïde de l'omoplate. Elle est essentiellement maintenue par les muscles qui l'entourent ; elle ne possède pas de ligaments forts.

> CLINIQUE
> ***La luxation de l'épaule***
> *L'articulation scapulo-humérale est plus fréquemment sujette aux luxations que les autres articulations du corps.*
> *En principe, l'épaule est convexe, ce qui est visible et perceptible. Cette convexité reflète la position de la tête de l'humérus, ce qui signifie qu'en cas de luxation la courbure de la convexité disparaît car la tête humérale sort de la cavité glénoïde ; à la palpation, on perçoit un creux au-dessous de l'acromion au lieu d'une courbe* (fig. 6.7).

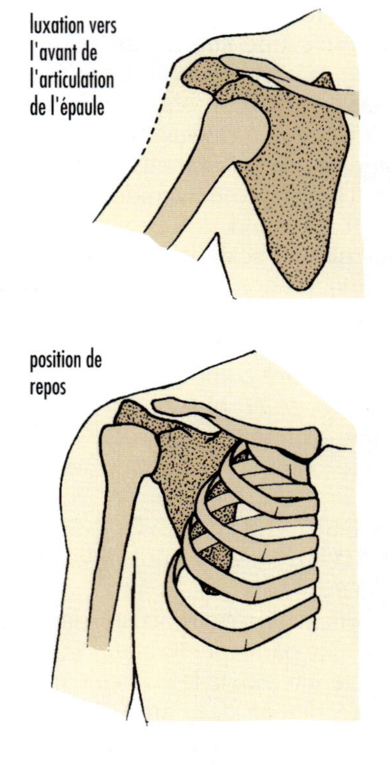

Fig. 6.7 • Luxation vers l'avant et position de repos.

La région de l'avant-bras

Les os de l'avant-bras sont le radius en dehors et le cubitus (plus long), en dedans.

LE RADIUS est un os long qui possède à l'extrémité supérieure une tête (la tête du radius) en forme de cupule, et à l'extrémité inférieure, une petite avancée osseuse, l'apophyse styloïde du radius *(fig. 6.8)*.

LE CUBITUS est un os long dont l'extrémité supérieure présente une apophyse en forme de crochet, appelée l'olécrâne, et deux cavités : la grande cavité sigmoïde et la petite cavité sigmoïde, qui accueillent respectivement la trochlée de l'humérus et la tête du radius *(fig. 6.8)*.
À l'extrémité inférieure se trouve une saillie, l'apophyse styloïde du cubitus.

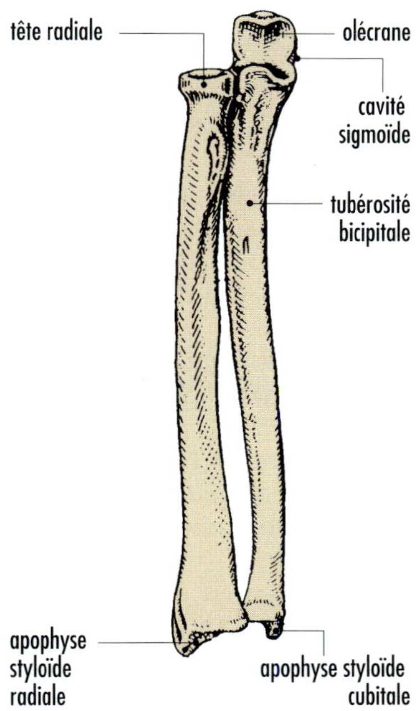

Fig. 6.8 - Radius et cubitus : vue antérieure.

L'articulation du coude

L'articulation du coude comprend trois articulations *(fig. 6.9)* :

- l'articulation huméro-radiale ;
- l'articulation huméro-cubitale ;
- l'articulation radio-cubitale supérieure.

L'**articulation huméro-radiale** est formée du condyle de l'extrémité inférieure de l'humérus, et de la cupule de l'extrémité supérieure du radius.

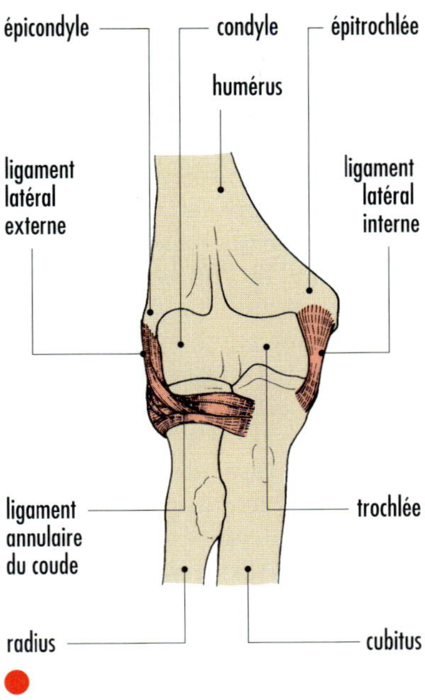

Fig. 6.9 - Articulation du coude : vue antérieure.

L'**articulation huméro-cubitale** est formée par la trochlée de l'humérus et la grande cavité sigmoïde du cubitus.

> CLINIQUE
> *Ce sont les articulations huméro-radiale et huméro-cubitale qui permettent les mouvements de flexion et d'extension de l'avant-bras sur le bras.*

L'**articulation radio-cubitale** supérieure est formée de la tête du radius et de la petite cavité sigmoïde du cubitus. Cette articulation est importante car elle permet les mouvements du radius autour du cubitus.

> CLINIQUE
> *L'articulation radio-cubitale supérieure, en association avec l'articulation radio-cubitale inférieure, permet les mouvements de pronation (croisement du radius et du cubitus) et de supination (mise en parallèle du radius et du cubitus)* (fig. 6.10 et 6.11).

L'articulation du coude est maintenue stable par la présence des ligaments solides suivants :

- le ligament annulaire du coude *(fig. 6.9)* ;
- les ligaments latéraux.

Entre le radius et le cubitus se trouve un grand ligament très solide, le ligament interosseux de l'avant-bras. Son rôle est d'éviter d'une part, un déplacement des deux os l'un par rapport à l'autre, et d'autre part, d'amortir tous les effets de pression ou de traction que peuvent subir les deux os.

Le poignet

Le massif osseux qui constitue le squelette du poignet est également appelé carpe. Il est constitué de huit os organisés en deux rangées de quatre. Retenons leur nom et leur disposition :

- scaphoïde ;
- semi-lunaire ;
- pyramidal ;
- pisiforme ;
- trapèze ;
- trapézoïde ;
- grand os ;
- os crochu.

On distingue au carpe une face dorsale *(fig. 6.12)* et une face palmaire. Re-

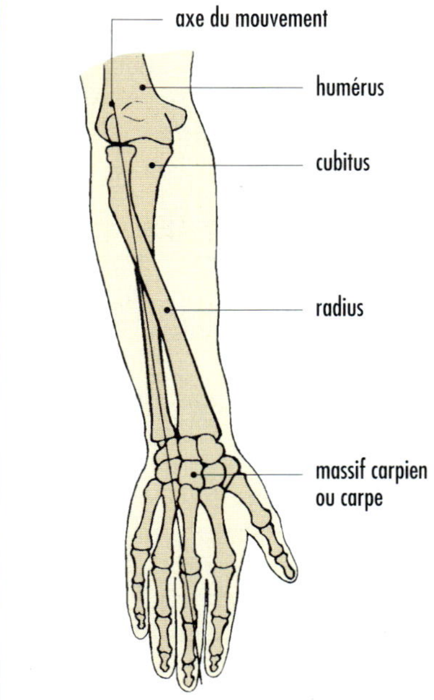

Fig. 6.10 • Mouvement de pronation.

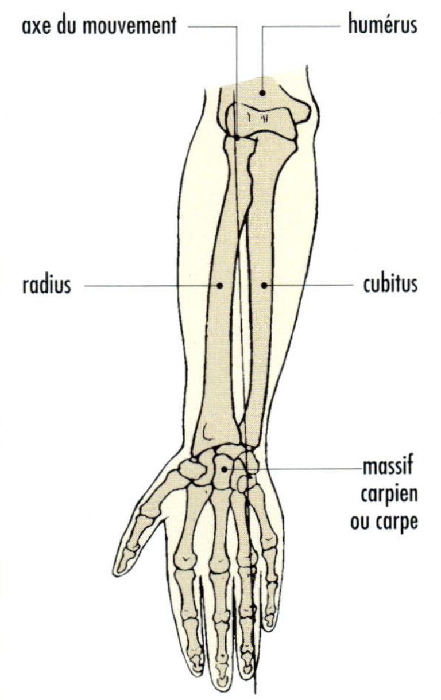

Fig. 6.11 • Mouvement de supination.

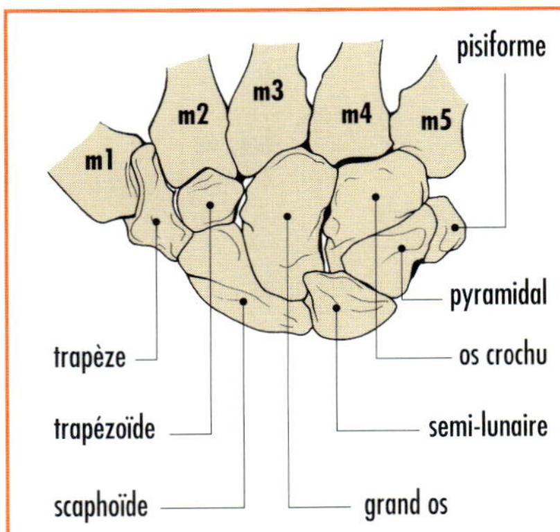

Fig. 6.12 • Os du carpe de la main droite : vue dorsale.

tenons que la face palmaire forme une concavité en travers de laquelle un ligament est tendu (le ligament antérieur du carpe). L'ensemble forme un couloir appelé le canal carpien.

Le métacarpe et les doigts

Le métacarpe et les doigts constituent la main *(fig. 6.13)*.
Le métacarpe comprend cinq os : les cinq métacarpiens. Chaque métacarpien possède un corps et deux extrémités. Une des extrémités participe à l'articulation métacarpo-phalangienne (c'est-à-dire l'articulation qui unit un métacarpien et un doigt) ; l'autre extrémité participe à l'articulation qui unit les os du carpe et les os du métacarpe. Les os des doigts sont appelés les phalanges. Le pouce possède deux phalanges, les autres doigts en possèdent trois.

DÉFINITION
Les doigts sont numérotés de 1 à 5 à partir du pouce (1) jusqu'à l'auriculaire (5). Les phalanges sont numérotées de la base vers l'extrémité : P1, P2 et P3.

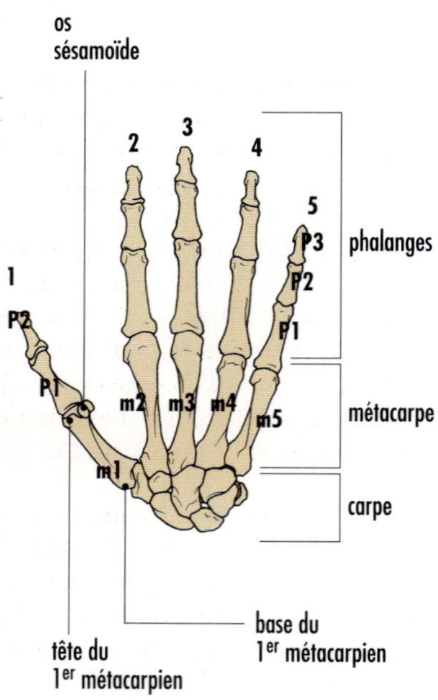

Fig. 6.13 • Os de la main et des doigts : vue dorsale :
- on observe cinq métacarpiens : m1, m2, m3, m4, m5 ;
- chaque doigt possède trois phalanges : P1, P2, P3, sauf le pouce qui n'en possède que deux : P1, P2 ;
- les doigts sont numérotés de 1 à 5.

LES MUSCLES DU MEMBRE SUPÉRIEUR

Deux points essentiels sont ici importants à retenir :
- le nom des muscles qui sont présents dans le membre supérieur ;
- la fonction de chaque mouvement.

Nous allons aborder les muscles du membre supérieur selon les régions auxquelles ils appartiennent.

Les muscles de l'épaule

LA DISTRIBUTION DES MUSCLES se fait en un groupe postérieur *(fig. 6.15)* et un groupe antérieur *(fig. 6.14 et tableau 6.1)*.
Les muscles du groupe antérieur font plus vastement partie du groupe musculaire appartenant à la ceinture scapulaire ; ils participent, cependant, à certains mouvements du membre supérieur que nous évoquerons plus loin.

DÉTAILS SUR LES MUSCLES DE L'ÉPAULE
Le **muscle sus-épineux** est situé dans la fosse sus-épineuse de l'omoplate et s'insère sur l'humérus au niveau de la grosse tubérosité. Il participe au maintien de la tête humérale dans la cavité glénoïde de l'omoplate. Il est abducteur du bras.

Le **muscle sous-épineux** est situé dans la fosse sous-épineuse de l'omoplate ; il s'insère sur la grosse tubérosité de l'humérus. Il est rotateur externe du bras.

Le **muscle deltoïde** prend naissance au tiers externe de la clavicule, sur l'acromion, sur le bord inférieur de l'épine de l'omoplate et se termine sur une portion de la partie supérieure de l'humérus. Il est l'abducteur essentiel de l'articulation scapulo-humérale ; il participe également à l'adduction, à l'antépulsion et à la rétropulsion du bras *[v. chap. 12, p. 146]*.

Le **muscle sous-scapulaire** est situé dans la fosse sous-scapulaire et s'insère sur la petite tubérosité de l'humérus. Il est rotateur interne.

Le **muscle grand rond** naît au bord externe de l'omoplate et rejoint la région de l'humérus située sous le trochiter. Il intervient dans la rétropulsion et participe à l'adduction.

Le **muscle petit rond** se place au-dessus du grand rond. Il participe à la rotation externe.

Le **muscle coraco-brachial** naît de l'apophyse coracoïde et s'insère sur la face interne de l'humérus. Il participe au maintien de la tête humérale dans la cavité glénoïde ; il participe également à l'antépulsion du bras.

Le **muscle petit pectoral** a pour fonction d'abaisser l'omoplate.

Le **muscle grand pectoral** est un muscle puissant. Il participe à la constitution de la paroi thoracique antérieure mais aussi de la paroi de l'aisselle. Il participe également au mouvement d'antépulsion lorsque le bras est en abduction, ainsi qu'à l'adduction et à la rotation interne du bras *[v. chap. 12, p. 146]*.

Les muscles du bras

Ils sont divisés en deux groupes :
- un groupe antérieur, situé dans la loge antérieure *(fig. 6.14)* ;
- un groupe postérieur, situé dans la loge postérieure (fig. 6.15).

Ces deux groupes sont séparés l'un de l'autre par des cloisons intermusculaires.

LES MUSCLES DE LA LOGE ANTÉRIEURE
Le **brachial antérieur** naît sur la moitié inférieure de la face antérieure de l'humérus et se termine sur son point d'insertion situé sur l'apophyse coronoïde du cubitus. Il est le fléchisseur principal de l'avant-bras sur le bras.

Le **biceps brachial** est constitué, à son origine, de deux fuseaux : un long fuseau (le long biceps) et un court fuseau (le court biceps) qui naissent tous deux de l'omoplate. Ils s'unissent ensuite en un muscle unique, qui s'insère en un fort tendon sur la tubérosité bicipitale du radius, et par une lame tendineuse plus fine dans une aponévrose musculaire adjacente. Il est fléchisseur et supinateur de l'articulation du coude, abducteur et rotateur interne du bras. Il participe également au mouvement d'antépulsion de l'articulation de l'épaule *(fig. 6.14)*.

LES MUSCLES DE LA LOGE POSTÉRIEURE
Le **triceps brachial** est un muscle volumineux formé de trois portions :

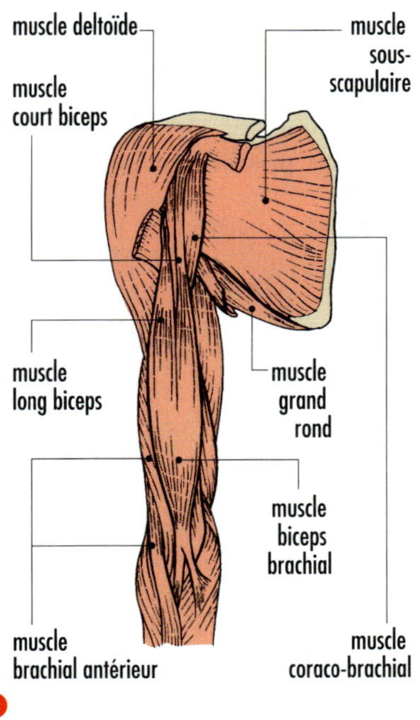

Fig. 6.14 - Muscles de l'épaule et du bras : vue antérieure.

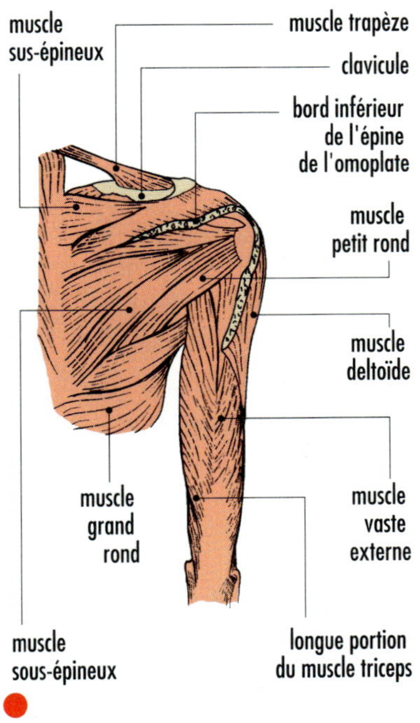

Fig. 6.15 - Muscles de l'épaule et du bras : vue postérieure.

- la longue portion qui part de l'omoplate ;
- une portion interne, appelée muscle vaste interne, qui naît de la face postérieure de l'humérus ;
- une portion externe, le muscle vaste externe, qui naît de la face postérieure de l'humérus ; il cache sur presque toute la totalité de son trajet le muscle vaste interne.

Les trois portions fusionnent en une vaste lame tendineuse qui va s'insérer par un tendon puissant sur l'olécrane.

Tableau 6.1 – Muscles de l'épaule

Muscles du groupe postérieur	Muscles du groupe antérieur
Sus-épineux	Coraco-brachial
Sous-épineux	Petit pectoral
Deltoïde	Grand pectoral
Sous-scapulaire	
Grand rond	
Petit rond	

Le triceps brachial est extenseur de l'articulation du coude. La longue portion participe à la rétropulsion et à l'adduction du bras *(fig. 6.15)*.

Les muscles de l'avant-bras

Ils peuvent être répartis selon trois groupes musculaires :

- les muscles de la loge antérieure ;
- les muscles de la loge postérieure ;
- les muscles de la loge externe.

Comme nous le verrons, leur disposition correspond à leur fonction. En ce qui concerne les muscles des loges antérieure et postérieure, on distingue les muscles du plan profond et ceux du plan superficiel.

LES MUSCLES DE LA LOGE ANTÉRIEURE sont représentés sur la figure 6.16 et sont indiqués au tableau 6.2.

LES MUSCLES DE LA LOGE EXTERNE sont les suivants :

- premier radial ;
- deuxième radial ;
- long supinateur.

LES MUSCLES DE LA LOGE POSTÉRIEURE sont représentés sur la figure 6.17 et sont indiqués au tableau 6.3.

DÉTAILS SUR LES MUSCLES DE L'AVANT-BRAS

Le **rond pronateur** naît de l'épitrochlée humérale et s'insère sur la face externe du radius. Il est pronateur de l'avant-bras ; il participe à la flexion de l'avant-bras sur le bras.

Le **cubital antérieur** naît de l'épitrochlée humérale et de l'olécrâne. Il s'insère sur le pisiforme puis par extension atteint le 5e métacarpien. Il est fléchisseur de la main sur l'avant-bras.

Le **fléchisseur commun superficiel des doigts** naît de l'épitrochlée humérale et de l'apophyse coronoïde du cubitus ; son tendon terminal passe par le canal carpien et se divise en quatre faisceaux tendineux. Chaque tendon va s'insérer sur la 2e phalange des 2e, 3e, 4e et 5e doigts. Il est fléchisseur de la main et des quatre derniers doigts.

Le **grand palmaire** naît de l'épitrochlée et s'insère sur la base du 2e métacarpien. Il est fléchisseur de la main.

Le **petit palmaire** naît de l'épitrochlée de l'humérus et s'épanouit sur la face palmaire de la main. Il est fléchisseur de la main.

Le **carré pronateur** naît de la face antérieure du cubitus et s'insère sur le quart inférieur de la face antérieure du radius. Il participe à la pronation.

Le **fléchisseur commun profond des doigts** naît de la face antérieure du radius, traverse le canal carpien, puis se divise en quatre tendons, qui s'insèrent sur la base de la 3e phalange des 2e, 3e, 4e et 5e doigts. Il est fléchisseur des doigts, de la main et du poignet.

Le **long fléchisseur du pouce** naît de la face antérieure du radius, il traverse le canal carpien et s'insère sur la base de la 2e phalange du pouce. Il est fléchisseur jusqu'à la 2e phalange du pouce.

Le **long supinateur** naît sur le bord externe de l'humérus et s'insère sur l'apophyse styloïde du radius. Il est fléchisseur de l'avant-bras sur le bras.

Le **premier radial** naît du bord externe de l'humérus et s'insère sur la base du 2e métacarpien. Il est extenseur de la main sur l'avant-bras, c'est-à-dire qu'il porte la main en flexion dorsale.

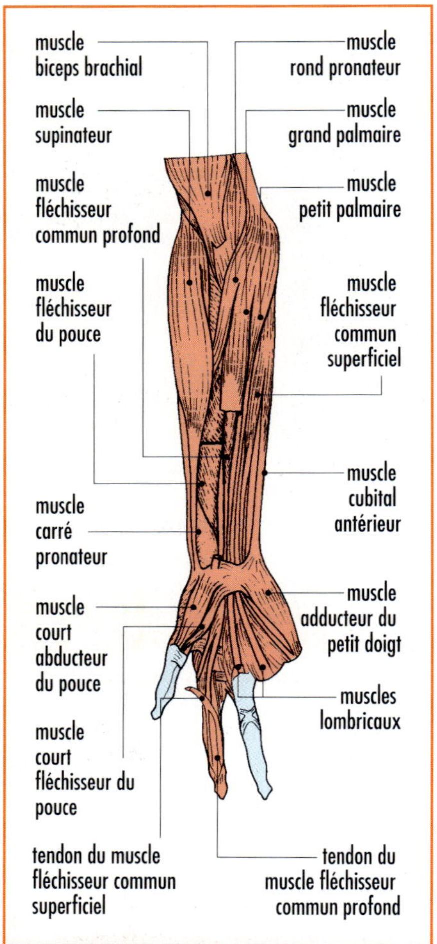

Fig. 6.16 • Muscles de l'avant-bras : loge antérieure.

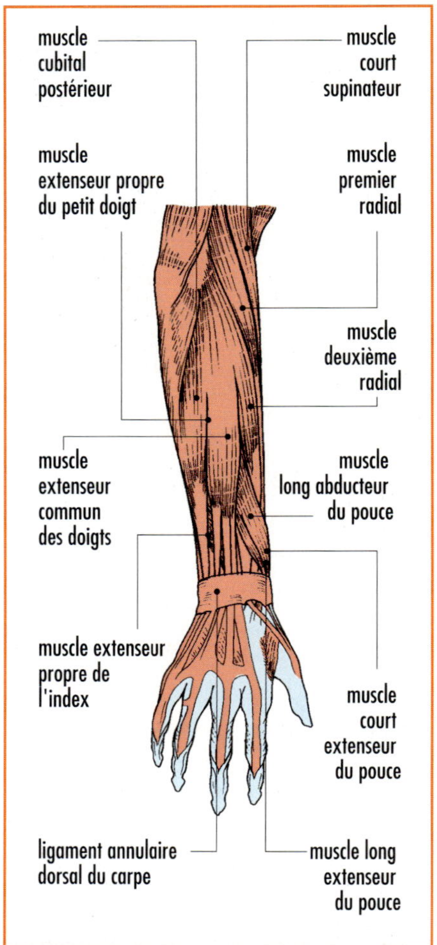

Fig. 6.17 • Muscles postérieurs de l'avant-bras : plan superficiel.

Tableau 6.2 - Muscles de la loge antérieure : plans superficiel et profond *(fig. 6.16)*

Muscles du plan superficiel de la loge antérieure	Muscles du plan profond de la loge antérieure
Rond pronateur	Carré pronateur
Cubital antérieur	Fléchisseur commun profond des doigts
Fléchisseur commun superficiel des doigts	Long fléchisseur du pouce
Grand palmaire	
Petit palmaire	

Tableau 6.3 - Muscles de la loge postérieure : plans superficiel et profond *(fig. 6.17)*

Muscles du plan superficiel de la loge postérieure	Muscles du plan profond de la loge postérieure
Cubital postérieur	Supinateur
Extenseur commun des doigts	Extenseur propre de l'index
Extenseur propre du petit doigt	Long abducteur du pouce
	Court extenseur du pouce Long extenseur du pouce

Le **deuxième radial** naît de l'épicondyle de l'humérus et s'insère sur la base du 3e métacarpien. Il est extenseur de la main.

Le **cubital postérieur** naît sur l'épicondyle de l'humérus et s'insère à la base du 5e métacarpien. Il est adducteur de la main.

L'**extenseur commun des doigts** naît sur l'épicondyle de l'humérus. Il forme avec ses tendons l'aponévrose dorsale des 2e, 3e, 4e et 5e doigts ; il envoie des expansions tendineuses à la base des 1res phalanges (des mêmes doigts) ainsi qu'aux capsules des articulations métacarpo-phalangiennes. Il existe par ailleurs des bandelettes entre les tendons qui relient le 4e doigt au 3e doigt et au 5e doigt. Il est extenseur des quatre derniers doigts et participe également à l'écartement des doigts.

L'**extenseur propre du petit doigt** naît sur l'épicondyle de l'humérus et se rend sur l'aponévrose du 5e doigt. Il est extenseur du 5e doigt.
Signalons que ce muscle est inconstant ; lorsqu'il manque, il est « remplacé » par une extension tendineuse de l'extenseur commun.

Le **court supinateur** naît sur le cubitus, l'épicondyle de l'humérus et le ligament externe du coude. Il s'insère sur le radius qu'il entoure. Il est supinateur de l'avant-bras.

L'**extenseur propre de l'index** naît sur la face postérieure du cubitus et s'étend dans l'aponévrose dorsale de l'index. Il est extenseur de l'index.

Le **long abducteur du pouce** naît de la face postérieure du cubitus et de celle du radius et s'insère sur la base du 1er métacarpien. Il est abducteur du pouce. Il participe également au fléchissement de la main.

Le **court extenseur du pouce** naît du cubitus et de la face postérieure du radius ; il s'insère sur la 1re phalange du pouce. Il est extenseur et abducteur du pouce.

Les muscles de la main

Les muscles de la main se divisent en trois groupes qui sont répartis sur la face palmaire *(fig. 6.18)*, on distingue :

- les muscles du métacarpe, qui forment le groupe moyen ;
- les muscles de l'éminence thénar, qui forment le groupe externe ;
- les muscles de l'éminence hypothénar, qui forment le groupe interne.

LES MUSCLES DU MÉTACARPE comprennent :
- les muscles interosseux palmaires ;
- les muscles interosseux dorsaux ;
- les muscles lombricaux.

LES MUSCLES DE L'ÉMINENCE THÉNAR (éminence de la partie externe de la face palmaire de la main) comprennent *(fig. 6.18 et 6.19)* :
- le muscle court fléchisseur du pouce ;
- le muscle adducteur du pouce ;
- le muscle abducteur du pouce ;
- le muscle opposant du pouce.

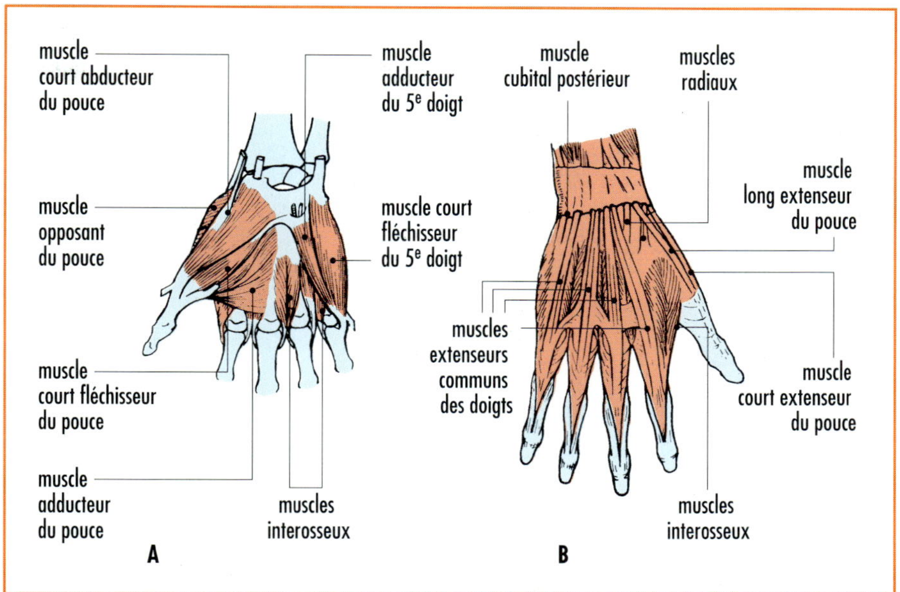

Fig. 6.18 • Muscles de la main : (A) face palmaire et (B) face dorsale.

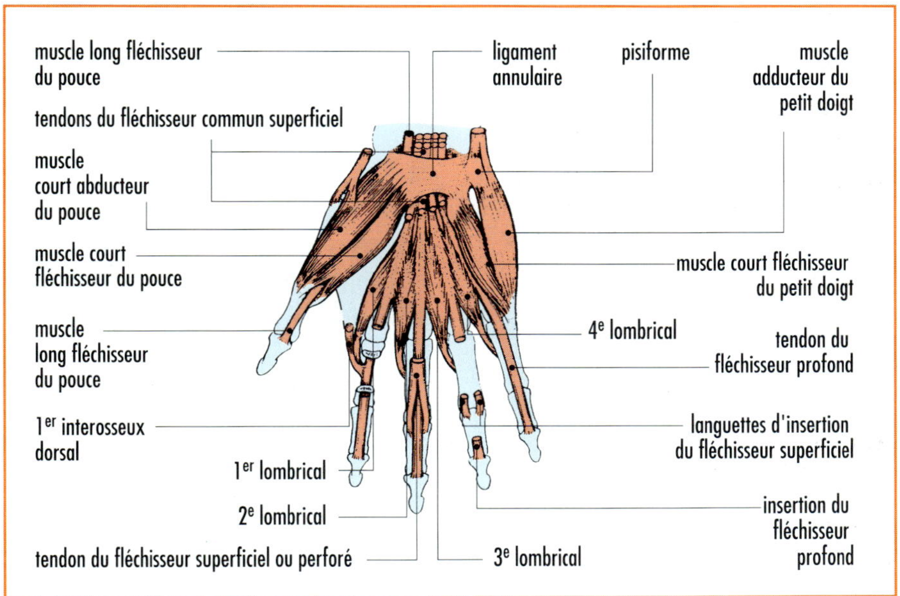

Fig. 6.19 • Muscles de l'éminence thénar : plan superficiel.

LES MUSCLES DE L'ÉMINENCE HYPOTHÉNAR (éminence de la partie interne de la face palmaire de la main) comprennent :
- le muscle palmaire cutané ;
- le muscle court fléchisseur du 5e doigt ;
- le muscle adducteur du 5e doigt ;
- le muscle opposant du 5e doigt.

DÉTAILS SUR LES MUSCLES DE LA MAIN :

Les **interosseux palmaires** naissent des 2e, 4e et 5e métacarpiens et s'insèrent sur la base de la 1re phalange des 2e, 4e et 5e doigts ; une 2e portion les porte sur l'aponévrose superficielle dorsale de ces mêmes doigts. Ils sont fléchisseurs des articulations métacarpo-phalangiennes et extenseurs des articulations interphalangiennes. Ils sont adducteurs des doigts, ce qui signifie qu'ils rapprochent les 2e, 4e et 5e doigts du 3e doigt.

Les **interosseux dorsaux** naissent sur les faces latérales des cinq métacarpiens, rejoignent l'aponévrose superficielle dorsale et s'insèrent sur la 1re phalange des 2e, 3e et 4e doigts. Ils sont fléchisseurs des articulations métacarpo-phalangiennes et extenseurs des articulations interphalangiennes. Ils sont abducteurs par rapport au 3e doigt, ce qui signifie qu'ils provoquent l'écartement des doigts.

Les **lombricaux** naissent des bords externes des tendons du fléchisseur commun profond des doigts et s'insèrent sur les tendons des extenseurs et aux capsules articulaires métacarpo phalangiennes. Ils sont fléchisseurs des articulations métacarpo-phalangiennes et extenseurs des articulations interphalangiennes.

Le **court fléchisseur du pouce** naît de deux faisceaux : un faisceau superficiel et un faisceau profond. Il est essentiellement fléchisseur, mais il est aussi adducteur et abducteur du pouce.

L'**adducteur du pouce** est adducteur mais participe à l'opposition et à la flexion du pouce.

Le **court abducteur du pouce** est le muscle essentiel de l'abduction du pouce.

L'**opposant du pouce** amène le pouce en opposition et participe à l'adduction.

Le **palmaire cutané** est un muscle peaucier (non visible sur la figure).

L'**adducteur du 5e doigt** naît du pisiforme et s'insère sur la base de la 1re phalange du 5e doigt. Il est l'adducteur du 5e doigt.

Le **court fléchisseur du 5** est fléchisseur de l'articulation métacarpo-phalangienne du 5e doigt. Sa présence est inconstante.

L'**opposant du 5** amène le 5e doigt en opposition (il n'est pas visible sur la figure).

LE PLEXUS BRACHIAL

DÉFINITION

Le paquet nerveux qui va donner naissance aux différentes branches nerveuses s'appelle un plexus nerveux. Dans le cas du membre supérieur, il s'agit du plexus brachial.

ESSENTIEL

Le plexus brachial naît de l'union des branches antérieures des quatre derniers nerfs cervicaux et du 1er nerf dorsal.

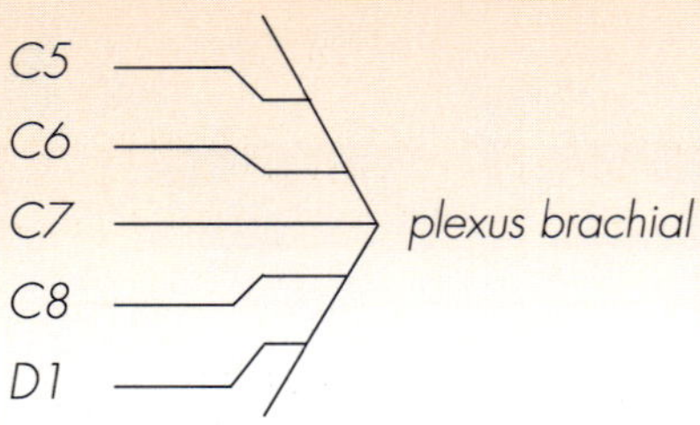

Le plexus brachial se divise en branches qui assurent l'innervation motrice et sensitive des différentes régions du membre supérieur. Il est situé dans la région du cou et la région axillaire. Il distribue ses branches selon l'organisation décrite dans le tableau 6.4.

CLINIQUE

La complexité de la main (os, muscles, nerfs) permet un nombre de mouvements d'une extrême précision. Il n'y a qu'à penser au pianiste, au violoniste, au mécanicien précision... Cette même complexité fait de la chirurgie de la main une spécialité à part entière.

Tableau 6.4 - Constitution et territoires d'innervation du plexus brachial

Nerfs issus du plexus brachial	Territoires innervés
Nerf axillaire ou nerf circonflexe (mixte)	Peau et muscles de l'épaule
Nerf musculo-cutané (mixte)	Muscles et téguments de la région antérieure du bras
Nerf médian (mixte)	Muscles de la loge antérieure de l'avant-bras, de l'éminence thénar Téguments de l'avant-bras, de la partie externe de la paume de la main et des deux dernières phalanges de la face dorsale de l'index et du majeur
Nerf radial (mixte)	Muscles des loges postérieures du bras, de l'avant-bras, de la loge externe de l'avant-bras Téguments des faces postérieures du bras, de l'avant-bras et de la face dorsale de la main, à l'extérieur d'une ligne passant par l'axe du majeur
Nerf cubital ou nerf ulnaire (mixte)	Muscles de la partie interne de l'avant-bras, de l'éminence hypothénar Muscles interosseux Téguments de la partie interne de l'avant-bras et de la partie interne de la paume de la main

VASCULARISATION DU MEMBRE SUPÉRIEUR

Nous étudierons la vascularisation artérielle puis la vascularisation veineuse, en abordant les artères et les veines principales du membre supérieur, région par région.
Il est nécessaire de connaître leur origine, leur trajet, leurs principaux rapports et le ou les territoires qu'elles irriguent.

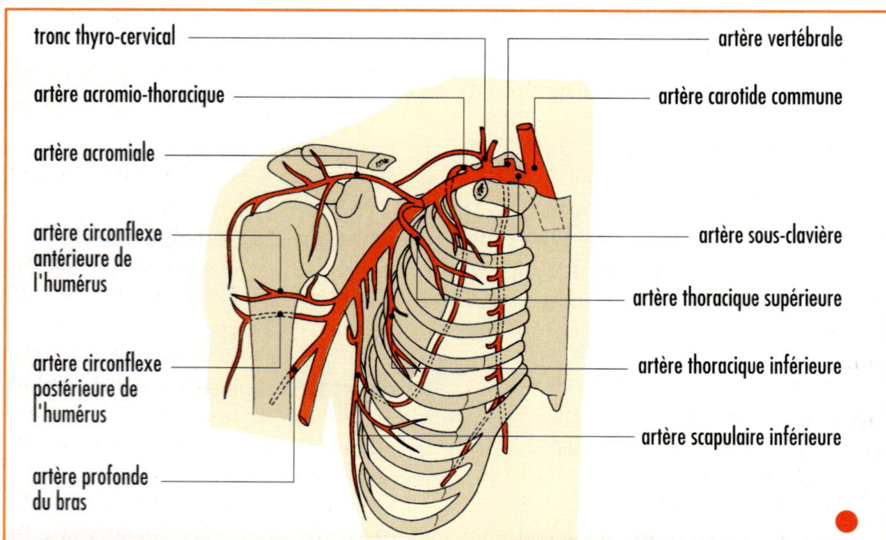

Fig. 6.20 • Artère axillaire et ses branches collatérales : vue antérieure.

LES ARTÈRES DU MEMBRE SUPÉRIEUR

On distingue :
- l'artère axillaire ;
- l'artère humérale (ou artère brachiale) ;
- l'artère radiale ;
- l'artère cubitale (ou artère ulnaire) ;
- les artères de la main.

L'ARTÈRE AXILLAIRE provient de l'artère sous-clavière et naît au bord postérieur de la clavicule *(fig. 6.20)*.
Elle traverse obliquement le creux axillaire et devient artère brachiale derrière le bord inférieur du muscle grand pectoral.

CLINIQUE

Le trajet de l'artère axillaire est utile à connaître : en cas d'hémorragie externe du membre supérieur, l'hémostase provisoire peut être assurée par compression de l'artère axillaire contre la paroi latérale du creux axillaire, comme nous pouvons l'observer sur la figure 6.21.

Ses collatérales sont :
- l'artère thoracique supérieure, qui vascularise les muscles pectoraux et la région sous-claviculaire ;

- l'artère acromio-thoracique, qui donne une branche thoracique destinée aux muscles pectoraux et à la région mammaire, et une branche acromiale destinée au muscle deltoïde et à l'articulation scapulo-humérale ;
- l'artère mammaire externe, ou artère thoracique latérale, qui irrigue les muscles dentelé, pectoraux et intercostaux. Chez la femme, elle assure par ses rameaux la vascularisation du sein ;
- l'artère scapulaire inférieure, qui se divise en artère thoraco-dorsale, destinée aux muscles dentelé et grand dorsal et en artère circonflexe scapulaire, destinée aux muscles de la région sous-scapulaire ;
- l'artère circonflexe humérale antérieure, destinée à l'articulation scapulo-humérale, aux muscles coraco-brachial, biceps brachial et deltoïde ;
- l'artère circonflexe humérale postérieure, qui, le plus souvent, est reliée à l'artère circonflexe humérale antérieure.

> CLINIQUE
> *Le creux axillaire est une région où le plexus nerveux brachial et ses branches entrent en rapport étroit avec l'artère axillaire et ses collatérales. L'ensemble de ce paquet vasculo-nerveux est proche de l'articulation de l'épaule. Cette organisation peut rendre les luxations de l'épaule graves, en particulier en raison de phénomènes de compression par la tête de l'humérus.*

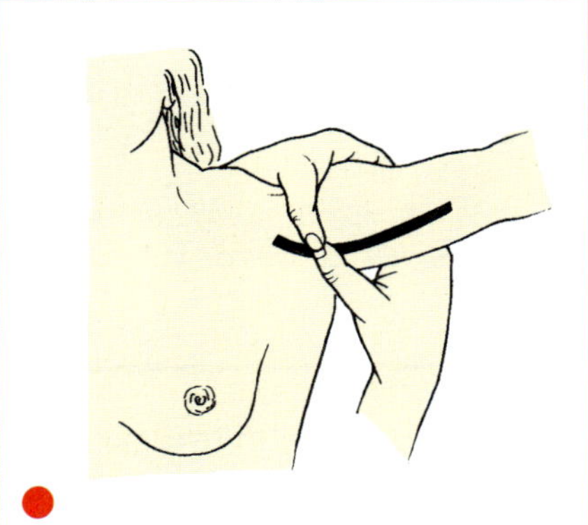

Fig. 6.21 • Point de compression pour l'hémostase de l'artère axillaire.

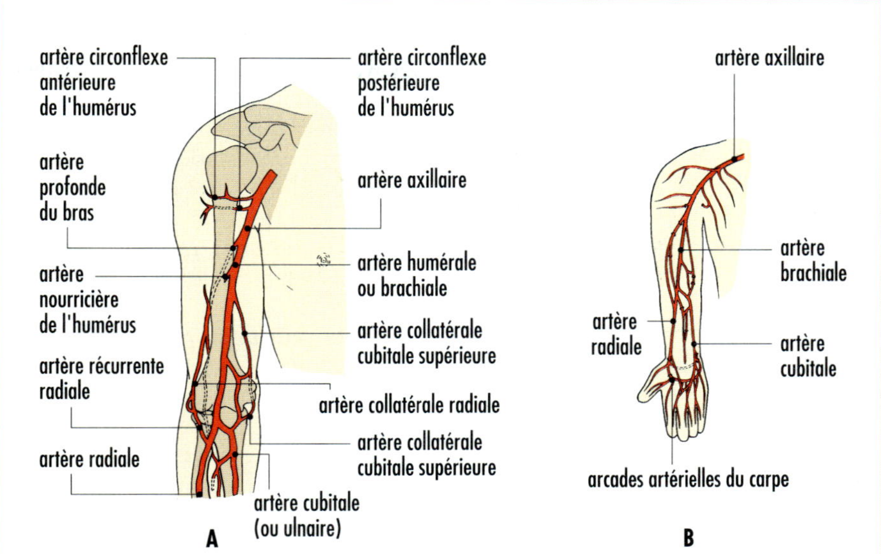

Fig. 6.22 • Artère radiale et ses branches (A) et trajet des artères cubitale et radiale dans l'avant-bras (B).

L'ARTÈRE HUMÉRALE, ou artère brachiale, est l'artère principale du bras *(fig. 6.22)*.

Elle fait suite à l'artère axillaire, et descend de façon rectiligne dans la région antérieure et médiane du bras. Elle se termine un peu au-dessous du pli du coude où elle se divise en artère radiale et artère cubitale (ou artère ulnaire).

> CLINIQUE
> *Ce sont les turbulences que l'on entend au stéthoscope dans l'artère brachiale lors de la prise de pression artérielle* [v. chap. 16, p. 192].

Ses collatérales sont :

- l'artère deltoïdienne, destinée au muscle deltoïde ;
- les rameaux artériels, irriguant les muscles de la loge antérieure du bras ;
- l'artère brachiale profonde (ou artère humérale profonde), destinée aux muscles de la loge postérieure du bras.

L'ARTÈRE RADIALE est une des branches terminales de l'artère brachiale. Elle naît à environ 3 cm au-dessous du pli du coude.

Elle descend dans la région antérieure de l'avant-bras, latéralement. Elle se termine dans la paume de la main, formant, avec un rameau artériel de l'artère cubitale, l'arcade palmaire profonde (destinée à l'irrigation de la paume de la main).

Les principaux rapports musculaires de l'artère radiale. Retenons :

- la région de la gouttière du pouls, qui est délimitée par les muscles long supinateur et grand palmaire. En effet, les tendons de ces muscles limitent la région de la gouttière du pouls, dans la partie inférieure de la loge antérieure de l'avant-bras. *C'est à ce niveau que l'on palpe habituellement le pouls radial (fig. 6.23)* ;
- la région de la tabatière anatomique, qui se situe schématiquement entre la face dorsale et la face palmaire de la main. Cette région est de forme triangulaire, limitée par les tendons des muscles long extenseur du pouce, court extenseur du pouce et long abducteur du pouce. Le plancher est formé de deux os carpiens, le scaphoïde et le trapèze. Dans la tabatière anatomique passe l'artère radiale.

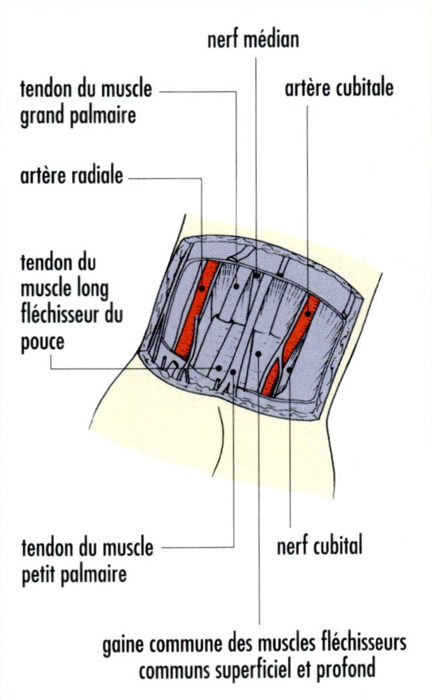

Fig. 6.23 • Poignet : face palmaire.

Cette région est appelée tabatière car lorsque l'on porte le pouce en extension et en abduction, on observe un creux de forme elliptique. Ce creux est limité par les deux tendons du long extenseur et du court extendeur du pouce.
Autrefois, les hommes utilisaient cette « tabatière naturelle » pour priser le tabac.

Ses collatérales sont :
- les rameaux artériels destinés à irriguer les muscles de la loge antérieure de l'avant-bras ;
- les rameaux carpiens palmaire et dorsal, qui vascularisent le carpe ;
- l'artère principale du pouce.

L'ARTÈRE CUBITALE, OU ARTÈRE ULNAIRE, est avec l'artère radiale l'une des deux artères principales de l'avant-bras.

Origine : elle est une des artères terminales de l'artère brachiale. Elle naît à environ 3 cm au-dessous du pli du coude.

Trajet : elle descend très latéralement dans la région antérieure de l'avant-bras. Elle se termine dans la paume de la main par une anastomose avec le rameau palmaire superficiel de l'artère radiale pour former l'arcade palmaire superficielle. C'est une artère qui chemine en profondeur sauf dans son tiers distal où elle redevient plus superficielle *(fig. 6.23)*.

Ses collatérales sont :
- les rameaux artériels destinés à irriguer la partie interne de la loge antérieure de l'avant-bras ;
- l'artère interosseuse commune, qui donne une branche destinée aux muscles de la loge postérieure de l'avant-bras ;
- les rameaux carpiens dorsal et palmaire, qui vascularisent le carpe. Ils s'anastomosent avec les rameaux artériels palmaire et dorsal de l'artère radiale ;
- le rameau palmaire profond, qui se lie avec l'artère radiale pour former l'arcade palmaire profonde destinée à la vascularisation de la main.

LA VASCULARISATION ARTÉRIELLE DE LA MAIN est assurée par trois circuits artériels appelés arcades :
- l'arcade palmaire superficielle ;
- l'arcade palmaire profonde ;
- l'arcade dorsale du carpe.

L'**arcade palmaire superficielle** est située dans un plan superficiel. Elle résulte de l'anastomose entre l'artère cubitale et le rameau palmaire superficiel de l'artère radiale (ou artère radio-palmaire). Elle envoie des artères collatérales aux doigts, les artères digitales communes, qui vont elles-mêmes se subdiviser en deux rameaux longeant les bords latéraux de chaque doigt.

L'**arcade palmaire profonde** résulte de l'anastomose entre l'artère radiale et le rameau palmaire profond de l'artère cubitale (ou artère cubito-palmaire). Elle envoie des collatérales destinées aux muscles du métacarpe et aux doigts.

L'**arcade dorsale du carpe** est formée par l'anastomose des rameaux carpiens dorsaux provenant d'une part, de l'artère cubitale et d'autre part, de l'artère radiale. Ses branches collatérales vascularisent les phalanges proximales des doigts.

LES ARTÈRES DES DOIGTS proviennent des arcades palmaires superficielle et profonde, et de l'arcade dorsale. Chaque doigt est vascularisé par :
- deux artères digitales palmaires propres, qui s'anastomosent à la pulpe du doigt. Elles vascularisent les phalanges distales (P3), intermédiaires (P2) et la face palmaire des premières phalanges ;
- deux artères digitales dorsales, qui vascularisent la face dorsale des premières phalanges.

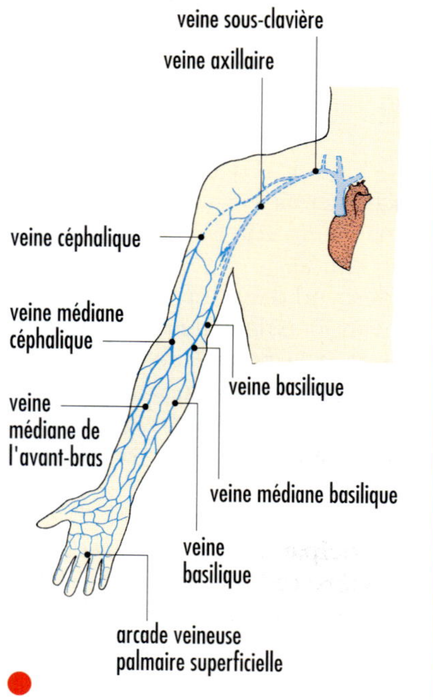

Fig. 6.24 • Veines superficielles du membre supérieur.

Les veines du membre supérieur

On distingue deux réseaux veineux : un réseau superficiel *(fig. 6.24)* et un réseau profond.

Nous nous intéresserons davantage au réseau veineux superficiel car il est utilisé plus fréquemment que le réseau profond lors de gestes médicaux tels que les prélèvements sanguins, les injections intraveineuses, les perfusions de produits médicamenteux, les transfusions sanguines.

▲ *Le réseau veineux superficiel*

LES VEINES SUPERFICIELLES DE LA MAIN : chaque doigt est drainé par deux veines digitales dorsales et deux veines digitales palmaires.

Les veines des doigts se rejoignent et s'anastomosent pour former les veines superficielles métacarpiennes dorsales dont trois sont habituellement bien développées (elles saillent sous le plan cutané du dos de la main). Les plus volumineuses sont les veines dorsales de la racine du 4e doigt, qui se réunissent pour rejoindre l'avant-bras avec la veine cubitale superficielle. La veine dorsale du 5e doigt est à l'origine de la veine basilique de l'avant-bras. La veine dorsale du pouce est à l'origine de la veine céphalique de l'avant-bras.

Notons que les veines du réseau dorsal superficiel sont reliées les unes aux autres par de nombreuses anastomoses, ce qui rend le réseau veineux du dos de la main très riche.

LES VEINES SUPERFICIELLES DE L'AVANT-BRAS, DU PLI DU COUDE ET DU BRAS : nous étudierons la région antérieure préférentiellement car c'est elle qui sera le plus souvent sollicitée, en raison de son réseau veineux plus dense *(fig. 6.25)*.

On distingue trois veines principales :
- la veine céphalique ;
- la veine basilique ;
- la veine radiale superficielle, ou veine médiane antébrachiale.

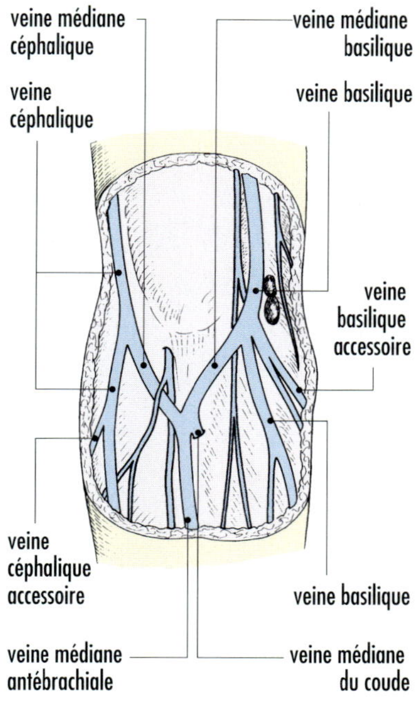

Fig. 6.25 • Veines superficielles dans la fosse cubitale ou pli du coude.

La **veine céphalique** naît à la face dorsale du pouce. Après avoir suivi l'axe de la tabatière anatomique, elle contourne le bord latéral de l'avant-bras au niveau du tiers inférieur, se place le long du bord externe de la face antérieure de l'avant-bras, passe dans le pli du coude, toujours au bord externe, puis dans le bras où elle parcourt la face latérale du biceps brachial. Elle se termine dans la veine axillaire après avoir décrit une courbe au niveau de l'épaule.

La **veine basilique** naît à la face dorsale du 5e doigt. Elle se place sur la face dorsale du poignet, puis passe sur la face antérieure de l'avant-bras au niveau de son tiers inférieur. Au pli du coude, la veine basilique est placée latéralement sur le côté interne. Dans le bras, elle suit la face interne du biceps et se termine dans la veine axillaire.

La **veine médiane de l'avant-bras** naît à la face antérieure du poignet (elle draine tout le réseau veineux palmaire). Elle se place dans la partie médiane de l'avant-bras et se termine au niveau du pli du coude par une division en une veine médiane céphalique et une veine médiane basilique.

CLINIQUE

Au niveau du pli du coude, la veine basilique est placée du côté interne, elle est bien formée et bien visible ; en revanche, la veine céphalique placée au bord externe du pli du coude est moins volumineuse que la veine basilique, elle est donc moins visible mais parfaitement perceptible à la palpation.
Les injections intraveineuses se feront préférentiellement dans la veine céphalique, car elle n'a pas de rapport étroit avec les nerfs, contrairement à la veine basilique.

DÉFINITION

Il existe de nombreuses variations de la disposition des veines superficielles de l'avant-bras et du pli du coude, retenons :

•••/•••

•••/•••

- *le type classique en M ;*
- *le type en Y, où la veine céphalique est prédominante et se divise en deux veines médianes céphalique et basilique ;*
- *le type en N, où la veine médiane céphalique est peu développée et où la veine médiane basilique constitue l'oblique du N.*

Il en existe encore d'autres types.

▲ *Le réseau veineux profond*

LES VEINES PROFONDES DE LA MAIN forment deux arcades veineuses profondes.

LES VEINES PROFONDES DE L'AVANT-BRAS sont les veines cubitales et radiales.

LES VEINES PROFONDES DU BRAS, sont les veines brachiales. On trouve les veines brachiales latérales et médiales. Elles naissent au niveau du pli du coude à la réunion des veines cubitales et radiales. Elles suivent l'artère brachiale et se terminent en s'unissant pour former la veine axillaire.

LA VEINE AXILLAIRE est une grosse veine profonde qui rassemble toute la circulation veineuse du membre supérieur. Son diamètre est de l'ordre de 1 cm. Elle naît de la réunion des deux veines profondes brachiales, au bord inférieur du muscle grand pectoral. Elle longe l'artère axillaire et se termine en veine sous-clavière.

SYNTHÈSE

Les parties anatomiques étudiées dans ce chapitre permettent, seules ou avec d'autres, d'assurer les fonctions présentées sur la figure 6.26 ci-dessous.

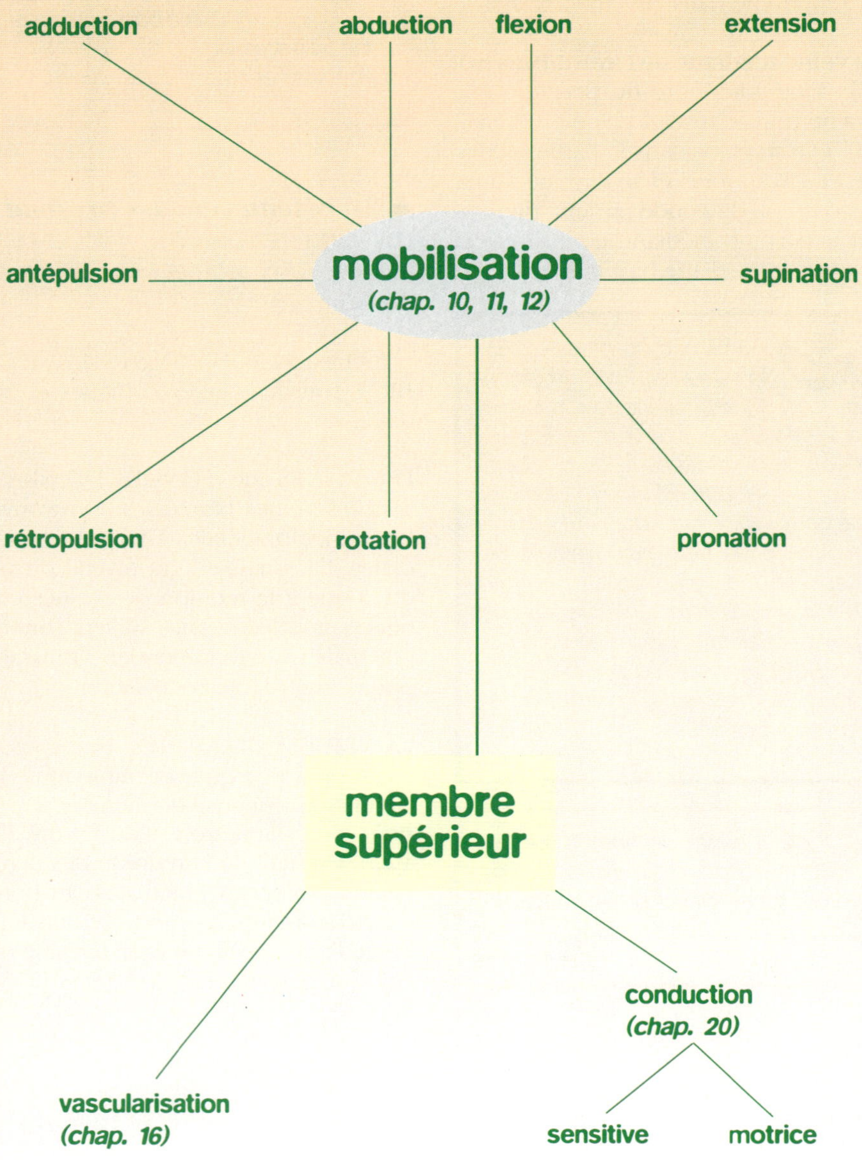

Fig. 6.26 • Fonctions principales assurées par les structures du membre supérieur.

ACTIVITÉS D'INTÉGRATION

1. Reprenez chaque fonction de la figure 6.26 et placez en regard, de manière la plus précise possible, les structures concernées.
2. Choisissez un ou deux muscles présentés dans ce chapitre, et dessinez leurs insertions, les articulations concernées ainsi que les mouvements qu'ils permettent.

Chapitre 7

Le membre inférieur

Nous aborderons l'étude du membre inférieur suivant quatre étapes successives :
- **le squelette du membre inférieur ;**
- **les muscles du membre inférieur ;**
- **l'innervation du membre inférieur ;**
- **les réseaux artériel et veineux du membre inférieur.**

LE SQUELETTE DU MEMBRE INFÉRIEUR

Il comprend *(fig. 7.1)* :
- le squelette du bassin;
- le squelette de la cuisse;
- le squelette de la jambe;
- le squelette du pied.

Les articulations permettent la cohérence des os entre eux; nous étudierons également ici :
- l'articulation de la hanche;
- l'articulation du genou;
- l'articulation de la cheville.

LE SQUELETTE DU BASSIN

Le membre inférieur se rattache au tronc au niveau de la hanche, par l'articulation coxo-fémorale. L'étude de cette articulation nous amène à examiner d'abord le squelette du bassin, puis le squelette de la cuisse.

DÉFINITION

Le bassin osseux est constitué :
- *en arrière, du sacrum et du coccyx ;*
- *en avant et latéralement, des deux os iliaques.*

Le sacrum *(fig. 7.2)* et le coccyx ont été précédemment étudiés *[v. chap. 5, fig. 5.2, p. 61]*. Nous nous intéresserons donc ici uniquement à l'os iliaque.

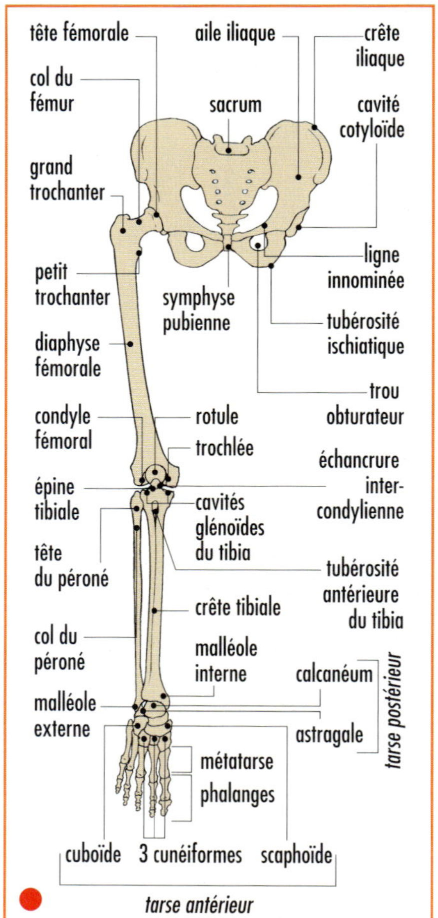

Fig. 7.1 • Le squelette du membre inférieur.

L'OS ILIAQUE

L'os iliaque est un os plat de forme complexe *(fig. 7.3)*. Il se divise en trois parties *[v. chap. 11, p. 138]* :
- l'ilion, qui représente la plus grande partie de l'os iliaque;
- le pubis, en avant;
- l'ischion, en bas.

L'ILION est constitué des éléments suivants :
- une partie supérieure large : l'aile iliaque, qui présente une face externe et une face interne. La face externe de l'aile iliaque, ou fosse iliaque externe, offre des surfaces osseuses d'insertion aux muscles fessiers. La face interne de l'aile iliaque forme la fosse iliaque interne;
- une partie moyenne : le corps de l'ilion, qui participe à l'articulation unissant l'os iliaque à l'os de la cuisse, l'articulation coxo-fémorale. La surface articulaire creusée à ce niveau est la cavité cotyloïde. Elle répond, comme nous le verrons, à l'arrondi de la tête fémorale;
- le bord supérieur de l'aile iliaque est la crête iliaque. Elle part en avant de l'épine iliaque antéro-supérieure et se termine en arrière, au niveau de l'épine iliaque postéro-supérieure;
- la face interne de l'aile iliaque est limitée en bas par une crête osseuse oblique appelée la ligne innominée. Par cette ligne, la fosse iliaque est séparée du reste de l'os iliaque.

LE PUBIS est situé en avant. Il est constitué des éléments suivants :
- un corps;
- une branche horizontale en continuité avec la ligne innominée par la surface pectinéale;
- une branche descendante.

Les branches horizontales et descendantes du pubis limitent en partie un orifice large situé sous la ligne innominée, le trou obturateur, normalement recouvert par une membrane appelée la membrane obturatrice. Le trou obturateur est également appelé trou ischio-pubien.

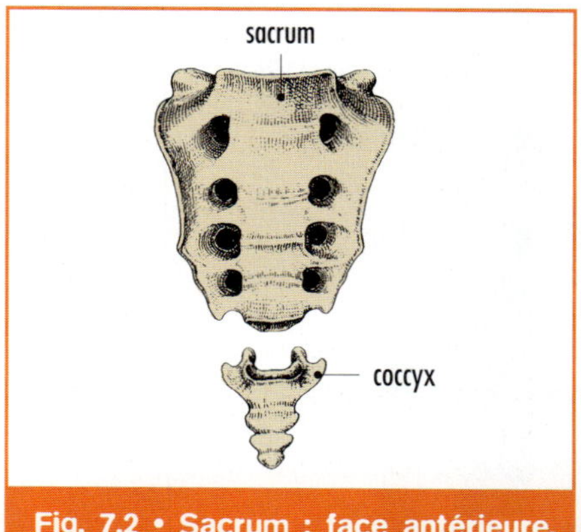

Fig. 7.2 • Sacrum : face antérieure.

DÉFINITION

Le pubis présente une surface articulaire, la symphyse pubienne, par laquelle les deux os iliaques s'articulent entre eux.

L'ISCHION est situé sous la ligne innominée. Il forme avec le pubis le cadre osseux du trou ischio-pubien *(fig. 7.1 et 7.3)*.

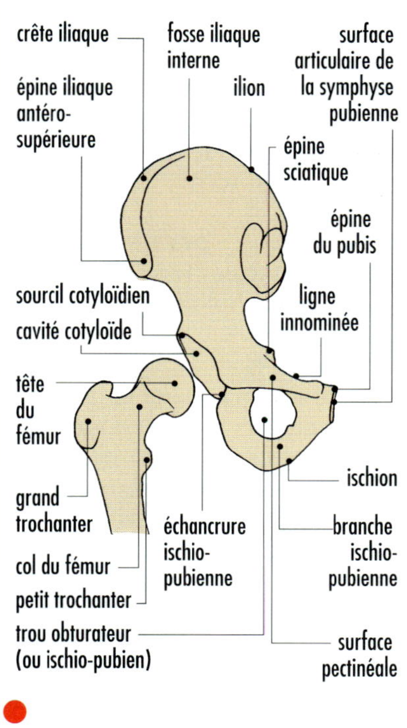

Fig. 7.3 • Os iliaque et extrémité supérieure du fémur : vue antérieure.

▲ *Configuration générale du bassin osseux*

La surface interne du bassin osseux délimite un espace en forme d'entonnoir évasé vers le haut. Il est divisé en deux parties :

- le grand bassin ;
- le petit bassin.

Le grand bassin correspond à la partie la plus évasée ; le petit bassin est la portion la plus étroite. Entre les deux, la limite est circonscrite par des repères osseux. Cette limite est appelée le détroit supérieur. Il est formé par :

- une saillie osseuse formée par l'articulation de la 5ᵉ vertèbre lombaire avec le sacrum. Cette saillie est appelée le promontoire ;
- la ligne innominée des deux os iliaques ;
- le bord supérieur de la symphyse pubienne ;
- la surface pectinéale.

▲ *Les articulations du bassin*

Les deux grandes articulations du bassin sont :

- la symphyse pubienne ;
- l'articulation sacro-iliaque.

LA SYMPHYSE PUBIENNE unit les deux os iliaques grâce à un cartilage fibreux : le ligament interpubien.

L'ARTICULATION SACRO-ILIAQUE : il en existe deux, chacune d'elles est placée de part et d'autre du sacrum. Les surfaces articulaires sont constituées par la surface articulaire du sacrum et la surface articulaire de l'os iliaque, qui lui fait face.

L'articulation est fortement maintenue par une capsule articulaire très rigide, renforcée par de nombreux ligaments *(fig. 7.4)*.

CLINIQUE

Il existe une différence morphologique entre le bassin de l'homme et le bassin de la femme (fig. 7.5).
Le bassin féminin possède des ailes iliaques plus larges et plus saillantes.
Le petit bassin est plus vaste que celui de l'homme, cela permettant le passage de l'enfant au moment de l'accouchement.
Le bassin masculin montre des ailes iliaques plus étroites, et des trous ischio-pubiens orientés longitudinalement.

LE SQUELETTE DE LA CUISSE

Formellement, on considère que le squelette de la cuisse comprend un os unique : le fémur *(fig. 7.6)*. Cependant, nous étudierons également ici la rotule, car elle s'insère dans l'épaisseur du tendon quadriceps (muscle antérieur de la cuisse).

▲ *Le fémur*

Le fémur est l'os le plus long du corps. Il est constitué des éléments suivants *[v. chap. 11, p. 138]* :

- une diaphyse fémorale, ou corps du fémur ;
- une extrémité supérieure impliquée dans l'articulation de la hanche ;
- une extrémité inférieure impliquée dans l'articulation du genou.

La **diaphyse fémorale** est, à la coupe, de forme prismatique triangulaire. Son bord postérieur est saillant et rugueux, il est appelé la ligne âpre du fémur, qui est le lieu d'insertion de nombreux muscles.

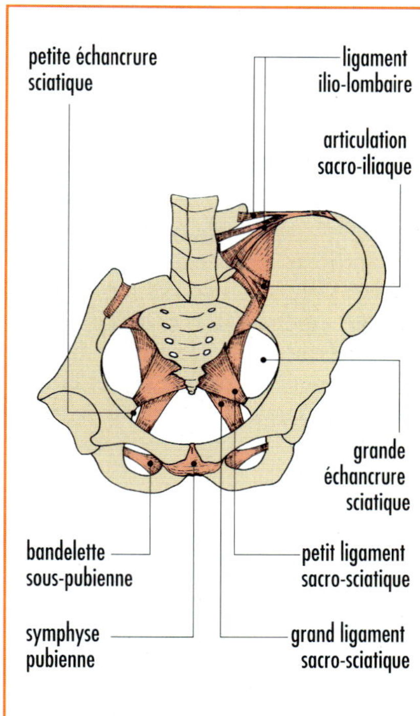

Fig. 7.4 • Bassin osseux et ses principaux ligaments.

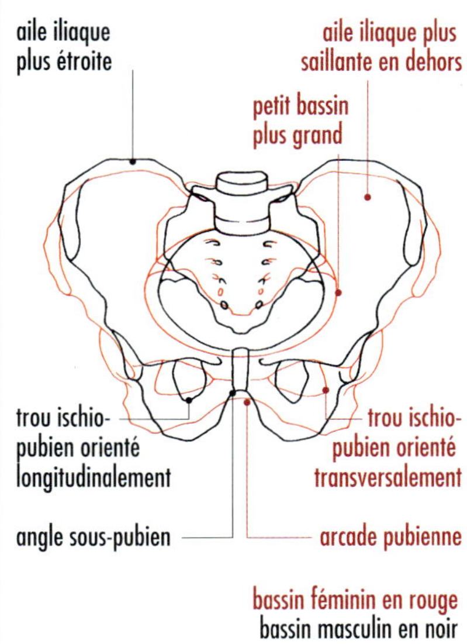

Fig. 7.5 • Comparaison des bassins masculin et féminin.

L'**extrémité supérieure du fémur :** on distingue plusieurs parties :

- la tête fémorale, surface articulaire de forme sphérique ;
- le col du fémur, zone rétrécie. Il supporte la tête fémorale, et est le lieu « privilégié » de fractures fréquentes notamment chez les personnes âgées ;

DÉFINITION *L'angle que forme le col et la diaphyse fémorale s'appelle l'angle cervico-diaphysaire. Chez l'adulte, il est de l'ordre de 128°, chez le nourrisson il atteint 150°.*

- le grand trochanter, apophyse osseuse volumineuse, située sous la partie supéro-externe de l'extrémité supérieure du fémur, au niveau de la jonction entre le col et la diaphyse fémorale. On y trouve de nombreuses insertions tendineuses et musculaires;
- le petit trochanter, apophyse osseuse moins volumineuse que le grand trochanter. Il est également situé à la base du col et fait saillie en arrière de lui.

Les deux trochanters sont reliés par des crêtes osseuses appelées lignes intertrochantériennes.
Le col du fémur relie donc la tête fémorale aux deux trochanters et aux lignes intertrochantériennes.

L'**extrémité inférieure du fémur** est constituée de deux tubérosités articulaires : les condyles fémoraux. Sur la face postérieure de l'extrémité inférieure du fémur, les condyles sont bien individualisés l'un de l'autre par une dépression appelée l'échancrure intercondylienne. Ils répondent, dans l'articulation du genou, aux surfaces articulaires tibiales. On observe un condyle externe et un condyle interne.
Sur la face antérieure de l'extrémité inférieure du fémur, les condyles se rejoignent pour former une surface articulaire unique, la trochlée fémorale. Cette surface articulaire répond à la rotule.
Les faces latérales des condyles présentent chacune une tubérosité qui permet l'insertion de ligaments latéraux et de certains muscles.

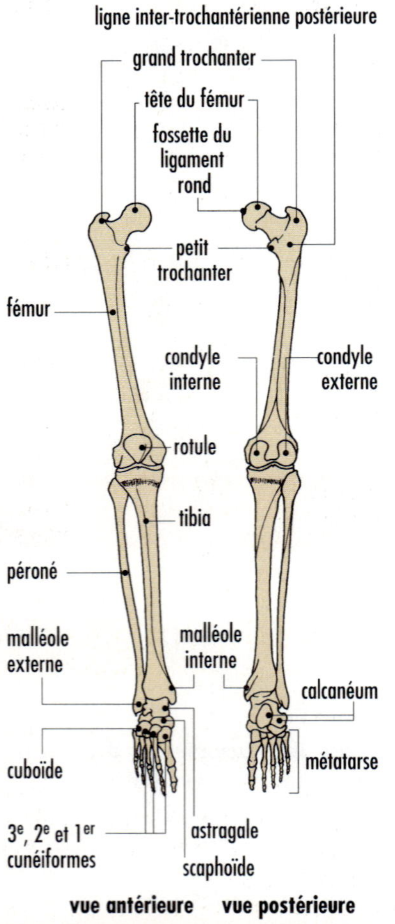

Fig. 7.6 • Squelette de la cuisse, de la jambe et du pied.

▲ *La rotule*

La rotule est un os sésamoïde aplati *[v. chap. 11, p. 138]* (c'est le plus volumineux du squelette humain), de forme triangulaire. La pointe de la rotule est dirigée vers le bas. La face postérieure est la surface articulaire. Elle est divisée en deux facettes qui répondent à la trochlée fémorale. La face antérieure de la rotule est arrondie et rugueuse.

Le squelette de la jambe

Le squelette de la jambe *(fig. 7.6)* est constitué de deux os :
- le tibia;
- le péroné.

Le tibia est l'os « fort »; c'est lui qui assure la liaison entre le fémur et les os du pied.

▲ *Le tibia*

Le tibia est un os long composé de trois parties :
- la diaphyse tibiale;
- l'extrémité supérieure du tibia;
- l'extrémité inférieure du tibia,

La **diaphyse du tibia** est de forme triangulaire à la coupe. Son bord antérieur est tranchant, il saille sous la peau, c'est la crête tibiale.

L'**extrémité supérieure du tibia** présente deux renflements, les tubérosités internes et externes. Ces deux tubérosités latérales portent les surfaces articulaires appelées cavités glénoïdes externe et interne. Celles-ci s'articulent avec les condyles respectifs externe et interne du fémur. Il existe une petite surface articulaire sur une zone externe de la tubérosité externe du tibia, destinée au péroné. Les cavités glénoïdes sont séparées l'une de l'autre par deux petites saillies osseuses, les épines tibiales.
Il existe également une tubérosité tibiale antérieure, qui fait relief entre les deux tubérosités latérales et la diaphyse. La tubérosité antérieure donne attache au ligament rotulien.

L'**extrémité inférieure du tibia** présente sur sa face externe une surface articulaire qui répond à l'extrémité inférieure du péroné.
La face interne montre une apophyse osseuse qui saille sous la peau : c'est la malléole interne, ou malléole tibiale.
La face inférieure s'articule avec un os du tarse, l'astragale. Tous deux participent à l'articulation de la cheville.

▲ *Le péroné*

Le péroné est un os long et grêle, placé en parallèle et à l'extérieur du tibia.
L'extrémité supérieure du péroné, ou tête du péroné, présente deux éléments importants :
- une facette articulaire pour le tibia;
- une petite saillie osseuse, triangulaire à pointe dirigée vers le haut, l'apophyse styloïde. C'est le lieu d'insertion de divers ligaments.

Le corps du péroné est de forme triangulaire à la coupe. L'extrémité inférieure présente deux éléments :
- sur sa face interne, une surface articulaire pour l'astragale;
- sur sa face externe, une volumineuse saillie osseuse : la malléole externe, ou malléole péronière.

Le tibia et le péroné sont les deux os qui constituent le squelette de la jambe. Le péroné est situé à l'extérieur du tibia. Ils sont unis l'un à l'autre par deux facettes articulaires supérieure et inférieure et par une forte membrane fibro-conjonctive, le ligament interosseux de la jambe.

Le squelette du pied

Le squelette du pied comprend trois parties :
- le tarse;
- le métatarse;
- les orteils.

L'ensemble de ces trois structures réunit au total vingt-six os.

▲ Le tarse

Le tarse est constitué de sept os *(fig. 7.10)* :
- l'astragale;
- le calcanéum;
- le scaphoïde (ou os naviculaire);
- les trois os cunéiformes;
- le cuboïde.

L'**astragale** présente une face supérieure convexe, qui s'articule avec le tibia et le péroné. Elle entre en rapport avec :
- le scaphoïde en avant;
- le calcanéum en bas.

L'astragale prend en charge le poids du corps entier sur le pied.

Le **calcanéum** présente une face supérieure qui s'articule avec l'astragale. En arrière du pied, il forme la grosse tubérosité calcanéenne, qui correspond au talon.
Sur sa face postérieure, proéminente, s'insère le tendon d'Achille *(v. infra)*.

Le **scaphoïde** s'articule en arrière avec l'astragale, en avant avec les cunéiformes, en dehors avec le cuboïde.

Les **trois os cunéiformes** forment un front osseux qui s'articule en avant avec les trois premiers métatarsiens.

▲ Le métatarse

Le métatarse est situé en avant du tarse. Il est composé de cinq os longs, les métatarsiens.
Chaque métatarsien comprend une tête et une base. Le premier métatarsien est un peu plus court et plus volumineux que les autres. Les métatarsiens sont articulés entre eux par leurs bases, excepté entre le premier et le deuxième; le premier métatarsien n'est pas mobile.

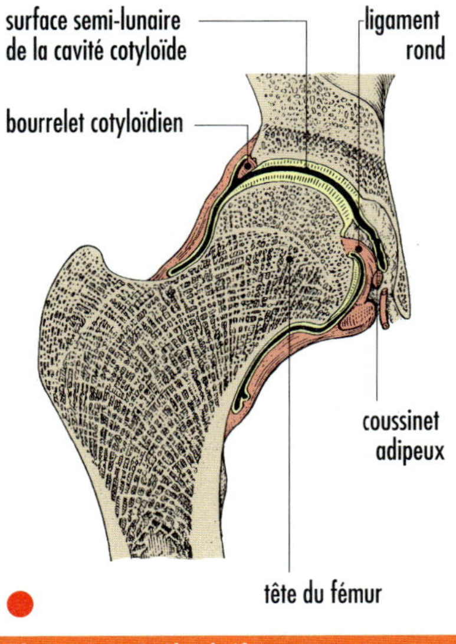

Fig. 7.7 • Articulation coxo-fémorale : coupe frontale.

▲ Les os des orteils

Les os des orteils sont les phalanges. Le premier orteil ou gros orteil possède deux phalanges. Les quatre autres orteils en possèdent trois. Elles sont numérotées de la base vers l'extrémité : P1, P2, P3.
Dans le cinquième orteil, il peut exister une fusion entre la deuxième et la troisième phalanges. Ce phénomène se produit au cours du développement osseux.

Les articulations du membre inférieur

Les grandes articulations du membre inférieur sont les suivantes :
- l'articulation de la hanche, ou articulation coxo-fémorale;
- l'articulation du genou;
- l'articulation de la cheville, ou articulation tibio-tarsienne *[v. chap. 12, p. 144]*.

▲ L'articulation coxo-fémorale

LES SURFACES ARTICULAIRES de l'articulation coxo-fémorale sont au nombre de deux *(fig. 7.7)* :
- la cavité cotyloïde de l'os iliaque, qui offre une surface articulaire, dite surface semi-lunaire, se prolongeant par un bourrelet fibreux, le bourrelet cotyloïdien. Ce bourrelet a pour fonction d'accroître la surface articulaire. Dans le fond de la cavité cotyloïde est logé un coussinet adipeux;
- la tête fémorale, sur laquelle s'insère le ligament rond, qui relie la tête fémorale à l'arrière-fond de la cavité cotyloïde.

> CLINIQUE
> *La tête du fémur est irriguée par une artère qui emprunte le ligament rond pour parvenir à la tête fémorale.*
> *Au cours d'une luxation de la hanche, il est possible que le ligament rond, ainsi que l'artère qu'il transporte, soient rompus. En ce cas, la tête fémorale étant très mal irriguée, la nécrose est possible. Cet accident peut grever lourdement la capacité fonctionnelle de l'articulation par la suite.*

LES PRINCIPAUX LIGAMENTS sont :
- le ligament ilio-fémoral, ou ligament de Bertin. C'est un ligament puissant. Il naît sur l'épine iliaque antéro-supérieure, et se termine en éventail sur l'extrémité supérieure du fémur;
- le ligament pubo-fémoral, qui part du pubis et se termine sur le petit trochanter;
- le ligament ilio-fémoral postérieur;
- le ligament ischio-fémoral.

▲ L'articulation du genou

LES SURFACES ARTICULAIRES s'étendent sur trois os *(photos 7.1 et 7.2)* :
- l'extrémité inférieure du fémur;
- l'extrémité supérieure du tibia;
- la rotule.

La surface articulaire de la rotule, répond à la trochlée du fémur : c'est l'articulation fémoro-patellaire.
Le plateau tibial, creusé des deux cavités glénoïdes interne et externe, répond aux condyles fémoraux correspondants.
Entre ces deux surfaces articulaires, on trouve deux ménisques, qui ont un rôle de compensation. Il existe un ménisque interne et un ménisque externe *[v. chap. 12, p. 144]*.

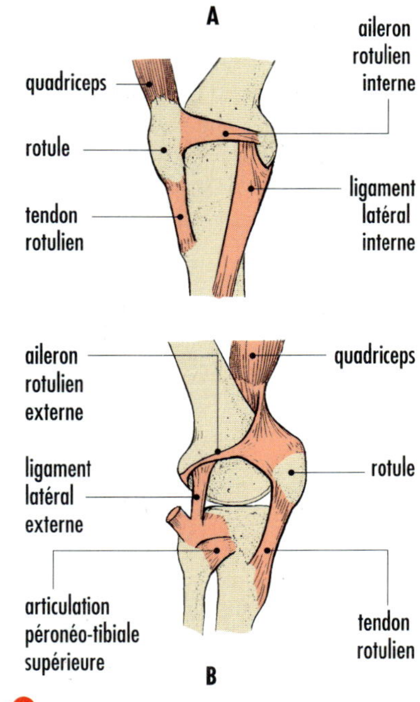

Fig. 7.8 • Articulation du genou : face interne (A) et face externe (B).

LES PRINCIPAUX LIGAMENTS constituent quatre groupes *(fig. 7.8)*.
- Les ligaments latéraux du genou :
  - le ligament latéral interne, dont les fibres sont réparties en trois faisceaux larges ;
  - le ligament latéral externe. Il s'attache à la tubérosité externe du fémur et descend jusqu'à la tête du péroné ;

– l'aileron rotulien interne. Il est tendu entre le bord interne de la rotule et la tubérosité interne du fémur ;
– l'aileron rotulien externe. Il est tendu entre le bord externe de la rotule et la tubérosité externe du fémur.

- Le ligament antérieur du genou ou ligament rotulien, ou tendon rotulien. Il s'étend du sommet de la rotule jusqu'à la tubérosité antérieure du tibia. Ses fibres sont les prolongements du tendon d'insertion du muscle quadriceps.
- Les ligaments postérieurs, ce sont :

– le ligament poplité oblique ;
– le ligament poplité arqué.

- Les ligaments croisés ; il en existe deux *(fig. 7.9)* :

– le ligament croisé antérieur, qui s'étend du plateau tibial à la face interne du condyle fémoral externe. Pour cette raison, on lui donne le nom de ligament croisé antéro-externe ;
– le ligament croisé postérieur, qui part également du plateau tibial et aboutit à la face externe du condyle fémoral interne. On lui donne le nom de ligament croisé postéro-interne.

LES MÉNISQUES sont des éléments de forme semi-lunaire. Ils sont formés de fibro-cartilage, souple et résistant *(fig. 7.9)*. Ils sont au nombre de deux. On distingue sur chaque ménisque une corne antérieure et une corne postérieure :

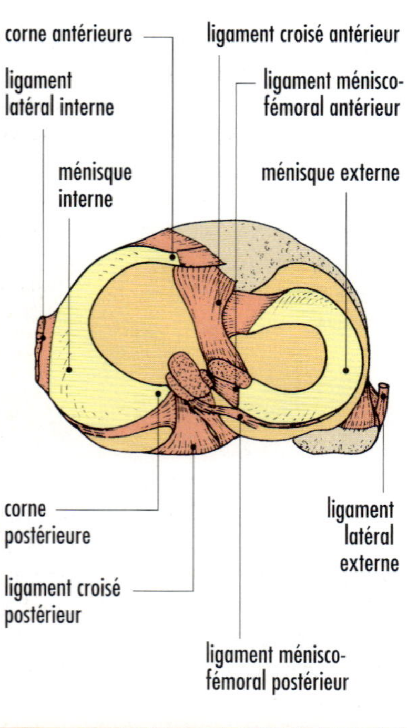

Fig. 7.9 • Ménisques intra-articulaires : vue supérieure.

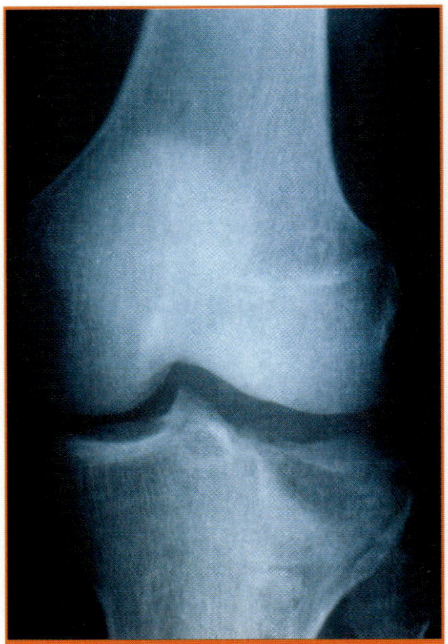

Photo 7.1 • Genou.

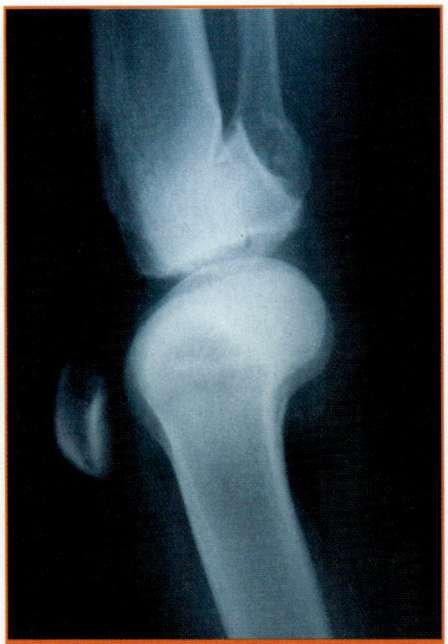

Photo 7.2 • Genou droit, vue de profil.

- le ménisque interne a une forme de C ouvert. Il adhère au ligament latéral interne ;
- le ménisque externe est plus fermé, il adopte une forme en O. Il n'adhère pas au ligament latéral externe.

Le ménisque externe est plus mobile que le ménisque interne, de ce fait, il est soumis à moins de contraintes au cours des divers mouvements ou efforts.

> CLINIQUE
> *Au cours d'efforts ou de certains mouvements, les ménisques peuvent être lésés. L'excision chirurgicale est parfois nécessaire. Après excision, un tissu presque semblable à celui du ménisque peut se reformer.*

▲ *L'articulation tibio-tarsienne*

Le pied comporte de nombreuses articulations. L'articulation tibio-tarsienne est celle que nous étudierons en priorité. C'est l'articulation de la cheville et, plus exactement, du cou-de-pied.

LES SURFACES ARTICULAIRES sont *(fig. 7.6)* :

- les faces inférieures de l'extrémité inférieure du tibia et du péroné. L'ensemble forme une mortaise appelée mortaise tibio-péronière ;
- le corps de l'astragale, qui offre le « tenon » à la mortaise tibio-péronière. La surface articulaire supérieure de l'astragale prend la forme d'une poulie qui s'étend latéralement et répond ainsi aux malléoles externe et interne.

LES PRINCIPAUX LIGAMENTS comprennent :

- le ligament externe, qui naît de la malléole externe. Il comprend trois faisceaux :

– le faisceau péronéo-astragalien antérieur,
– le faisceau péronéo-astragalien postérieur,
– le faisceau péronéo-calcanéen ;

- le ligament interne, qui naît de la malléole interne. Il comprend quatre faisceaux :

– le faisceau tibio-calcanéen,
– le faisceau tibio-scaphoïdien,
– le faisceau tibio-astragalien antérieur,
– le faisceau tibio-astragalien postérieur ;

- le ligament péronéo-tibial antérieur, qui maintient la mortaise tibio-péronière ;
- le ligament péronéo-tibial postérieur.

LES AUTRES ARTICULATIONS DU PIED, que nous citons sans les détailler, sont les suivantes :

- l'articulation astragalo-calcanéenne, ou sous-astragalienne ;
- l'articulation astragalo-scaphoïdienne ;
- l'articulation calcanéo-cuboïdienne ;
- l'articulation scapho-cunéenne ;
- les articulations tarso-métatarsiennes, qui unissent les os du tarse et du métatarse ;
- les articulations intermétatarsiennes, qui unissent entre eux les métatarsiens par leur base ;

- les articulations métatarso-phalangiennes, qui unissent les métatarsiens à la base de la première phalange des orteils;
- les articulations interphalangiennes.

Les points d'appui osseux de la voûte plantaire sont au nombre de trois :
- la tubérosité postérieure du calcanéum,
- la tête du 1er métatarsien;
- la tête du 5e métatarsien.

La surface d'appui est étendue grâce à la présence des parties molles *(fig. 7.10)*.

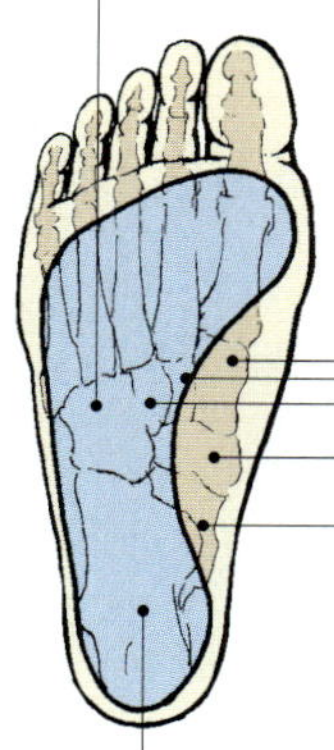

Fig. 7.10 • Empreinte du pied droit avec le dessin du squelette : vue inférieure.

LES MUSCLES DU MEMBRE INFÉRIEUR

On distingue :
- les muscles de la hanche;
- les muscles de la cuisse;
- les muscles de la jambe;
- les muscles du pied.

LES MUSCLES DE LA HANCHE

Les muscles de la hanche regroupent *(fig. 7.11 et tableau 7.1)* :
- le muscle psoas;
- le muscle iliaque;
- les muscles grand, moyen et petit fessiers;
- le muscle grand pyramidal du bassin;
- le muscle obturateur interne;
- les muscles jumeaux;
- le muscle carré crural;
- le muscle obturateur externe.

Tableau 7.1 - Muscles de la hanche et leur fonction

Muscle	Origine	Terminaison	Fonctions
Psoas	Face latérale des 1res vertèbres dorsales et des cinq vertèbres lombaires	Petit trochanter	V. psoas iliaque
Iliaque	Fosse iliaque interne	Petit trochanter	V. psoas iliaque
Psoas iliaque = union des muscles psoas et iliaque			Marche Flexion du tronc en avant Redressement du tronc Rotation externe de la cuisse
Grand fessier	Crête iliaque, épine iliaque postéro-supérieure, sacrum, coccyx, aile iliaque	Grand trochanter	Extenseur de la cuisse Rotateur externe de la cuisse Participation à la contraction du sphincter externe de l'anus Abducteur de la cuisse
Moyen fessier	Fosse iliaque externe	Grand trochanter	Rotateur externe et interne de la cuisse Abducteur de la cuisse
Petit fessier	Sacrum	Grand trochanter	Les mêmes que celles du grand fessier
Pyramidal du basssin	Face antérieure du sacrum	Grand trochanter	Rotateur externe de la cuisse Abducteur de la cuisse
Obturateur interne	Trou ischio-pubien et membrane obturatrice	Grand trochanter	Rotateur externe de la cuisse
Muscles jumeaux : jumeau supérieur jumeau inférieur	 Épine sciatique Ischion	Grand trochanter	« Aide » l'obturateur interne
Carré crural	Ischion	Grand trochanter	Rotateur externe de la cuisse
Obturateur externe	Trou ischio-pubien et membrane obturatrice	Grand trochanter	Rotateur externe de la cuisse

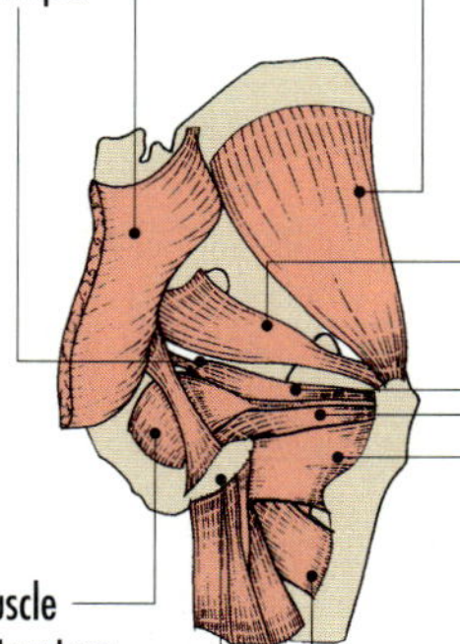

Fig. 7.11 • Principaux muscles de la hanche : vue postérieure.

LES MUSCLES DE LA CUISSE

Les muscles de la cuisse sont classés en trois groupes :
- les muscles antérieurs de la cuisse;
- les muscles internes ou adducteurs de la cuisse;
- les muscles postérieurs de la cuisse.

▲ *Les muscles antérieurs*

On distingue *(fig. 7.12)* :
- le muscle quadriceps crural;
- le muscle couturier;
- le muscle tenseur du fascia lata.

LE MUSCLE QUADRICEPS CRURAL se compose de quatre chefs *(v. fig. 10.1, p. 128)* :
- le muscle droit antérieur, qui prend son origine sur l'épine iliaque antéro-inférieure;
- le muscle crural (non visible sur la figure), qui naît des faces antérieure et latérale du fémur;

- le muscle vaste interne, qui naît de la ligne âpre du fémur;
- le muscle vaste externe, qui part du grand trochanter et de la ligne âpre du fémur.

Ces quatre muscles se réunissent pour former un tendon unique, volumineux, le tendon du quadriceps. Celui-ci s'insère sur le bord supérieur de la rotule. Au-delà de la rotule, les fibres du quadriceps se continuent en un tendon rotulien, qui s'insère sur la tubérosité antérieure du tibia. Les fonctions du quadriceps crural sont les suivantes :

- extension de l'articulation du genou;
- flexion de l'articulation de la hanche.

LE MUSCLE COUTURIER naît de l'épine iliaque antéro-supérieure et descend obliquement en un long et large ruban musculaire sur la face antérieure de la cuisse. Il se termine à la face interne du tibia.

Ses fonctions sont les suivantes :

- il est fléchisseur et rotateur interne du genou;
- il est rotateur externe de la cuisse.

CLINIQUE

Le muscle couturier est particulièrement développé chez les sportifs qui pratiquent le football, car il est souvent sollicité lors des « tirs de ballon ».

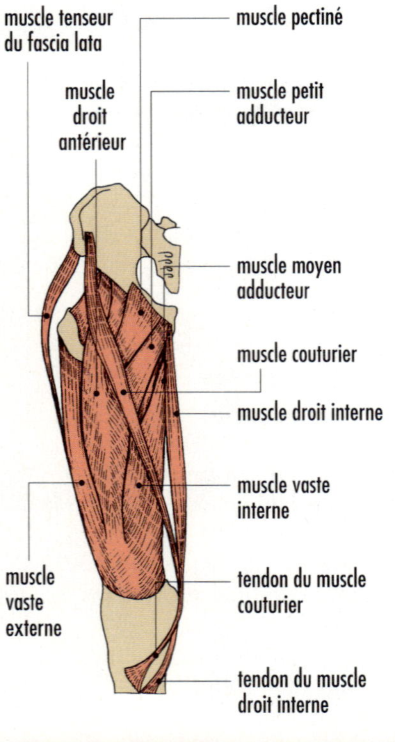

Fig. 7.12 • Muscles antérieurs de la cuisse.

LE MUSCLE TENSEUR DU FASCIA LATA naît de l'épine iliaque antéro-supérieure. Il aboutit à la tubérosité externe du tibia.

Ses fonctions sont les suivantes :

- il participe au maintien de la tête du fémur dans la cavité cotyloïde;
- il est très légèrement fléchisseur, rotateur interne, abducteur de la cuisse.

▲ *Les muscles internes*

Les muscles internes de la cuisse sont tous adducteurs de la cuisse.

On distingue (tableau 7.2) :

- le muscle droit interne;
- le muscle pectiné;
- les muscles petit adducteur, moyen et grand adducteurs.

▲ *Les muscles postérieurs*

Les muscles postérieurs de la cuisse comprennent (tableau 7.3) :

- le muscle biceps crural;
- le muscle demi-tendineux;
- le muscle demi-membraneux.

Les muscles de la jambe

Les muscles de la jambe sont classés en deux catégories :

- les muscles antérieurs;
- les muscles postérieurs.

Ces deux groupes musculaires sont séparés l'un de l'autre par le tibia, le péroné et le ligament interosseux qui les lie.

Tableau 7.2 - Muscles de la cuisse : loge interne

Muscle	Origine	Terminaison	Fonctions
Droit interne	Branche descendante du pubis	Face interne du tibia	Adducteur de la cuisse
Pectiné	Éminence ilio-pectinée (proche de la ligne innominée)	Ligne âpre du fémur	Idem
Petit adducteur	Branche descendante du pubis	Idem	Idem
Moyen adducteur	Branche horizontale du pubis	Idem	Idem
Grand adducteur	Branche descendante du pubis et ischion	Ligne âpre du fémur et tubérosité interne du fémur	C'est le plus puissant des adducteurs (son rôle est majeur dans le mouvement de croisement des jambes)

Tableau 7.3 - Muscles de la cuisse : loge postérieure

Muscle	Origine	Terminaison	Fonctions
Biceps crural	Ischion et ligne âpre du fémur	Tête du péroné	Flexion de la jambe Rotation externe de la jambe en position fléchie
Demi-tendineux	Ischion (chef commun avec le biceps crural)	Face interne du tibia	Rétropulsion de la hanche et du genou Flexion et rotation interne de la cuisse
Demi-membraneux	Ischion	Tubérosité interne du tibia Aponévrose du muscle poplité Paroi postérieure de l'articulation du genou pour former le ligament poplité arqué	Identiques à celles du demi-tendineux

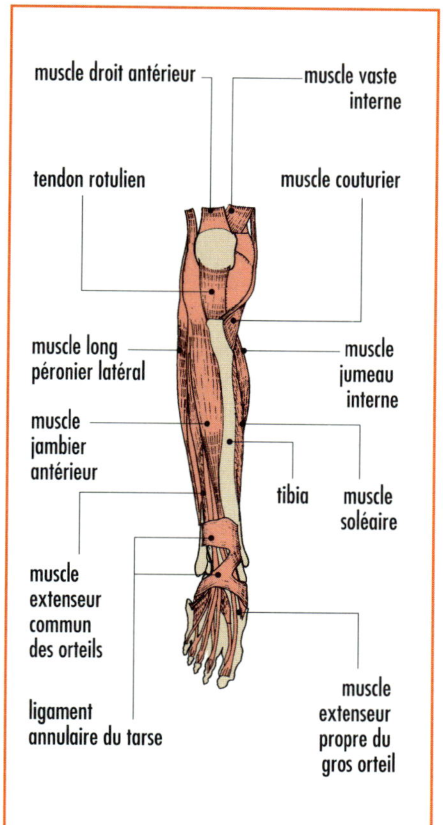

Fig. 7.13 • Muscles de la jambe : vue antérieure.

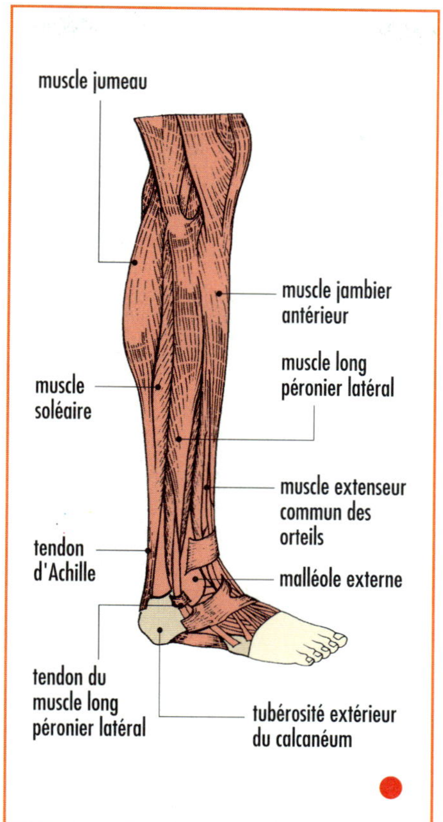

Fig. 7.14 • Muscles de la jambe : vue externe.

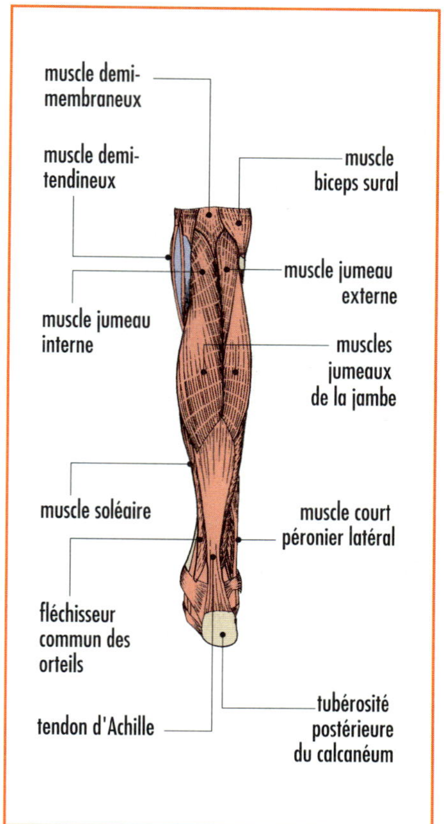

Fig. 7.15 • Muscles triceps sural

▲ *Les muscles antérieurs*

On distingue (tableau 7.4 *et fig. 7.13*) :

- le muscle jambier antérieur ;
- le muscle extenseur commun des orteils ;
- le muscle extenseur propre du gros orteil ;
- le muscle long péronier latéral ;
- le muscle court péronier latéral.

Les muscles long et court péronier latéraux, sont les plus externes des muscles antérieurs de la jambe (*fig. 7.14*).

▲ *Les muscles postérieurs*

Les muscles postérieurs de la jambe se répartissent en un plan superficiel et un plan profond.

LE MUSCLE TRICEPS SURAL est le seul muscle superficiel de la région postérieure de la jambe (tableau 7.5 *et fig. 7.15*). Il est composé de trois chefs musculaires :

- le muscle soléaire ;
- les deux muscles jumeaux de la jambe, qui comprennent les muscles jumeaux interne et externe.

Les deux jumeaux de la jambe se réunissent. Ils délimitent ainsi un triangle à la face postérieure du genou : le creux poplité.

Tableau 7.4 - Muscles de la jambe : loge antérieure

Muscle	Origine	Terminaison	Fonctions
Jambier antérieur	Face externe du tibia Ligament interosseux de la jambe	Os cunéiforme et 1er métatarsien	Fléchisseur du pied sur la jambe
Extenseur commun des orteils	Tubérosité externe du tibia Ligament interosseux de la jambe Tête du péroné	Face dorsale des phalanges des 2e, 3e, 4e et 5e orteils	Flexion dorsale des orteils et du pied
Extenseur propre du gros orteil	Face interne du péroné Ligament interosseux de la jambe	Face dorsale de la 2e phalange du gros orteil	Flexion dorsale du gros orteil et du pied
Long péronier latéral	Extrémité supérieure du péroné	1er métatarsien et os cunéiforme	Tenseur de la voûte plantaire En abaissant le bord interne du pied, il éverse la voûte plantaire en dehors
Court péronier latéral	Face externe du péroné	5e métatarsien	Identiques au long péronier latéral

DÉFINITION

Les tendons terminaux du muscle soléaire et des deux jumeaux de la jambe s'unissent pour former le tendon d'Achille.
Celui-ci s'insère sur la tubérosité postérieure du calcanéum.

LES MUSCLES POSTÉRIEURS PROFONDS comprennent *(tableau 7.6)* :

- le muscle jambier postérieur ;
- le muscle fléchisseur commun des orteils ;
- le muscle fléchissseur propre du gros orteil ;
- le muscle poplité.

Tableau 7.5 - Composition du muscle triceps sural : loge postérieure de la jambe

Muscle	Origine	Terminaison	Fonctions
Soléaire	Insertion large : partie supérieure de la face postérieure du péroné Face postérieure du tibia Arcade du soléaire tendue entre la tête du péroné et le tibia	Tubérosité postérieure du calcanéum (tendon d'Achille)	Flexion plantaire
Jumeau interne de la jambe	Condyle fémoral interne	Tubérosité postérieure du calcanéum (tendon d'Achille)	Élévation du talon et flexion du genou pendant la marche
Jumeau externe de la jambe	Condyle fémoral externe	Idem	Idem

Tableau 7.6 - Muscles profonds de la jambe : loge postérieure

Muscle	Origine	Terminaison	Fonctions
Jambier postérieur	Ligament interosseux de la jambe Tibia et péroné	Tarse antérieur	Flexion plantaire
Fléchisseur commun des orteils	Face postérieure du tibia	3e phalange des 2e, 3e, 4e et 5e orteils	Flexion plantaire des orteils
Fléchisseur propre du gros orteil	Face postérieure du péroné Ligament interosseux	2e phalange du gros orteil	Flexion plantaire du gros orteil Participation à la flexion plantaire des autres orteils
Poplité	Tubérosité externe du fémur	Muscle court à direction oblique Il se termine sur la face postérieure du tibia	Fléchisseur de l'articulation du genou Rotateur interne de la jambe

Tableau 7.7 - Nerfs principaux du membre inférieur

Origine	Nerf	Cibles
Plexus lombaire	Obturateur	Muscles internes de la cuisse Téguments de la face interne du genou
Plexus lombaire	Crural	Muscles psoas et quadriceps crural Téguments de la face antéro-interne de la cuisse et de la jambe
Plexus sacré	Petit sciatique	Muscles fessiers Téguments de la fesse et de la face postérieure de la cuisse
Plexus sacré	Grand sciatique	Muscles et téguments de la face postérieure de la cuisse et de la jambe

Les muscles du pied

On distingue le muscle de la face dorsale du pied et les muscles de la face plantaire du pied *(fig. 7. 13)*.

▲ *Le muscle de la face dorsale du pied : le muscle pédieux*

Il naît sur le calcanéum et se termine en quatre tendons qui s'insèrent sur la 2e phalange des 1er, 2e, 3e et 4e orteils. Sa principale fonction est la flexion dorsale des quatre premiers orteils.

Remarque : ce muscle peut être individualisé en deux faisceaux :
- un faisceau commun aux 2e, 3e et 4e orteils : le muscle court extenseur des orteils;
- un faisceau propre au gros orteil, c'est le faisceau le plus interne : le muscle court extenseur du pouce.

▲ *Les muscles de la face plantaire du pied*

L'ensemble des muscles de la plante du pied est recouvert par l'aponévrose superficielle plantaire. C'est une aponévrose très résistante qui participe de façon majeure au maintien de la voûte plantaire. Les groupes musculaires de la plante du pied sont les suivants :
- le groupe musculaire interne, constitué de trois muscles :
  – l'adducteur du gros orteil,
  – l'abducteur du gros orteil,
  – le court fléchisseur du gros orteil;
- le groupe musculaire externe, constitué de trois muscles :
  – l'adducteur du petit orteil,
  – le court fléchisseur du petit orteil,
  – l'opposant du petit orteil.

Chacun de ces muscles exerce la fonction donnée par sa dénomination;
- le groupe musculaire moyen. Il est constitué des muscles suivants :
  – les muscles interosseux dorsaux et plantaires, qui permettent le rapprochement vers le 2e orteil des 3e, 4e et 5e orteils. Les interosseux sont adducteurs,
  – les muscles lombricaux qui sont au nombre de quatre. Ils participent à la flexion plantaire,
  – la chair carrée de Sylvius, ou muscle accessoire du long fléchisseur commun des orteils,
  – le muscle court fléchisseur plantaire, qui naît sur le calcanéum et se termine sur la 2e phalange des 2e, 3e, 4e et 5e orteils. Il est fléchisseur de ces derniers.

INNERVATION DU MEMBRE INFÉRIEUR

DÉFINITION *Les nerfs responsables de l'innervation du membre inférieur proviennent du plexus lombaire et du plexus sacré.*

Le plexus lombaire est formé par les branches antérieures des quatre premiers nerfs lombaires.
Le plexus sacré est formé par les branches antérieures du 5e nerf lombaire et des trois premiers nerfs sacrés.

Les nerfs du membre inférieur sont les suivants *(tableau 7.7)* :
- le nerf obturateur;
- le nerf crural;
- le nerf petit sciatique;
- le nerf grand sciatique.

Le nerf grand sciatique se divise en deux branches au niveau du creux poplité :
- le nerf sciatique poplité interne;
- le nerf sciatique poplité externe.

Le nerf sciatique poplité interne est relayé par le nerf tibial postérieur. Il innerve les muscles et les téguments de la loge postérieure de la jambe et de la plante du pied.
Le nerf sciatique poplité externe se divise en nerf tibial antérieur et en nerf fémoro-cutané. Il innerve les muscles et les téguments de la loge antérieure de la jambe et du dos du pied.

CLINIQUE *Les atteintes de la partie proximale du nerf sciatique (par hernie discale, par exemple) sont fréquentes. Elles provoquent une « sciatique » se traduisant par une douleur qui irradie le long du trajet du nerf.*

VASCULARISATION DU MEMBRE INFÉRIEUR

LE RÉSEAU ARTÉRIEL

▲ *Origine*

Au niveau de la 4e vertèbre lombaire, l'aorte se divise en trois branches terminales :
- l'artère sacrée;
- l'artère iliaque primitive droite;
- l'artère iliaque primitive gauche.

Chaque artère primitive droite et gauche est respectivement responsable de la vascularisation des membres inférieurs droit et gauche *(fig. 7.16)*. Nous allons voir de quelle façon.
Chaque artère primitive se divise pour chaque membre en deux branches :
- une artère iliaque interne;
- une artère iliaque externe.

▲ *L'artère iliaque interne*

Elle s'appelle également artère hypogastrique. Peu après son individualisation, l'artère iliaque interne se divise en de nombreuses branches. Celles-ci ont deux destinations :
- une destination intrapelvienne *(v. fig. 4.7, p. 51 et 4.14, p. 54)*;
- une destination extrapelvienne. On distingue alors les branches de division suivantes :
  - l'artère fessière (ou artère glutéale), destinée aux muscles fessiers,
  - l'artère obturatrice, destinée aux muscles obturateurs et aux muscles adducteurs,
  - l'artère ischiatique, destinée aux muscles postérieurs de la cuisse.

▲ *L'artère iliaque externe*

Après avoir franchi l'arcade crurale, l'artère iliaque externe devient l'artère fémorale. Auparavant, elle a donné naissance à l'artère épigastrique et à l'artère circonflexe, destinées à la paroi abdominale.

▲ *L'artère de la cuisse : l'artère fémorale*

L'artère fémorale est l'artère principale de la cuisse.

CLINIQUE *La perception des pulsations de l'artère fémorale permet de « prendre » le pouls fémoral. C'est une voie d'abord artériel majeur, au cours de recueil de sang artériel ou de mise en place d'un cathéter. En cas d'hémorragie, le point de compression vise l'artère fémorale (fig. 7.17).*

Son trajet : l'artère fémorale fait suite à l'artère iliaque externe au niveau de l'arcade crurale; elle devient l'artère poplitée au niveau du bord postérieur de l'épicondyle interne du fémur. Elle descend verticalement et profondément dans le canal des adducteurs (muscles internes de la cuisse).

Le canal des adducteurs est limité par le muscle vaste interne, les muscles moyen et grand adducteurs, le muscle couturier. Ce canal est également appelé canal de Hunter.
La veine fémorale longe l'artère fémorale sur son bord externe.

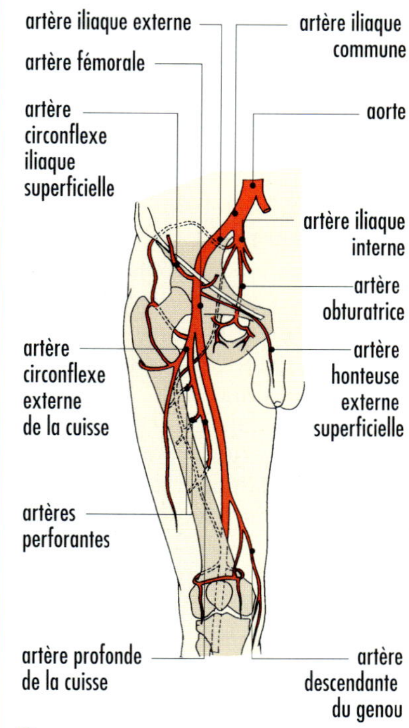

Fig. 7.16 • Artères principales du membre inférieur.

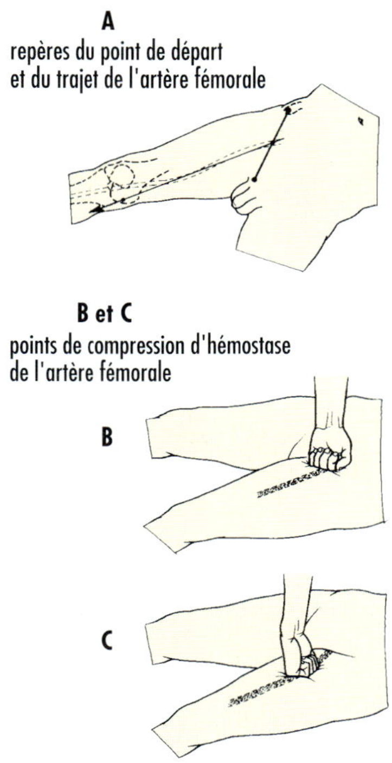

Fig. 7.17 • Points de compression d'hémostase de l'artère fémorale.

Ses branches collatérales comprennent :

- l'artère épigastrique superficielle ou artère sous-cutanée abdominale. Elle aboutit au niveau de l'ombilic et se ramifie ;
- l'artère circonflexe iliaque superficielle ;
- les artères honteuses externes, superficielle et profonde ; l'artère honteuse externe superficielle est destinée à la région pubienne ; l'artère honteuse externe profonde est destinée aux grandes lèvres ou au scrotum et au périnée ;
- l'artère fémorale profonde ou artère profonde de la cuisse. C'est la branche collatérale la plus volumineuse de l'artère fémorale. Elle donne naissance à plusieurs branches :
  - l'artère circonflexe interne de la cuisse,
  - l'artère circonflexe externe de la cuisse,
  - les artères perforantes (elles perforent le muscle grand adducteur).

Les territoires vascularisés par l'artère fémorale profonde sont :

  - la tête fémorale, une partie de la diaphyse fémorale, l'articulation coxo-fémorale en association avec l'artère obturatrice,
  - les muscles adducteurs,
  - le muscle quadriceps crural,
  - les muscles postérieurs de la cuisse ;

- l'artère descendante du genou, qui se divise en un rameau artériel saphène et un rameau artériel articulaire participant à la vascularisation du genou.

▲ *L'artère du genou : l'artère poplitée*

L'artère poplitée assure la vascularisation du genou et des muscles adjacents *(fig. 7.18 et fig. 7.19).*

Son trajet : l'artère poplitée fait suite à l'artère fémorale au-dessus de l'épicondyle interne du fémur. Elle descend suivant une ligne médiane dans le creux poplité. Le passage de l'artère poplitée dans ce creux permet la palpation du pouls poplité. Elle se termine en un point de division situé sur l'arcade du muscle soléaire. Les deux branches de division sont destinées à la jambe, il s'agit des artères tibiales antérieure et postérieure. La veine poplitée et le nerf tibial longent le bord externe de l'artère poplitée.

Ses branches collatérales sont destinées à vasculariser le genou. On distingue :

- l'artère supéro-externe du genou ;
- l'artère supéro-interne du genou ;
- l'artère moyenne du genou ;
- l'artère inféro-externe du genou ;
- l'artère inféro-interne du genou ;
- les artères jumelles ou artères surales destinées aux deux muscles jumeaux (également appelés muscles gastrocnémiens) ;
- des rameaux artériels destinés aux téguments de la région du genou ;
- les artères musculaires destinées aux muscles demi-tendineux, demi-membraneux et poplité.

▲ *Les artères de la jambe*

Les artères de la jambe sont les artères tibiales antérieure et postérieure *(fig. 7.18 et 7.19).* Elles font toutes les deux suite à l'artère poplitée interne.

L'ARTÈRE TIBIALE ANTÉRIEURE est destinée à vasculariser la loge antérieure de la jambe.

Son trajet : elle naît au bord inférieur du muscle poplité. Elle descend entre le tibia et le péroné, en avant du ligament interosseux de la jambe et passe en avant du muscle poplité. Elle est recouverte par le muscle soléaire et le chef externe des deux muscles jumeaux. Elle est relayée par l'artère dorsale du pied (ou artère pédieuse) au niveau d'une ligne virtuelle horizontale tendue entre les deux malléoles. Tout au long de son trajet, l'artère tibiale antérieure est accompagnée par les veines tibiales antérieures.

Ses branches collatérales : on distingue :

- l'artère récurrente tibiale postérieure ;
- l'artère récurrente circonflexe postérieure ;
- l'artère récurrente tibiale antérieure. Elle vascularise l'articulation tibio-péronière.

Ces trois artères participent à la vascularisation du genou ;

- les artères malléolaires antéro-externe et antéro-interne qui vascularisent l'articulation de la cheville ;
- des rameaux artériels musculaires, destinés à la vascularisation des muscles antérieurs de la jambe *(fig. 7.16).*

L'ARTÈRE TIBIALE POSTÉRIEURE est destinée à vasculariser la loge postérieure de la jambe *(fig. 7.19).*

Son trajet : elle naît au bord inférieur du muscle poplité et se place :

- en arrière des muscles fléchisseur commun des orteils et jambier postérieur ;
- en avant du muscle soléaire ;
- entre les muscles fléchisseur du gros orteil et fléchisseur commun des orteils.

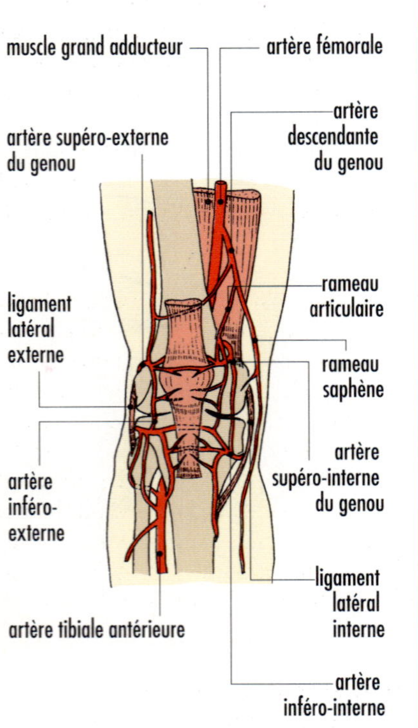

Fig. 7.18 • Vascularisation artérielle du genou gauche.

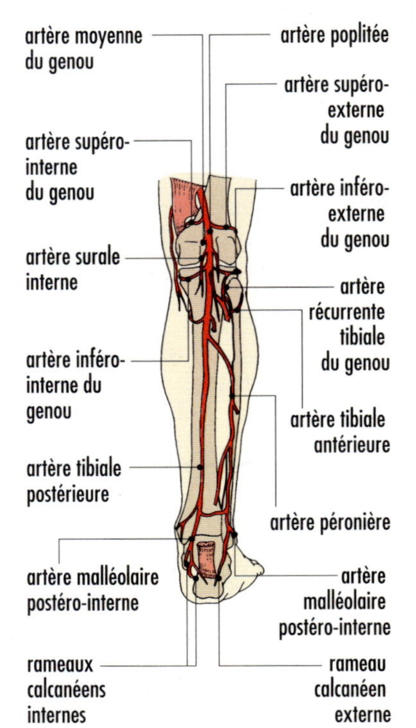

Fig. 7.19 • Artère tibiale postérieure et ses principales collatérales.

Elle aboutit sous la malléole interne où elle se divise en artère plantaire interne et artère plantaire externe.

> CLINIQUE — *Le passage de l'artère tibiale postérieure dans la région sous-malléolaire interne permet la palpation du pouls tibial postérieur.*

Ses branches collatérales : on distingue :

- l'artère péronière, destinée à vasculariser le péroné, la tête du péroné et la malléole externe. Elle descend en arrière du péroné ;
- l'artère nourricière du tibia ;
- l'artère malléolaire postéro-interne.

▲ *Les artères du pied*

Les artères du pied comprennent *(fig. 7.20)* :

- l'artère dorsale du pied ou artère pédieuse ;
- l'artère plantaire externe ;
- l'artère plantaire interne.

> CLINIQUE — *L'artère dorsale du pied ou artère pédieuse permet la palpation des pulsations de l'artère dorsale du pied, entre le 1er et le 2e métatarsien : c'est la prise du pouls pédieux. En raison de nombreuses variations d'un individu à l'autre, le pouls pédieux n'est pas retrouvé chez 10 à 15 % des sujets normaux.*

Les collatérales de l'artère dorsale du pied sont les suivantes :

- l'artère dorsale du tarse ;
- l'artère dorsale du métatarse ;
- l'artère plantaire profonde, qui traverse l'espace compris entre les 1r et 2e métatarsiens pour s'anastomoser avec l'artère plantaire externe, formant ainsi l'arcade artérielle plantaire profonde.

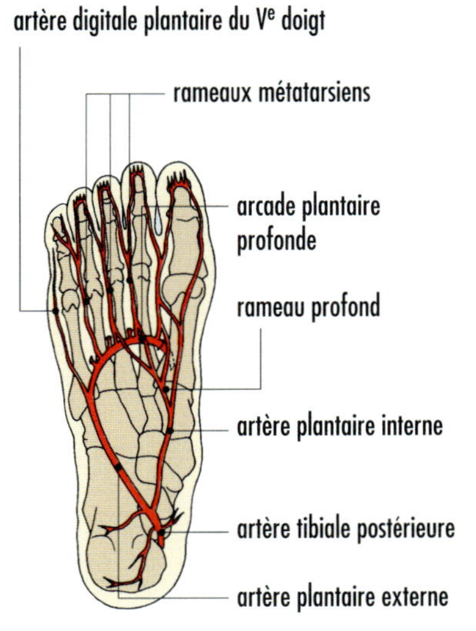

Fig. 7.20 • Artères du pied.

L'artère dorsale du pied donne naissance à des artères destinées au métatarse. Celles-ci se subdivisent ensuite chacune en deux rameaux artériels destinés à chaque orteil *(fig. 7.16).*

LES ARTÈRES PLANTAIRE EXTERNE ET PLANTAIRE INTERNE s'anastomosent entre elles pour former l'arcade artérielle plantaire superficielle.

> CLINIQUE — *Outre les variantes de la normale, la non-perception d'un pouls artériel des membres inférieurs peut témoigner :*
>
> - *d'une urgence, l'ischémie aiguë d'un membre, qui appelle un traitement spécialisé urgent : la circulation artérielle dans un territoire du membre ou dans le membre est très diminuée, voire arrêtée ;*
> - *d'une artériopathie oblitérante chronique : l'atteinte artérielle risque à bas bruit, progressivement, à la faveur du tabagisme et/ou d'un diabète et/ou d'une hyperlipidémie et/ou d'une anomalie de l'hémostase d'obstruer la lumière artérielle, donc la vascularisation du membre. Dans ce contexte chronique un épisode aigu peut, à tout moment survenir, menaçant l'intégrité et la survie du membre.*

Le réseau veineux

Le membre inférieur possède un réseau veineux superficiel et un réseau veineux profond *(fig. 7.21).*

▲ *Le réseau veineux superficiel*

Des valvules placées dans les veines superficielles permettent le drainage du sang veineux, du réseau superficiel vers le réseau profond. On distingue *[v. chap. 16, p. 202]* :

- les veines superficielles du pied ;
- la veine saphène interne ou grande veine saphène ;
- la veine saphène externe ou petite veine saphène.

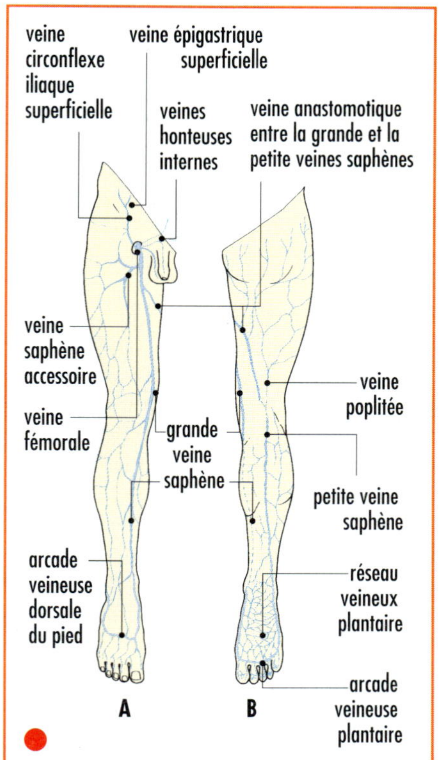

Fig. 7.21 • Veines du membre inférieur : vue antérieure (A) et vue postérieure (B).

LES VEINES SUPERFICIELLES DU PIED comprennent :

- les veines des orteils ;
- les veines du dos du pied, qui comprennent une veine plus importante : l'arcade veineuse dorsale ;
- les veines plantaires, qui regroupent l'arcade veineuse plantaire et l'ensemble du réseau plantaire. Ce dernier forme un lacis dense de veines réparties sur toute la plante du pied.

LA VEINE SAPHÈNE INTERNE OU GRANDE VEINE SAPHÈNE est la veine principale du réseau superficiel du membre inférieur.

Son trajet : elle draine le sang qui provient du réseau veineux du pied et passe en avant de la malléole interne. Dans la jambe, elle longe la face interne du tibia et du muscle triceps sural. Au niveau du genou, elle passe en arrière des condyles internes tibial et fémoral. Dans la cuisse, elle chemine sur la face interne et passe sur la face antérieure. Elle se termine dans la veine fémorale, un peu au-dessous (4 cm) du trou inguinal.

Ses veines affluentes sont :

- les veines dorsales du pied ;
- les veines qui drainent la face postéro-interne de la jambe et la face antéro-latérale de la cuisse ;

- la veine épigastrique, qui draine les veines de la paroi abdominale antérieure ;
- la veine circonflexe iliaque superficielle, qui draine les veines de la paroi abdominale latérale ;
- les veines honteuses externes, qui drainent les organes génitaux externes.

LA VEINE SAPHÈNE EXTERNE OU PETITE VEINE SAPHÈNE passe en arrière de la malléole externe, et monte dans le mollet où elle chemine d'abord sous la peau, puis entre les deux chefs des muscles jumeaux de la jambe. Elle se termine dans la veine poplitée. Elle reçoit les veines superficielles du dos du pied, du talon et de la face postérieure et latérale de la jambe.

▲ *Le réseau veineux profond*

Il regroupe :

- les veines profondes du pied ;
- les veines profondes de la jambe ;
- la veine poplitée ;
- la veine fémorale ;
- les veines fessières.

LES VEINES PROFONDES DU PIED réunissent les veines plantaires externe et interne, ainsi que les veines dorsales du pied. Elles sont drainées par les veines profondes de la jambe.

LES VEINES PROFONDES DE LA JAMBE sont les veines tibiales antérieure et postérieure. Elles sont drainées ensuite par la veine poplitée. Les veines péronières sont également des veines profondes de la jambe, drainées par les veines tibiales postérieures.

LA VEINE POPLITÉE est le résultat de la réunion des veines tibiales antérieure et postérieure. Elle traverse le creux poplité à côté de l'artère poplitée. Elle se termine par la veine fémorale. Ses veines affluentes sont :

- les veines du genou ;
- la veine saphène externe.

LA VEINE FÉMORALE prolonge la veine poplitée. Elle accompagne l'artère fémorale et se termine par la veine iliaque externe. Ses veines affluentes sont :

- la veine saphène externe ;
- la veine fémorale profonde.

LES VEINES FESSIÈRES sont drainées par la veine iliaque interne. Elles drainent la région fessière et la région postéro-supérieure de la cuisse.

> CLINIQUE
>
> *Les veines des membres inférieurs sont souvent le lieu de varices (dilatation des veines due à une insuffisance des valvules et à une stase sanguine).*
>
> *La position debout prolongée, la grossesse, l'obésité peuvent provoquer des varices. Le sang tend à stagner dans les membres inférieurs, les valvules s'affaiblissent peu à peu et les parois des veines se distendent. Les veines superficielles sont particulièrement fragiles. Des facteurs génétiques, hémodynamiques, pariéto-vasculaires sont problablement impliqués dans la genèse des varices des membres inférieurs.*

SYNTHÈSE

Les parties anatomiques étudiées dans ce chapitre permettent, seules ou avec d'autres, d'assurer les fonctions présentées sur la figure 7.22 ci-dessous.

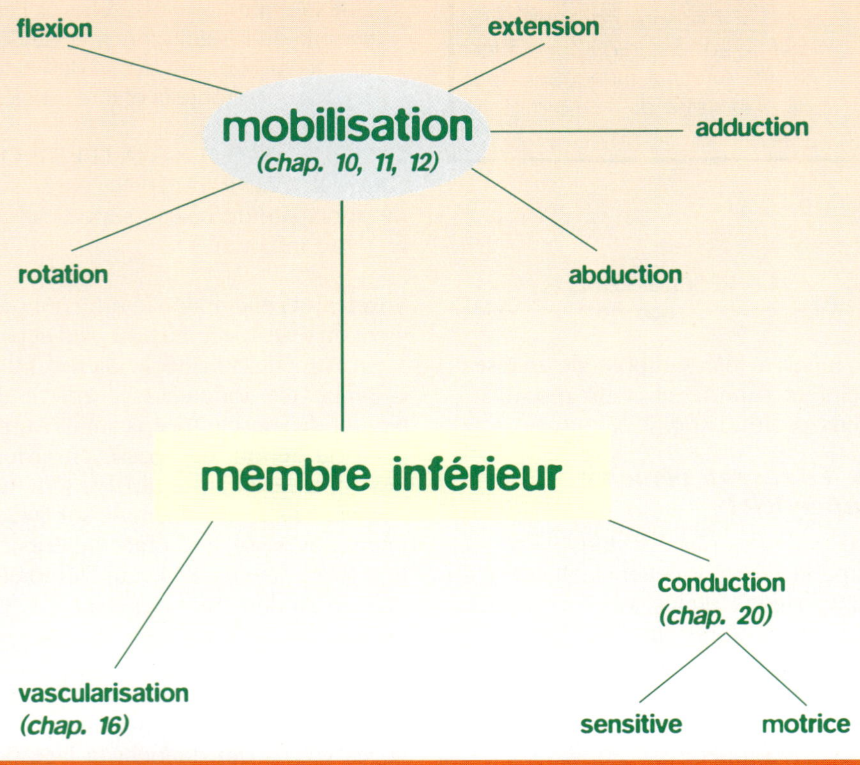

Fig. 7.22 • Fonctions principales assurées par les structures du membre inférieur.

ACTIVITÉS D'INTÉGRATION

1. Reprenez chaque fonction de la figure 7.22 et placez en regard, de manière la plus précise possible, les structures concernées.
2. Choisissez un ou deux muscles présentés dans ce chapitre, et dessinez leurs insertions, les articulations concernées ainsi que les mouvements qu'ils permettent.

Physiologie

Chapitre 8

La cellule et les tissus

La cellule est l'unité fondamentale structurelle et fonctionnelle la plus simple en laquelle peut être divisé notre organisme. L'être humain possède plusieurs milliards de cellules.

De la cellule à l'homme, il existe schématiquement plusieurs étapes majeures dont :
- **la division et la croissance cellulaires ;**
- **la différenciation cellulaire ;**
- **la migration cellulaire.**

Les cellules de l'organisme se lient en combinaisons diverses qui forment des structures organisées. Ainsi sont constitués les tissus, les organes, puis les systèmes et enfin l'organisme entier.

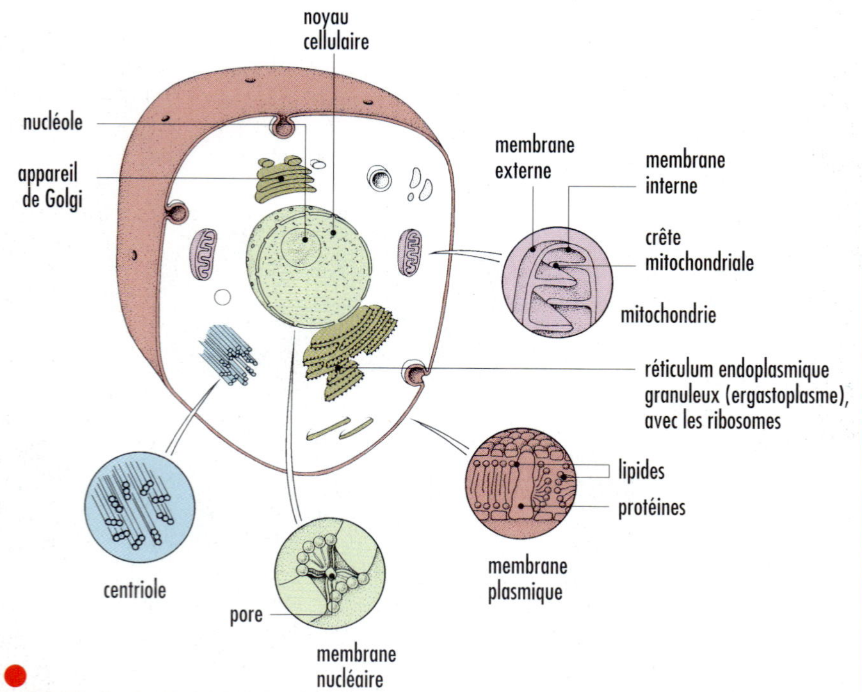

Fig. 8.1 • Structure d'une cellule.

STRUCTURE DE LA CELLULE

Chaque cellule forme un compartiment microscopique, et est une véritable petite usine à l'intérieur de laquelle chaque élément assure une fonction *(fig. 8.1)*. Ces éléments sont des organites cellulaires *(fig. 8.2)*, l'enveloppe de la cellule est la membrane plasmique.
Tout élément ou espace situé à l'intérieur de la cellule est dit intracellulaire. Tout élément ou espace situé hors de la cellule est dit extracellulaire.

COMMENT ÉTUDIER LA CELLULE ?

Le microscope optique est utilisé pour l'étude des cellules et même de certaines structures intracellulaires ; toutefois, une étude détaillée nécessite l'emploi du microscope électronique, qui fait apparaître des structures ne dépassant pas 0,002 µm.
Toute observation au microscope électronique exige une découpe cellulaire en tranches extrêmement minces de l'ordre de 100 nm, soit environ le centième de l'épaisseur d'une cellule normale.

ESSENTIEL

Les cellules n'ont pas toutes la même forme ; beaucoup d'entre elles ont une forme liée à leur fonction (exemple : les globules rouges ont une forme de disque, les cellules musculaires sont cylindriques, les cellules nerveuses sont ramifiées). Cependant, les organites qu'elles contiennent, sont les mêmes pour toutes et le même organite remplit la même fonction quelle que soit la cellule.

LES ORGANITES CELLULAIRES : DESCRIPTION

La cellule est entourée d'une enveloppe : la membrane plasmique. L'intérieur de la cellule se compose de deux grandes parties :
- le cytoplasme ;
- le noyau.

Dans le cytoplasme se trouvent des inclusions cytoplasmiques appelées organites cellulaires *(fig. 8.2)*, eux-mêmes entourés ou non d'une membrane ; ils flottent dans un liquide appelé cytosol *(fig. 8.3)*.

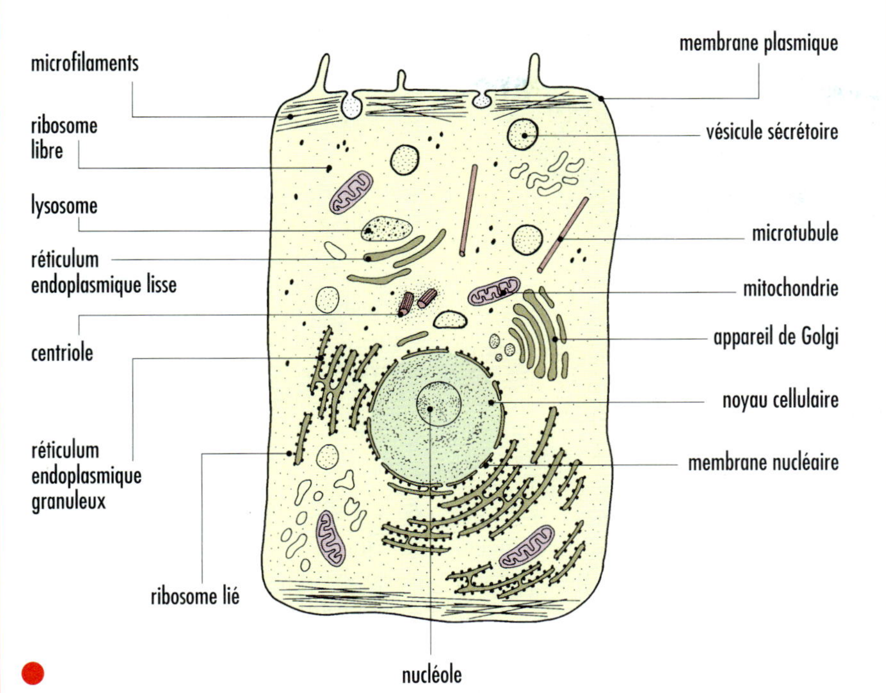

Fig. 8.2 • Cellule et organites cellulaires. Coupe d'une cellule vue au microscope électronique.

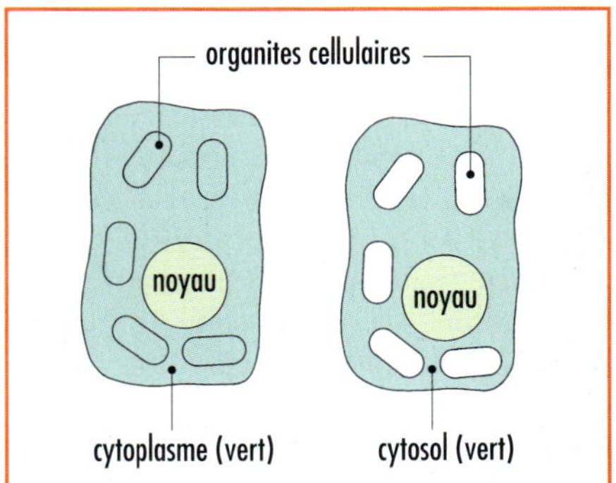

Fig. 8.3 • Différence entre cytoplasme et cytosol.

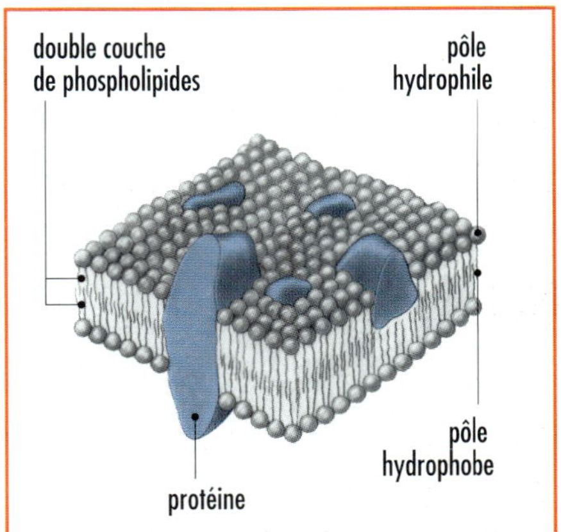

Fig. 8.4 • Structure de la membrane plasmique (vue au microscope électronique).

▲ *La membrane plasmique ou cellulaire*

LA STRUCTURE : au microscope électronique, la membrane plasmique apparaît sous la forme de deux lignes sombres séparées par un espace clair *(fig. 8.4)*. L'épaisseur de la membrane est de 6 à 10 nm. La membrane plasmique est constituée de lipides et de protéines.
Les lipides entrant dans la constitution membranaire ont un pôle hydrophile (qui aime l'eau) et un pôle hydrophobe (qui repousse l'eau). La partie hydrophile est constituée de phospholipides ou de glycolipides ; la partie hydrophobe contient un acide gras.
À l'intérieur de la membrane plasmique, les pôles hydrophobes se font face alors que les pôles hydrophiles sont tournés vers le milieu aqueux (zone sombre). Cette organisation explique l'aspect de la membrane : deux bandes sombres séparées par un espace clair.
Les protéines membranaires sont très variées et participent aux fonctions de la membrane.

LA FONCTION : la membrane plasmique assure schématiquement les fonctions suivantes :

- la protection du milieu intracellulaire contre le milieu extracellulaire ;
- le transport de substances du milieu intracellulaire vers le milieu extracellulaire et vice-versa *(v. p. 114)* ;
- la reconnaissance de certains produits actifs au niveau de la cellule, qui, pour exercer leur action, doivent être « reconnus » par la membrane de la cellule (les hormones par exemple) ;
- la cohésion ainsi que la reconnaissance des cellules entre elles.

▲ *Le noyau cellulaire*

Presque toutes les cellules contiennent un seul noyau cellulaire, sphérique ou ovoïde, qui se trouve en général près du centre de la cellule. Le noyau est enveloppé par une membrane, la membrane nucléaire, qui est perforée de trous : les pores nucléaires. Ces pores sont les lieux de passage, entre le noyau et le cytoplasme, de matériaux indispensables dans le rôle qu'assure le noyau dans la cellule.

> ESSENTIEL
> *Le noyau est indispensable à la vie : c'est lui qui contient la majeure partie de l'information héréditaire.*
> *Cette information est supportée par un fin réseau de filaments, la chromatine, qui donne naissance, en se condensant, aux chromosomes.*
> *C'est le noyau qui dirige la synthèse de toutes les protéines de l'organisme.*

Le noyau comprend :

- le nucléoplasme ou suc nucléaire ;
- la chromatine ;
- le nucléole.

Le **nucléole** est sphérique, il n'est pas entouré par une membrane limitante. Il est le site où sont assemblés des organites appelés ribosomes ; ces derniers sont des organites cytoplasmiques majeurs *(v. infra)*.

La **chromatine** est constituée essentiellement d'une substance appelée acide désoxyribonucléique ou ADN. L'ADN est le lieu où est stocké notre patrimoine héréditaire.

Le **nucléoplasme** est le liquide gélatineux dans lequel baignent les éléments contenus dans le noyau.

▲ *Les ribosomes*

Les ribosomes sont des petites unités de faible diamètre (environ 200 nm). Chaque unité est constituée de deux sous-unités dont l'une (60S) est plus volumineuse que l'autre (40S) ; elles sont assemblées dans le nucléole *(fig. 8.1)*, puis passent dans le cytoplasme *(fig. 8.2)*.
Leur fonction est de synthétiser les molécules de protéines à partir des acides aminés. Ils utilisent pour cela les ordres donnés par le noyau. Lorsque la cellule est en période d'activité intense, le nombre de ribosomes augmente.

▲ *Le réticulum endoplasmique*

Le réticulum endoplasmique est constitué de sacs aplatis formant un réseau tubulaire à travers tout le cytoplasme. Il faut distinguer le réticulum endoplasmique granulaire (REG), qui porte à sa surface les ribosomes *(fig. 8.5)* et le réticulum endoplasmique lisse (REL), qui lui, n'en porte pas *(fig. 8.6)*. Plus la cellule travaille, plus la proportion de REG est grande.
La fonction du REG est de stocker et de distribuer les protéines synthétisées sur les ribosomes aux autres organites cellulaires ou excrétés par la cellule.
La fonction du REL est la synthèse de lipides et de lipoprotéines et la mise en réserve de calcium.

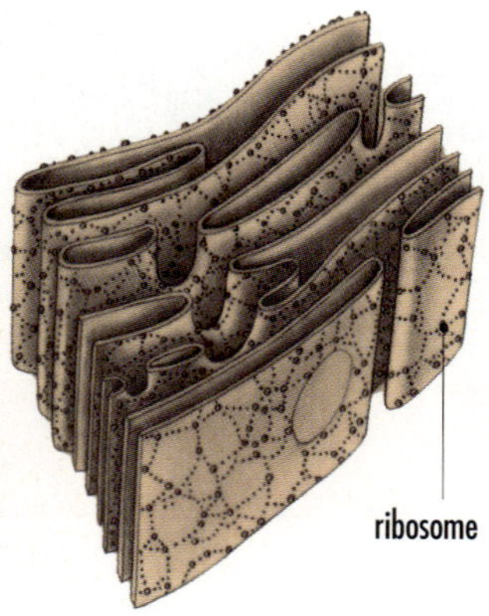

Fig. 8.5 • Réticulum endoplasmique granulaire.

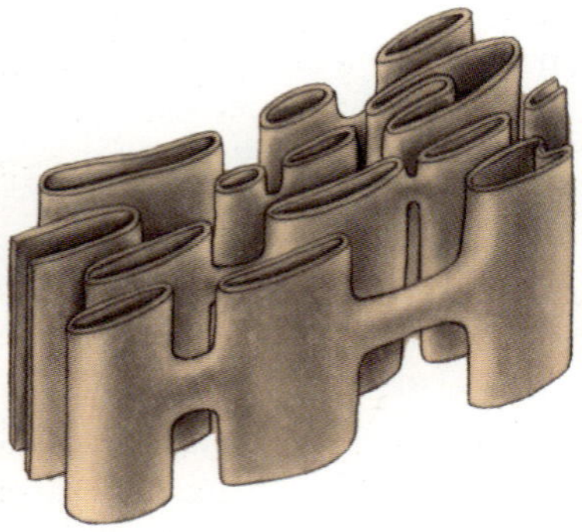

Fig. 8.6 • Réticulum endoplasmique lisse.

▲ *L'appareil de Golgi*

L'appareil de Golgi est constitué de saccules aplatis et empilés *(fig. 8.7)*. La plupart des cellules ont un seul appareil de Golgi situé près du noyau.
Sa fonction est de récupérer les protéines synthétisées par les ribosomes, de les trier et de les distribuer selon la destination de chacune. Les substances à sécréter sont contenues à l'intérieur de grains de sécrétion formés dans l'appareil de Golgi. Les particules formées sont dirigées à la périphérie de la cellule pour être ensuite déversées dans le milieu extracellulaire.

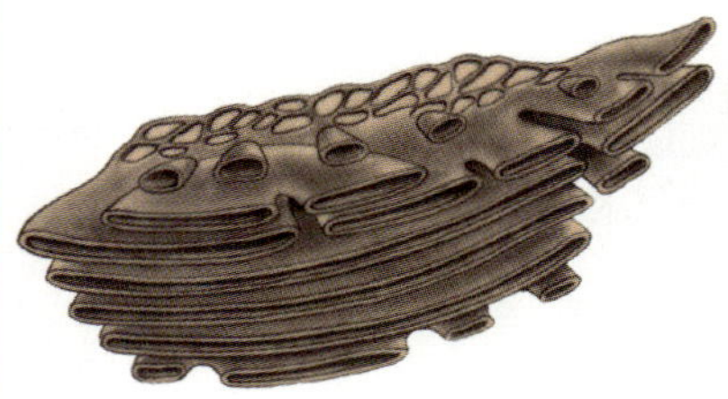

Fig. 8.7 • Appareil de Golgi.

▲ *Les mitochondries*

Les mitochondries sont des organites en forme de « haricot », enveloppés d'une membrane externe et d'une membrane interne repliées en lamelles appelées crêtes *(fig. 8.8)*. Les crêtes mitochondriales plongent dans la substance interne de la mitochondrie : la matrice.
On trouve un grand nombre de mitochondries dans les cellules qui consomment de grandes quantités d'énergie, en période d'activité intense par exemple.
Leur fonction est d'assurer une participation essentielle aux processus chimiques qui permettent de fournir de l'énergie aux cellules ; ce sont de véritables petites centrales énergétiques.
L'énergie produite par la cellule se fait sous forme d'une molécule : l'ATP (adénosine triphosphate), formée et conservée dans les mitochondries *[v. chap. 18, p. 223]*.

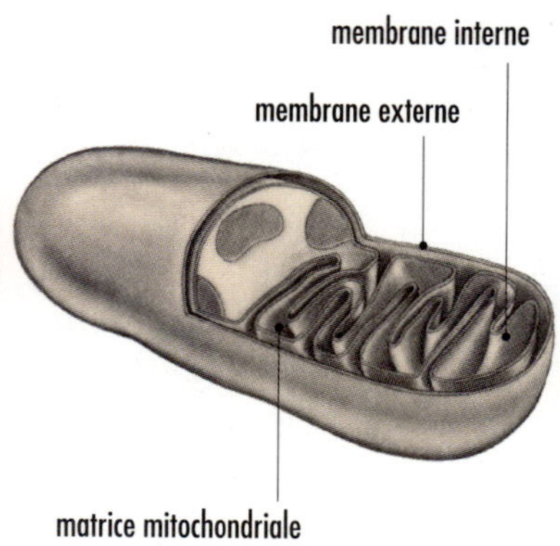

Fig. 8.8 • Mitochondrie.

▲ *Les lysosomes*

Les lysosomes sont des vésicules qui contiennent des enzymes. Les enzymes sont des molécules d'origine protéique capables de détruire par réaction chimique de nombreuses substances.
Les lysosomes détruisent diverses substances qui ont envahi la cellule. Ils peuvent également digérer d'autres organites cellulaires qui ont été endommagés et ne sont plus fonctionnels.

▲ *Le squelette de la cellule*

Le squelette d'une cellule est constitué de :
- microfilaments protéiques : l'actine ;
- filaments intermédiaires assez souples, de nature protéique ;
- filaments musculaires épais : la myosine.

Il existe également un réseau de microtubules qui sont les éléments les plus rigides du squelette cellulaire.
Le squelette est nécessaire au maintien mais aussi aux changements de la forme de la cellule, ainsi qu'aux mouvements qu'elle effectue.

▲ *Les centrioles*

Les centrioles sont des éléments tubulaires groupés *(fig. 8.9)*. Chaque centriole est formé de vingt-sept microtubules réunis en neuf groupes de trois. À l'intérieur de chaque cellule, il existe deux centrioles disposés perpendiculairement l'un par rapport à l'autre.
Leur fonction est de diriger tels des « aimants » le sens de la division cellulaire.

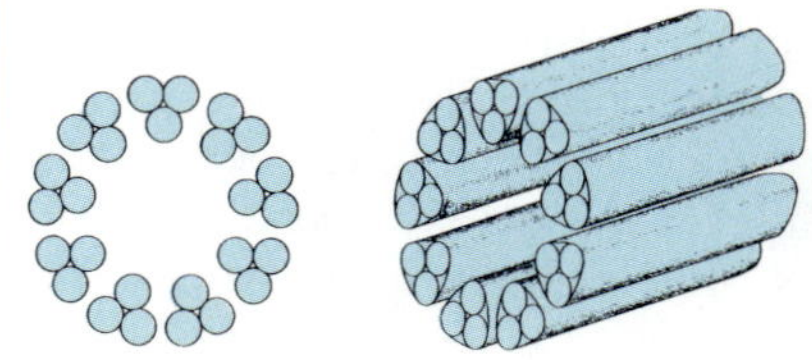

Fig. 8.9 • Centrioles.

▲ *Les vacuoles*

Les vacuoles sont de petites cavités sphériques, mobiles.
Elles tiennent en réserve des substances que la cellule utilisera ou des déchets d'origines diverses.

ACTIVITÉ GÉNÉTIQUE DE LA CELLULE

Présentation de l'étude

Le rôle de la cellule, et en particulier celui du noyau cellulaire dans la « fabrication » d'un organisme, est capital.
Le code génétique est un langage, les protéines de l'organisme en sont l'expression; va-t-il s'agir :

- d'un être humain ou d'un animal ?
- de cheveux bruns ou de cheveux blonds ?
- de cellules nerveuses ou de cellules musculaires ?

Questions dont la réponse est déterminée par les protéines de l'organisme. Leur importance est donc évidente.
L'information génétique nécessaire à la fabrication des protéines est codée dans la structure de la molécule d'ADN située dans le noyau cellulaire.
L'ADN dirige la synthèse des protéines en envoyant des instructions. Ces instructions sont, comme nous allons le voir, interprétées et exécutées par les autres éléments cellulaires.
Selon les cellules, certaines régions de l'ADN sont lues, d'autres ne le sont pas. Ces régions qui, telles des petites bandes magnétiques se laissent décoder, sont appelées des gènes.
À chaque gène correspond une protéine qui lui est propre. Chaque protéine est particulière à chaque espèce ou plus généralement à chaque organisme.
Les protéines sont donc fabriquées à partir d'ordres donnés par les gènes.

> DÉFINITION
> *Les protéines sont constituées d'une suite d'éléments mis bout à bout. Ces éléments s'appellent les acides aminés. Chaque acide aminé possède un nom. Selon le nombre et l'ordre dans lequel sont rangés les acides aminés, une protéine spécifique est constituée.*

Signalons l'importance du fait que l'ADN, qui se trouve dans chacune de nos cellules, est un matériel héréditaire et le résultat de la transmission d'un patrimoine parental dont nous sommes chacun la traduction et le résultat.

Déroulement de l'étude : nous allons étudier de quelle façon, à partir de l'ADN, est fabriquée une protéine. Des milliers de protéines sont constitutives et déterminantes de chaque organisme, le procédé est le même pour chacune d'elles.
Nous allons présenter sous forme de scénario cette partie de la fonction cellulaire :

- tout d'abord, nous décrirons les différents participants à ce processus, les acteurs;
- puis, le déroulement des événements sous forme d'un résumé que nous appellerons le synopsis;
- enfin, nous étudierons chacune des étapes en détail : ce sera le scénario lui-même.

Les acteurs

LES ACIDES NUCLÉIQUES *(fig. 8.10)* sont les molécules responsables des fonctions suivantes :

- stockage de l'information génétique;
- transmission de l'information génétique des parents à leur descendance;
- transmission de l'information génétique d'une cellule à une autre cellule d'un même organisme.

> DÉFINITION
> *Il existe deux types d'acides nucléiques :*
> - *l'acide désoxyribonucléique ou ADN;*
> - *l'acide ribonucléique ou ARN.*
>
> *L'ADN stocke les informations génétiques dans le noyau de la cellule, c'est lui qui donne les ordres.*
> *L'ARN décode les informations génétiques en instructions et exécute.*
> *Ils sont constitués tous deux de séquences d'éléments appelés nucléotides.*

LE NUCLÉOTIDE est l'unité de base des acides nucléiques. Un nucléotide est constitué de trois éléments distincts :

- un radical phosphate;
- un sucre;
- une base *(fig. 8.10)*.

LA BASE est une molécule constituée d'un cycle d'atomes de carbone et d'azote situé à une extrémité du nucléotide.

> DÉFINITION
> *Il existe deux types de bases :*
> - *les bases puriques appelées adénine (A) et guanine (G) ;*
> - *les bases pyrimidiques appelées thymine (T) et cytosine (C).*
>
> *Dans l'ARN, la thymine (T) n'existe pas, elle est remplacée par l'uracile (U), qui est une base du même type.*

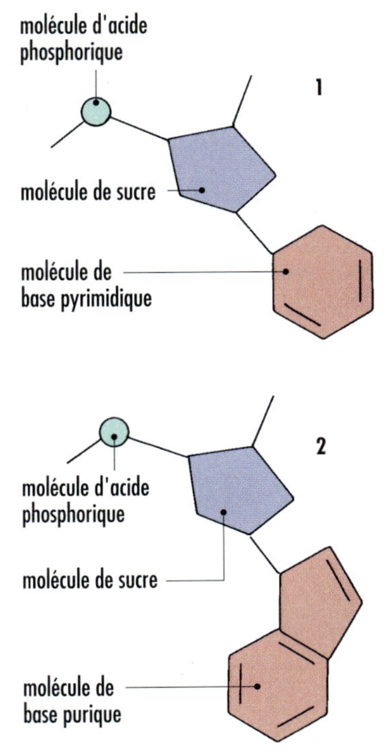

Fig. 8.10 • Structure d'un acide nucléique.
1. Acide nucléique avec base pyramidique.
2. Acide nucléique avec base purique.
(Dans les deux cas, la molécule de sucre peut être celle du ribose pour l'ARN et du désoxyribose pour l'ADN.)

Les bases ont entre elles une affinité spécifique qui est retrouvée dans la double hélice d'ADN où les bases complémentaires se font face. Cette affinité est utilisée également lors du décodage de l'ADN par l'ARN.
La loi d'appariement est la suivante :

- l'adénosine (A) ne peut se lier qu'à la thymine (T) ou à l'uracile (U);
- la guanine (G) ne peut se lier qu'à la cytosine (C).

A --------► T ou U
G --------► C

L'ADN est une énorme molécule (elle peut atteindre 7 cm de long lorsqu'elle est déroulée) contenue dans le noyau cellulaire. Elle ne peut pas en sortir.

> DÉFINITION
> *L'ADN est constitué de deux chaînes de polynucléotides (c'est-à-dire un grand nombre de nucléotides liés les uns à la suite des autres).*
> *Les deux chaînes sont enroulées l'une autour de l'autre de manière à former une double hélice, cette structure est dite bicaténaire (fig. 8.11 et 8.12).*

Les deux chaînes d'ADN sont complémentaires par leurs bases, qui se font face selon la règle vue précédemment. C'est l'ordre dans lequel ces bases sont ordonnées le long de la chaîne qui fournit le code spécifique de la protéine fabriquée.
L'ordre des bases est comme un mot qui désigne un objet, l'objet étant dans le cas présent la protéine fabriquée.

L'ARN est une molécule plus petite qui peut traverser la membrane du noyau cellulaire. C'est précisément parce que cette molécule peut entrer et sortir du noyau cellulaire « à sa guise » qu'elle est utilisée dans le décodage de l'ADN.

DÉFINITION *L'ARN, à la différence de l'ADN, est constitué d'une seule chaîne de nucléotides.*

Rappelons que, dans cette chaîne, la base thymine (T) est remplacée par la base uracile (U).

LE GÈNE est une portion d'ADN, et donc un fragment de nucléotides, qui détermine la structure d'une seule protéine; c'est l'unité de l'information héréditaire. Une molécule d'ADN contient donc beaucoup de gènes.

LA PROTÉINE est une séquence spécifique d'acides aminés.

LES ACIDES AMINÉS sont les unités structurelles des protéines. Ils sont liés les uns aux autres selon un ordre qui correspond à un programme génétique déterminé.

DÉFINITION *Comme nous l'avons dit, le code génétique est un langage utilisé par la cellule. C'est un langage inscrit dans l'ADN sous forme de gènes.*
La protéine correspondant à chaque gène est une suite d'acides aminés où chaque acide aminé correspond à une séquence de trois bases voisines dans chaque gène.
Cette séquence de trois bases est appelée un codon.

SYNOPSIS

L'ADN, situé dans le noyau cellulaire, est incapable d'en sortir étant donné sa taille. Il supporte et transmet l'information génétique.

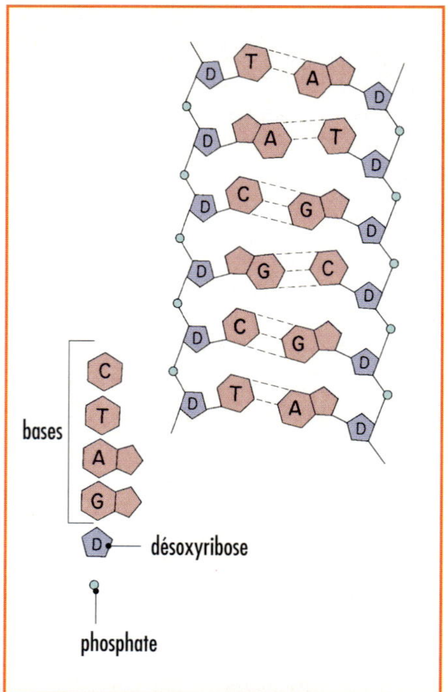

Fig. 8.11 • Structure bicatenaire d'une molécule d'ADN.
(Les deux chaînes se font face et sont complémentaires par leurs bases.)

Le transfert de cette information s'effectue par l'intermédiaire d'un messager : l'ARN messager (ARNm), qui décode le message donné par l'ADN dans le noyau, puis passe du noyau au cytoplasme, car c'est dans le cytoplasme que se produit la synthèse protéique à partir des ribosomes et d'un second ARN appelé ARN de transfert (ARNt).

DÉFINITION *Le transport de l'ordre génétique de l'ADN à la protéine s'effectue ainsi en deux phases :*
- *le message doit être transmis de l'ADN à l'ARNm. Cette étape est la transcription ;*
- *le message contenu dans l'ARNm après la transcription est utilisé pour former la protéine. Cette étape est la traduction.*

SCÉNARIO

Comment peut-on fabriquer une protéine à partir d'une molécule d'ADN?

▲ *Acte 1 : transcription*

La transcription débute par la coupure des liaisons qui existent entre les bases de la double hélice d'ADN, de telle sorte qu'une partie de l'hélice se déroule et que les deux chaînes se séparent.

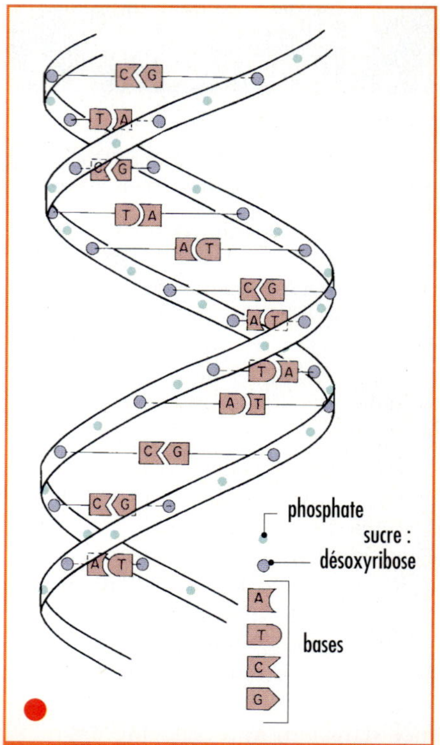

Fig. 8.12 • Structure en double hélice de la molécule d'ADN.

La chaîne d'ADN qui est choisie pour la lecture est celle qui possède une séquence spécifique de nucléotides appelés promoteurs. Cette séquence de nucléotides promoteurs a pour rôle de donner le signal de départ afin que la molécule d'ARN messager (ARNm) se constitue.
En effet, l'ARNm n'est pas une molécule « toute prête », elle se constitue selon l'ordre génétique donné à partir de nucléotides libres présents dans le noyau cellulaire *(fig. 8.13)*. Prenons comme comparaison des lettres de l'alphabet posées sur une table que l'on rassemblerait pour former un mot. Les nucléotides libres de l'ARNm qui se promènent dans le noyau viennent ainsi s'apparier aux nucléotides de la chaîne d'ADN libérée. Les nucléotides se font face par leurs bases toujours selon la même règle (A avec T ou U et C avec G).
Remarquons que la chaîne d'ARNm formée est complémentaire (et non identique!) de la portion d'ADN transcrite. C'est une enzyme, l'ARN polymérase, qui lie entre eux les nucléotides de l'ARNm jusqu'à ce qu'un code donné par une séquence d'ADN, la séquence terminale, ordonne l'arrêt de la transcription. La molécule d'ARNm nouvellement formée est alors libérée *(fig. 8.14)*.

L'ARN ainsi pourvu de son message génétique passe dans le cytoplasme.

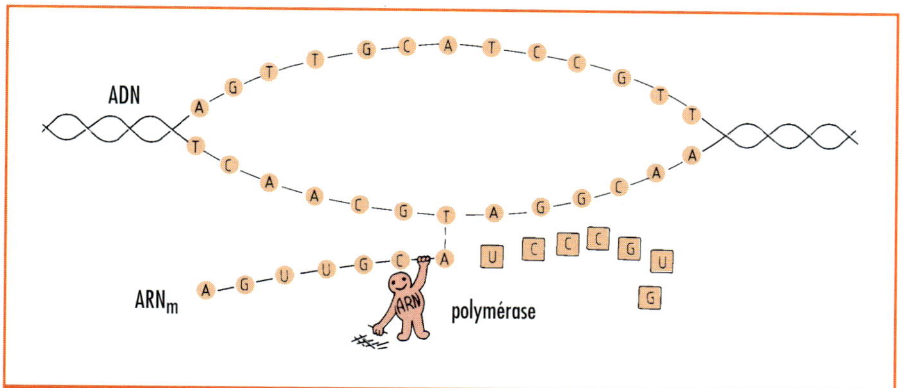

Fig. 8.13 • Schéma de la transcription : formation de l'ARN messager dans le noyau cellulaire.
(On remarque que la chaîne d'ARNm est strictement complémentaire de la chaîne d'ADN transcrite ; elle est comparable à la chaîne d'ADN non transcrite, mais dans l'ARNm, l'uracile remplace la thymine.)

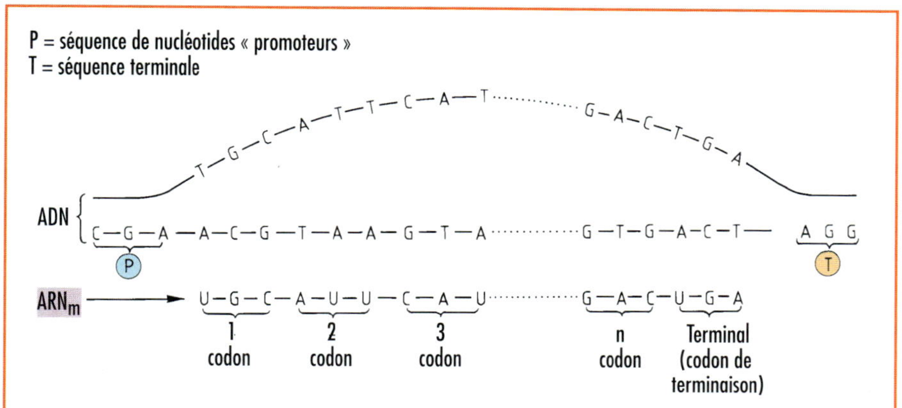

Fig. 8.14 • Fin de la transcription : l'ARN messager est constitué.
• Les nucléotides vont être lus grâce à leurs codons.
• Chaque trio de base forme un codon.

▲ *Acte 2 : traduction*

Ayant atteint le cytoplasme, une molécule d'ARNm se lie à un ribosome. Celui-ci est constitué de deux sous-unités, une volumineuse (60S) et une plus petite (40S). C'est entre ces deux unités que l'ARNm se positionne *(fig. 8.15)*. L'intervention d'un autre ARN (de taille plus réduite) : l'ARN de transfert ou ARNt va permettre l'orientation des acides aminés sur la chaîne d'ARNm. Rappelons que chaque acide aminé correspond à un codon. L'intérêt de l'ARNt est sa capacité de se combiner à la fois avec un acide aminé et avec le codon d'ARNm qui correspond à cet acide aminé. L'ARNt est donc un lien d'identification entre l'acide aminé et le codon d'ARNm.

À chaque codon d'ARNm fera face un anticodon d'ARNt *(fig. 8.16)*.

Pourvus de leur acide aminé, les ARNt s'installent sur les deux sites de fixation qui se situent sur la sous-unité 60S du ribosome. Le premier site est occupé par l'ARNt, qui porte la chaîne protéique en formation, le second site retient l'ARNt, qui porte le prochain acide aminé ajouté à la chaîne *(fig. 8.17)*.

Lorsque la liaison entre deux acides aminés est réalisée, le premier ARNt quitte le navire tandis que la chaîne protéique va se fixer sur le second ARNt prenant alors la place du premier. Le second site ribosomial étant vacant, un autre ARNt vient l'occuper, porteur du prochain acide aminé, et ainsi de suite…

La chaîne protéique complète est libérée du ribosome lorsque le codon de terminaison est atteint.

Le ribosome se déplaçant le long de la chaîne d'ARNm, une seule chaîne peut être lue par plusieurs ribosomes qui fabriquent d'autres chaînes protéiques identiques : l'ensemble forme alors un polyribosome *(fig. 8.18)*.

> CLINIQUE
> *Une seule erreur dans la séquence des nucléotides provoque une anomalie de la synthèse d'une protéine et l'apparition d'une anomalie génétique, voire d'une maladie génétique* [v. chap. 22, p. 297].

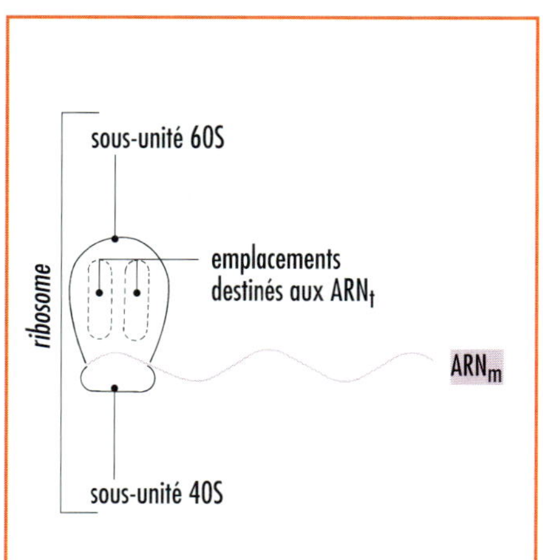

Fig. 8.15 • Schéma de la traduction.
L'ARNm se lie au ribosome dans le cytoplasme. Il va être lu par les ARNt qui vont s'installer dans les emplacements qui leur sont destinés au niveau de la sous-unité 60S du ribosome.

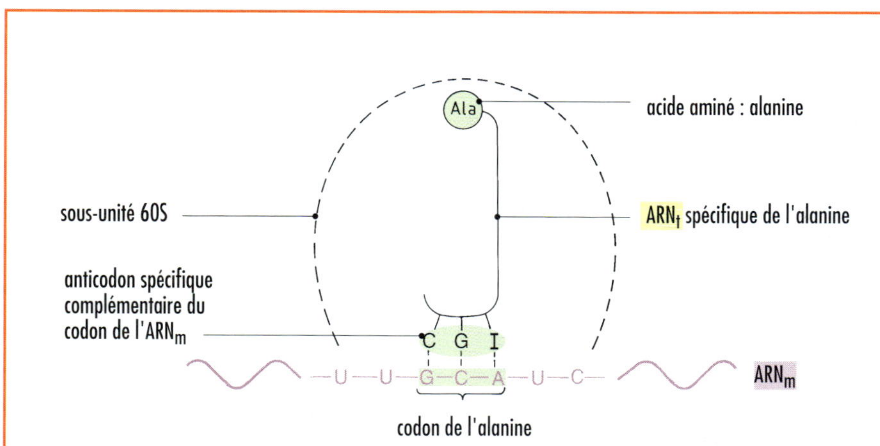

Fig. 8.16 • Schéma de la traduction : détail.
À un codon de l'ARNm correspond l'anticodon de l'ARNt ; codon et anticodon sont spécifiques dans le cas présent de l'acide aminé alanine. (Remarque : l'ARNt a été volontairement schématisé à l'extrême ; il a la même constitution qu'un acide ribonucléique ; dans l'ARNt une base, l'inosine, est spécifique.)

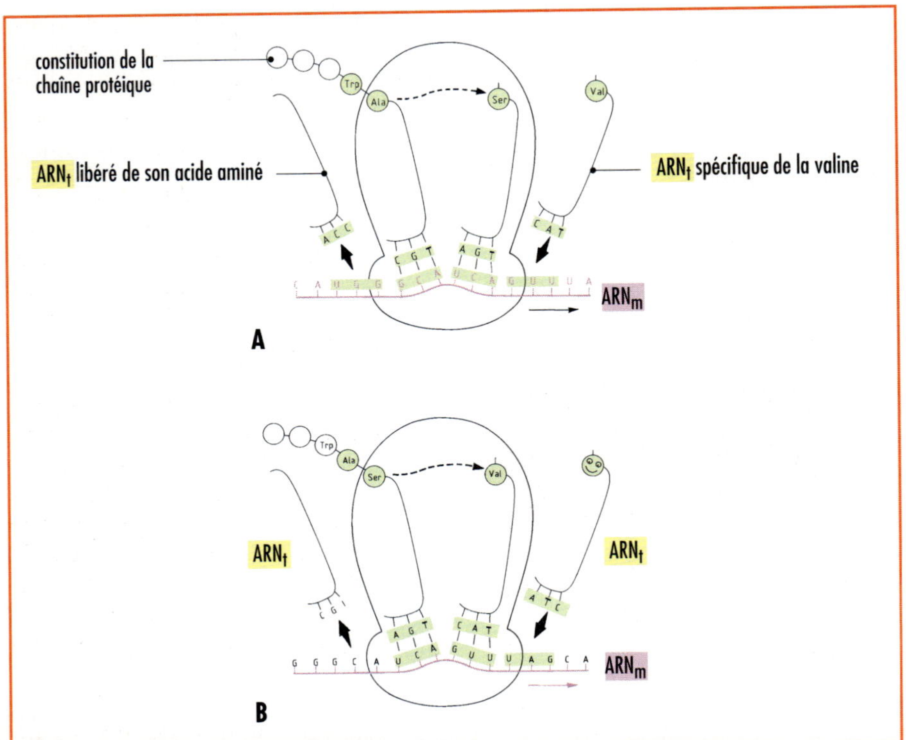

Fig. 8.17 • Traduction : formation de la chaîne protéique (A) et (B).
Lorsque le ribosome se déplace le long de la chaîne d'ARNm, les acides aminés successifs s'ajoutent à la chaîne protéique.

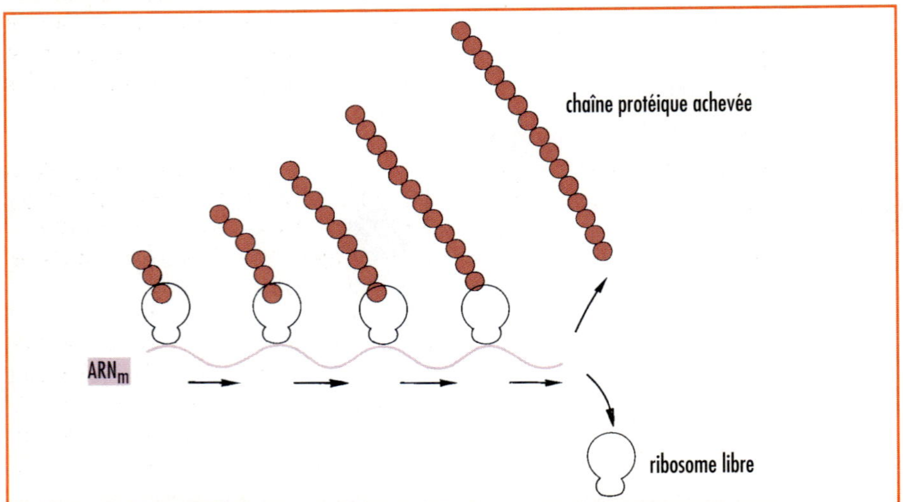

Fig. 8.18 • Schéma d'un polyribosome.

DIVISION CELLULAIRE OU MITOSE

> **ESSENTIEL** *Chaque jour, des cellules de l'organisme humain meurent, chaque jour, elles sont remplacées. Ce constat évoque deux phénomènes :*
> - *le premier est qu'****une cellule est capable de se reproduire*** *;*
> - *le second est, qu'****en se reproduisant, elle transmet l'intégralité*** *de son matériel cellulaire et en particulier* ***de son matériel génétique****, c'est-à-dire l'ADN.*

Nous allons étudier ici le phénomène de la division cellulaire qui permet qu'une cellule puisse en fabriquer d'autres. Ce processus est appelé mitose.
Lors de la mitose s'effectue une étape fondamentale qui est également étudiée ici, il s'agit de la réplication de l'ADN.

> **DÉFINITION** *La réplication est le nom donné au mécanisme qui consiste à reproduire, à partir d'une molécule d'ADN, une autre molécule d'ADN strictement identique.*

Réplication de l'ADN

PRINCIPE : à partir d'une cellule possédant sa molécule d'ADN, on obtient deux autres cellules contenant chacune une molécule d'ADN identique à la première. Pour ce faire, l'ADN doit se répliquer.

MÉCANISME : au cours de la réplication de l'ADN, les deux chaînes se séparent, exposant ainsi leurs bases de telle façon que les bases complémentaires des nucléotides libres puissent venir s'apparier *(fig. 8.19)*. Les deux chaînes d'ADN originel servent donc de modèle à la synthèse des nouvelles chaînes. Il en résulte la formation de deux molécules identiques d'ADN, chacune contenant une chaîne de nucléotides présent dans la molécule d'ADN avant la réplication et une chaîne nouvellement synthétisée.
Deux lots d'ADN sont finalement disponibles de telle sorte que chaque cellule formée reçoive le même potentiel d'instructions génétiques que celui se trouvant dans la cellule-mère.

Mitose

> **ESSENTIEL** *Durant la mitose s'effectuent d'une part, la réplication de l'ADN et d'autre part, la fabrication conséquente de deux cellules-filles à partir d'une cellule-mère.*

Avant de passer à l'étude des différentes phases de la mitose, il est important de préciser la relation qui existe entre l'ADN et le chromosome, et de comprendre ainsi la fonction des chromosomes.

▲ *Qu'est-ce qu'un chromosome ?*

Dans le noyau, il existe une substance non homogène : la chromatine, composée de molécules d'ADN et de protéines. Elle forme des filaments visibles : les chromatides.
Après chaque réplication, chaque molécule d'ADN forme deux chromatides identiques réunies l'une à l'autre par une zone rétrécie appelée centromère.
Lorsqu'une cellule est prête à se diviser, toutes les chromatides se condensent fortement pour former une sorte de baguette enroulée sur elle-même appelée chromosome *(fig. 8.20)*.

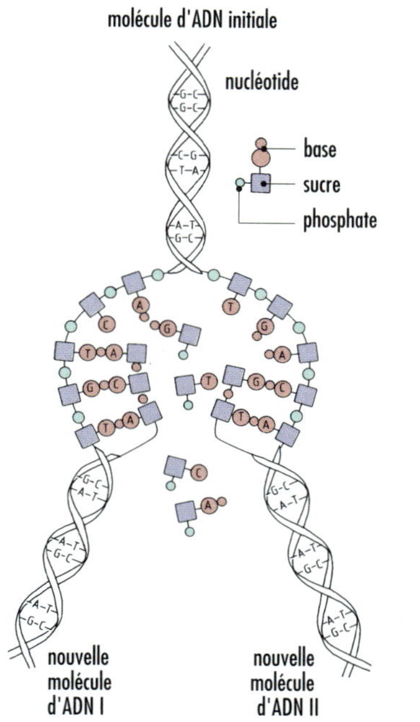

Fig. 8.19 • Réplication de l'ADN. Les nucléotides libres se lient par leur base avec les bases de chaque ADN : 2 nouvelles molécules d'ADN naissent.

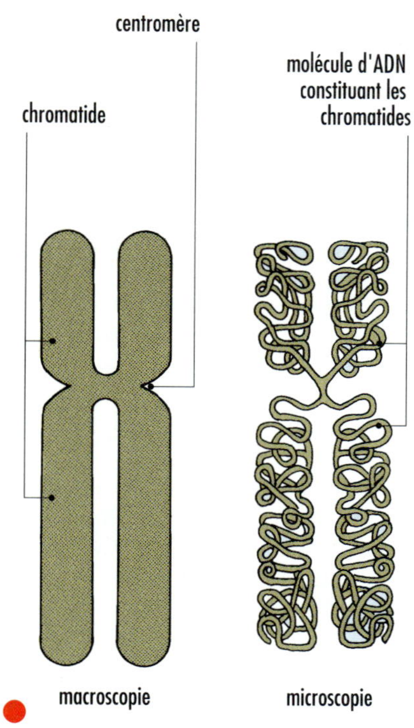

Fig. 8.20 • Schéma d'un chromosome.

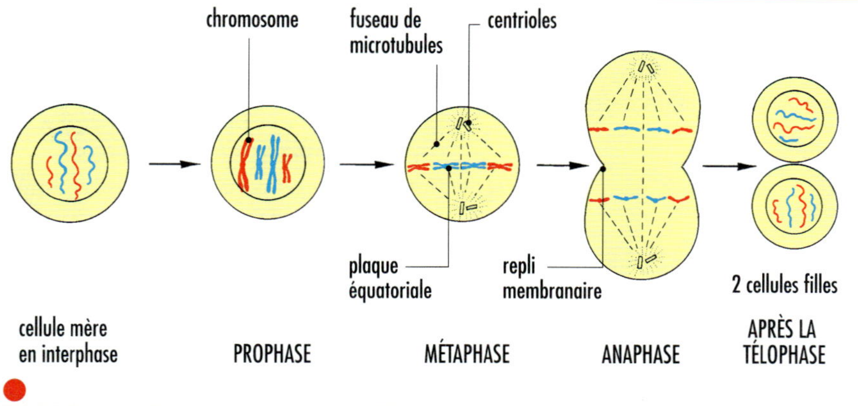

Fig. 8.21 • Schéma de la mitose.

> DÉFINITION
> *Les chromosomes sont des molécules d'ADN condensé à l'extrême afin de faciliter une égale répartition du matériel génétique lors de la division cellulaire.*
> *Ils portent l'intégralité du patrimoine génétique d'un individu.*

À l'exception des cellules reproductrices mâles et femelles *[v. chap. 22, fig. 22.22, p. 294, 22.24, 22.25, et 22.26, p. 295]*, les cellules humaines contiennent chacune quarante-six chromosomes ou plus exactement vingt-trois paires de chromosomes. En effet, chaque paire réunit deux chromosomes morphologiquement identiques, les chromosomes homologues.

▲ *Étapes de la mitose*

La mitose se réalise selon des étapes précises *(fig. 8.21)* qui sont :

- la prophase;
- la métaphase;
- l'anaphase;
- l'interphase;
- la télophase.

PROPHASE : les filaments de chromatine se condensent, les chromosomes apparaissent dans le noyau. Les centrioles entrent alors en action : ils se répliquent à leur tour formant deux paires de centrioles. Les deux paires de centrioles se séparent et migrent chacune à un pôle du noyau.
Entre les deux paires de centrioles ainsi positionnées, se développe un système de microtubules en forme de fuseau, qui vont être utilisés comme des « rails » par les chromosomes lorsqu'ils se déplaceront. Pendant ce temps, la membrane du noyau se désagrège.

MÉTAPHASE : l'ensemble des chromosomes se place à égale distance des centrioles, se disposant perpendiculairement au fuseau de microtubules. Ils forment ainsi une limite horizontale appelée la plaque équatoriale.

ANAPHASE : les deux chromatides identiques (issues de la réplication de l'ADN) constituant chaque chromosome se séparent (le centromère se clive) et se déplacent vers les pôles opposés de la cellule. Par conséquent, à chaque pôle s'installe un lot de quarante-six chromosomes. Cependant, chaque chromosome ne possède plus qu'une seule chromatide.

TÉLOPHASE : autour de chaque lot chromosomique, les chromosomes eux-mêmes, ainsi que le fuseau de division, s'estompent tandis qu'une membrane nucléaire se forme. Enfin, de chaque côté de la cellule, un repli s'affirme et s'étend vers l'intérieur : une cloison est en train de séparer les deux cellules filles.

INTERPHASE : elle correspond à la période qui s'écoule entre la fin d'une division et l'apparition des modifications indiquant le début de la division suivante.

C'est pendant l'interphase que l'ADN se réplique; cette réplication peut durer de dix à douze heures, alors que le processus de division cellulaire lui-même ne dure qu'une heure environ.

> DÉFINITION
> *La notion de cycle cellulaire représente la série de modifications subies par la cellule, de sa formation jusqu'à sa reproduction. Ce cycle comprend deux grandes périodes : l'interphase pendant laquelle la cellule croît et accomplit la majeure partie de ses activités, et la division cellulaire, ou phase de mitose, au cours de laquelle la cellule se reproduit.*

> CLINIQUE
> *Certains médicaments utilisés pour lutter contre le cancer sont des antimitotiques ; ils empêchent la division cellulaire.*

AUTRE FONCTIONS CELLULAIRES

Fonction de nutrition

La cellule se nourrit. Elle est vivante et ne reste en vie qu'en puisant dans le milieu extracellulaire les matériaux, appelés nutriments, indispensables au maintien de son activité et à sa croissance. Elle rejette dans le milieu extracellulaire les produits de dégradation inutiles ou toxiques.

Parler des échanges entre la cellule et le milieu extracellulaire amène à évoquer les moyens qu'utilise la cellule pour assurer ces échanges. Nous savons que l'intérieur de la cellule est séparé du milieu extracellulaire par la membrane plasmique. C'est donc à travers la membrane plasmique, ou à l'aide de la membrane plasmique, que vont s'effectuer les différents échanges.

Rappelons que la membrane plasmique est de nature lipidique et protéique ; seuls les éléments liposolubles peuvent la traverser facilement. Lorsque les éléments ne sont pas liposolubles, la membrane plasmique devient une barrière infranchissable. C'est ainsi que les protéines contenues dans la membrane plasmique trouvent leur rôle. En effet, les protéines membranaires qui occupent souvent toute l'épaisseur de la membrane plasmique participent aux échanges intra- et extracellulaires *(fig. 8.4)*.

Il existe des échanges transmembranaires et des échanges d'autres types.

▲ *Échanges transmembranaires*

On assiste à deux modes de transport transmembranaire :

- un transport passif, qui ne requiert aucune énergie. On trouve dans ce mode de transport la diffusion et l'osmose ;
- un transport actif, qui exige de l'énergie et l'intervention active de protéines membranaires.

LA DIFFUSION est un phénomène comportant trois notions de base :

- un solvant est un liquide dans lequel sont dissoutes des particules appelées des solutés ;
- dans l'organisme, sous l'effet de la température, les particules s'agitent de façon désordonnée et se heurtent les unes les autres. Ce mécanisme est appelé agitation thermique ;
- dans un solvant, les solutés se déplacent toujours d'un milieu de forte concentration vers un milieu de faible concentration.

De part et d'autre de la membrane plasmique, les solutés, agités par la température de l'organisme circulent dans le sens donné par les différences de concentration entre l'intérieur et l'extérieur de la cellule. On obtient ainsi un flux de solutés.

Au cours des échanges transmembranaires, la diffusion des solutés peut se faire :

- à travers la couche de lipides (lorsque les solutés sont solubles dans les lipides) ;
- à travers les canaux ou pores que l'on trouve dans les protéines de la membrane plasmique. Ces canaux sont utilisés par les solutés non liposolubles.

L'OSMOSE est le processus de la diffusion appliqué à l'eau. Elle correspond donc au déplacement des molécules d'eau à travers la membrane plasmique. Ces déplacements s'effectuent toujours selon un gradient de concentration.

L'eau contient des molécules de solutés dissoutes. Plus il y a de molécules, plus la concentration en solutés est élevée, et plus la concentration en eau est basse.

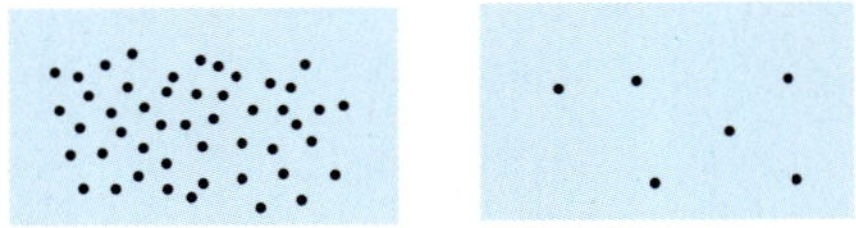

À travers la membrane plasmique, les déplacements de l'eau se font toujours d'une zone de faible concentration en solutés vers une zone de forte concentration en solutés.

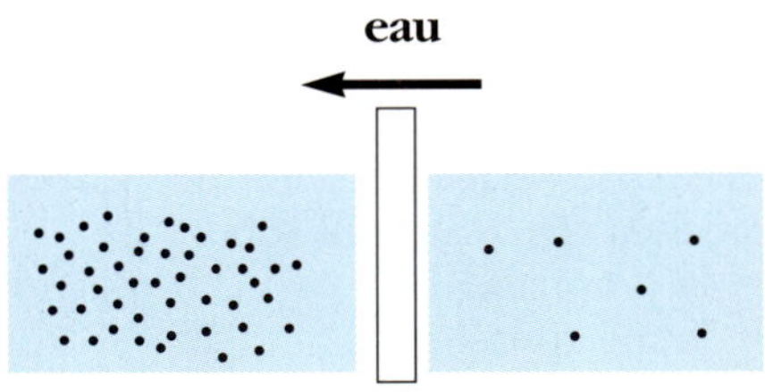

Étant donné que l'eau représente environ 80 % du contenu cellulaire, on comprendra l'importance des mouvements de l'eau à travers la membrane plasmique.

> CLINIQUE
>
> *Ces mouvements de l'eau peuvent être responsables de la formation d'œdèmes (accumulation d'eau dans le liquide interstiel),*
>
> **.../...**

> **.../...**
>
> *par exemple en cas de processus inflammatoire, lorsque les substances sont libérées dans le liquide interstiel et qu'elles attirent l'eau en augmentant la concentration de solutés* [v. chap. 18, p.224 et 227].

LE TRANSPORT ACTIF est le mode de transport utilisé par les solutés lorsque ceux-ci circulent à l'encontre d'un gradient de concentration. Sa fonction est capitale : il permet de maintenir une différence de concentration de divers solutés de part et d'autre de la membrane. Ce transport nécessite un transporteur qui soit d'origine protéique. Il est situé dans la membrane plasmique, et est comparable à un passeur. Son travail requiert de l'énergie. Nombre de transports actifs sont réalisés par des pompes ioniques (sodium-potassium, par exemple). Ainsi, le sodium et le potassium doivent rester à des concentrations différentes entre le milieu intracellulaire et le milieu extracellulaire. C'est un transport actif qui permet le maintien de cette différence, allant à l'encontre des lois de la diffusion.

▲ *Autres types d'échange : l'endocytose et l'exocytose*

La cellule peut avoir recours à d'autres moyens que la diffusion ou le transport actif pour assimiler des matériaux. Il s'agit des phénomènes d'endocytose et d'exocytose *(fig. 8.22)*. Les transports nécessitent de l'énergie.

L'ENDOCYTOSE se produit par invagination de la membrane plasmique. En s'invaginant, elle capture des éléments solides ou liquidiens pour former des vacuoles que l'on retrouve à l'intérieur de la cellule.

> DÉFINITION
>
> *On distingue deux types d'endocytose :*
> - *la phagocytose ;*
> - *la pinocytose.*

La **phagocytose** (du grec *phagein*, manger) correspond à la capture de particules solides plus ou moins grosses. Ces particules se retrouvent dans de volumineuses vacuoles intracytoplasmique où elles sont digérées par des enzymes.

Seules quelques cellules spécialisées utilisent la phagocytose : elles sont alors appelées phagocytes. On les retrouve dans le groupe des cellules sanguines et dans certaines cellules intervenant dans la défense de l'organisme.

La **pinocytose** (du grec *pinein*, boire) correspond à la capture de petites quantités de liquide extracellulaire. Les vacuoles formées résultant de la pinocytose sont nombreuses mais de très petite taille (0,1 µm de diamètre).
Les substances captées par endocytose sont dégradées puis utilisées par la cellule immédiatement, ou stockées à l'intérieur de vacuoles. Elles peuvent être aussi transportées à partir de l'endroit où s'est effectuée leur capture jusqu'au pôle opposé de la cellule où elles sont rejetées dans le milieu extracellulaire. Il s'agit en quelque sorte du mode de transport de grosses particules à travers la cellule entière *(fig. 8.23)*.

L'EXOCYTOSE peut être considérée comme le phénomène inverse de l'endocytose ; c'est une voie qui permet aux substances intracellulaires d'être libérées dans le milieu extracellulaire. Les produits destinés à être rejetés sont emprisonnés à l'intérieur de vacuoles puis

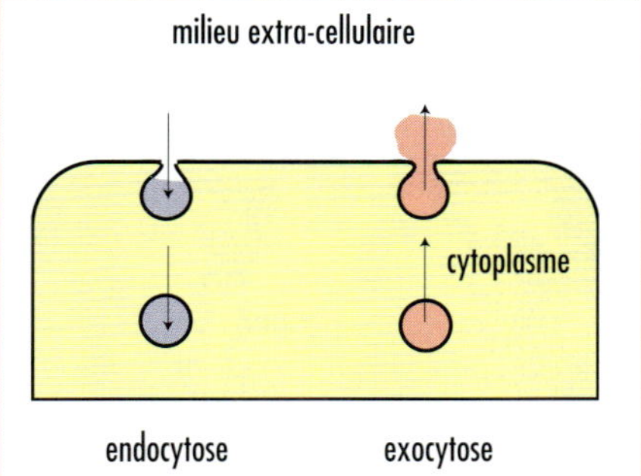

Fig. 8.22 • Mécanismes d'endocytose et d'exocytose.

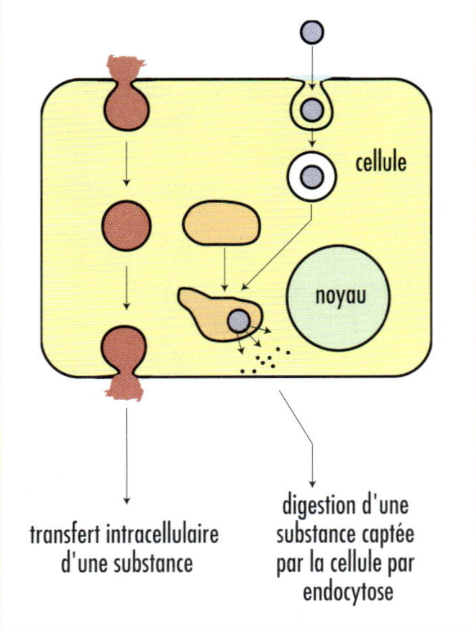

Fig. 8.23 • Endocytose : utilisation.

sont déversés hors de la cellule. La membrane de ces vacuoles se confond alors avec la membrane plasmique *(fig. 8.22)*.
L'équilibre entre endocytose et exocytose permet à la membrane de conserver une surface constante.

Fonction de respiration

La respiration cellulaire a pour conséquence la production d'une grande quantité d'énergie. Elle s'effectue dans la mitochondrie.
Le combustible utilisé est le glucose dont la dégradation en présence d'oxygène produit du gaz carbonique et de l'eau (H_2O). Cette réaction chimique, appelée oxydo-réduction, que nous ne détaillerons pas ici, est la base du processus de la respiration cellulaire.
L'énergie produite lors de la respiration cellulaire est libérée pour une partie en chaleur, c'est de cette façon que la température corporelle est maintenue. L'énergie restante est utilisée dans des réactions cellulaires consommatrices d'énergie *[v. chap. 18, p. 223]*.

AU SUJET DES TISSUS DE L'ORGANISME

Chaque cellule de l'organisme, à l'exception des cellules reproductrices *[v. chap. 22, p. 294]*, renferme la même information génétique ; cependant, il existe des cellules nerveuses, des cellules musculaires, des cellules épithéliales… Il existe donc un processus de différenciation cellulaire.

DÉFINITION

Lorsque les cellules différenciées contractent des liens étroits avec d'autres cellules semblablement différenciées, elles forment un ensemble appelé tissu.

Il existe différents tissus qui peuvent être classés selon leur fonction bien qu'ils puissent prendre des aspects divers. Nous décrivons ici les tissus qui sont difficiles à placer dans un contexte particulier, ce sont les tissus épithéliaux et les tissus conjonctifs.
L'étude des autres tissus et de leur fonctionnement est réalisée dans les chapitres correspondants *[v. chap. 9, p. 120, 10, p. 128 et 11, p. 138]*.

Les tissus épithéliaux ou épithéliums

Il en existe deux types :
- les épithéliums de revêtement ;
- les épithéliums glandulaires.

▲ *Les épithéliums de revêtement*

Leur rôle est de protéger les tissus sous-jacents.
On considère trois types d'épithéliums de revêtement *(fig. 8.24)* selon la forme des cellules :
- l'épithélium pavimenteux : cellules aplaties formant un pavage ;
- l'épithélium cubique : cellules aussi hautes que larges ;
- l'épithélium cylindrique (ou prismatique) : cellules allongées.

On distingue deux types d'épithélium de revêtement *(fig. 8.24)* selon le nombre de couches cellulaires :
- l'épithélium simple : une seule couche cellulaire ;
- l'épithélium stratifié : plusieurs couches superposées.

Les cellules épithéliales sont parfois porteuses de prolongements mobiles tels que des cils vibratiles, des flagelles, une bordure en brosse ou un plateau strié.

▲ *Les épithéliums glandulaires*

Rôle : les cellules de ces épithéliums élaborent des substances et les rejettent hors d'elles. Les cellules glandulaires sont groupées en organes appelés « glandes ». Celles-ci peuvent prendre des aspects différents.
Selon leur forme, on distingue **six types de glandes** *(fig. 8.25)* :
- glande tubuleuse, en forme de tube pouvant être droit, contourné ou pelotonné ;
- glande acineuse, en forme de grain de raisin (du grec *akinos* : grain de raisin) ;
- glande trabéculaire, formée de travées ; un trabécule étant un prolongement fin issu d'une paroi et faisant saillie dans une cavité (du latin *trabecula* : petite poutre) ;
- glande réticulée, ayant l'aspect d'un petit réseau, d'une résille (du latin *reticulum* : petit filet) ;
- glande vésiculaire, formant un ensemble de vésicules ;
- glande alvéolaire, en forme de sac à paroi mince telle une alvéole.

Selon leur mode de secrétion, on considère trois types de glandes :

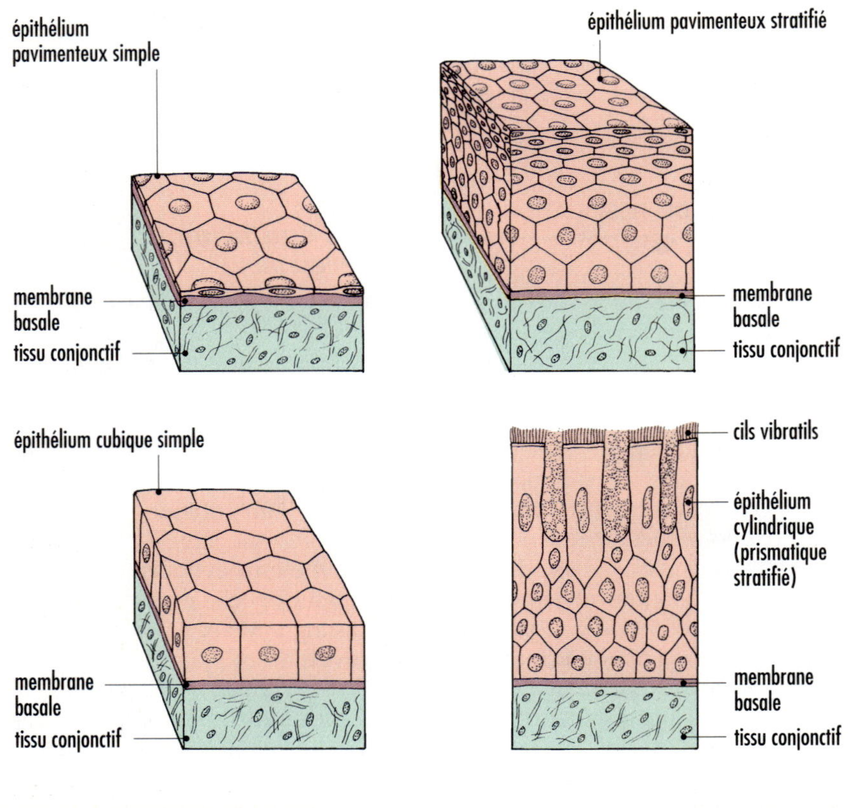

Fig. 8.24 • Épithéliums de revêtement.

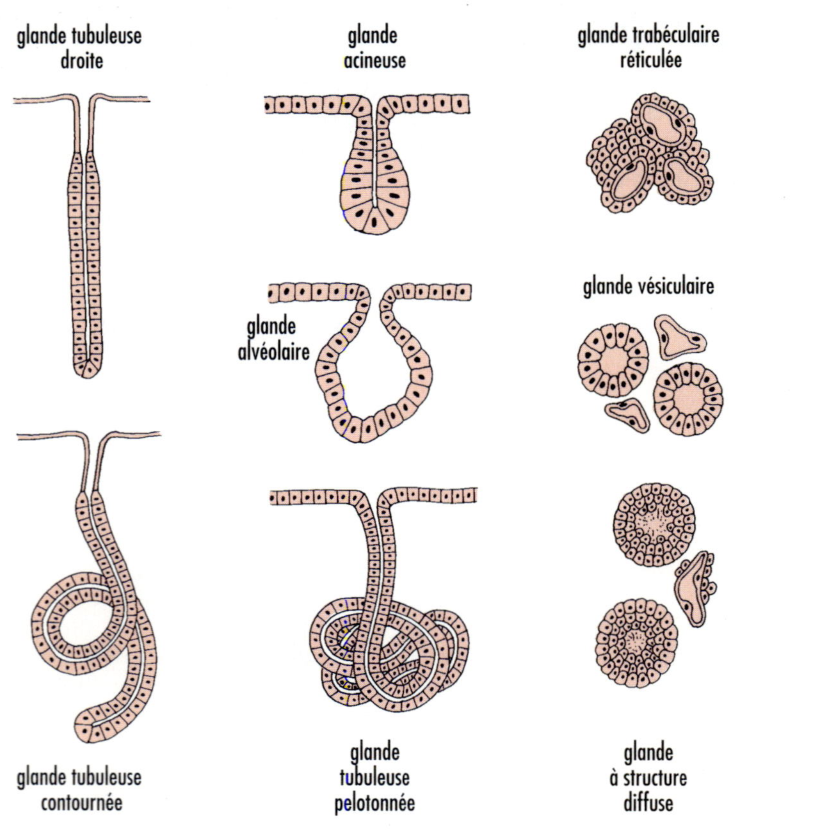

Fig. 8.25 • Principaux types d'épithélium glandulaire.

- glande exocrine, possédant un (ou plusieurs) canal excréteur dans lequel elle déverse ses produits de secrétion *(v. par ex. fig. 17.7, p. 212)*;
- glande endocrine, rejetant ses substances directement dans le sang *(v. chap. 21, fig. 21.2, p. 261)*;
- glande mixte, à la fois exocrine et endocrine *(v. par ex. le pancréas, p. 274)*.

ESSENTIEL

Les épithéliums reposent toujours sur un tissu conjonctif par l'intermédiaire d'une membrane continue qui assure leur cohésion : la membrane basale.
Les épithéliums ne contiennent ni vaisseaux sanguins, ni vaisseaux lymphatiques, et reçoivent les nutriments du tissu conjonctif sous-jacent par un phénomène de diffusion au travers de cette membrane.

▲ *Les variantes épithéliales*

On trouve dans l'organisme des types d'épithélium particuliers dont l'origine embryologique est différente. Ils ont tous une fonction de recouvrement et de protection, il est important de les connaître.
On distingue :

ESSENTIEL

L'ENDOTHÉLIUM : c'est un épithélium pavimenteux simple, composé d'une couche mince de cellules qui tapissent l'intérieur du cœur et des vaisseaux sanguins.

ESSENTIEL

LA MUQUEUSE : c'est une membrane de revêtement d'organes en relation avec le milieu extérieur. On prendra pour exemple la muqueuse du tube digestif qui s'appellera successivement muqueuse buccale, muqueuse gastrique, muqueuse intestinale.
Dans sa définition exacte, la muqueuse comprend l'épithélium, la membrane basale sur laquelle il repose, et le tissu conjonctif sous-jacent.

ESSENTIEL

LA SÉREUSE, ou membrane séreuse : elle est constituée d'un épithélium simple, pavimenteux, qui repose sur sa membrane basale et sur une très fine couche de tissu conjonc-

.../...

…/…

tif sous-jacent à la membrane basale. La membrane séreuse est une membrane qui recouvre les viscères et tapisse les cavités qui les logent (ces cavités ne sont aucunement en communication avec l'extérieur).
Les membranes séreuses de l'organisme comprennent :
- *la plèvre, qui entoure les poumons et tapisse la cavité thoracique ;*
- *le péricarde, qui enveloppe le cœur ;*
- *le péritoine, qui entoure les viscères abdominaux et tapisse l'intérieur de la cavité abdominale ;*
- *la vaginale testiculaire, qui enveloppe les testicules et tapisse l'intérieur des bourses.*

Le tissu conjonctif

Il s'agit d'un tissu de remplissage et d'emballage intercalé entre les organes. Il « comble les vides ». À la différence des cellules d'un épithélium, les cellules d'un tissu conjonctif ne sont pas jointives : elles baignent dans une substance dite fondamentale, qui est homogène et a la consistance d'un gel.

▲ *Éléments du tissu conjonctif*

SES ÉLÉMENTS CELLULAIRES : le tissu conjonctif est constitué de cellules qui sont les suivantes :
- des fibrocytes (ou cellules conjonctives), ayant une forme étoilée, unis les uns aux autres par de fins prolongements. Ce sont des cellules fixes, elles ne peuvent effectuer aucun mouvement ;
- des hystiocytes, qui sont des cellules mobiles possédant un pouvoir de phagocytose ; c'est-à-dire qu'elles sont capables d'absorber des particules volumineuses et de les digérer ;
- des adipocytes, accumulant les lipides, utilisés comme réserves.

SES ÉLÉMENTS FIBREUX :
- des fibres de collagène, très longues et possédant un gros diamètre ;
- des fibres élastiques, beaucoup plus minces, se réunissant pour former un réseau.

▲ *Catégories de tissu conjonctif*

ESSENTIEL

Selon une répartition différente des constituants conjonctifs, il est possible de distinguer:
- *le tissu conjonctif lâche, contenant beaucoup de substance fondamentale, des cellules et des fibres en quantité équilibrée (fig. 8.26) ;*
- *le tissu conjonctif dense, possédant peu de substance fondamentale, peu de cellules mais beaucoup de*

…/…

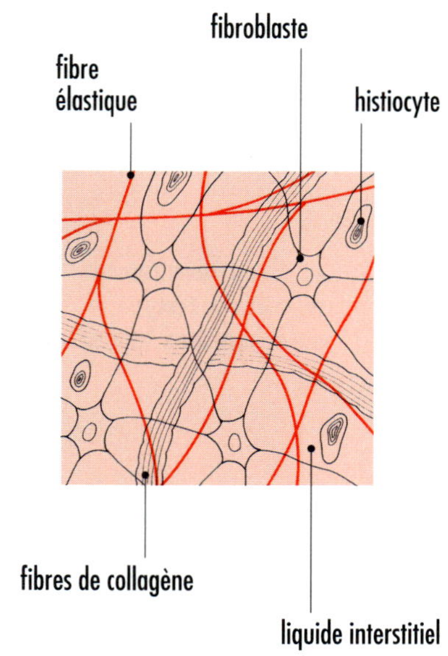

Fig. 8.26 • Schéma d'un tissu conjonctif lâche.

…/…

fibres (on en trouve dans le derme, les ligaments, les aponévroses…) ;
- *le tissu conjonctif élastique, composé d'un énorme réseau de fibres élastiques (présent dans les parois artérielles par exemple) ;*
- *le tissu conjonctif adipeux, où l'on trouve une abondance d'adipocytes (en cas de développement excessif de ce type de tissu, il y a obésité).*

SYNTHÈSE

Ne perdez pas de vue la question des niveaux d'organisation lorsque vous étudiez la cellule et les échanges entre les cellules. Prenez l'exemple d'une cellule musculaire *[v. infra, chap. 10]*. Voici quelques liens que cette cellule entretiendra, directement ou indirectement avec l'ensemble de l'organisme.

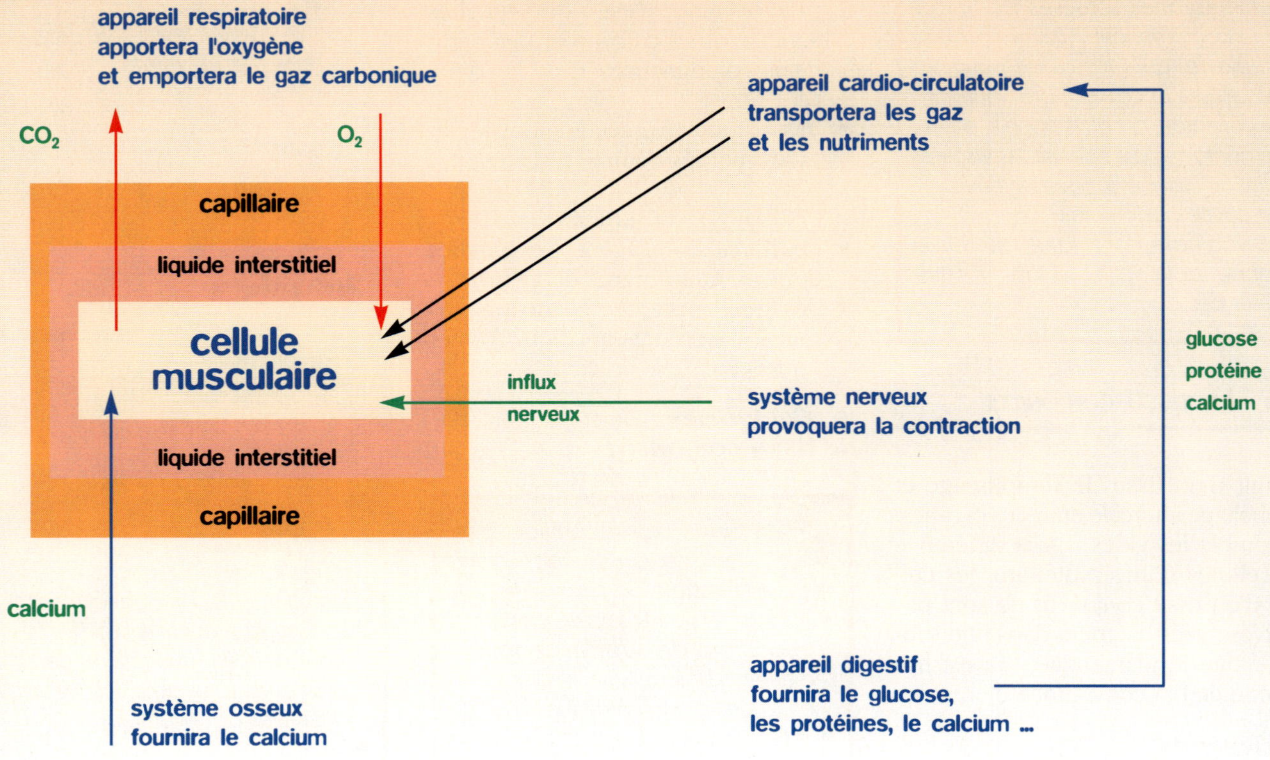

Fig. 8.27 • Relations entre le niveau d'organisation cellulaire et le niveau des systèmes.

L'étude de la cellule en tant que telle est donc utile pour comprendre le niveau d'organisation cellulaire. Ce niveau est à intégrer dans l'étude de chaque organe, appareil ou système.

ACTIVITÉS D'INTÉGRATION

1. Élaborez un tableau mettant en évidence les liens entre : nucléotide, codon, anticodon, gène, acide aminé, protéine.
2. Les globules rouges matures expulsent leur noyau. Quel effet ce phénomène a-t-il sur leur renouvellement ?
3. Vous posez une perfusion de glucose hypertonique (concentration en glucose plus élevée que dans le sang). Quel effet cela pourrait-il avoir sur la répartition des liquides intra- et extracellulaires ?
4. Quel est le tissu en excès chez Obélix ? De quoi est-il formé ?

Chapitre 9
La cellule nerveuse

Le système nerveux est composé des cellules nerveuses ou neurones et des cellules gliales ou cellules de soutien.

Le nombre total des neurones est de l'ordre de 12 milliards. Ils forment des réseaux complexes.

Dans l'organisme, tous les processus vitaux ont besoin pour se réaliser d'un neurone et de sa fonction de transmetteur. Nous étudierons donc dans ce chapitre la structure de la cellule nerveuse et du nerf, le mécanisme de la naissance et de la propagation de l'influx nerveux.

L'organisation générale et les fonctions du système nerveux feront l'objet d'un chapitre ultérieur *[v. chap. 20]*.

LE NEURONE

ÉTUDE CYTOLOGIQUE

Le neurone est l'unité fondamentale du système nerveux *(fig. 9.1)*. Malgré une diversité de dimensions et de formes, la plupart des cellules nerveuses sont constituées des éléments suivants :

- un corps cellulaire;
- des dendrites;
- un axone;
- des terminaisons axonales.

Procédons à l'observation détaillée de chacun de ces éléments.

LE CORPS CELLULAIRE : les éléments qui le constituent sont les mêmes que ceux qui ont été étudiés précédemment *[v. chap. 8, p. 106]*. Toutefois, deux différences sont à noter :

- l'existence dans le cytoplasme de filaments appelés neurofibrilles;
- la présence d'amas de réticulum endoplasmique, réunis en un organite spécial appelé corps de Nissl.

Notons que le corps cellulaire est aussi appelé péricaryon ou soma.
La taille du corps cellulaire d'un neurone varie de 4 µm à 130 µm.

DÉFINITION

Le neurone a deux types de prolongements : l'axone et les dendrites.

LES DENDRITES constituent des prolongements du corps cellulaire; on y retrouve les mêmes organites excepté le noyau et l'appareil de Golgi.

Au niveau des dendrites, mais aussi du corps cellulaire, se trouvent les jonctions où les signaux provenant des autres neurones sont reçus. Les dendrites augmentent la surface membranaire disponible pour l'arrivée de ces signaux.

L'AXONE, ou cylindraxe, est le support de la conduction de l'influx nerveux. C'est un prolongement unique qui provient du corps cellulaire; il ne contient que des microfilaments, des microtubules pouvant être comparés à des rails, et des mitochondries, qui apportent l'énergie.
Sur son trajet, l'axone peut donner naissance à des branches collatérales.
La longueur de l'axone est variable, atteignant parfois 1 m, il peut aussi être très court et entrer presque immédiatement en liaison avec des cellules.
L'axone (ainsi que ses collatérales) se termine par de petits renflements (terminaison axonale) sur une autre cellule (nerveuse ou musculaire). L'espace entre les membranes de deux cellules nerveuses s'appelle l'espace synaptique. L'ensemble des membranes et l'espace synaptique constituent la synapse. C'est à cet endroit que se fait la transmission de l'influx nerveux d'un neurone à l'autre.

DES FIBRES MYÉLINISÉES OU AMYÉLINIQUES ? Les fibres nerveuses se distinguent en deux types selon qu'elles s'entourent ou non d'une gaine appelée gaine de myéline.

Qu'est-ce que la myéline ?
Chimiquement, la myéline est un phospho-amino-lipide : c'est une substance isolante, formée à partir des prolongements des membranes plasmiques de cellules spécialisées : les cellules de Schwann dans le système nerveux périphérique, et les oligodendrocytes dans le système nerveux central.
Il existe ainsi deux catégories de fibres nerveuses :

- les fibres myélinisées entourées de myéline;
- les fibres amyéliniques dépourvues de myéline et dont la vitesse de conduction est plus faible.

La **fibre myélinisée** est recouverte d'une gaine de myéline. La cellule de Schwann s'enroule autour de l'axone de la fibre nerveuse périphérique, laissant contre celle-ci à chaque tour une partie de sa membrane. L'oligodendrocyte émet des prolongements cytoplasmiques qui forment la gaine de

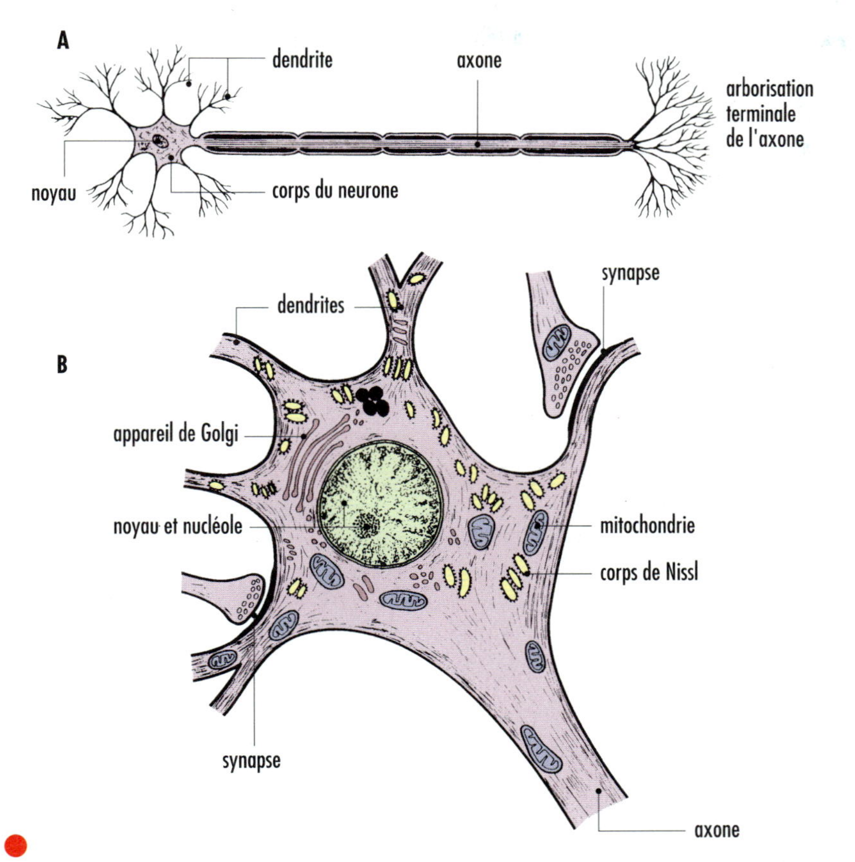

Fig. 9.1 • Schéma d'un neurone. Vue générale (A) et corps du neurone (B).

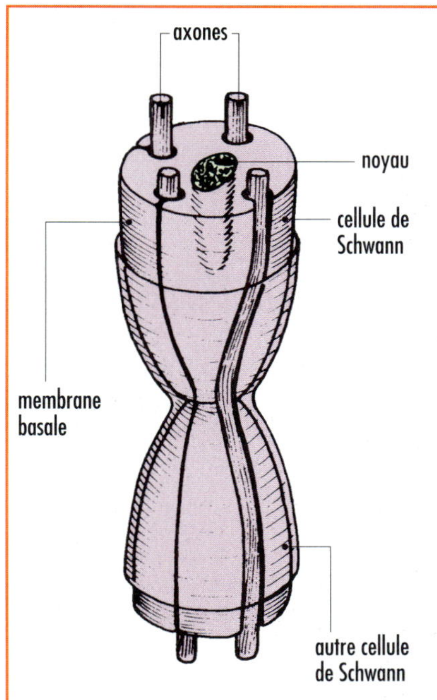

Fig. 9.3 • Structure d'une fibre nerveuse amyélinique.

myéline des axones du système nerveux central. La fibre est donc entourée de lamelles concentriques enroulées en spirale régulière. Ces cellules formatrices de myéline sont séparées les unes des autres par un petit espace appelé nœud de Ranvier *(fig. 9.2)*. La myéline donne à ces fibres un aspect nacré.

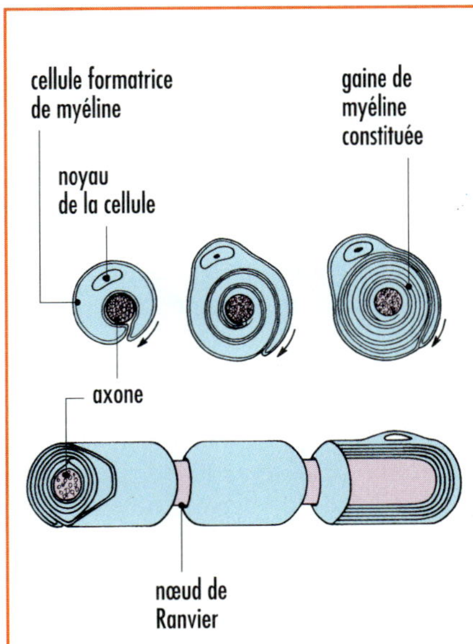

Fig. 9.2 • Structure d'une fibre nerveuse myélinisée.

La **fibre amyélinique** est dépourvue de gaine de myéline, mais elle possède une gaine de Schwann constituée de cellules de Schwann non « déroulées ». Les fibres nerveuses sont alors logées dans des replis du cytoplasme de la cellule de Schwann *(fig. 9.3)*. Les nerfs ainsi constitués ont un aspect terne et sont appelés « nerfs gris ».

Notons que les fibres myélinisées sont constituées d'une seule fibre nerveuse pour plusieurs cellules de Schwann, tandis que les fibres amyéliniques comportent plusieurs fibres nerveuses pour une seule cellule de Schwann.

Outre la fabrication de myéline, les rôles de l'oligodendrocyte et de la cellule de Schwann sont ceux d'une cellule nourricière pour l'ensemble des fibres nerveuses.

Étude d'un nerf

Un nerf peut être assimilé à un câble parcouru de nombreuses fibres conductrices entourées d'une gaine d'isolation *(fig. 9.4)*.

Dans les nerfs, les fibres nerveuses, avec et sans myéline, cheminent ensemble. Elles sont groupées en petits faisceaux appelés fascicules au sein desquels elles sont entourées d'un tissu conjonctif : l'endonèvre. Chaque fascicule est emballé d'une gaine conjonctive : le périnèvre. L'ensemble des fascicules est inclus dans une autre gaine conjonctive : l'épinèvre, qui constitue l'enveloppe même du nerf.

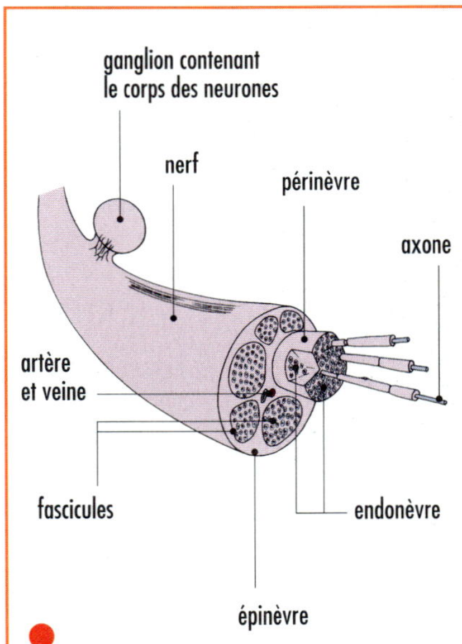

Fig. 9.4 • Structure d'un nerf.

Les corps cellulaires qui correspondent à ces fibres nerveuses sont souvent regroupés dans des structures compactes appelées ganglions lorsqu'ils se trouvent hors du système nerveux central, et noyaux lorsqu'ils se situent à l'intérieur du système nerveux central.

Les différents types de neurones

Les neurones peuvent être classés selon leur morphologie ou selon leur fonction.

CLASSIFICATION DES NEURONES SELON LE NOMBRE DE PROLONGEMENTS CELLULAIRES (*fig. 9.5*) :

- les cellules multipolaires, qui possèdent plusieurs prolongements ;
- les cellules bipolaires, ne possédant qu'un seul prolongement dentritique et un axone, implantés chacun à un pôle différent ;
- les cellules unipolaires, avec un seul prolongement issu du corps cellulaire, qui se divise ensuite, non loin du corps cellulaire, en deux branches ; l'une est le dendrite, l'autre est l'axone.

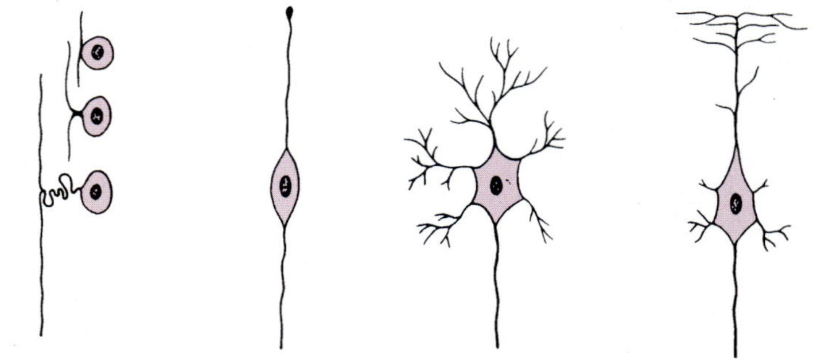

Fig. 9.5 • Les différentes sortes de neurones.

CLASSIFICATION DES NEURONES SELON LEUR FONCTION :

- *les neurones efférents ou neurones moteurs ou motoneurones : ils transmettent les ordres à partir du système nerveux central vers les cellules exécutrices ;*
- *les neurones afférents ou neurones sensitifs : ils transmettent les informations à partir des récepteurs vers le cerveau ou la moelle épinière ;*
- *les interneurones ou neurones d'association : ils représentent environ 99 % de la totalité des cellules nerveuses. Ils s'interposent entre les neurones afférents et les neurones efférents. Leur rôle est de recevoir les informations sensitives et de les relayer vers les neurones, qui véhiculent ensuite les réponses appropriées. Ils sont localisés dans le système nerveux central.*

LES CELLULES GLIALES

Le neurone n'est pas la seule cellule du tissu nerveux. Il existe autour des neurones des cellules de soutien, appelées les cellules gliales, elles forment un tissu, la névroglie. Outre son rôle de soutien, la fonction de ce tissu est assez mal connue. Les cellules gliales apparaissent capables de sécréter certains facteurs nécessaires aux neurones, notamment le NGF, ou *nerve growth factor* (facteur de croissance des cellules nerveuses).

On observe quatre types de cellules gliales dans le système nerveux central :

- les astrocytes, dont les prolongements cellulaires rejoignent la paroi des vaisseaux sanguins ; ils interviennent dans le transfert de nutriments entre le sang et le neurone ;
- les oligodendrocytes, qui entourent les neurones de premiers prolongements cytoplasmiques ;
- les épendymocytes, qui tapissent les cavités ventriculaires cérébrales et le canal épendymaire ;
- les cellules de la microglie, qui sont des cellules phagocytaires susceptibles de se transformer en macrophages en cas d'agression du système nerveux central.

CLINIQUE

Les neurones sont amitotiques alors que les cellules gliales peuvent se reproduire toute leur vie. Contrairement aux neurones, les cellules gliales conservent une certaine capacité de division. Elles peuvent ainsi contribuer, par la prolifération gliale, à la réponse du système nerveux à diverses lésions et affections (infections, maladies dégénératives).

L'INFLUX NERVEUX

Le neurone est un organe de « messageries ». Les messages donnés ou reçus sont transportés par l'intermédiaire d'un influx nerveux.

Comprendre l'influx nerveux et son mode de propagation nécessite la connaissance des phénomènes électriques et chimiques qui lui donnent naissance.

Potentiel membranaire de repos

QUELQUES NOTIONS DE BASE : il existe dans l'organisme des particules chargées électriquement, ces particules sont appelées ions. En l'occurrence, les ions qui nous intéressent ici sont les ions sodium (Na^+), les ions potassium (K^+) et les ions chlore (Cl^-).

Les ions Na^+ et K^+ sont chargés positivement, l'ion Cl^- est chargé négativement. Positivité et négativité sont appelées polarités.

Il existe par ailleurs des lois d'électricité qui régissent le mouvement des ions. En effet, les charges de même polarité se repoussent, tandis que les charges de polarité opposée s'attirent.

Le milieu intracellulaire, tout comme le milieu extracellulaire, contient de nombreuses particules chargées. Ces deux secteurs sont séparés l'un de l'autre par la membrane plasmique. La répartition des charges entre ces deux milieux est différente et joue un rôle fondamental dans la fonction cellulaire.

PHÉNOMÈNE DU POTENTIEL MEMBRANAIRE DE REPOS : toutes les cellules de l'organisme possèdent une différence de potentiel électrique à travers la membrane plasmique. Cette différence de potentiel signifie qu'il existe de part et d'autre de la membrane cellulaire deux polarités opposées. En effet, de part et d'autre de la membrane cellulaire l'intérieur est chargé négativement, tandis que l'extérieur est chargé positivement.

Ce phénomène est schématiquement expliqué par la distribution des charges. Celle-ci est ainsi faite qu'à l'intérieur de la cellule, la concentration en ions K^+ est trente-cinq fois plus grande tandis que la concentration en ions Na^+ est vingt fois plus faible qu'à l'extérieur de la cellule *[v. chap. 8, p. 106]*.

ESSENTIEL

Quel mécanisme est à l'origine de la différence de polarité de part et d'autre de la membrane cellulaire ?

Les charges négatives en excès à l'intérieur de la cellule sont attirées électriquement vers les charges positives de l'extérieur ; les charges se rassemblent alors en une couche mince sur les surfaces interne et externe de la membrane cellulaire.

En revanche, la masse liquidienne intracellulaire et la masse liquidienne extracellulaire sont électriquement neutres. Outre les ions Na^+, K^+ et Cl^-, il existe beaucoup d'autres particules chargées, mais Na^+, K^+ et Cl^- se retrouvent à des concentrations élevées et jouent par conséquent un rôle déterminant dans la production du potentiel membranaire de repos.

Pourquoi existe-t-il une différence de concentrations ?

Il est important de souligner que cette différence contribue à assurer le potentiel de repos :

- *il existe dans la membrane un système de transport actif qui repousse en permanence les ions Na^+ hors de la cellule ;*
- *dans les conditions de repos, la membrane est très peu perméable aux ions Na^+, de telle sorte que les ions Na^+ ne peuvent pas pénétrer à l'intérieur de la cellule ;*
- *la membrane plasmique est en revanche perméable aux ions K^+ mais de façon insuffisante, et la charge positive des ions K^+ ne parvient pas à compenser le rejet massif des ions Na^+.*

Au total il y a un déficit d'ions positifs à l'intérieur de la cellule.

PROPAGATION D'UN INFLUX

Le système nerveux peut être comparé à un circuit électrique : on appuie sur le commutateur d'une lampe, le circuit électrique est mis en route, la lampe s'allume.

De la même façon, le neurone, cellule excitable, produit un influx nerveux en réponse à une excitation appelée stimulus. Ce dernier emprunte un chemin qui peut être celui d'un ou de plusieurs neurones.

Arrivé à destination l'influx nerveux agit sur la cible, l'ordre est exécuté.

▲ *Stimulus*

À l'origine, le stimulus est très variable. Il peut être conscient ou inconscient : nombreuses sont les réactions de notre organisme qui se produisent sans le concours de notre volonté (battements cardiaques, mouvements intestinaux, réaction à la douleur brutale...), nombreuses aussi sont celles qui résultent d'un ordre volontaire (les différents mouvements de notre corps par exemple).

La nature de l'excitant est donc très variable ; mais dans tous les cas, le stimulus doit être suffisamment intense pour déclencher le passage de l'influx nerveux.

On trouve des stimuli thermiques, mécaniques, chimiques, électriques.

▲ *Potentiel d'action*

Nous avons vu que le neurone possédait un potentiel membranaire de repos. Ce sont des changements transitoires du potentiel membranaire à partir de son niveau de repos qui constituent des signaux électriques donnant naissance à l'influx nerveux.

Le potentiel d'action consiste précisément en des variations rapides du potentiel membranaire de repos. Le stimulus a pour effet de créer le potentiel d'action.

COMMENT LE POTENTIEL D'ACTION AGIT-IL ? Au cours d'un potentiel d'action, les ions Na^+ font irruption dans la cellule en grande quantité. Pendant cette période, le nombre de charges positives qui pénètrent dans la cellule sous forme d'ions Na^+ est plus important que celui des ions K^+ qui en sortent pour compenser cette entrée. Cette modification entraîne une inversion de la polarité membranaire : elle devient positive à l'intérieur et négative à l'extérieur de la membrane. Ce phénomène s'appelle la phase de **dépolarisation**. Celle-ci ne peut se faire que si les stimuli sont assez forts pour déclencher l'inversion de la polarité membranaire : ce sont des stimuli seuil.

Des stimuli d'intensité supérieure aux stimuli seuil déclenchent un potentiel d'action de même amplitude. En effet, lorsque le stimulus seuil est atteint, les phénomènes membranaires ne dépendent plus de la force du stimulus : c'est la loi du tout ou rien.

Vient ensuite la période réfractaire : après la décharge d'un potentiel d'action, la membrane est incapable de répondre pendant un court délai à un deuxième stimulus ; autrement dit un deuxième potentiel d'action durant la période réfractaire ne provoquerait aucune dépolarisation membranaire.

COMMENT LA MEMBRANE REVIENT-ELLE À SON POTENTIEL DE REPOS ? D'une part, les canaux des ions Na^+, qui étaient ouverts au cours de la phase de dépolarisation, se referment, d'autre part, un ensemble de canaux d'ions K^+ commencent à s'ouvrir : c'est la période de repolarisation.

La membrane retrouve sa polarité de repos : négative à l'intérieur, positive à l'extérieur.

COMMENT LE POTENTIEL D'ACTION SE PROPAGE-T-IL ? Le potentiel d'action avance en provoquant une dépolarisation des régions voisines. Il produit ainsi un nouveau potentiel d'action, et ainsi de suite tout le long de la membrane. Cette onde de dépolarisation accompagne la propagation de l'influx nerveux *(fig. 9.6)*.

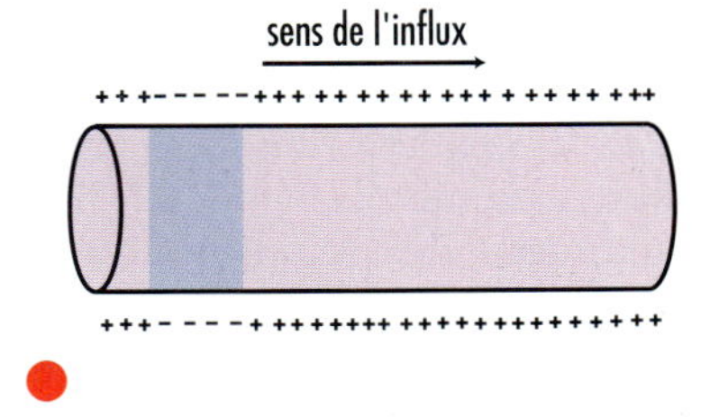

Fig. 9.6 • Propagation d'un potentiel d'action le long de la membrane plasmique d'un neurone.

▲ *Principales lois de la conductibilité*

DÉFINITION

La conductibilité est la propriété que possède le neurone pour conduire l'influx nerveux. Cette propriété obéit à des lois :

- *la loi de la conduction sans décrément : l'influx nerveux possède la même intensité tout au long de son parcours ;*
- *la loi d'intégrité de l'organe : la fibre nerveuse doit être anatomiquement intègre pour transmettre l'influx ;*
- *la loi de la conductibilité isolée : chaque fibre est indépendante et fonctionne pour son propre compte.*

▲ *Sens et vitesse de l'influx nerveux*

LE SENS DE L'INFLUX NERVEUX : sur une fibre nerveuse isolée, l'influx est a priori capable de cheminer dans les deux sens. En pratique cela n'est pas le cas, car les parties de la membrane qui viennent juste de subir un potentiel d'action sont réfractaires et incapables d'en assurer un autre.
Par conséquent, la seule direction possible de l'influx est celle qui l'éloigne du site de stimulation initiale.

ESSENTIEL

La stimulation initiale d'un neurone se produisant au niveau des dendrites ou du corps cellulaire, la propagation unidirectionnelle de l'influx le long des membranes excitables se fait toujours :

- *de l'extrémité des dendrites vers le corps du neurone (direction cellulipète) ;*
- *du corps du neurone vers l'axone (direction cellulifuge).*

LA VITESSE DE L'INFLUX NERVEUX le long de la membrane dépend du diamètre de la fibre. Plus grand est le diamètre d'une fibre et plus épaisse est la gaine de myéline qui l'entoure, plus rapide est la conduction de l'influx.
Dans les fibres amyéliniques, l'influx chemine lentement; de fait, ces fibres commandent des réactions lentes; celles-ci correspondent d'une manière générale aux phénomènes qui échappent à notre volonté (miction, contraction des vaisseaux sanguins), *[v. chap. 20, p. 254, fig. 20.10, p. 253]*.
Dans les fibres myélinisées, l'influx est conduit beaucoup plus rapidement.

CLINIQUE

Les vitesses de conduction varient d'environ 1,6 km/h pour les fibres non myélinisées de petit diamètre, à environ 640 km/h pour les fibres myélinisées de gros diamètre.
Chez un sujet de taille moyenne, le parcours « tête-orteil » s'effectue en :

- *à peu près 4 s pour une vitesse égale à 1,6 km/h ;*
- *10 ms pour une vitesse de 640 km/h.*

L'élévation de la vitesse de conduction dans les fibres myélinisées est expliquée par deux phénomènes :

- ces fibres sont plus larges;
- l'influx ne peut se produire qu'aux endroits où la gaine de myéline s'interrompt (environ tous les millimètres). Ces zones d'interruption s'appellent les nœuds de Ranvier. Ainsi, l'influx saute d'un nœud au suivant par-dessus la gaine de myéline, ce qui accélère son acheminement; on dit que la conduction est saltatoire.

Les fibres myélinisées conduisent les influx plus rapidement, elles peuvent également en conduire davantage successivement. Elles commandent les muscles contrôlés par la volonté et les influx sensitifs, qui doivent être rapidement transmis au cerveau *[v. chap. 20, fig. 20.5, p. 244]*.

CLINIQUE

Les neurones peuvent-ils se régénérer ?
L'axone dépend du corps cellulaire qu'il prolonge ; il reçoit de lui : protéines, phospholipides et certaines enzymes. Si un axone est sectionné et séparé du corps cellulaire, il dégénère : cette dégénérescence est dite wallérienne.
L'intérêt de cette constatation est de pouvoir situer les corps cellulaires par rapport à l'emplacement d'une section de nerf. La partie d'axone qui est restée en contact avec le corps cellulaire se met à proliférer, mais une régénération effective ne peut se faire que si ces fibres rencontrent celles de la partie manquante et si donc les deux surfaces de section sont remises en continuité. Si la rencontre ne se produit pas, la prolifération se fait de manière anarchique et ne présente aucune possibilité fonctionnelle.

LES NEURONES ET LES SYNAPSES

Pour qu'un neurone puisse transmettre l'influx nerveux qu'il transporte à un autre neurone, il faut qu'il soit mis en relation avec celui-ci par une structure appelée synapse. Au niveau de cette jonction, l'activité électrique du premier neurone influence l'activité du second.
Le plus souvent, un neurone contracte de nombreuses synapses avec les neurones alentour : il peut exister jusqu'à 10000 connexions différentes. C'est ainsi que se forment des réseaux nécessaires à la propagation et à l'intégration des multiples informations que l'organisme doit gérer.
Il existe des synapses électriques et des synapses chimiques. Ce sont les synapses chimiques qui seront étudiées ici car elles sont beaucoup plus courantes et mieux connues.

▲ *Structure d'une synapse*

DÉFINITION

Tous les éléments arrivant au niveau de la synapse sont appelés présynaptiques ; tous les éléments partant de la synapse sont appelés post-synaptiques.
Lorsque le neurone présynaptique arrive, il se termine en un léger renflement appelé bouton synaptique. Le bouton synaptique est limité du côté de la synapse par une portion de membrane épaissie: la membrane présynaptique. Puis un espace extra-cellulaire étroit sépare le neurone présynaptique du neurone post-synaptique : il s'agit de la fente synaptique (fig. 9.7).

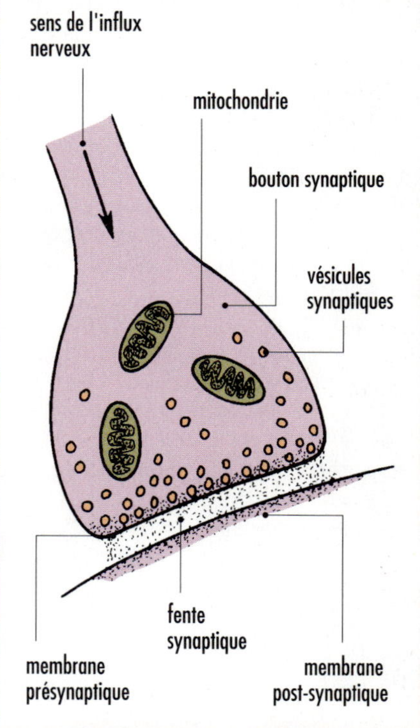

Fig. 9.7 • Structure d'une synapse.

C'est toujours l'axone du neurone présynaptique qui atteint la synapse. Le bouton synaptique, qui se trouve à l'extrémité de l'axone présynaptique, contient des vésicules où est accumulée une substance chimique, qui est libérée dans la fente synaptique au moment voulu *(v. infra)*.

La partie du neurone post-synaptique qui reçoit l'information peut être :
- une dendrite (synapse axo-dendritique) ;
- un corps cellulaire (synapse axo-somatique).

L'élément post-synaptique peut ne pas être un neurone. Cela peut être une fibre musculaire réalisant alors à ce niveau la plaque motrice *[v. chap. 10, fig. 10.10, p. 132]*.

▲ Fonctionnement d'une synapse

L'influx nerveux provenant d'un neurone agit en fait indirectement sur le neurone suivant. En effet, l'arrivée de l'influx au niveau de la synapse provoque la libération dans la fente synaptique de la substance stockée dans les vésicules du bouton synaptique. Cette substance chimique est appelée neurotransmetteur.
Le neurotransmetteur est libéré selon le mécanisme suivant : l'arrivée de l'influx entraîne l'ouverture de canaux de calcium au niveau de la membrane présynaptique. Les ions calcium provoquent la libération des vésicules contenant le neurotransmetteur dans la fente synaptique. Les molécules du neurotransmetteur se lient alors à des récepteurs spécifiques de la membrane plasmique post-synaptique.
Étant donné que les neurotransmetteurs sont mis en réserve du côté présynaptique et que les sites récepteurs sont du côté post-synaptique, la transmission de l'information à travers la fente synaptique ne peut se faire que dans un seul sens ; par conséquent, l'influx nerveux ne peut cheminer que dans le sens du neurone présynaptique vers le neurone post-synaptique.
Pour éviter une action prolongée du neurotransmetteur, celui-ci est transformé en une substance chimiquement inactive, qui retourne dans la terminaison axonale qui l'a libérée.

▲ Les deux types de synapses

Les synapses peuvent être excitatrices ou inhibitrices selon les effets que le neurotransmetteur produit sur la membrane post-synaptique.

LES SYNAPSES EXCITATRICES : le neurotransmetteur libéré dans la fente synaptique provoque une augmentation de la perméabilité aux ions Na^+ de la membrane plasmique post-synaptique, et, par suite, sa dépolarisation ; il apparaît donc un potentiel post-synaptique excitateur (PPSE). Le rôle du PPSE est d'amener le potentiel de repos de la membrane post-synaptique au seuil, afin de déclencher le potentiel d'action qui poursuivra son chemin comme nous l'avons vu précédemment.
Pour que le potentiel seuil soit atteint il faut presque toujours l'excitation de plusieurs terminaisons présynaptiques. Étant donné la centaine de terminaisons présynaptiques qui entrent en contact avec le neurone, cette condition est facilement réalisée.

LES SYNAPSES INHIBITRICES : l'activation d'une synapse inhibitrice produit des modifications dans la cellule post-synaptique, et ces modifications ont pour effet de réduire les chances de la cellule de reproduire un potentiel d'action.
En effet, au lieu de se dépolariser, la membrane tend à « s'hyperpolariser », et le potentiel nouvellement créé est appelé potentiel post-synaptique inhibiteur (PPSI).

LES NEUROTRANSMETTEURS

Les neurotransmetteurs sont des substances chimiques libérées par les neurones présynaptiques qui agissent sur les neurones post-synaptiques ou bien sur d'autres cellules effectrices. Il en existe plusieurs catégories.

▲ L'acétylcholine

L'acétylcholine est présente dans les synapses dites synapses cholinergiques. Elle est mise en réserve dans les vésicules présynaptiques. Son action est réduite dans la fente synaptique (stoppant ainsi à un moment donné l'activation des récepteurs) par une enzyme, l'acétylcholinestérase.
L'acétylcholine constitue un des neurotransmetteurs majeurs des neurones effecteurs du système nerveux périphérique.

▲ Les monoamines

Les molécules les plus courantes dans cette catégorie sont les catécholamines. Elles regroupent :
- la dopamine (dans les synapses dopaminergiques) ;
- la noradrénaline (dans les synapses noradrénergiques) ;
- l'adrénaline (dans les synapses adrénergiques).

La noradrénaline est, parmi elles, la plus importante. On trouve les monoamines dans certaines zones cérébrales et spinales mais surtout dans le système nerveux végétatif *[v. chap. 20, tableaux 20.1, p. 254 et 20.2, p. 255]*.

▲ La sérotonine

La sérotonine joue un rôle dans les structures nerveuses qui contrôlent les états de conscience et l'humeur. Elle fonctionne comme un neurotransmetteur dans le système nerveux, mais se trouve à ses concentrations les plus élevées dans les plaquettes sanguines et dans certaines cellules spécialisées du tube digestif.

▲ Les peptides

Les peptides sont fabriqués dans le corps cellulaire du neurone.
On retiendra : les endorphines et les enképhalines, qui présentent un intérêt considérable car les récepteurs de ces substances constituent les sites d'action des substances opiacées (morphine, codéine).
Les récepteurs des endorphines se situent dans les zones recevant les informations sur la douleur et dans les parties du cerveau intervenant dans l'humeur et les émotions.
La substance P est un autre peptide, neurotransmetteur de l'information sensitive et de la douleur en particulier.
D'autres neuropeptides, tels que le polypeptide vasoactif intestinal (VIP), la cholécystokinine (CCK), la neurotensine, sont présents dans le système nerveux.

▲ Le GABA

Il s'agit de l'acide gamma-aminobutyrique, qui agit comme un neurotransmetteur inhibiteur dans le cerveau.

CLINIQUE

La découverte des neurotransmetteurs a eu pour effet la création de nombreux médicaments agissant comme des feux rouges ou verts sur l'activité des neurotransmetteurs. Par exemple : les neuroleptiques, les antidépresseurs agissant sur l'humeur et les troubles psychiques, mais également les bêtabloquants (qui s'opposent à la stimulation des récepteurs ß-adrénergiques) agissant, entre autres, sur le rythme et la fréquence cardiaques.

SYNTHÈSE

La cellule nerveuse, telle qu'elle vient d'être présentée, concerne l'entier du système nerveux qui sera étudié ultérieurement *[v. chap. 20, p. 240]*. Étudiez néanmoins déjà cette vision d'ensemble de cet important système de régulation.

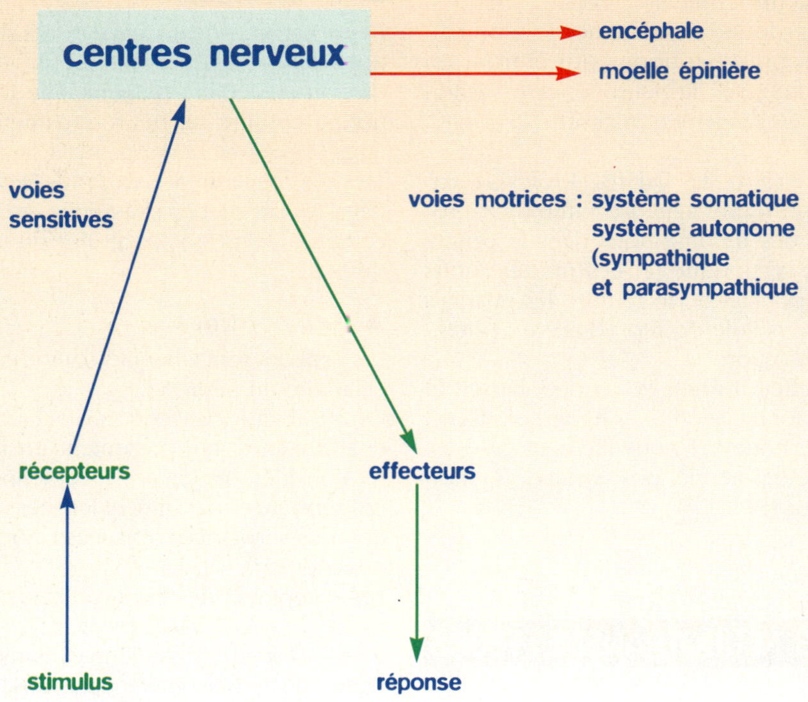

Fig. 9.8 • Schéma d'ensemble du système nerveux.

Illustration concrète

Lorsque vous étudiez cet ouvrage pendant longtemps, vous pouvez ressentir un inconfort en rapport avec votre position assise immobile. (Vous êtes tellement passionné que vous en oubliez de bouger !) Dans ce cas, le stimulus pourra être la pression sur vos ischions ; les récepteurs seront des mécanorécepteurs. L'influx nerveux sera conduit par des neurones sensitifs pour atteindre l'encéphale (ici, le thalamus, le système limbique et le cortex au moins). Il y aura une perception de l'inconfort, voire de la douleur et vous déciderez de changer de position. Cet ordre circulera par des neurones moteurs du système nerveux somatique en direction d'un effecteur : un muscle ou un groupe de muscles vous permettant d'exécuter la réponse, à savoir de vous lever pour aller vous faire un café !

ACTIVITÉS D'INTÉGRATION

1. Complétez la figure 9.6 en y intégrant les concentrations des ions responsables de la polarité.
2. Expliquez pourquoi une lésion de la moelle épinière peut provoquer une paralysie.
3. Lorsque Cetautomatix frappe de son bâton la tête d'Assurancetourix le barde, quel type de neurones est responsable de son mouvement ? et lorsque Assurancetourix ressent la douleur, quel type de neurones est en cause ?

Chapitre 10
Le muscle

Les muscles sont indispensables aux déplacements du corps dans l'espace ainsi qu'à la motricité de certains viscères.

Nous allons étudier dans ce chapitre les deux grands types de muscles que l'on trouve dans l'organisme ; ils sont distincts par leur structure, leurs propriétés et leurs mécanismes de contrôle. On distingue :
- **les muscles squelettiques ou muscles striés : ils sont reliés au squelette, et sont à l'origine des mouvements volontaires ;**
- **les muscles viscéraux ou muscles lisses : ils permettent la mobilité des structures internes telles que, par exemple, le tractus digestif, la vessie ou les bronches. La contraction des muscles lisses est involontaire.**

Le muscle cardiaque est un troisième type musculaire qui comporte à la fois des propriétés du muscle strié et des propriétés du muscle lisse *[v. chap. 16, fig. 16.13].*

Chaque muscle est constitué d'un ensemble de cellules musculaires ou fibres musculaires, en contact avec une ramification nerveuse qui ordonne leur action.

Nous étudierons successivement le muscle strié, la structure de la fibre musculaire striée et les mécanismes physiologiques qui interviennent au cours de la contraction, puis le muscle lisse.

LES MUSCLES STRIÉS

DÉFINITION

L'organisme contient plus de six cents muscles squelettiques ou striés, ce qui représente de 40 à 45 % du poids corporel.

Description générale

▲ *Différentes formes*

Le muscle strié peut prendre des formes différentes qui dépendent de la fonction qu'il doit remplir, et donc du ou des mouvements à accomplir. D'une façon générale, chaque muscle strié comporte deux extrémités grâce auxquelles il s'insère, et un corps plus ou moins important dont la forme varie, c'est le corps charnu ou ventre du muscle *(fig. 10.1)*.

On distingue donc :
- les muscles longs : le corps est fusiforme et les extrémités sont appelées tendons (ceux-ci sont constitués de tissu conjonctif très dense) ; selon le nombre de tendons, le muscle est dit biceps, triceps ou quadriceps. Il peut exister sur un même muscle deux ou plusieurs ventres charnus reliés entre eux par des tendons intermédiaires, le muscle est alors appelé digastrique ou polygastrique ;

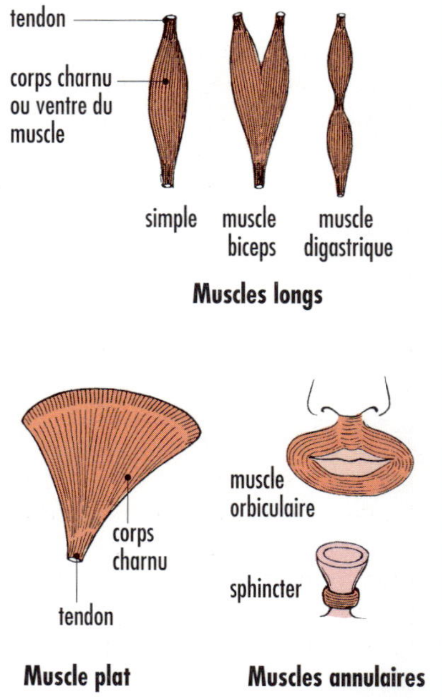

Fig. 10.1 • Les différents types de muscles.

- les muscles plats : le corps est étalé, le muscle s'insère directement sur une vaste surface osseuse ou cutanée ;
- les muscles courts : le corps est très court et trapu ;
- les muscles annulaires : le corps est circulaire et entoure soit un orifice naturel (la bouche par exemple), il est alors appelé orbiculaire, soit un viscère creux (l'anus par exemple), dans ce cas le muscle est appelé sphincter.

▲ *Structures annexes*

Les structures annexes sont des formations tissulaires que l'on retrouve associées aux muscles striés *(fig. 10.2)*.

LES ENVELOPPES : les muscles sont recouverts d'une membrane conjonctive solide qui les sépare les uns des autres ou des organes qui les entourent. Cette membrane s'appelle l'aponévrose. Celle-ci est inextensible et impose au muscle l'axe de sa contraction.
Il existe également une enveloppe mince de tissu conjonctif lâche qui divise le muscle en petits faisceaux de fibres musculaires, c'est le périmysium. Les fibres sont séparées les unes des autres par un tissu conjonctif appelé endomysium. Le muscle est pris dans une sorte de filet conjonctif qui transmet les forces de contraction aux tendons insérés sur les os.

LES INSERTIONS : le muscle strié s'insère soit sur de petits reliefs faisant saillie à la surface des os, soit à la face profonde de la peau. On distingue donc trois types d'insertion musculaire :
- le tendon, élément fait de tissu conjonctif très dense qui fait suite aux fibres musculaires, et est relié au harnais conjonctif entourant le muscle ;
- l'aponévrose d'insertion, faite de fibres conjonctives étalées formant en quelque sorte un tendon plat ; on la trouve dans les muscles plats ;
- les fibres musculaires s'implantant parfois directement sur la surface osseuse.

LES ORGANES DE GLISSEMENT :
- la bourse séreuse, formation faisant fonction « d'amortisseur » entre le tendon et l'os. La séreuse est une membrane fine ; à l'intérieur de la bourse, se trouve un liquide appelé sérosité, sécrété par la membrane séreuse elle-même ;
- la gaine synoviale, enveloppe entourant les tendons de certains muscles afin de faciliter leur glissement.

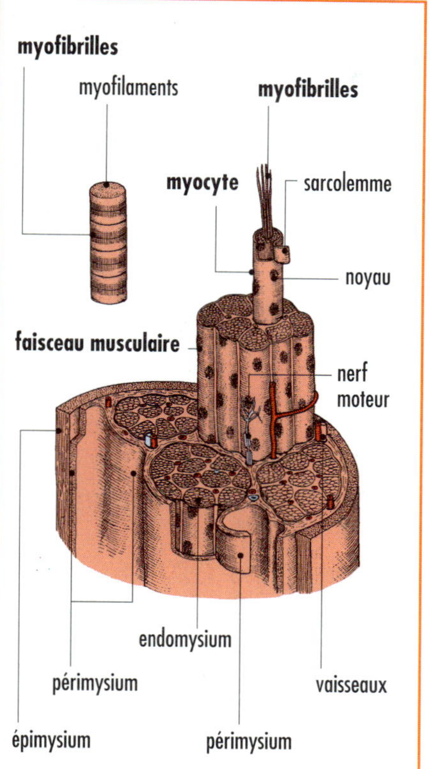

Fig. 10.2 • Structure d'un muscle squelettique (ou strié).

Structure de la fibre musculaire striée

▲ *Description*

> DÉFINITION — *Une seule cellule musculaire constitue une fibre musculaire.*

Chaque fibre musculaire squelettique a la forme d'un cylindre dont le diamètre varie entre 50 et 200 mm et dont la longueur peut atteindre 20 cm. L'examen au microscope optique permet d'observer et de remarquer en premier lieu l'existence d'une série de bandes transversales claires et sombres disposées régulièrement le long de chaque fibre musculaire *(fig. 10.2)*.

▲ *Interprétation*

La fibre musculaire est limitée par une membrane cellulaire apelée sarcolemme.

> DÉFINITION — *La fibre musculaire est composée d'un ensemble de fibrilles contractiles appelées myofibrilles. Une seule fibre musculaire contient plusieurs centaines de myofibrilles.*

Les myofibrilles sont entourées par le cytoplasme de la cellule musculaire appelé sarcoplasme, contenant plusieurs noyaux cellulaires et de nombreuses mitochondries appelées sarcosomes. Il contient également le réticulum sarcoplasmique, qui est l'équivalent du réticulum endoplasmique des autres cellules, et qui forme un réseau de tubules et de vésicules autour des myofibrilles. On y trouve aussi des inclusions d'enzymes, de glycogène, de lipides…
Afin de comprendre l'origine des stries observées au microscope, il est nécessaire de connaître la constitution d'une myofibrille *(fig. 10.3)*.

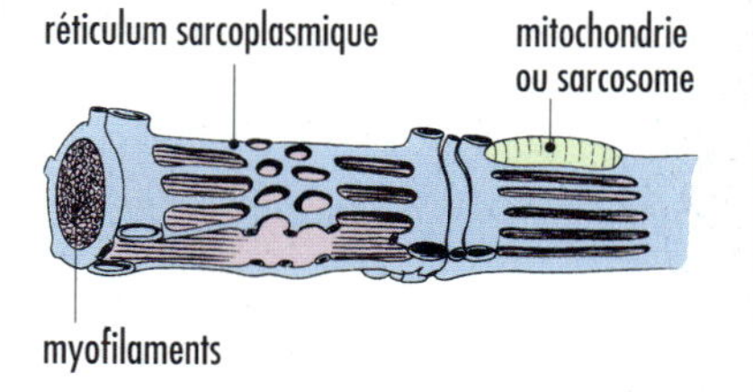

Fig. 10.3 • Structure d'une myofibrille entourée du réticulum sarcoplasmique.

Examen d'une myofibrille : la figure 10.4 permet de visualiser la structure de la myofibrille.

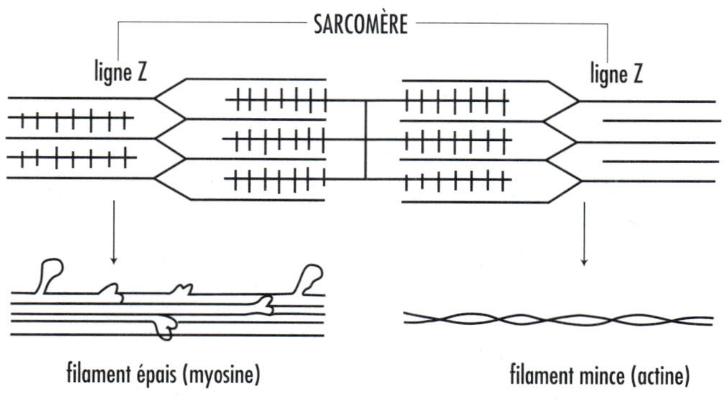

Fig. 10.4 • Organisation d'une myofibrille. Disposition des filaments d'actine et des filaments de myosine.

Chaque myofibrille est constituée d'une série répétitive de stries claires et foncées organisées selon un modèle de base ; ce modèle est appelé le sarcomère. Cette structure explicite le terme de « muscle strié ». Chaque sarcomère est délimité par deux stries foncées appelées lignes Z ou disques Z.

L'alternance de bandes claires et sombres est due à l'existence et à la disposition, à l'intérieur de la myofibrille, de filaments qui sont de deux sortes : des filaments épais (diamètre de 12 à 18 nm), composés d'une protéine contractile, la myosine, et des filaments minces (diamètre de 5 à 8 nm) composés d'une autre protéine contractile, l'actine.

Un sarcomère est donc compris entre deux lignes Z. Les filaments d'actine sont traversés en leur milieu par la ligne Z, ce qui signifie qu'une moitié de chacun des filaments d'actine pénètre dans deux sarcomères voisins à la fois.

À proximité de la ligne Z, le sarcomère n'est constitué que de filaments d'actine : c'est la bande I. La région dans laquelle se chevauchent les filaments d'actine et de myosine correspond à la bande A.

La région dans laquelle ne se trouvent que des filaments de myosine est la zone H.

Les filaments de myosine s'épaississent dans leur partie moyenne ; ils forment une ligne M, qui se trouve donc au centre du sarcomère.

Une coupe transversale réalisée à travers plusieurs myofibrilles dans la région de leur bande A, montre la régularité de la disposition des filaments : chaque filament épais est entouré par six filaments minces organisés en hexagone, et chaque filament mince est entouré de trois filaments épais disposés en triangle. Il y a deux fois moins de filaments épais que de filaments minces dans la zone de chevauchement *(fig. 10.5)*.

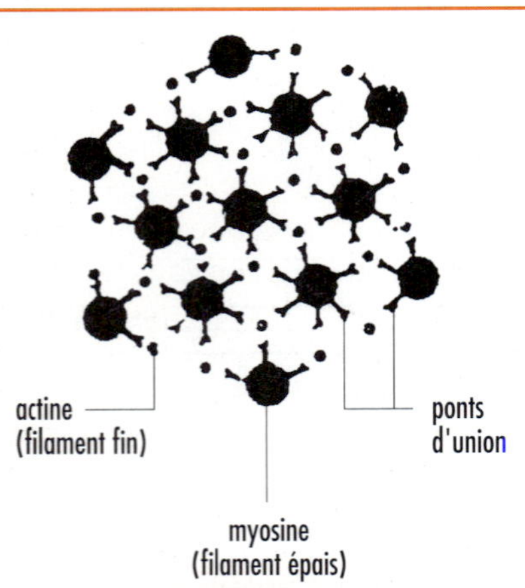

Fig. 10.5 • Représentation schématique de la coupe transversale d'une myofibrille.

Mécanismes physiologiques de la contraction musculaire

Des phénomènes mécaniques, chimiques, énergétiques et électriques se produisent au cours de la contraction d'une fibre musculaire. La contraction de la fibre musculaire se produit par le glissement des filaments d'actine et de myosine les uns contre les autres.

▲ *Phénomènes mécaniques du glissement*

DESCRIPTION DE LA MYOSINE ET DE L'ACTINE : un filament de myosine se compose d'environ 150 à 300 molécules, de myosine. Une molécule de myosine possède une tête globulaire, unie à une tige *(fig. 10.6)*. Dans la myofibrille, les tiges des molécules de myosine, s'étendent le long de l'axe de la fibrille tandis que les têtes font saillie sur les côtés, formant des reliefs appelés ponts transversaux *(fig. 10.6)*.

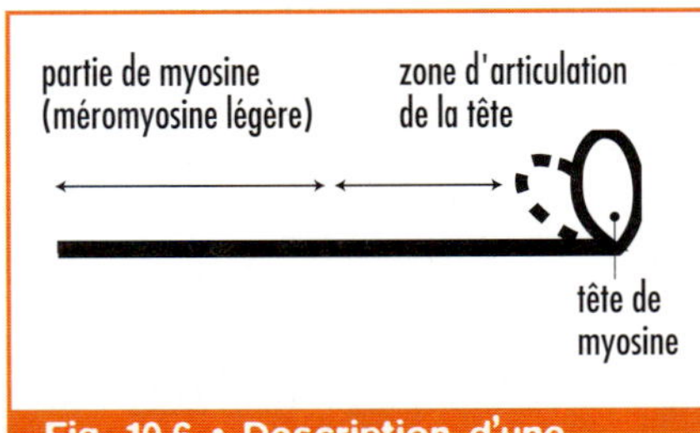

Fig. 10.6 • Description d'une molécule de myosine.

La molécule d'actine est disposée en deux chaînes enroulées sur elles-mêmes en hélice ; chaque chaîne ressemble à un collier de perles. L'hélice constituée forme un filament d'actine *(fig. 10.7)*.

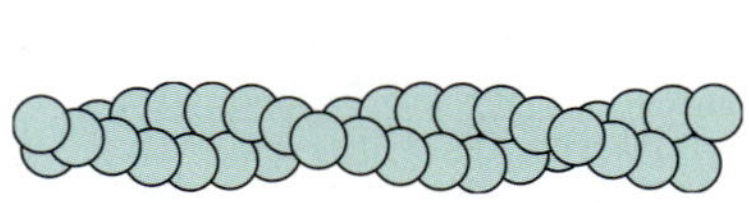

Fig. 10.7 • Description d'un filament d'actine.

PHÉNOMÈNE DE LA CONTRACTION FIBRILLAIRE : lorsqu'une fibre musculaire se contracte et donc se raccourcit, la largeur de la bande A d'un sarcomère demeure constante. Or, cette largeur, comme nous l'avons vu, correspond à la longueur des filaments épais, par conséquent, au cours du raccourcissement, leur longueur ne varie pas.

> ESSENTIEL — *La longueur des filaments minces et des filaments épais ne se modifie pas pendant le raccourcissement car les deux groupes de filaments glissent les uns contre les autres.*

En revanche, les largeurs de la bande I et de la zone H diminuent. Les filaments se déplacent de telle façon que la zone H rétrécit lorsque l'extrémité des filaments minces provenant des extrémités opposées d'un sarcomère se rapprochent l'un de l'autre ; et elle disparaît totalement lorsque ces filaments minces se rencontrent au centre de la bande A.

De la même façon, la largeur de la bande I diminue au fur et à mesure qu'une longueur plus importante de filament mince recouvre les filaments épais. Par ailleurs, la longueur qui sépare le bout de la zone H de la ligne Z la plus proche, autrement dit, la longueur qui correspond à celle d'un filament mince, demeure constante *(fig. 10.8)*.

> ESSENTIEL — *Le mécanisme de glissement des filaments les uns contre les autres se produit grâce à l'existence des ponts transversaux. Chaque tête de myosine est capable de se lier temporairement à un site complémentaire d'une molécule d'actine, formant des ponts transversaux entre les filaments d'actine et les filaments de myosine.*
> *Les mouvements de la tête des molécules de myosine sur les molécules d'actine entraînent les filaments d'actine à l'intérieur des filaments de myosine. Cette réaction répétée plusieurs fois par un grand nombre de têtes permet le rapprochement des deux extrémités du sarcomère* (fig. 10.9).

▲ *Phénomènes chimiques et énergétiques liés à la contraction*

La contraction musculaire nécessite non seulement des molécules d'actine et de myosine, mais aussi la présence d'une molécule appelée adénosine triphosphate, ou ATP, et de calcium (Ca^{++}).

LE RÔLE DE L'ATP : l'ATP est une molécule qui est un intermédiaire énergétique : elle transfère l'énergie produite par la cellule à tout mécanisme susceptible d'utiliser cette énergie (comme la contraction musculaire).

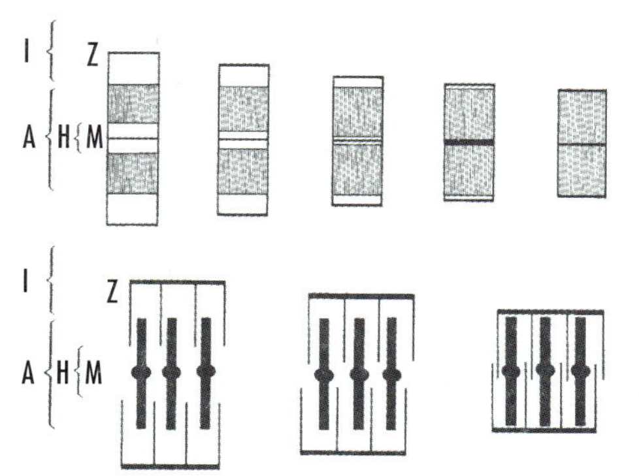

Fig. 10.8 • Contraction des myofibrilles : le glissement filamentaire.

> ESSENTIEL
> *La tête de la molécule de myosine possède un site enzymatique qui transforme l'ATP en ADP (adénosine biphosphate), libérant par cette réaction chimique l'énergie mise en réserve dans la molécule d'ATP.*

L'ATP dans le muscle joue deux rôles distincts dans le cycle de glissement *(fig. 10.9)* :

- l'énergie portée par l'ATP est utilisée pour effectuer les mouvements des têtes de myosine;
- la liaison de l'ATP à la myosine rompt le lien qui unit actine et myosine à la fin d'un cycle de glissement; le cycle peut donc se reproduire.

> ESSENTIEL
> *Le rôle du calcium : le calcium dans le muscle est l'élément qui déclenche la contraction. Les muscles n'étant pas en perpétuelle contraction, il existe un phénomène régulateur qui déclenche ou inhibe la fixation des têtes de myosine sur l'actine : il s'agit du calcium.*

Cette régulation demande la participation essentielle de deux protéines : la troponine et la tropomyosine, qui sont liées aux filaments minces (actine).
En temps de repos musculaire, la tropomyosine occupe les sites de fixation de myosine sur l'actine, empêchant ainsi les ponts transversaux d'entrer en contact avec ces sites de liaison. Pour que les ponts transversaux se lient à l'actine, les molécules de tropomyosine doivent être déplacées de leur site de blocage. Cet événement se produit lorsque le calcium se lie à la troponine. Celle-ci, sous l'action du calcium, extirpe la tropomyosine des sites de

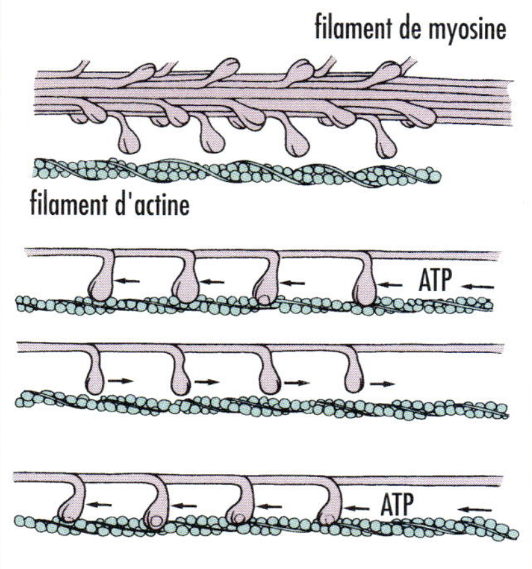

Fig. 10.9 • Orientation des molécules de myosine et glissement des têtes globulaires au cours de la contraction.

liaisons sur les filaments minces, et les ponts transversaux peuvent alors entrer en action.

> CLINIQUE
> *Quelle est la cause de la rigidité cadavérique ?*
> *Après la mort, les muscles squelettiques durcissent. La rigidité cadavérique commence à apparaître de 3 à 4 h après la mort ; elle est complète au bout de 12 h environ, puis, elle disparaît au cours des 48 à 60 h qui suivent.*
> *La rigidité cadavérique résulte de l'absence d'ATP. En effet, les cellules ne fonctionnant plus, l'ATP n'existe plus ; ce qui signifie que les molécules de myosine peuvent encore se fixer sur les molécules d'actine mais ne peuvent plus se séparer d'elles. Il se forme des ponts immobiles responsables de la rigidité cadavérique.*
> *La rigidité cadavérique disparaît seulement lors de la décomposition des molécules d'actine et de myosine.*

▲ *Phénomènes électriques liés à la contraction*

La contraction musculaire survient à la suite d'une excitation nerveuse. Lorsque l'influx nerveux atteint le muscle, il déclenche un potentiel électrique appelé potentiel d'action, qui va être suivi d'une contraction musculaire

Nous allons étudier les diverses conséquences de l'arrivée du potentiel d'action.

POTENTIEL D'ACTION ET CALCIUM : la membrane plasmique de la cellule musculaire est une membrane excitable : elle est capable de propager des potentiels d'action.
Dans une fibre musculaire, le potentiel d'action dure de 1 à 2 ms et se termine avant l'apparition de la contraction. Après l'arrivée d'un potentiel d'action, on observe une augmentation rapide et importante de la concentration du calcium dans le cytosol.
Le calcium libéré se lie à la troponine, supprime alors l'effet de blocage de la tropomyosine et déclenche la contraction. Le calcium est ensuite réabsorbé dans des vésicules de stockage : le muscle se relâche.

LE RÉTICULUM SARCOPLASMIQUE (équivalent du réticulum endoplasmique des autres cellules) entoure chaque myofibrille *(fig. 10.3)*. Il comporte des zones un peu dilatées en forme de sacs, reliés les uns aux autres par un système tubulaire. Ces sacs mettent en réserve le calcium, qui est libéré après l'excitation de la membrane. Lorsque le potentiel d'action arrive, il déclenche la sortie du calcium hors de son lieu de stockage.

LA JONCTION NEUROMUSCULAIRE : les fibres musculaires des muscles striés sont sous la commande de neurones moteurs ou motoneurones dont les corps cellulaires sont situés dans la corne antérieure de la moelle épinière, ou dans le tronc cérébral. Les axones de ces neurones sont myélinisés et propagent l'influx nerveux à grande vitesse. Lorsque l'axone parvient au muscle, il se ramifie en de nombreuses branches; chacune des branches forme une jonction avec une fibre musculaire. L'ensemble formé par un motoneurone et les fibres musculaires qu'il innerve est appelé unité motrice *(fig. 10.10)*.
En moyenne, une même fibre nerveuse innerve, par ses ramifications, environ cent cinquante fibres musculaires.

DÉFINITION

L'ensemble fonctionnel formé par un neurone et les fibres musculaires innervées par son axone s'appelle unité motrice. Le nombre de fibres musculaires par unité motrice peut aller de une à plusieurs centaines. Chaque motoneurone innerve beaucoup de fibres musculaires, chaque fibre musculaire est innervée par un seul motoneurone.

Lorsqu'une des branches d'un motoneurone arrive à proximité d'une fibre musculaire, il perd sa gaine de myéline et s'arborise en multiples ramifications terminales qui se lient à la surface de la fibre.

DÉFINITION

La portion de membrane plasmique située en contact direct avec la partie terminale de l'axone est appelée la plaque motrice. La jonction neuromusculaire correspond à la jonction totale entre la plaque motrice et la terminaison axonale.

Le passage de l'influx nerveux dans l'axone du motoneurone se manifeste par la propagation d'un potentiel d'action. Arrivé à la plaque motrice, le potentiel d'action provoque la libération de vésicules stockées dans les terminaisons axonales *(fig. 10.11)*.

DÉFINITION

Les vésicules stockées dans les terminaisons axonales contiennent une substance chimique, le neurotransmetteur. Le neurotransmetteur des jonctions neuromusculaires des muscles striés est l'acétylcholine.

L'acétylcholine diffuse dans la fente séparant les membranes nerveuses et musculaires, se lie aux récepteurs de la membrane plasmique de la cellule musculaire; cela déclenche la production d'un potentiel de plaque motrice (PPM). Ce potentiel d'action se propage à la surface de la cellule musculaire et a pour effet premier et principal de libérer les ions calcium à l'intérieur de la fibre musculaire, libération qui déclenche la contraction.
La plaque motrice est généralement située vers le milieu de la fibre musculaire; ainsi, l'influx se propage vers les extrémités opposées de la fibre, les parties se contractent successivement afin d'éviter la brutalité de la contraction.

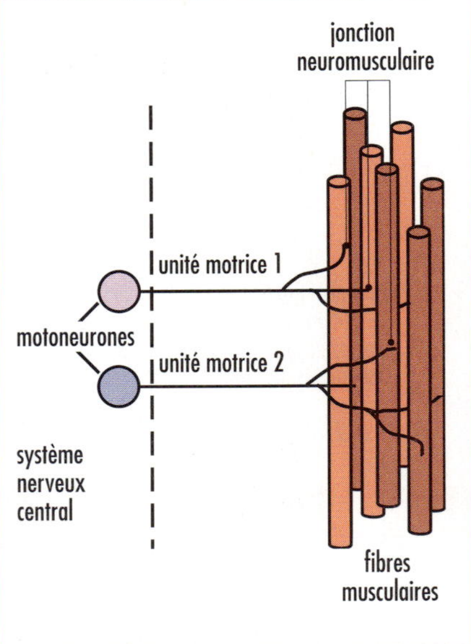

Fig. 10.10 • Formation de deux unités motrices à partir de deux neurones.

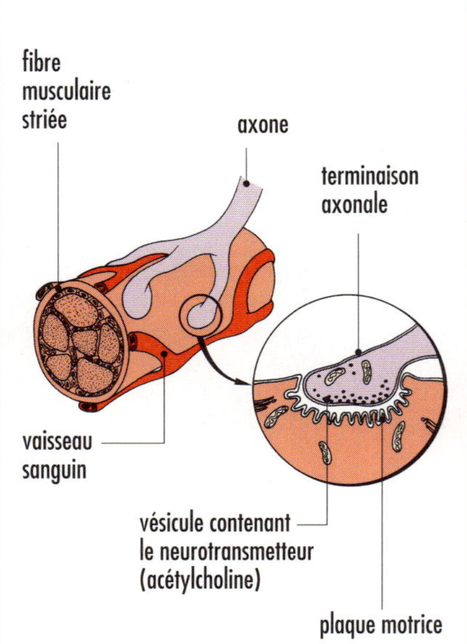

Fig. 10.11 • Structure d'une jonction neuromusculaire.

ÉTUDE PHYSIQUE DE LA CONTRACTION MUSCULAIRE

Faire une étude physique de la contraction musculaire revient à étudier les propriétés fondamentales du muscle. Ces propriétés sont les suivantes :

- excitabilité;
- contractilité;
- élasticité;
- tonicité.

▲ *Excitabilité*

La contraction d'un muscle nécessite une excitation dont l'intensité doit être suffisante; cette excitation doit répondre à deux exigences :

- atteindre un seuil (le seuil d'excitation) appelé rhéobase;
- atteindre le seuil d'excitation en un temps très court mais d'une durée suffisante.

Il existe un rapport entre la durée de l'excitation et le seuil d'excitation, c'est la chronaxie. La chronaxie est le temps nécessaire de passage du courant, pour obtenir une contraction lorsqu'on excite le muscle avec un courant électrique d'intensité double de l'intensité seuil. Cela permet de définir un muscle à chronaxie basse, qui est dit rapide, et un muscle à chronaxie élevée, qui est dit lent.

▲ *Contractilité*

Lorsque le seuil d'excitation a été atteint, l'importance de la contraction croît jusqu'à un maximum avec l'intensité de l'excitant, parce qu'un nombre de plus en plus grand de fibres musculaires est alors mobilisé. La contraction est maximale lorsque toutes les fibres du muscle sont atteintes par l'influx nerveux.

ESSENTIEL

Il existe deux types de contraction musculaire (fig. 10.12) :

- *la contraction est dite isométrique (à longueur constante) lorsqu'un muscle se contracte sans changer de longueur ; ce cas se produit quand le muscle maintient une charge dans une position fixe ou essaye de déplacer une charge plus importante que la tension qu'il développe ;*
- *la contraction est dite isotonique (à tension constante) lorsque la longueur du muscle subit une variation alors qu'il se contracte. Cela se produit lorsqu'un muscle déplace une charge.*

CLINIQUE

En cas de fracture osseuse, lorsqu'un membre doit être immobilisé, pour éviter une trop grande fonte musculaire, on pourra procéder à des contractions isométriques.

Un aspect de l'étude de la contractilité d'un muscle est l'observation de la secousse musculaire.

LA SECOUSSE MUSCULAIRE est la réponse mécanique d'une fibre à un potentiel d'action isolé : à une excitation brève, le muscle répond par une contraction brusque.

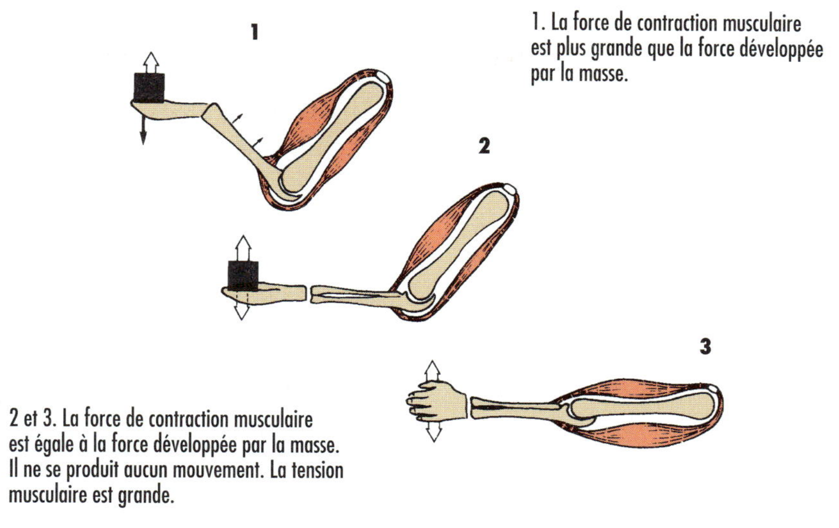

Fig. 10.12 • Contraction musculaire anisométrique isotonique (1) et contraction musculaire isométrique (2 et 3).

L'étude de la secousse musculaire permet d'évaluer les capacités du muscle à répondre à une excitation donnée. Autrement dit, le muscle fonctionne-t-il bien ou pas ? Cette étude se fait à partir d'un enregistrement graphique de la contraction : le myogramme.

C'est à partir des graphismes donnés par le myogramme que l'on peut voir nettement la différence qui existe entre une contraction isotonique et une contraction isométrique : voici deux enregistrements d'une secousse musculaire, à partir d'une contraction isométrique et d'une contraction isotonique *(fig. 10.13)*.

On peut constater sur les courbes que, lors d'une secousse isotonique, trois paramètres diffèrent de la secousse isométrique :

- le temps de latence est plus long (le temps de latence correspond à l'intervalle qui existe entre le moment où le potentiel d'action est émis et le moment où la tension commence à augmenter);
- le temps de contraction est plus court;
- le temps de relaxation est plus court (le temps de relaxation correspond au temps qui s'écoule entre le moment où la tension musculaire est maximale et le moment où elle est devenue nulle).

Comment faire d'une contraction isotonique, une contraction isométrique ? La vitesse de raccourcissement et la durée de tension d'une secousse isotonique dépendent de la charge soulevée, si bien que si l'on augmente la charge d'une fibre, on finit par atteindre un niveau de charge que le muscle est incapable de déplacer, la vitesse de raccourcissement est alors nulle et la contraction devient isométrique.

LES PÉRIODES D'EXCITABILITÉ D'UNE FIBRE MUSCULAIRE peuvent durer de 1 à 2 ms, la secousse musculaire peut durer 100 ms.

Afin de connaître les périodes d'excitabilité de la fibre musculaire, il est possible de déclencher un deuxième potentiel d'action aux différents temps de la réponse musculaire :

- pendant la phase de latence, une deuxième excitation est inefficace : c'est la période réfractaire;
- pendant la phase de contraction (ou temps de contraction), une deuxième excitation égale à la première provoque une contraction plus forte; les effets des deux excitations s'ajoutent, il y a sommation;

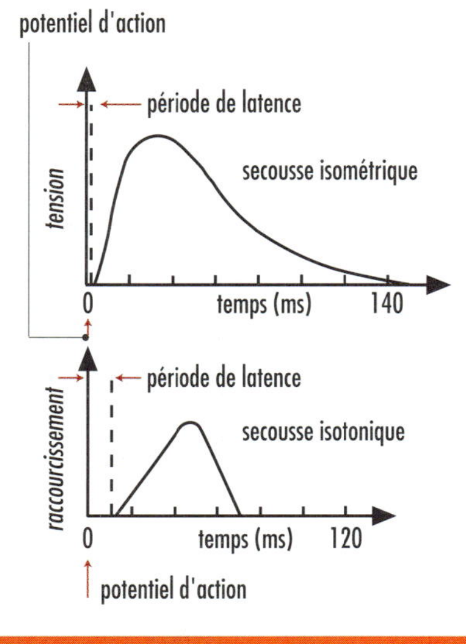

Fig. 10.13 • Secousses de fibre musculaire squelettique de types isométrique et isotonique.

- pendant la phase de relâchement et avant que le muscle ne soit totalement relâché, une deuxième excitation identique à la première provoque de nouveau une contraction musculaire dont l'intensité est plus grande, il y a encore sommation.

> DÉFINITION
> *On appelle sommation l'augmentation de la réponse contractile d'une fibre musculaire à un deuxième potentiel d'action envoyé au cours de la réponse contractile produite par un potentiel d'action précédent.*

La notion de sommation entraîne la notion de tétanos.

> CLINIQUE
> *Le tétanos : la contraction d'une fibre musculaire peut être maintenue si la fibre est stimulée itérativement, à une fréquence suffisante pour que le relâchement ne soit pas complet entre les stimuli.*
> *Lorsque la contraction est ainsi maintenue sous l'effet de stimulations répétées, elle prend le nom de tétanos ; ce phénomène correspond donc à la contraction musculaire obtenue par sommation maximale. Le tétanos peut être de deux types : le tétanos parfait et le tétanos imparfait* (fig. 10.14).
> *On observe :*
> - *le tétanos imparfait, au cours duquel la fusion des secousses n'est pas totale car la fibre musculaire se relâche un peu entre chaque stimulus ; la fréquence des stimulations est basse ;*
> - *le tétanos parfait, au cours duquel la fréquence des stimulations est élevée et produit une état de contraction musculaire sans oscillations.*

▲ *Élasticité*

Le muscle possède la propriété de se laisser étirer par traction puis de revenir à sa position initiale lorsque la traction cesse : le muscle est dit élastique. L'élasticité musculaire est considérée comme parfaite car le muscle retrouve sa longueur première après allongement; il n'existe pas d'allongement résiduel.

▲ *Tonus musculaire*

Le tonus musculaire évite à l'être humain d'être « une poupée de chiffon » : il existe un fond de contraction musculaire permanente. Il arrive dans les muscles des influx continuels nécessaires au maintien du tonus.

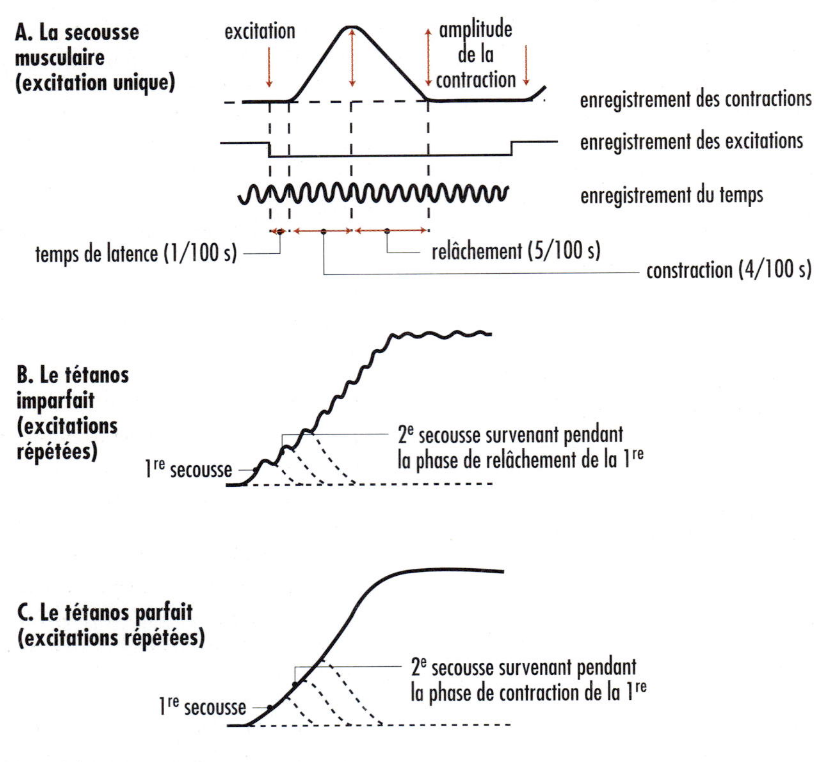

Fig. 10.14 • Enregistrement de secousses musculaires produites par des stimuli de fréquence variable.
Lorsque les stimuli sont trop rapprochés, le muscle est tétanisé : on obtient un plateau.

En effet, il existe dans le muscle, des récepteurs appelés fuseaux neuromusculaires, qui ont pour rôle d'informer le système nerveux central de la situation du muscle et en particulier de son degré d'étirement. Ce sont des fibres nerveuses sensitives issues des fuseaux neuromusculaires, qui sont chargées de transmettre les messages *(fig. 10.15)*.

MÉTABOLISME ÉNERGÉTIQUE MUSCULAIRE

Nous avons vu que la fibre musculaire utilise l'ATP comme intermédiaire énergétique. Afin d'effectuer son travail contractile, elle consomme l'énergie chimique et la restitue sous forme d'énergie mécanique (la contraction).
Les fibres musculaires dépensent une grande quantité d'énergie; elles vont devoir utiliser une grande quantité d'ATP. Selon l'effort musculaire fourni, les sources d'ATP sont différentes. Dans un premier temps, la fibre musculaire capte l'ATP disponible.
Cependant, cette réserve est médiocre et ne constitue pas une réserve énergétique à long terme. Par la suite, à mesure que le travail augmente, la fibre musculaire a recours à d'autres substances comme le glucose et les graisses *[v. chap. 18, p. 223-224]*.

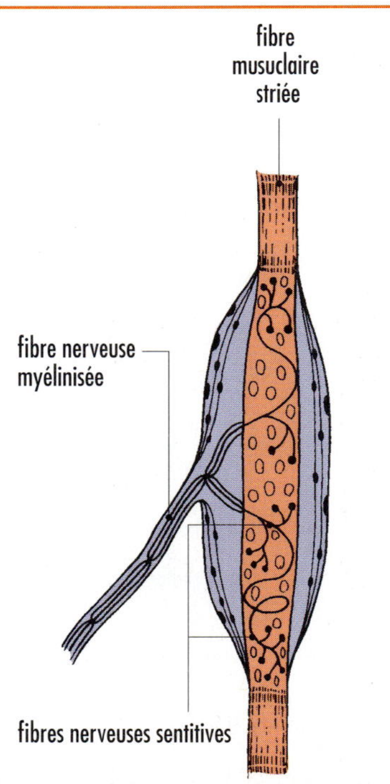

Fig. 10.15 • Structure d'un fuseau neuromusculaire.

ESSENTIEL

Les voies de production d'ATP

- *La première voie utilise une substance contenue dans la cellule musculaire : la phosphocréatine. Pour simplifier, nous pouvons dire que la phosphocréatine est constituée de deux éléments : la créatine, associée à un phosphate. Afin de produire l'ATP, le phosphate de la phosphocréatine est libéré et se lie à l'ADP (ATP moins un phosphate) : l'ATP est formé, l'énergie est disponible.*
- *La deuxième voie est sollicitée lorsque l'effort musculaire est modéré et les réserves de phosphocréatine épuisées. La cellule musculaire fait alors appel au glucose et aux lipides qu'elle dégrade et dont elle tire l'énergie qui lui est nécessaire.*

  Le muscle est irrigué par le sang, qui lui apporte de l'oxygène ; l'effort musculaire n'est pas trop intense et les apports d'oxygène sont suffisants.

  La réaction chimique qui a lieu alors est appelée phosphorylation oxydative : phosphorylation est le nom donné à ce type de réaction ; oxydative exprime le fait que la réaction chimique se produit en présence d'oxygène.
- *La troisième voie est utilisée lorsque l'effort musculaire est très important et que l'apport énergétique doit être important et rapide. En revanche, cette fois-ci, l'apport d'oxygène est insuffisant par rapport au travail fourni et les réactions s'effectuent en l'absence d'oxygène : on parle alors de réactions anaérobies. La cellule musculaire sollicite une grosse molécule : le glycogène, qui est une longue chaîne de molécules de glucose. Le glycogène peut être considéré comme une réserve de glucose que la fibre musculaire utilise en cas d'urgence.*

À partir de la dégradation du glycogène, l'énergie nécessaire au travail musculaire est fournie. Cependant, le produit de dégradation de cette voie est l'acide lactique. Celui-ci s'accumule dans les muscles et dans l'organisme, et produit une sensation de fatigue qui va constituer une limite à l'exercice musculaire.
Lorsque l'acide lactique s'accumule en trop grande quantité dans le muscle, les crampes apparaissent.

Les deux types de fibres musculaires squelettiques

Il existe deux types de fibres musculaires striées; elles diffèrent l'une de l'autre, d'une part par leur vitesse de raccourcissement qui dépend de la vitesse avec laquelle elles métabolisent l'ATP, et d'autre part par l'équipement enzymatique dont elles disposent pour métaboliser l'ATP. On distingue :

- les **fibres musculaires rouges,** qui possèdent le matériel nécessaire à assurer une capacité élevée de phosphorylation oxydative (deuxième voie de production d'ATP). Ces fibres contiennent de nombreuses mitochondries et sont entourées par de nombreux capillaires sanguins qui apportent oxygène, acides gras et glucose; de plus, elles contiennent de grandes quantités de myoglobine, protéine capable de se lier à l'oxygène et qui peut être comparée à l'hémoglobine présente dans les globules rouges. C'est la présence de myoglobine qui confère à ce type de fibre musculaire squelettique sa coloration rouge foncé ;

DÉFINITION

La myoglobine est une substance d'origine protéique, présente dans le muscle. C'est un pigment qui donne au muscle sa coloration rouge. Elle est comparable à l'hémoglobine : elle se lie à l'oxygène qu'elle met à la disposition des fibres musculaires.
Elle peut être libérée des cellules musculaires à l'occasion d'exercices musculaires très violents ou de traumatismes importants.

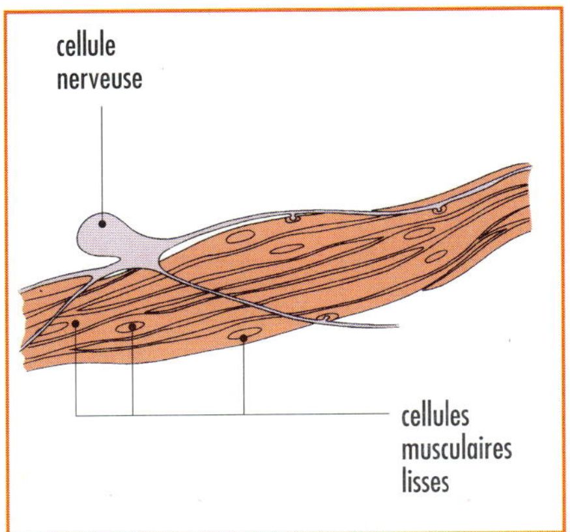

Fig. 10.16 • Innervation de cellules musculaires lisses.
(Une seule cellule nerveuse innerve plusieurs cellules musculaires lisses. Un certain nombre de cellules musculaires lisses n'ont pas d'innervation directe.)

- les **fibres musculaires blanches**, qui ont peu de mitochondries, sont entourées par peu de capillaires et contiennent peu de myoglobine; en effet, elles n'ont pas besoin de beaucoup d'oxygène car elles possèdent une réserve importante de glycogène : ces fibres sont spécialisées dans le métabolisme de l'ATP par la voie de la glycolyse anaérobie (troisième voie de production de l'ATP).

LES MUSCLES LISSES

Les muscles lisses n'ont pas de bandes transversales striées comme celles que l'on trouve dans les fibres squelettiques.

ESSENTIEL

L'innervation des fibres musculaires lisses est assurée par le système nerveux autonome. Le muscle lisse n'est pas sous le contrôle de la volonté.

▲ *Structure de la fibre musculaire lisse*

La fibre musculaire lisse est une cellule fusiforme qui contient un seul noyau; son diamètre, de l'ordre de 5 à 10 mm, est beaucoup plus petit que celui des fibres squelettiques.
Le cytoplasme contient des filaments orientés parallèlement à l'axe longitudinal de la fibre. On trouve trois types de filaments :

- des filaments épais de myosine;
- des filaments minces d'actine, fixés soit à la membrane plasmique, soit à des structures cytoplasmiques appelées corps denses;
- des filaments intermédiaires, qui constituent en quelque sorte le squelette de la cellule.

Les cellules musculaires lisses sont groupées les unes contre les autres, si bien qu'il est difficile d'en discerner les contours.

▲ *Contractilité de la fibre musculaire lisse*

La contraction du muscle lisse s'effectue par un mécanisme de glissement des filaments les uns sur les autres, comparable à ce que l'on observe dans le muscle strié.
La contraction de la fibre lisse est plus lente : une secousse qui dure une fraction de seconde dans le muscle squelettique peut durer plusieurs secondes dans le muscle lisse.

▲ *Activité électrique du muscle lisse*

Le muscle lisse se contracte sous l'effet d'un influx nerveux qui crée un potentiel d'action se propageant d'une cellule à l'autre. Il existe deux sources possibles de potentiel d'action qui vont déclencher la contraction du muscle lisse :

- une activité électrique spontanée de la fibre musculaire;
- un influx nerveux apporté par un neurone moteur du système nerveux végétatif.

ACTIVITÉ ÉLECTRIQUE SPONTANÉE : certaines fibres lisses produisent spontanément des potentiels d'action en l'absence d'influx nerveux ou hormonal. La membrane plasmique se dépolarise alors spontanément et progressivement jusqu'à atteindre un potentiel seuil qui va se propager aux autres cellules. Ce potentiel spontané est appelé potentiel pacemaker.

ACTIVITÉ ÉLECTRIQUE ET NEUROTRANSMETTEURS : les fibres musculaires lisses n'ont pas de plaque motrice spécialisée.
Lorsque l'axone d'un neurone pénètre dans un muscle lisse, il s'arborise et chacune de ses terminaisons axonales contient des petits renflements appelés varicosités. Chacune de ces varicosités contient des vésicules qui, sous l'action du potentiel d'action, libèrent leur contenu (le neurotransmetteur) dans l'espace qui les sépare des fibres lisses environnantes *(fig. 10.16)*.
La concentration du neurotransmetteur diminue à mesure qu'il s'éloigne de son point de libération. La réponse des fibres musculaires dépend du nombre de sites récepteurs qui vont capter le neurotransmetteur; par conséquent, l'amplitude de la réponse d'un muscle lisse à une stimulation nerveuse dépend en partie de la distance qui sépare les varicosités nerveuses de la surface de la fibre musculaire *(fig. 10.17)*.

▲ *Classification des muscles lisses*

Cette classification est réalisée en fonction de l'excitabilité de la membrane de la fibre musculaire et de la propagation de l'influx nerveux d'une fibre à l'autre. On distingue :

- les muscles lisses unitaires : ils possèdent une membrane qui propage le potentiel d'action d'une fibre à l'autre et qui peut, également, faire apparaître des potentiels d'action spontanés.

On trouve ce type de fibres dans le tractus intestinal, dans l'utérus, autour des vaisseaux sanguins de petit diamètre ;

- les muscles lisses multi-unitaires, où chaque fibre répond indépendamment des cellules voisines à un stimulus. Ces muscles ont une innervation très riche. On trouve ce type de fibres autour des grosses voies aériennes des poumons, des grosses artères.

DÉFINITION

Composition chimique des muscles :

- *80 % d'eau ;*
- *des protéines : myoglobine, myosine (40 % des protéines musculaires), actine (15 % des protéines musculaires), tropomyosine (5 % des protéines musculaires) ;*
- *des éléments minéraux : sodium, potassium, magnésium, calcium, zinc, phosphore.*

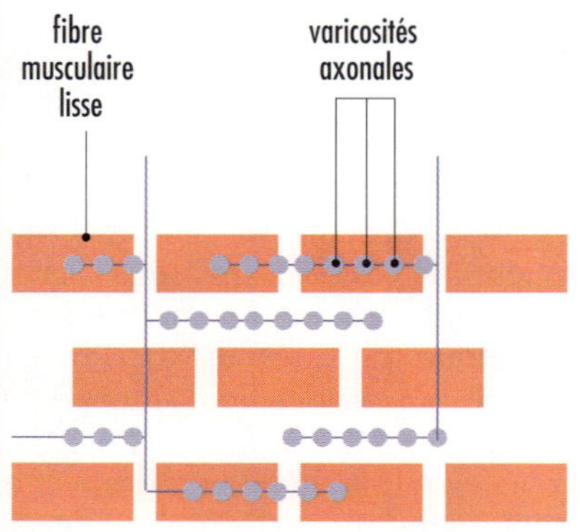

Fig. 10.17 - Modèle d'innervation du muscle lisse. Arborisation axonale des neurones. Les gros points représentent les varicosités qui contiennent les vésicules qui libéreront le neurotransmetteur.

SYNTHÈSE

Le muscle squelettique est avant tout responsable du mouvement. Ce dernier est possible grâce aux interrelations entre le muscle, l'os et l'articulation.

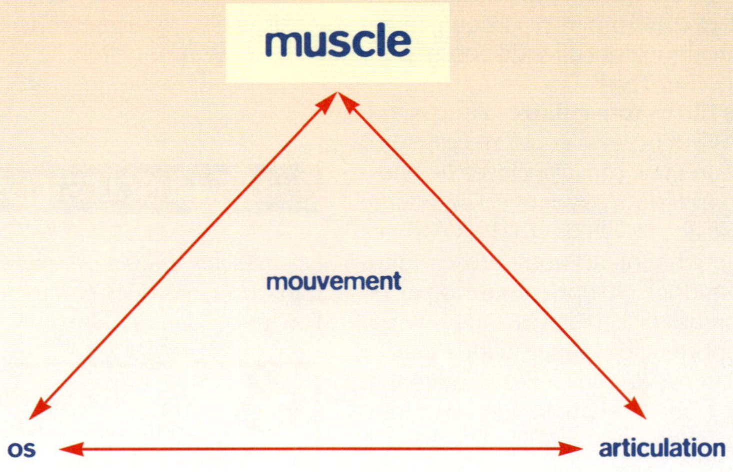

Fig. 10.18 • Relations entre os, muscle et articulation.

Qu'attendez-vous pour aller découvrir les deux autres partenaires de ce triumvirat ? *[v. chap. 11, p. 138 et chap. 12, p. 144].*

ACTIVITÉS D'INTÉGRATION

1. Schématisez la contraction musculaire, en incluant dans votre schéma les notions suivantes : actine, myosine, calcium, ATP, plaque motrice, influx nerveux.
2. Comment expliquez-vous les douleurs musculaires pouvant apparaître après un effort physique important ?
3. Lorsque les Romains essaient d'échapper à la « fougue frappeuse » d'Obélix, quelles sont, dans l'ordre, les trois voies de production d'ATP par lesquelles passe le métabolisme énergétique du muscle ?

Chapitre 11

L'os

L'ensemble des os constitue le squelette. Il existe différents types d'os et différents types de tissu osseux. Le squelette humain comprend deux cent cinq os. Dans ce chapitre, nous étudierons successivement :
- **les os et leur morphologie;**
- **la composition de la matière osseuse;**
- **la formation d'un os, sa croissance et sa maturation.**

Nous verrons que l'os est une structure vivante, en perpétuel remaniement.

FORME DES OS

La forme des os varie, elle dépend de leur fonction et de leur situation dans le corps. On distingue :
- les os longs;
- les os plats;
- les os courts;
- les os pneumatiques;
- les os sésamoïdes.

▲ *Les os longs*

Un os long comprend *(fig. 11.1)* :
- un corps ou diaphyse;
- deux extrémités ou épiphyses;
- un canal médullaire, cavité creusée au centre de la diaphyse.

Exemples d'os longs : le fémur, l'humérus… *(v. fig. 7.6, p. 92 et fig. 6.5, p. 78).*

▲ *Les os plats*

Un os plat est constitué de deux lames ou deux tables de tissu osseux. L'épaisseur de l'os est minime par rapport à sa longueur ou à sa largeur. On lui distingue une face externe orientée vers l'extérieur et une face interne au contact de la cavité qu'il limite *(fig. 11.2).*

Exemples d'os plats : l'omoplate, les os du crâne (frontal, pariétal…) *(v. fig. 6.3, p. 77 et fig. 1.2, p. 2).*

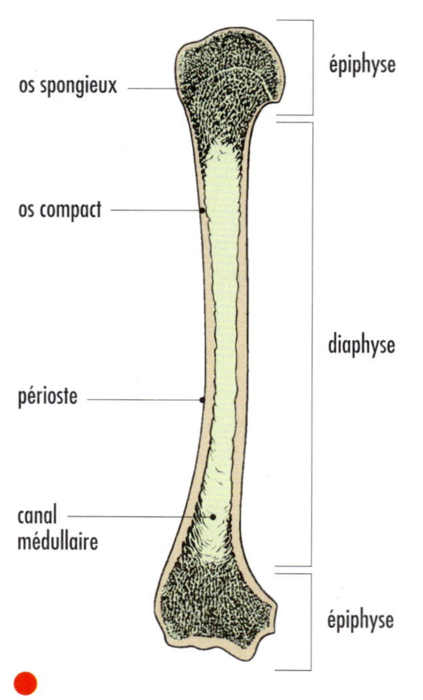

Fig. 11.1 • Coupe longitudinale d'un os long.

▲ *Les os courts*

Un os court est un os à peu près cubique, c'est-à-dire dont la largeur, la longueur et l'épaisseur sont relativement égales.
Exemples d'os courts : les vertèbres, les os du carpe… *(v. fig. 5.1, p. 61 et fig. 6.12, p. 79).*

▲ *Les os pneumatiques*

L'os pneumatique est de forme variable. Sa caractéristique essentielle est qu'il est tapissé d'une muqueuse et qu'il limite une cavité remplie d'air. On le trouve dans le crâne.
Exemples d'os pneumatiques : l'ethmoïde, le sphénoïde… *(v. fig. 1.18, p. 14).*

▲ *Les os sésamoïdes*

Les sésamoïdes sont de petits os, de forme généralement arrondie. On les trouve dans le squelette de la main et du pied; ils sont fréquemment inclus dans l'épaisseur d'un tendon. Le sésamoïde est un os inconstant qui correspond à une métaplasie, c'est-à-dire une convergence de contraintes entraînant une modification de la structure tissulaire dans le sens de l'ossification, pour éviter la rupture. Le plus volumineux est la rotule *(v. fig. 7.1, p. 90).*

> CLINIQUE
> *L'apparition du sésamoïde du pouce (visible en radiographie) est en général contemporaine du démarrage de la puberté.*

Remarquons que la surface des os présente des reliefs (apophyses, tubercules, crêtes, épines…) et des dépressions (fossettes, gouttières, fosses…) qui sont le lieu d'insertion des muscles ou des ligaments sur l'os.

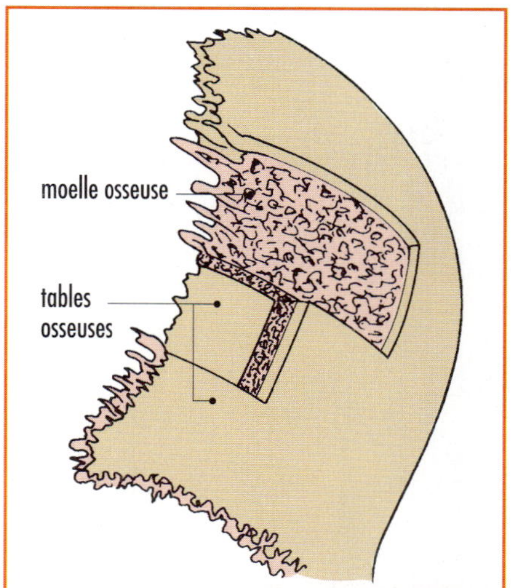

Fig. 11.2 • Structure d'un os plat.

COMPOSITION DES OS

▲ *Composition chimique du tissu osseux*

Le tissu osseux est composé d'une fraction organique et d'une fraction minérale.

LA FRACTION ORGANIQUE est faite de fibres de collagène et d'une substance appelée la substance fondamentale.
Le collagène représente environ 95 % de la partie organique.
Les fibres de collagène représentent la charpente véritable du tissu osseux.
La substance fondamentale est constituée de mucoprotéines.
Les fibres de collagène baignent dans la substance fondamentale. À elles deux, elles constituent la substance ostéoïde.
Les éléments organiques donnent à l'os sa trame rigide, sa forme ; s'ils sont détruits, l'os devient cassant, friable. Pour détruire la matière organique, il suffit de chauffer l'os à haute température, seuls les sels calciques sont alors conservés.

LA FRACTION MINÉRALE est composée de sels minéraux complexes : phosphate de calcium, qui constitue des cristaux caractéristiques d'hydroxyapatite (80 %), carbonate de calcium (14 %), phosphate de magnésium et fluorure de calcium (environ 6 %).
On trouve également d'autres associations de calcium, de sodium et de potassium avec le fluor et le chlore.
Les sels minéraux donnent à l'os sa dureté, sa solidité ; s'ils sont détruits l'os est décalcifié, il devient très souple, flexible. La destruction des sels minéraux peut être obtenue expérimentalement par l'action d'acides qui dissolvent les sels calcaires et ne laissent que les fibres de collagène.

▲ *Les cellules osseuses*

Les cellules osseuses sont des cellules conjonctives qui se différencient au cours de l'ossification, comme nous le verrons. On distingue :
- les ostéoblastes ;
- les ostéocytes ;
- les ostéoclastes.

LES OSTÉOBLASTES sont les cellules formatrices de tissu osseux. Elles produisent :
- le collagène ;
- les mucoprotéines de la substance fondamentale ;
- des phosphatases alcalines. Ce sont des enzymes qui permettent la libération de phosphate inorganique ; l'intérêt de ce dernier est de réagir avec le calcium et de favoriser ainsi la formation des complexes phosphocalciques.

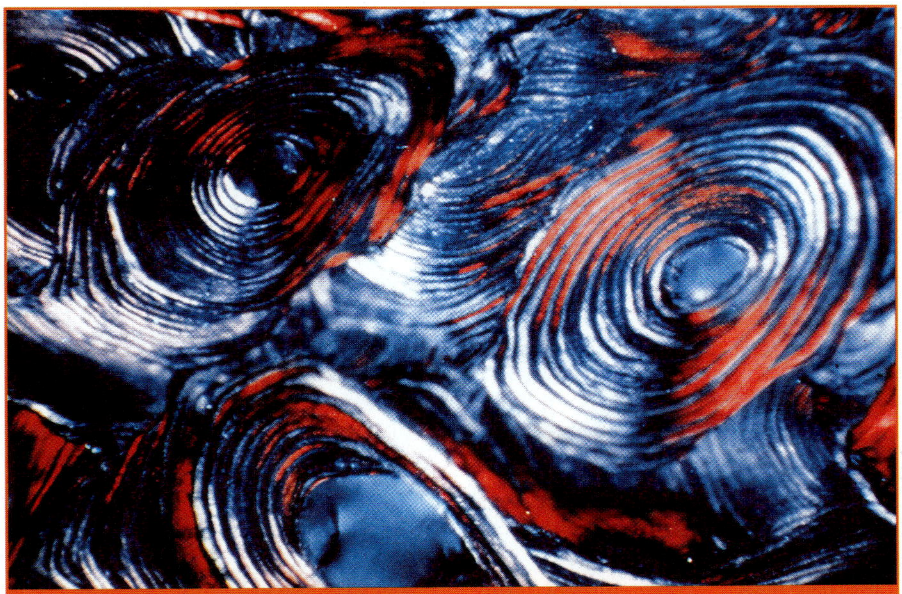

Photo 11.1 • Os : corticale costale.
Les systèmes ostéoniques à structure concentrée lamellaire sont bien reconnaissables. Leurs contours sont découpés, traduisant une résorption osseuse préalable à l'élaboration des ostéons les plus récents.

LES OSTÉOCYTES sont des cellules de forme étoilée dont les prolongements fins et longs unissent les cellules osseuses entre elles. Les ostéocytes sont les cellules du tissu osseux mature. Leur rôle est la nutrition du tissu osseux et la participation aux mécanismes de résorption et de remodelage osseux.

LES OSTÉOCLASTES sont d'énormes cellules, comparées aux autres cellules de l'organisme ; elles peuvent contenir jusqu'à trois cents noyaux. Ce sont des cellules très mobiles qui détruisent l'os tandis que parallèlement, les ostéoblastes le reconstruisent. Nous y reviendrons plus loin.

▲ *Le tissu osseux : compact ou spongieux ?*

L'architecture de l'os mature est, d'une façon générale, une structure lamellaire. Cependant, selon la disposition des lamelles et des cellules, selon la densité de la substance fondamentale, le tissu osseux peut se présenter sous deux formes :
- le tissu osseux compact ;
- le tissu osseux spongieux.

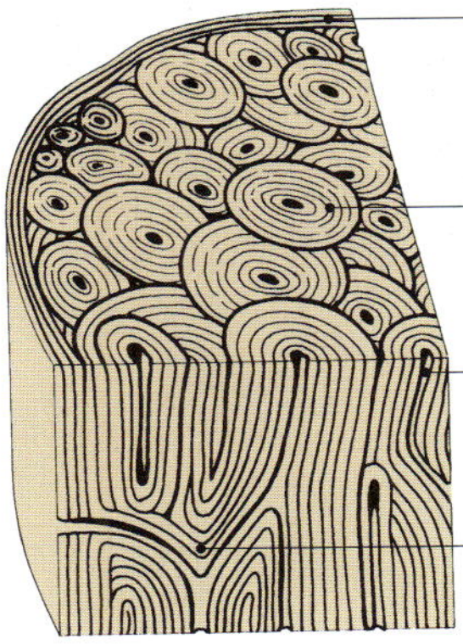

Fig. 11.3 • Structure de l'os compact de la diaphyse d'un os long.

LE TISSU OSSEUX COMPACT : l'os compact est très résistant. Il possède une substance fondamentale très dense. Les lamelles qui le constituent sont serrées les unes contre les autres, ce qui rend l'os épais et solide.
La caractéristique du tissu osseux compact est son organisation particulière. En effet, il existe une stratification de la matière osseuse, résultant d'une alternance de couches de substance fondamentale et de couches d'ostéocytes. Les couches sont disposées de façon concentrique autour de canaux centraux appelés canaux de Havers. L'os compact comprend de multiples canaux de Havers entourés de lamelles concentriques.
Un canal de Havers et ses lamelles constituent un système de Havers ou ostéon (*fig. 11.3 et photo 11.1*).

Les canaux de Havers sont en communication les uns avec les autres par des canaux appelés canaux de Volkmann. À l'intérieur des canaux de Havers sont logés les vaisseaux nourriciers de l'os.
À la limite de l'os compact, on remarque sur la figure 11.4 que les lamelles osseuses cessent de se placer en couronne. Elles se disposent parallèlement à la surface du tissu compact.

LE TISSU SPONGIEUX est moins dense et plus léger que le tissu compact. Il est également constitué de lamelles osseuses, mais, contrairement au tissu compact, ces lamelles sont organisées en travées qui évoquent l'aspect d'une éponge (photo 11.2).
Cependant, les travées de tissu spongieux ne sont pas disposées au hasard, elles répondent à une résistance maximale contre les pressions et les forces que l'os doit subir.

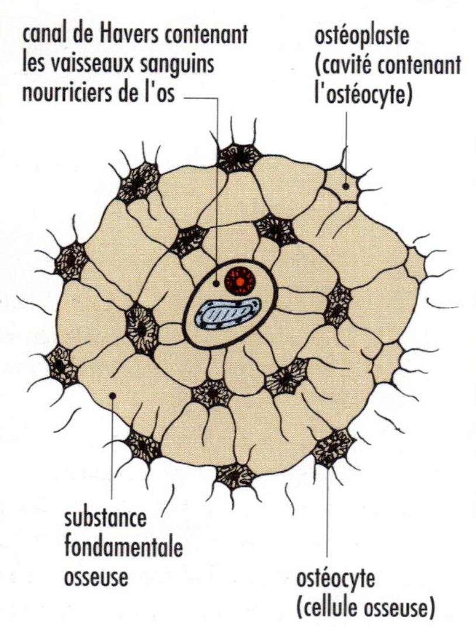

Fig. 11.4 • Structure microscopique du tissu osseux.

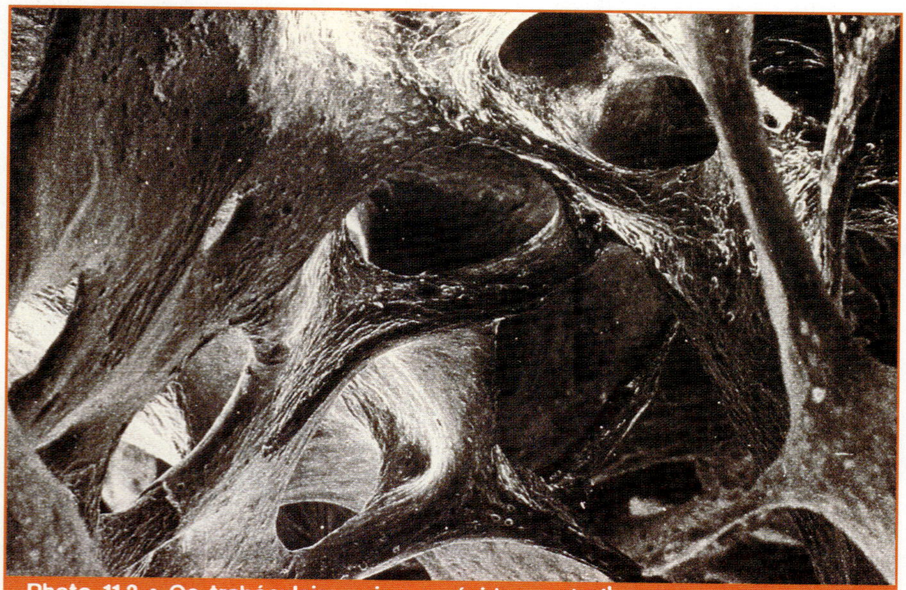
Photo 11.2 • Os trabéculaire, mise en évidence de l'arrangement des travées.

STRUCTURES DES OS

De quelle façon sont répartis les tissus spongieux et compact au sein des os ?

STRUCTURE D'UN OS LONG : l'os est enveloppé d'une membrane fibro-élastique qui le recouvre entièrement sauf au niveau des surfaces articulaires : il s'agit du périoste. Celui-ci est perforé d'une multitude de pores par lesquels pénètrent les vaisseaux nourriciers et les nerfs *(fig. 11.6)*. Le périoste est fixé à l'os par de solides faisceaux de fibres de collagène : les fibres de Sharpey. Au centre de l'os se trouve une cavité médullaire remplie de moelle adipeuse de couleur jaune et de tissu spongieux. Les épiphyses sont constituées au centre d'os spongieux et de moelle osseuse rouge. L'ensemble est entouré d'une couche très mince de tissu osseux compact. Le corps de l'os, ou diaphyse, est constitué essentiellement d'os compact. Celui-ci forme un tube autour du canal médullaire. L'épaisseur de ce tube osseux est appelée la corticale ou le cortex de l'os.
Signalons déjà que, lorsque l'os se développe, diaphyse et épiphyses sont séparées par une lame cartilagineuse responsable de la croissance en longueur de l'os. Lorsque l'os est mature, ce cartilage est envahi par l'ossification, il devient alors une ligne dite ligne épiphysaire.

STRUCTURE DE L'OS PLAT ET DE L'OS COURT : ces deux types d'os sont constitués d'os compact, qui entoure l'os spongieux.
L'os court est formé d'une écorce d'os compact, qui recouvre une masse d'os spongieux.
L'os plat est formé de deux lames, ou tables, de tissu compact : une table externe et une table interne entre lesquelles se place une couche mince d'os spongieux.

PROCESSUS D'OSSIFICATION ET CROISSANCE OSSEUSE

▲ *Processus d'ossification*

Le développement de l'os est appelé l'ostéogenèse. On observe deux modes d'ossification :
- l'ossification endoconjonctive ou endomembraneuse ;
- l'ossification endochondrale.

L'OSSIFICATION ENDOCONJONCTIVE concerne les os de la voûte du crâne et les os de la face. La fabrication de l'os s'effectue au sein et à partir du tissu conjonctif. Les cellules conjonctives se transforment en ostéoblastes puis en ostéocytes. Parallèlement, les ostéoclastes se forment également et les fibres de collagène apparaissent.
L'os se forme par les spicules osseux qu'envoient les ostéoblastes ; des travées osseuses s'installent et s'étendent excentriquement.
En ce qui concerne le crâne de l'embryon, l'ossification incomplète des os rend la boîte crânienne souple, ce qui facilite le passage dans la filière génitale à l'accouchement.
À la naissance, un point de réunion commun entre les os du crâne reste entrouvert : cet espace est appelé fontanelle.
Il existe différentes fontanelles. Elles se soudent entre le 5e et le 24e mois *(v. fig. 1.3, p. 4)*.

L'OSSIFICATION ENDOCHONDRALE concerne la majorité des os du corps humain *(fig. 11.5)*. Elle nécessite la présence d'une pièce, ou ébauche cartilagineuse. Le cartilage va être remplacé par le tissu osseux.
L'ossification endochondrale est un processus complexe car un certain nombre d'actions simultanées se produit. Toutefois, voici ce qu'il faut en retenir *(fig. 11.5)* :

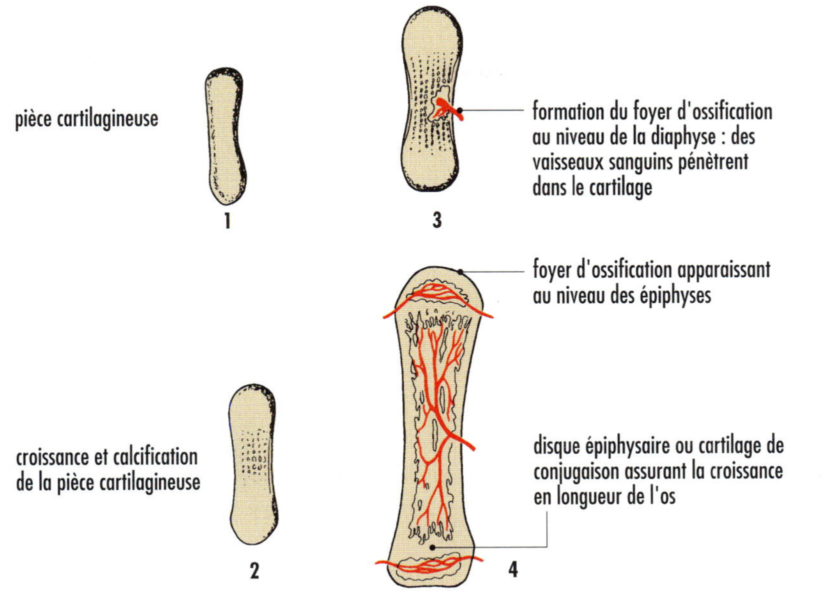

Fig. 11.5 • Ossification endochondrale d'un os long.

- tout d'abord apparaît à mi-hauteur de la pièce cartilagineuse (1) un bourgeon osseux à l'origine du périoste : celui-ci s'épaissit progressivement et se transforme en os de plus en plus épais autour du noyau cartilagineux originel. Cela assure la croissance en diamètre de l'os ;
- un foyer d'ossification apparaît quasi simultanément au centre de la future diaphyse : les chondroclastes, qui sont les cellules destructrices du cartilage, détruisent la masse cartilagineuse afin de permettre la formation du tissu osseux. Celle-ci est assurée par les ostéoblastes, qui suivent la progression des chondroblastes.

L'ossification s'effectue du centre vers les extrémités du futur os. Ce sont les ostéoblastes qui fabriquent le système de Havers (2 et 3).

Le même mécanisme fait apparaître des points d'ossification au niveau des futures épiphyses (4). Dans les épiphyses, les points d'ossification n'apparaissent qu'après la naissance, exception faite de l'épiphyse inférieure du fémur et de l'épiphyse supérieure du tibia : ces deux points d'ossification apparaissent au 9e mois de la vie intra-utérine. Par la suite, l'ossification des diverses épiphyses se fait à des périodes différentes mais précises. En fait, pour chaque os, les points d'ossification épiphysaire et diaphysaire apparaissent à un âge bien déterminé et à un endroit bien déterminé.

CLINIQUE

La maturation d'un os, ou âge osseux, peut être évaluée d'après un cliché radiologique qui mettra en évidence le nombre de points d'ossification. La comparaison des images de la radiographie du poignet et de la main gauche de face aux données d'un atlas de référence (Atlas de Greulich et Pyle) permet de déterminer l'âge osseux.

Les repères d'ossification sont précis, en voici quelques exemples dans le tableau 11.1.

Tableau 11.1 - Apparition des points d'ossification des membres selon l'âge

Âge	Membre supérieur	Membre inférieur
Naissance		Calcanéum Extrémité inférieure du fémur Astragale, cuboïde Extrémité supérieure du tibia Tête fémorale
6 mois	Extrémité inférieure du radius	3e cunéiforme Extrémité inférieure du tibia
1 an	Extrémité supérieure de l'humérus Épiphyses et métacarpiens 1re phalange Épiphyses 2e et 3e phalanges Scaphoïde Trapèze Trapézoïde Extrémité inférieure du cubitus	Extrémité inférieure du péroné Grand trochanter Rotule
8 ans	Pisiforme	Épiphyse calcanéum
10 ans	Trochlée-olécrane	Petit trochanter Tubérosité antérieure du tibia
12 ans	Sésamoïde du pouce	

▲ *Croissance osseuse*

L'ossification endochondrale fait apparaître une croissance en épaisseur et une croissance en longueur de l'os.

LA CROISSANCE EN LONGUEUR se fait grâce au cartilage de conjugaison.

Le cartilage de conjugaison, tout au long de la croissance osseuse, reste une zone cartilagineuse non ossifiée, et qui entraîne derrière elle l'ossification progressive menée par les ostéoblastes. Ce processus dure jusqu'à ce que l'os soit mature c'est-à-dire de trois à quatre ans après la maturation sexuelle de l'organisme. Selon les individus et les os, l'os est mature entre dix-huit et vingt-cinq ans.

Qu'en est-il du cartilage de conjugaison ? À la fin de la croissance osseuse, des points d'ossification, provenant de l'épiphyse et de la diaphyse, envahissent le cartilage de conjugaison, qui disparaît alors progressivement. Il ne persiste qu'une ligne séparant l'épiphyse et la diaphyse, c'est la ligne épiphysaire.

LA CROISSANCE EN ÉPAISSEUR s'effectue au niveau de la diaphyse. Elle entraîne deux phénomènes :

- la formation de couches osseuses, appliquées étroitement les unes sur les autres ; ces couches osseuses sont fabriquées par la face interne du périoste ;

- l'addition de nouvelles couches osseuses en périphérie de l'os, qui se produit en même temps que la formation de la cavité (ou canal) médullaire au centre de la diaphyse. Ce sont les ostéoclastes qui sont responsables de cette résorption osseuse.

CLINIQUE

La fracture osseuse

Lorsqu'un os se fracture, la condition essentielle pour que la guérison s'effectue est la mise en contact des deux extrémités cassées. Le périoste produit alors des ostéoblastes, envahissant le caillot sanguin qui s'est formé autour de la fracture. Les ostéoblastes forment alors une espèce de manchon osseux, appelé cal, qui est de l'os immature (non encore haversien).
Le cal osseux, bien visible radiologiquement, est utilisé comme attelle naturelle entre les deux extrémités brisées jusqu'à ce que l'os mature soit reconstruit. En quelques mois ou quelques années, le cal disparaît en partie.

CLINIQUE

L'ostéoporose est une atteinte du tissu osseux. On observe une raréfaction de la trame protéique de l'os qui entraîne une déminéralisation généralisée du squelette.
L'ostéoporose est fréquente chez la femme après la ménopause et constitue un véritable problème de santé publique de par la fréquence, la gravité et le coût de ses conséquences, notamment en termes de fractures (du col fémoral, du poignet…), de tassements-fractures des vertèbres, mais aussi d'impotence fonctionnelle et de mortalité.
Des mesures de prévention existent, qui doivent être menées sous surveillance médicale (traitement substitutif de la ménopause, apports de calcium et de vitamine D, par exemple).

VASCULARISATION ET INNERVATION DES OS

▲ *Vascularisation*

LA VASCULARISATION DES OS LONGS est assurée par :
- une artère nourricière qui se divise en une branche ascendante vers l'extrémité supérieure de l'os et une branche descendante vers l'extrémité inférieure de l'os *(fig. 11.6)*. Elle donne en final un réseau médullaire très riche ;
- des artères périostales diaphysaires, qui forment un réseau sous-périosté destiné à irriguer la majeure partie de la corticale ;
- des artères épiphysaires, provenant du périoste ou des artères voisines pour se terminer dans l'épiphyse.

LA VASCULARISATION ARTÉRIELLE DES OS LARGES ET DES OS COURTS : on regroupe sous le terme d'os larges les os plutôt plats dont la surface est étendue, comme l'omoplate par exemple. Ces os bénéficient d'un réseau périostal superficiel et d'un réseau profond provenant d'une artère nourricière.
Les os courts ne possèdent qu'un réseau superficiel périostal.

LA VASCULARISATION VEINEUSE : les veines des os longs n'accompagnent pas les artères. Le sang veineux est recueilli dans un sinus veineux qui occupe la hauteur de la cavité médullaire.

▲ *Innervation*

Les nerfs suivent l'artère nourricière et se distribuent à la moelle osseuse. Un contingent nerveux naît du périoste épiphysaire ou diaphysaire et se distribue à l'intérieur de la corticale et de l'os spongieux.

LE TISSU CARTILAGINEUX

Le tissu cartilagineux est un tissu qui possède une résistance élastique à la pression et à la flexion. Il est composé de cellules appelées chondrocytes et d'une substance intercellulaire dont la nature diffère selon le type de cartilage. En effet, on distingue trois types de cartilage :
- le cartilage hyalin ;
- le cartilage élastique ;
- le cartilage fibreux.

Dans tous les cas, la substance interstitielle est riche en eau ; elle est perméable aux liquides et aux solutés. En revanche, elle est dépourvue de vaisseaux et de nerfs, si bien que le cartilage normal se nourrit par imbibition. Chaque pièce cartilagineuse est entourée d'un périchondre, membrane dont la fonction est similaire à celle du périoste.

LE CARTILAGE HYALIN est constitué d'une substance intercellulaire riche en fibres de collagène, elle contient également quelques réseaux de fibres élastiques. On trouve le cartilage hyalin dans les cartilages articulaires et costaux, dans les cartilages des voies respiratoires, dans les cartilages de conjugaison et dans les ébauches des pièces du squelette *(v. par ex. fig. 1.18, p. 14)*.

LE CARTILAGE ÉLASTIQUE contient une substance intercellulaire plus riche en réseaux de fibres élastiques qu'en fibres de collagène. C'est un cartilage très flexible que l'on trouve dans le pavillon de l'oreille, dans l'épiglotte, dans les cartilages du nez *(v. par ex. fig. 1.19, p. 15)*.

LE CARTILAGE FIBREUX ou fibrocartilage contient peu de chondrocytes, en revanche, il est extrêmement riche en fibres de collagène. C'est un cartilage très charpenté et donc très résistant. On le rencontre dans la partie périphérique des disques intervertébraux et dans les ligaments de la symphyse pubienne *(v. par ex. fig. 5.2, p. 61)*.

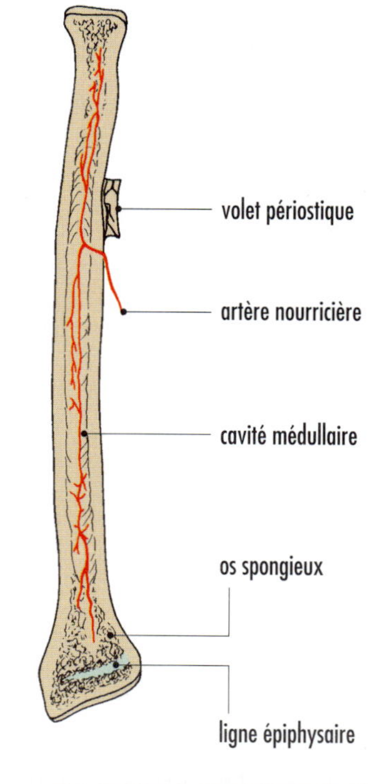

Fig. 11.6 • Os long : coupe longitudinale et vascularisation par l'artère nourricière.

SYNTHÈSE

Les liens entre os, muscle et articulation en vue du mouvement ont été vus précédemment *(v. fig.10.18 p. 136)*. L'os est également en relation avec d'autres systèmes de l'organisme pour d'autres fonctions que le mouvement.

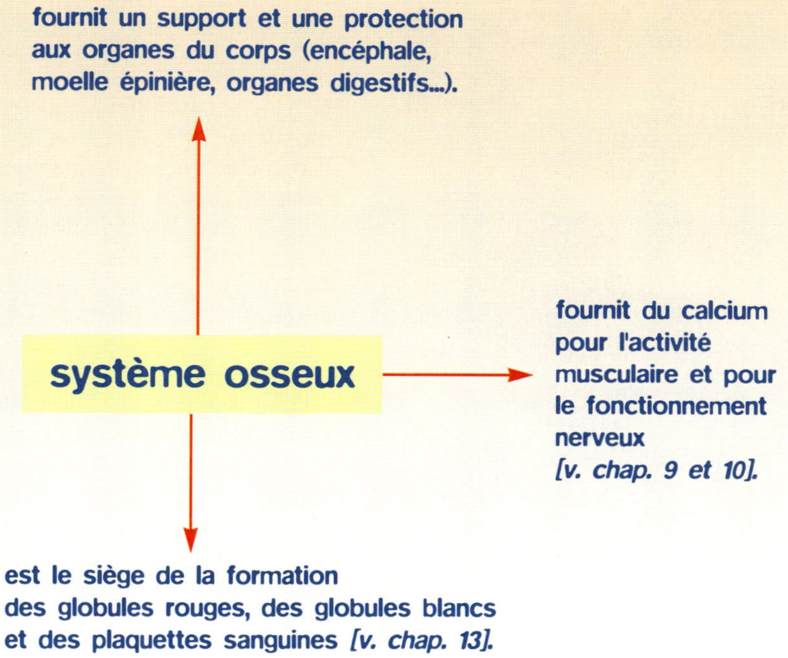

Fig. 11.7 • Relations entre le système osseux et d'autres systèmes.

ACTIVITÉS D'INTÉGRATION

1. Expliquez en quoi l'os est une « structure vivante en perpétuel remaniement ».

2. Astérix fait un complexe d'infériorité à cause de sa taille (vous ne le saviez pas ?) Peut-il, alors qu'il est déjà adulte, grandir encore ? Et s'il exerçait une traction régulière sur ses membres inférieurs ? Pourquoi ?

Chapitre 12
Les articulations et les mouvements

Dans ce chapitre, nous nous intéressons aux différents types d'articulations que l'on trouve dans l'organisme.

Certaines de ces articulations étant les centres privilégiés du mouvement, nous présenterons ensuite les principaux mouvements effectués par les segments du corps humain.

LES ARTICULATIONS

On distingue deux grands types d'articulations :

- les synarthroses, unissant les os entre eux d'une manière continue. Les moyens d'union sont des tissus de diverses natures. Ce sont des articulations sans mobilité ou à mobilité réduite ;
- les diarthroses, unissant les os entre eux de façon discontinue. Ce sont des articulations mobiles, qui présentent des surfaces articulaires de forme variable, une cavité articulaire et une capsule articulaire. Leur intégrité est fondamentale pour assurer la majeure partie des mouvements que nous effectuons.

▲ *Les synarthroses*

Elles comprennent :

- la syndesmose, qui unit deux os par du tissu conjonctif. Exemple : le ligament interosseux de l'avant-bras, unissant les deux os de l'avant-bras (cubitus et radius) *(v. fig. 6.2, p. 77)* ;
- la suture, qui peut être comparée à une forme particulière de syndesmose. Exemple : les sutures des os du crâne. Le tissu fibreux qui unissait les os s'est progressivement ossifié *(v. fig. 1.2, p. 3)* ;
- la gomphose, qui unit la dent à l'alvéole dentaire *(v. fig. 17.5, p. 211)* ;
- la symphyse, qui réunit les deux os par du tissu cartilagineux et du tissu conjonctif. Exemple : la symphyse pubienne *(v. fig. 7.4, p. 91)* ;
- la synchondrose, qui unit deux os par du tissu cartilagineux exclusivement. Exemple : les articulations de la base du crâne.

▲ *Les diarthroses*

Elles sont également appelées articulations synoviales et parfois articulations vraies car elles sont le lieu privilégié des mouvements que nous effectuons. Chaque diarthrose présente :

- des surfaces articulaires dont la forme est variable ;
- des ligaments et une capsule articulaire, moyens d'union entre ces surfaces articulaires ;
- un organe de glissement, la synoviale, qui permet la mobilité des surfaces articulaires l'une par rapport à l'autre.

LA CLASSIFICATION DES DIARTHROSES se fait le plus souvent selon la forme de leur surface articulaire. Celle-ci correspond à la région où les deux os entrent en contact. Elles sont recouvertes d'une couche cartilagineuse, le cartilage articulaire, qui est un tissu souple, extensible et compresssible. Il convient parfaitement pour supporter les pressions qui peuvent s'exercer à leur endroit au cours des mouvements articulaires.

On distingue les diarthroses suivantes :

- l'énarthrose, également appelée articulation sphéroïde : elle met en contact deux surfaces articulaires sphériques dont l'une est convexe et l'autre concave *(fig. 12.1)*. Exemple : l'épaule, ou articulation scapulo-humérale *(fig. 12.2 et v. fig. 6.2, p. 77)* ; la hanche, ou articulation coxo-fémorale *(v. fig. 7.3, p. 91)* ;
- l'articulation condylienne ou articulation ellipsoïde : elle présente deux surfaces articulaires qui sont des segments d'ellipse. L'un est concave, l'autre est convexe *(fig. 12.3)*. Exemple : l'articulation radio-carpienne *(v. fig. 6.2, p. 77)* ;
- l'articulation en selle ou par emboîtement réciproque : elle confronte deux surfaces articulaires qui présentent chacune une convexité selon un axe et une concavité selon un autre axe. Leur forme évoque celle d'une selle *(fig. 12.4)*. Exemple : l'articulation carpo-métacarpienne du pouce ;
- l'articulation trochléenne, également appelée articulation à charnière ou ginglyme : elle comporte une surface articulaire concave qui présente fréquemment à sa surface un relief en forme de crête, et une surface articulaire convexe en forme de poulie offrant une gorge dans laquelle glisse la crête *(fig. 12.5)*. Exemple : le coude, ou articulation huméro-cubitale *(fig. 12.6)* et le genou, ou articulation fémoro-tibial *(photos 12.1 et 12.2)* ;
- l'articulation trochoïde : elle présente un cylindre plein qui répond à la concavité d'un cylindre creux *(fig. 12.7)*. Exemple : l'articulation radio-cubitale supérieure *(v. fig. 6.2, p. 77)* ;
- l'arthrodie, ou articulation plane : on observe deux surfaces articulaires approximativement planes qui permettent des mouvements de glissement. Exemple : articulation acromio-claviculaire *(v. fig. 6.2, p. 77)*.

LES BOURRELETS ET LES MÉNISQUES : lorsque les surfaces articulaires n'ont pas des dimensions ou des axes de courbures exactement complémentaires, on observe la présence d'éléments fibro-cartilagineux qui ont pour fonction de rétablir la congruence entre les deux surfaces articulaires, ce sont les bourrelets et les ménisques.

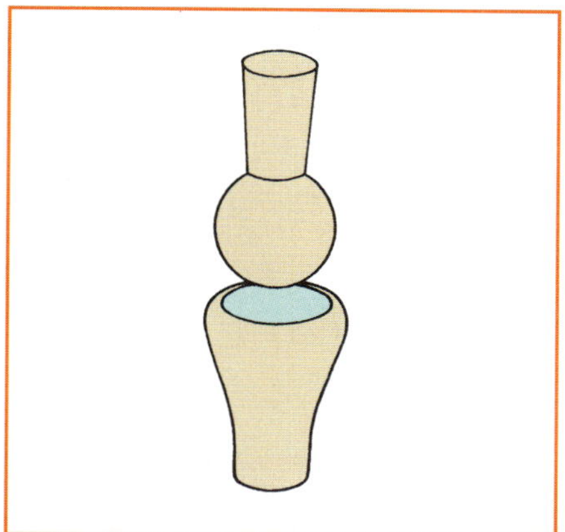

Fig. 12.1 • Énarthrose.

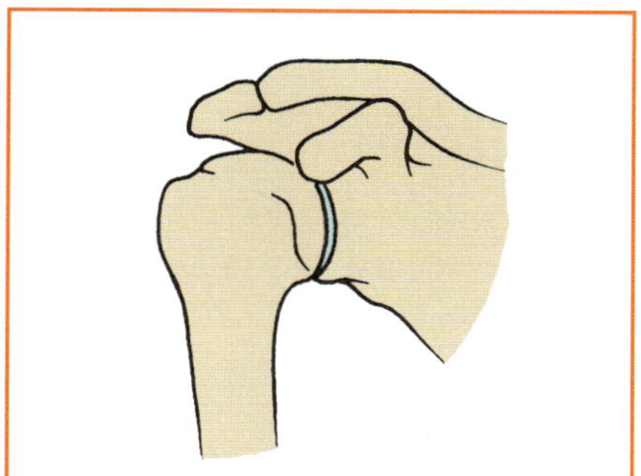

Fig. 12.2 • Articulation scapulo-humérale.

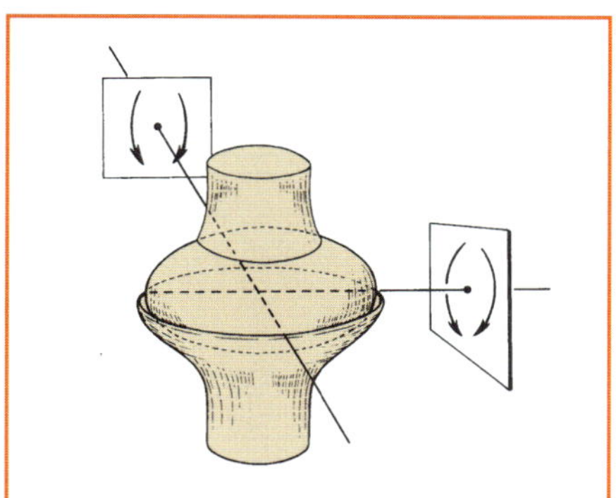

Fig. 12.3 • Articulation ellipsoïde.

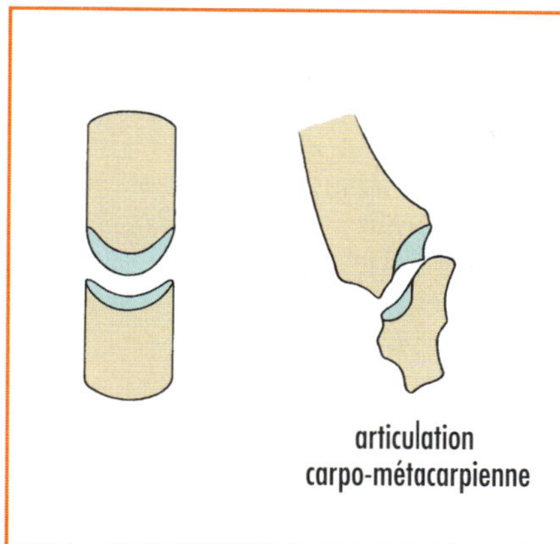

Fig. 12.4 • Articulation en selle.

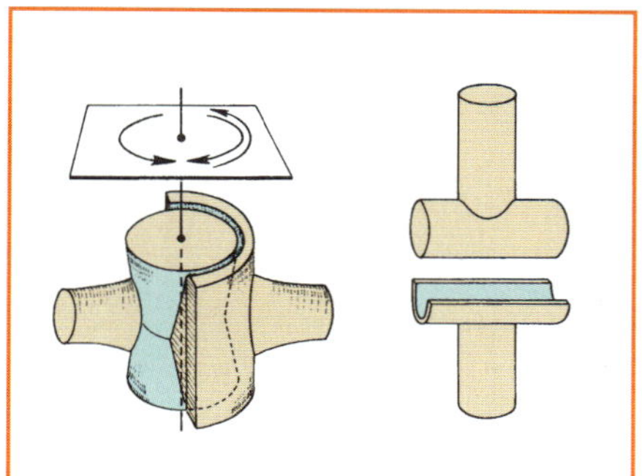

Fig. 12.5 • Articulation trochléenne.

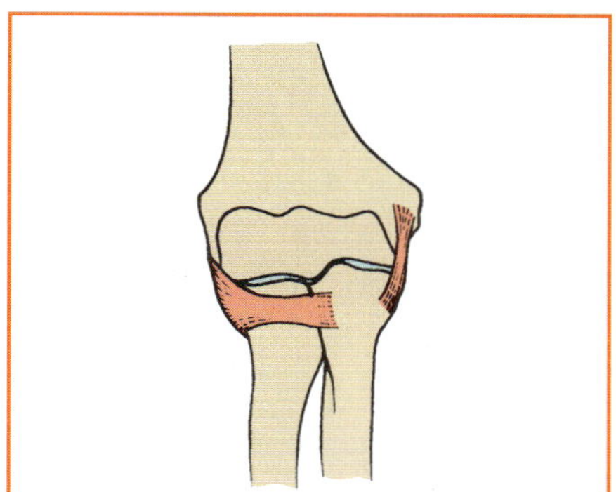

Fig. 12.6 • Articulation du coude.

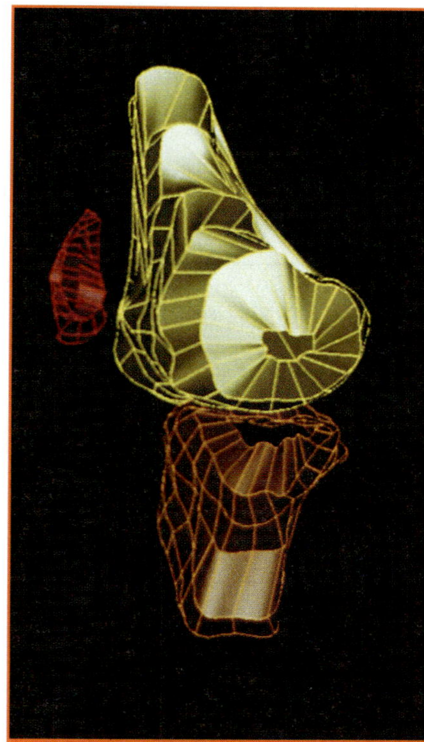

Photo 12.1 • Reconstruction en trois dimensions du genou.

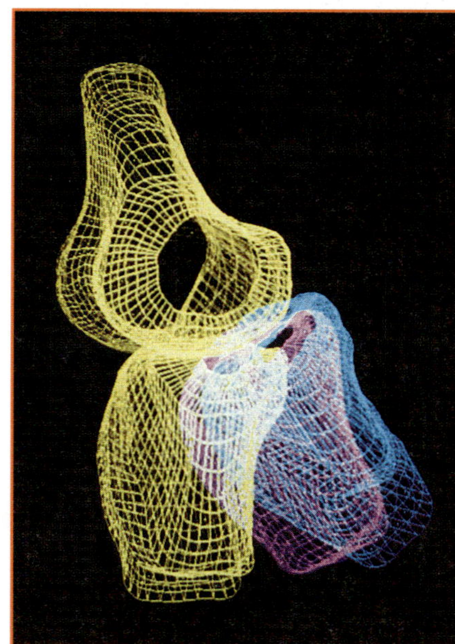

Photo 12.2 • Reconstruction en trois dimensions du genou. Acquisition et reconstruction en filaire pour les différentes flexions du genou.

Les bourrelets servent non seulement à améliorer les contacts entre les surfaces articulaires mais également à augmenter la surface articulaire. Ils adhèrent à la périphérie d'une des surfaces articulaires tandis que son bord libre est revêtu de cartilage. Exemple : le bourrelet de la cavité glénoïde de l'omoplate *(v. fig. 6.2, p. 77)*.
Les ménisques ont la même fonction mais ils n'adhèrent à aucune surface articulaire. Exemple : les ménisques de l'articulation du genou *(v. fig. 7.9, p. 94)*.

LA CAPSULE ARTICULAIRE est un manchon fixé aux surfaces articulaires près de la région qui est recouverte de cartilage. Elle est constituée d'une couche interne appelée la synoviale et d'une couche externe fibreuse.
La synoviale est riche en fibres élastiques, en vaisseaux sanguins et en terminaisons nerveuses. La membrane externe fibreuse est riche en fibres de collagène.
Selon l'articulation, la capsule articulaire peut être plus ou moins rigide.

LES LIGAMENTS sont des faisceaux de fibres très résistants qui ont pour fonction de renforcer à certains endroits la capsule articulaire. Ils peuvent être des épaississements de la capsule ou bien parfaitement individualisés. Les ligaments, selon leur situation par rapport à la capsule, sont dits intracapsulaires ou extracapsulaires.

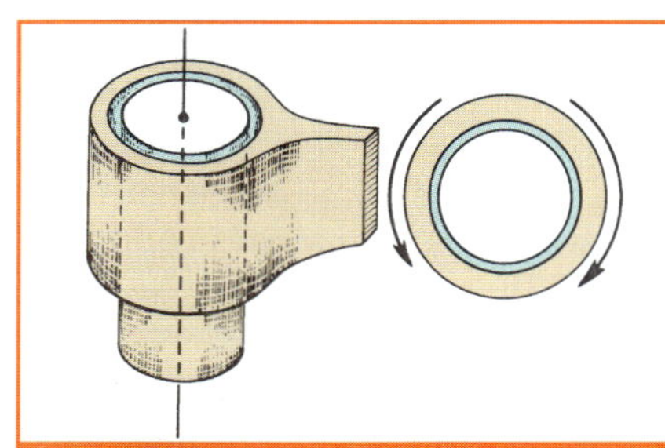

Fig. 12.7 • Articulation trochoïde.

> **CLINIQUE**
> *Certains traumatismes peuvent provoquer des lésions des ligaments (entorse). Un ligament complètement arraché doit être immédiatement réparé chirurgicalement. La rupture d'un (ou de plusieurs) ligament(s) met en péril l'articulation concernée.*

LA CAVITÉ ARTICULAIRE correspond à l'espace limité par la synoviale et les surfaces articulaires.
C'est un espace réduit qui contient un liquide lubrifiant sécrété par la synoviale. Ce liquide est appelé liquide synovial ou synovie. C'est un liquide clair, filant, dont le rôle est de faciliter le glissement des surfaces articulaires l'une par rapport à l'autre.

LES MOUVEMENTS

On distingue deux grands types de mouvements :
- les mouvements simples;
- les mouvements complexes.

LES MOUVEMENTS SIMPLES :
- la flexion, qui ferme l'articulation *(fig. 12.8 et 12.9)*;
- l'extension, qui ouvre l'articulation *(fig. 12.8 et 12.9)*;
- l'abduction, qui écarte un segment du plan médian *(fig. 12.10 et 12.11)*;
- l'adduction, qui rapproche un segment du plan médian *(fig. 12.10 et 12.11)*;
- la rotation externe, qui permet la rotation d'un segment dans le sens des aiguilles d'une montre pour le segment droit et dans le sens inverse des aiguilles d'une montre pour le segment gauche *(fig. 12.12)*;
- la rotation interne, qui permet la rotation d'un segment dans le sens inverse des aiguilles d'une montre pour le segment droit et dans le sens des aiguilles d'une montre pour le segment gauche *(fig. 12.12)*.

LES MOUVEMENTS COMPLEXES :
- la pronation, mouvement de la main, coude immobile, qui correspond à une rotation interne de l'avant-bras; ce mouvement amène la paume de la main à « regarder » vers le sol *(fig. 12.13)*. C'est le mouvement élémentaire que l'on effectue pour prendre un objet;
- la supination, mouvement inverse : alors que la main est en pronation, coude immobile, le mouvement de supination correspond à une rotation externe de l'avant-bras qui amène la paume à « regarder » vers le ciel. Au niveau du pied, les mouvements équivalents à ceux de la pronation et de la supination sont respectivement, l'inversion et l'éversion *(fig. 12.14)*;
- la circumduction, association de mouvements simples effectués par un segment mobile : le bras est le plus souvent sollicité pour ce type de mouvement. Il effectue un mouvement circulaire qui découpe dans l'espace une trajectoire conique dont la pointe se trouve au centre de l'articulation *(fig. 12.15)*.

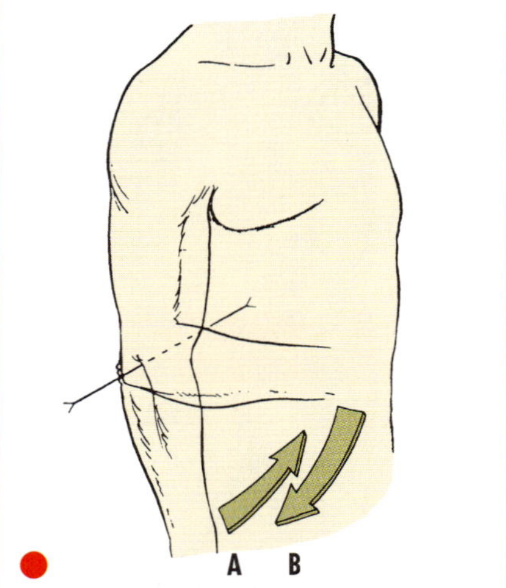

Fig. 12.8 • Flexion (A) et extension (B) de l'avant-bras.

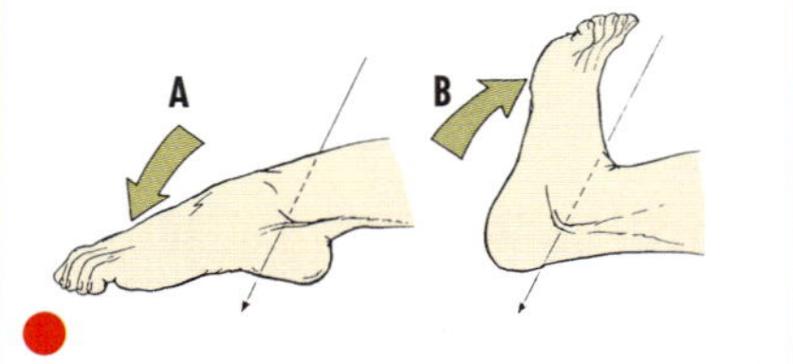

Fig. 12.9 • Extension (A) et flexion (B) au niveau du pied.

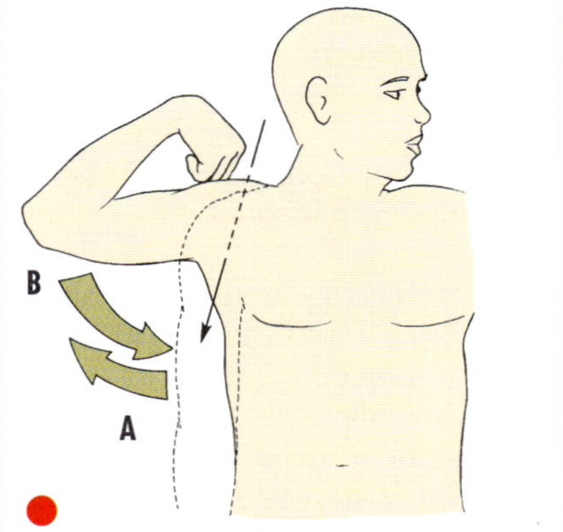

Fig. 12.10 • Abduction (A) et adduction (B) du bras.

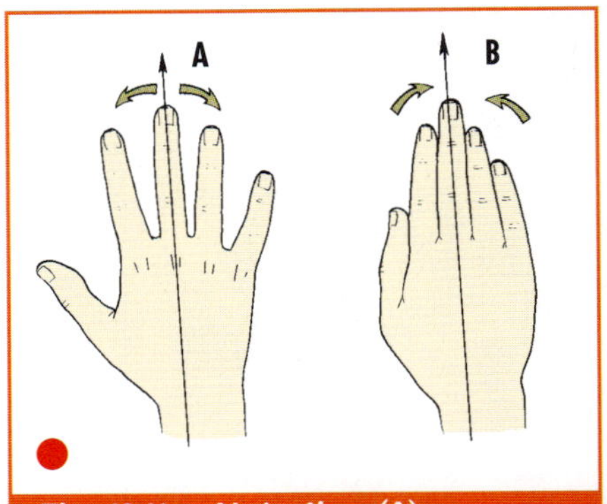

Fig. 12.11 • Abduction (A) et adduction (B) des doigts.

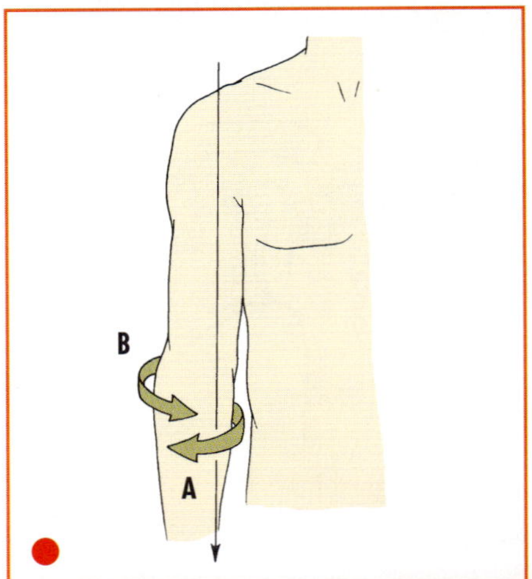

Fig. 12.12 • Rotations latérale (ou externe) (A) et médiale (ou interne) (B).

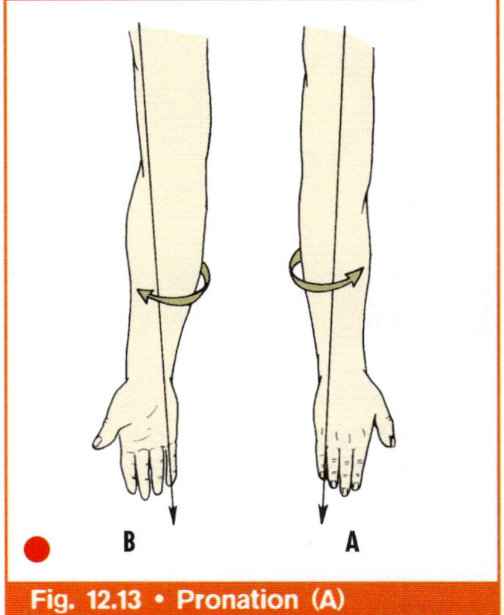

Fig. 12.13 • Pronation (A) et supination (B).

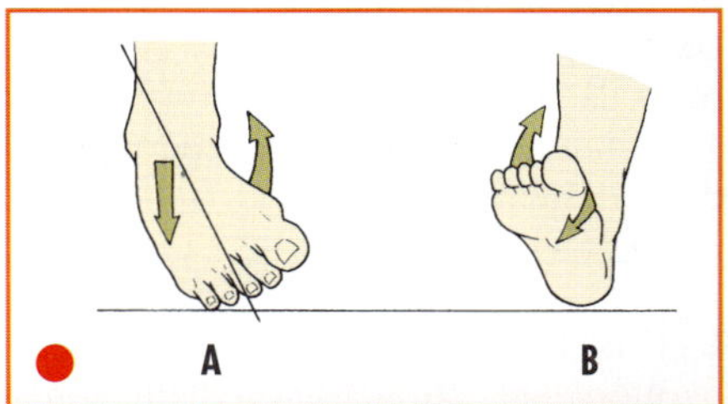

Fig. 12.14 • Inversion (A) et éversion (B).

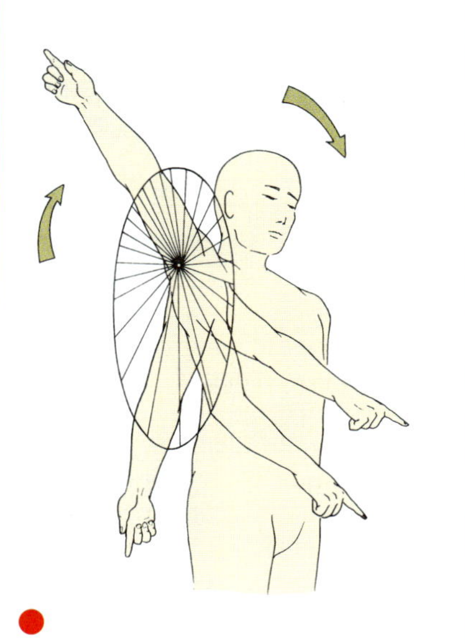

Fig. 12.15 • Circumduction.

ACTIVITÉS D'INTÉGRATION

1. Mémorisez corporellement (en les pratiquant) les différents types de mouvements des articulations ainsi que leurs noms.
2. Votre voisin s'est fait mal à un genou. Il vous dit qu'il souffre d'un « épanchement de synovie ». Qu'est-ce que cela peut signifier ?
3. Lorsque Obélix « donne des baffes » aux Romains, quel mouvement fait-il ? et lorsqu'il soulève un sanglier pour le manger ?

Chapitre 13
Le tissu sanguin

Le sang est un tissu ; il est en effet constitué d'un liquide complexe, le plasma, dans lequel des cellules diverses circulent en suspension.

Pour introduire ce chapitre, précisons d'emblée que le sang est constitué de deux grands types cellulaires :
- **les cellules myéloïdes, qui appartiennent au tissu myéloïde;**
- **les cellules lymphoïdes, qui appartiennent au tissu lymphoïde.**

Bien qu'ils soient étroitement liés dans le sang et dans leur lieu de naissance, la moelle osseuse, ils ont chacun une physiologie bien distincte.

Après une description générale du sang et de la moelle osseuse, nous étudierons chaque élément constitutif du sang dans sa structure et sa fonction.

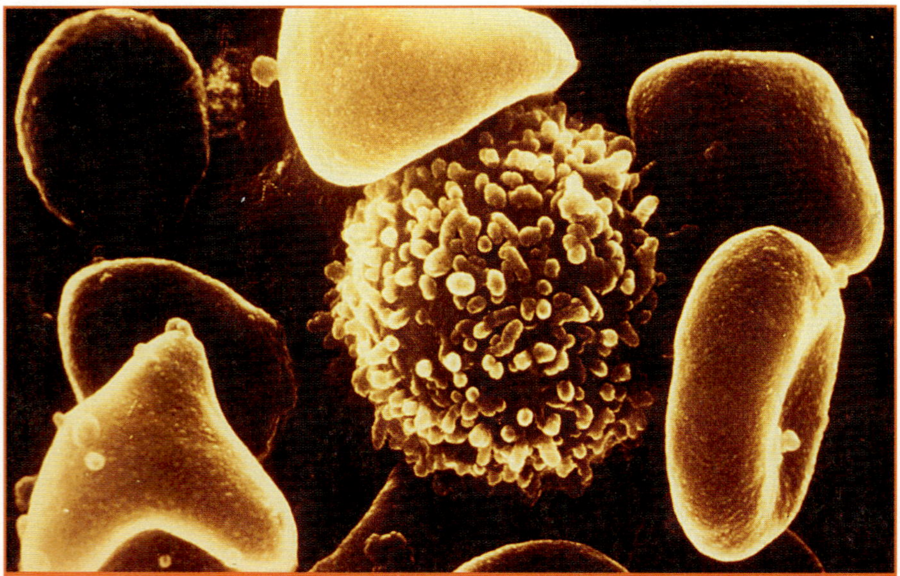

Photo 13.1 • Rosette : lymphocyte entouré d'hématies.
Le lymphocyte T, visible ici au centre, porte des récepteurs qui fixent les hématies étrangères pour former des figures carctéristiques en rosettes.

CARACTÈRES GÉNÉRAUX DU SANG ET DE LA MOELLE OSSEUSE

▲ *Une expérience intéressante : la centrifugation*

OBJECTIF : pour mettre en évidence la présence dans le sang d'une composante liquide et d'une composante cellulaire, effectuons une expérience simple : la centrifugation.
Rappelons que centrifuger une solution, dans un tube à essai par exemple, consiste à séparer les éléments de densités différentes contenus dans le tube, en faisant effectuer à celui-ci un mouvement de rotation très rapide. Plus la densité de la substance est grande, plus elle est plaquée dans le fond du tube.

PROCÉDURE ET RÉSULTAT : après prélèvement sanguin par voie artérielle ou veineuse, la centrifugation du tube, contenant le sang prélevé, permet d'observer deux zones distinctes :
- en bas, les éléments figurés du sang *(fig. 13.1 et photos 13.1, 13.2, 13.3 et 13.4)* :
  - les globules rouges, ou érythrocytes, ou hématies ;
  - les globules blancs ou leucocytes ;
  - les plaquettes ou thrombocytes;
- en haut, un liquide : le plasma.

En introduction de ce chapitre, nous avons mentionné l'existence des tissus myéloïde et lymphoïde : que contiennent-ils ?

▲ *Le tissu myéloïde et le tissu lymphoïde*

Les éléments figurés du sang sont fabriqués dans la moelle osseuse, qui est une substance contenue dans les os longs et les os plats *(v. fig 11.1 et 11.2, p. 138)*. Les éléments figurés du sang ne naissent pas à partir des mêmes cellules souches à l'intérieur de la moelle, ils appartiennent à deux tissus physiologiquement distincts :
- le tissu myéloïde;
- le tissu lymphoïde.

LE TISSU MYÉLOÏDE donne naissance aux éléments suivants *[v. chap. 14, p. 164]* :
- les globules rouges, dont le rôle est de transporter l'oxygène;
- les plaquettes, qui ont un rôle capital dans les phénomènes de coagulation;
- les polynucléaires neutrophiles, éosinophiles et basophiles, qui

constituent une partie des globules blancs. Ils ont une fonction dans les défenses de l'organisme ;
- les monocytes ayant une fonction de phagocytose.

Chez l'embryon, les cellules myéloïdes sont produites par le foie, la rate et la moelle osseuse. Après la naissance, seule la moelle est productrice des cellules myéloïdes.

LE TISSU LYMPHOÏDE donne naissance à l'autre partie des globules blancs que sont :
- les lymphocytes ;
- les plasmocytes.

Ces cellules interviennent dans des réactions spécifiques de défense de l'organisme, appelées réactions immunes spécifiques.
On trouve le tissu lymphoïde dans la moelle osseuse, mais aussi dans des organes particuliers appelés organes lymphoïdes ; ce sont les ganglions lymphatiques, la rate, des formations lymphoïdes annexes du tube digestif (amygdales, plaques de Peyer, appendice vermiculaire), le thymus.

CLINIQUE

La distinction mentionnée entre les tissus lymphoïde et myéloïde est intéressante du point de vue pathologique.
Il existe une affection caractérisée par une augmentation considérable de l'un ou l'autre des tissus myéloïde ou lymphoïde. Cette affection conduit à une augmentation considérable du nombre des globules blancs originaires des tissus myéloïde ou lymphoïde. Cette affection est appelée leucémie.
Selon qu'elle concerne le tissu myéloïde ou lymphoïde, elle est appelée leucémie myéloïde ou leucémie lymphoïde.
Chacune ne se manifeste pas par les mêmes signes cliniques et ne possède pas le même pronostic vital.

		aspect	nombre	taille
globules rouges		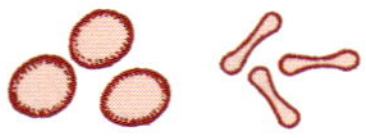	5 000 000 mm^3	7 µ
plaquettes		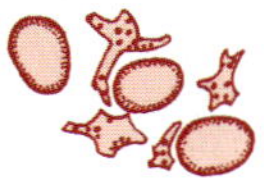	de 200 000 à 400 000 par mm^3	3,5 µ
leucocytes polynucléaires	polynucléaire neutrophile	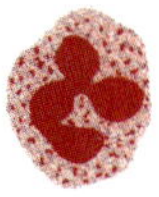	de 60 à 65 % (de 6 000 à 8 000 par mm^3)	de 10 à 11 µ
	polynucléaire éosinophile	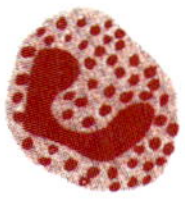	de 1 à 2 %	de 10 à 11 µ
	polynucléaire basophile	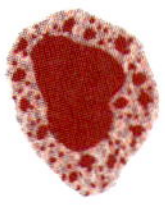	de 0,5 à 1 %	de 10 à 11 µ
leucocytes mononucléaires	lymphocyte	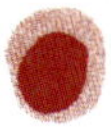	25 %	de 6 à 12 µ
	monocyte	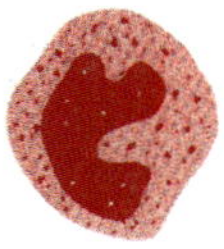	10 %	de 15 à 25 µ

Fig. 13.1 • Principaux éléments figurés du sang.

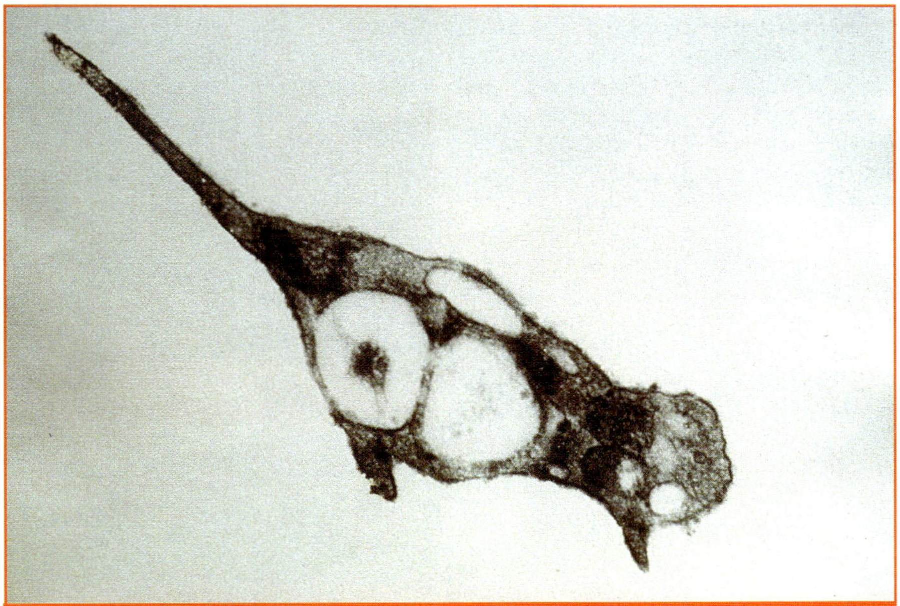

Photo 13.2 • Plaquette sanguine (x 20 000).
Ce fragment, anucléé de cellules particulières de la moelle rouge des os (mégacaryocyte), constitue une plaquette. Ces structures libèrent des facteurs de coagulation.

▲ *La moelle osseuse*

DÉFINITION

La moelle osseuse, ou moelle rouge, est une substance molle contenue dans les épiphyses des os longs et des os plats.
Elle est un organe de fabrication des éléments figurés sanguins.

Elle produit environ chaque jour dans des conditions standards :
- de cent à deux cent cinquante milliards de globules rouges ;
- de soixante à cent cinquante milliards de plaquettes ;
- plusieurs dizaines de milliards de globules blancs.

DÉFINITION

L'examen qui permet d'apprécier la richesse cellulaire de la moelle osseuse s'appelle le myélogramme.

Les cellules que l'on trouve dans la moelle osseuse représentent les précurseurs des différents types de cellules qui passeront dans la circulation sanguine. Ces cellules précurseurs, ou cellules souches, sont regroupées en lignées. On distingue ainsi :

- la lignée du globule rouge, ou lignée érythroblastique (de 8 à 30 %);
- la lignée du polynucléaire neutrophile, ou lignée granulocytaire (de 50 à 70 %);
- les lignées éosinophile et basophile (de 2 à 4 %);
- la lignée plaquettaire (présence);
- la lignée monocytaire (de 2 à 3 %);
- les éléments lymphoïdes : lymphocytes et plasmocytes (moins de 20 %).

Comme on peut le remarquer, cet examen ne donne aucun chiffre absolu mais seulement des pourcentages, situant les proportions relatives des diverses cellules médullaires normalement présentes.

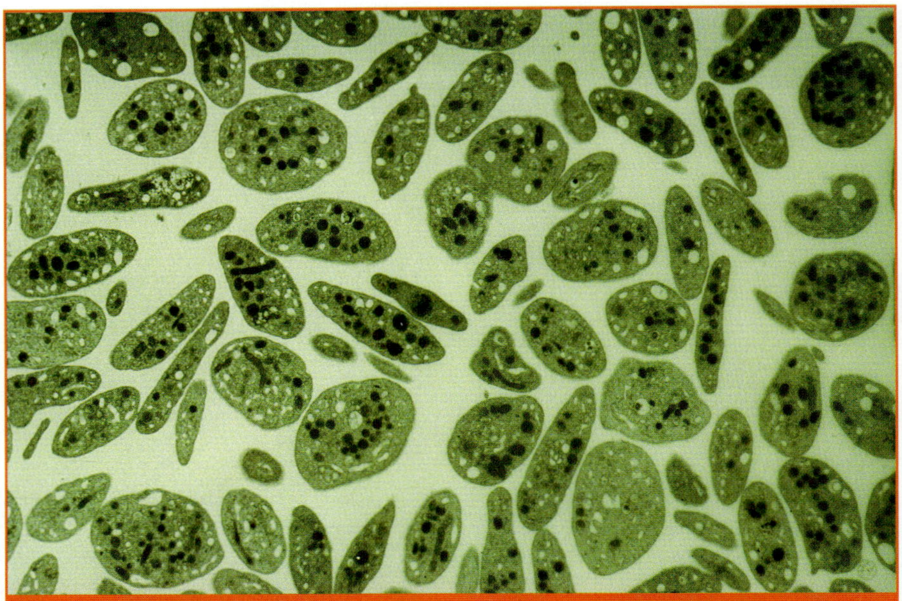

Photo 13.3 • Plaquettes sanguines au repos (x 15 000).

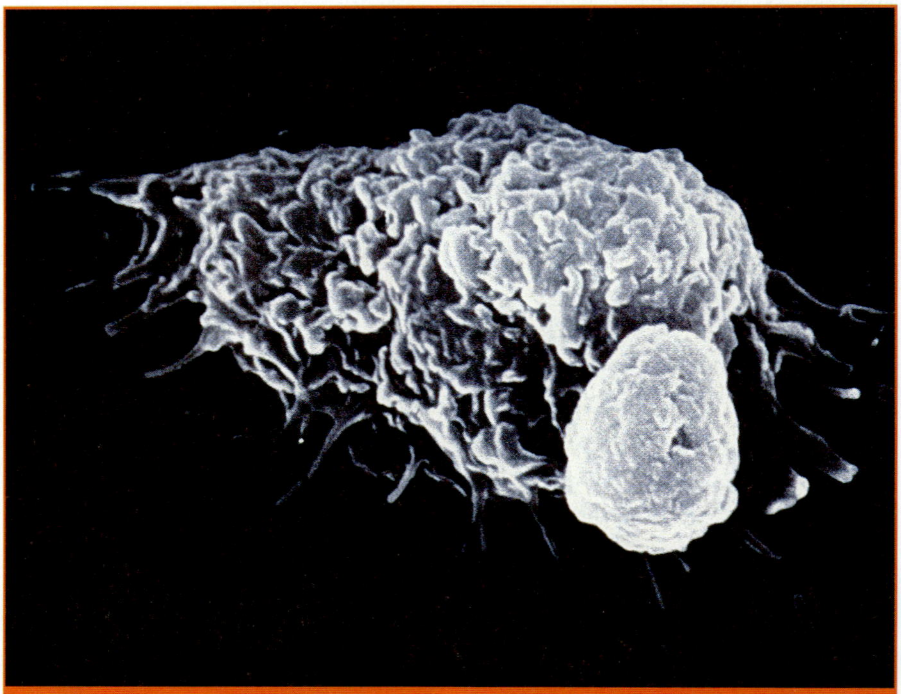

Photo 13.4 • Macrophage et lymphocyte.

COMPOSITION DU SANG

GÉNÉRALITÉS

Le sang est un liquide rouge, visqueux, qui contient comme nous l'avons déja vu, le plasma et les éléments figurés. Voici quelques notions générales qu'il est intéressant de connaître en premier lieu.

LE VOLUME SANGUIN TOTAL est le volume de sang total contenu dans l'organisme. Il se calcule de la façon suivante :
Sachant que le volume sanguin total d'un sujet moyen est approximativement égal à 8 % de son poids corporel total, chez un sujet dont le poids est de 60 kg :

le poids sanguin total =
0,08 x 60 = 4,8 kg.

Un kilogramme de sang occupant un volume d'environ 1 litre, on conclut :

le volume sanguin total = 4,8 l.

DÉFINITION

La densité du sang est de 1,050.
Le pH est de 7,40 (légèrement alcalin).

DÉFINITION

L'EXAMEN DES ÉLÉMENTS FIGURÉS DU SANG est l'hémogramme ou numération globulaire formule sanguine (NFS).

L'hémogramme permet, par simple prélèvement veineux, de produire une analyse quantitative et un examen morphologique des cellules sanguines *(fig. 13.1 et tableau 13.1)*. Les normes biologiques peuvent présenter une légère variation d'un laboratoire à l'autre.

La centrifugation d'un petit volume de sang permet également d'évaluer et de comparer les volumes relatifs du plasma et des globules rouges, définissant ainsi l'hématocrite *(fig. 13.2 et tableau 13.2)*.

Tableau 13.2 - Hématocrite normal

Homme	de 45 à 52 %
Femme	de 37 à 46 %
Enfant	de 35 à 45 %
Nouveau-né	de 45 à 60 %

Le plasma

DÉFINITION — *Le plasma est la partie liquide du sang dans laquelle sont suspendues les cellules sanguines.*

Le plasma est composé d'eau à 90 %; cependant, c'est un liquide complexe qui comprend un nombre important de substances organiques et inorganiques. Les protéines sont les substances organiques les plus abondantes puisqu'elles occupent 7 % du poids total du plasma. On distingue trois grands groupes de protéines plasmatiques :

- les albumines;
- les globulines;
- le fibrinogène.

Les albumines forment le groupe le plus important.

Les protéines plasmatiques sont pour la plupart fabriquées par le foie, à l'exception des immunoglobulines, qui, elles, proviennent des tissus lymphoïdes. Outre les protéines, les autres éléments qui entrent dans la composition du plasma apparaissent dans le tableau 13.3.

DÉFINITION — *Le sérum correspond à du plasma débarrassé du fibrinogène et de quelques autres protéines intervenant dans la coagulation.*

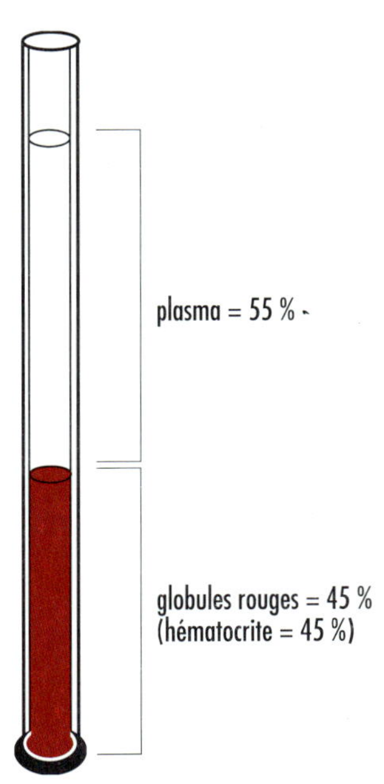

Fig. 13.2 • Mesure de l'hématocrite. Après centrifugation d'un tube capillaire rempli de sang, les globules rouges sont entassés au fond d'un tube.

Tableau 13.1 - Numérotation formule sanguine (NFS) de l'adulte, également appelée hémogramme

	Normal	
	Homme	**Femme**
Hématies	de 4,2 à 5,7 millions/mm³	de 4 à 5,4 millions/mm³
Hémoglobine	13-18 g/100 ml	12-16 g/100 ml
Hématocrite	45-52 %	37-46 %
Volume globulaire moyen (VGM)	80-95 µm³	
Concentration corpusculaire moyenne en hémoglobine (CCMH)	32-36 %	
Leucocytes	4 000-10 000/mm³	
Neutrophiles	40-75 %	
Polynucléaires éosinophiles	1-4 %	
Basophiles	0-1 %	
Lymphocytes	20-45 %	
Monocytes	2-8 %	
Plaquettes	150 000-350 000/mm³	

Tableau 13.3 - Constituants du plasma sanguin*

Constituant	**Quantité : concentration**
Eau	93 % du poids plasmatique
Électrolytes (inorganiques) :	Total 1 % du poids plasmatique
Na^+	142 mmol
K^+	4 mmol
Ca^{2+}	2,5 mmol
Mg^{2+}	1,5 mmol
Cl^-	103 mmol
HCO_3^-	27 mmol
Protéines :	Total = 73 g/l
Albumines	45 g/l
Globulines	25 g/l
Gaz :	
CO_2	2 ml/100 ml
O_2	0,2 ml/100 ml
N_2	0,9 ml/100 ml
Nutriments :	
Glucose	1 g/l
Lipides totaux	5 g/l
Cholestérol	2 g/l
Produits de déchets :	
Urée	0,34 g/l
Créatinine	10 mg/l
Acide urique	50 mg/l
Bilirubine	10 g/l

* Les taux indiqués sont des taux moyens.
Divers autres constituants sont présents dans le plasma (fibrinogène, vitamines par exemple).

ÉLÉMENTS FIGURÉS DU SANG

▲ *Le globule rouge ou érythrocyte ou hématie*

SA STRUCTURE : le globule rouge est une cellule anucléée (dépourvue de noyau) qui a la forme d'un disque biconcave d'un diamètre d'environ 7,5 µ. Il est formé des éléments suivants :

- une membrane dont la structure est voisine de celle des autres cellules;
- un cytoplasme qui contient de l'eau, des ions, des enzymes, du glucose et surtout une substance appelée hémoglobine, qui en est le constituant essentiel. Le cytoplasme ne contient aucun organite.

> ESSENTIEL
> *Le globule rouge n'a qu'une fonction : il assure le transport de l'oxygène et d'une partie du gaz carbonique par l'intermédiaire de l'hémoglobine qu'il contient.*

CIRCULATION : le globule rouge est transporté par le flux sanguin, il est chargé de l'hémoglobine et doit se rendre aux tissus afin d'apporter l'oxygène. La forme et la plasticité de la membrane du globule rouge lui permettent d'atteindre les tissus de l'organisme; le globule rouge doit en effet traverser des capillaires de très petite taille dont le diamètre peut aller jusqu'à 3 µ.

VIE ET MORT DU GLOBULE ROUGE : après une durée de vie de cent vingt jours, l'érythrocyte meurt par vieillissement; ce vieillissement est dû au fait que la cellule, sans noyau, ne peut renouveler son stock d'enzymes. Il se produit une hémolyse physiologique, c'est-à-dire la destruction « naturelle » des globules rouges.
L'hémolyse est effectuée par de grosses cellules phagocytaires, les macrophages, que l'on trouve dans le foie, la rate, la moelle osseuse et les ganglions lymphatiques accolés aux vaisseaux sanguins.

> DÉFINITION
> *L'érythropoïèse est l'ensemble des phénomènes qui aboutissent à la formation des globules rouges. Elle se produit dans la moelle osseuse.*

L'érythropoïèse se produit dans la moelle osseuse, riche en cellules souches capables de se diviser et se différencier selon la séquence suivante :

1. pro-érythroblaste (cellule souche);
↓
2. érythroblaste basophile;
↓
3. érythroblaste polychromatophile;
↓
4. érythroblaste acidophile;
↓
5. réticulocyte;
↓
6. érythrocyte.

L'ensemble de ces cellules constitue la lignée érythrocytaire.
Plus les cellules sont avancées dans leur maturité, plus le noyau se condense jusqu'à l'expulsion, qui transforme l'érythroblaste acidophile en réticulocyte, considéré comme un jeune érythrocyte. Les érythrocytes mûrs quittent la moelle osseuse et pénètrent dans la circulation générale.

LA RÉGULATION DE L'ÉRYTHROPOÏÈSE est assurée par une hormone, l'érythropoïétine, sécrétée en majeure partie par des cellules rénales spécialisées à cet effet.
L'érythropoïétine agit sur la moelle osseuse en stimulant la maturation et la prolifération des érythrocytes.
Elle est actuellement produite par génie génétique.
Quels sont les facteurs qui stimulent l'action de l'érythropoïétine ? C'est la diminution de l'apport d'oxygène, l'hypoxie, qui stimule la synthèse de l'érythropoïétine; le déficit en oxygène peut avoir plusieurs origines :

- une diminution du nombre des érythrocytes ou de leur contenu en hémoglobine;
- une diminution du débit sanguin;
- une diminution de l'apport d'oxygène au sang par les poumons.

Lorsque l'érythropoïèse est ainsi activée on observe les phénomènes suivants :

- une augmentation du taux de réticulocytes;
- une augmentation du volume des globules rouges (macrocytose);
- inconstamment, la présence d'érythroblastes acidophiles, qui apparaissent dans le sang comme des globules rouges avec un noyau.

En cas de perte massive de globules rouges, la stimulation de l'érythropoïétine peut être multipliée par sept ou huit.

LES ÉLÉMENTS NÉCESSAIRES À L'ÉRYTHROPOÏÈSE sont des nutriments tels que des acides aminés, des glucides, des lipides, mais aussi les facteurs de croissance indispensables que sont le fer, l'acide folique et la vitamine B12.
Le **fer** est un élément essentiel de la molécule d'hémoglobine car c'est sur lui que l'oxygène se fixe *(fig. 13.3)*.

> DÉFINITION
> *L'organisme contient de 4 à 5 g de fer au total. La majeure partie du fer de l'organisme (environ 70 %) se trouve dans l'hémoglobine, le reste est mis en réserve dans le foie, la rate et la moelle osseuse.*

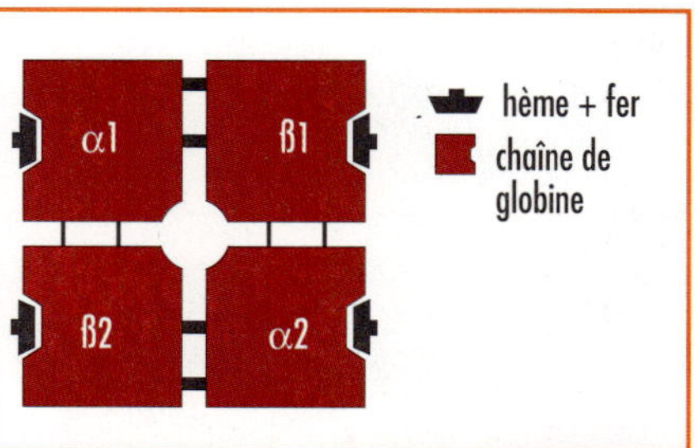

Fig. 13.3 • Schéma de la molécule d'hémoglobine.

Le fer de l'organisme qui n'est pas pris en charge par l'hémoglobine existe sous forme de réserve ou sous forme circulante. Dans les deux cas il n'est pas libre mais fixé à une protéine. Les réserves en fer sont de deux types :

- une réserve rapidement disponible : la ferritine;
- une réserve lentement disponible : l'hémosidérine.

Le fer circulant dans le plasma est fixé à la sidérophiline, également appelée transferrine.

> DÉFINITION
> *Dosages sanguins :*
> - *fer sérique = de 11 à 30 µmol/l ;*
> - *ferritine sérique = de 20 à 250 µg/l chez l'homme ; 15 à 150 µg/l chez la femme ;*
> - *sidérophiline :*
>   - *– capacité totale de fixation = de 45 à 62 µmol/l ;*
>   - *– coefficient de saturation = de 20 à 40 %.*

Les **pertes en fer** : lorsque les érythrocytes sont détruits, le fer revient à ses points de dépôts et est réutilisé pour la synthèse de l'hémoglobine. Cependant, quotidiennement et dans des conditions normales, de petites quantités de fer sont éliminées dans l'urine, les fèces, la transpiration et la desquamation cellulaire. L'hémorragie est le principal moyen de perdre de grandes quantités de fer; pour cette raison, les pertes de fer sont plus élevées chez la femme réglée.

CLINIQUE *Une hémorragie de petit volume, répétée et prolongée, peut épuiser les réserves en fer de l'organisme. Par exemple, un saignement de 10 ml par jour fait perdre 5 mg de fer par jour.*

Les **apports en fer** : l'équilibre du fer est maintenu par l'ingestion d'aliments contenant du fer.

CLINIQUE *Les aliments particulièrement riches en fer sont les lentilles, les légumes, le chocolat, les fruits secs, le vin rouge, la viande rouge, le jaune d'œuf, les céréales complètes.*

L'**absorption du fer** se fait au niveau de l'intestin et surtout du duodénum. Seule une petite fraction du fer ingéré est absorbée, mais cette fraction peut varier en fonction des besoins.
L'absorption du fer se produit au niveau de la cellule intestinale : le fer passe du pôle intestinal au pôle sanguin de la cellule, il est rejeté dans la circulation sanguine où il est immédiatement fixé pour son transport sur la sidérophiline. Le pourcentage de fer absorbé est conditionné par le taux de saturation de la sidérophiline. Plus les besoins en fer sont grands, plus la sidérophiline livre rapidement sa charge de fer, plus vite elle redevient disponible, ce qui élève le taux d'absorption.

CLINIQUE *Il existe des accroissements physiologiques des besoins en fer, ce sont :*
- *la grossesse (pour l'apport en fer au fœtus, la synthèse de globules rouges supplémentaires, pour compenser la perte de fer relative au moment de la délivrance) ;*

.../...

.../...
- *chez le nourrisson, qui ne dispose que d'une réserve hépatique prélevée sur les réserves de la mère ;*
- *à l'adolescence, car c'est une période de croissance accélérée, qui coïncide de plus avec l'établissement des règles chez la fille.*

L'**acide folique** est une vitamine indispensable à la synthèse des cellules de l'érythropoïèse. L'absorption de l'acide folique se fait le long de l'intestin grêle. Un déficit en acide folique provoque une perturbation de la prolifération et de la maturation des érythrocytes.

La **vitamine B_{12}** est une molécule contenant du cobalt; elle appartient au groupe des cobalamines. Les besoins quotidiens sont faibles, de l'ordre de 1 µg, et sont largement couverts par l'alimentation. La vitamine B_{12} est mise en réserve dans le foie en grande quantité. Un déficit en vitamine B_{12} entraîne une insuffisance de prolifération et de maturation des érythrocytes; il s'agit d'une anémie appelée anémie pernicieuse.

L'**hémoglobine** est une molécule de gros poids moléculaire (64 500). Elle est constituée de quatre chaînes de globine et de quatre molécules d'hème.
L'hème est une molécule (une porphyrine) qui contient un atome de fer. La globine est un ensemble de quatre chaînes polypeptidiques avec, pour chaque molécule d'hémoglobine, quatre chaînes de globine semblables deux à deux. Chaque chaîne de globine possède un site spécifique dans lequel se loge une molécule d'hème. Schématiquement, on obtient la construction illustrée par la figure 13.3 et la photo 13.5.

ESSENTIEL *La fonction de l'hémoglobine est d'une part, le transport de l'oxygène des poumons aux tissus, d'autre part, le transport du gaz carbonique des tissus vers les poumons.*

Le transport de l'oxygène et du gaz carbonique dans le sang s'effectue de la façon suivante : chaque molécule d'hémoglobine fixe quatre molécules d'oxygène sur le fer de l'hème, formant ainsi l'oxyhémoglobine. Le gaz carbonique est transporté dans le sang sous trois formes. Il peut être combiné à l'hémoglobine formant alors la carbhémoglobine. On le trouve également sous forme dissoute ou sous forme d'acide carbonique (combiné à l'eau).

Différents types d'hémoglobine : les chaînes polypeptidiques qui constituent la globine varient physiologiquement avec l'âge; en conséquence, l'hémoglobine n'est pas la même à tous les âges.

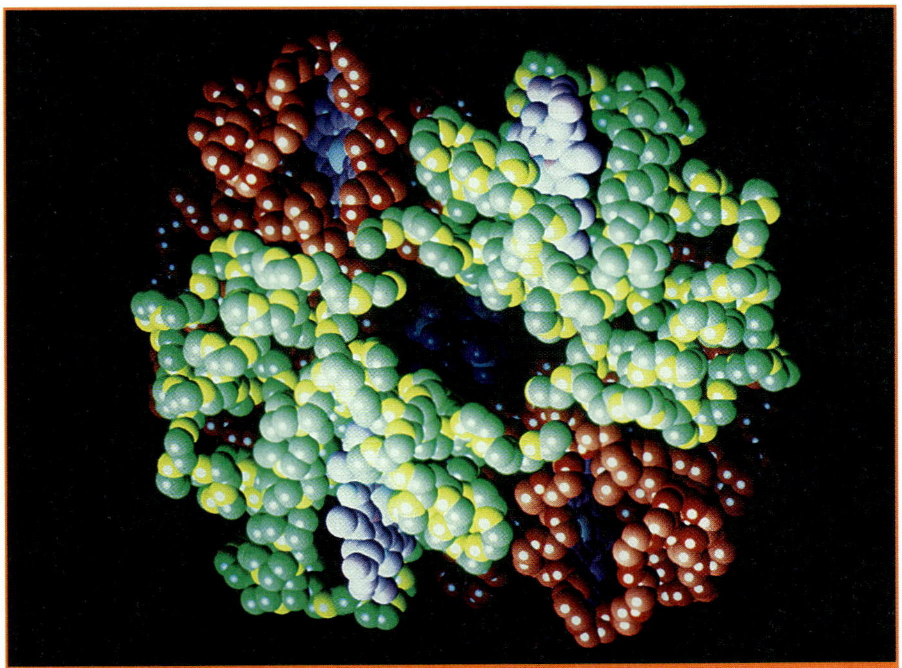

Photo 13.5 • Représentation des quatre chaînes de l'hémoglobine en présence d'un effecteur allostérique, l'inositol hexaphosphate (IHP).
Les chaînes alpha sont en rouge, les chaînes bêta en vert, les hèmes en violet et l'IHP en blanc.

Les chaînes peuvent être de quatre types : α, β, γ, δ. On distingue donc :

- chez le fœtus, l'hémoglobine fœtale (HbF), qui possède deux chaînes α et deux chaînes γ. Sa particularité est de posséder une grande affinité pour l'oxygène ;
- chez l'adulte, la synthèse de l'hémoglobine F est progressivement réprimée au bénéfice de l'hémoglobine A_2 (α_2, δ_2), hémoglobine intermédiaire relayée vers l'âge de six mois par une hémoglobine dont la formule se rapproche de plus en plus de celle de l'hémoglobine de l'adulte ou hémoglobine A (α_2, β_2) *(tableau 13.4)*.

Tableau 13.4 - Hémoglobine de l'adulte sain (en %)

Hémoglobine A (α_2, β_2)	de 97 à 99
Hémoglobine A_2 (α_2, δ_2)	de 1 à 3,5
Hémoglobine F (α_2, γ_2)	traces

On remarque que chez l'adulte, les trois types d'hémoglobine se retrouvent, les hémoglobines A_2 et F n'ont pas complètement disparu.

▲ *Les globules blancs ou leucocytes*

ESSENTIEL

Le point commun de l'ensemble des leucocytes est leur fonction défensive contre les cellules ou substances étrangères. Ils utilisent les vaisseaux sanguins pour atteindre la région où ils exercent leur fonction.

Rappelons que les globules blancs comprennent :

- les granulocytes polynucléaires ;
- les monocytes ;
- les lymphocytes *(tableau 13.5)*.

Remarque préliminaire : ici, nous ne donnerons volontairement qu'un aspect très général du lymphocyte. Dans le chapitre concernant le système immunitaire de l'organisme *[v. chap. 14, p. 164]*, l'étude détaillée du lymphocyte trouvera plus opportunément sa place.

DÉFINITION

La numération de l'ensemble des globules blancs est normalement de 4 à 10 000/mm³.
Chez l'enfant de moins de 12 ans, le chiffre peut s'élever jusqu'à 12 000/mm³.
Chez le nouveau-né, le chiffre est situé entre 10 000 et 25 000/mm³.
Chez la femme enceinte, le chiffre des globules blancs peut augmenter jusqu'à 15 000/mm³.

LES GRANULOCYTES POLYNUCLÉAIRES sont appelés communément « polynucléaires ». Ils appartiennent au tissu myéloïde. Ils sont produits dans la moelle osseuse.
On distingue trois types de polynucléaires :

- les polynucléaires neutrophiles ;
- les polynucléaires éosinophiles ;
- les polynucléaires basophiles.

Morphologiquement, ils offrent tous une caractéristique cellulaire commune : un noyau qui présente plusieurs lobes (noyau polylobé). La fonction principale et commune des polynucléaires est la phagocytose.
Rappelons que la phagocytose est l'absorption et la digestion de particules solides par une cellule. Elle permet aux organismes unicellulaires de capter des substances nutrititives, et aux cellules spécifiques appartenant à des organismes pluricellulaires de les débarrasser d'éléments indésirables.

Les **polynucléaires neutrophiles :** la moelle osseuse fabrique environ de 20 à 30 milliards de polynucléaires par jour en moyenne.
La fonction essentielle du polynucléaire neutrophile est la phagocytose de corps étrangers, surtout de bactéries. Il exerce donc une activité antibactérienne.
Afin d'assurer sa fonction phagocytaire, le polynucléaire agit de la façon suivante :

- le polynucléaire neutrophile est doué de mobilité ; il émet des espèces de tentacules ou pseudopodes qui lui permettent d'effectuer des mouvements amœboïdes afin de sortir des vaisseaux capillaires. C'est une cellule capable de ramper, de se déformer et de s'infiltrer entre les cellules endothéliales des vaisseaux pour parvenir aux tissus : ce phénomène est appelé diapédèse ;
- le polynucléaire est attiré sur son lieu d'action par diverses substances d'origine bactérienne : ce phénomène est appelé chimiotactisme ;
- sous l'effet du chimiotactisme et par diapédèse, le polynucléaire arrive dans les tissus où sévissent les bactéries. Il exerce alors la fonction de phagocytose, il ingère la bactérie et l'inclut dans une vacuole à l'intérieur du cytoplasme ;
- un certain nombre de substances produites par le polynucléaire détruisent ensuite la membrane bactérienne et tuent la bactérie : ce phénomène est appelé bactéricidie ;
- lorsque la bactérie est tuée, d'autres substances destructrices produites par le polynucléaire désagrègent totalement la bactérie : c'est l'étape de la digestion.

Au cours de ce dernier stade, les polynucléaires meurent également et forment le pus.
Un polynucléaire neutrophile circule une douzaine d'heures dans le sang, il passe ensuite dans les tissus où il effectue sa fonction de phagocytose. Il ne retourne jamais dans le flux sanguin.

CLINIQUE

On peut observer une augmentation du taux de polynucléaires neutrophiles (polynucléose neutrophile) physiologique, dans les cas suivants :

- *au cours d'un exercice violent ;*
- *chez le nouveau-né ;*
- *pendant la grossesse ;*
- *pendant la période menstruelle.*

Signalons également une polynucléose fréquente liée au tabagisme. En effet, pour une consommation de cigarettes supérieure à vingt par jour, on observe une polynucléose neutrophile chronique.

Les **polynucléaires éosinophiles** sont également doués de mobilité et de phagocytose. Leur fonction s'exerce essentiellement au cours de réactions allergiques et/ou parasitaires.

● **Tableau 13.5 - Formule sanguine et nombres absolus des leucocytes chez l'adulte sain**

Types de leucocytes	Formule (%)	Nombres absolus (par mm³)
Polynucléaires neutrophiles	de 45 à 75	de 2 000 à 7 500
Polynucléaires éosinophiles	de 1 à 4	de 100 à 400
Polynucléaires basophiles	de 0 à 1	de 0 à 150
Lymphocytes	de 20 à 45	de 1 500 à 4 000
Monocytes	de 2 à 8	de 200 à 8000

Les **polynucléaires basophiles :** ces cellules peuvent être absentes de l'organisme sans aucune conséquence. Leur rôle n'est pas clairement défini.

LE MONOCYTE est produit dans la moelle osseuse. Il appartient au tissu myéloïde. Il est la plus volumineuse des cellules circulantes. Son noyau est de forme caractéristique, ovoïde ou en fer à cheval. La fonction du monocyte est également une fonction de phagocytose.
Le monocyte est transporté par le sang jusque dans les tissus où il se transforme et se fixe : il prend alors le nom de macrophage. Les macrophages peuvent phagocyter des fragments de très grande taille.

LE LYMPHOCYTE appartient au tissu lymphoïde, réparti dans l'organisme dans les organes suivants : les ganglions lymphatiques, la rate, le thymus, les formations lymphoïdes annexes du tube digestif (amygdales, appendice vermiculaire...). La moelle osseuse comporte un tissu lymphoïde diffus.

Quel est le parcours d'un lymphocyte ? À l'origine, les cellules souches lymphocytaires sont situées dans la moelle osseuse où elles apparaissent parfaitement différentes des cellules souches du tissu myéloïde. Une partie des cellules souches fournit des lymphocytes qui se rendent directement dans les organes lymphoïdes. Ces lymphocytes sont appelés lymphocytes B. Une autre partie des cellules souches fournissent des lymphocytes qui transitent par le thymus avant de se rendre en périphérie. Ces lymphocytes sont dits lymphocytes T.
Outre leur parcours différent, les lymphocytes B et T ont des actions différentes.

Qu'est-ce que l'immunité ? Quel est le rôle des lymphocytes dans le système immunitaire ?
L'immunité est l'ensemble des mécanismes physiologiques qui interviennent dans la reconnaissance et l'élimination des substances étrangères ou anormales pénétrant dans l'organisme. Les lymphocytes assurent une grande partie des réactions du système immunitaire.
Les deux types de lymphocytes préalablement mentionnés n'interviennent pas de la même façon au cours des réponses immunitaires :
- les lymphocytes B interviennent dans les réponses de type humoral. Ils sécrètent des anticorps qui attaquent et détruisent l'élément étranger;
- les lymphocytes T interviennent dans les réponses de type cellulaire. On distingue les lymphocytes T auxiliaires et les lymphocytes T cytotoxiques. Les lymphocytes T auxiliaires stimulent la prolifération des lymphocytes B et la production d'anticorps, ainsi que la prolifération et l'activation des lymphocytes T cytotoxiques *[v. chap. 14]*.

▲ *Les plaquettes*

Les plaquettes appartiennent au tissu myéloïde. Elles proviennent de la fragmentation du cytoplasme de grosses cellules localisées dans la moelle osseuse, les mégacaryocytes, qui proviennent eux-mêmes de la différenciation d'une cellule souche.
La thrombopoïèse, c'est-à-dire l'ensemble des mécanismes de fabrication des plaquettes, est régulée par un facteur présent dans le sérum : la thrombopoïétine.
Les plaquettes circulent dans le sang pendant une durée de dix jours environ, leur destruction se fait ensuite essentiellement dans la rate et le foie.

> ESSENTIEL
> *Les plaquettes, au nombre de 150 000 à 350 000 par mm^3 de sang, ont un rôle fondamental dans l'hémostase, c'est-à-dire dans les mécanismes d'arrêt des hémorragies.*

Lorsqu'un vaisseau est lésé, il se produit une adhésion et une agrégation des plaquettes au niveau de la lésion afin de former un bouchon appelé clou plaquettaire.

HÉMOSTASE ET COAGULATION

POURQUOI L'HÉMOSTASE ?

Lorsqu'un vaisseau sanguin est blessé, il répond à l'agression par un mécanisme de défense pour lutter contre la sortie du sang. Ce mécanisme est variable selon l'importance de la plaie.
L'hémostase correspond au phénomène qui entraîne l'arrêt du saignement.

Hémostase ou coagulation?
La réaction de l'organisme est différente selon l'importance de la plaie et le type de vaisseau atteint.
Si c'est un vaisseau capillaire qui est atteint, l'hémostase, dite hémostase primaire, est suffisante pour stopper l'hémorragie. Si le vaisseau est de plus gros calibre, l'hémostase primaire est accompagnée par la coagulation plasmatique, nécessaire à la formation d'un caillot solide.

> CLINIQUE
> *Si la section concerne une artère ou une veine de grande importance, type artère fémorale par exemple, hémostase et coagulation sont inefficaces, et seule la suture du vaisseau peut arrêter le saignement.*

HÉMOSTASE PRIMAIRE

> ESSENTIEL
> *L'hémostase primaire correspond à l'ensemble des mécanismes qui aboutissent à la formation du clou plaquettaire.*

On distingue plusieurs phases dans ce processus :
- la contraction du vaisseau lésé : c'est une période transitoire ralentissant le débit sanguin dans la zone atteinte qui se produit pour tous les vaisseaux. La diminution de calibre du vaisseau peut atteindre 40 % de sa taille initiale;
- l'adhésion des plaquettes : elle est nécessaire à leur intervention; elle se produit grâce au collagène du tissu conjonctif du vaisseau rompu. Signalons la présence indispensable à cette seconde étape d'un élément sanguin appelé le facteur Willebrand;
- la sécrétion plaquettaire : lorsque les plaquettes ont adhéré à la paroi endothéliale, elles sont activées c'est-à-dire qu'elles libèrent des granules et tous les éléments qu'ils contiennent : c'est le phénomène de « release plaquettaire ».Certains de ces éléments vont favoriser l'agrégation de nouvelles plaquettes sur les plaquettes déja fixées. C'est donc un processus qui s'entretient lui-même. Ces éléments sont l'adénosine diphosphate ou ADP, l'adrénaline et la noradrénaline;
- l'agrégation plaquettaire : il s'agit de l'accolement des plaquettes entre elles sous l'effet majeur de l'ADP;

- la formation du clou plaquettaire est la phase finale de l'hémostase primaire.

L'agrégation plaquettaire est irréversible; cependant les plaquettes meurent rapidement, les membranes fusionnent, les éléments du cytoplasme sont libérés; leurs amas forment le clou plaquettaire. Celui-ci se construit rapidement, il peut fermer totalement certaines brèches capillaires. Son efficacité est renforcée par le fait que les plaquettes possèdent une propriété contractile grâce à la thrombosténine (protéine contractile) qu'elles contiennent.
Le clou plaquettaire constitue non seulement le premier moyen de fermeture des plaies vasculaires, mais aussi l'organisation nécessaire à l'étape homéostatique suivante : la coagulation sanguine.

Coagulation du sang : formation du caillot

> ESSENTIEL *La coagulation sanguine est le processus qui transforme le sang fluide en un gel solide, insoluble et immobile qui se forme autour du clou plaquettaire.*

Ce phénomène est lié à deux processus étroitement liés :
- la thrombinoformation (formation de thrombine);
- la fibrinoformation (formation de fibrine).

Ces deux phénomènes aboutissent à la formation de fibrine, réseau de filaments très solide.

▲ *Fibrinoformation*

La fibrinoformation est la conversion du fibrinogène en fibrine. Le fibrinogène est une protéine soluble produite par le foie et toujours présente dans le plasma des sujets normaux. Cette réaction se produit grâce à un facteur d'activation : la thrombine.

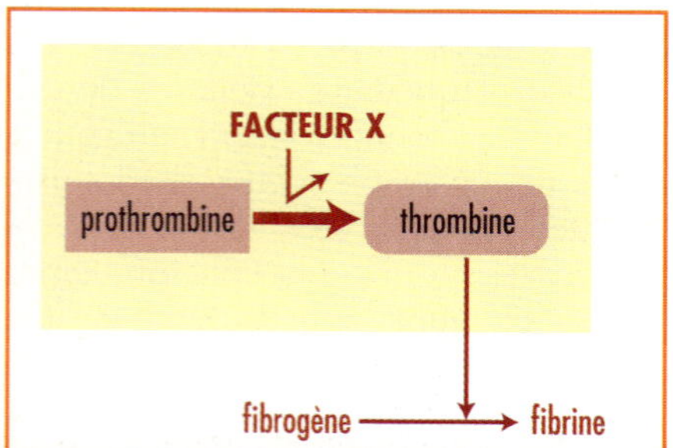

Fig. 13.4 - Activation de la thrombine et formation de la fibrine.

▲ *Thrombinoformation*

La prothrombine est le précurseur de la thrombine. Elle est convertie en thrombine par activation enzymatique *(fig. 13.4)*.

▲ *Processus de transformation de prothrombine en thrombine*

> ESSENTIEL *Il s'agit en fait d'une cascade de réactions qui, à partir d'un facteur initial, conduit à un facteur terminal qui va activer la prothrombinoformation. Cette réaction en chaîne pourrait être comparée à une équipe de travail où chaque équipier s'appelle « facteur » et possède un numéro.*
> *Du début de la chaîne, jusqu'à la fin de la chaîne amenant à la formation de prothrombine, vont s'échelonner des équipiers ayant chacun le rôle de stimuler l'équipier suivant.*

MÉCANISME : le facteur initial est le facteur XII inactif, ou facteur Hageman. Au contact de l'endothélium lésé, le facteur XII inactif est transformé en facteur XII actif; ce dernier active à son tour le facteur XI… jusqu'au facteur X actif, qui va stimuler la réaction prothrombine/thrombine *(fig. 13.4)*.

Il existe par ailleurs d'autres éléments indispensables au bon déroulement de cette chaîne :
- un cofacteur (un phosphoglycéride) appelé PF3; il est sécrété par les plaquettes en agrégats;
- la vitamine K, qui permet la synthèse de prothrombine;
- le calcium, qui permet la fixation de la prothrombine sur le facteur plaquettaire PF3.

Signalons que la thrombine exerce divers autres effets dans la voie de la coagulation : elle stimule l'agrégation plaquettaire, elle facilite plusieurs des réactions du processus qui aboutit à sa propre formation. En conséquence, lorsque la formation de thrombine a débuté, la réaction d'ensemble progresse très rapidement par suite de la rétroaction positive de la thrombine sur sa propre formation.

L'ACTIVATION DU FACTEUR X est la dernière étape avant la transformation de prothrombine en thrombine *(fig. 13.4)*.
L'activation du facteur X peut se faire selon deux voies :
- une voie endogène *(fig. 13.5)*;
- une voie tissulaire *(fig. 13.5)*.

La voie endogène utilise tous les facteurs de la cascade enzymatique présents dans le sang, tandis que la voie

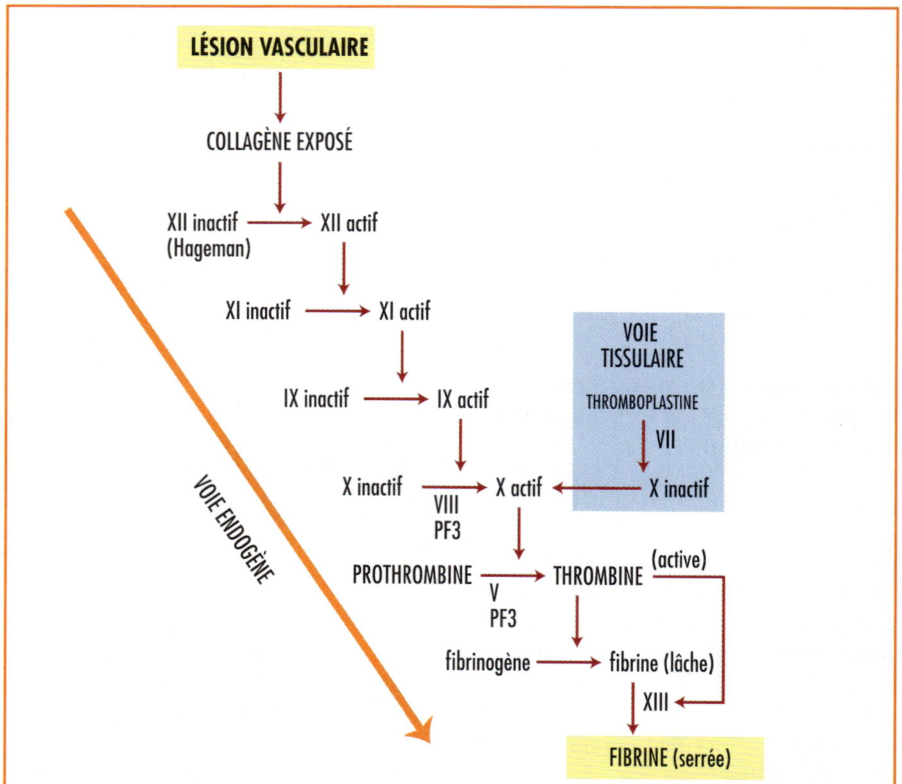

Fig. 13.5 • Voies endogène et tissulaire de la coagulation.
Les deux voies utilisent différents moyens pour arriver au facteur X actif.

tissulaire utilise une protéine appelée thromboplastine tissulaire, qui peut activer directement le facteur X.
L'avantage de la voie tissulaire est qu'elle court-circuite les premières étapes de la coagulation endogène. Lorsqu'un vaisseau sanguin est lésé, la voie tissulaire entre en action en même temps que la voie endogène.
Au total :
- l'activation du facteur X par la voie tissulaire nécessite la présence du facteur X, de la thromboplastine (ou facteur tissulaire) et du facteur VII ;
- l'activation du facteur X par voie endogène nécessite la présence du facteur X, du facteur IX activé, du facteur VIII, des phospholipides de la membrane plaquettaire, du calcium, du facteur XI.

CLINIQUE
- *La faille d'un système qui fonctionne selon le mode « en cascade » tient au fait qu'une seule perturbation, héréditaire ou liée à une maladie, à un endroit quelconque du parcours perturbe la formation du caillot. Exemple : l'hémophilie est une maladie héréditaire qui résulte de l'absence du facteur VIII.*
- *Le sang prélevé dans un tube de verre coagule car la surface de verre déclenche la même activation du facteur XII et la même agrégation des plaquettes qu'au contact d'une surface vasculaire blessée.*

▲ *Système anticoagulant*

Le caillot de fibrine n'étant pas destiné à durer toujours, il constitue un moyen provisoire « antifuite », jusqu'à ce que la réparation définitive du vaisseau sanguin se produise. En général, le caillot se dissout grâce à l'action d'une enzyme protéolytique appelée plasmine ; cette dernière est capable de briser les liaisons entre les molécules de fibrine. La plasmine circule dans le sang sous forme inactive : le plasminogène, transformé en plasmine active par une enzyme, elle-même activée selon un mécanisme de réactions en cascade.
L'héparine est un second anticoagulant naturel, on la trouve dans diverses cellules de l'organisme, elle agit en s'interposant au niveau de l'activation de divers facteurs de la coagulation et sur le pouvoir que possède la thrombine de scinder le fibrinogène.

CLINIQUE
L'héparine de synthèse est utilisée comme médicament pour éviter ou traiter des affections où intervient une altération de la coagulation (thrombose veineuse, embolie pulmonaire, par exemple).

DÉFINITION
La dissolution du caillot s'appelle la fibrinolyse, elle survient dans des conditions physiologiques normales au bout de 72 h.

▲ *Rôle du foie dans la coagulation*

Le foie est le lieu de production de nombreux facteurs de la coagulation, en particulier le fibrinogène et la prothrombine. Par ailleurs, l'absorption gastro-intestinale de la vitamine K (n'oublions pas qu'elle intervient dans la synthèse de la prothrombine) nécessite la présence des sels biliaires produits par le foie *(tableau 13.6)*.
Ces faits expliquent pourquoi les sujets qui présentent une affection hépatique ou des troubles de l'absorption gastro-intestinale des lipides (la vitamine K est une vitamine liposoluble) ont des risques d'hémorragies graves.

CLINIQUE
En cas de traumatisme, l'accumulation de sang coagulé dans les tissus se manifeste par un hématome (coloration bleu-violet de la peau). Ce dernier se résorbe graduellement.

Tableau 13.6
Facteurs de la coagulation

Facteurs (n°)	Facteurs (noms)
I	Fibrinogène
II	Prothrombine
III	Thromboplastine
IV	Ca^{2+}
V	Proaccélérine
VI	Accélérine
VII	Proconvertine, prothrombinogène
VIII	Facteur antihémophilique A
IX	Facteur antihémophilique B
X	Facteur Stuart
XI	Facteur prothromboplastique Rosenthal
XII	Facteur Hageman
XIII	FSF (facteur stabilisant de la fibrine)

CLINIQUE
Les antivitamines K sont des médicaments anticoagulants, antagonistes de la vitamine K, qui agissent en inhibant une enzyme microsomiale hépatique, la gamma-carboxylase. Elles sont utilisées pour prévenir ou pour traiter les thromboses veineuses ou artérielles et les embolies.

EXPLORATION DE LA COAGULATION

En cas de trouble de la coagulation, il est possible de déterminer à quel niveau de la chaîne l'anomalie se situe *(tableau 13.6)*. On effectue pour cela des examens biologiques qu'il est important de connaître.

▲ *Exploration de l'hémostase primaire*

CLINIQUE
Temps de saignement (TS)
Ce temps correspond au temps de formation du clou plaquettaire. Pour ce faire, il est réalisé une incision superficielle de dimension constante, sous pression constante, au niveau de l'avant-bras ou de l'oreille. Le test est considéré comme suspect au-dessus de 10 min pour l'avant-bras et 4 min pour l'oreille.

CLINIQUE
Numération des plaquettes
Lorsque le TS est allongé, cet examen est indispensable. En fonction du résultat, d'autres tests pourront être pratiqués :
- *la mesure de résistance capillaire (à l'aide d'un appareil appelé capillaro-dynamomètre) ;*
- *la mesure du facteur Willebrand ;*
- *l'étude de la qualité des plaquettes (adhésion, agrégation).*

▲ *Exploration de la coagulation*

CLINIQUE
Temps de coagulation (TC)
Le temps de coagulation correspond au temps d'apparition du caillot sanguin dans un tube de verre après prélèvement veineux. Il est situé normalement aux environs de 7 min ; supérieur à 15 min, il justifie une exploration plus poussée.

CLINIQUE

Temps de Howell (TH)

Le temps de Howell se pratique sur un plasma décalcifié puis recalcifié. Il varie de 2 min 30 s à 3 min.

CLINIQUE

Test de tolérance à l'héparine

C'est un temps de Howell effectué en présence de doses croissantes d'héparine ; les échantillons ainsi préparés sont comparés à un sang témoin.

CLINIQUE

Thrombo-élastogramme

Il donne un enregistrement graphique des différentes phases de la coagulation.

CLINIQUE

Temps de céphaline - kaolin (TCK)

Il explore la coagulation globale déclenchée par la voie endogène, aboutissant à l'activation du facteur X par le facteur IX activé.
Ce test étudie les facteurs suivants : le fibrinogène, les II, V, VIII, X, IX, XI, XII.

CLINIQUE

Temps de Quick (TP)

Le temps de Quick explore la voie tissulaire de la coagulation.
Il étudie les facteurs suivants : le fibrinogène, les facteurs II, V, X et VII.
Ce test, en brûlant les premières étapes de la coagulation, explore surtout la quantité de prothrombine contenue dans le plasma ; les résultats sont exprimés en pourcentage par rapport à un plasma normal : il est également appelé TP et varie normalement entre 80 et 100 %.

CLINIQUE

Temps de thrombine

Ce test est destiné à explorer la fibrinormation. Il est de l'ordre de 2 à 4 s.

Dosages biologiques des facteurs de coagulation : dans certaines situations, il est nécessaire d'obtenir un dosage direct de chacun des facteurs qui interviennent dans le processus de coagulation ; la méthode employée est alors la même pour tous : on utilise un plasma contenant tous les facteurs de coagulation, sauf le facteur que l'on veut doser.
L'apport du plasma à tester permettra de faire varier le temps de coagulation du plasma déficitaire.
Les résultats sont obtenus en pourcentage de la normale en comparant avec des références de plasma normal déjà établies.

LES GROUPES SANGUINS

Chez tous les individus, il existe, à la surface des globules rouges, des antigènes déterminés génétiquement.

Remarque préliminaire
Rappelons que les antigènes sont des éléments assurant aux cellules qui les portent un caractère spécifique et individuel *[v. chap. 14, p. 169]*.
Les antigènes présents à la surface des globules rouges sont appelés antigènes érythrocytaires. Ils déterminent des catégories différentes de sang : ce sont les groupes sanguins.
Il existe quinze systèmes de groupes dont les principaux sont le système ABO et le système rhésus.
Lorsque l'on met en présence des lots sanguins de catégories différentes, il se produit une réaction d'agglutination : le sérum d'un des deux lots agglutine l'autre. On dit alors que ces deux sangs sont incompatibles, nous allons voir pourquoi.

SYSTÈME ABO

▲ *Les agglutinogènes et les agglutinines*

Les antigènes présents à la surface des érythrocytes sont aussi appelés agglutinogènes. Il existe deux agglutinogènes : l'agglutinogène A et l'agglutinogène B.

ESSENTIEL

La présence d'un agglutinogène à la surface des hématies d'un individu lui confère l'appartenance au groupe sanguin correspondant. On obtient :

.../...

.../...

- *le groupe A, possédant l'antigène A sur l'érythrocyte ;*
- *le groupe B, possédant l'antigène B ;*
- *le groupe AB, possédant les deux antigènes A et B ;*
- *le groupe O, ne possédant ni l'antigène A, ni l'antigène B.*

Les agglutinines sont des anticorps.

Remarque
Rappelons que les anticorps sont des éléments présents dans le sérum humain *[v. chap. 14, p. 170]*. Ils ont la propriété de se combiner de façon spécifique à des substances étrangères qui leur correspondent, appelées antigènes.
Les agglutinines, lorsqu'elles sont présentes dans le sérum sanguin, sont dirigées contre les agglutinogènes A et/ou B. Leur présence est fonction du type d'agglutinogène présent à la surface des hématies et donc du groupe de l'individu.
Il existe donc deux agglutinines, qui correspondent chacune à un des deux agglutinogènes :
- l'agglutinine alpha, qui est l'anticorps anti-A ;
- l'agglutinine bêta, qui est l'anticorps anti-B.

Lorsque l'agglutinine rencontre l'agglutinogène qui lui correspond, il se produit une réaction d'agglutination, qui immobilise totalement les globules rouges.

ESSENTIEL

Chez un même sujet, il ne peut exister à la fois l'agglutinine et l'agglutinogène correspondant.
Cela implique qu'il existe quatre groupes organisés de la façon suivante :
- *un sujet du groupe A possède l'agglutinogène A sur le globule rouge, et l'agglutinine bêta (donc l'anticorps anti-B) dans le sérum ;*
- *un sujet du groupe B possède l'agglutinogène B sur le globule rouge, et l'agglutinine alpha (donc l'anticorps anti-A) dans le sérum ;*
- *un sujet du groupe AB possède les deux agglutinogènes A et B sur le globule rouge, mais aucune agglutinine alpha et bêta (anticorps anti-A et anti-B) dans le sérum ;*
- *un sujet du groupe O ne possède ni l'agglutinogène A, ni l'agglutinogène B sur le globule rouge, mais on trouve dans son sérum les agglutinines alpha et bêta.*

Agglutinines et agglutinogènes sont des marqueurs naturels dans l'organisme humain, ils sont présents chez tous les individus et se transmettent selon les lois de l'hérédité.

▲ *Incompatibilité sanguine*

Étant donné les réactions que peut engendrer la rencontre de l'agglutinogène et de l'agglutinine correspondante, on conçoit qu'il existe des phénomènes d'incompatibilité entre le sang des sujets appartenant à des groupes différents *(tableau 13.7)*, le sérum des uns agglutinant les globules rouges des autres.

Tableau 13.7 - Compatibilité et incompatibilité des groupes sanguins

Donneur ↓	O/A	O/B	O/A/B/AB	O	AB/B	AB/A	AB/A/B
Receveur	A	B	AB	O	A	B	O
Compatibilité	**OUI**				**NON**		

CLINIQUE

La connaissance des groupes sanguins est par conséquent d'une importance capitale pour la pratique de la transfusion sanguine. En effet, si un sujet du groupe A reçoit du sang du groupe B, il existe deux incompatibilités :
- *les anticorps anti-B du receveur s'attaquent aux globules rouges transfusés ;*
- *les anticorps anti-A du donneur s'attaquent aux globules rouges du receveur.*

Cette dernière action comporte peu de risques car les anticorps transfusés sont très dilués dans le plasma du receveur et n'ont aucune efficacité. En revanche, la destruction des globules transfusés est grave.

C'est la raison pour laquelle il est indispensable de tester la compatibilité sanguine avant de procéder à une tranfusion sanguine *(tableau 13.7)*.

Détermination des groupes sanguins

L'objectif est de mettre en présence le sang à étudier avec des sérums dont les agglutinines sont connues (sérums tests) et des érythrocytes dont les agglutinogènes sont connus (globules tests). La détermination des groupes sanguins comporte donc deux épreuves, dont l'une met en présence des globules à étudier avec des sérums tests, c'est l'épreuve de Beth-Vincent, et l'autre, du sérum à étudier avec des globules tests, c'est l'épreuve de Simonin *(tableau 13.8)*.

▲ *Épreuve de Beth-Vincent*

Elle procède de la façon suivante : on dispose sur une lame une goutte des sérums anti-A, anti-B et anti-AB. Chaque goutte contient respectivement les agglutinines alpha, bêta, alpha et bêta. On ajoute à chacune les globules rouges à étudier. Au niveau d'une des trois gouttes, les globules à étudier s'agglutinent, ce qui signifie qu'ils possèdent l'antigène du sérum-test.

Résultats *(tableau 13.8)* :
- le sang de groupe A agglutine dans le sérum anti-A;
- le sang de groupe B agglutine dans le sérum anti-B;
- le sang de groupe O n'agglutine pas.

▲ *Épreuve de Simonin*

Elle consiste à déposer sur une lame deux gouttes du sérum à étudier; à l'une des deux gouttes on ajoute des globules rouges du groupe A, à l'autre goutte, on ajoute des globules rouges du groupe B. L'agglutination se produit dans le sérum qui contient l'agglutinine correspondant aux globules précipités.

CLINIQUE

Les règles de sécurité obligatoires lors d'un contrôle prétransfusionnel :
- *Identité du malade :*
  - *étiquette avec : nom, prénom, sexe, date de naissance, date du prélèvement ;*
  - *l'étiquette doit être fixée avec toutes les informations sur le tube uniquement après le prélèvement sanguin.*
- *Validité de la carte de groupe sanguin :*
  - *deux déterminations successives du groupe sanguin dont les résultats concordent sont obligatoires pour considérer que la carte est définitive.*
- *Vérification de la prescription de sang :*
  - *comparaison entre l'identité du sujet inscrite sur la demande de sang et l'identité de la carte de groupe : elles doivent être les mêmes ;*
  - *assurance que les recommandations concernant chaque patient (présence d'agglutinines irrégulières, immunisations antérieures éventuelles, nécessité d'un sang spécial) sont annotées sur la carte de groupe, sur la prescription de transfusion et qu'elles ont été transmises au centre de transfusion.*
- *Le dernier contrôle :*
  - *doit être systématique ;*
  - *doit être fait auprès du patient ;*
  - *doit être réalisé immédiatement avant la transfusion ;*

.../...

Tableau 13.8 - Épreuves de détermination des groupes sanguins : épreuve de Beth-Vincent et épreuve de Simonin

Groupe du sang étudié	Épreuve de Beth-Vincent (sérums-tests)			Épreuve de Simonin (globules-tests)	
	Anti-A	Anti-B	Anti-AB	A	B
A	Agglutination	–	Agglutination	–	Agglutination
B	–	Agglutination	Agglutination	Agglutination	–
AB	Agglutination	Agglutination	Agglutination	–	–
–	–	–	–	Agglutination	Agglutination

.../...

- concerne le contrôle du groupe du donneur et celui du flacon de sang par la méthode de Beth-Vincent :
  . pour le contrôle du flacon, on utilise les premières gouttes issues de la tubulure de transfusion ;
  . pour le contrôle du patient, on utilise les premières gouttes sortant de l'aiguille intraveineuse, ou le sang prélevé par piqûre du doigt ou du lobe de l'oreille.
  . pour le contrôle du flacon, on utilise les premières gouttes issues de la tubulure de transfusion ;
  . pour le contrôle du patient, on utilise les premières gouttes sortant de l'aiguille intraveineuse, ou le sang prélevé par piqûre du doigt ou du lobe de l'oreille.

Système rhésus

▲ *Définition*

Le sytème rhésus tient son nom du facteur rhésus, qui est un antigène découvert il y a cinquante ans dans le sérum d'un singe : Macacus rhésus.

Le système rhésus comprend en fait plusieurs antigènes dont le principal est l'antigène D.

Chez l'être humain, les sujets qui possèdent l'antigène D à la surface de leurs globules rouges sont dits rhésus positif (Rh+), les autres sont dits rhésus négatif (Rh-). 85 % des individus sont Rh+ ; 15 % sont Rh-.

▲ *Accidents d'incompatibilité*

Le système rhésus suit le type immunitaire classique; en effet, un sujet Rh- ne développe d'anticorps antirhésus que s'il est exposé aux globules rouges type Rh+.

LA TRANSFUSION DE SANG Rh+ à un sujet Rh- provoque chez le sujet transfusé l'apparition d'agglutinines anti-Rh; celles-ci resteront dans l'organisme sans se manifester jusqu'à ce qu'elles soient mises de nouveau en contact avec du sang Rh+, provoquant un accident d'incompatibilité *(fig. 13.6)*.

CLINIQUE

L'incompatibilité fœto-maternelle

Hors du contexte de la transfusion, l'accident d'incompatibilité rhésus le plus fréquent est celui qui survient lors d'une incompatibilité fœto-maternelle.

.../...

Cet accident se produit chez une femme type Rh- dont le premier enfant est de type Rh+ ; des globules rouges du fœtus passent la barrière placentaire, aboutissent dans la circulation maternelle et provoquent une production d'anticorps anti-Rh chez la mère (fig. 13.6).

Pour le premier enfant, la production d'anticorps n'est pas dangereuse car ils sont fabriqués après l'accouchement. En revanche, lors des grossesses ultérieures, les anticorps antirhésus présents chez la mère pourront traverser le placenta et détruire les érythrocytes (hémolyse) d'un fœtus Rh+. L'accident d'incompatibilité peut être prévenu par l'administration à toute mère Rh- de gammaglobulines purifiées contre les érythrocytes dans les 72 heures qui suivent la naissance d'un enfant Rh+. Ces gammaglobulines apportées empêchent une réaction maternelle immunitaire, la mère ne fabrique donc pas d'anticorps anti-Rh.

Les accidents peuvent également être prévenus chez le nouveau-né, au besoin par l'exsanguino-transfusion, c'est-à-dire la substitution totale de son sang Rh+ par du sang Rh-.

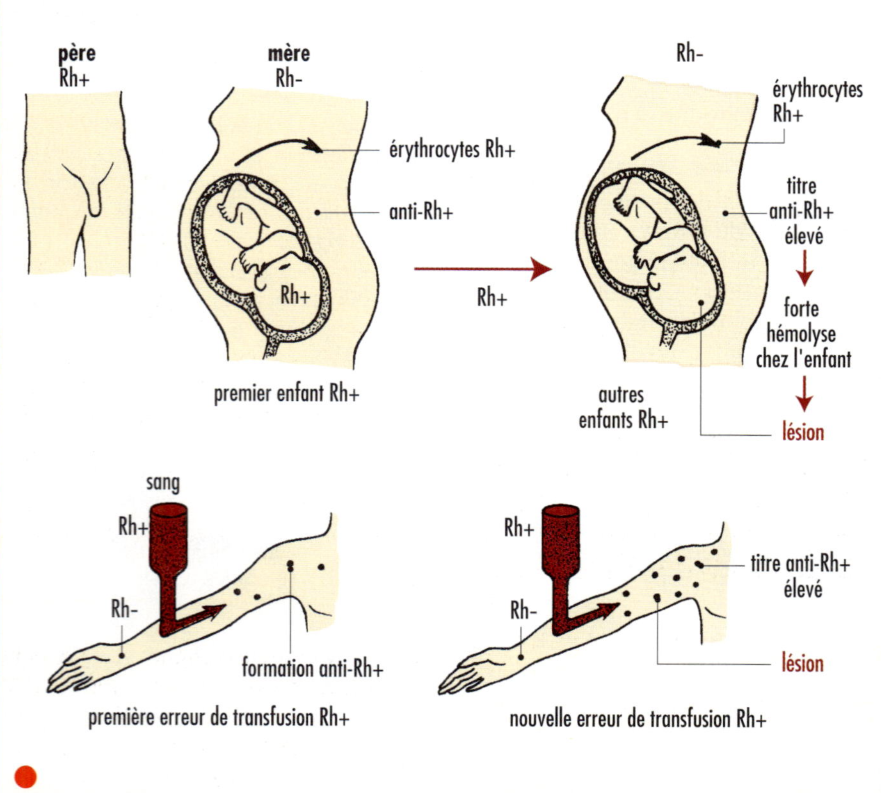

Fig. 13.6 • Sensibilisation Rh entre mères et enfants lors de transfusions sanguines.

ACCIDENTS LIÉS AUX ORIGINES DU SYSTÈME RHÉSUS : le système rhésus est d'origine génétique; c'est un système génétique complexe qui contrôle la présence des substances fixées à la surface du globule rouge appartenant au groupe Rh. Ces substances sont des antigènes dont trois essentiellement sont connus : ce sont les gènes D, C et E, qui d'ailleurs semblent être situés dans cet ordre sur le chromosome.

L'antigène le plus puissant parmi ces derniers est l'antigène D. Les sujets sont dits Rh+ lorsqu'ils sont porteurs de l'antigène D, les sujets Rh- ne possèdent pas cet antigène.

La présence des antigènes C et E se retrouve aussi bien chez les sujets Rh+ et les sujets Rh-. Les accidents d'incompatibilité les plus fréquents sont dus à l'antigène D mais ils ne sont pas exceptionnels avec E et C. Pour cette raison, il est également important de veiller au maximum à la compatibilité transfusionnelle pour C et E.

LES AGGLUTININES IRRÉGULIÈRES : il existe de nombreux autres groupes érythrocytaires dont on connaît les systèmes d'antigènes correspondants. Ces groupes s'appellent M, N, Ss, Kell, Duffy, Kid, Lewis... Ils ne donnent qu'exceptionnellement lieu à des accidents transfusionnels. Cependant, chez des sujets polytransfusés, et chez la femme enceinte, la recherche d'agglutinines dirigées contre ces groupes est systématique ; on demande alors une recherche d'agglutinines irrégulières (RAI) afin d'éviter tout problème d'incompatibilité.

Les groupes sanguins sériques

Il existe dans le sérum une série de protéines ayant chacune une spécificité et dont la structure varie d'un individu à l'autre. Les variations de la structure de ces protéines sont déterminées génétiquement, elles constituent ainsi différentes familles de groupes sériques dont les principales sont énumérées ci-dessous.

LES HAPTOGLOBINES : on en distingue trois catégories majeures, Hp1-1, Hp1-2, Hp2-2. Chaque catégorie comprend des sous-groupes, qui peuvent être individualisés par la méthode de l'électrophorèse.

> **Définition de l'électrophorèse**
> *L'électrophorèse est le transport vers les électrodes, sous l'influence d'un champ électrique, de particules chargées électriquement en solution, ou en suspension dans un liquide. L'électrophorèse est employée pour séparer en plusieurs fractions les protéines du sérum sanguin (en particulier) ; celles-ci se déplacent dans le champ électrique à des vitesses différentes suivant la taille, la forme et la charge électrique des molécules.*

LES TRANSFERRINES sont des protéines qui transportent le fer dans la circulation sanguine. On distingue vingt-huit groupes différents de transferrines.
Les immunoglobulines sont étudiées au chapitre 14 [v. p. 170].
On distingue cinq types d'immunoglobulines : les IgG, IgA, IgE, IgD et IgM.
La fabrication des immunoglobulines est sous dépendance génétique. Elles sont de nature protéique, constituées d'acides aminés organisés en chaînes. Les gènes de chaque individu commandent l'ordre des acides aminés dans les chaînes ; par conséquent, cet ordre est propre à chacun et varie d'un individu à l'autre.

SYSTÈME HLA

Rôle du système HLA

> *Le système HLA relève d'un code génétique qui est comparable à un numéro d'immatriculation, c'est à ce titre qu'il intervient dans la reconnaissance et le maintien de l'intégrité de chaque individu.*

C'est grâce au système HLA que les cellules d'un même organisme se reconnaissent entre elles et identifient par ailleurs les éléments étrangers introduits dans cet organisme *(fig. 13.7)*.
Le système HLA gouverne les mécanismes de compatibilité tissulaire (histocompatibilité), il intervient donc dans l'évolution des transplantations d'organes et dans leur rejet éventuel.
En effet, l'introduction de cellules étrangères dans un organisme déclenche une série de réactions dirigées par le système HLA. Les greffes doivent donc être pratiquées dans les meilleures conditions possibles d'histocompatibilité.

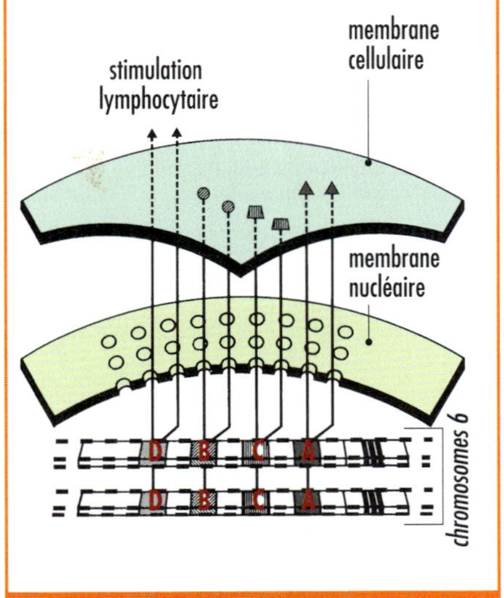

Fig. 13.7 - Rôle du système HLA.
Les trois loci A, B, C codent la fabrication de molécules possédant des motifs antigéniques, situées à la surface de la membrane cellulaire où elles peuvent être reconnues sérologiquement.
Le locus D code la fabrication de substances qui déclenchent la prolifération lymphocytaire.

Description du milieu HLA

Il faut toujours avoir en tête que nous sommes tous en quelque sorte uniques. Les cellules de nos tissus sont marquées d'un numéro *(fig. 13.7)*.
Chaque individu possède un groupe de gènes, appelé complexe majeur d'histocompatibilité (MHC).
Le MHC fournit les ordres nécessaires à la fabrication des nombreuses protéines qui ont un rôle dans l'immunité. Parmi ces protéines, il en existe un groupe destiné à être fixé sur la membrane plasmique de toutes les cellules (nucléées) de l'organisme d'un même individu. Ce groupe de protéines correspond à un numéro individuel concernant les tissus de l'organisme.
Ces protéines sont donc spécifiques à un individu et varient d'un individu à l'autre, elles forment un groupe antigénique tissulaire, personnel, appelé « antigènes associés aux leucocytes humains » ou *Human Leukocyte Antigens*. Cet ensemble constitue le système HLA.

> *Le système HLA est un système d'histocompatibilité, ou compatibilité tissulaire, codé par un groupe de gènes appelé complexe majeur d'histocompatibilité.*
> *On ne trouve jamais deux sujets ayant les mêmes gènes d'histocompatibilité.*

> *Les protéines antigéniques du système HLA sont déterminées par des gènes portés par le bras court de la paire de chromosomes n° 6.*
> *L'emplacement d'un gène sur un chromosome est appelé locus. Les loci connus sont les loci A, B, C, D, Dr, Bf, C2, C4, GLO, ils logent des gènes dont un certain nombre ont été identifiés. Les combinaisons possibles de ces différents gènes atteignent plusieurs millions, c'est ce qui rend totalement improbable le risque de rencontrer deux individus strictement identiques.*

Il a été décidé de désigner chaque gène par un numéro ; on peut donc considérer qu'un individu possède un numéro d'immatriculation génétique du système HLA (ou génotype HLA).
La transmission génétique du système HLA suit les lois habituelles de la génétique.

ESSENTIEL

Des liens ont été établis entre certaines maladies et les gènes du système HLA ; ces liens mal élucidés permettent, grâce au groupage HLA, de dépister des sujets exposés à certaines maladies, de prendre des mesures préventives, d'utiliser précocement les thérapeutiques adéquates.
Voici des exemples de groupage HLA et de maladies : l'association de la spondylarthrite ankylosante avec l'antigène HLA B27 ; de la sclérose en plaques avec l'antigène HLA D W2…
Le groupage HLA et le lien avec certaines maladies trouvent leur importance dans le diagnostic prénatal de pathologies, qui exigent d'envisager une interruption de grossesse.

SYNTHÈSE

Le sang concerne tout l'organisme puisqu'il remplit les vaisseaux sanguins présents dans ce dernier. Le schéma de la figure 13.8 met en évidence les principaux organes/tissus en relation avec le sang, ainsi que les fonctions principales de ce dernier.

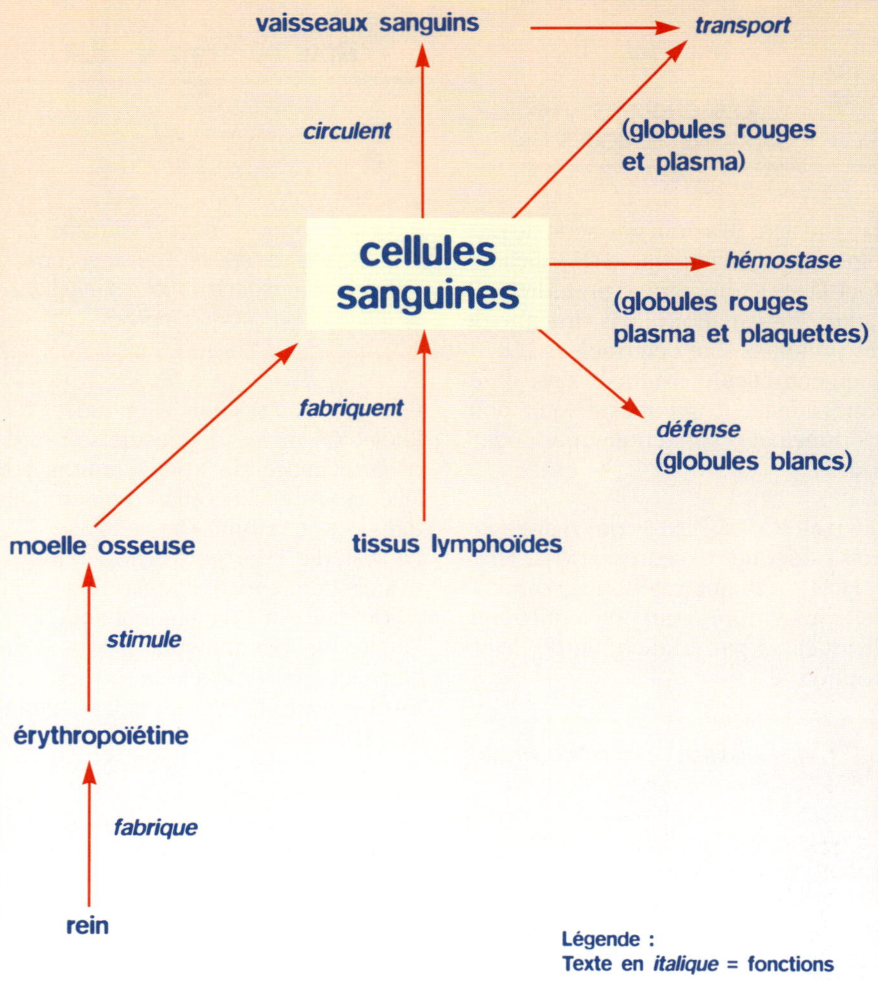

Fig. 13.8 • Relations entre les cellules sanguines et les autres structures.
Légende : caractères standards = structure ; caractères italiques = fonction.

ACTIVITÉS D'INTÉGRATION

1. Répertoriez, en un tableau de synthèse, toutes les cellules sanguines rencontrées dans ce chapitre, ainsi que leur origine, leur fonction et leur devenir.
2. Élaborez un schéma chronologique de l'hémostase.
3. Expliquez l'origine de l'« œil au beurre noir » de presque tous les soldats romains après le passage d'Obélix et de ses compagnons.

Chapitre 14

Le système immunitaire

**L'organisme possède diverses cellules capables de reconnaître des substances étrangères ou anormales afin de les neutraliser et de les détruire.
Ces cellules de défense, appelées cellules immunocompétentes proviennent d'organes lymphoïdes.**

L'ensemble formé par les organes lymphoïdes, les cellules immunocompétentes et les substances actives qu'elles produisent est appelé le système immunitaire.

Il est régi par la loi « du soi et du non-soi »; autrement dit, il accepte tout ce qui appartient à l'organisme qu'il défend et détruit tout ce qui lui est étranger.

La présence d'un élément étranger dans l'organisme engendre deux types de réactions immunitaires :

- **les réactions immunitaires non spécifiques;**
- **les réactions immunitaires spécifiques de type humoral (utilisant des anticorps) ou de type cellulaire (utilisant directement des cellules à vocation destructrice).**

Au cours de ce chapitre, nous étudions chacun de ces points. Nous abordons donc dans l'ordre chronologique les sujets suivants :

- **les cellules immunocompétentes et les organes dont elles dépendent;**
- **la réponse immunitaire non spécifique;**
- **la réponse immunitaire spécifique;**
- **l'utilisation pratique de ces mécanismes de défense (vaccination et sérothérapie).**

LES CELLULES IMMUNOCOMPÉTENTES

En introduction de ce chapitre, nous avons présenté deux grands types d'immunité, l'immunité non spécifique et l'imunité spécifique. Avant d'étudier les mécanismes de ces deux manifestations immunitaires, il est indispensable de connaître les cellules intervenantes.
Le type de réaction dans lequel elles interviennent sera précisé dans chaque type de réponse immunitaire.
Les cellules effectrices de l'immunité appartiennent toutes à la lignée blanche des cellules sanguines *[v. chap. 13, p. 154]*. On distingue :

- les granulocytes aussi appelés polynucléaires;
- les monocytes/macrophages;
- les lymphocytes, comprenant les lymphocytes B, les lymphocytes T.

▲ *Les granulocytes*

Ils correspondent à trois types leucocytaires dont la caractéristique histologique est de posséder un noyau à plusieurs lobes. On distingue :

- les granulocytes neutrophiles;
- les granulocytes éosinophiles;
- les granulocytes basophiles.

Ce sont essentiellement les granulocytes neutrophiles qui, par leur propriété de phagocytose, interviennent dans les réactions immunitaires.
Tous les trois naissent dans la moelle osseuse *[v. chap. 13, p. 149]*.

▲ *Les monocytes/macrophages*

Les monocytes, comparés aux granulocytes, sont des cellules plus volumineuses. Leur noyau présente une forme caractéristique ovoïde ou en fer à cheval.
Les macrophages appartiennent à la même lignée cellulaire que les monocytes.
Le monocyte ne séjourne que 24 heures environ dans la moelle osseuse. Il gagne ensuite le flux sanguin et reste à peu près trois jours dans le sang; son objectif est d'atteindre les tissus. Aussi, au bout de trois jours, les monocytes aboutissent-ils dans les différents tissus de l'organisme. Là, ils se différencient en macrophages tissulaires, et deviennent spécifiques du tissu où ils ont élu domicile *(fig. 14.1)*.

▲ *Les lymphocytes*

Les lymphocytes représentent de 20 à 40 % des leucocytes totaux. Histologiquement, ils présentent un gros noyau

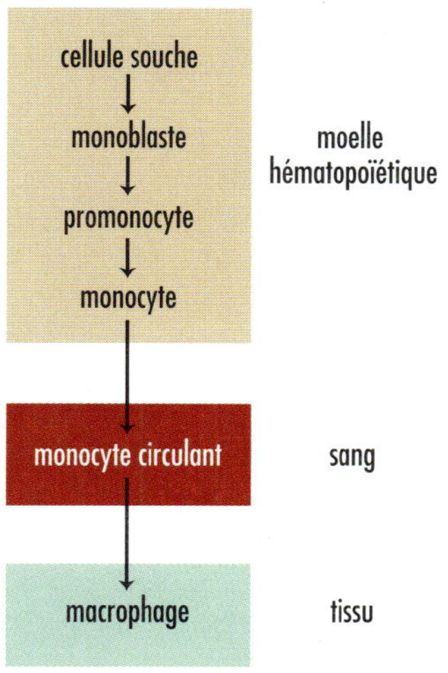

Fig. 14.1 • Formation du macrophage.

caractéristiquement entouré d'une couche mince de cytoplasme. On distingue deux populations de lymphocytes :

- les lymphocytes B;
- les lymphocytes T.

Les lymphocytes B et T : historique

Les lymphocytes B et les lymphocytes T proviennent des mêmes cellules souches situées dans la moelle osseuse. Après la vie fœtale, les lymphocytes, nés dans la moelle osseuse, gagnent la circulation sanguine. Celle-ci les amène dans différents organes qui leur sont spécifiquement réservés : ce sont les organes lymphoïdes.

Au cours de leur périple, les lymphocytes, destinés à devenir des lymphocytes T thymo-dépendants, pénètrent dans le thymus. Là, une hormone, la thymosine, sécrétée par les cellules du thymus, leur confère la capacité de se différencier et d'aller s'installer dans les autres organes lymphoïdes, en tant que lymphocytes T matures et opérationnels. En revanche, les lymphocytes B ne font pas escale dans le thymus avant de se répartir dans l'ensemble du tissu lymphoïde.

Lorsque nous étudierons le rôle des cellules immunocompétentes au cours des réponses immunitaires, nous comprendrons la différence fonctionnelle qui existe entre les lymphocytes B et les lymphocytes T *(p. 169)*.

Les lymphocytes B activés, c'est-à-dire ayant fixé l'antigène pour lequel ils ont été programmés se transforment en plasmocytes qui sont des cellules volumineuses et qui sécrètent les anticorps au cours des réactions immunitaires à anticorps *(fig. 14.2)*.

Parmi ces derniers on distingue les lymphocytes T auxiliaires *(helper)*, identifiés par un marqueur de membrane appelé CD4, et les lymphocytes T cytotoxiques, identifiés par un marqueur de membrane appelé CD8.

CLINIQUE

Le virus de l'immunodéficience humaine (VIH), responsable du Sida, infecte et détruit les lymphocytes CD4. Les sujets ainsi infectés voient leur résistance aux agents infectieux diminuer et développent des maladies infectieuses, dites opportunistes, qui pour un même micro-organisme, ne surviennent pas chez le sujet normal immunocompétent.

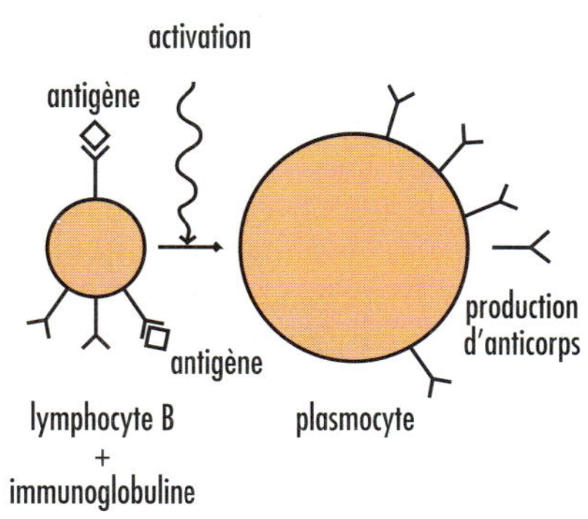

Fig 14.2 • Activation du lymphocyte B.

LE TISSU LYMPHOÏDE

Le tissu lymphoïde est un tissu réparti dans l'organisme sous forme d'organes, d'amas, ou d'infiltrats. Ce tissu est spécialisé dans la production, la maturation et dans le stockage des cellules immunocompétentes. On distingue les organes lymphoïdes centraux, ou primaires, et les organes lymphoïdes périphériques, ou secondaires.

LES ORGANES LYMPHOÏDES CENTRAUX (OU PRIMAIRES)

Ces organes apparaissent tôt dans la vie fœtale, avant les organes lymphoïdes périphériques. On trouve :

- le foie fœtal;
- la moelle osseuse;
- le thymus.

LE FOIE FŒTAL est le site initial de la production des lymphocytes ainsi que des autres cellules sanguines. Il est progressivement relayé par la moelle osseuse.

LA MOELLE OSSEUSE est considérée comme un organe souche. Elle entre dans le cadre des organes lymphoïdes parce qu'elle produit des lymphocytes. Rappelons que la moelle produit toutes les lignées des cellules sanguines, elle est avant tout un organe hématopoïétique.

Les lymphocytes naissent dans la moelle osseuse, cependant, ce n'est pas là qu'ils sont activés pour participer au rôle immunitaire qui leur est échu.

LE THYMUS est un organe situé dans la partie supérieure du thorax. Ses dimensions et son poids varient selon l'âge. Il est bien développé chez le fœtus; toujours assez volumineux à la naissance, son poids augmente encore jusqu'à la puberté, puis il s'atrophie progressivement, si bien que chez le sujet âgé, il a totalement disparu.

La fonction du thymus est de permettre à chaque lymphocyte T d'acquérir son immunocompétence, c'est-à-dire de reconnaître un antigène spécifique, et cela pour le reste de sa vie. Ce procesus d'éducation sélective est favorisé par des facteurs thymiques appelés thymosines; considérées comme des hormones, les thymosines restent malgré tout des éléments assez mal connus.

LES ORGANES LYMPHOÏDES PÉRIPHÉRIQUES (OU SECONDAIRES)

Le développement de ces organes est plus tardif que celui des organes centraux. Ils sont le lieu de résidence des lymphocytes B provenant directement de la moelle, et des lymphocytes T provenant du thymus. On distingue :

- les ganglions lymphatiques;
- la rate;
- les formations lymphatiques annexes.

▲ *Les ganglions lymphatiques*

À partir du 5e mois de la vie fœtale, les ganglions lymphatiques sont peuplés de tissu lymphoïde. Ils sont comparables à des filtres placés sur le trajet de la circulation lymphatique. La lymphe pénètre dans le ganglion lymphatique par des vaisseaux lymphatiques afférents, puis elle traverse le parenchyme ganglionnaire et ressort par des vaisseaux lymphatiques efférents.

DÉFINITION *Il existe environ mille ganglions distribués en différents points de l'organisme. Ils sont parfois isolés, mais le plus souvent, ils sont regroupés en aires superficielles ou profondes. Ces aires sont appelées les aires ganglionnaires.*

À l'intérieur du ganglion, les lymphocytes ne sont pas répartis au hasard. On distingue en effet trois zones :
- une zone périphérique, également appelée aire corticale du ganglion, peuplée esentiellement de lymphocytes B;
- une zone moyenne, où l'on trouve en grande majorité des lymphocytes T; cette région est dite thymodépendante;
- une zone profonde ou médullaire : c'est une région diversifiée où l'on trouve des lymphocytes B, des lymphocytes T et des macrophages.

▲ La rate

La rate est le plus volumineux des organes lymphoïdes *[v. fig. 3.7, p. 37]*.
La rate est directement branchée sur la circulation sanguine. Elle est constituée de deux sortes de tissus :
- la pulpe rouge, réseau richement vascularisé qui filtre le sang et élimine les éléments cellulaires altérés;
- la pulpe blanche, constituée de groupes de lymphocytes B et de groupes de lymphocytes T.

La vascularisation de la rate est assurée par l'artère splénique, qui se distribue dans la rate en de multiples artérioles. Ces dernières sont relayées par un réseau veineux qui se résout en une seule veine splénique.

▲ Les formations lymphoïdes annexes du tube digestif et de l'appareil respiratoire

Ces formations lymphoïdes, destinées à assurer une défense locale, sont notamment :
- les amygdales;
- les plaques de Peyer;
- les petits amas de lymphocytes.

LES AMYGDALES sont des groupements lymphoïdes situés dans la région pharyngée. On en distingue six. Elles forment un cercle à l'entrée du pharynx : l'anneau de Waldeyer. Elles comprennent :
- les deux amygdales palatines, situées latéralement, entre les piliers du voile du palais *[v. fig. 1.10, p. 9]*;
- l'amygdale linguale, placée à la base de la langue *[v. fig. 1.11, p. 9]*;
- l'amygdale pharyngée, située à la face postérieure du pharynx;
- les deux amygdales tubaires, situées près de l'orifice de la trompe d'Eustache.

Les amygdales constituent ainsi une barrière à l'entrée de l'arbre trachéo-bronchique.

LES PLAQUES DE PEYER sont de petits amas de tissu lymphoïde dispersés tout au long de la muqueuse intestinale. Le tissu lymphoïde devient particulièrement abondant à la partie terminale de l'intestin grêle et au niveau de l'appendice vermiculaire.

LES PETITS AMAS DE LYMPHOCYTES, essentiellement des lymphocytes B sont rencontrés abondamment sur l'ensemble des muqueuses respiratoires, digestives et urogénitales.
Il est à noter que les lymphocytes ne se fixent pas définitivement dans un organe, mais qu'ils migrent continuellement entre les organes lymphoïdes par le sang et la lymphe.

RÉPONSES IMMUNITAIRES

Une réponse immunitaire est la réaction du système immunitaire à du non-soi, notamment : les bactéries, les virus, les parasites et les champignons; les cellules greffées, les globules rouges étrangers, les cellules cancéreuses.

DÉFINITION *La différence entre une bactérie et un virus :*
- *la bactérie est un organisme unicellulaire qui possède une paroi cellulaire qui lui est propre. Elle possède en outre tous les éléments nécessaires pour survivre et pour se reproduire par ses propres moyens ;*
- *le virus est un organisme qui est obligé d'envahir une cellule hôte pour survivre. Il possède un brin d'ADN ou un brin d'ARN à l'intérieur d'une paroi. Pour se reproduire, il utilise sa propre information génétique, mais il a besoin de tout l'appareillage de la cellule hôte pour rester en vie.*

ESSENTIEL *Il existe deux grands types de réactions immunitaires :*
- *les réponses immunitaires non spécifiques : ce sont des réponses non sélectives qui ont un rôle important, au cours d'une exposition de l'organisme à une substance étrangère. Elles exercent leur action immédiatement, sans nécessité préalable de reconnaître de manière spécifique l'antigène. Leur action est générale mais grossière et limitée par leur non-spécificité ;*
- *les réponses immunitaires spécifiques : ce sont des réponses sélectives, c'est-à-dire, qui réagissent à une substance donnée et pas à une autre. Elles aboutissent à la destruction du non-soi et provoquent la formation de cellules mémoires qui favorisent la réaction lors d'un nouveau contact avec le même antigène.*

Il existe deux facteurs caractéristiques de la réponse immunitaire spécifique :
- la reconnaissance de la substance étrangère;
- la mise en mémoire des particularités de cette substance.

RÉPONSE IMMUNITAIRE NON SPÉCIFIQUE

LES BARRIÈRES ANATOMIQUES

Dans l'étude de cette méthode de défense de l'organisme, il est licite d'insérer les premières barrières anatomiques, chimiques et bactériennes qu'une substance étrangère devra franchir pour pénétrer dans l'organisme. Les premières barrières sont les surfaces de notre corps ayant un contact direct avec le milieu extérieur. Il s'agit de la peau, des muqueuses, des agents chimiques et des bactéries dont elles sont pourvues.

LA PEAU est une enveloppe défensive de première importance. Elle ne peut être franchie que si elle est lésée par excoriation, plaie, brûlure... Par ailleurs, elle contient des glandes sudoripares, des glandes sébacées et des glandes lacrymales (au niveau des yeux uniquement...), dont les produits de sécrétion sont toxiques pour de nombreuses substances étrangères.

LES POILS constituent également une barrière mécanique contre la pénétration d'éléments étrangers. Ils sont situés à l'entrée des orifices naturels tels que le nez, les oreilles. On peut inclure dans cette catégorie, les cils, situés en bordure des paupières et formant un véritable voile protecteur.

LES MUQUEUSES disposent d'un certain nombre de moyens pour se protéger :

- une desquamation permanente (en particulier la muqueuse intestinale), qui élimine les germes étrangers en même temps que les cellules;
- un revêtement muqueux, auquel les germes microbiens et autres substances étrangères restent collés;
- des cils vibratiles, très nombreux sur la muqueuse respiratoire, dont le mouvement permet de balayer le mucus et les éléments étrangers y adhérant;
- une flore microbienne commensale, se situant dans la gorge, le côlon, le vagin et également sur la peau. Elle empêche le développement d'autres germes plus virulents. Elle est particulièrement abondante et active dans la lumière intestinale;
- des sécrétions très nocives pour de nombreux germes microbiens, tels que les enzymes contenues dans la salive et dans les sels biliaires ou encore l'acidité élevée du chyme gastrique.

Ces barrages externes sont très efficaces; cependant, il arrive que les germes microbiens, divers micro-organismes, des substances étrangères, résistent et/ou franchissent (à l'occasion d'une plaie même minime) ces épreuves. C'est ainsi que l'on voit alors se développer ce qu'on appelle communément une inflammation : première réponse immunitaire non spécifique de notre organisme.

Réaction inflammatoire : ses différentes étapes

La réaction inflammatoire est une réaction innée non spécifique à l'agression d'une substance étrangère. Les manifestations locales de l'inflammation traduisent une suite de phénomènes immunitaires mis en activité par l'effraction d'une des barrières de protection de l'organisme.

L'évolution de la réponse inflammatoire suit une séquence de phénomènes qui s'enchaînent classiquement de la façon décrite ci-après.

Remarque : quelle que soit la substance responsable de l'agression, les différentes étapes sont identiques. Nous prendrons cependant comme exemple, le cas le plus fréquent de l'infection bactérienne.

ESSENTIEL

Quatre étapes dès la pénétration de la bactérie :

1. *dilatation des vaisseaux qui assurent la circulation sanguine locale et augmentation de la perméabilité vasculaire ;*
2. *migration des leucocytes des vaisseaux vers les tissus ;*
3. *phagocytose ou destruction par un autre mécanisme des bactéries présentes ;*
4. *réparation tissulaire, autrement dit, cicatrisation.*

CLINIQUE

Les étapes de la réponse inflammatoire se traduisent par des manifestations externes, visibles à l'œil nu. Propres à l'inflammation, ce sont :

- *la rougeur ;*
- *le gonflement, ou œdème ;*
- *la chaleur ;*
- *la douleur.*

▲ Vasodilatation locale et augmentation de la perméabilité vasculaire

Ces phénomènes sont dus à la libération de médiateurs chimiques. Ceux-ci proviennent de certains leucocytes, mais parfois aussi de la bactérie elle-même; ils peuvent également exister sous forme inactive dans le liquide interstitiel et être activés ensuite.

Les médiateurs chimiques sont nombreux; on trouve l'histamine, les kinines, les prostaglandines et les interleukines *(tableau 14.3)*. Ces substances possèdent un grand pouvoir vasodilatateur.

La modification du calibre et de la perméabilité des vaisseaux a pour but d'augmenter la concentration locale et de faciliter la sortie des cellules phagocytaires et de certaines protéines plasmatiques. Celles-ci ont un rôle majeur d'activation de la réponse immunitaire.

La filtration de liquide due à l'augmentation de la perméabilité vasculaire explique le gonflement de la région inflammatoire. L'œdème local entraîne une tension du tissu interstitiel à l'origine de la douleur.

▲ Migration des leucocytes

C'est une migration massive. La vasodilatation locale augmente considérablement la quantité des leucocytes. Ces derniers doivent sortir des vaisseaux pour rejoindre le tissu.

Dans l'heure qui suit la lésion cutanée et la pénétration du germe bactérien, les leucocytes arrivés en masse se collent à la paroi interne de l'endothélium des capillaires : c'est la margination des leucocytes.

Puis les leucocytes franchisssent la paroi capillaire en s'insinuant entre deux cellules endothéliales. Chaque leucocyte se déplace grâce à des mouvements dits amiboïdes : ils restent collés à la paroi et émettent des prolongements cellulaires successifs évoquant des tentacules étroits que l'on appelle des pseudopodes.

C'est ainsi qu'un des prolongements s'insinue entre deux cellules de l'endothélium pour permettre au leucocyte entier de se glisser hors du capillaire. Ce mouvement des leucocytes est appelé la diapédèse des leucocytes.

La sortie des leucocytes dans le milieu interstitiel est appelée l'exsudation des leucocytes.

Quels sont les leucocytes concernés par ce phénomène ? Ce sont les granulocytes neutrophiles les premiers arrivés sur le lieu de l'infection. Plus tard, deux autres types cellulaires les rejoignent :

- les lymphocytes;
- les monocytes, qui sont transformés en macrophages lorsqu'ils arrivent dans le tissu lésé.

En début d'infection, on trouve donc une majorité de granulocytes neutrophiles; ils exercent une action massive mais rapide. Ils tendent à disparaître assez rapidement. En revanche, les macrophages arrivés plus tardivement ont une activité de fond qui détruit les germes de façon plus lente mais sur une plus longue période.

▲ Phagocytose

Elle se produit dès que les cellules phagocytaires sont en place. La phagocytose est l'ingestion de particules étrangères solides par une cellule : cette cellule est alors appelée un phagocyte. Dans le cadre de la réponse inflammatoire, les granulocytes neutrophiles et les macrophages sont des phagocytes.

La phagocytose est, dans la réponse inflammatoire, une fonction majeure.

Comment se déroule la phagocytose ?

1. **Étape initiale :** c'est la mise en contact du phagocyte et de la substan-

ce étrangère : une bactérie en l'occurrence. Il faut que ce contact réalise une attache solide afin de déclencher le processus de phagocytose lui-même. De nombreuses bactéries, en effet, possèdent une protection très solide qui se prête peu au simple accolement avec le phagocyte. L'attachement solide entre le phagocyte et la bactérie est favorisé par l'opsonisation, c'est-à-dire la fixation préalable sur la bactérie de substances appelées opsonines. Les opsonines sont de nature variable. On retiendra :

- certains éléments du complément, *(v. p. 168)*;
- les anticorps, *(v. p. 170)*.

Lorsque l'opsonisation est effectuée, la seconde étape est déclenchée.

2. **Formation du phagosome :** le phagocyte absorbe l'élément étranger par endocytose; la membrane cellulaire s'invagine, forme une dépression profonde dans laquelle la bactérie s'engouffre. Lorsqu'elle est à l'intérieur de la poche, la membrane plasmique du phagocyte se referme et fusionne. La bactérie est alors enfermée dans une grosse vacuole appelée le phagosome.

3. **Formation du phagolysosome et digestion :** une fois enfermée dans la vacule, la bactérie va être digérée : la membrane qui entoure le phagosome fusionne avec la membrane des lysosomes présents dans le phagocyte (rappelons que les lysosomes contiennent des enzymes nombreuses et variées). On obtient, près de cette fusion, une très grosse vésicule contenant la bactérie et les enzymes lysosomiales prêtes à la dégrader. Cette vésicule est appelée le phagolysosome *(fig. 14.3)*.

Les enzymes ne sont pas les seuls et uniques agents destructeurs. Le peroxyde d'hydrogène et les dérivés de l'oxygène contenus dans les lysosomes ont un effet également très nocif.

CLINIQUE

Lorsque les germes microbiens sont ingérés et détruits, le phagocyte peut ne pas survivre, et le plus souvent, il meurt.
L'ensemble des phagocytes morts de cette façon, au niveau de la région infectée, forme le pus, liquide un peu visqueux constitué de débris cellulaires altérés, de phagocytes morts et de germes microbiens détruits.

La troisième étape de la phagocytose ne se produit pas obligatoirement. En effet, certains micro-organismes, ou certaines substances ne sont pas digérables par le contenu enzymatique et chimique des lysosomes : ils résistent. On observe alors trois cas de figure :

- le germe persiste à l'état latent à l'intérieur du phagocyte, ce qui entraîne un état inflammatoire chronique;
- le germe, non seulement résiste à l'action des lysosomes, mais il se multiplie. Il dépasse alors la limite de l'infection locale. Le risque de dissémination de l'infection est grand;
- il s'agit de particules minérales (bois, métal, encre de tatouage…) ou de certaines espèces de micro-organismes et les macrophages peuvent les retenir très longtemps. Ils peuvent même s'entasser autour des éléments étrangers et fusionner entre eux. Ils forment alors d'énormes cellules appelées des cellules géantes.

Retenons la particularité des macrophages : lors de la phagocytose, en plus de digérer les germes, ils intègrent certains éléments sur leur membrane cellulaire et les présentent aux lymphocytes T4; ils en permettent ainsi la reconnaissance ultérieure.

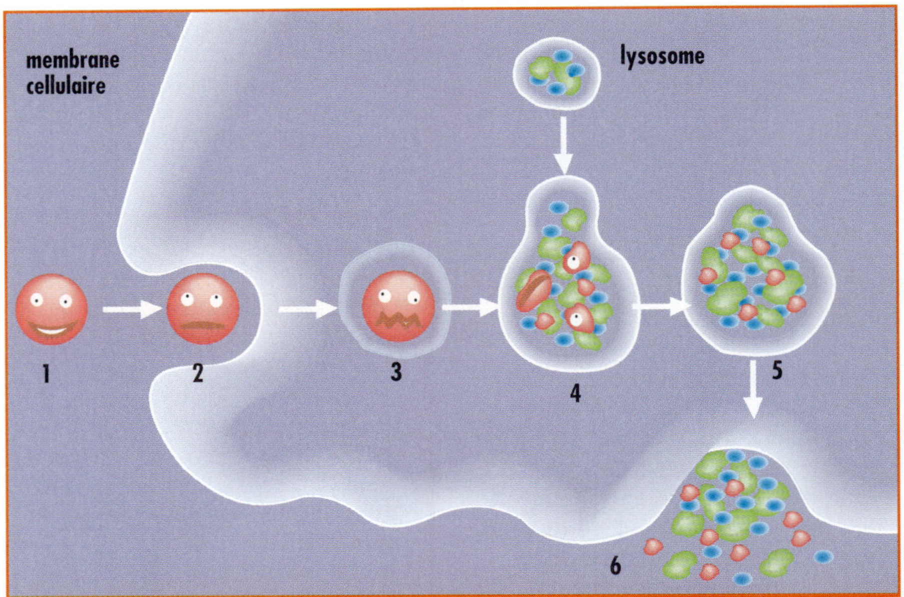

Fig. 14.3 • La phagocytose. Elle évolue différemment selon les cas, n'aboutit pas toujours à la destruction de l'agent étranger.

Système du complément

PRÉSENTATION : le système du complément joue un rôle très important dans les systèmes de défense de l'organisme.

C'est un ensemble d'enzymes qui circulent en permanence dans le sang sous forme inactive. Ces enzymes doivent être activés de façon successive pour libérer certains composants suivant une séquence d'intervention bien définie. Ils forment un système en cascade.

Il existe deux voies d'activation du complément :

- la voie classique;
- la voie alterne.

La voie classique est activée par la présence des complexes immuns, appelés aussi complexes antigènes-anticorps.

La voie alterne est activée par contact direct avec la cible, notamment avec des bactéries, des cellules infectées par un virus, des toxines bactériennes.

Ces deux voies ne sont pas activées au même niveau de la cascade des enzymes qui forment le complément. La voie alterne est comparable à une première ligne défensive non spécifique contre de nombreux agents d'agression.

FONCTIONS DU COMPLÉMENT

1. Le complément a une action cytolytique *(fig. 14.4)* : lorsque l'ensemble de ses composants est activé, une protéine volumineuse et active est formée. Elle constitue le complexe d'attaque de membrane. Ce dernier détruit directement certaines bactéries, certains virus et certains parasites.
2. Il intervient dans le processus d'opsonisation : des composants du complément se fixent sur les membranes cellulaires et renforcent solidement le contact entre le phagocyte et la substance étrangère.

CLINIQUE

Certains sujets présentent une disposition particulière aux infections en raison d'un déficit en l'un des composants du complément (le C3).

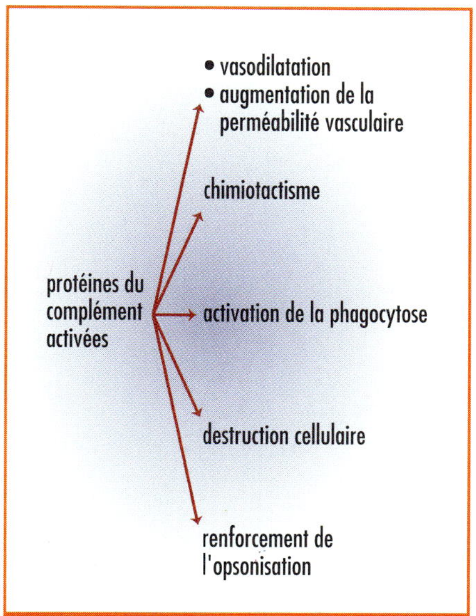

Fig 14.4 • Fonctions du complément.

3. Il facilite les différents mécanismes de la réaction inflammatoire en particulier par la participation de certains de ses composants à l'augmentation de l'attraction exercée sur les granulocytes (chimiotactisme) *(fig. 14.4)*.

RÉPONSE IMMUNITAIRE SPÉCIFIQUE

Avant de décrire le mécanisme de la réponse immunitaire spécifique, il est nécessaire de définir ce qu'est un antigène. Puis nous étudierons les deux types d'immunité spécifique que sont l'immunité humorale et l'immunité cellulaire.

Les antigènes

DÉFINITION — *Un antigène est une substance naturelle ou synthétique, reconnue comme étrangère par le système immunitaire de l'organisme dans lequel elle s'introduit.*

On considère qu'un antigène possède deux propriétés :

- il doit être capable d'activer le système immunitaire afin d'induire une réponse immunitaire. Cette propriété est appelée immunogénicité;
- il doit réagir avec les éléments du système immunitaire qu'il a activés. Cette seconde propriété est appelée réactivité antigénique.

Un antigène est une substance qui possède en quelque sorte une identité. C'est grâce à cette identité qu'il est reconnu spécifiquement par le système immunitaire et déclenche des réponses immunitaires spécifiques.

ESSENTIEL — *Il existe deux types de réponse immunitaire spécifique :*

- *la réponse immunitaire de type humorale, qui fait intervenir les lymphocytes B, qui après activation, se transforment en plasmocytes sécréteurs d'anticorps dirigés contre l'antigène ;*
- *la réponse immunitaire de type cellulaire, qui fait intervenir des lymphocytes , agissant, eux, directement sur l'antigène.*

L'IDENTITÉ DE L'ANTIGÈNE : l'antigène est reconnu par les éléments du système immunitaire car il possède une partie spécifique dont la structure lui est propre : cette région est appelée déterminant antigénique ou épitope.
La structure du déterminant antigénique est complémentaire d'un site de liaison situé sur l'anticorps. Un antigène X ne peut être reconnu que par l'anticorps anti-X ou par le lymphocyte correspondant. À l'inverse, un anticorps anti-X, ou le lymphocyte correspondant, ne réagit qu'avec l'antigène X.

LA NATURE DES ANTIGÈNES : les antigènes regroupent des structures extrêmement variées. Les protéines et les polyosides (glucides) sont les plus habituellement rencontrés :

- presque toutes les protéines sont immunogènes, elles représentent le plus grand groupe d'antigènes naturels;
- les polyosides sont le second grand groupe d'antigènes naturels. Ce sont des sucres complexes.

Ces deux types antigéniques sont fabriqués par les êtres vivants et sont souvent retrouvés dans les membranes des micro-organismes : on trouve ainsi des antigènes bactériens, viraux, parasitaires. Outre les protéines et les polyosides, on trouve d'autres substances antigéniques, mais elles sont plus rares :

- les lipides, le plus souvent associés à des protéines ou à des polysaccharides;
- les acides nucléiques, parfois antigéniques;
- de nombreuses substances extraites de végétaux ou d'origine synthétique se révèlent antigéniques.

Afin de déclencher une réponse immunitaire, l'antigène doit répondre à certaines conditions.

- Une substance n'est immunogène que si elle est étrangère à l'organisme. L'organisme se préserve ainsi en reconnaissant ce qui lui appartient et en rejetant ce qui ne lui appartient pas.

CLINIQUE — *Cependant, il existe des situations pathologiques plus ou moins graves, où l'organisme reconnaît comme étrangers des éléments qui lui appartiennent ; il déclenche alors une réaction immunitaire contre ces substances auto-antigéniques : c'est l'auto-immunité.*

- Le poids moléculaire de l'antigène doit être suffisamment important. Les substances de petit poids moléculaire sont peu immunogènes. Cette notion nous amène à évoquer les haptènes, qui sont des substances chimiques de faible poids moléculaire pouvant déclencher une réaction immunitaire après couplage avec des molécules porteuses de grande taille. L'haptène correspond alors à lui seul au déterminant antigénique. L'association de la molécule porteuse et de l'haptène est d'un poids moléculaire suffisamment important pour provoquer une réponse immunitaire.
- La quantité d'antigène qui entre dans l'organisme doit être adéquate. Une dose trop réduite ou trop élevée, n'entraîne aucune réaction immunitaire mais plutôt un état de tolérance de l'organisme vis-à-vis de l'antigène.
- Le mode d'administration de l'antigène est influent. Certains antigènes, administrés par voie orale, seront tolérés. En revanche, s'ils sont introduits dans l'organisme par voie parentérale, ils peuvent déclencher une réponse immunitaire.
- La reconnaissance de l'antigène par les lymphocytes est différente s'il s'agit de lymphocytes B ou de lymphocytes T. Les lymphocytes B reconnaissent un antigène libre, par exemple des déterminants antigéniques présents sur une bactérie. Les lymphocytes T sont incapables de reconnaître cette forme d'antigènes. Pour être reconnus par les lymphocytes T, les antigènes doivent être exposés à la surface d'une cellule associée à des molécules du système HLA. Le lymphocyte T4 recon-

naît par exemple un antigène présenté par un macrophage après phagocytose d'un germe. Le lymphocyte T8 reconnaît par exemple un antigène exposé à la surface d'une cellule infectée par un virus ou à la surface d'une cellule cancéreuse.

IMMUNITÉ HUMORALE

Les lymphocytes B sont les cellules immunocompétentes sollicitées au cours de la réponse immunitaire spécifique humorale. Les lymphocytes B, activés par l'antigène, deviennent des plasmocytes. Ces derniers fabriquent des anticorps également appelés immunoglobulines, destinés à détruire l'antigène.

▲ *Les immunoglobulines*

Les immunoglobulines comprennent :
- les immunoglobulines fixées sur les lymphocytes B, ce sont les récepteurs de ces derniers (IgD, IgM);
- les immunoglobulines circulantes, ce sont les anticorps (IgE, IgA, IgM, IgG).

ESSENTIEL
La synthèse des immunoglobulines est déterminée par l'introduction d'un antigène dans l'organisme. L'antigène réagit spécifiquement avec l'immunoglobuline dont il a déterminé la production.

ESSENTIEL
Il est important de comprendre le pouvoir de liaison spécifique qui existe entre l'anticorps et l'antigène qui a provoqué sa formation. La liaison antigène/anticorps relève d'une complémentarité de structure entre une portion de l'anticorps et le déterminant antigénique.

LA STRUCTURE : les immunoglobulines sont retrouvées dans le plasma, les liquides extra-vasculaires et les diverses sécrétions de l'organisme. Elles sont couramment exprimées par le symbole Ig.
On distingue cinq grandes classes d'immunoglobulines. Chaque classe est désignée par une lettre que l'on place après le symbole Ig. On distingue ainsi par ordre de concentration décroissante dans le plasma : les IgG, IgA, IgM, IgD, IgE.
Toutes les immunoglobulines possèdent une même structure de base composée d'une unité de quatre chaînes de polypeptides, identiques deux à deux, et reliées entre elles *(fig. 14.5)*. On trouve :
- deux chaînes longues, qui sont appelées chaînes lourdes ou chaînes H (pour *Heavy* en anglais).
- deux chaînes courtes, qui sont appelées chaînes légères ou chaînes L (pour *Light* en anglais).

Chaque chaîne légère est reliée à une chaîne lourde par une liaison chimique composée de deux atomes de soufre (pont disulfure). Chaque chaîne lourde est liée à l'autre par un ou plusieurs ponts disulfures.
Les cinq classes d'immunoglobulines se distinguent les unes des autres selon le type de chaîne lourde qu'elles contiennent. On distingue donc cinq types de chaînes lourdes, γ, δ, μ, α, ε, qui correspondent respectivement aux immunoglobulines IgG, IgD, IgM, IgA, IgE.

CARACTÉRISTIQUES : les IgG représentent plus de 75 % des immunoglobulines du sérum humain normal. Elles sont couramment appelées gamma-globulines. Chaque IgG est constituée d'une unité. Leur concentration plasmatique est de 12 g/l. Elles agissent sélectivement sur les bactéries et les virus. Ce sont les seules immunoglobulines capables de traverser le placenta afin d'assurer une défense immunitaire au nourrisson durant les six premiers mois de la vie.

Les **IgM :** il en existe deux catégories. Certaines constituent une partie des récepteurs des lymphocytes B. D'autres, constituées de cinq unités élémentaires, sont les plus volumineuses des immunoglobines circulantes. Leur concentration plasmatique est de l'ordre de 1,5 g/l. L'activité des IgM est marquée dans la lutte contre les bactéries et les virus.

Les **IgA** sont constituées chacune de deux unités de base. Il en existe deux types :
- les IgA sériques, dont la concentration plasmatique est de l'ordre de 2 g/l;
- les IgA exocrines, qui sont les principales immunoglobulines des sécrétions salivaires, gastro-intestinales, nasales, bronchiques et génito-urinaires. Elles assurent la protection des muqueuses. Ce sont les anticorps majoritaires présents dans le lait.

Les **IgD** forment une autre catégorie des récepteurs des lymphocytes B. Leur fonction est assez mal connue.

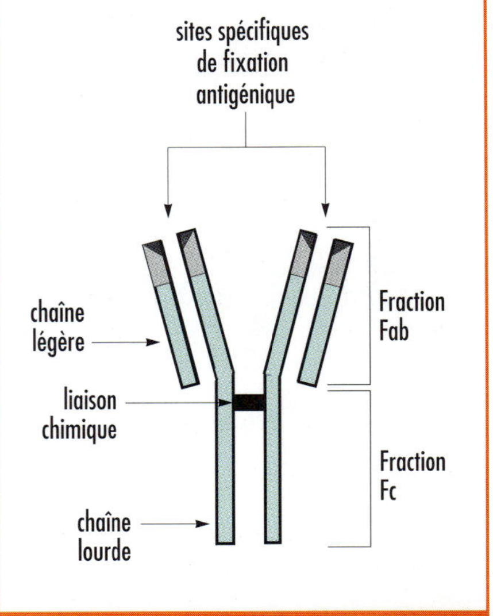

Fig. 14.5 • Structure de base d'une immunoglobuline.

Les **IgE** sont présentes à l'état de trace dans le plasma. On les retrouve abondamment, en revanche, au cours des pathologies parasitaires et allergiques.

▲ *Réponse humorale : réponse anticorps*

Lorsque l'antigène pénètre dans l'organisme, il est amené jusqu'au tissu lymphoïde. Là, il déclenche la synthèse des immunoglobulines par les lymphocytes B.

CLINIQUE
La réponse des lymphocytes B et leur devenir : la réponse immunitaire de type humoral, sollicite, nous l'avons dit, les lymphocytes B. La réponse des lymphocytes B se produit classiquement selon trois séquences :
- *l'activation des lymphocytes B : le lymphocyte B, qui est physiologiquement au repos, augmente son volume et son activité métabolique ;*
- *les lymphocytes B se multiplient ;*
- *les lymphocytes B se différencient. Cette différenciation se fait d'une part en plasmocytes, pour la majorité d'entre eux (les plasmocytes sont les cellules principales sécrétrices d'immunoglobulines), et d'autre part en cellules mémoires qui ont pour rôle de conserver « l'identité » de l'antigène. Ce mécanisme leur permet de répondre plus vite, de façon immédiate et plus efficacement, en cas de réinfection.*

LA FABRICATION DES IMMUNOGLOBULINES ET LEUR DEVENIR : avant l'introduction de l'antigène dans l'organisme, comprenons qu'il n'existe pas d'anticorps dirigé contre lui. La réaction des anticorps peut être divisée en trois phases :

- une phase de latence, au cours de laquelle les immunoglobulines n'apparaissent pas encore : elles sont « en cours de formation ». La durée de cette période est variable, elle dépend du mode de pénétration de l'antigène dans l'organisme, de la dose administrée et de la nature de l'antigène ;
- une phase d'élévation massive du taux des immunoglobulines ;
- une phase de décroissance du taux d'immunoglobulines jusqu'à disparition complète de celles-ci ou maintien d'un taux résiduel, généralement faible. Ce taux résiduel est le témoin de la pénétration de l'antigène à un moment donné dans l'organisme.

Au cours de ce premier contact avec l'antigène, on observe parmi les classes d'anticorps sécrétés une montée en premier lieu des IgM, puis une augmentation, au bout de quelques jours, des IgG. Tandis que le taux d'IgM diminue, le taux d'IgG, lui, augmente. Après quelques semaines, le taux d'IgM devient presque indétectable.

CLINIQUE

Une augmentation du taux d'IgM au cours d'une infection témoigne, au moment du prélèvement, de la précocité de l'infection.

Si le même antigène est réintroduit, la réponse immunitaire est alors différente de ce qui a été décrit précédemment. Cela est dû à l'existence d'une mémoire immunitaire. Celle-ci est créée au moment du premier contact avec l'antigène ; elle s'exprime lors de la réadministration de l'antigène. Cette réponse secondaire présente les caractéristiques suivantes :

- elle se produit pour une dose d'antigène plus faible ;
- les immunoglobulines sont fabriquées plus rapidement et à des concentrations immédiatement plus importantes ;
- ce sont essentiellement des IgG qui sont sécrétées.

La mémoire immunitaire provient d'une partie des lymphocytes B qui se différencient en cellules mémoires au cours de la première infection (primo-infection).

Le rôle des immunoglobulines est d'opsoniser l'antigène et ainsi de favoriser sa destruction par les cellules phagocytaires.

CLINIQUE

En pratique, la fabrication d'immunoglobulines, au cours de pathologies infectieuses, permet deux applications :

- *la vaccination et la sérothérapie ;*
- *le sérodiagnostic : cette méthode permet de faire le diagnostic d'une maladie en détectant et en dosant les anticorps du germe suspect présent dans l'organisme.*

On obtient schématiquement deux types de réponse :

- *il n'y a pas d'anticorps. Ce résultat n'exclut pas l'infection, car le prélèvement a pu être pratiqué pendant la phase de latence. Il faut donc refaire un prélèvement quelque temps plus tard, une quinzaine de jours environ, dans les cas classiques.*
- *il y a des anticorps. Deux possibilités se présentent alors :*
  - *les anticorps présents sont des anticorps résiduels d'une ancienne infection,*
  - *les anticorps présents sont d'une infection en cours ; un sérodiagnostic pratiqué de nouveau deux semaines plus tard, est alors nécessaire.*

Si l'infection est ancienne, le taux d'anticorps reste constant. Si l'infection est en cours, le taux d'anticorps est plus élevé. Il est possible toutefois, dans les cas urgents, de connaître la réponse sans attendre que le taux d'anticorps ne monte. En effet, les IgM, nous l'avons vu, sont synthétisées essentiellement dans la phase initiale de l'infection. Un dosage des IgM nous apprendra immédiatement si l'infection est récente ou pas.

Comment la réponse immunitaire peut-elle être spécifique ?

Il semble que les lymphocytes B au repos portent déjà, au niveau de la membrane cellulaire, des immunoglobulines de surface. Celles-ci présentent des sites de liaison pour l'antigène identiques à ceux des immunoglobulines qui seront sécrétées par les plasmocytes après l'activation du lymphocyte B. Cela entraîne les conséquences suivantes :

- l'antigène choisit les lymphocytes B possédant sur leur membrane le site qui leur est spécifique ;
- l'antigène se combine sélectivement avec ces sites récepteurs ;
- ce contact entraîne l'activation, la multiplication et la différenciation des lymphocytes B, qui deviennent des plasmocytes sécrétant des immunoglobulines spécifiques.

La spécificité de la réponse immunitaire humorale est donc assurée par la fixation de l'antigène sur les immunoglobulines correspondantes portées par les lymphocytes B.

ESSENTIEL

La réponse humorale nécessite la coopération entre les lymphocytes B et les lymphocytes T CD4.

RÔLE DES ANTICORPS : les anticorps synthétisés par les plasmocytes sensibilisés sont ensuite libérés dans le sang. Ils atteignent les sites d'infection. Là, ils se fixent sur les antigènes correspondants et forment des complexes antigènes anticorps, appelés également complexes immuns.

La fixation de l'antigène sur l'anticorps entraîne les phénomènes suivants :

- activation du complément et lyse conséquente de la bactérie ;
- stimulation de la phagocytose ;
- activation de cellules, appelées cellules K (pour *killer* en anglais), cellules « tueuses » qui ont pour fonction de lyser les micro-organismes sur lesquels sont fixés les anticorps, de tuer les cellules cibles sensibilisées par un anticorps.

S'il s'agit d'un virus, les anticorps se fixent sur sa paroi et permettent sa phagocytose. Ils empêchent également le virus de pénétrer dans la cellule.

CLINIQUE

Vaccination et sérothérapie

L'immunité humorale, qui se traduit par la fabrication d'immunoglobulines spécifiques, amène à deux utilisations pratiques dans la prévention et/ou le traitement de certaines infections :

- *la vaccination ;*
- *la sérothérapie.*

VACCINATION

▲ *Principe*

ESSENTIEL

*La vaccination est un principe d'**immunisation active**. L'organisme est en effet amené à sécréter lui-même des anticorps contre un antigène spécifique administré volontairement. Les anticorps fabriqués alors confèrent une immunité qui protégera l'organisme d'une attaque ultérieure par le micro-organisme contre lequel il a été vacciné.*

La vaccination est utilisée contre de nombreux micro-organismes : bactéries, virus et parasites. La substance est injectée par voie sous-cutanée ou absorbée par voie orale. Cette substance est appelée vaccin.

▲ *Nature du vaccin*

CLINIQUE

Les vaccins peuvent être de différentes natures.

On trouve :

- *des germes microbiens en petites quantités, vivants, atténués ou tués : un germe vivant atténué a perdu son pouvoir pathogène, mais il est vivant ;*
- *une toxine d'origine bactérienne : certains germes sont en effet nocifs à cause de la toxine qu'ils fabriquent. Cette toxine est habituellement inactivée par chauffage, elle est alors appelée anatoxine.*

▲ *Types de vaccins et calendrier des vaccinations*

Le tableau 14.1 présente les différents types de vaccins et le tableau 14.2 indique le calendrier des vaccinations.

BCG = vaccination contre la tuberculose.

Polio = vaccination contre la poliomyélite antérieure aiguë.

Tableau 14.1 - Les différents types de vaccins

Bactérien ou viral	Cible du vaccin	Mode d'action
Bactérien	BCG	Vivant atténué
Bactérien	Tétanos	Anatoxine
Viral	Poliomyélite (administré par voie buccale)	Vivant atténué
Viral	Poliomyélite (administré par voie injectable)	Inactivé
Viral	Rubéole Rougeole Oreillons	Vivants atténués
Viral	Hépatite B	Inactivé
Viral	Grippe	Inactivé
Bactérien	Diphtérie	Anatoxine
Bactérien	Typhoïde	Tué
Bactérien	Choléra	Tué
Viral	Fièvre jaune (amarile)	Vivant atténué
Viral	Rage	Inactivé

Voici les caractéristiques des différents vaccins :

Le **BCG** (bacille Calmette-Guérin) : dans plusieurs pays, le vaccin BCG est injecté à la naissance ou dans le premier mois de la vie car c'est une période où le risque d'infection est encore faible. En France cette politique vaccinale est différente : la vaccination précoce est imposée lorsqu'il existe un risque de tuberculose dans l'environnement proche de l'enfant. Sinon, la vaccination BCG est obligatoire pour tous les enfants avant l'âge de six ans ou avant toute entrée en crèche, en scolarité ou en nourrice ; c'est-à-dire toute collectivité. De neuf à douze mois après la vaccination BCG, un test tuberculinique (intradermo-réaction ou IDR) doit être pratiqué afin de vérifier l'efficacité de l'immunité acquise.

Le **DT-polio** : la primo-vaccination débute au troisième mois de la vie (elle peut être pratiquée à deux mois). Elle comprend trois injections à un mois d'intervalle puis un rappel au bout d'un an, puis un rappel tous les cinq ans jusqu'à l'âge de vingt et un ans. Les vaccinations antitétanique et antipoliomyélitique sont à refaire tous les dix ans après l'âge de vingt et un ans.

Le **ROR** (rougeole/oreillons/rubéole) : contre ces trois maladies existe une association de vaccins regroupés en une dose injectable. Ce vaccin est commercialisé sous le nom de ROR® ou Trimovax®. Ce n'est pas une vaccination obligatoire mais elle est fortement conseillée, en particulier chez le garçon pour le risque encouru en cas de contagion ourlienne (oreillons); chez la fille, en raison des conséquences graves s'il y a contagion, notamment de rubéole, pendant la grossesse. Si le vaccin n'est pas effectué entre un an et deux ans, il est pratiqué, à l'âge de onze à treize ans. Lorsque le vaccin antirubéole est pratiqué tardivement chez les femmes, il est indispensable de s'assurer qu'il n'y a pas de grossesse en cours au moment de la vaccination et qu'il n'y en aura pas au cours des 2 mois qui suivent la vaccination, ce qui impose une contraception efficace. La vaccination contre la rubéole est recommandée par exemple au cours de la visite prénuptiale et impérative avant la sortie de maternité si la sérologie prénatale est négative ou inconnue.

Le **vaccin contre la coqueluche** est associé à la vaccination DT polio. La vaccination est mise en route, traditionnellement à trois mois, quatre mois, cinq mois et dix-huit mois, aucun rappel n'est ensuite pratiqué.

La **vaccination anti-*Haemophilus influenzae*** est fortement conseillée en raison du risque de méningite. Les modalités de vaccination sont les suivantes :

1. si le vaccin est effectué sur un nourrisson âgé de un à six mois : trois injections pratiquées à un mois d'intervalle et un rappel à un an ;
2. si le vaccin est effectué sur un nourrisson âgé de six mois à un an : deux injections pratiquées à un mois d'intervalle et un rappel à un an ;
3. si le vaccin est effectué sur un jeune enfant âgé de plus d'un an, une seule injection est pratiquée.

CONSERVATION DES VACCINS ET INTERVALLE ENTRE LES VACCINATIONS : les vaccins doivent être conservés à une température de + 4 °C.

Un intervalle minimal de quatre semaines doit être respecté entre deux

Tableau 14.2 - Calendrier de vaccinations 1998-1999 en France

Âge	Vaccins	
Dès le 1er mois	BCG	La vaccination **BCG précoce** est réservée aux enfants vivant dans un milieu à risque. La vaccination par le BCG doit être pratiquée avant **l'entrée en collectivité** incluant la garde par une assistante maternelle. L'épreuve tuberculinique doit être pratiquée de trois à douze mois plus tard.
À partir de 2 mois	Diphtérie, tétanos, coqueluche, polio, *Haemophilus influenzae b,* Hépatite B — 1re injection	Le vaccin **polio injectable** est recommandé, surtout pour les primovaccinations, en réservant le vaccin polio oral pour des situations épidermiques ou en rappel.
3 mois	Diphtérie, tétanos, coqueluche, polio, *Haemophilus influenzae b,* Hépatite B — 2e injection	
4 mois	Diphtérie, tétanos, coqueluche, polio, *Haemophilus influenzae b,* Hépatite B — 3e injection	
À partir de 12 mois	Rougeole, oreillons, rubéole	La vaccination associée **rougeole-oreillons-rubéole** est recommandée de façon indiscriminée pour les **garçons et les filles.** La vaccination contre la rougeole doit être pratiquée plus tôt, à partir de **9 mois** pour les enfants vivant en collectivité, suivie d'une revaccination six mois plus tard, en association avec les **oreillons et la rubéole.** En cas de menace d'épidémie dans une collectivité d'enfants, on peut vacciner tous les sujets supposés réceptifs de plus de 9 mois. La vaccination immédiate peut être efficace si elle est faite moins de trois jours après le contact.
16-18 mois	Diphtérie, tétanos, coqueluche, polio, *Haemophilus influenzae b* : 1er rappel; Hépatite B — 4e injection	Lors du 1er rappel, on peut, si nécessaire, faire en un site d'injection séparé la **vaccination associée rougeole-oreillons-rubéole.**
Avant 6 ans	BCG	La vaccination par le **BCG** doit être pratiquée pour **l'entrée en collectivité.** L'épreuve tuberculinique doit être pratiquée de trois à douze mois plus tard.
6 ans	Diphtérie, tétanos, polio	
	Rougeole, oreillons, rubéole : 2e rappel	La vaccination associée **rougeole-oreillons-rubéole** est recommandée chez les enfants **n'ayant pas encore été vaccinés.** L'entrée à l'école est une bonne occasion de vacciner éventuellement le même jour que pour **diphtérie, tétanos, polio et/ou BCG.**
11-13 ans	Diphtérie, tétanos, polio — 3e rappel	
	Rougeole, oreillons, rubéole	**Pour tous les enfants, garçons et filles, non vaccinés** et n'ayant pas eu la maladie, en primovaccination ou en 2e injection pour les **enfants vaccinés.**
	Hépatite B	Soit une injection de rappel si la vaccination complète a été pratiquée dans l'enfance, soit un schéma complet (en 3 ou 4 injections).
	BCG	Les sujets aux tests tuberculiniques négatifs, vérifiés par **IDR,** seront vaccinés ou revaccinés (1).
16-18 ans	Diphtérie, tétanos, polio — 4e rappel	
	Rubéole pour les jeunes femmes non vaccinées	La vaccination contre la rubéole est recommandée, par exemple lors d'une visite de contraception ou prénuptiale ; la sérologie préalable et post-vaccinale n'est pas utile. Il est nécessaire de s'assurer de l'absence d'une grossesse débutante (1er mois) et d'éviter toute grossesse dans les deux mois suivant la vaccination en raison d'un risque tératogène théorique.
	Épreuve tuberculinique suivie du BCG en cas de négativité	Si la sérologie prénatale est **négative ou inconnue,** la vaccination devra être pratiquée immédiatement après l'accouchement, **avant la sortie de la maternité.**
18-70 ans	Tétanos, polio	Tous les dix ans.
	Hépatite B	Tous les cinq ans (uniquement en cas de situation à risque ou à risque d'exposition).
	Rubéole	Pour les femmes non vaccinées jusqu'à 45 ans.
À partir de 70 ans	Tétanos, polio	Tous les dix ans.
	Vaccination antigrippale	Annuelle.

1. Après deux vaccinations par le BCG réalisées par voie intradermique, les sujets qui ont une intradermo-réaction à la tuberculine négative sont considérés comme ayant satisfait aux obligations vaccinales.

injections de vaccins si le premier est un vaccin vivant; un intervalle de plus d'une semaine est de rigueur après un vaccin tué.

VACCINATIONS OBLIGATOIRES EN FRANCE :
- le DT polio;
- le BCG.

Deux autres vaccins sont obligatoires pour les professions de santé :
- le vaccin contre l'hépatite B (Engérix B® ou Gen-hevac B®);
- le vaccin contre la typhoïde (Typhim® ou TAB®) pour le personnel travaillant en laboratoire.

Les contre-indications : la vaccination est contre-indiquée dans les cas suivants :
- état de déficit immunitaire congénital ou acquis, Sida par exemple , ou encore traitement immunosuppresseur, corticothérapie au long cours;
- état aigu fébrile;
- maladie infectieuse;
- poussée de maladie rénale.

VACCINATION CHEZ LA FEMME ENCEINTE : chez la femme enceinte, des vaccins sont à proscrire absolument en raison du risque majeur encouru par le fœtus. La situation idéale serait évidemment de procéder à toutes les vaccinations possibles avant la gestation, ce qui n'est évidemment pas réalisable, notamment à l'occasion d'un voyage ou d'une épidémie...

CLINIQUE

Les vaccins réputés sans danger pendant la grossesse sont les suivants :
- *antitétanique ;*
- *antipoliomyélitique inactivé (injectable) ;*
- *antihépatitique B ;*
- *antihépatitique A ;*
- *antigrippal ;*
- *anticholérique.*

Les vaccins à éviter formellement en cours de grossesse (ce sont des contre-indications de principe, ce qui signifie qu'aucune activité réellement tératogène n'a été mise en évidence à ce jour ; rien ne prouve non plus qu'il n'y ait aucun risque) :
- *antipoliomyélitique vivant atténué (par voie buccale) ;*
- *antivariolique ;*
- *antirubéolique ;*
- *BCG ;*
- *antirougeole ;*
- *anti-oreillons ;*
- *antidiphtérie ;*
- *anticoqueluche ;*

.../...

.../...
- *antityphoïde ;*
- *antiamarile (contre la fièvre jaune) ;*
- *antirabique.*

CLINIQUE

Il est nécessaire de savoir que la plupart des médecins homéopathes sont opposés à la vaccination généralisée. Tout en respectant les vaccinations obligatoires (différentes d'un pays à l'autre), certains recommandent :
- *de retarder au maximum le moment de vacciner un enfant ;*
- *de juger du besoin réel de l'enfant par rapport aux vaccinations non obligatoires.*

(Dr Bourgarit, R., Soigner votre enfant par l'homéopathie, Paris, Marabout (1984).)

▲ Sérothérapie

La sérothérapie repose sur un principe d'**immunisation passive**. L'organisme ne fabrique pas d'anticorps car on lui administre des immunoglobulines déjà préformées chez un autre individu. Les anticorps sont alors recueillis et réinjectés en cas de besoin. L'injection du sérum se pratique par voie intramusculaire.

La protection apportée par ce type d'immunisation est rapide car les anticorps injectés se fixent immédiatement sur l'antigène mais elle est de courte durée (quelques semaines). C'est une méthode utilisée lorsque la prévention et/ou le traitement doivent être rapides.

▲ Provenance et indications des sérums

La plupart des sérums proviennent de donneurs humains chez lesquels ont été recueillis des anticorps au décours de maladies infectieuses ou de vaccinations répétées. Certains sérums peuvent être d'origine animale (cheval). Il existe deux grands types de sérum :
- les sérums polyvalents;
- les sérums spécifiques.

Les sérums polyvalents sont obtenus à partir de plusieurs donneurs. Ils contiennent des IgG dirigées contre différents germes.

Les sérums spécifiques ne contiennent que des IgG ou des IgM ou encore des IgA dirigées contre un germe donné et pas un autre.

Les sérums sont utilisés lorsque l'immunité humorale d'un sujet est déficiente (de façon congénitale ou acquise). On les utilise également dans la prévention de pathologies telles que :
- les hépatites B et A;
- les oreillons;
- la rougeole;
- le tétanos (en cas de plaie, d'autant plus si la plaie est souillée ou si elle est vue tardivement). On associera en plus une vaccination antitétanique complète ou un simple rappel (si la vaccination remonte à moins de dix ans).

▲ Réactions de l'organisme à l'injection d'un sérum

La sérothérapie peut provoquer des réactions dites allergiques, car l'anticorps injecté peut être considéré par l'organisme receveur comme un antigène. Il déclenche alors la production d'anticorps contre ce type d'antigène.

CHOC ANAPHYLACTIQUE : c'est un accident rare mais redoutable qui survient le plus souvent après l'injection de sérums (d'origine animale surtout), mais aussi de médicaments (antibiotiques, par exemple).

Il résulte de l'injection une production massive par l'organisme d'une classe d'anticorps, les IgE. Ces derniers sont capables de se fixer sur certaines cellules, notamment les mastocytes et les polynucléaires basophiles, ce qui déclenche la libération de médiateurs chimiques (histamine, prostaglandines, leucotriènes). Ces médiateurs chimiques entraînent une vasodilatation importante, une augmentation de la perméabilité vasculaire, une contraction des fibres musculaires bronchiques. C'est une urgence médicale absolue car le sujet présente rapidement une chute brutale de la pression artérielle, un ralentissement important du rythme cardiaque pouvant aboutir à l'arrêt cardiaque. Parallèlement, on observe une insuffisance respiratoire aiguë.

(Notons que le choc anaphylactique peut également se produire après une piqûre d'insecte ou après l'ingestion d'allergènes d'origine alimentaire.)

L'utilisation de globulines spécifiques humaines a remplacé certaines sérothérapies, permettant d'éviter le risque de réaction anaphylactique sévère.

CLINIQUE

Il existe une méthode préventive contre l'apparition d'un choc anaphylactique au cours d'une injection de sérum : c'est la méthode de Besredka.

.../...

> **.../...**
>
> *On l'emploie assez fréquemment au cours de sérothérapies antitétaniques répétées.*
> *Il s'agit d'injecter le sérum en trois séquences à cinq minutes d'intervalle. La première injection contient 1/10e de la totalité du sérum ; la deuxième injection contient la moitié de la quantité restante et la troisième injection contient le reste du sérum.*
> *Les cinq minutes réglementaires exigées entre chaque injection sont destinées à repérer les premiers signes d'un choc éventuel.*

> ESSENTIEL
>
> *Le principe de sérothérapie est appliqué naturellement de la mère à l'enfant au cours de deux occasions :*
> - *à travers le placenta où sont échangées les IgG maternelles chez le fœtus ;*
> - *au cours de la lactation où des IgA transportées par le lait maternel passent de la mère à l'enfant.*
>
> *Au cours des six premiers mois de la vie, l'enfant est peu pourvu en anticorps de son propre cru, et utilise les anticorps de la mère pour se défendre.*

Immunité cellulaire

L'immunité cellulaire spécifique est assurée essentiellement par les lymphocytes T8, appelés également cytotoxiques. Nous avons étudié précédemment *(v. p. 161)* l'existence d'un système de reconnaissance cellulaire chez un même individu : le système HLA.
Le système HLA, rappelons-le, est caractérisé par la présence d'un groupe de protéines spécifiques, présentes à la surface des cellules nucléées d'un même organisme.
Les lymphocytes T reconnaissent un fragment d'antigène s'il est exposé à la surface d'une cellule, associé à une molécule HLA.
Le lymphocyte T4 reconnaît un fragment d'antigène, s'il est associé à une molécule HLA de classe 2. Généralement, c'est le macrophage qui sert de cellule présentant l'antigène aux lymphocytes T4, après phagocytose d'un germe, en présentant un fragment de ce germe à sa surface. La reconnaissance du fragment d'antigène par le lymphocyte T4 est favorisée par la sécrétion d'interleukine 2 par le macrophage. Après reconnaissance du fragment d'antigène, le lymphocyte T4 est activé, c'est-à-dire qu'il se divise pour former un clone. La plupart des lymphocytes T4 issus de ce clone sécrètent différentes substances dont l'interleukine 2. La fonction de l'interleukine 2 est de stimuler la prolifération d'autres catégories de cellules immunitaires dont les lymphocytes T8, B, etc.
Certains lymphocytes T4 issus du clone se transforment en lymphocytes T4 mémoires.
En revanche, le lymphocyte T8 reconnaît un fragment d'antigène, s'il est présenté à la surface d'une cellule associée à une molécule HLA de classe 1. C'est le cas des cellules infectées par un virus, des cellules cancéreuses ou des cellules greffées. Après reconnaissance du fragment d'antigène, le lymphocyte T8 se fixe sur la cellule cible, puis se divise pour former un clone. Les cellules issues de ce clone vont ensuite se fixer sur des cellules présentant un même fragment d'antigène et les détruisent par un mécanisme de cytotoxicité. En effet, les lymphocytes T8 contiennent des molécules appelées perforines capables de percer des trous dans la membrane de la cellule cible et de fragmenter son ADN provoquant ainsi sa mort.

Le point sur...

Il existe des cellules de l'immunité et des substances provenant de cellules immunitaires, dont le rôle est complexe et dont la fonction mérite encore d'être élucidée. Nous leur consacrons un paragraphe spécial car les notions évoquées font appel à d'autres notions que celles vues précédemment.

▲ *Les cellules NK, K*

Ces deux types de cellules ont en commun leur activité fonctionnelle : elles détruisent directement des cellules cibles. Cependant, contrairement aux lymphocytes T qui visent un antigène bien précis, ces cellules sont totalement aspécifiques.

LES CELLULES DE TYPE NK : le symbole NK signifie *natural killer* (« tueur naturel » en anglais) sont capables de tuer une grande variété de cellules cibles. Les cellules NK sont des cellules qui interviennent dans l'immunité cellulaire à un moindre degré que les lymphocytes T. Elles sont différentes des lymphocytes T car elles ne nécessitent pas de reconnaissance préalable des protéines membranaires du système HLA ; elles ne nécessitent pas non plus d'être exposées à l'antigène afin de subir une maturation. Elles entrent en fonction immédiatement. Le mode d'action des cellules NK est identique à celui des lymphocytes T8.
Les cellules NK sont les « cellules des premières heures ». Elles constituent une première ligne de défense à réponse immédiate contre les cellules infectées par les virus et les cellules cancéreuses.

LES CELLULES K : le symbole K signifie *Killer* (« tueur » en anglais). Les cellules K ont pour particularité de reconnaître non pas l'antigène comme nous l'avons déjà dit, mais le fragment Fc des immunoglobulines fixées sur la cellule antigénique. Par conséquent, les cellule K agissent de concert avec les immunoglobulines spécifiques pour provoquer la lyse de la cellule cible.
La cellule K ne conserve aucune mémoire de l'antigène puisque c'est l'immunoglobuline qu'elle reconnaît et non pas l'antigène.

▲ *Les cytokines*

Les cytokines sont synthétisées par les lymphocytes T et B, par les monocytes et les macrophages, les cellules NK, et dans certaines occasions, par des cellules qui ne sont pas d'origine immunitaire (fibroblastes, hépatocytes, cellules endothéliales). Les cytokines sont des protéines qui sont utilisées comme des médiateurs par les cellules qui les produisent.

LEUR ACTION peut s'exercer localement ou à distance.
Localement, elles peuvent agir sur la même population de cellules que celles qui les fabriquent ou sur une population différente (c'est le mode paracrine) ; elles peuvent agir sur les cellules qui les synthétisent (c'est le mode autocrine) ; enfin, elles peuvent agir à distance, transportées par le flux sanguin sur d'autres tissus : moelle osseuse, os, foie, système nerveux central (c'est le mode endocrine).
On observe trois grands types d'activités des cytokines :
- elles agissent sur le système immunitaire en facilitant l'activation et la maturationdes lymphocytes T et B, des macrophages, des granulocytes,

des cellules NK *(fig. 14.6)*; prenons comme exemple, la transformation des lymphocytes B en plasmocytes, réalisée sous l'influence des cytokines produites par les lymphocytes T auxiliaires. De la même façon, la différenciation des lymphocytes T cytotoxiques est sous la dépendance de cytokines produites par des lymphocytes T auxiliaires;

- elles entraînent la maturation et la différenciation de certaines lignées cellulaires à partir des cellules souches;
- elles provoquent, au cours de réactions inflammatoires, une modification de l'activité anabolique et catabolique de l'organisme. Ainsi, la réponse de l'organisme à l'état infectieux se traduit par la fièvre, qui est un moyen de destruction des agents pathogènes thermosensibles. Dans le même ordre d'action, elles orientent la synthèse protéique vers la fabrication de protéines que l'on retrouve dans les phases aiguës inflammatoires (protéine C-réactive, fibrinogène...).

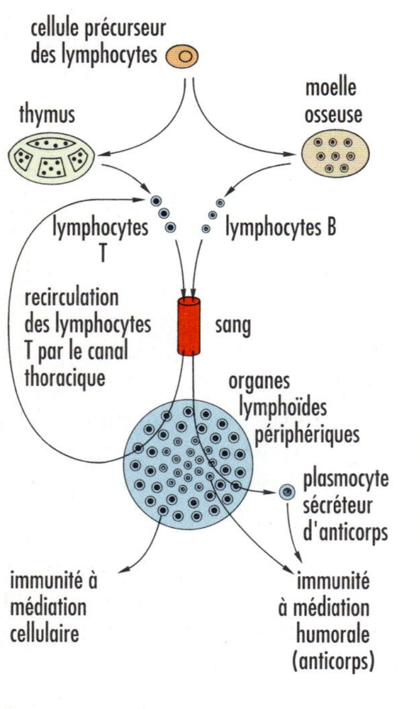

Fig. 14.6 • Interrelations entre les différentes cellules immunitaires.

LES DIFFÉRENTES CYTOKINES :

- les interleukines;
- le facteur de nécrose des tumeurs (TNF);
- les interférons;
- le facteur de croissance des granulocytes et des macrophages (GM-CSF).

Les **interleukines** (IL) : on en distingue huit *(tableau 14.3)*. On les écrit de la façon suivante : IL-1, IL-2, IL-3, IL-4, IL-5, IL-6, IL-7, IL-8, IL-9, IL-10.

Le **facteur de nécrose des tumeurs (TNF) :** on distingue le TNF α ou cachectine et le TNF β ou lymphotoxine. Ils sont fabriqués par les macrophages, les monocytes et les lymphocytes T. Les rôles principaux du facteur de nécrose est le suivant :

- nécrose tumorale : il est activé dans les cancers métastasés;
- rôle majeur dans les processus inflammatoires;
- inducteur de fièvre;
- activation des macrophages;
- prolifération des lymphocytes T;
- augmentation de l'activité des cellules NK.

Les interférons : ce sont des molécules qui possèdent une activité antivirale. On distingue trois types d'interférons :

- l'interféron α, synthétisé par les leucocytes;
- l'interféron β, synthétisé par les fibroblastes;
- l'interféron γ, synthétisé par les lymphocytes T activés et les cellules NK.

L'interféron γ est le plus actif. Les interférons empêchent la réplication virale et la transmission du virus d'une cellule à l'autre. Ils augmentent l'activité des lymphocytes T et surtout celle des cellules NK.

CLINIQUE

L'interféron α est actuellement utilisé dans le traitement des hépatites virales chroniques B et C.

Le facteur de croissance des granulocytes et des macrophages (GM-CSF) : le GM-CSF est un ensemble de facteurs qui induisent la maturation des précurseurs médullaires des granulocytes neutrophiles et éosinophiles et des monocytes. Par ailleurs, il augmente la phagocytose.

Tableau 14.3 - Principales interleukines (IL) : cellules sécrétrices et fonctions

Interleukines	Cellules sécrétrices	Activités
IL-1	Monocytes Macrophages porteurs de l'antigène Certaines cellules de la peau Cellules phagocytaires du foie Fibroblastes Cellules endothéliales Lymphocytes	Stimulation des lymphocytes T et B Stimulation de la fabrication de l'IL-2 par les lymphocytes T Fièvre, somnolence et anorexie par action sur le système nerveux central Lyse osseuse Augmentation de la synthèse protéique (protéines de l'inflammation) par action sur les hépatocytes
IL-2	Lymphocytes T activés	Activation des cellules NK Activation des macrophages Activation des lymphocytes T8 et des lymphocytes T et B
IL-3	Lymphocytes T activés Mastocytes	Maturation des cellules souches
IL-4	Lymphocytes T activés	Activation de la synthèse d'IgE par les lymphocytes B Différenciation des lymphocytes T cytotoxiques
IL-5	Lymphocytes T activés Macrophages	Stimulation de la synthèse d'anticorps

.../...

Tableau 14.3 - Principales interleukines (IL) : cellules sécrétrices et fonctions

Interleukines	Cellules sécrétrices	Activités
.../...		
IL-6	Macrophages Lymphocytes T et B Cellules endothéliales Fibroblastes	Différenciation des lymphocytes B en plasmocytes Activation et différenciation des lymphocytes T Action sur le système nerveux central par synthèse d'ACTH
IL-7	Cellules médullaires	Différenciation précoce des lymphocytes
IL-8	Macrophages Cellules endothéliales	Activation du chimiotactisme, des diverses cellules immunitaires
IL-9	Cellules T	Prolifération des cellules T
IL-10	Cellules T	?

SYNTHÈSE

Le tableau ci-dessous présente l'évolution de la conception de l'immunologie, évolution relativement récente.

IMMUNOLOGIE	
CONCEPTION CLASSIQUE lutte **antimicrobienne** (= angle Pasteurien)	**CONCEPTION ACTUELLE** rôle fondamentale dans le maintien de l'**unicité de SOI**
IMMUNITÉ = ensemble des processus qui assurent la protection de l'organisme vis-à-vis des **agents infectieux**.	**IMMUNITÉ** = capacité du système immunitaire à reconnaître les molécules étrangères et à réagir contre elles tout en étant tolérant vis-à-vis des molécules propres à l'organisme. Chaque individu est un **être unique**. Par les réactions immunitaires, l'organisme préserve son **identité**.
CONCEPTS : – inflammation – phagocytose – anticorps – antigènes (= germes) – etc.	**CONCEPTS :** – soi/non soi – reconnaissance – tolérance – etc.
ANTIGÈNE = toute substance, qui introduite dans l'organisme provoque la formation d'anticorps.	**ANTIGÈNE** = toute molécule (libre ou portée à la surface d'une particule : cellule ou virus) capable d'être reconnue par l'organisme. Un antigène peut induire une réaction immunitaire, c'est le cas des molécules étrangères à l'organisme (non soi), ou ne pas induire de réponse et être toléré, c'est le cas des molécules du soi en général.

Mireille Lintz, 1996

ACTIVITÉS D'INTÉGRATION

1. Quel(s) rapport(s) y a-t-il entre : leucocytes, lymphocytes, plasmocytes, anticorps, antigènes, immunoglobulines ?

2. Schématisez le processus inflammatoire.

3. Pourquoi un sérum injecté après une morsure de serpent peut-il être plus dangereux que la morsure elle-même ?

4. Dans l'odyssée d'Astérix, Caïus Soutien-Mordicus, chef de la police secrète de César, et Zérozérosix, son espion, finissent comme acteurs d'un tout nouveau jeu du cirque inventé par César. Ils sont enduits de miel et servent d'appâts à des milliers d'abeilles. Que risquent-ils ?

Chapitre 15

La respiration

Les cellules de l'organisme travaillent; leur travail implique nécessairement, d'une part l'apport d'oxygène, d'autre part le rejet de gaz carbonique (comparable à un déchet dont la cellule doit se débarrasser après avoir accompli son travail).

Le système respiratoire a pour fonction d'assurer les échanges d'oxygène et de gaz carbonique entre l'organisme humain et le milieu extérieur. Le transport de ces gaz, des cellules aux poumons, se fait par l'intermédiaire du sang.

Nous allons étudier dans ce chapitre les éléments du corps qui interviennent dans le phénomène de la respiration, la fonction dévolue à chacun ainsi que les phénomènes physiques et chimiques qui en découlent.

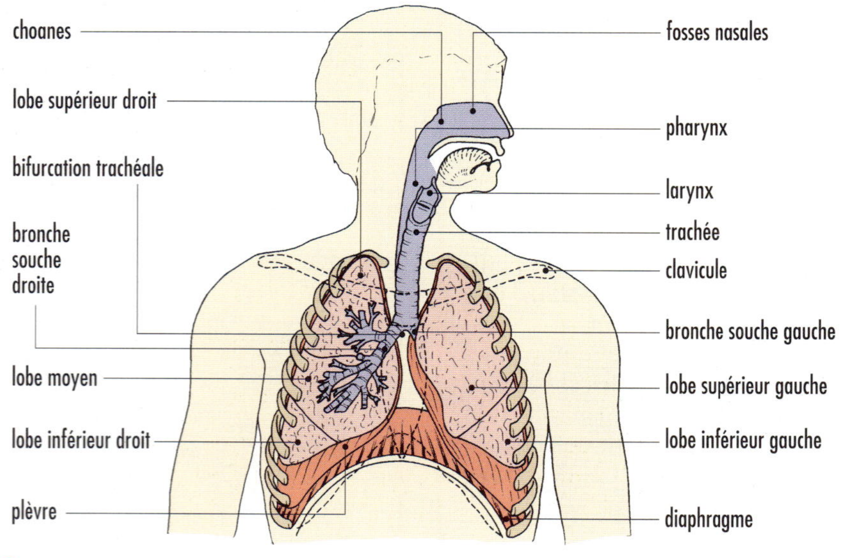

Fig. 15.1 • Schéma de l'appareil respiratoire.

L'APPARIEL RESPIRATOIRE

Quels sont les organes qui interviennent dans la respiration *(fig. 15.1)*? Quelle est leur fonction?
Nous distinguons trois types de structures :

- les voies aériennes supérieures, chargées d'apporter l'air dans les poumons. Ce sont des « conduits d'air »;
- les poumons;
- les structures thoraciques, qui permettent la circulation de l'air dans les poumons.

ORGANISATION ANATOMIQUE

Pour comprendre la disposition exacte des éléments suivants, il est conseillé de se reporter à la partie 1, chapitre 1 *(v. fig. 1.13, p. 10 et 1.18, p. 14).*

▲ *Les voies aériennes supérieures*

Les voies aériennes supérieures comprennent :

- les fosses nasales, dont les orifices antérieurs sont les narines *[v. chap. 1, p. 14]*;
- le pharynx, qui est un conduit commun à l'air et aux aliments puisqu'il fait communiquer d'une part la bouche et l'œsophage, et d'autre part les fosses nasales et le larynx *[v. chap. 1, p. 10]*.

Le pharynx est un carrefour. Il est divisé en :

– rhinopharynx, étage supérieur où il communique avec les orifices postérieurs des fosses nasales appelés les choanes;
– buccopharynx, étage moyen où s'ouvre en arrière la cavité buccale;
– laryngopharynx, étage inférieur où il communique directement avec le larynx;

- le larynx, au niveau duquel se situent les cordes vocales;
- la trachée, qui fait suite au larynx *[v. chap. 2, p. 22]*;
- les bronches souches (droite et gauche), qui sont les deux branches de division de la trachée. Chacune pénètre dans un poumon au niveau du hile pulmonaire *[v. chap. 2, p. 23]*.

▲ *Les poumons*

Les poumons sont au nombre de deux : un poumon droit et un poumon gauche. Ils sont constitués de trois lobes à droite, de deux lobes à gauche, comparti-

mentés en plusieurs segments. Après leur pénétration dans les poumons, les bronches souches se subdivisent en bronches de plus en plus petites, correspondant aux différents lobes. Les ultimes ramifications sont les bronchioles, débouchant dans les alvéoles *[v. chap. 2, p. 25]*.
Les alvéoles sont de petits « sacs » à paroi extrêmement mince et richement vascularisée. On en décompte environ cinq cents millions. C'est à leur niveau que s'effectuent les échanges gazeux *(v. fig. 2.10, p. 25)*.

ESSENTIEL

Les alvéoles pulmonaires sont le lieu des échanges gazeux au niveau des poumons.

▲ Les structures intervenant dans les mouvements respiratoires

Comme nous pouvons le constater, lorsque nous respirons, notre thorax est animé de deux mouvements : l'un correspond à l'inspiration, l'autre à l'expiration.
Il existe des structures annexées aux poumons, sans lesquelles ces mouvements ne pourraient pas être réalisés, ce sont :

- la cage thoracique : compartiment osseux non rigide *(v. fig. 2.2, p. 21)*;
- les muscles inspirateurs, comprenant :
  - le diaphragme : épaisse lame musculaire qui sépare la cage thoracique de l'abdomen. C'est le muscle fondamental de l'inspiration *(fig. 15.1)*;
  - les muscles intercostaux, placés entre les côtes *(v. fig. 2.3 et 2.4, p. 21)*;
  - les muscles scalènes, petit dentelé postérieur et supérieur;
- les muscles expirateurs, n'intervenant que dans l'expiration forcée :
  - le petit dentelé postérieur et inférieur,
  - le carré des lombes *(v. fig. 3.5, p. 35)*,
  - les muscles de la paroi abdominale *(v. fig. 3.3, p. 34)*;
- la plèvre : membrane séreuse des poumons. Autour de chaque poumon existe une plèvre repliée sur elle-même et par conséquent constituée de deux feuillets : un feuillet (dit feuillet pariétal), qui est fermement attaché à la paroi interne de la cage, et un feuillet (dit feuillet viscéral), qui tapisse le poumon. Entre ces deux feuillets existe un espace très mince empli d'un liquide de glissement : le liquide intrapleural. C'est grâce à la plèvre, dont les feuillets sont solidaires l'un de l'autre, mais aussi de la paroi thoracique et des poumons, que le mouvement des masses pulmonaires suit le mouvement de la cage thoracique *(v. fig. 2.1, p. 21 et 2.11, p. 25)*.

ESSENTIEL

La dimension du poumon non distendu est inférieure à la dimension du poumon à l'intérieur de la cage thoracique ; ce qui signifie que le poumon a « normalement » tendance à s'affaisser vers l'intérieur. Ici intervient la notion de pression intrapleurale, qui explique le fait que le poumon, dans des conditions physiologiques normales, reste accolé à la paroi thoracique (par l'intermédiaire de la plèvre).

Explication :
À l'intérieur des alvéoles la pression, dite pression alvéolaire, est égale à la pression atmosphérique (pression de l'air qui nous entoure) soit 0 mmHg. Dans le liquide intrapleural (pression entre les deux feuillets pleuraux), la pression dite pression intrapleurale est inférieure à la pression alvéolaire : elle est de – 4 mmHg.
C'est la différence de pression entre la pression alvéolaire et la pression intrapleurale qui réalise la force nécessaire au maintien du poumon contre la paroi thoracique.

CLINIQUE

Dans certains cas pathologiques, l'air pénètre dans l'espace intrapleural ; cet accident ramène la pression intrapleurale à 0 mmHg, la différence de pression est alors éliminée et le poumon s'affaisse : il s'agit d'un pneumothorax.

Description histologique

La description histologique du système de conduction de l'appareil respiratoire et des alvéoles pulmonaires est importante car elle permet de mieux appréhender leurs fonctions.

▲ Histologie des voies aériennes

Soulignons deux caractéristiques importantes :
1. Les voies aériennes sont revêtues d'un épithélium qui leur permet d'assurer une fonction de nettoyage et de protection locale. L'épithélium est tapissé de cils vibratiles et de mucus. Les cils adoptent un mouvement en permanence dirigé vers le pharynx. Le mucus, sécrété par des glandes et des cellules épithéliales, recouvre comme une pellicule visqueuse l'ensemble des voies aériennes.
Les particules étrangères qui pénètrent dans les voies respiratoires sont dans un premier temps collées au mucus puis ramenées vers le pharynx grâce au mouvement ciliaire. Ce mécanisme débarrasse donc l'organisme d'un certain nombre d'éléments étrangers dont les bactéries font partie.
L'épithélium contient également de nombreuses cellules phagocytaires, qui absorbent les particules, les poussières et les bactéries *(fig. 15.2)*.

CLINIQUE

Des agents nocifs, tels que la nicotine par exemple, réduisent l'activité des cils et stimulent la sécrétion de mucus. Cela provoque, d'une part un encombrement dû au mucus sécrété en excès et non évacué par les mouvements ciliaires (résultat = toux matinale du fumeur), d'autre part une opportunité majeure aux infections pulmonaires, voire à la survenue d'altérations contribuent au développement d'un cancer du poumon.

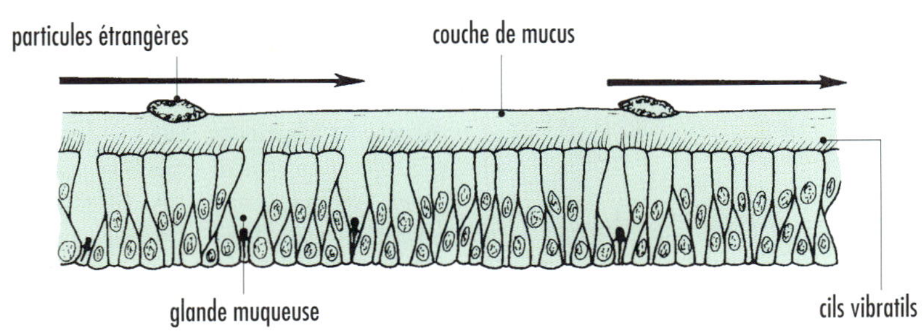

Fig. 15.2 • Épithélium bronchique.
(Les flèches indiquent le sens de déplacement de la couche de mucus.)

2. La paroi des voies aériennes contient des fibres musculaires lisses, qui permettent une modification du calibre des conduits aériens. Ce phénomène est dépendant de l'action du système nerveux végétatif et de certaines hormones. Il s'appelle la bronchomotricité. Nous y reviendrons plus loin *(v. p. 182)*.

▲ *Aspect histologique des alvéoles*

Nous l'avons vu, les alvéoles pulmonaires sont de petits sacs qui se placent dans la continuité des dernières petites bronchioles et signent la fin du parcours des gaz à l'intérieur du poumon avant de passer dans le sang. L'alvéole est un lieu d'échange.

La paroi des alvéoles est très mince. Elle est constituée de deux éléments favorisant totalement sa fonction d'échange :

- une couche unique de cellules épithéliales qui repose sur un tissu conjonctif lâche;
- une grande quantité de vaisseaux capillaires.

L'épithélium alvéolaire *(fig. 15.3)* et l'endothélium capillaire sont extrêmement proches, quelquefois même ils fusionnent, ce qui permet un échange important et rapide d'oxygène et de gaz carbonique entre le sang et l'air alvéolaire.

> DÉFINITION
> *L'importance de l'échange gazeux alvéolo-capillaire est renforcée par la surface alvéolaire totale. En effet, mis à plat, les alvéoles couvrent facilement une surface d'environ 150 m².*

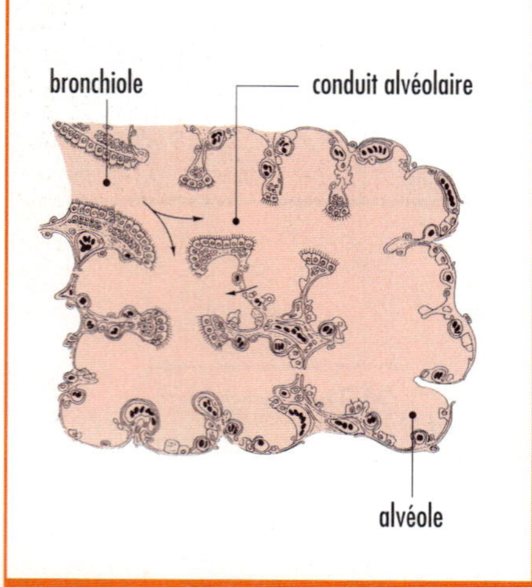

Fig. 15.3 • Épithélium alvéolaire. La minceur de la paroi alvéolaire permet un échange gazeux rapide entre l'air alvéolaire et le sang contenu dans les capillaires.

ÉTAPES DE LA RESPIRATION

> ESSENTIEL
> *Les étapes de la respiration :*
> 1. *La ventilation. Elle correspond à l'arrivée de l'air dans les poumons, à la distribution de l'air à l'intérieur des poumons et à la sortie d'air hors des poumons.*
> 2. *L'étape alvéolaire. Elle correspond à l'échange des gaz entre les alvéoles et le sang, par un mécanisme de diffusion.*
> 3. *L'étape sanguine. Elle correspond au transport des gaz par l'intermédiaire du système circulatoire.*
> 4. *L'étape tissulaire. Elle correspond à l'échange des gaz entre le sang des capillaires tissulaires et les cellules. Ce processus se produit également par un mécanisme de diffusion.*

À partir des données ci-dessus, nous allons procéder à l'étude de chaque étape *(fig. 15.4)*.

VENTILATION

Nous allons étudier ici :

- les mécanismes de l'inspiration, de l'expiration;
- le surfactant : substance indispensable à l'étirement alvéolaire pendant la respiration;
- les différents types de volumes pulmonaires mobilisables ou non.

Afin que l'air circule, les poumons doivent se mobiliser. De fait, comme nous l'avons déjà mentionné, un mouvement respiratoire est composé de deux temps :

- l'inspiration : temps au cours duquel le poumon se remplit d'air;
- l'expiration : temps au cours duquel le poumon rejette l'air.

Afin de comprendre la mécanique ventilatoire, il faut connaître : la **loi de Boyle et Mariotte** (ou loi des gaz parfaits) : la pression exercée par un gaz dans un contenant fermé est inversement proportionnelle au volume du contenant (à température constante, le produit de la pression d'un gaz par le volume qu'il occupe est une constante). Si le volume augmente, la pression diminue, si le volume diminue; la pression augmente.

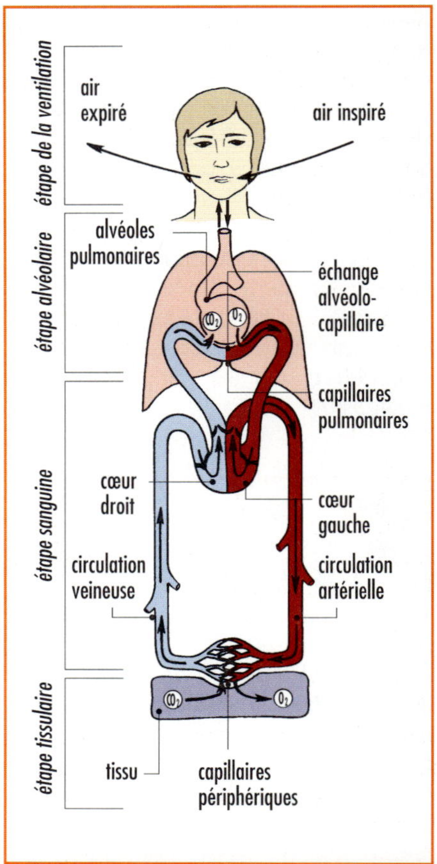

Fig. 15.4 • Les différentes étapes de la respiration.

> ESSENTIEL
> *L'air se déplace toujours à partir d'une région de haute pression vers une région de basse pression.*
> *Dans le cas précis de la ventilation, les deux régions en présence sont l'air atmosphérique et l'air alvéolaire. On distingue par conséquent deux pressions : la pression atmosphérique et la pression alvéolaire.*
> *Lors de l'inspiration, la contraction de certains muscles rattachés à la paroi thoracique augmente les dimensions des poumons; cela a pour conséquence de rendre la pression alvéolaire inférieure à la pression atmosphérique : l'air entre dans les poumons.*
> *Lors de l'expiration, les muscles se relâchent et diminuent les dimensions des poumons. Il en résulte une augmentation de la pression alvéolaire, qui devient supérieure à la pression atmosphérique : l'air sort des poumons.*

▲ *Inspiration*

L'inspiration *(photo 15.1)* est un mécanisme actif dont le but est d'augmenter le volume de la cage thoracique. Elle est due à la contraction des muscles

dits muscles inspirateurs, agissant sur la cage thoracique ; celle-ci transmet aux poumons le même mouvement grâce à la plèvre et à la pression intrapleurale *(v. p. 179)*.
Au cours d'une inspiration, on observe les phénomènes suivants :

- contraction du diaphragme, qui a le rôle principal lors d'une inspiration exécutée dans des conditions normales. La coupole diaphragmatique refoule les viscères de l'abdomen vers le bas *(v. fig. 3.2, p. 34)* ;
- contraction des muscles intercostaux inspirateurs (insérés sur les côtes), qui entraîne un déplacement costal en haut et en dehors. De plus, les côtes s'écartent les unes des autres.

Le mouvement des côtes projette le sternum vers le haut et vers l'extérieur *(v. fig. 3.2, p. 34)*.

▲ *Expiration*

L'expiration *(photo 15.2)* est un phénomène passif qui réduit le volume de la cage thoracique. Lorsque les muscles inspirateurs se relâchent, en fin d'inspiration, les poumons, qui étaient tendus, reviennent à leur dimension d'origine : ils se rétractent.
Le relâchement des muscles de l'inspiration, associé à la rétraction spontanée des poumons, entraîne l'expiration. Au cours d'un effort physique par exemple, l'organisme nécessite une expiration forcée. Cet effet est obtenu en sollicitant les muscles intercostaux expirateurs qui se contractent et réduisent de façon active les dimensions de la cage thoracique. Les muscles abdominaux, surtout, interviennent en poussant le diaphragme dans le thorax.

CLINIQUE

La manœuvre de Heimlich : pourquoi ? comment ?

Cette manœuvre est pratiquée dans le but d'évacuer un corps étranger qui a pénétré dans les voies aériennes supérieures. Le corps étranger est volumineux, le sujet étouffe.
Le principe est de provoquer une expiration forcée suffisamment violente pour expulser le corps étranger. La manipulation est la suivante :
Le sauveteur se place derrière la victime (qui est debout, assise ou couchée) et positionne ses deux poings joints sous la pointe du sternum, juste au-dessus de l'ombilic. Il effectue alors brusquement une poussée vers le haut qui élève fortement le diaphragme, ce qui entraîne une violente expiration.

.../...

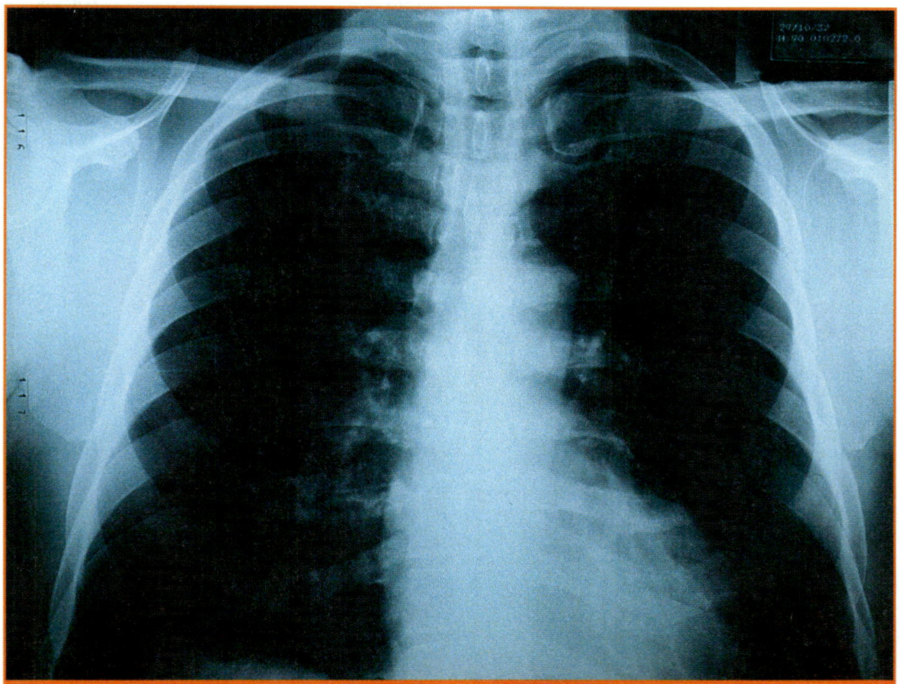

Photo 15.1 • Cage thoracique en inspiration.
Le tissu pulmonaire laisse passer librement les rayons X. Le cœur est visible sous le poumon gauche.

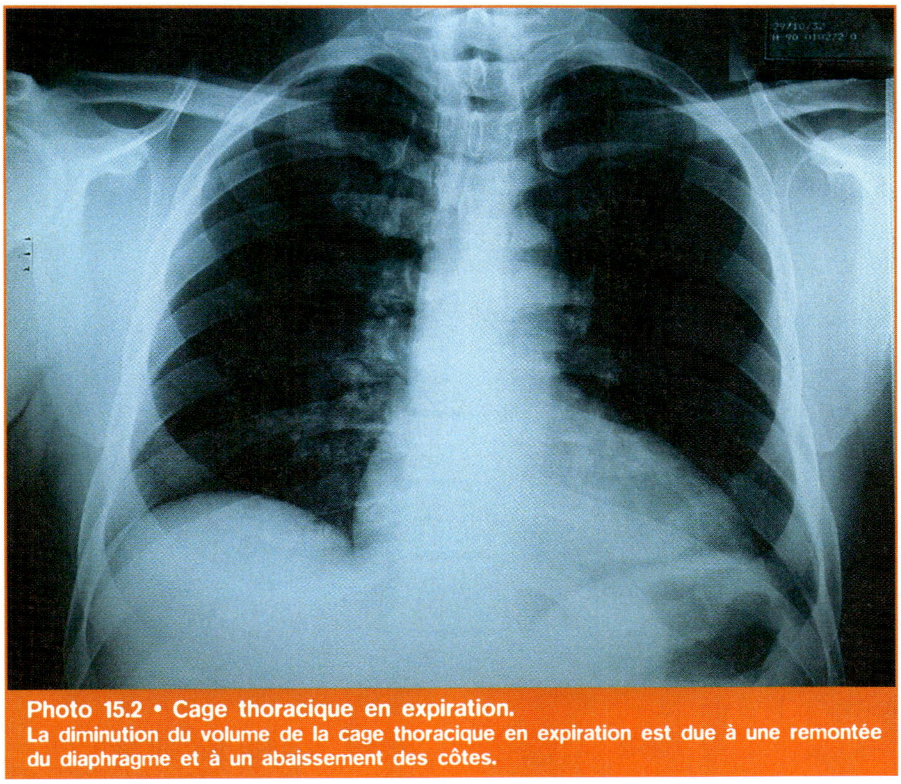

Photo 15.2 • Cage thoracique en expiration.
La diminution du volume de la cage thoracique en expiration est due à une remontée du diaphragme et à un abaissement des côtes.

.../...

C'est une manœuvre difficile (fig. 15.5). On effectue une manœuvre identique chez le nourrisson et l'enfant, mais dans ce cas, une main est placée à plat dans le dos, l'autre dans la région sus-ombilicale à plat, appui portant sur l'abdomen.

▲ *Le surfactant*

Le surfactant est un élément important dans le mécanisme de la ventilation. Comme nous l'avons étudié, le poumon possède une capacité d'extensibilité, c'est ce qui lui permet de se distendre et de se rétracter alternativement.
Le surfactant est une pellicule très mince (environ 0,2 µm) composée de phosphoglycérides. Il est sécrété par

certaines cellules alvéolaires, et recouvre toute la surface interne des alvéoles. Il a pour fonction de réduire la tension superficielle et donc d'augmenter la compliance ou extensibilité pulmonaire. Ce qui signifie qu'à moindre effort, le poumon peut être distendu.

DÉFINITION

La tension superficielle est la tendance de certaines molécules à s'accrocher les unes aux autres et à former une mince membrane.

CLINIQUE

Les enfants prématurés sont souvent atteints du syndrome de « détresse respiratoire du nouveau-né » ou « maladie des membranes hyalines ».
Ce syndrome est dû au fait que chez ces enfants, les cellules productrices de surfactant ne sont pas encore matures et le surfactant manque. Afin de pouvoir inspirer, le nourrisson doit déployer des efforts qui l'épuisent au point de ne plus parvenir à respirer. Cet état peut conduire à la mort.

▲ *Bronchomotricité*

La bronchomotricité est la capacité qu'ont les bronches de modifier leur calibre.
Rappelons que la paroi de l'arbre bronchique est riche en fibres musculaires lisses. Ces fibres sont sous la dépendance du système neurovégétatif parasympathique, qui est bronchoconstricteur. L'innervation sympathique est faible, elle entraîne une bronchodilatation.
La musculature lisse répond également aux variations du taux de gaz carbonique, qui, à une concentration élevée, provoquent une bronchodilatation et, à une faible concentration, entraînent une bronchoconstriction.

DÉFINITION

Dans certains cas pathologiques, le diamètre des voies aériennes prend toute son importance, en particulier dans l'asthme. En effet, cette pathologie est caractérisée par une contraction de la musculature lisse des bronches et par une sécrétion importante de mucus. La circulation de l'air dans l'arbre bronchique peut devenir alors extrêmement réduite et conduire à l'asphyxie.

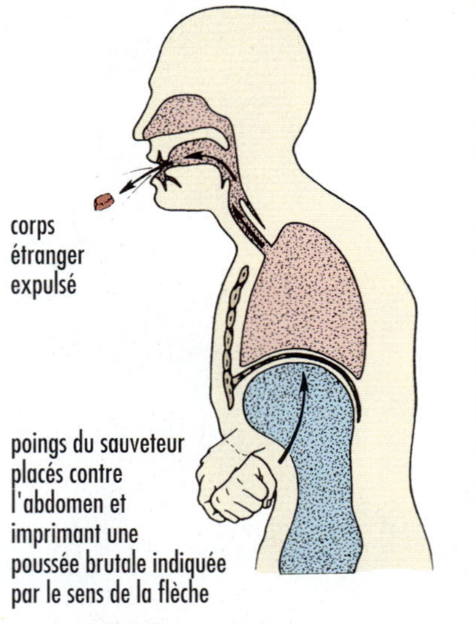

Fig. 15.5 • Manœuvre de Heimlich.

▲ *Volumes pulmonaires*

Nous nous proposons ici d'énumérer des définitions qu'il faut connaître absolument; elles concernent les variations de volume auxquelles peut être soumis le poumon au cours de la respiration (*fig. 15.6*)

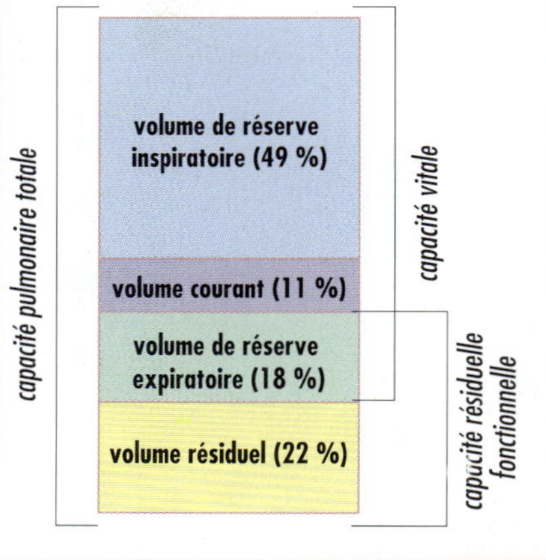

Fig. 15.6 • Volumes gazeux respiratoires.

DÉFINITION

Volume courant (VC)
Le volume courant est le volume d'air qui entre ou qui sort des poumons au cours d'un cycle respiratoire. Le volume courant au repos est de l'ordre de 500 ml.

Volume de réserve inspiratoire (VRI)
Le volume de réserve inspiratoire est le volume d'air qui peut être inspiré au-delà du volume courant de repos. Il est de l'ordre de 2 500 à 3 000 ml.

.../...

.../...

Volume de réserve expiratoire (VRE)
Le volume de réserve expiratoire est le volume d'air qui peut encore être expiré après une expiration normale. Il est de l'ordre de 1 000 ml.

Volume résiduel (VR)
Le volume résiduel est le volume d'air qui reste dans les poumons à la suite d'une expiration maximale. Il est de l'ordre de 1 000 ml.

DÉFINITION

Capacité vitale (CV)
La capacité vitale est la somme du volume courant, du volume de réserve inspiratoire et du volume de réserve expiratoire.
Elle correspond donc à la quantité d'air maximale qui peut entrer et sortir des poumons au cours d'un seul mouvement respiratoire. Elle est de l'ordre de 5 000 ml.

Espace mort
L'espace mort correspond à un volume d'air présent dans l'appareil respiratoire, mais ne participant pas aux échanges gazeux.

N'oublions pas que les échanges gazeux, à l'intérieur des poumons, s'effectuent uniquement au niveau des alvéoles. On distingue deux types d'espace mort : l'espace mort anatomique et l'espace mort alvéolaire.
L'**espace mort anatomique** est le volume d'air contenu dans les voies aériennes conductrices. Il n'atteint jamais les alvéoles pulmonaires et ne participe donc pas aux échanges gazeux. Il est de l'ordre de 150 ml.
L'**espace mort alvéolaire** est un volume d'air contenu dans un territoire alvéolaire qui, pour diverses raisons, n'est pas ou peu perfusé. Les échanges gazeux ne peuvent pas être réalisés à cet endroit car le sang n'atteint pas les alvéoles.

CLINIQUE

L'espace mort alvéolaire peut relever d'une pathologie, mais il est également physiologique car, chez un même sujet, la ventilation et la circulation ne sont pas uniformément distribuées. En effet, physiologiquement, certains territoires alvéolaires sont beaucoup trop ventilés par rapport à leur faible circulation sanguine ; cependant, leur proportion est faible et ne modifie en rien les capacités respiratoires d'un sujet.

L'espace mort total est la somme de l'espace mort anatomique et de l'espace mort alvéolaire.

ÉTAPE ALVÉOLAIRE

Cette étape correspond à l'échange gazeux qui s'effectue entre l'air alvéolaire et le sang des capillaires pulmonaires. Afin de comprendre de quelle façon s'effectuent les échanges gazeux, il est nécessaire de connaître quelques notions de physique sur les propriétés des gaz, et en particulier sur les pressions partielles.

▲ *Pressions partielles*

PRESSION D'UN GAZ : sachons, tout d'abord, qu'un gaz est formé de molécules se déplaçant en permanence très vite. Comme on vient de le voir *(v. p. 179)*, si l'on enferme le gaz dans un espace donné, les molécules se heurtent contre les parois, et ce, d'autant plus fort et fréquemment, que l'espace est réduit. Ce phénomène crée une force appelée pression, dont la valeur est proportionnelle à la quantité de gaz en présence, et donc à sa concentration.

PRESSION PARTIELLE D'UN GAZ : on emploie le terme de pression partielle lorsqu'il existe un mélange de gaz. Pour connaître alors la pression du mélange, il faut se référer à la loi de Dalton, qui dit que, à température constante, la pression totale d'un mélange gazeux est égale à la somme des pressions qu'aurait chacun des gaz s'il occupait seul le volume du mélange.

DÉFINITION

La pression individuelle de chaque gaz contenu dans un mélange est appelée pression partielle. On la représente de la façon suivante :

- *exemple d'une pression partielle d'oxygène : PO_2 ;*
- *exemple d'une pression partielle de gaz carbonique : PCO_2 ;*

Un gaz diffuse toujours d'une zone où sa pression partielle est élevée vers une zone où sa pression partielle est basse, jusqu'à ce que les pressions soient égales dans chaque zone.

Dans un mélange gazeux, chaque gaz se comporte de façon indépendante et diffuse selon son propre gradient de pression.

DÉFINITION

Sang veineux		*Air alvéolaire*
PO_2 = 40 mmHg	←	*PO_2 = 103 mmHg*
PCO_2 = 46 mmHg	→	*PCO_2 = 40 mmHg*

Les flèches représentent le sens de diffusion de l'oxygène et du gaz carbonique.

▲ *Échange gazeux alvéolo-capillaire*

MÉCANISME : le sang qui arrive aux poumons par l'intermédiaire des artères pulmonaires, puis des artérioles, ensuite des capillaires, est du sang veineux systémique. Cela signifie qu'il est chargé du gaz carbonique rejeté par les cellules de l'organisme.
L'objectif de cette étape est de rejeter dans l'air alvéolaire le gaz carbonique et de puiser l'oxygène contenu dans l'air alvéolaire. Lorsque l'échange est terminé, le sang est enrichi en oxygène et poursuit son chemin.
La distance qui sépare la paroi des alvéoles et la paroi des capillaires est, comme nous l'avons vu, très mince, parfois même, l'une et l'autre se confondent. C'est par simple diffusion que les gaz franchissent cette double barrière : l'oxygène et le gaz carbonique suivent leur gradient de pression et diffusent sous l'influence de celui-ci.

DÉFINITION

Sang artériel
PO_2 = 95 mmHg
PCO_2 = 40 mmHg

L'encadré ci-dessous indique la composition gazeuse du sang artériel qui résulte de l'échange entre le sang veineux et l'air alvéolaire.

CLINIQUE

Au cours de certaines pathologies pulmonaires, il est nécessaire de connaître la composition gazeuse du sang artériel afin d'évaluer la perturbation de la diffusion des gaz entre les capillaires et les alvéoles. On effectue alors un prélèvement de sang artériel, au niveau de l'artère radiale ou de l'artère fémorale, qui est ensuite analysé.
*Cet examen est appelé couramment le « **dosage des gaz du sang** ». Il est donc recommandé de connaître les chiffres indiqués ci-dessus.*

LES CONDITIONS NÉCESSAIRES À UN BON ÉCHANGE ALVÉOLO-CAPILLAIRE sont les suivantes :

- intégrité de la membrane alvéolo-capillaire : en effet, il est indispensable que l'intégrité de la membrane soit respectée afin d'assurer une bonne diffusion gazeuse ;

CLINIQUE

Au cours de certaines pathologies, cette membrane est dégradée : dans les fibroses pulmonaires par exemple, elle est moins perméable et s'oppose au passage gazeux ; l'emphysème pulmonaire est un autre exemple de pathologie au cours de laquelle la paroi des alvéoles est dégradée, de plus, les alvéoles sont plus gros mais moins nombreux, ce qui réduit considérablement la surface d'échange totale.

- bon rapport ventilation-perfusion : ventilation et perfusion doivent être uniformément distribuées car tout déséquilibre de l'un ou de l'autre conduira à une mauvaise oxygénation du sang. Nous avons déjà vu qu'il existe un effet « espace mort alvéolaire physiologique », cependant ce dernier est minime et n'intervient pas sur le bon déroulement des échanges gazeux.

CLINIQUE

En pathologie, deux cas peuvent se présenter :

- *un territoire pulmonaire est bien ventilé mais peu ou pas perfusé ; les échanges gazeux sont irréalisables. Il s'agit alors d'un effet espace mort (pathologique) ;*
- *un territoire pulmonaire est bien perfusé mais mal ventilé. Il s'agit d'un effet shunt.*

ÉTAPE SANGUINE

Les gaz se rendent aux tissus et reviennent aux poumons par l'intermédiaire de la circulation sanguine. Comment sont-ils transportés ? Avant d'aborder cette question, il est nécessaire de comprendre comment se comportent les gaz dans un liquide.

▲ *Solubilité des gaz*

Retenons trois points importants :

- les gaz ne se comportent pas tous de la même façon dans un liquide : certains sont plus solubles que d'autres. Prenons l'exemple de l'oxygène, qui est vingt fois moins soluble dans l'eau que le gaz carbonique ;
- le nombre de molécules gazeuses qui vont passer de l'air dans un liquide est directement proportionnel à la pression partielle du gaz dans l'air ; ce qui signifie que plus la pression partielle du gaz dans l'air est élevée, plus la pression partielle dans le liquide de ce même gaz sera élevée ;
- la diffusion d'un gaz se produit toujours d'un milieu de haute pression vers un milieu de basse pression. Cette loi s'applique à l'intérieur d'un liquide, ou d'un milieu aqueux vers un milieu gazeux (ou vice versa), comme cela se produit au cours de l'échange alvéolo-capillaire.

▲ *Transport de l'oxygène*

Ce sont les globules rouges qui prennent en charge la presque totalité de l'oxygène dans le sang. Seulement 1 % environ des molécules d'oxygène circulantes ne sont pas liées aux globules rouges. Ceux-ci contiennent l'hémoglobine *(v. fig. 13.3 p. 152)*. L'hémoglobine est une molécule qui possède quatre atomes de fer. Chaque atome de fer se lie avec une molécule d'oxygène, par conséquent, chaque molécule d'hémoglobine peut transporter quatre molécules d'oxygène.

Lorsque l'oxygène provenant des alvéoles aboutit par diffusion dans le sang des capillaires, il reste très peu de temps sous forme dissoute et est immédiatement capté par l'hémoglobine, qui prend alors le nom d'oxyhémoglobine :

DÉFINITION

Hémoglobine
(Hb)
+
oxygène
(O_2)
=
oxyhémoglobine
(HbO_2)

À propos de la **saturation de l'hémoglobine** :

Il est clair que plus la pression partielle alvéolaire en oxygène est élevée (PaO_2), plus la concentration sanguine en oxygène est élevée (PsO_2).

Rappelons que les gaz se déplacent toujours d'une région de haute pression vers une région de basse pression.

Ces notions étant acquises, il est important de comprendre que lorsque l'oxygène est lié à l'hémoglobine, il ne participe pas à l'établissement de la PsO_2. Par conséquent la PsO_2 reste toujours inférieure à la PaO_2, et l'oxygène continue à diffuser des alvéoles vers les capillaires.

Quand la diffusion s'arrête-t-elle ? Dans des conditions physiologiques normales, la diffusion se poursuit jusqu'à ce qu'il n'y ait plus d'hémoglobine disponible pour transporter les molécules d'oxygène. On parle alors de saturation de l'hémoglobine.

Remarquons sur la courbe de la figure 15.7 deux points importants :

- la courbe de saturation monte très rapidement de 10 mmHg à 60 mmHg pour atteindre environ 90 % de degré de saturation de l'hémoglobine ;
- au-delà de 60 mmHg, la courbe décrit quasiment un plateau pour atteindre 100 % du taux de saturation de l'hémoglobine.

Ce qui signifie, d'une part, qu'à 60 mmHg de PaO_2, l'hémoglobine est déjà presque totalement saturée, et d'autre part, qu'au-delà de 60 mmHg de pression alvéolaire, toute augmentation d'apport en oxygène n'aboutira qu'à une très faible augmentation de la quantité d'oxygène capté par l'hémoglobine.

CLINIQUE

Ces deux constatations sont intéressantes lorsque l'on considère le cas d'un individu dont la PaO_2 est réduite. Cette situation est fréquente lors de pathologies cardio-pulmonaires, mais aussi dans des conditions naturelles telles que la vie en haute altitude. On constate, en observant la courbe, qu'une baisse de PaO_2 de 100 mmHg à 60 mmHg ne constitue pas de danger puisque le taux de saturation de l'hémoglobine ne descend que de 10 % (de 100 % à 90 %).

Ce phénomène constitue une marge importante de sécurité pour assurer l'apport d'oxygène aux tissus de l'organisme.

▲ *Transport du gaz carbonique*

Le gaz carbonique est un déchet rejeté par les cellules. Il est pris en charge par le sang, des tissus jusqu'aux poumons ; là, il est évacué dans les alvéoles puis dans l'air expiré.

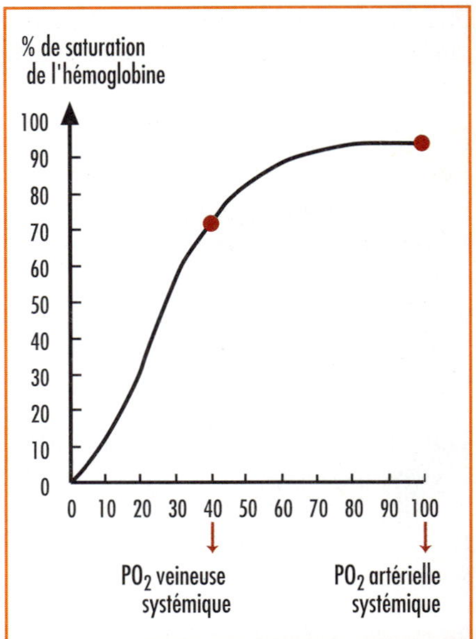

Fig. 15.7 • Courbe de dissociation de l'oxyhémoglobine.

Le gaz carbonique est transporté vers les poumons sous trois formes :

1. Le gaz carbonique est dissous dans le plasma. Cette forme représente environ 5 %, ce qui est faible.
2. Le gaz carbonique est transformé à l'intérieur des globules rouges en acide carbonique selon la réaction suivante :

$$CO_2 + H_2O \longrightarrow \underset{\text{acide carbonique}}{H_2CO_3}$$

Cette réaction est réalisée grâce à la présence d'une enzyme : l'anhydrase carbonique. Ensuite, l'acide carbonique produit se sépare d'un ion hydrogène et devient un ion bicarbonate :

$$H_2CO_3 \rightleftharpoons \underset{\text{ion bicarbonate}}{HCO_3^-} + H^+$$

L'ion bicarbonate formé quitte les globules rouges et est transporté dans le plasma. Le bicarbonate est beaucoup plus soluble dans l'eau que le gaz carbonique. C'est sous la forme bicarbonate que le gaz carbonique est transporté en majeure partie, soit environ 65 %.

3. Le gaz carbonique se lie avec l'hémoglobine pour former un produit carbaminé appelé carbhémoglobine. Cette forme représente environ 30 % du mode de transport du gaz carbonique. Le terme « carbaminé » vient du fait que la liaison entre l'hémoglobine et le gaz carbonique s'effectue au niveau des ra-

dicaux amines de la molécule d'hémoglobine et non sur les molécules de fer comme c'est le cas pour l'oxygène.

DÉFINITION

Transport des gaz dans le sang :
- *97 % de l'O_2 transporté est lié à l'hémoglobine sous forme d'oxyhémoglobine ;*
- *65 % du CO_2 circule sous forme de bicarbonate ;*
- *30 % du CO_2 est lié à l'hémoglobine sous forme de carbhémoglobine ;*
- *5 % du CO_2 circule sous forme dissoute.*

ÉTAPE TISSULAIRE

Elle correspond aux échanges gazeux qui se produisent entre les vaisseaux capillaires périphériques et les cellules des tissus. Les réactions qui s'effectuent en permanence dans nos cellules nécessitent de l'oxygène. En revanche, elles produisent du gaz carbonique.
Les parois des capillaires et des cellules étant parfaitement perméables à l'oxygène et au gaz carbonique, le passage des gaz se fait par diffusion suivant un gradient de pression.
La PO_2 de la cellule étant inférieure à la PO_2 du sang, l'oxygène, libéré par l'oxyhémoglobine, quitte le capillaire et pénètre dans la cellule.
La PCO_2 de la cellule étant supérieure à la PCO_2 du sang, le gaz carbonique, rejeté par la cellule, pénètre dans le capillaire où il est transporté *(v. p. 186)* de trois façons différentes vers les poumons *(fig. 15.8)*.

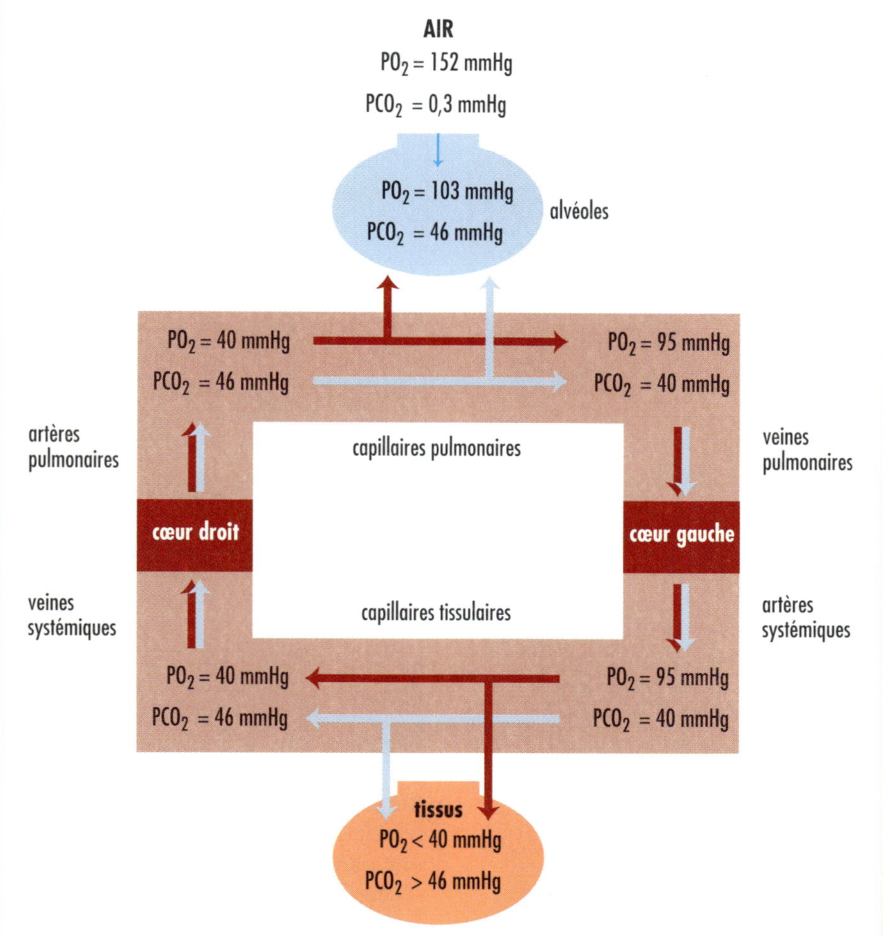

Fig. 15.8 • Pressions partielles d'oxygène (PO_2) et de gaz carbonique (PCO_2) dans les différentes parties de l'organisme.

CONTRÔLE DE LA RESPIRATION

Comme nous pouvons le constater, nous respirons de façon automatique, cyclique et adaptée. Quels sont les mécanismes à l'origine de cet automatisme ? Comment et par quoi peuvent-ils être influencés ?

CONTRÔLE NERVEUX CENTRAL

Nous avons vu que les muscles inspirateurs se contractent et se relâchent alternativement afin d'effectuer les mouvements respiratoires. La contraction des muscles inspirateurs ne peut s'effectuer que sous l'action d'une stimulation nerveuse qui provient des neurones du bulbe rachidien (portion du sytème nerveux central, située juste au-dessus de la moelle épinière), plus exactement au niveau du plancher du 4e ventricule *(v. chap. 5, p. 67)*.
Ces centres sont en fait des centres inspiratoires, d'où partent donc des neurones inspiratoires. Nous avons vu, en effet, que l'inspiration relève d'un mécanisme actif, tandis que l'expiration est passive puisqu'elle correspond à un relâchement des muscles inspirateurs excepté l'expiration forcée.

ESSENTIEL

L'inspiration se produit par contraction des muscles inspirateurs qui sont stimulés par les neurones inspirateurs ; l'expiration se produit grâce au relâchement des muscles inspirateurs qui cessent momentanément d'être stimulés par les neurones inspirateurs.

.../...

.../...

Les centres inspirateurs ont une activité automatique et rythmique, ils envoient à intervalles réguliers, par l'intermédiaire des neurones inspirateurs, des influx destinés aux muscles inspirateurs.
Au cours de l'expiration forcée, l'arrêt de la décharge des neurones inspirateurs ne suffit pas : des neurones spécifiques interviennent afin de provoquer la contraction des muscles expirateurs.

Malgré leur fonctionnement automatique, les centres respiratoires bulbaires reçoivent des informations pouvant modifier leur activité. Nous allons étudier les différents facteurs qui exercent un contrôle sur les centres respiratoires.

CONTRÔLE DE L'ACTIVITÉ DES CENTRES RESPIRATOIRES

▲ *Contrôle par l'oxygène*
Reportons-nous à la courbe de saturation de l'hémoglobine *(fig. 15.7)*, nous constatons qu'une diminution de la PO_2

artérielle jusqu'à 60 mmHg, ne modifie que très peu la quantité d'oxygène transportée par l'hémoglobine. Par conséquent, c'est en deçà de cette valeur que l'organisme va réagir.

ESSENTIEL

Toute diminution de la PO_2 inférieure à 60 mmHg entraîne une stimulation des centres respiratoires et donc une augmentation de la ventilation.
Toute augmentation de la PO_2 entraîne une diminution de la ventilation.

Comment l'information est-elle transmise ?
Les centres bulbaires sont informés de la PO_2 artérielle, grâce à la présence de récepteurs situés au niveau de la crosse de l'aorte et de la bifurcation carotidienne. Ces récepteurs sont appelés chémorécepteurs périphériques.
Des neurones afférents prennent naissance au niveau des chémorécepteurs périphériques et aboutissent aux centres respiratoires bulbaires *(fig. 15.9)*.

▲ Contrôle par le gaz carbonique

La réaction de l'organisme est très vive lors de modifications de la PCO_2 artérielle. Nous constatons en effet qu'une augmentation de la PCO_2 artérielle de l'ordre de 2 mmHg provoque une augmentation de 100 % de la ventilation de base.
Une diminution de la PCO_2 artérielle provoque une réduction considérable de la ventilation afin d'accumuler dans le sang le CO_2 rejeté par les cellules, jusqu'à une valeur normale (soit 40 mmHg de PCO_2 artérielle).

ESSENTIEL

Toute augmentation de la PCO_2 artérielle entraîne une augmentation de la ventilation.
Toute diminution de la PCO_2 artérielle entraîne une diminution de la ventilation.

Comment l'information est-elle transmise ?
Les centres bulbaires sont informés des variations de la PCO2 grâce à deux groupes de récepteurs :
- les chémorécepteurs périphériques ;
- les chémorécepteurs centraux.

Les chémorécepteurs périphériques sont les mêmes récepteurs carotidiens que ceux qui interviennent dans la réponse ventilatoire lors d'une diminution de

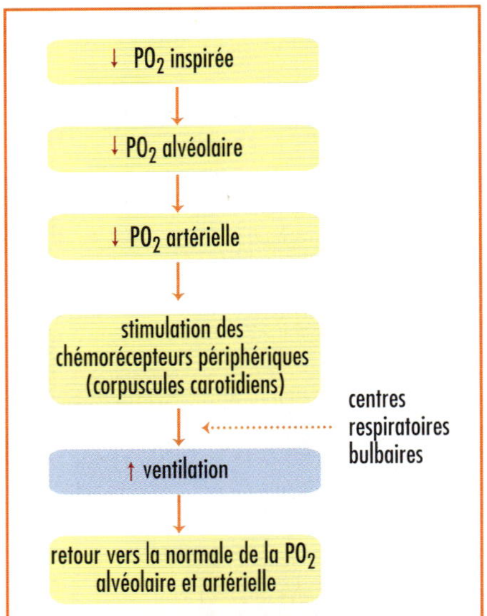

Fig. 15.9 • Réflexe ventilatoire au cours d'une hypoxie.

la PO_2. Dans le cas de variations de la PCO_2, ils réagissent de façon peu importante car ce sont les chémorécepteurs centraux qui ont le rôle majeur.
Les chémorécepteurs centraux sont situés dans le bulbe rachidien. Ils répondent vivement et « directement » à une élévation de PCO_2 en stimulant les récepteurs respiratoires centraux qui augmentent la ventilation. Nous allons voir par quel mécanisme : les molécules de CO_2 traversent facilement la barrière hémato-méningée (membranes séparant le sang capillaire du tissu cérébral) ; en conséquence, une augmentation de PCO_2 artérielle provoque une augmentation de la PCO_2 du liquide céphalo-rachidien.
Rappelons, afin de comprendre exactement ce qui se passe, que les molécules de CO_2 se transforment en HCO_3^- et H^+ selon la réaction suivante :

$$CO_2 + H_2O \rightleftharpoons HCO_3^- + H^+$$

La concentration des ions H^+ va donc augmenter proportionnellement à la PCO_2.
Les chémorécepteurs centraux réagissent aux molécules de CO_2 par l'intermédiaire des ions H^+ qui proviennent de la réaction ci-dessus.

CLINIQUE

Appliquons ces notions en physiopathologie : au cours de certaines pathologies pulmonaires chroniques (insistons sur le terme « chronique » qui est important comme nous allons le voir), le dosage des gaz du sang montre :

.../...

.../...

- *une PO_2 artérielle basse ;*
- *une PCO_2 artérielle élevée ;*
- *une acidose (pH < 7).*

De façon réflexe, le malade augmente sa ventilation.
Quel est le stimulus qui provoque l'augmentation de la ventilation : la PO_2 basse ou la PCO_2 élevée ?
On constate que si l'on tente de ramener dans les normes la PO_2 en apportant de l'oxygène, la respiration cesse : c'est donc la faible PO_2 qui stimule la ventilation réflexe.
Ce phénomène est important car, face à un malade qui présente une affection pulmonaire chronique avec PO_2 diminuée et PCO_2 augmentée, il est dangereux d'effectuer un apport d'oxygène brutal qui ramènerait la PO_2 à la normale, car cela ferait disparaître du même coup le stimulus nécessaire à maintenir la respiration.
Ceci provient du fait que l'organisme s'adapte progressivement à une PCO_2 élevée, il y est donc moins sensible, et, par conséquent, l'augmentation de la PCO_2 ne constitue plus un stimulus à la ventilation réflexe.

DÉFINITION

Augmentation de la ventilation
=
hyperventilation.

Diminution de la ventilation
=
hypoventilation.

Contrôle par les ions H^+

Les variations de concentration artérielle des ions H^+ ne sont pas uniquement secondaires à une variation de la PCO_2. En effet, d'autres facteurs peuvent être à l'origine de ces variations. Ce sont des facteurs d'origine métabolique.
Le taux d'ions H^+ peut augmenter au cours d'un exercice physique important par exemple (en rapport avec une libération d'acide lactique par les muscles squelettiques), ou bien diminuer (exemple : lors de vomissements).
Ce sont les chémorécepteurs périphériques qui sont activés lors de ces variations. Ils utilisent les neurones afférents pour en informer les centres respiratoires bulbaires, qui envoient en réponse un ordre réflexe.

ESSENTIEL

Lorsque la concentration plasmatique d'ions H^+ augmente (acidose) la ventilation augmente. Lorsque la concentration plasmatique d'ions H^+ diminue (alcalose), la ventilation se réduit.

La concentration plasmatique d'ions H^+ intervient dans l'équilibre acido-basique de l'organisme. Plus la concentration d'ions H^+ augmente, plus le milieu devient acide; plus elle diminue, plus le milieu devient basique.

Ventilation pulmonaire

▲ *Contrôle de la ventilation et activité physique*

L'activité physique, modérée ou intense, entraîne un accroissement de la ventilation pulmonaire. Cet accroissement peut multiplier par vingt la ventilation de repos!

Les facteurs de régulation qui entrent en jeu sont de deux types :

- une augmentation d'ions H^+ dans le sang artériel en rapport avec la libération d'acide lactique par les muscles actifs;
- la présence de récepteurs musculaires et articulaires, qui sont stimulés lors du mouvement et provoquent une réponse réflexe de la ventilation.

CLINIQUE

Au cours d'un exercice musculaire très important, il arrive que la ventilation augmente plus que les besoins réels de l'organisme. Cela aboutit à une élévation de la PO_2 et à une diminution de la PCO_2. Donc la ventilation ne constitue pas une limite ; en revanche, le débit cardiaque ne peut pas dépasser un seuil maximal, qui est le seuil limitant (fig. 15.10).

▲ *Volonté et contrôle de la ventilation*

Comme nous pouvons le constater, à chaque instant, outre l'automatisme dont est doué le système respiratoire, il nous est possible d'exercer un contrôle volontaire sur les mouvements respiratoires.

C'est au niveau du cortex cérébral que s'effectue l'élaboration des ordres qui vont être apportés par des neurones afférents aux muscles respiratoires. L'arrêt respiratoire volontaire est limité par l'augmentation de la PCO_2 et de la concentration plasmatique en ions H^+ ; aussi, à partir d'un certain seuil, la stimulation des centres bulbaires exige-t-elle une reprise de la ventilation normale.

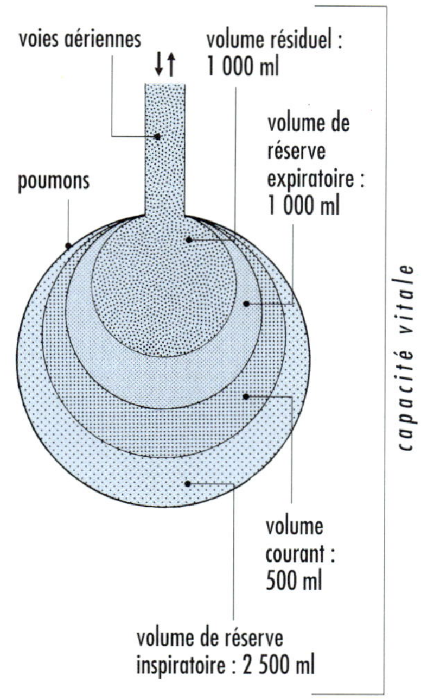

Fig. 15.10 • Ventilation pulmonaire.

▲ *Sommeil et contrôle de la ventilation*

La ventilation est réduite pendant le sommeil un peu en dessous des besoins de l'organisme, si bien que la PO_2 artérielle diminue et que la PCO_2 artérielle augmente. On comprend l'importance des chémorécepteurs chargés de surveiller les concentrations des gaz du sang.

▲ *Autres cas*

Au cours de la déglutition et du vomissement, il y a interruption de la respiration afin de protéger les voies respiratoires. L'éternuement et la toux sont également des réponses à une invasion de substances irritantes qui stimulent des cellules réceptrices situées dans les voies aériennes. Leur stimulation est transmise par des neurones afférents aux centres bulbaires, qui répondent par une inspiration profonde suivie d'une expiration très forte destinée à expulser les substances étrangères.

ANOXIE ET HYPOXIE

L'anoxie est la diminution importante de la quantité d'oxygène apportée aux tissus. Lorsque cette diminution est faible, on parle d'hypoxie. Les anoxies, de même que les hypoxies, sont classées en quatre catégories en fonction de leur étiologie :

1. **Anoxie hypoxémique** dans laquelle la PO_2 artérielle est diminuée. On la rencontre dans les cas suivants :
- lorsque la PO_2 atmosphérique est basse, comme c'est le cas en haute altitude;
- lorsque l'activité respiratoire diminue ou est absente par effet de pression sur le thorax, par exemple, ou dysfonctionement, voire paralysie des muscles respiratoires;
- lorsque les alvéoles sont mal ventilés, comme c'est le cas dans les obstructions des voies aériennes par un liquide ou un corps étranger;
- lorsque l'échange alvéolo-capillaire est insuffisant, par insuffisance d'apport sanguin, ou obstacle à l'échange (épaississsement de la membrane alvéolo-capillaire lors des pneumopathies).

2. **Anoxie anémique,** dans laquelle la capacité de fixation de l'oxygène sur l'hémoglobine est réduite. On la rencontre dans :
- un déficit en globules rouges, comme c'est parfois le cas au cours d'hémorragies importantes et dans les pathologies qui entraînent une diminution de la fabrication des globules rouges;
- un déficit en hémoglobine par manque d'un de ses constituants;
- l'existence d'une hémoglobine anormale;
- une inefficacité de l'hémoglobine comme dans les intoxications par l'oxyde de carbone (il y a alors réelle compétition entre l'oxyde de carbone et l'oxygène pour l'hémoglobine).

3. **Anoxie ischémique,** qui apparaît lorsqu'il y a un défaut d'apport de sang aux tissus.

On la rencontre dans :
- une forte diminution de la pression sanguine en raison d'une insuffisance cardiaque ou d'une perte de sang très importante;
- une obstruction ou une oblitération des vaisseaux qui sont chargés de vasculariser un territoire.

4. **Anoxie cytotoxique,** dans laquelle les cellules ne peuvent pas utiliser l'oxygène qui leur est apporté par les vaisseaux. C'est le cas des intoxications, notamment par l'acide cyanhydrique ou cyanure, qui perturbent les mécanismes intracellulaires.

CLINIQUE

Les organes n'ont pas tous la même sensibilité à l'anoxie. Le cerveau est l'organe qui résiste le moins longtemps à l'anoxie. N'oublions pas qu'une cellule nerveuse morte ne se « régénère » pas.
Au bout de 15 s d'anoxie cérébrale, il y a perte de connaissance, au-delà de 3 min, des lésions irréversibles apparaissent.

CLINIQUE

La respiration en haute altitude

On considère que l'on est en haute altitude au-dessus de 3 000 m.
À mesure que l'on s'élève, le taux d'oxygène contenu dans l'air diminue, par conséquent, les pressions partielles en oxygène (PO_2) des alvéoles et des poumons diminuent. À 9 000 m, par exemple, l'air contient 20 % d'oxygène, ce qui amène la PO_2 artérielle à environ 49 mmHg. Il y a donc hypoxie. Afin de compenser le manque d'oxygène, des mécanismes d'adaptation se déclenchent, on observe :

- *une augmentation de la ventilation alvéolaire ;*
- *une augmentation du nombre de globules rouges et de la quantité d'hémoglobine ;*
- *une augmentation du nombre de capillaires dans les tissus qui permettent d'augmenter la surface de diffusion des capillaires aux cellules.*

Le « mal des montagnes » est le résultat de l'hypoxie. Il se manifeste par des céphalées, des nausées, une asthénie, des troubles de la vue et même des perturbations des fonctions supérieures, un essoufflement et une accélération du rythme cardiaque.
Progressivement les symptômes disparaissent, tandis que les mécanismes d'adaptation s'installent.

SYNTHÈSE

Ci-dessous est présenté un schéma démontrant la finalité de la respiration et de la circulation ainsi que leur interrelation. Le chapitre suivant vous en dira davantage sur la circulation, vous pouvez d'ores et déjà constater que respiration et circulation sont nécessaires à tout travail cellulaire, donc à tout travail de l'organisme.

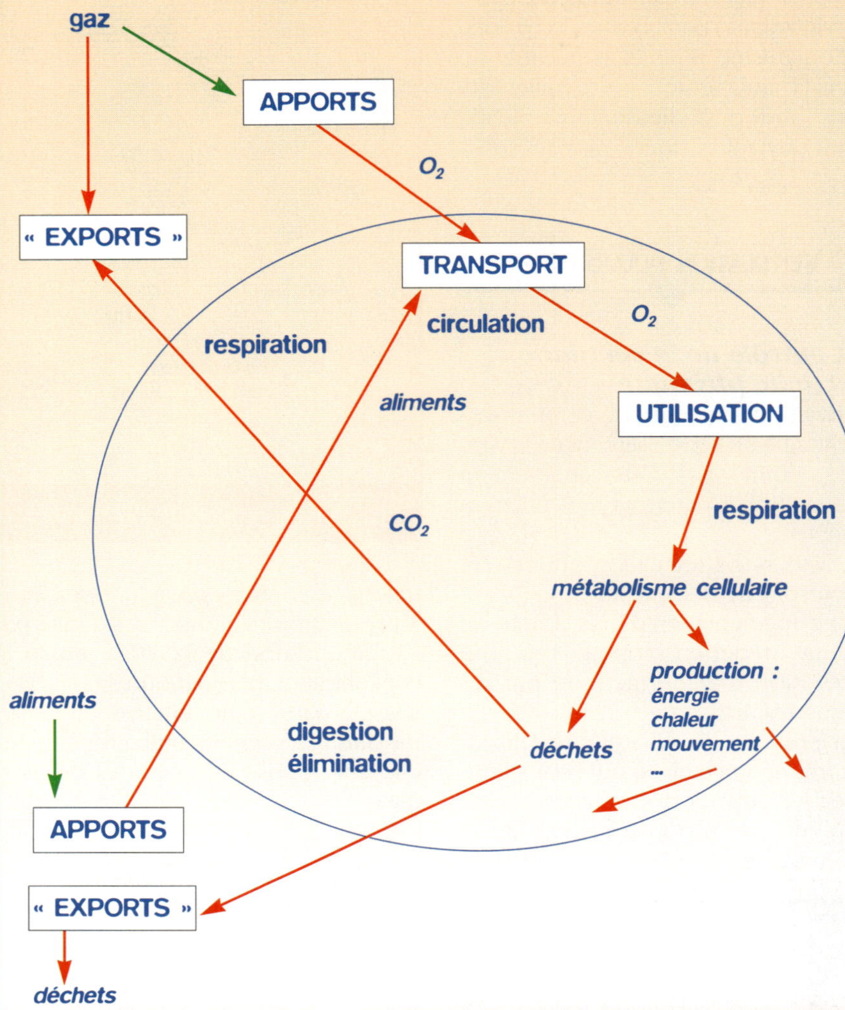

Fig. 15.11 • Finalités de la respiration/circulation et interrelations.

ACTIVITÉS D'INTÉGRATION

1 Élaborez un schéma présentant les différentes formes d'anoxie.

2. Dans les mécanismes de la ventilation, pouvez-vous expliquer le rôle : du surfactant; de la plèvre; du gradient de pression entre la pression alvéolaire et la pression intrapleurale ?

3. Pourquoi est-il dangereux d'effectuer un apport brutal d'oxygène à une personne souffrant d'une pathologie pulmonaire chronique ?

4. Dans *Astérix en Hispanie* Pépé Soupalognon y Crouton décide d'arrêter de respirer jusqu'à ce qu'il lui arrive quelque chose. À votre avis, que peut-il lui arriver ? Astérix a-t-il raison de lui passer tous ses caprices ? Pépé est-il en danger de mort ?

Chapitre 16

Le cœur et la circulation sanguine

Le sang apporte à chaque cellule de l'organisme les nutriments qui lui sont nécessaires, il recueille ce que rejette la cellule. Cela est rendu possible grâce à l'activité du cœur et des vaisseaux sanguins.

Le cœur peut être comparé à une pompe qui fournit la pression nécessaire à la propulsion du sang dans les vaisseaux.

Les vaisseaux sanguins, eux, peuvent être comparés à un grand réseau de tuyaux qui véhiculent le sang. L'ensemble formé par le cœur et les vaisseaux sanguins est appelé système cardio-vasculaire ou système circulatoire.

Son étude fera l'objet de notre première partie. Puis nous nous attacherons à la composition des vaisseaux sanguins et à la circulation de l'oxygène dans le sang.

Enfin, nous étudierons le cœur, pour l'anatomie duquel vous vous reporterez utilement au chapitre 2, ainsi que la physiologie vasculaire, comprenant la pression artérielle.

ORGANISATION DU SYSTÈME CIRCULATOIRE

Bien qu'il forme un ensemble cohérent et coordonné, le système circulatoire peut être divisé en deux sous-ensembles :
- la grande circulation;
- la petite circulation.

▲ *Descriptif*

Le système cardio-vasculaire fonctionne en circuit fermé, ce qui signifie que le sang est en permanence pompé hors du cœur par un ensemble de vaisseaux sanguins, et qu'il est ramené au cœur par un ensemble de vaisseaux différents : le cœur est le centre incontournable par lequel le sang doit passer avant d'être envoyé dans les différentes régions du corps.
Il existe deux cercles circulatoires anatomiquement différents qui prennent leur origine dans le cœur et se terminent en lui. L'un d'eux est appelé la petite circulation ou circulation pulmonaire, l'autre cercle est appelé la grande circulation ou circulation systémique *(fig. 16.1)*.

ESSENTIEL

Que remarquons-nous sur la figure 16.1 ?
- *Le cœur est constitué de deux moitiés : une moitié droite et une moitié gauche* (v. fig. 2.16 et 2.17, p. 28).
- *La petite circulation, ou circulation pulmonaire, draine le sang qui est pompé à partir de la moitié droite du cœur, puis passe à travers les poumons et est ramené à la moitié gauche du cœur. Elle contient au départ, du sang pauvre en oxygène et au retour, du sang riche en oxygène ;*
- *La grande circulation, ou circulation systémique, draine le sang qui est pompé à partir de la moitié gauche du cœur, traverse tous les tissus (excepté les poumons) et revient à la moitié droite du cœur. Elle contient au départ, du sang riche en oxygène et au retour, du sang pauvre en oxygène.*

▲ *Nécessité de cette organisation*

Le sang a pour fonction principale, grâce à la présence des globules rouges, de transporter l'oxygène *[v. chap. 13, p. 148]*. L'oxygène est un élément indispensable à la vie des cellules; sans oxygène, la cellule meurt.

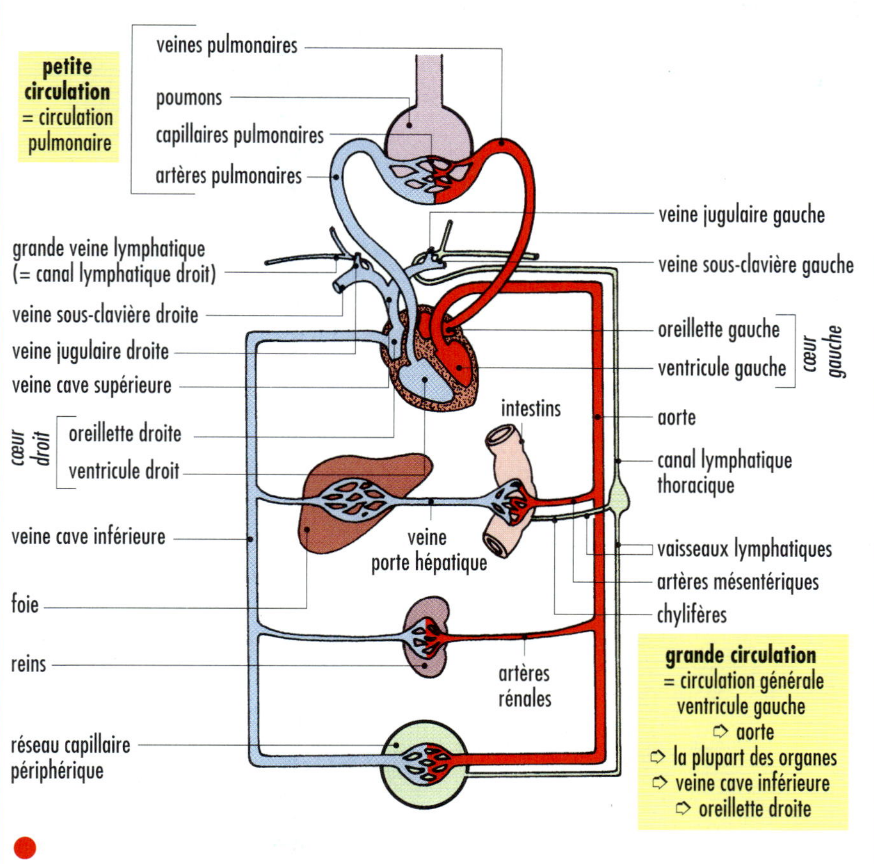

Fig. 16.1 • L'appareil circulatoire sanguin.

Le sang prend l'oxygène dans les poumons. Le passage du sang dans les poumons se fait par la petite circulation. Lorsqu'il est chargé d'oxygène, le sang, après être passé par la moitié gauche du cœur, emprunte la voie de la grande circulation et va distribuer l'oxygène aux cellules de l'organisme. Ces dernières s'alimentent à partir du sang et rejettent dans le sang les déchets dont elles se débarrassent, en l'occurrence le gaz carbonique.
Le sang, chargé des déchets cellulaires, poursuit son chemin dans la grande circulation, revient dans la moitié droite du cœur puis est propulsé dans la petite circulation afin de se recharger en oxygène et de se débarrasser des déchets cellulaires. Puis le cycle recommence.
Pour assurer l'activité de ce système, l'organisme dispose de deux types de vaisseaux : les artères et les veines.

▲ *Grande circulation ou circulation systémique*

Le sang quitte le cœur gauche par une grosse artère, l'aorte *(v. fig. 2.5, p. 22)*. Les artères systémiques, qui irriguent l'ensemble de l'organisme, naissent de l'aorte; elles se subdivisent ensuite en rameaux de plus en plus fins. On passe ainsi par ordre de diamètre décroissant des artères aux artérioles puis aux vaisseaux capillaires.

L'image est celle d'un arbre, dont le tronc serait l'aorte d'où partent des branches qui, en se divisant, deviennent de plus en plus fines afin d'aller nourrir les feuilles. Les vaisseaux capillaires sont nombreux, extrêmement fins et sont drainés par les premiers vaisseaux du système veineux, les veinules. Celles-ci sont également des vaisseaux fins et nombreux, elles se rejoignent ensuite pour former des vaisseaux plus gros : les veines. Les veines se rejoignent également pour constituer deux gros troncs veineux :

- la veine cave inférieure, qui rassemble les veines provenant de la moitié inférieure de l'organisme *(v. fig. 2.6, p. 23)*;
- la veine cave supérieure, qui rassemble les veines provenant de la moitié supérieure de l'organisme *(v. fig. 2.5, p. 22)*.

Ces deux veines ramènent le sang provenant des différents organes et tissus du corps dans la moitié droite du cœur *(fig. 16.1)*.

▲ *Petite circulation ou circulation pulmonaire*

C'est par le tronc pulmonaire, qui se subdivise rapidement en deux artères pulmonaires, que le sang quitte la moitié droite du cœur *(v. fig. 2.15, p. 27)*. Les artères pulmonaires se rendent aux poumons où elles se ramifient en vaisseaux capillaires; là, elles se lient à de petites veinules qui elles-mêmes se rassemblent en veines de plus en plus volumineuses, pour constituer finalement les quatre grosses veines pulmonaires par lesquelles le sang quitte les poumons pour aboutir dans la moitié gauche du cœur *(fig. 16.1)*.

DÉFINITION
La microcirculation est le nom donné à l'ensemble vasculaire formé par les artérioles, les capillaires et les veinules.

RÉPARTITION DU SANG OXYGÉNÉ

L'action se passe en deux endroits : dans les poumons et dans les autres tissus de l'organisme.

▲ *Dans les poumons*

À l'intérieur des poumons, l'oxygène, contenu dans les alvéoles pulmonaires, diffuse dans le sang au niveau des capillaires pulmonaires afin d'aller nourrir les tissus et les organes, tandis que le CO_2 diffuse en sens inverse. On trouve du sang oxygéné (de couleur rouge vif) dans les veines pulmonaires, dans la moitié gauche du cœur et dans les artères systémiques.

▲ *Dans les tissus*

Dans les tissus, le sang libère au niveau des vaisseaux capillaires l'oxygène qu'il transporte; celui-ci est aussitôt capté par les cellules qui rejettent alors leurs déchets.
Le sang qui passe dans les veinules systémiques est par conséquent pauvre en oxygène. On trouve ce sang faiblement oxygéné (de couleur rouge sombre) dans le système veineux systémique, dans la moitié droite du cœur et dans les artères pulmonaires.
Il est maintenant facile de comprendre que le sang ne passe des veines de la grande circulation (ou veines systémiques) aux artères de la grande cir-

culation (ou artères systémiques) qu'après une traversée dans les poumons par la petite circulation où il s'enrichit en oxygène *(fig. 16.2)*.

> **ESSENTIEL**
> *Dans la petite circulation, les artères pulmonaires transportent du sang pauvre en oxygène, les veines pulmonaires transportent du sang riche en oxygène.*
> *Dans la grande circulation, les artères (appelées artères systémiques) transportent du sang riche en oxygène, les veines systémiques transportent du sang pauvre en oxygène.*

Qu'est-ce que la pression ?
Le sang peut circuler dans les poumons car il est propulsé sous l'effet d'une pression, ou, plus exactement, d'une différence de pression entre deux régions.
Le débit de sang dans le système circulatoire se produit toujours à partir d'une zone de haute pression vers une zone de basse pression.

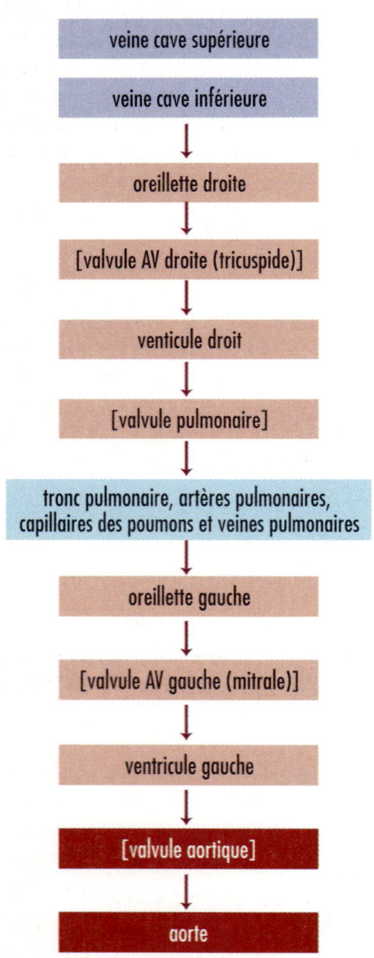

Fig. 16.2 • Circuit sanguin de la circulation systémique à la circulation pulmonaire.

Qu'est-ce que le débit sanguin ?
Le débit sanguin correspond à une quantité de sang émise pendant une fraction de temps. L'unité de débit s'exprime en litres par minute (l/min) *(fig. 16.3)*. Dans certains cas, il est important de pouvoir calculer ou évaluer le débit, or ceci ne peut se faire sans avoir en tête la notion de résistance.

Qu'est-ce que la résistance ?
D'une façon générale, la résistance correspond schématiquement aux difficultés auxquelles un liquide se heurte pour circuler entre deux points sous l'action d'une différence de pression donnée.

Le calcul se fait de la façon suivante :

D = débit sanguin
dP = différence de pression entre deux régions de l'organisme
R = résistance d'un vaisseau

$$D = \frac{dP}{R}$$

Ainsi la pression qui règne dans un vaisseau est d'autant plus élevée que le débit y est grand et les résistances à l'écoulement faibles. Le sang est un liquide sirupeux; la viscosité d'un liquide sirupeux est plus grande que celle de l'eau. L'explication est donnée par les molécules qui constituent le liquide, car en se déplaçant, elles glissent plus ou moins facilement les unes contre les autres.
La résistance à l'écoulement dépend du calibre et de la longueur du tube dans lequel le liquide circule.
La résistance sera d'autant plus élevée que la viscosité sera élevée et que le tube sera étroit et long.

Application de ces notions à la circulation sanguine
Dans le sang, ce sont principalement les globules rouges qui déterminent l'indice de viscosité ; une augmentation du taux de globules rouges (c'est-à-dire une élévation de l'hématocrite) élève donc la viscosité sanguine. Dans des conditions physiologiques normales, la viscosité du sang est assez constante, en revanche, dans certaines pathologies telles que les polyglobulies par exemple, la viscosité augmente.
La résistance à l'écoulement du sang n'est pas perturbée par la longueur des vaisseaux sanguins, qui est constante, mais par leur calibre. En effet, la section des vaisseaux dont les parois sont riches en fibres musculaires peut varier physiologiquement, afin de contrôler le débit sanguin local, en se resserrant (vasoconstriction) ou en se dilatant (vasodilatation) selon les besoins. La résistance augmente lorsque le calibre du vaisseau diminue.

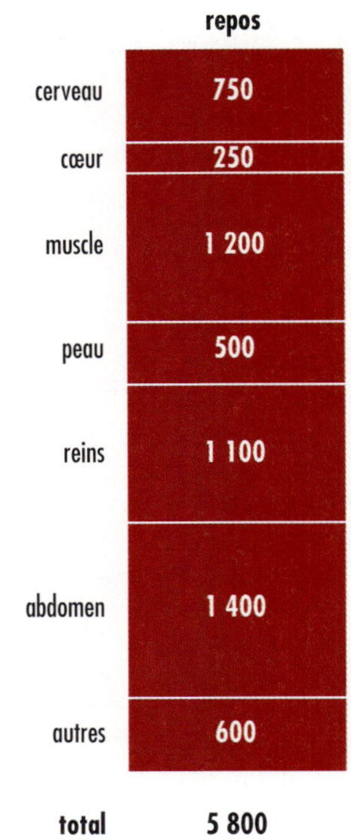

Fig. 16.3 • Schéma de la répartition du débit sanguin (exprimé en millilitres par minute) aux organes du corps humain au repos.

> **CLINIQUE**
> *Dans des conditions pathologiques, le diamètre des vaisseaux peut être réduit si des substances, telles que des graisses par exemple, se déposent contre la paroi interne (il s'agit de l'athérosclérose).*

Les mécanismes physiologiques d'augmentation du débit cardiaque sont, avant tout, l'augmentation du rythme cardiaque et l'augmentation du retour veineux, notamment à l'effort.

DESCRIPTION HISTOLOGIQUE DES VAISSEAUX SANGUINS

L'endothélium, dont la structure est proche de celle d'un épithélium pavimenteux *(v. fig. 8.24, p. 116)*, tapisse la paroi interne du cœur et des vaisseaux sanguins.

▲ *Les artères*

La paroi des artères est épaisse et constituée de trois couches ou tuniques superposées. On distingue l'intima, la média et l'adventice.

L'INTIMA est la tunique interne, formée d'un endothélium en continuité avec l'endothélium cardiaque. C'est une paroi lisse, continue et étanche.

LA MÉDIA est la tunique moyenne, constituée de fibres musculaires lisses et de fibres élastiques. Cette tunique est très résistante et permet, grâce à la présence des fibres musculaires, de modifier le calibre du vaisseau. La prédominance des fibres élastiques ou des fibres musculaires est variable selon le type d'artère. Les grosses artères sont plutôt de type élastique, les petites artères sont plutôt de type musculaire. Ce sont elles qui, en modifiant leur calibre, peuvent contrôler l'apport sanguin local. Lors d'un exercice musculaire, les petites artères se dilatent afin d'augmenter le débit sanguin et, par voie de conséquence, l'apport local des nutriments nécessaires dans le territoire musculaire où se produit l'effort.

L'ADVENTICE est la tunique externe, qui possède des fibres élastiques et des fibres de collagène. C'est elle qui reçoit les terminaisons des fibres nerveuses du système végétatif. Les fibres nerveuses ont une double fonction :

- elles commandent l'activité des fibres musculaires de la média;
- elles commandent les petits vaisseaux appelés les vasa vasorum, qui nourrissent la paroi des artères.

▲ *Les veines*

La paroi des veines est également constituée des mêmes tuniques :

L'INTIMA constitue la tunique interne, c'est un endothélium. Elle possède une caractéristique importante puisqu'elle forme des replis, les valvules, qui saillent dans la lumière de la veine. Ces valvules veineuses sont présentes essentiellement dans les veines des membres inférieurs, elles interviennent dans la circulation du sang en aidant au mouvement du sang vers le cœur.

LA MÉDIA est la tunique moyenne, elle est beaucoup moins solide que la média artérielle, elle est constituée de fibres conjonctives collagènes et de quelques fibres élastiques; les fibres musculaires sont peu nombreuses.

L'ADVENTICE est la tunique externe; elle est très mince et contient des fibres conjonctives.

▲ *Les vaisseaux capillaires*

Les capillaires sont des vaisseaux extrêmement fins et courts, ils sont parfois microscopiques. Les globules rouges, dont le diamètre est d'environ 7 µ, ne peuvent circuler qu'en « file indienne » à l'intérieur de certains capillaires.

> DÉFINITION
> *Les vaisseaux capillaires représentent un réseau intermédiaire dans la microcirculation entre le circuit artériel et le circuit veineux. Ils connectent directement une artériole à une veinule.*

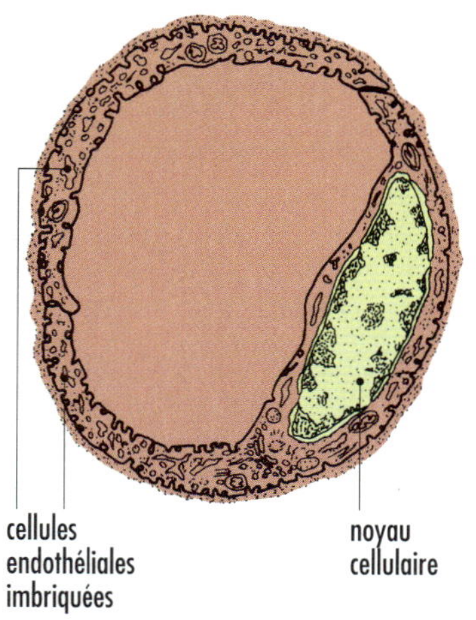

Fig. 16.5 • Schéma de la section d'un capillaire.

Leur paroi, dont l'épaisseur est de l'ordre de 3 µ, est formée d'une seule couche de cellules endothéliales qui s'imbriquent les unes dans les autres et laissent entre elles des pores : cette tunique cellulaire n'est donc pas hermétique. Cette particularité est indispensable puisque le réseau capillaire représente un organe d'échanges entre le sang et les cellules; nutriments et gaz respiratoires diffusent librement au travers.
Par ailleurs, les capillaires s'interconnectent et se subdivisent abondamment (anastomose), ils forment donc un véritable réseau nécessaire à la nutrition de toutes les cellules *(fig. 16.4 et 16.5)*.

> ESSENTIEL
> *Au point de naissance de chaque capillaire, on trouve une cellule musculaire lisse qui constitue un sphincter précapillaire. Ce sphincter a pour fonction de régler le débit sanguin dans le capillaire afin de distribuer le sang selon les besoins locaux.*

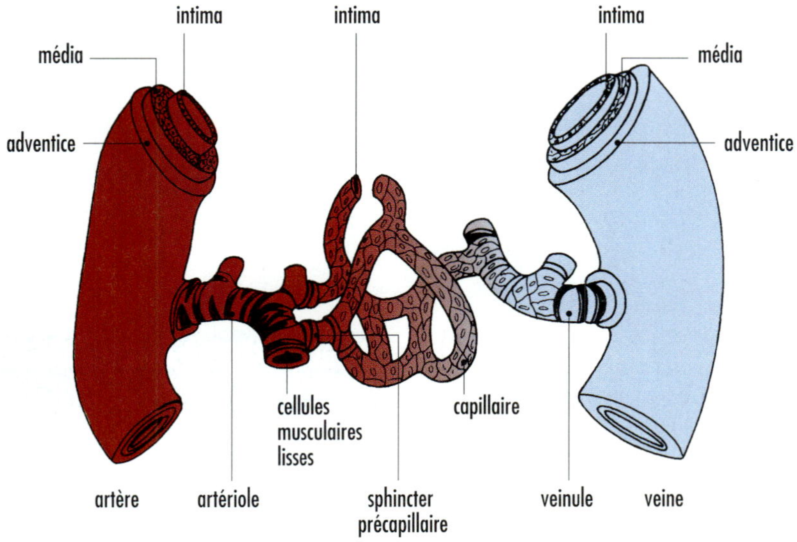

Fig. 16.4 • Structure des parois vasculaires et anastomose capillaire artério-veineuse.

LE CŒUR

Rappel anatomique

Il est important de comprendre que le cœur est un organe musculaire situé dans la cavité thoracique. Il est enveloppé du péricarde, membrane séreuse à l'intérieur de laquelle un liquide lubrifiant permet au cœur d'effectuer ses propres mouvements *[v. chap. 2, p. 30, fig. 2.16 et 2.17, p. 28]*.

Une membrane séreuse est une membrane fine et souple qui recouvre les viscères et tapisse les cavités du tronc (thorax et abdomen) qui les loge.
La membrane séreuse qui recouvre le cœur s'appelle le péricarde.
Le myocarde est le nom donné à l'épaisse paroi musculaire cardiaque ; il est tapissé par l'endocarde (tunique en continuité avec l'endothélium vasculaire) qui le sépare du sang *[v. fig. 2.20, p. 29]*.

▲ Disposition des cavités intracardiaques

Le cœur est divisé en une moitié droite et une moitié gauche, chacune comportant une oreillette et un ventricule. Le ventricule et l'oreillette sont deux cavités qui communiquent l'une avec l'autre du même côté par l'orifice auriculo-ventriculaire. Les moitiés droite et gauche ne communiquent pas entre elles, une cloison (ou septum) les sépare.
Les valvules peuvent être comparées à des portes souples qui s'ouvrent sous l'effet d'une pression et se referment lorsque la pression s'inverse.
Des valvules auriculo-ventriculaires, placées entre l'oreillette et le ventricule homolatéral, permettent au sang de passer de l'oreillette vers le ventricule, mais non en sens inverse.
Afin qu'elles ne remontent pas à l'intérieur des oreillettes, les valvules sont arrimées aux parois ventriculaires par des cordages fibreux.

> DÉFINITION
> *La valvule auriculo-ventriculaire droite est appelée valvule tricuspide. La valvule auriculo-ventriculaire gauche est appelée valvule mitrale* (v. fig. 2.19 et 2.20, p. 29).

> ESSENTIEL
> *Le sang se déplace toujours d'une région de haute pression vers une région de basse pression : le mouvement du sang se fait toujours dans ce sens ; c'est pour cette raison que l'ouverture des valvules s'effectue sous l'action d'une différence de pression entre l'oreillette et le ventricule, elle se produit donc lorsque le sang circule de l'oreillette vers le ventricule, puis, le ventricule se contractant, les valvules se referment. La valvule auriculo-ventriculaire s'ouvre quand la pression baisse dans le ventricule qui se relâche, et monte dans l'oreillette, qui se contracte. Elle se referme quand la pression remonte dans le ventricule, lorsqu'il se contracte.*

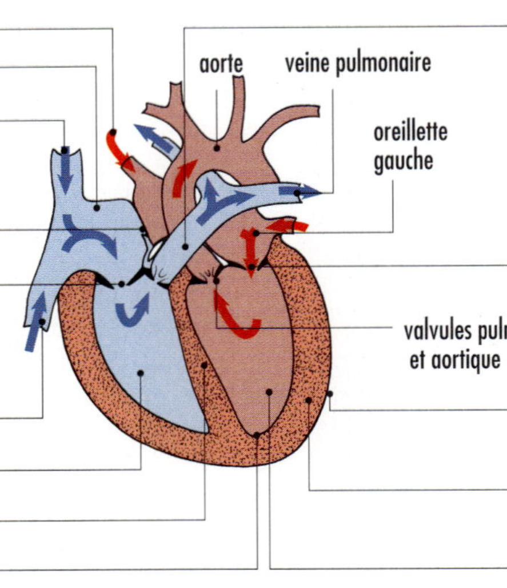

Fig. 16.6 • Schéma des différentes cavités du cœur, des vaisseaux avec lesquels elles communiquent et des différentes valvules.

▲ Moyens de communication entre les gros vaisseaux et les cavités cardiaques

Le sang passe du ventricule droit dans les artères pulmonaires, et du ventricule gauche dans l'aorte.
Il existe des valvules entre le ventricule gauche et l'aorte : les valvules sigmoïdes aortiques.
Il existe également des valvules entre le ventricule droit et le tronc pulmonaire, les valvules sigmoïdes pulmonaires. Elles ont pour fonction d'empêcher le retour sanguin du vaisseau vers le ventricule *(fig. 16.6)*.

Le myocarde

▲ Constitution

Le myocarde *(v. chap. 10, p. 128)* est un muscle considéré comme un muscle strié car les cellules musculaires qui le constituent ont un aspect strié comparable à celui des cellules des muscles squelettiques ; toutefois, elles sont plus courtes, ramifiées, et surtout, elles ne se contractent pas sous l'action de la volonté.
Les cellules sont étroitement liées les unes aux autres, ce qui permet une contraction très efficace de l'ensemble du myocarde. Deux types de jonctions les réunissent : les desmosomes et les jonctions à trous.
Les desmosomes représentent des points d'attache extrêmement solides qui maintiennent les cellules ensemble.
Les jonctions à trous permettent le passage de l'onde d'excitation d'une cellule à l'autre, afin d'entraîner la contraction de la cellule musculaire.

Les cellules musculaires ordinaires constituent la grande majorité du muscle cardiaque. Elles se contractent lorsque l'onde d'excitation leur parvient et se propage de l'une à l'autre.
À côté de ces cellules musculaires se trouvent des cellules spécialisées qui permettent l'excitation normale et la conduction intracardiaque : le tissu nodal.

> DÉFINITION
> *Les cellules du tissu nodal transmettent aux cellules myocardiques ordinaires des ondes d'excitation par l'intermédiaire de jonctions appelées jonctions à trous.*

▲ Innervation et irrigation

L'innervation du cœur est riche. Les cellules musculaires myocardiques ordinaires et les cellules du tissu nodal sont innervées par des fibres nerveuses sympathiques et parasympathiques.
La nutrition du cœur est assurée par les artères coronaires, qui cheminent à la surface du myocarde. Ce sont des branches de l'aorte *(v. fig. 2.21, p. 30)*.

Fonctionnement du cœur

▲ Battements cardiaques

Le muscle cardiaque se contracte et ces contractions, appelées plus volontiers battements cardiaques, sont régulières, rythmiques et adaptées à l'effort.
La contraction des cellules du myocarde est provoquée, comme pour toute

cellule musculaire, par une onde d'excitation. Lorsque les cellules sont nombreuses, comme c'est le cas pour le cœur, l'onde d'excitation se transmet tel un « bâton de relais » d'une cellule à l'autre.

ESSENTIEL

Le cœur est une pompe, aussi la contraction du myocarde doit-elle être coordonnée, c'est-à-dire que toutes les cellules musculaires se contractent quasiment en même temps. Deux éléments fondamentaux doivent être présents et intacts :
- *les jonctions entre les cellules, permettant la propagation de l'onde d'excitation, ce sont les jonctions à trous ;*
- *le système de conduction ou tissu nodal, qui accélère la propagation et la coordonne.*

LE TISSU NODAL ET L'EXCITATION CARDIAQUE : le cœur, grâce au système de conduction spécialisé qu'est le tissu nodal, est doué d'automatisme. Comment le cœur peut-il battre automatiquement ?
Le tissu nodal est pourvu de cellules musculaires qui possèdent la propriété d'être autorythmiques : elles sont capables de dépolarisation spontanée et rythmique. Ces cellules forment de petits amas qui possèdent chacun un rythme propre, cependant, il en existe un qui entraîne les autres et donne au cœur son rythme. Ce groupe de cellules autonomes est le plus rapide et joue le rôle d'entraîneur, on l'appelle alors *pacemaker*.
L'étude de la disposition du tissu nodal et l'observation de l'expérience suivante nous permettront de comprendre davantage les phénomènes intervenant dans la contraction et le rythme du cœur.
Lorsque l'on place dans une solution certaines des cellules du tissu nodal, on constate qu'elles battent spontanément, mais pas toutes à la même fréquence. Cependant, lorsqu'il se forme des jonctions à trous entre deux cellules se contractant selon un rythme différent, on observe que la cellule la moins rapide s'adapte au rythme de la cellule la plus rapide. L'onde d'excitation provenant de la cellule rapide se propage à la cellule voisine et entraîne sa contraction au rythme qu'elle exige. On dit que la cellule la plus rapide est un entraîneur ou pacemaker.
Dans le cœur, le phénomène observé se produit de la même façon, toutes les cellules sont excitées à la vitesse ordonnée par le groupe de cellules qui possède le rythme le plus rapide.

L'ORGANISATION DU TISSU NODAL se fait en nœuds ou en faisceaux.
Les amas cellulaires ont une place et un nom déterminés dans le système de conduction *(fig. 16.7)*.

DÉFINITION

On distingue :
- *le nœud de Keith et Flack, appelé aussi nœud sinusal. Il est situé dans la paroi de l'oreillette droite ;*
- *le nœud d'Aschoff-Tawara, appelé aussi nœud auriculo-ventriculaire. Il est situé dans la cloison interauriculaire ;*
- *le faisceau de His, situé dans la cloison interventriculaire ;*
- *le réseau de Purkinje, situé dans la paroi des ventricules.*

Le nœud de Keith et Flack est l'entraîneur normal du cœur entier. Son rythme est de l'ordre de soixante à cent battements par minute.
Le nœud d'Aschoff-Tawara a un rythme propre de quarante battements par minute.

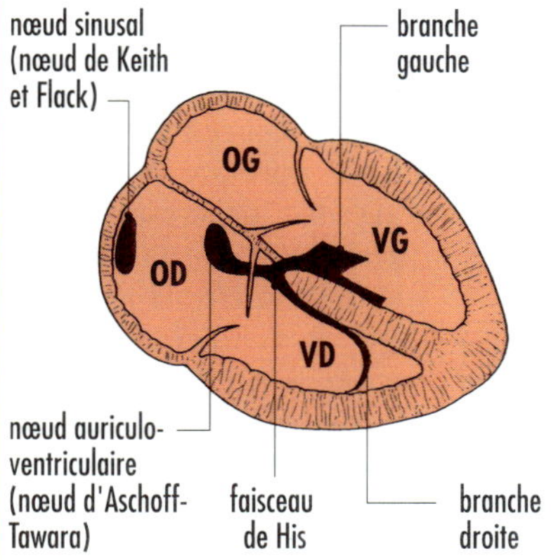

Fig. 16.7 • Répartition du tissu nodal.

LE TRAJET DE L'INFLUX NERVEUX DANS LE TISSU NODAL part du nœud de Keith et Flack. À partir de celui-ci, l'excitation diffuse, de cellule à cellule, à toute la paroi des oreillettes, provoquant alors leur contraction. L'excitation poursuit son chemin jusqu'au noyau d'Aschoff-Tawara et descend dans le faisceau de His, qui se divise en une branche droite et une branche gauche ; celles-ci se ramifient en un réseau, le réseau de Purkinje. L'excitation diffuse ensuite à toute la paroi des ventricules, provoquant leur contraction *(fig. 16.8)*.

CLINIQUE

Le système de conduction doit être intact pour conserver au cœur ses propriétés contractiles normales.
En cas de dysfonctionnement du nœud de Keith et Flack, d'autres cellules, en particulier le nœud d'Aschoff-Tawara, jouent le rôle de pacemaker ; cependant la fréquence donnée alors au cœur est beaucoup plus faible.
Une perturbation de la conduction peut se produire en un point quelconque du tissu nodal, aboutissant à un bloc. Au maximum la conduction est totalement interrompue entre oreillettes et ventricules, réalisant ce qu'on appelle en pathologie cardiaque un « bloc auriculo-ventriculaire complet » avec dissociation complète entre les rythmes auriculaire et ventriculaire.

▲ *Période réfractaire et contraction cardiaque*

Tout potentiel d'action (c'est-à-dire toute onde d'excitation) qui provoque la contraction d'une cellule musculaire est suivi d'une période au cours de laquelle un second potentiel d'action est inefficace, il s'agit de la période réfractaire absolue. À la suite de cette période, sur-

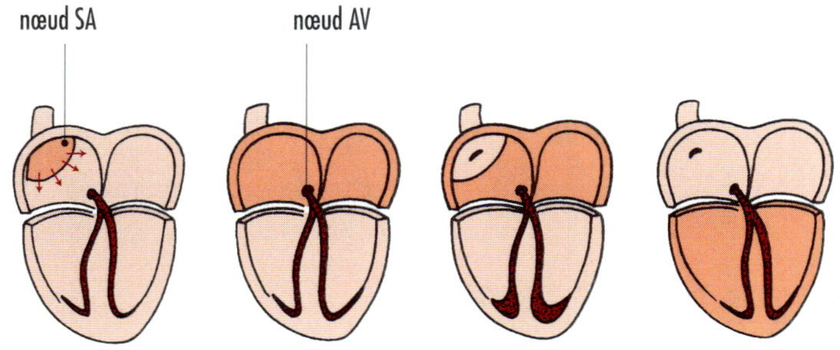

Fig. 16.8 • Progression de l'onde d'excitation (en orange foncé). Dans le tissu nodal, à partir du nœud de Keith et Flack jusqu'au réseau de Purkinje. Parallèlement, on observe la dépolarisation (en orange foncé) des oreillettes et des ventricules.

vient une période réfractaire relative, au cours de laquelle un potentiel d'action ne pourra engendrer une réponse musculaire que s'il est plus intense que le premier.
Signalons une caractéristique importante du muscle cardiaque : contrairement au muscle squelettique, le muscle du ventricule ne peut pas présenter le phénomène de sommation des contractions : le muscle cardiaque n'est pas physiologiquement tétanisable.
Cela est le résultat du caractère prolongé de la période réfractaire du muscle cardiaque. Alors que le muscle squelettique a des périodes réfractaires absolues très courtes (de 1 à 2 ms), le muscle cardiaque, lui, a des périodes réfractaires de l'ordre de 250 ms, ce qui correspond au temps de la contraction myocardique; par conséquent, durant cette période, le muscle cardiaque ne peut pas être excité de nouveau.
Ce phénomène est très important car il signifie que toute excitation ectopique (c'est-à-dire hors des circuits habituels), produite par une substance telle que la caféine, ne peut pas provoquer d'accélération cardiaque au point de tétaniser le cœur.

CLINIQUE

Il arrive cependant, dans certaines situations pathologiques, que les oreillettes ou les ventricules se dépolarisent itérativement et de façon désordonnée. En ce qui concerne les ventricules, ce phénomène s'appelle la fibrillation ventriculaire : c'est une situation extrêmement grave car le cœur ne peut plus assurer son rôle de « pompe », ce qui conduit très rapidement à la mort.

Cycle cardiaque

Le cœur, dont la fonction est de propulser le sang dans l'organisme, doit fournir une pression; elle est obtenue par la contraction des oreillettes, immédiatement suivie de la contraction des ventricules.

DÉFINITION

Le cycle cardiaque, appelé aussi révolution cardiaque, comprend l'ensemble des phénomènes qui se produisent à partir du début d'une contraction jusqu'au début de la contraction suivante.

.../...

.../...

Il est composé de deux périodes essentielles :
- *la systole, qui est la période de contraction ventriculaire ;*
- *la diastole, qui est la période de relâchement ventriculaire.*

Au cours d'un cycle cardiaque, la systole et la diastole auriculaires se produisent quasiment au même instant que le travail ventriculaire.
L'étude va donc porter sur ces différentes périodes, à partir du moment où les oreillettes et les ventricules sont relâchés, c'est-à-dire en fin de diastole.
Les événements se produisant dans la moitié gauche du cœur sont identiques dans la moitié droite.

▲ Fin de la diastole

Le ventricule reçoit du sang de l'oreillette durant la plus grande partie de la diastole, et pas uniquement lorsque l'oreillette se contracte.
En effet, lorsque l'oreillette et le ventricule sont relâchés, la valvule mitrale est ouverte. La pression dans l'oreillette gauche est la même que dans le ventricule gauche. Pendant la période de repos, 80 % du sang remplit le ventricule avant la systole auriculaire. Pendant cette période de remplissage, la valvule sigmoïde aortique est fermée car la pression dans l'aorte est plus élevée que la pression intraventriculaire.
À mesure que le sang emplit le ventricule, le volume de celui-ci augmente.
En fin de diastole, le nœud de Keith et Flack envoie une onde de dépolarisation, ou onde d'excitation, qui se propage à l'ensemble de la paroi des oreillettes.
Sous l'effet de cette excitation, la systole auriculaire se produit et éjecte un petit volume de sang dans le ventricule. Le ventricule est alors totalement rempli de sang et la systole ventriculaire va se produire.

DÉFINITION

Le volume occupé par le sang dans le ventricule en fin de diastole est appelé volume télédiastolique.

▲ Systole

L'onde de excitation (ou onde de dépolarisation), chemine par l'intermédiaire du tissu nodal jusque dans les ventricules et déclenche la contraction ventriculaire.

La pression ventriculaire s'élève alors subitement, dépasse la pression auriculaire et ferme la valve mitrale. Puis elle s'élève encore jusqu'à devenir supérieure à la pression aortique. Les valvules sigmoïdes s'ouvrent alors laissant passage au sang éjecté par le ventricule gauche dans l'aorte. L'éjection est de plus en plus rapide, puis elle diminue.

DÉFINITION

Après l'éjection systolique, le ventricule conserve une petite quantité de sang résiduel, il s'agit du volume télésystolique.

Le passage du sang dans l'aorte fait s'élever la pression aortique.

▲ Début de la diastole

Lorsque l'éjection ventriculaire est terminée, la pression ventriculaire chute en deçà de la pression aortique : les valvules sigmoïdes de l'aorte se referment. Puis la pression ventriculaire baisse un peu plus et devient inférieure à la pression auriculaire (l'oreillette, pendant cette phase ventriculaire, s'est remplie de sang), ce qui provoque l'ouverture de la valve mitrale et le début du remplissage ventriculaire.
Il existe une différence de pression entre la moitié droite et la moitié gauche du cœur.
Le mécanisme du cycle cardiaque est le même pour le cœur droit et pour le cœur gauche; cependant, les pressions du ventricule droit et des artères pulmonaires sont inférieures aux pressions du ventricule gauche et de l'aorte pendant la systole.
La circulation pulmonaire est un système à basse pression. Cette notion est cohérente avec le fait que la paroi du ventricule droit est moins épaisse que la paroi du ventricule gauche. Les pressions droites sont donc moindres, mais le volume de sang éjecté par le ventricule droit est identique à celui éjecté par le ventricule gauche.

Régulation de l'activité cardiaque

Les besoins de l'organisme s'adaptent aux conditions environnantes (l'exercice musculaire par exemple), et l'activité du cœur répond à cette adaptation. C'est la fréquence cardiaque et le débit cardiaque qui vont être modifiés.

▲ Contrôle nerveux et activité cardiaque

Bien que le cœur batte de façon autonome, il est parfois dans l'obligation d'ajuster la force de ses contractions et la fréquence des battements aux besoins de l'organisme.

Ce rôle de régulateur est dévolu au système nerveux végétatif sympathique et parasympathique *[v. chap. 20, p. 240]*. Les fibres nerveuses aboutissent à tous les niveaux du tissu nodal, en particulier au niveau du nœud de Keith et Flack, entraîneur normal de l'activité cardiaque.

LE SYSTÈME PARASYMPATHIQUE exerce une influence dominante sur le cœur. L'innervation agit par l'intermédiaire des nerfs pneumogastriques (X^{e} paire de nerfs crâniens) ou nerfs vagues.
Retenons que la stimulation des nerfs pneumogastriques entraîne une diminution de la force de contraction et de la fréquence cardiaque, jusqu'à, si celle-ci est trop importante, un arrêt complet du cœur.
La section des pneumogastriques, en revanche, provoque une accélération du rythme cardiaque.

L'acétylcholine, qui est le neurotransmetteur chimique libéré par les fibres parasympathiques, agit en augmentant la perméabilité de la membrane plasmique de la cellule myocardique au potassium.

LE SYSTÈME SYMPATHIQUE a l'effet inverse du système parasympathique.
La stimulation des fibres sympathiques déclenche une augmentation de la force de contraction cardiaque et de la fréquence cardiaque.
Les fibres sympathiques innervent le tissu nodal mais aussi les fibres musculaires ordinaires.
Le neuromédiateur libéré par les fibres sympathiques est la noradrénaline; elle agit en augmentant la pénétration des ions calcium dans les cellules du tissu nodal.

Nous verrons *(v. p. 200)* qu'il existe, à différents endroits de l'organisme, des barorécepteurs qui ont pour rôle d'informer les centres nerveux de la nécessité d'activer ou d'inhiber le système parasympathique ou le système sympathique, afin d'adapter l'activité de tout le système cardio-vasculaire à telle ou telle situation; l'objectif étant de maintenir la pression sanguine à un niveau physiologique normal.

▲ Contrôle du débit cardiaque

DÉFINITION

Le débit cardiaque correspond au volume de sang éjecté par le cœur en une minute.

Le débit cardiaque se calcule en multipliant le volume de sang qu'éjecte un ventricule au cours de chaque systole par la fréquence des battements cardiaques (c'est-à-dire par le nombre de systoles ventriculaires) en une minute.

Exemple : pour un sujet au repos dont la fréquence cardiaque est de 75 pulsations par minute, dont le volume d'éjection systolique est de 70 ml (soit 0,07 l) par minute, le débit cardiaque est de :

DC = 75 x 0,07 = 5,25 l/min.

Il est intéressant de noter qu'à chaque minute, le volume total sanguin étant approximativement de 5 l, la totalité du sang est pompée dans le circuit cardio-vasculaire.
Le débit cardiaque est sous la dépendance du retour veineux, ce qui signifie que plus la quantité de sang qui parvient au cœur par les veines est grande, plus le débit cardiaque augmente. Lors d'un effort musculaire important le débit cardiaque peut passer de 5 l/min à 15 l/min.

ESSENTIEL

La capacité qu'a le cœur d'augmenter son débit de 5 l/min à 15 l/min repose sur l'explication suivante : plus la quantité de sang apportée par les veines est grande, plus les cavités cardiaques sont pleines, plus les fibres myocardiques sont tendues en fin de diastole; cette tension plus grande renforce la contraction des fibres cardiaques pour propulser le sang dans les artères. On comprend aisément que plus le volume cardiaque est important (toujours dans des conditions physiologiques normales), plus le cœur pourra pomper de sang sans augmenter la fréquence de ses contractions. Ce phénomène est parfaitement traduit chez les sportifs entraînés, dont le volume cardiaque peut augmenter de 50 %. Le cœur est capable de pomper plus de 20 l de sang par minute sans une élévation importante des pulsations cardiaques.

CLINIQUE

L'activité cardiaque peut être modifiée par la concentration plus ou moins élevée d'ions contenus dans le plasma. En particulier : le calcium, le potassium et le sodium.
Une forte concentration de calcium (hypercalcémie) peut entraîner des contractions du muscle cardiaque.
Une augmentation de la concentration de potassium (hyperkaliémie) peut provoquer une diminution de la fréquence cardiaque, voire un arrêt cardiaque. Un excès de sodium entraîne une diminution de la puissance des contractions cardiaques.

Bruits du cœur

Les bruits du cœur sont perçus grâce au stéthoscope que l'on applique sur la paroi thoracique, au niveau de l'aire cardiaque.
Chez un sujet normal, deux bruits sont entendus :

- le premier bruit (B1) correspond à la fermeture des valvules auriculo-ventriculaires en début de systole. C'est un bruit assez long, de tonalité sourde;
- le deuxième bruit (B2) correspond à la fermeture des valvules sigmoïdes pulmonaires et aortiques en début de diastole. C'est un bruit plus bref que le premier, d'intensité plus forte.

Lorsque le cœur bat normalement, les deux bruits se suivent assez rapidement l'un derrière l'autre, puis survient une pause après le deuxième bruit : B1 B2 est plus court que B2 B1.

CLINIQUE

Les souffles cardiaques sont des bruits anormaux, ils signalent souvent une maladie cardiaque mais peuvent être tout à fait bénins.
Ils peuvent avoir plusieurs origines :

- *l'ouverture insuffisante d'une valvule qui provoque une augmentation du débit sanguin dans le sens normal de l'écoulement;*
- *la fermeture non hermétique d'une valvule qui entraîne un reflux de sang (donc en sens inverse du sens d'écoulement normal);*
- *certaines malformations congénitales, telle la communication entre les deux oreillettes ou les deux ventricules due à l'existence d'un petit orifice placé dans la paroi interauriculaire ou interventriculaire.*

Électrocardiogramme

L'électrocardiogramme est une technique de première importance et de première intention dans le diagnostic des maladies cardiaques.

> DÉFINITION
>
> *L'électrocardiogramme, ou ECG, enregistre les phénomènes électriques qui se produisent à l'intérieur du cœur.*
>
> *L'onde de dépolarisation auriculo-ventriculaire peut être enregistrée grâce à des électrodes placées à la surface de la peau. Les signaux électriques donnent un tracé représentatif de l'activité cardiaque.*

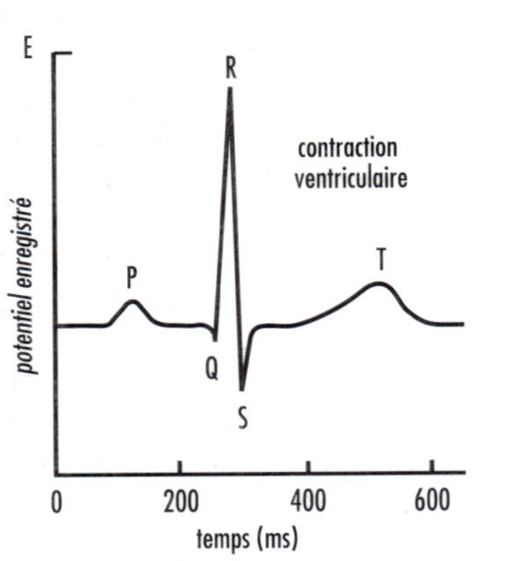

Fig. 16.9 • Tracé électrocardiographique (ECG) d'une révolution cardiaque.
On observe trois reliefs majeurs : l'onde P; le complexe QRS; l'onde T.

Voici le tracé normal d'une révolution cardiaque *(fig. 16.9)*.
Les reliefs que l'on observe sont appelés des ondes. L'onde P est due à la dépolarisation de l'oreillette. L'onde QRS, ou complexe QRS, apparaît entre 0,12 et 0,2 secondes après l'onde P et correspond à la dépolarisation du ventricule.
L'onde T est due à la repolarisation du ventricule, qui lui fait suite. On n'observe pas d'onde correspondant à la repolarisation de l'oreillette parce qu'elle se produit au même moment que la dépolarisation ventriculaire, dont l'amplitude est bien plus grande *(fig. 16.9 et fig. 16.10)*.
Cette figure permet d'établir un parallèle entre :

- le tracé de l'électrocardiogramme;
- les pressions mesurées dans le ventricule gauche, dans l'oreillette gauche et dans l'aorte au cours du cycle cardiaque;
- les moments de fermeture et d'ouverture des valvules mitrales et sigmoïdes aortiques;
- le volume ventriculaire au cours du cycle cardiaque.

Ce schéma nous indique également approximativement la durée de la systole et de la diastole ventriculaire.
Les pressions sont mesurées en millimètres de mercure (mmHg).
Les volumes sont mesurés en millilitres.
Les temps sont mesurés en secondes.

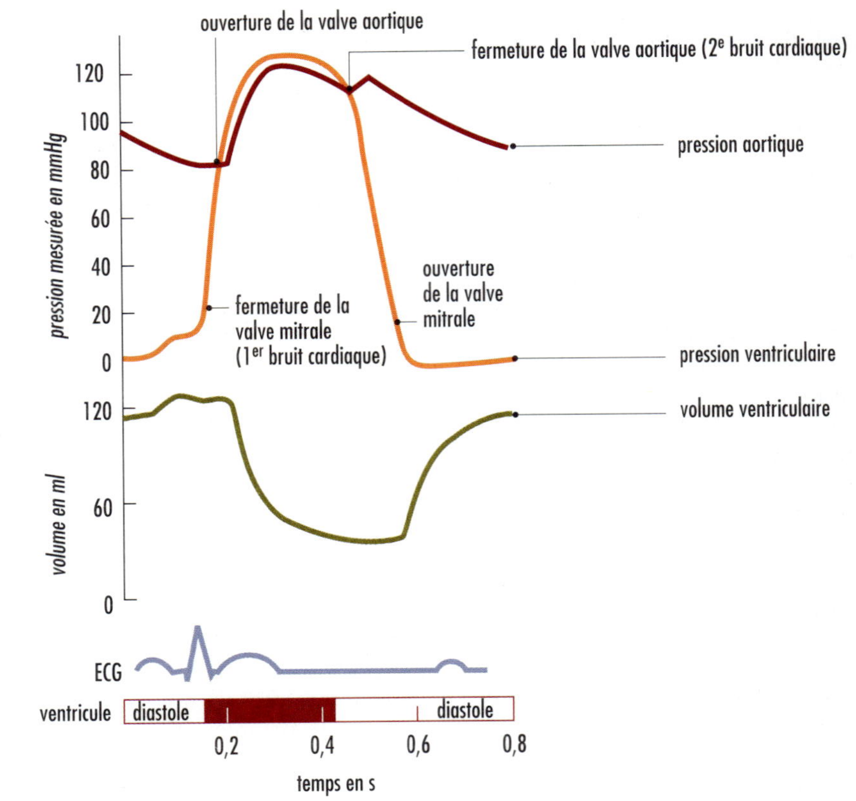

Fig. 16.10 • Mise en parallèle des courbes de pression de volumes cardiaques et du tracé électrocardiographique.

> CLINIQUE
>
> *Parmi les examens complémentaires largement utilisés actuellement en cardiologie figure l'échocardiographie. Il s'agit d'un examen qui, grâce à la réflexion d'un faisceau d'ultrasons, permet d'explorer le cœur, et d'analyser, entre autres, la forme et la cinétique des valves cardiaques, d'évaluer l'épaisseur du myocarde et sa contractilité, de déceler la présence d'anomalies telles qu'un épanchement péricardique, ou de végétations témoignant d'une endocardite infectieuse, par exemple.*

PHYSIOLOGIE VASCULAIRE

Les vaisseaux ne sont pas des tuyaux inertes, mais ont des propriétés d'élasticité et un calibre qui s'adaptent aux contraintes de l'organisme. Leur étude est la physiologie vasculaire.

Les artères

Ce sont des tubes élastiques dont le diamètre important oppose peu de résistance au passage du sang.
La contraction du muscle cardiaque éjecte le sang dans les artères et produit de ce fait une pression artérielle qui entraîne le sang vers les tissus.

Par ailleurs, c'est grâce à l'élasticité de leur paroi que les artères sont capables de maintenir le débit sanguin dans toutes les régions de l'organisme au cours de la diastole (rappelons que cette période du cycle cardiaque est une période de remplissage ventriculaire).

Les artérioles

À l'intérieur de chaque organe, les artères se ramifient en artères beaucoup plus fines, ce sont les artérioles.
Leur étroit calibre leur confère une capacité de résistance considérable dans le circuit vasculaire. Cette propriété est fondamentale et nécessaire car elle transforme le flux sanguin pulsatile dans les artères en une circulation continue, qui va traverser le réseau capillaire se trouvant en aval des artérioles.
Cette capacité de résistance et de régulation des débits est liée à la structure de la paroi des artérioles. En effet, la paroi artériolaire contient une musculature lisse importante, capable de modifier le calibre artériolaire, selon les conditions locales ; ce phénomène est appelé la vasomotricité. Le sang est donc distribué dans chaque organe en fonction du niveau de contraction du muscle de l'artériole.
La vasomotricité artériolaire est sous le contrôle de facteurs locaux et de facteurs extrinsèques.

▲ *Facteurs locaux*

Chaque organe a la possibilité de réguler son débit sanguin, en particulier de l'augmenter ; on parle alors d'hyperémie.
On parle plus volontiers de l'augmentation plutôt que de la diminution du débit, car c'est l'augmentation des besoins locaux qui va nécessiter une distribution du sang plus importante dans un territoire donné. On distingue l'hyperémie active et l'hyperémie réactionnelle.

L'HYPERÉMIE ACTIVE est provoquée par une augmentation de l'activité d'un organe ; ce qui signifie que plus un organe travaille, plus il a besoin d'énergie et donc plus il a besoin de sang, lui apportant les nutriments nécessaires. L'hyperémie se produit grâce à la dilatation des artérioles, et par conséquent grâce au relâchement de la musculature lisse de la paroi des artérioles. Les muscles se relâchent à cause de modifications chimiques locales qui agissent sur les fibres musculaires.

> **Essentiel**
> *Voici quelques exemples des variations chimiques locales qui peuvent être à l'origine d'une dilatation des artérioles et donc d'une augmentation du débit sanguin local :*
>
> **.../...**
>
> **.../...**
> - *diminution du taux d'oxygène ;*
> - *augmentation de la concentration de gaz carbonique ;*
> - *augmentation des ions hydrogène ;*
> - *augmentation de la concentration en potassium (lorsque les cellules musculaires travaillent beaucoup, il se produit une perte potassique importante) ;*
> - *augmentation de l'osmolarité (lors d'une augmentation du taux de dégradation de grosses molécules).*

L'HYPERÉMIE RÉACTIONNELLE se produit lorsque le sang n'irrigue plus ou très peu un organe. Il se produit une augmentation momentanée mais marquée de l'apport sanguin local dès que l'arrêt est levé. Ce phénomène est dû à une dilatation artériolaire dans le tissu concerné. Les facteurs chimiques déclenchants sont les mêmes que ceux mentionnés précédemment.

▲ *Facteurs extrinsèques*

Les facteurs extrinsèques sont des facteurs nerveux du système végétatif sympathique et parasympathique, et des facteurs hormonaux.
Le but de cette innervation est d'assurer la fonction réflexe des vaisseaux qui permet la redistribution du débit sanguin dans les organes en fonction des conditions présentes.

LES FIBRES NERVEUSES SYMPATHIQUES sont les fibres les plus nombreuses influençant la vasomotricité. Le résultat de leur stimulation est une vasoconstriction.

> **Définition**
> *Le médiateur chimique des fibres sympathiques est la noradrénaline. Elle se fixe sur les récepteurs alpha-adrénergiques de la membrane des fibres musculaires lisses. Elle entraîne leur contraction et donc une vasoconstriction.*

Une diminution de l'activité des fibres sympathiques en dessous du niveau de base normal entraîne une vasodilatation, activité nerveuse qui intervient dans le contrôle de la pression artérielle.

LES FIBRES NERVEUSES PARASYMPATHIQUES interviennent moins dans les modifications des résistances artériolaires. Toutefois, leur stimulation entraîne une vasodilatation.

LES HORMONES interviennent également dans la régulation de la vasomotricité. L'une d'elles, l'adrénaline, sécrétée par la glande médullosurrénale *[v. chap. 21, p. 272]*, se fixe à la fois sur les récepteurs alpha-adrénergiques des fibres musculaires lisses, entraînant alors une vasoconstriction, mais aussi sur les récepteurs bêta-adrénergiques, entraînant alors une vasodilatation.

Pression artérielle

▲ *Définition*

Le cœur propulse le sang dans les artères ; il existe donc à l'intérieur des artères une pression sanguine appelée pression artérielle ou tension artérielle. La pression artérielle doit être maintenue à un niveau stable. Elle s'élève pendant la systole et baisse pendant la diastole. On distingue donc :
- la pression systolique, qui est la pression maximale atteinte lors de l'éjection ventriculaire ;
- la pression diastolique, qui est la pression minimale atteinte lors de la diastole juste avant l'éjection ventriculaire.

> **Clinique**
> *On obtient deux chiffres lors de la mesure d'une pression artérielle : un chiffre maximal aux environs de 130 et un chiffre minimal aux environs de 70, dans des conditions normales.*
> *La pression artérielle se mesure en millimètres de mercure (mmHg). On exprime ces deux chiffres de la façon suivante : 130/70 mmHg. La différence entre ces deux chiffres est appelée pression ou tension différentielle.*

> **Définition**
> *Ainsi, les pulsations artérielles ou pouls que l'on palpe au niveau d'une artère sont dues à la différence de pression ; on parle alors de pression pulsatile.*

▲ *Facteurs de variation de la pression artérielle*

La pression artérielle varie avec le débit cardiaque (produit du volume systolique et de la fréquence cardiaque) et les résistances artérielles.

À partir de ces éléments, comment la pression artérielle augmente-t-elle?
Elle augmente lorsque le volume d'éjection ventriculaire et la fréquence cardiaque s'élèvent.
On observe alors, conjointement, une augmentation du débit cardiaque et de la fréquence cardiaque.
La pression artérielle augmente également lorsque les artères sont plus rigides, ce qui accroît leur résistance, comme dans le cas de l'athérosclérose, où la paroi des artères se durcit à cause de dépôts lipidiques, en particulier de cholestérol; à ces dépôts graisseux se surajoutent des dépôts calciques.
La vasomotricité permet une adaptation du calibre artériel : une vasodilatation tend à diminuer la pression artérielle, une vasoconstriction tend à l'augmenter. Cette possibilité de variation des résistances périphériques participe au maintien du chiffre de la pression artérielle à un niveau normal.

> CLINIQUE
>
> *Ce phénomène d'adaptation prend toute son importance lorsqu'il se produit une variation du volume de la masse totale de sang, en voici deux exemples :*
> - *lors d'une baisse du débit cardiaque (choc hémorragique ou insuffisance cardiaque par exemple), la vasoconstriction permet le maintien relatif de la pression artérielle;*
> - *à l'effort, la vasodilatation permet une augmentation de la tension artérielle moindre que ne le voudrait l'augmentation du débit.*

▲ *Contrôle nerveux de la pression artérielle*

Il existe des mécanismes réflexes de contrôle de la pression artérielle, qui font intervenir divers éléments : en premier lieu on trouve des récepteurs périphériques, puis des voies afférentes, et enfin des centres de contrôle cérébraux de la pression artérielle.

LES RÉCEPTEURS PÉRIPHÉRIQUES les plus importants s'appellent les barorécepteurs artériels. Ils ont pour mission de recueillir des informations sur l'état de tension des artères.
Ces récepteurs sont situés :
- au niveau de la bifurcation des deux carotides primitives en carotides externe et interne, ou sinus carotidien, riche en terminaisons nerveuses sensibles à l'étirement *(v. fig. 1.7, p.7)*;
- dans la crosse de l'aorte *(v. fig. 2.7, p.23)*.

Il existe d'autres barorécepteurs, eux aussi sensibles à l'étirement, dans les grosses artères, les grosses veines, les vaisseaux pulmonaires et les parois du cœur.
De ces récepteurs partent des neurones afférents qui aboutissent aux centres cérébraux du contrôle cardio-vasculaire. Ils envoient vers les centres cérébraux des potentiels d'action dont la fréquence instantanée reflète la pression au même moment dans l'artère carotide et dans l'aorte. À cet endroit, le régime est pulsatile, avec une fréquence élevée au moment de la systole et une fréquence basse au moment de la diastole. Tout écart sera immédiatement capté par les barorécepteurs et envoyé aux centres nerveux.
Grâce à l'information permanente apportée au cerveau par les barorécepteurs périphériques, les centres de contrôle sont informés sans arrêt des pressions artérielle, veineuse, auriculaire et ventriculaire *(fig. 16.11)*.

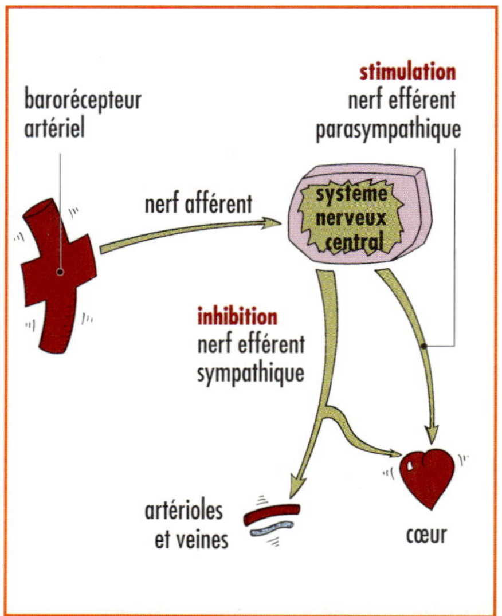

Fig. 16.11 • Schéma du contrôle de l'innervation du système cardio-vasculaire par le système nerveux central, à partir des barorécepteurs. L'influx afférent provenant des barorécepteurs artériels qui va stimuler les nerfs efférents parasympathiques du cœur entraîne une inhibition simultanée des influx sympathiques efférents du cœur, des artérioles et des veines.

LES CENTRES CÉRÉBRAUX : le centre de contrôle cardio-vasculaire principal est situé dans le bulbe rachidien (portion de l'encéphale située juste au-dessus et à la suite de la moelle épinière *[v. chap. 5, fig. 5.7, p. 63]*.
Ce centre reçoit des informations par l'intermédiaire des neurones afférents. Il répond d'une part par l'envoi d'influx nerveux qui utilisent les fibres des nerfs vagues ou nerfs pneumogastriques (Xe paire de nerfs crâniens) pour atteindre le cœur, d'autre part par les fibres sympathiques qui aboutissent au cœur, aux artérioles et aux veines.

> CLINIQUE
>
> *Comment mesurer la pression artérielle ?*
>
> *La mesure de la pression sanguine (fig. 16.12) peut s'effectuer directement à l'aide d'une aiguille ou indirectement à l'aide d'un brassard gonflable appelé sphygmomanomètre.*
> *Cette seconde méthode est la plus couramment employée.*
> *Le brassard est placé autour du bras, un peu au-dessus du pli du coude, puis il est gonflé avec de l'air jusqu'à ce que la pression soit élevée au point d'écraser complètement les artères situées sous le brassard. Le sang ne peut alors plus circuler. Le brassard est ensuite lentement dégonflé, la pression baisse progressivement jusqu'à descendre à une valeur qui correspond quasiment à la valeur de la pression systolique. L'ouverture de l'artère est alors suffisamment grande pour permettre au sang de circuler; cependant, l'artère est encore très étroite et le sang circule à très grande vitesse.*
> *Ce phénomène est perceptible au stéthoscope placé dans le pli du coude : à l'instant où le sang s'engage dans l'artère à grande vitesse, il se produit des turbulences et des vibrations audibles au stéthoscope. Le brassard étant muni d'un manomètre (instrument mesurant la pression), il est important de noter le niveau de pression dès que les turbulences sont entendues, puisque la pression inscrite sur le manomètre correspond alors à la pression systolique maximale.*
> *Ensuite, le brassard est dégonflé progressivement, si bien que les pressions exercées diminuent et le sang s'écoule de façon plus continue. Lorsque la pression du brassard atteint la pression diastolique, les bruits deviennent inaudibles car l'artère est alors suffisamment ouverte pour que les turbulences disparaissent totalement. Le chiffre qu'indique le manomètre correspond donc à la pression diastolique ou pression minimale.*
> *Au total : au décours de cette manœuvre, on obtient deux chiffres : le chiffre le plus élevé correspond à la pression systolique ou pression maximale, le chiffre le plus faible correspond à la pression diastolique ou pression minimale.*

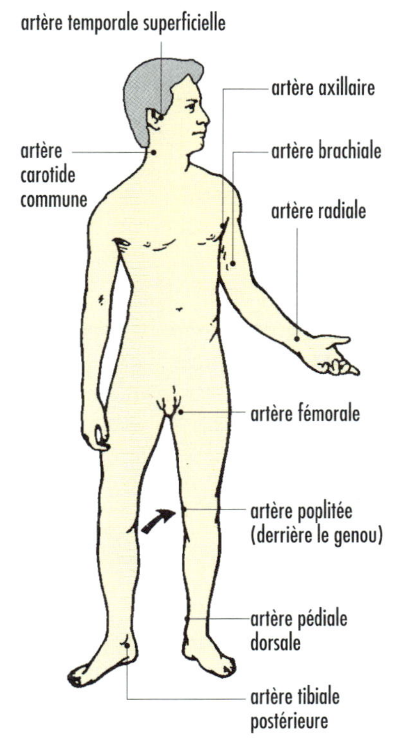

Fig. 16.12 • Placement des pouls sur l'ensemble du corps.

LES EFFETS D'UNE DIMINUTION DE LA PRESSION ARTÉRIELLE (hypotension), lors d'une hémorragie par exemple, vont être de stimuler les barorécepteurs qui réduisent la fréquence des potentiels d'action envoyés aux centres bulbaires; cela a pour effet d'engendrer plusieurs réactions qui contribuent à maintenir la pression artérielle et le débit cardiaque :

- une réaction sur le débit cardiaque : une diminution de l'activité parasympathique vers le cœur entraîne une augmentation de la fréquence cardiaque; une augmentation de l'activité sympathique vers le cœur entraîne une augmentation du volume d'éjection systolique ventriculaire par augmentation de la contractilité myocardique;
- l'activité sympathique s'accroît vers les veines, provoquant une augmentation du retour veineux, donc une augmentation du remplissage ventriculaire et du volume d'éjection systolique ventriculaire;
- l'activité sympathique augmente vers les artérioles, entraînant une constriction des artérioles.

Une augmentation de la pression artérielle stimule également les barorécepteurs et entraîne une réponse inverse. Le débit cardiaque est diminué, de même que les résistances périphériques : la pression artérielle s'abaisse.

> CLINIQUE — *Les barorécepteurs, en raison d'une élévation chronique de la pression artérielle, sont capables de s'adapter à ce niveau de pression car leur seuil de stimulation s'élève. Ils réagiront toujours à une variation tensionnelle mais à partir d'un niveau tensionnel plus élevé que la normale (ce qui explique les états pathologiques d'hypertension artérielle chronique).*

LES VAISSEAUX CAPILLAIRES

Le réseau capillaire, interposé entre artérioles et veinules, est un lieu d'échange entre les tissus et le sang. Il est également un lieu de passage du sang entre les artérioles et les veinules.

▲ Description d'un réseau

Les capillaires accomplissent le rôle dernier du circuit vasculaire : ils assurent l'apport nutritionnel aux tissus de l'organisme. La distance de diffusion entre les capillaires et les cellules à nourrir est très petite (< 50 µm), les échanges sont donc grandement facilités. Le sang est amené dans les capillaires par les artérioles.

> ESSENTIEL — *Malgré leur faible calibre, les capillaires opposent une résistance plus faible que celle des artérioles ; ce phénomène est dû au fait que, d'une part la quantité de capillaires est très élevée, elle fournit donc au sang une large surface de distribution, d'autre part la paroi capillaire ne contient pas de musculature lisse, elle ne peut donc être soumise à aucun contrôle vasomoteur.*

▲ Fonction d'échange des capillaires

Le sang circule très lentement dans les capillaires, les échanges nutritionnels et métaboliques avec les tissus s'effectuent facilement.

Les substances passent du sang des capillaires aux cellules tissulaires selon deux processus :

- les substances liposolubles (c'est-à-dire solubles dans les graisses), l'oxygène et le gaz carbonique, traversent la cellule après la membrane plasmique (rappelons que la membrane plasmique est une membrane contenant des phospholipides). Ce passage est une diffusion passive rendue possible grâce à un gradient de concentration;
- de nombreuses molécules, ainsi que les ions, ne peuvent pas traverser la membrane lipidique, ils empruntent par conséquent les pores, situés entre les cellules endothéliales des capillaires *[v. chap. 8, p. 114]*.

En ce qui concerne les produits métaboliques rejetés par les cellules, ils traversent eux aussi la membrane plasmique des cellules endothéliales et se rendent dans le sang pour être repris par le flux circulatoire.

LES VEINES

Le sang passe des vaisseaux capillaires aux veinules, puis les veinules se rassemblent en veines, de plus gros calibre. Ce sont les veines qui ramènent le sang au cœur droit.

▲ Retour veineux

La force qui permet au sang de revenir au cœur est donnée par la différence de pression existant entre les veines périphériques et l'oreillette droite.

> ESSENTIEL — *Le déplacement du sang se fait d'une région de haute pression vers une région de basse pression. La pression dans l'oreillette droite est proche de 0 mmHg, tandis que la pression dans les veines périphériques est de l'ordre de 15 mmHg. La différence de pression qui amène le sang veineux à l'oreillette droite est faible mais suffisante, d'autant plus que les veines offrent peu de résistance à la progression du sang.*

> DÉFINITION — *Le sang contenu dans les grosses veines thoraciques et l'oreillette droite est appelé « pool » veineux central. La pression qui existe à son endroit est la pression veineuse centrale.*

Outre la différence de pression qui existe entre les veines périphériques et l'oreillette droite, deux autres processus intéressants interviennent dans le mécanisme du retour veineux, il s'agit :

- de l'effet de pompe qu'exercent les muscles striés *(fig. 16.13)*;
- de l'effet de pompe qu'exerce le diaphragme au cours de l'inspiration.

ESSENTIEL

En effet, les veines circulent à travers les muscles, ceux-ci les compressent partiellement et entraînent le sang vers le cœur.
Par ailleurs, lors des mouvements inspiratoires, le diaphragme descend et exerce de cette façon une pression sur le contenu abdominal, tandis que la pression intrathoracique diminue ; il se produit une variation des pressions entre le thorax et l'abdomen, transmise aux veines intra-abdominales et intrathoraciques. Le gradient de pression qui résulte de cette action augmente le retour veineux vers le cœur.

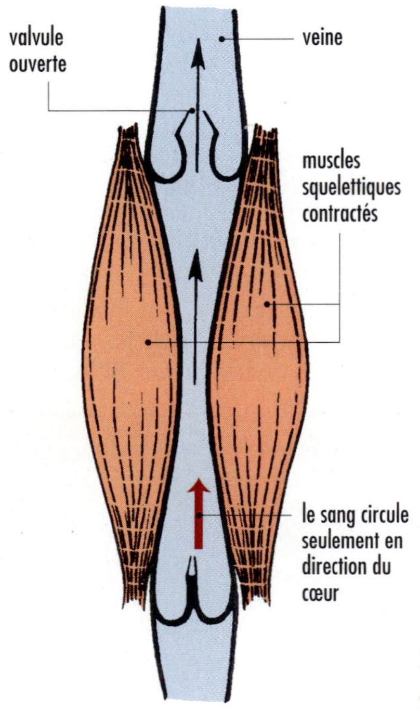

Fig. 16.13 • Effet de pompe par les muscles squelettiques sur le flux sanguin.

▲ *Les valvules veineuses*

Dans les membres, les veines possèdent à l'intérieur de leur paroi, et saillant dans la lumière du vaisseau, des valvules. Celles-ci ont une forme de nid de pigeon. Elles sont utiles car lorsque les forces intraveineuses augmentent pour permettre au sang le retour au cœur, elles empêchent en s'interposant le reflux sanguin *(fig. 16.13)*.

Les vaisseaux lymphatiques

Les vaisseaux lymphatiques constituent un réseau de circulation à sens unique du mouvement du liquide interstitiel vers le sang. Dans les vaisseaux lymphatiques, le liquide interstitiel est appelé lymphe.

▲ *Description*

Les vaisseaux lymphatiques transportent un liquide : la lymphe.
La lymphe est le résultat de la transsudation, à partir des capillaires, du plasma et des globules blancs.

DÉFINITION

La lymphe est aussi le liquide dans lequel baignent les cellules de l'organisme, il est alors appelé (hors des vaisseaux lymphatiques) liquide interstitiel [v. fig. 8. 27, p. 118].

Les cellules y puisent leurs nutriments et rejettent leurs déchets. Le liquide interstitiel ou lymphe repasse dans la circulation générale par les vaisseaux lymphatiques. Ces derniers naissent sous forme de capillaires lymphatiques dans tous les tissus de l'organisme. Les capillaires lymphatiques se rejoignent pour former des vaisseaux de plus en plus gros. En fin de parcours, deux gros canaux lymphatiques se drainent dans les veines de la partie inférieure du cou :

- la grande veine lymphatique, qui se jette dans la veine sous-clavière droite ; elle draine la lymphe de la moitié droite de la tête, du cou, du thorax et du membre supérieur droit ;
- le canal thoracique, qui se jette dans la veine sous-clavière gauche et draine la lymphe du reste du corps.

Sur leur trajet, les vaisseaux lymphatiques sont ponctués de ganglions lymphatiques.

▲ *Rôles du système lymphatique*

La prise en charge du liquide filtré : hors des capillaires, le liquide filtré (à l'exception des capillaires rénaux) est plus important que le liquide réabsorbé (environ 3 l). Ce volume de liquide est quotidiennement ramené à la circulation sanguine par les vaisseaux lymphatiques.

CLINIQUE

Un obstacle interposé sur le circuit lymphatique entraîne une augmentation de liquide interstitiel. Cela se traduit par la présence d'un gonflement liquidien appelé œdème.

LA PRISE EN CHARGE DES PROTÉINES : il existe en permanence un mouvement des protéines du sang vers le liquide interstitiel. C'est par les vaisseaux lymphatiques que ces protéines retournent à la circulation sanguine.

TRANSPORT SPÉCIFIQUE : parmi les nombreuses substances spécifiques que les vaisseaux lymphatiques véhiculent, les graisses absorbées dans le tube digestif sont les plus importantes.
Rappelons que, dans le tube digestif, les graisses sont absorbées au niveau des canaux lymphatiques de l'intestin grêle, ces canaux sont appelés les chylifères.

SYSTÈME DE DÉFENSE : c'est dans les ganglions lymphatiques que s'élaborent en partie les phénomènes intervenant dans les mécanismes de défense de l'organisme *[v. chap. 14, p. 164]*.

▲ *Mécanisme de la circulation lymphatique*

Le circuit lymphatique ne traverse pas le cœur, la lymphe ne peut donc être propulsée par la pompe cardiaque. Ce sont les muscles squelettiques et les mouvements respiratoires qui exercent l'action de pompage nécessaire au déplacement de la lymphe dans les vaisseaux lymphatiques.

SYNTHÈSE

Ci-dessous est présenté un schéma démontrant la finalité de la respiration et de la circulation ainsi que leur interrelation. Le chapitre suivant vous en dira davantage sur la circulation, vous pouvez d'ores et déjà constater que respiration et circulation sont nécessaires à tout travail cellulaire, donc à tout travail de l'organisme.

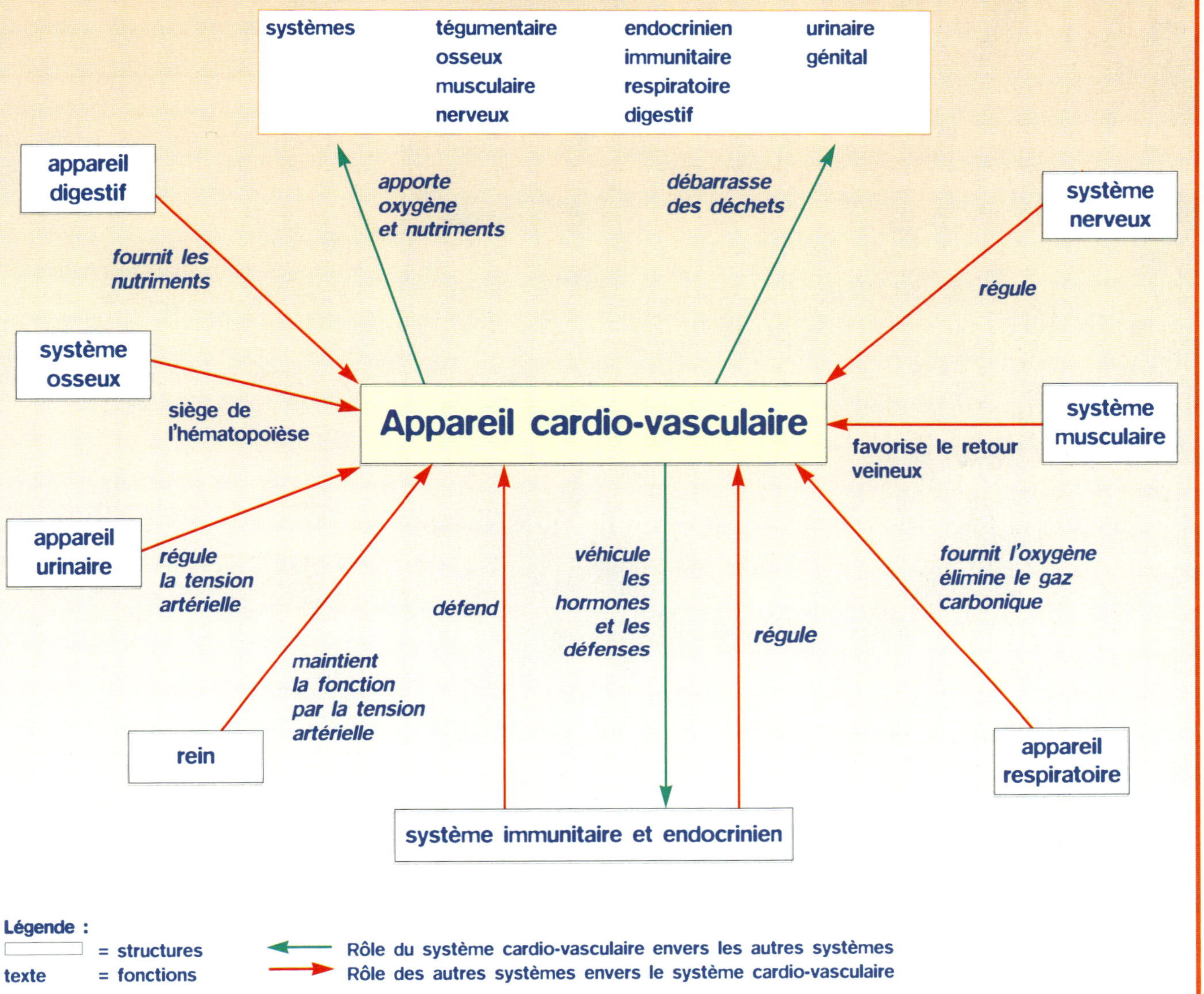

Fig. 16.14 • Liens entre l'appareil cardio-vasculaire et quelques autres systèmes.

ACTIVITÉS D'INTÉGRATION

1. Appliquez le schéma de la figure 9.8 p. 126 à la régulation de la pression artérielle.
2. Racontez, en décrivant ou en dessinant, les différentes étapes de la révolution cardiaque.
3. Quelles sont les différences entre la petite et la grande circulation ?
4. Comment expliquez-vous que, lorsque Astérix et Obélix se disputent, leur visage devient tout rouge ?

Chapitre 17

La nutrition et la digestion

L'organisme est constitué de milliers d'espèces différentes de molécules organiques.

L'alimentation doit apporter l'énergie nécessaire pour assurer le bon fonctionnement des structures de l'organisme : les aliments sont distributeurs de calories.

Voici, par ordre chronologique, les sujets traités dans ce chapitre :
- **les éléments constituants de l'organisme;**
- **les nutriments;**
- **les substances de base de l'alimentation :**
  - **eau et minéraux,**
  - **protéines, glucides, lipides,**
  - **vitamines,**
  - **oligo-éléments;**
- **la digestion et son déroulement.**

COMPOSITION DE L'ORGANISME

L'organisme est constitué de graisses, de protéines, de glucides, d'eau et de sels minéraux selon les proportions suivantes :
Chiffres donnés pour un sujet moyen :
- graisses : 13 %;
- protéines : 16 %;
- glucides : 2 %;
- minéraux : 5 %;
- eau : 64 %.

L'organisme peut tolérer une perte d'eau d'environ 10 % de l'eau totale, sans inconvénients importants.
Sachons que chez un adulte (dans des conditions standard), seulement 1 kg sur les 10 kg de graisse présents dans l'organisme sont vraiment indispensables, les kilos restants, constituent une réserve énergétique, qui est sollicitée en cas de besoin.

LES NUTRIMENTS

L'EAU

ESSENTIEL *L'eau est indispensable à la vie ; le corps en contient plus de 60 %. Les apports proviennent de :*
- *l'eau de boisson ;*

.../...

.../...
- *l'eau qui entre dans la composition des aliments : les végétaux, la viande et les fruits contiennent environ de 70 % à 80 % de leur poids en eau ;*
- *l'eau produite dans l'organisme au cours de la combustion chimique des aliments.*

Les apports hydriques couvrent les pertes, qui sont, par ordre d'importance décroissante :
- les pertes urinaires;
- les pertes fécales;
- les pertes sudorales;
- les pertes liées à la respiration.

À l'intérieur de l'organisme, l'eau joue un rôle de transporteur, elle participe au maintien de l'homéostasie, elle est responsable de la lubrification des muqueuses et des séreuses.

LES MINÉRAUX

ESSENTIEL *Les minéraux sont indispensables à la vie. Ils interviennent dans de nombreuses activités de l'organisme (mouvements de l'eau, conduction nerveuse, contraction musculaire, conduction cardiaque...).*

On distingue dans cette catégorie :
- le sodium (Na);
- le potassium (K);
- le chlore (Cl);
- le calcium (Ca);
- le phosphore (P);
- le magnésium (Mg).

▲ *Le sodium (Na)*

L'organisme contient environ 4000 mmol de sodium : 30 % sont constitutifs du tissu osseux. À l'état naturel, les aliments sont assez pauvres en sodium, en revanche, les aliments plus complexes dont la préparation nécessite du sodium, comme le pain, la charcuterie, le fromage, constituent un apport sodé important.
En fait, la majeure partie du sodium ingéré provient du sel de table; sous cette forme, le sodium est combiné au chlore en molécules de chlorure de sodium (NaCl). Le sodium est d'importance capitale dans la régulation des mouvements de l'eau dans l'organisme.
Sa concentration plasmatique (natrémie) varie de 140 à 145 mmol/l *[v. chap. 18, p. 224]*.

▲ Le potassium (K)

L'organisme contient environ 3000 mmol de potassium : 90 % sont mobiles et échangeables.
La plupart des aliments sont riches en potassium, en particulier les fruits et les légumes secs ainsi que la levure.
Le potassium est présent en grande quantité à l'intérieur des cellules de l'organisme ; il participe à la régulation des mouvements de l'eau et aux mécanismes d'excitation neuromusculaire.
Les besoins en potassium sont augmentés en période de croissance, de grossesse et d'allaitement.
La concentration plasmatique de potassium (kaliémie) est variable entre 4 et 4,5 mmol/l.
En pathologie, les conséquences d'une hypokaliémie ou d'une hyperkaliémie ne sont pas anodines, en particulier, l'hyperkaliémie peut provoquer un arrêt cardiaque *[v. chap. 18, p. 224]*.

▲ Le chlore (Cl)

Les mouvements du chlore sont associés à ceux du sodium.

▲ Le magnésium (Mg)

La moitié environ du magnésium contenu dans l'organisme est stockée dans l'os.
Il intervient dans les mécanismes de fonctionnement de nombreuses enzymes et dans les phénomènes d'excitabilité neuro-musculaire qu'il diminue.
Le magnésium est contenu dans la majeure partie des aliments d'origine végétale. On en trouve beaucoup dans le cacao, les céréales entières et les légumes secs.

▲ Le calcium (Ca)

Il est, parmi les minéraux de l'organisme, celui qui est le plus abondant. On en trouve de 1000 à 1500 g dont 99 % sont retenus dans l'os. C'est grâce au calcium que l'os est rigide et solide.
Il existe du calcium non osseux, fixé à l'albumine, ou libre dans le plasma ; ce dernier réduit l'excitabilité neuro-musculaire et intervient dans la coagulation du sang.
Les besoins en calcium diffèrent selon l'âge et l'individu ; par ailleurs, la grossesse, la lactation et la croissance sont des périodes de demande calcique importante *(tableau 17.1)*.
Le calcium est apporté essentiellement par les produits laitiers. D'autres aliments contiennent également du calcium, en particulier les pois chiches, les haricots secs, les lentilles, les épinards et les fruits secs (amandes, noisettes, figues, abricots). Ces produits trouvent leur intérêt dans les cas d'intolérance au lactose.

Tableau 17.1 - Apports quotidiens recommandés en calcium (en mg)

Âge	Calcium
de 1 à 3 ans	600
de 4 à 9 ans	700
de 10 à 12 ans	900
Adolescent	1 000
Adulte	800
Femme enceinte	1 000
Femme en période de lactation	1 200

▲ Le phosphore (P)

L'organisme contient environ 900 mg de phosphore, 80 % sont situés dans l'os.
Le phosphore est indispensable à la précipitation du calcium osseux. Calcium et phosphore forment un couple indissociable pour assurer une bonne ossification.
On trouve du phosphore dans tous les aliments d'origine végétale ou animale. Citons les aliments qui en sont riches : le lait, le fromage, les fruits secs, le chocolat, le poisson.
Les besoins en phosphore sont accrus au cours de la croissance, de la grossesse et de l'allaitement.

LES PROTÉINES

> ESSENTIEL
>
> *Elles sont indispensables à la vie ; elles assurent la majeure partie des fonctions cellulaires, en particulier, la croissance et le renouvellement.*
> *Les enzymes sont également des protéines, elles interviennent dans le métabolisme pour transformer, dégrader ou synthétiser toutes les substances dont notre organisme a besoin.*

▲ Structure

Les protéines sont formées d'unités mises bout à bout. Ces unités sont appelées les acides aminés (AA).
Ils sont tous composés d'un groupe amine (- NH_2) et d'un groupe acide, habituellement carboxylique, (- COOH).
Il existe vingt acides aminés disponibles dont huit sont dits essentiels car ils ne peuvent pas être fabriqués par l'organisme. Les autres sont dits accessoires car ils ne sont pas indispensables à la fabrication des protéines fondamentales. Certains acides aminés sont fabriqués par l'organisme lui-même à partir d'autres acides aminés par simple transformation chimique.

> DÉFINITION
>
> *Chaque acide aminé porte un nom, on distingue :*
> - *Huit AA essentiels : isoleucine, leucine, lysine, méthionine, phénylalanine, thréonine, tryptophane, valine ;*
> - *Douze AA accessoires : alanine, acide aspartique, arginine, cystéine, glutamine, glycine, histidine, ornithine, proline, hydroxyproline, sérine, tyrosine.*

▲ Rôle

Il est capital : les protéines sont les constituants de tous les tissus vivants, elles ont donc un rôle structural de première ligne. C'est pourquoi, les protéines, de tous les aliments, représentent la catégorie la plus coûteuse et la plus indispensable.
Elles jouent également un rôle énergétique puisque 1 g de protéine apporte quatre calories. Elles interviennent dans de nombreux processus métaboliques, hormonaux, enzymatiques, immunitaires… Elles participent également à la régulation des mouvements de l'eau dans l'organisme.

▲ Apport alimentaire

Les protéines sont apportées par l'alimentation d'origine végétale et animale. La valeur nutritive d'une protéine tient plus de la qualité que de la quantité car elle dépend surtout des acides aminés essentiels qu'elle contient.
En effet, toutes les protéines n'ont pas le même contenu en acides aminés, beaucoup de protéines ne contiennent pas certains acides aminés essentiels.
Les meilleures protéines présentent un assortiment diversifié et complet, elles contiennent tous les acides aminés essentiels ; elles sont d'origine animale, on les trouve dans la viande, les œufs, le poisson et les laitages.
Les protéines végétales en revanche sont assez pauvres en acides aminés essentiels. Elles présentent donc moins

d'intérêt, même si certains aliments comme la gélatine ou le soja contiennent une forte proportion protéique, elles ne fournissent pas tous les acides aminés essentiels ou pas dans des proportions suffisantes.

CLINIQUE

Un régime végétarien doit être parfaitement planifié pour ne pas être déficient.
Il doit être suffisamment diversifié pour présenter des mets complémentaires du point de vue nutritif. Pour ce faire, il est indispensable d'avoir pris connaissance des différents types d'acides aminés qu'il contient.

L'apport protidique recommandé est indiqué sur le tableau 17.2.
Nous constatons que les variations sont fonction de l'âge, et donc de la croissance.
Les besoins sont également augmentés au cours de la grossesse et de l'allaitement.

Les glucides

ESSENTIEL

Les glucides représentent le combustible majeur de l'organisme. Ils apportent le nutriment énergétique utilisable par toutes les cellules : le glucose.
Les cellules « consument » les glucides pour obtenir l'énergie nécessaire à leurs nombreuses activités (v. chap. 18, p. 223).

▲ Structure

La formule chimique générale des glucides est de type :

Cn (H_2O) n

où :
- C = carbone;
- H = hydrogène;
- O = oxygène;
- n = nombre d'atomes variable.

On distingue dès lors les deux types de glucides suivants :
- les oses, également appelés monosaccharides, qui contiennent souvent de trois à sept atomes de carbone. Le glucose, le fructose, le galactose sont des oses. Le glucose a pour formule : C6 (H_2O) 6;

Tableau 17.2 – Apports quotidiens recommandés en protéines
(Ces chiffres sont donnés à titre indicatif, il existe une marge de variation de l'ordre de 15 %)

Âge	Apport protidique recommandé
de 0 à 4 mois	3 g/kg/j
de 4 à 12 mois	2 g/kg/j
de 1 à 3 ans	20 à 30 g/j
de 4 à 10 ans	50 à 65 g/j
Adolescent	80 g/j
Homme adulte	de 60 à 100 g/j (selon l'importance de l'activité physique)
Femme adulte	de 50 à 70 g/j (selon l'activité physique)
Femme enceinte ou allaitant	Supplément de 10 à 20 g/j

- les osides, qui sont des associations de deux à dix molécules d'oses. En voici trois exemples :

Lactose = galactose + glucose.
Saccharose = glucose + fructose.
Maltose = glucose + glucose.
Les polyosides ou polysaccharides contiennent plus de dix molécules d'oses. On trouve dans cette catégorie, le glycogène, l'amidon, la cellulose, qui sont tous trois constitués de chaînes de glucose reliées les unes aux autres de façon chaque fois différente.

▲ Rôle et apport alimentaire

Du point de vue nutritif, on distingue deux types de glucides :
- les glucides assimilables;
- les glucides non assimilables.

LES GLUCIDES ASSIMILABLES constituent la source énergétique la plus importante et la plus intéressante. Leur rôle est donc essentiellement énergétique, seule une très faible fraction des glucides assimilables entre dans la composition des tissus. On trouve dans cette catégorie les oses et les osides (tableau 17.3).
Les oses sont représentés essentiellement par le glucose, qui est le substrat central du métabolisme des glucides.
Au goût, le glucose est de saveur moins sucrée que le saccharose et que le fructose.

Tableau 17.3 – Pouvoir sucrant des glucides simples et des édulcorants

Glucides simples	Pouvoir sucrant
Saccharose	1
Fructose	1,5
Glucose	0,5
Galactose	0,5
Lactose	0,3
Saccharine	400
Aspartam	150

On le trouve dans les fruits, certains légumes, le miel. Il est largement présent dans la nature sous forme de chaîne (amidon, cellulose, glycogène).
Le galactose pénètre dans l'organisme grâce au lactose contenu dans le lait.
Le fructose est présent dans les fruits, certains végétaux et le miel.
Parmi les osides, on distingue :
- le saccharose, le sucre de cuisine. On le trouve en grande quantité dans la betterave et la canne à sucre. Après hydrolyse, il donne du glucose et du fructose;
- le maltose, présent dans les aliments maltés. Après hydrolyse, il donne deux molécules de glucose;
- le lactose, présent dans le lait. Après hydrolyse, il donne une molécule de glucose et une molécule de galactose.

Ils sont tous les trois scindés en chacun de leurs composants au niveau de l'intestin grêle :
- l'amidon est le glucide d'origine végétale. On le trouve dans les pommes de terre, le riz, le blé…;
- le glycogène est d'origine animale. Dans l'organisme il est stocké dans le foie et les muscles.

Les glucides assimilables assurent environ 60 % de l'apport calorique.
Les apports conseillés journaliers sont de l'ordre de 5 g/kg de poids corporel.
1 g de glucose apporte quatre calories.

LES GLUCIDES NON ASSIMILABLES sont des fibres alimentaires; elles ne sont pas des résidus de végétaux résistant à l'action de l'estomac, mais des fibres que l'intestin grêle est incapable d'absorber. Ces fibres ne présentent aucun intérêt énergétique, en revanche, elles possèdent des propriétés intéressantes :

- elles absorbent l'eau dans la lumière intestinale afin de former une espèce de gel qui augmente le volume des résidus intracoliques. L'élimination fécale est ainsi facilitée ;
- elles régulent les échanges d'ions ;
- elles créent, par un phénomène d'irritation de la muqueuse colique, un appel d'eau qui favorise l'élimination des fèces.

> CLINIQUE
> *Au total, les fibres alimentaires ont les propriétés suivantes :*
> - *elles augmentent le poids des selles ;*
> - *elles ralentissent la vidange gastrique ;*
> - *elles régulent l'activité du côlon ;*
> - *elles réduisent l'absorption des nutriments en formant une barrière dans l'intestin grêle.*

Les fibres alimentaires sont :

- la cellulose, constituant l'essentiel de la paroi des cellules végétales. La cellulose est composée de milliers de molécules de glucose mises bout à bout ;
- les lignines, qui irritent beaucoup la muqueuse intestinale ;
- les pectines, dont le pouvoir gélifiant est caractéristique ;
- les gommes, utilisées comme gélifiant alimentaire.

LES LIPIDES

> ESSENTIEL
> *Les lipides sont une source essentielle d'énergie, ils ont aussi un rôle structural comme nous allons le voir.*

▲ *Structure*

Ils sont formés de carbone, d'oxygène, d'hydrogène, de phosphore, de soufre. On distingue différents types de lipides :

- les **acides gras** qui, selon le type de liaisons chimiques qu'ils contiennent, sont dits saturés ou insaturés. Les acides gras saturés sont la plupart du temps d'origine animale, les acides gras insaturés sont plutôt d'origine végétale. Les acides gras saturés ont une nette tendance à élever la cholestérolémie, ce qui implique un risque athérogène accru. Les acides gras mono- ou polyinsaturés, eux, ont la tendance inverse, de ce fait on considère qu'il est préférable pour l'organisme de les utiliser ;
- les **triglycérides** sont des lipides formés à partir du glycérol ; 95 % des lipides de l'organisme sont des triglycérides ;
- les **lipides complexes** comprennent dans leur structure des substances diverses telles que des glucides ou des acides aminés. Les *phospholipides*, qui sont des constituants majeurs des membranes cellulaires, appartiennent à cette catégorie ;
- les **stérols**, dont le plus connu est le *cholestérol*, possèdent une structure chimique caractéristique en forme de cycle.

▲ *Rôle*

Les lipides ont un rôle énergétique qui est assuré d'une part par les lipides circulants et d'autre part par les graisses de réserve. Ils ont également un rôle structural capital puisqu'ils entrent dans la constitution de la membrane plasmique et des membranes mitochondriales et nucléaires. Ils sont également précurseurs de nombreuses synthèses hormonales : le cholestérol par exemple donne naissance aux hormones stéroïdes (fabriquées dans les glandes surrénales).
Ils interviennent également dans la fabrication des cellules nerveuses, la régénération des tissus, l'isolation thermique et donc la thermorégulation, l'intégrité cutanée.

▲ *Apport alimentaire*

Dans l'alimentation, on trouve deux formes de lipides :

- les lipides de constitution ;
- les lipides ou corps gras d'origine végétale.

LES LIPIDES DE CONSTITUTION se trouvent essentiellement dans les aliments d'origine animale. Rappelons que les graisses animales sont saturées, sauf les graisses provenant du poisson, qui sont insaturées. Les lipides de constitution se trouvent donc dans les viandes, le lait, les œufs, le fromage, le beurre.

LES CORPS GRAS D'ORIGINE VÉGÉTALE sont :

- les huiles de tournesol, de maïs, de soja, de pépin de raisin, riches en acides gras insaturés ;
- l'huile d'olive ;
- la margarine, qui provient d'un mélange de corps gras solides d'origine végétale : huile de noix de coco (ou huile de coprah), huile du noyau du fruit de palmier (huile de palmiste).

> CLINIQUE
> *Les besoins en lipides sont largement dépassés par l'alimentation actuelle (dans les pays industrialisés), cependant la qualité de l'apport n'est pas toujours respectée. Les lipides ne devraient pas participer à plus de 30 % de la ration calorique journalière. Le cholestérol alimentaire ne devrait pas dépasser 300 mg/j, ce qui équivaut à un jaune d'œuf d'environ 60 g.*

Les besoins en acides gras sont accrus chez la femme enceinte et pendant l'allaitement.

LES VITAMINES

> DÉFINITION
> *Une vitamine est une substance organique qui existe en petite quantité dans certaines matières nutritives; elle est indispensable à la croissance et au maintien de l'équilibre vital.*
> *Elle ne possède aucune valeur énergétique.*

> CLINIQUE
> *Les vitamines sont apportées par l'alimentation. Une déficience vitaminique entraîne des troubles métaboliques voire des maladies, dites de carence.*

On doit distinguer deux classes de vitamines :

- les vitamines liposolubles ;
- les vitamines hydrosolubles.

▲ *Les vitamines liposolubles*

> DÉFINITION
> *Les vitamines liposolubles (solubles dans les corps gras) sont les vitamines A, D, E, K.*

LA VITAMINE A, OU RÉTINOL, est transportée dans le plasma par une protéine appelée *Retinol Binding Protein* (RBP).

Rôle de la vitamine A ou rétinol :
- elle est le précurseur d'un pigment rétinien indispensable à la vision normale ;
- elle est nécessaire à la croissance normale et à l'intégrité du tissu épithélial.

Apport alimentaire : on trouve la vitamine A dans le foie, les huiles de foie de poisson, les abats, les œufs. Elle est également présente dans les végétaux riches en caroténoïdes, c'est-à-dire pigmentés, dont la couleur est jaune, orange ou vert foncé : carotte, abricot, melon, patate douce, épinard, persil.
La teneur en vitamine A est très nettement diminuée par toutes les opérations d'allègement, la cuisson supérieure à 100 °C et l'exposition au soleil.

Une **carence** en vitamine A est liée à la pauvreté, comme c'est le cas dans les pays en développement par exemple. Le résultat en est un défaut de croissance, une diminution de la vision de nuit, une atrophie cutanée.

LA VITAMINE E est un antioxydant tissulaire, elle favorise donc la formation des membranes des cellules et des organites celullaires.

Apport alimentaire : on la trouve dans les huiles de graines de céréales, le foie, les œufs et le poisson.
Actuellement on ne connaît pas de pathologie précise en rapport avec une carence en vitamine E. Chez l'animal, la carence expérimentale entraîne une infertilité, une dystrophie musculaire et une nécrose hépatique.

LA VITAMINE K : seul rôle connu, celui de sa participation majeure à la coagulation sanguine.

Apport alimentaire : on la trouve dans les légumes verts, notamment les choux, les brocolis… ; elle est également produite par les bactéries de la flore intestinale.
Une **carence** en vitamine K entraîne une augmentation du temps de coagulation.

LA VITAMINE D, OU CHOLÉCALCIFÉROL, intervient de façon majeure dans le métabolisme phosphocalcique en agissant à différents niveaux :
- elle stimule l'absorption intestinale du calcium et du phosphore ;
- elle stimule la construction de l'os ;
- elle favorise la réabsorption rénale de calcium.

Elle agit en étroite relation avec les hormones qui contrôlent le métabolisme calcique, la parathormone et la calcitonine *[v. chap. 18, p. 225 et chap. 21, p. 268]*.

Apport alimentaire : il existe deux sources de vitamine D :
- un apport endogène ; la vitamine D est produite à partir de la peau où les stérols sont transformés en vitamine D sous l'effet des rayons solaires ultraviolets ;
- un apport exogène d'origine alimentaire ; l'alimentation n'apporte que 20 % environ de la quantité totale de vitamine D. On la trouve dans le foie, les huiles de foie de poisson (flétan, morue), le beurre et les œufs.

L'essentiel de la vitamine D est issu de la production endogène (d'origine cutanée).

Besoins : les besoins en vitamine D sont fonction de l'âge, de la pigmentation cutanée, de l'ensoleillement. Chez le nourrisson, une supplémentation en vitamine D est assurée à raison de 10 à 15 mg/j. Cette mesure est maintenue jusqu'à l'âge de trois ans.

> CLINIQUE
> *Chez les enfants dont la pigmentation est élevée, et vivant de surcroît dans un pays faiblement ensoleillé, un apport en vitamine D multiplié par trois est recommandé.*

Les besoins en vitamine D augmentent au cours de la grossesse et de l'allaitement.

Carence : une carence en vitamine D entraîne chez l'enfant le rachitisme infantile, les déformations osseuses et chez l'adulte une ostéomalacie (l'ostéomalacie correspond à une déminéralisation généralisée du squelette par insuffisance de fixation phosphocalcique sur la trame protéique de l'os).

▲ Les vitamines hydrosolubles

> DÉFINITION
> *Les vitamines hydrosolubles regroupent les vitamines B_1, B_2, B_3, B_5, B_6, B_8, B_{12} et C.*

LA VITAMINE B_1, OU THIAMINE, intervient dans de nombreux systèmes enzymatiques ; elle est nécessaire au métabolisme des glucides et des nucléotides.

Apport alimentaire : on trouve la vitamine B_1 dans le foie, les céréales complètes, les légumes et les fruits secs, les légumes verts.
La vitamine B_1 est fragile, elle est soluble dans l'eau, c'est pourquoi une grande partie de la vitamine B_1 est perdue au cours du lavage des légumes.

Carence : une carence en vitamine B_1 s'observe dans certains pays d'Extrême-Orient où la population consomme essentiellement du riz décortiqué et par conséquent dépourvu de son enveloppe riche en vitamine B_1. La carence vitaminique provoque une maladie appelée le béribéri, dont les signes cliniques sont des troubles nerveux périphériques et une insuffisance cardiaque.

LA VITAMINE B_2, OU RIBOFLAVINE, participe aux mécanismes de respiration cellulaire ; elle intervient dans le métabolisme des protides et des acides gras.

Apport alimentaire : on la trouve dans le foie, le fromage, le lait, les œufs, certains légumes verts.

Carence : les effets d'une carence en vitamine B_2 sont mal connus chez l'homme. Son déficit est fréquemment associé avec le déficit en vitamine B_1 et B_3. Chez l'animal, la carence expérimentale provoque des troubles dermatologiques, une stomatite et une conjonctivite.

LA VITAMINE B_3, OU VITAMINE PP, OU NIACINE, OU ACIDE NICOTINIQUE, participe aux mécanismes de régulation cellulaire, elle intervient également dans le métabolisme des acides gras.

Apport alimentaire : on la trouve dans le foie, les viandes, le poisson, les légumes secs.

Carence : une carence en vitamine B_3 entraîne une maladie appelée la pellagre : maladie que l'on peut trouver en Inde, en Asie Centrale et en Afrique, caractérisée par un érythème siégeant sur les parties découvertes, des troubles digestifs à type de diarrhée, des troubles mentaux, qui peuvent aller jusqu'à la démence. La maladie conduit à la mort si le régime n'est pas rapidement rééquilibré.

LA VITAMINE B_5, OU ACIDE PANTOTHÉNIQUE, très abondante dans l'alimentation, intervient dans le métabolisme cellulaire.

Carence : le déficit en vitamine B_5 est rare. Il s'observe en cas de malnutrition sévère où l'ensemble des vitamines du groupe B sont déjà en déficit. Aucune conséquence pathologique spécifique ne relève d'une carence en vitamine B_5.

LA VITAMINE B_6, OU PYRIDOXINE, intervient dans le métabolisme des protides et des glucides.

Apport alimentaire : on trouve la vitamine B_6 dans le foie, la viande, les céréales, les légumes.

Carence : la carence alimentaire est rare sauf dans les cas de dénutrition extrême ou d'alcoolisme. Elle entraîne une anémie, des troubles neurologiques périphériques, une dermatose, une glossite, des nausées et des vertiges.

LA VITAMINE B_8, ou biotine, intervient dans le métabolisme cellulaire, dans les métabolismes des glucides et des lipides.

Apport alimentaire : on la trouve dans le foie, les abats, le chocolat, le jaune d'œuf.

Carence : la carence vitaminique est rare, elle provoque des troubles de la trophicité cutanée et des troubles au niveau des phanères (cheveux, ongles, poils).

LA VITAMINE B_{12} intervient dans le métabolisme des acides nucléiques.

Apport alimentaire : on la trouve dans le foie, les viandes, le poisson et les œufs.

Carence : la carence vitaminique entraîne une anémie, dite anémie pernicieuse, également appelée anémie de Biermer, caractérisée par une forte diminution du nombre de globules rouges qui sont par ailleurs plus volumineux; elle est accompagnée de troubles digestifs et nerveux.

LA VITAMINE C, OU ACIDE ASCORBIQUE, a un rôle mal cerné, cependant, force nous est de constater qu'une déplétion en vitamine C induit une fragilisation de l'organisme vis-à-vis de l'infection et du stress. Elle joue également un rôle dans la synthèse des acides nucléiques, la fabrication des globules rouges, le métabolisme des lipides.

Apport alimentaire : l'alimentation apporte la vitamine C en abondance, cependant, on la trouve essentiellement dans les fruits frais, les légumes verts, les pommes de terre.
La teneur en vitamine C est diminuée au cours de la cuisson et du stockage; en revanche, lyophilisation et surgélation n'entraînent aucune perte en vitamine C.

Carence : la carence en vitamine C entraîne l'apparition d'une maladie de plus en plus rare de nos jours, le scorbut, qui se manifeste par une anémie, des hémorragies diverses, une fièvre, des troubles digestifs et la mort en fin de parcours.

LES OLIGOÉLÉMENTS

DÉFINITION

Les oligoéléments sont des substances à l'état de traces dans l'organisme mais qui sont cependant indispensables au maintien d'une bonne santé.
Les oligoéléments sont le chrome, le cobalt, le cuivre, le fer, le fluor, l'iode, le manganèse, le molybdène, le sélénium et le zinc.

LE ZINC est à 90 % regroupé dans l'os, le muscle, la peau, les cheveux et surtout la prostate et la choroïde. Il intervient dans de nombreux systèmes enzymatiques.

Apport alimentaire : on trouve le zinc dans les coquillages, la viande, le poisson, les céréales, les légumes verts.

Carence : la carence en zinc peut se produire au cours de certaines pathologies chroniques, du stress post-chirurgical, de l'alcoolisme, de la dénutrition, entraînant un retard de cicatrisation et des atteintes cutanées à type de lésions bulleuses.

LE CUIVRE est présent dans le foie, les reins et le système nerveux. Il intervient dans de nombreuses réactions enzymatiques, dans la production d'hémoglobine; le cuivre favorise également l'absorption intestinale de fer.

Apport alimentaire : on trouve le cuivre dans le foie, le poisson, la farine de blé entier, les coquillages.
Carence : la carence en cuivre est rarissime; elle apparaît dans un contexte nutritionnel très pauvre ou chez les enfants prématurés. Citons le syndrome de Menkès, qui correspond à un trouble congénital de l'absorption intestinale du cuivre. Il provoque un retard mental par atteinte neuronale, une fragilité et une dépigmentation du cheveu. Cette pathologie héréditaire survient chez les jeunes garçons vers l'âge de trois à six mois; la mort en est l'issue dans les trois premières années.

LE MANGANÈSE est localisé dans l'os, le foie et les reins. Il est impliqué dans de nombreux systèmes enzymatiques.

Apport alimentaire : on le trouve dans les céréales complètes, les légumes secs et les légumes verts.

LE SÉLÉNIUM exerce un rôle de protection des membranes cellulaires.

Apport alimentaire : on le trouve dans les aliments riches en protéines : viandes, poissons, œufs, légumes secs.

Carence : une carence en sélénium est possible chez les enfants prématurés, dans les cas de malnutrition importante, dans des régions dont les sols sont pauvres en sélénium. Cette carence peut entraîner des troubles musculaires et une cardiomyopathie.

LE MOLYBDÈNE intervient dans quelques réactions enzymatiques.
La teneur des aliments en molybdène varie selon la nature du sol.

LE CHROME est un oligoélément assez mal connu. Les aliments sont en général pauvres en chrome, excepté le cresson.

L'IODE est en grande partie retenu dans la thyroïde, 8 mg sur les 25 à 50 mg contenus dans l'organisme.
Il est utilisé par la thyroïde pour la synthèse des hormones thyroïdiennes.

Apport alimentaire : les apports en iode conseillés sont de l'ordre de 120 mg/24 heures chez l'adulte et de 70 mg/24 heures chez l'enfant. On trouve l'iode surtout dans les crustacés ou autres produits venant de la mer. L'eau de boisson et les aliments tels que les poireaux, le cresson, les haricots verts, les navets, les oignons... possèdent une teneur en iode qui varie selon la teneur en iode des sols. Habituellement le sel de cuisine contient de l'iode.

Carence : la carence en iode, que l'on retrouve dans certaines régions montagneuses dont les sols sont pauvres en iode, est très préjudiciable : elle entraîne un goitre thyroïdien, qui peut s'accompagner d'une hypothyroïdie si la carence est trop forte.

LE FLUOR entre dans la composition des os et des dents, il améliore la résistance aux caries.
Le fluor est apporté par les eaux minérales dont certaines en contiennent un peu plus comme la Vichy Saint-Yorre. Certains sels de cuisine sont fluorés.

LE COBALT est un composant de la vitamine B_{12}. Son métabolisme suit celui de la vitamine B_{12}.
Il est apporté par des aliments d'origine animale.

CLINIQUE

Une alimentation saine, composée, de manière équilibrée, de tous les nutriments essentiels est indispensable au maintien ou au recouvrement de la santé. L'alimentation est un axe important de l'éducation à la santé.

LA DIGESTION

DÉROULEMENT DE LA DIGESTION

L'appareil digestif est constitué du tube digestif et des glandes digestives *(fig. 17.1)*. Le tube digestif comprend :
- la bouche *(v. fig. 1.10 et 1.11, p. 9)*;
- le pharynx *(v. fig. 1.10, p. 9)*;
- l'œsophage *(v. fig. 2.25, p. 32)*;
- l'estomac *(v. fig. 3.7, p. 37 et 3.8, p. 39)*;
- le duodénum *(v. fig. 3.10, p. 40)*;
- l'intestin grêle *(fig. 17.1)*;
- le côlon *(v. fig. 3.11, p. 40)*;
- le rectum *(v. fig. 3.11, p. 40)*.

Les glandes digestives comprennent :
- les glandes salivaires *(fig. 17.7)*;
- le foie *(v. fig. 3.9, p. 39)*;
- la vésicule biliaire *(v. fig. 3.10, p. 40*;
- le pancréas *(v. fig. 3.10, p. 40)*.

La digestion des aliments débute dès l'ingestion, c'est-à-dire dès l'instant où ils pénètrent dans la cavité buccale.
L'organisme ne peut utiliser les aliments tels quels, ils vont donc subir des transformations progressives, qui vont les réduire en substances absorbables et utilisables : les nutriments.

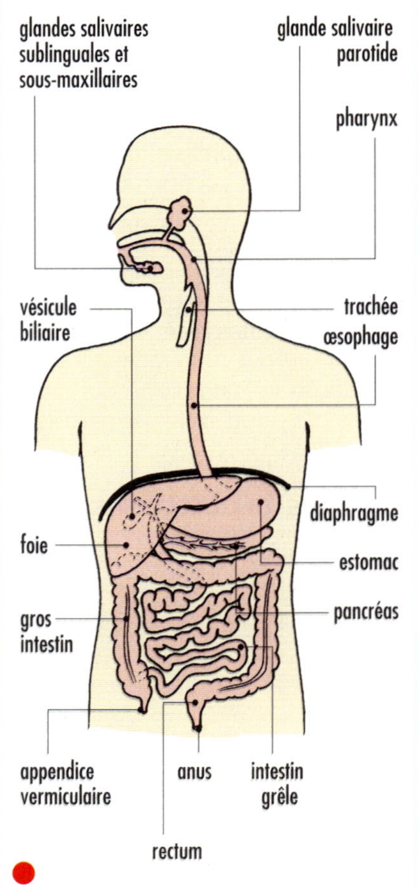

Fig. 17.1 • Rappel anatomique de l'appareil digestif.

Les organes digestifs exercent deux actions :
- une action mécanique de broyage et brassage;
- une action chimique, qui correspond à l'hydrolyse par des enzymes des longues molécules organiques.

Au décours de ce travail complexe, les nutriments obtenus traversent la paroi du tube digestif, passent dans le sang ou dans la lymphe et sont acheminés vers le foie où ils sont inventoriés et distribués aux multiples cellules de l'organisme. C'est à l'intérieur de ces cellules que les nutriments, réduits à l'état de petites molécules, sont utilisés selon les activités métaboliques et les besoins énergétiques de chaque cellule.

De l'ingestion à la défécation, on distingue plusieurs phases ou temps digestifs, qui sont :
- le temps buccal;
- le temps pharyngien (déglutition);
- le temps œsophagien;
- le temps gastrique;
- le temps intestinal (duodénum et intestin grêle);
- le temps biliaire et pancréatique;
- le temps colique;
- le temps rectal (défécation).

À quels phénomènes correspond chacune de ces périodes ?
Quel est l'organe concerné? Quelles sont la structure et la fonction de cet organe ?
Telles sont les questions auxquelles nous nous proposons de répondre.

TEMPS BUCCAL

La bouche, ou cavité buccale, exerce deux fonctions au cours de la digestion :
- une fonction mécanique, la mastication;
- une fonction chimique liée à l'action de la salive.

Notons également la fonction gustative, qui n'est pas à proprement parler une fonction digestive, nous l'évoquerons plus loin *[v. chap. 23, p. 311]*.
La mise en commun des fonctions mécanique et chimique a pour but de constituer un bol alimentaire prêt à être dégluti.

Nous allons successivement étudier ici :
- les dents, dont l'intégrité est forcément nécessaire à une bonne mastication;
- la langue;
- la salive et les glandes salivaires, dont le rôle est capital.

▲ *Les dents*

Les dents sont spécialisées, elles ont une morphologie différente et une fonction adaptée à leur morphologie. On distingue :
- les incisives;
- les canines;
- les prémolaires;
- les molaires.

Elles sont rangées les unes à côté des autres et occupent les maxillaires inférieur et supérieur. Chaque rangée constitue une arcade dentaire. Chaque dent est fixée dans une niche osseuse creusée dans les maxillaires; la niche osseuse est appelée processus alvéolaire. À l'intérieur du processus alvéolaire s'engage la racine de la dent *(fig. 17.2 et 17.3)*.

LA FORMULE DENTAIRE CHEZ L'ADULTE est symétrique en haut et en bas d'une part, de chaque côté du plan médian d'autre part *(fig. 17.4)*.
On observe par conséquent quatre hémi-arcades dentaires comprenant chacune :

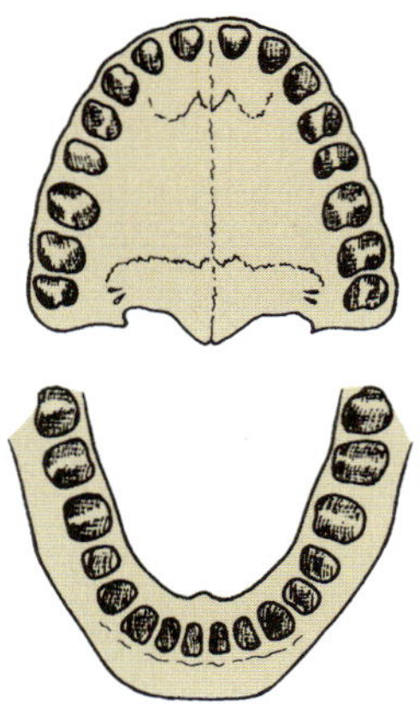

Fig. 17.2 • Alvéoles dentaires des maxillaires supérieur et inférieur, dentition permanente.

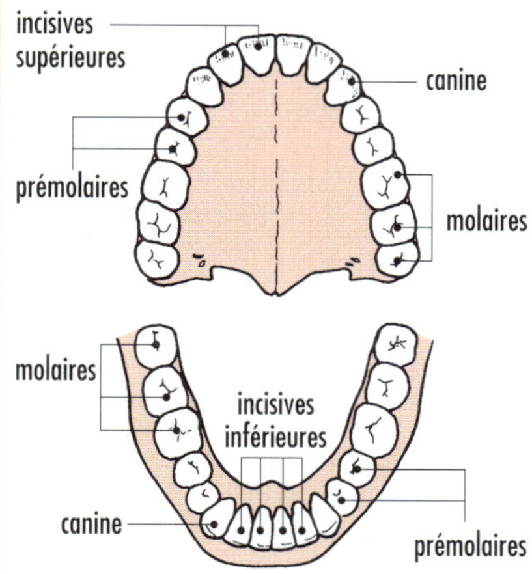

Fig. 17.3 - Arcades dentaires des maxillaires supérieur et inférieur, dentition permanente.

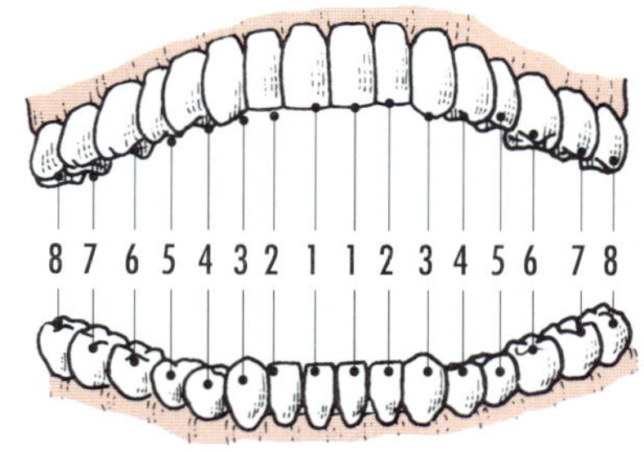

Fig. 17.4 • Formule dentaire, dentition permanente.

- deux incisives ;
- une canine ;
- deux prémolaires ;
- trois molaires.

Les quatre hémi-arcades dentaires portent donc trente-deux dents.

STRUCTURE D'UNE DENT : une dent est constituée *(fig. 17.5)* :

- d'une couronne, qui apparaît au-dessus de la gencive, elle est recouverte par l'émail ;
- d'une racine, qui plonge dans l'alvéole du maxillaire. La racine est soudée à l'alvéole par de solides fibres conjonctives formant le périodonte. La racine est recouverte de cément. La pointe de la racine, l'apex, est percée d'un canal qui pénètre au centre de la dent, dans la pulpe dentaire ;
- d'un noyau dentaire, formé par l'ivoire, également appelé dentine ;
- du collet, zone frontière où l'émail et le cément se confrontent.

L'ivoire, ou dentine, est fabriqué par des cellules : les odontoplastes, qui proviennent de la pulpe de la dent. L'ivoire ne contient pas de vaisseaux sanguins. Sa structure est celle d'un tissu conjonctif calcifié.

L'émail dentaire est la substance la plus dure de l'organisme (c'est un phosphate de calcium), son rôle est de protéger la dent contre les substance dures et/ou abrasives qui pourraient détruire l'ivoire sous-jacent.

Le cément enveloppe la racine, c'est une substance osseuse unie à l'ivoire et à la paroi alvéolaire par des fibres de collagène.

La pulpe dentaire est faite de tissu conjonctif lâche, vascularisé, innervé par de multiples fibres nerveuses.

FONCTION DES DENTS SUIVANT LEUR MORPHOLOGIE : les incisives ont une forme de biseau, elles servent à couper. Leur bord est lisse et tranchant. Les incisives supérieures sont plus larges que les incisives inférieures.

Les canines sont les dents les plus longues, elles ont une forme de pointe acérée : elles servent à déchiqueter.

Les prémolaires servent à écraser et à broyer.

Les molaires assurent la véritable fonction de mastication.

LES DENTS DE LAIT comprennent dans chaque hémi-arcade :

- deux incisives ;
- une canine ;
- deux prémolaires.

Ce qui fait au total vingt dents.

De la dent de lait à la dent permanente, l'évolution se fait ainsi (tableau 17.4) : dès le quatrième mois de la vie embryonnaire, les premières substances dures apparaissent, les cellules de la pulpe fabriquent l'ivoire et le cément. Dès le sixième mois de la vie embryonnaire, les ébauches des dents permanentes apparaissent. Juste avant que la dent ne perce, la couronne est totalement développée, la racine s'allonge et pousse la couronne qui perfore alors l'épithélium de la gencive.

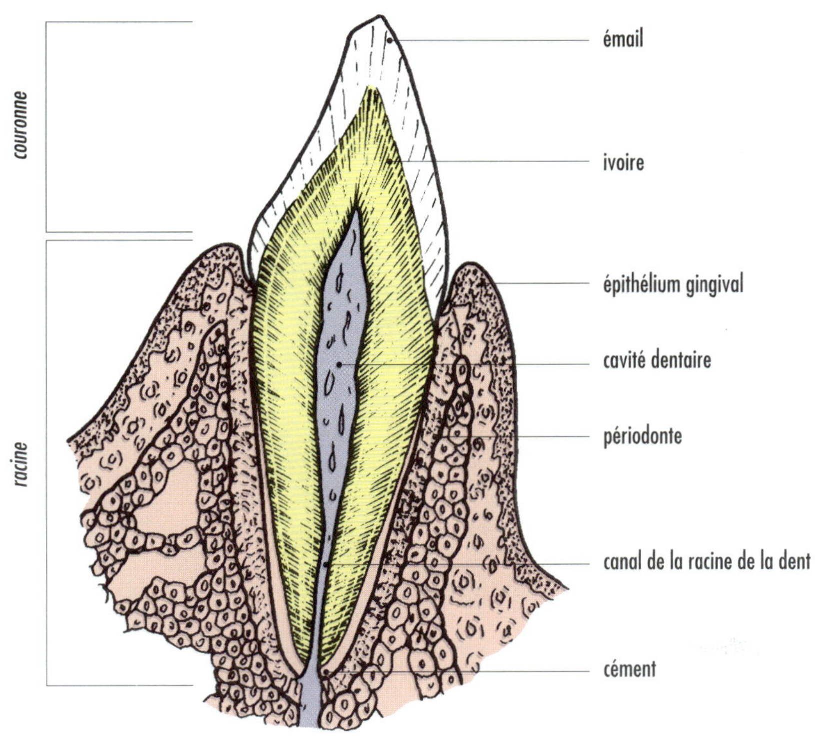

Fig. 17.5 • Coupe longitudinale d'un alvéole avec canine.

Tableau 17.4 - Dentition de lait

Âge	Dents
du 6ᵉ au 8ᵉ mois	1ʳᵉ incisive
du 8ᵉ au 12ᵉ mois	2ᵉ incisive
du 12ᵉ au 16ᵉ mois	1ʳᵉ prémolaire
du 15ᵉ au 20ᵉ mois	canine
du 20ᵉ au 40ᵉ mois	2ᵉ prémolaire

Entre les racines des dents de lait se placent les ébauches des dents qui deviendront permanentes *(tableau 17.5)*. Lorsque la dent de remplacement perce, à son tour, la racine de la dent de lait est détruite et la couronne se détache alors facilement.

Tableau 17.5 - Dentition définitive

Âge	Dents
de 6 à 9 ans	1ʳᵉ molaire 1ʳᵉ incisive
de 7 à 10 ans	2ᵉ incisive
de 9 à 14 ans	1ʳᵉ prémolaire canine
de 11 à 14 ans	2ᵉ prémolaire 2ᵉ molaire
de 16 à 30 ans	3ᵉ molaire

▲ *La muqueuse linguale*

La langue est un muscle, c'est l'organe principal de la gustation. La surface du dos de la langue porte de nombreux reliefs appelés papilles *(fig. 17.6)*. Ces papilles sont classées en quatre catégories :

- les papilles filiformes : elles sont dispersées sur le dos de la langue; chez de nombreux animaux, ce sont elles qui donnent à la langue sa rugosité, chez l'homme, en l'occurrence, elles sont peu développées;
- les papilles fongiformes : elles sont surtout implantées au bord et à la pointe de la langue, elles ont une forme de champignon et sont de couleur un peu rouge;
- les papilles caliciformes ou papilles circumvallées : elles sont au nombre d'une dizaine environ; ce sont les plus volumineuses (diamètre de 1 à 3 mm). Elles forment le V lingual à pointe postérieure;

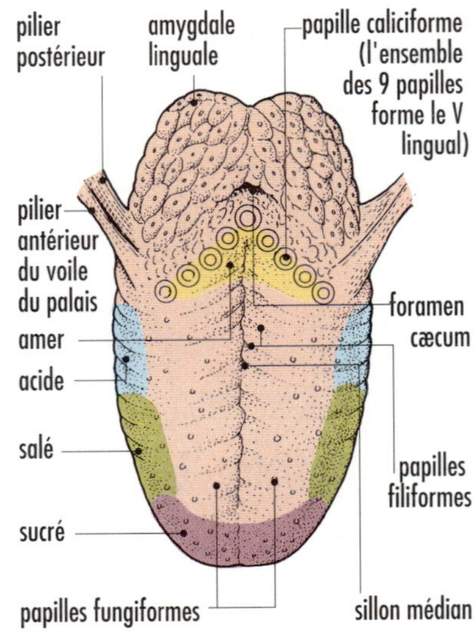

Fig. 17.6 • Face dorsale de la langue - les régions du goût.

- les papilles foliées : elles forment des lames transversales en arrière, sur les bords latéraux de la langue.

La muqueuse linguale perçoit quatre types de goût, répartis sur différentes régions :

- l'acide;
- le sucré;
- l'amer;
- le salé.

On ne saurait dire quelle est la responsabilité exacte de chacune des papilles gustatives dans cette répartition. Outre le rôle majeur de la langue dans la gustation, elle participe au brassage alimentaire dans la cavité buccale et participe à la constitution du bol alimentaire.

▲ *La salive et les glandes salivaires*

Il existe trois glandes salivaires principales *(fig. 17.7)* :

- la glande parotide;
- la glande sous-maxillaire;
- la glande sublinguale.

Il existe également une multitude de glandes, dites glandes buccales, dans les muqueuses labiale, jugale, linguale et palatine.

SITUATION DES GLANDES SALIVAIRES

La **glande parotide** est la glande salivaire la plus volumineuse. Elle se trouve en avant de l'oreille, en regard du masséter et de la branche montante du maxillaire inférieur. Les sécrétions se déversent dans la cavité buccale par un conduit appelé le canal de Sténon. Celui-ci s'ouvre au niveau de la 1ʳᵉ molaire de l'arcade dentaire supérieure.

La **glande sous-maxillaire** se loge sous le maxillaire inférieur, plus exactement dans un espace situé entre le maxillaire et le muscle digastrique. Son canal excréteur est le canal de Wharton, il s'ouvre au niveau du plancher buccal, sous la langue.

La **glande sublinguale** se place sous la langue. Plusieurs canaux excréteurs s'ouvrent au niveau du plancher buccal; il existe cependant un conduit excréteur principal qui s'abouche au même endroit que le canal de Wharton.

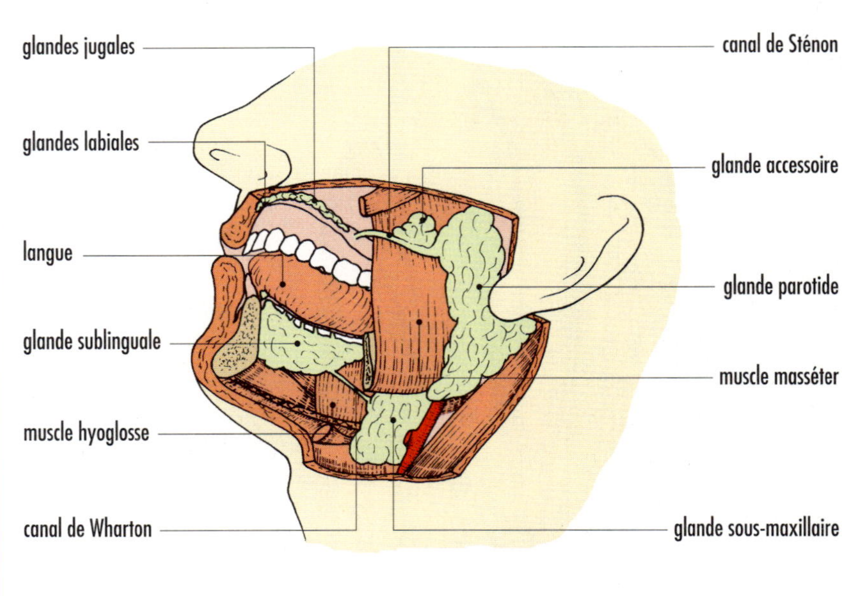

Fig. 17.7 • Glandes salivaires

LA COMPOSITION DE LA SALIVE est la suivante :

- un composant muqueux ;
- un composant aqueux.

La **fraction muqueuse** est constituée de mucines, qui ont un rôle de lubrification. La lubrification des aliments et de la bouche rend les aliments parfaitement déglutissables.

La **fraction aqueuse** est beaucoup moins riche en mucines, en revanche, elle est chargée d'amylase et de substances bactéricides qui participent à la défense locale. L'amylase salivaire est une enzyme qui dégrade l'amidon, qui est le principal glucide ingéré dans l'alimentation. L'amylase réduit les longues chaînes de glucose et d'amidon en chaînes plus courtes (huit à dix molécules de glucose) et en maltose.
La composition de la salive dépend du lieu de production et de la quantité sécrétée.
La salive est sécrétée au rythme de 1,5 l/j :

- 70 % de la salive est constitué de mucines, qui proviennent des glandes sous-maxillaires ;
- 30 % de la salive est constitué de la fraction aqueuse qui est produite par les glandes parotides et sublinguales.

Pendant le sommeil, la sécrétion salivaire est faible ; en revanche, elle augmente à l'occasion de stimuli physiques et/ou psychiques.

La production de salive est réflexe, le stimulus peut être l'odeur, le goût des aliments ou le simple contact avec la muqueuse linguale. Le réflexe peut être conditionné, le stimulus provient alors de bruits ou d'éléments évoquant un aliment ou un repas. Bien évidemment, ce type de réflexe est l'objet d'un apprentissage préalable.

ESSENTIEL

Les fonctions de la salive :

- *lubrification des parois de la cavité buccale ;*
- *lubrification des aliments, qui permet de transformer une bouchée en une masse semi-solide, le bol alimentaire, facile à déglutir ;*
- *solubilisation des aliments, qui rend aux molécules alimentaires leur saveur ;*
- *élimination des bactéries par action bactéricide directe ;*
- *digestion partielle des glucides par l'amylase.*

TEMPS PHARYNGIEN

Le passage du bol alimentaire dans le pharynx ne participe en rien à la digestion si ce n'est que le pharynx est le lieu de transit obligatoire du bol alimentaire pour passer de la bouche à l'œsophage.

Mécanisme de la déglutition : la déglutition est un mécanisme à la fois volontaire et réflexe. Grâce au mécanisme de déglutition, le bol alimentaire rejoint l'œsophage tandis que les voies aériennes supérieures sont transitoirement fermées. On observe plusieurs stades :
1. Le déclenchement de la déglutition est volontaire : le bol alimentaire est comprimé puis poussé vers l'arrière par la langue contre le voile du palais.
2. Les phénomènes qui suivent sont totalement réflexes et s'enchaînent de la façon suivante :

- élévation du voile du palais, qui se plaque contre la paroi postérieure du pharynx et obstrue le passage vers le nez ;
- contraction du voile du plancher buccal, qui entraîne une élévation du pharynx et de l'os hyoïde, ainsi qu'une fermeture de la glotte ;
- la respiration est suspendue ; les voies aériennes supérieures sont obstruées, le bol alimentaire poussé par la langue descend dans l'œsophage.

Au cours du sommeil, il existe un mécanisme réflexe de déglutition. Des fibres nerveuses afférentes et efférentes coordonnent les diverses étapes de la déglutition.
Le centre de la déglutition se trouve dans le bulbe rachidien *(v. fig. 5.14, p. 65)*.

TEMPS ŒSOPHAGIEN

L'œsophage est un tube souple d'une longueur de 30 cm environ chez l'adulte. Il transporte le bol alimentaire du pharynx jusqu'à l'estomac. La descente du bol alimentaire se produit grâce aux mouvements péristaltiques de l'œsophage (péristaltisme œsophagien).

DÉFINITION

Le péristaltisme est un ensemble d'ondes de contraction qui se propagent de proche en proche ; elles proviennent de l'action de fibres musculaires circulaires et longitudinales des parois du tube digestif.

Structure de l'œsophage : l'œsophage possède une structure de base identique à celle qui existe tout le long du tube digestif.
Structure générale du tube digestif : on trouve quatre tuniques superposées qui sont, de la lumière vers la périphérie :

- la muqueuse, constituée d'un épithélium en contact direct avec la lumière digestive, un tissu conjonctif sous-jacent, ou chorion, et enfin une lame de fibres musculaires lisses ;
- la sous-muqueuse, couche conjonctive dans laquelle passent des vaisseaux sanguins et lymphatiques dont les branches pénètrent dans la couche muqueuse sus-jacente et dans la couche musculeuse sous-jacente ;
- la musculeuse, qui enveloppe la sous-muqueuse. Elle est constituée de deux couches musculaires, une couche interne à fibres circulaires, une couche externe à fibres longitudinales ;
- la séreuse, qui enveloppe la surface externe du tube digestif, elle est reliée à la paroi abdominale par les mésentères. L'ensemble contribue à maintenir en place les divers segments du tube digestif.

La muqueuse œsophagienne est tapissée d'un épithélium pavimenteux stratifié qui protège l'œsophage contre les aliments trop irritants.
La sous-muqueuse œsophagienne contient des glandes sécrétrices de mucus qui s'ouvrent dans la lumière de l'œsophage. Le mucus recouvre l'épithélium œsophagien, le lubrifie et facilite ainsi la progression du bol alimentaire.
La musculeuse est constituée de fibres à striation transversale (à innervation végétative) dans le tiers supérieur de l'œsophage et de fibres lisses dans le tiers inférieur ; le tiers moyen assure la transition progressive entre les deux.
L'œsophage s'abouche dans l'estomac au niveau d'un orifice, le **cardia**.
Un peu en amont du cardia, la portion œsophagienne qui fait la liaison entre le corps de l'œsophage et le cardia est appelée jonction gastro-œsophagienne ; elle mesure environ 2 cm.

En l'absence d'ondes péristaltiques, la jonction gastro-œsophagienne est fermée, ce qui empêche le contenu de l'estomac de monter dans l'œsophage et de léser la paroi. Lorsque le bol alimentaire parvient au niveau de la jonction gastro-œsophagienne, celle-ci s'ouvre et laisse passer le bol.

Temps gastrique

Les différentes portions de l'estomac sont représentées dans le chapitre 3 *(v. fig. 3.8, p. 39)*.

▲ *Structure de l'estomac*

L'estomac est une grosse poche musculeuse.

LA MUQUEUSE GASTRIQUE : la surface interne de l'estomac présente un aspect ridé expliqué par les nombreux replis de la muqueuse, ce sont les plis gastriques. Ces plis ont leur raison d'être puisqu'à mesure que l'estomac se remplit, les plis s'effacent, si bien que la capacité de l'estomac augmente.

> DÉFINITION — *La capacité gastrique maximale est de l'ordre de 1500 cm^3.*

La surface gastrique est parsemée de cryptes profondes et étroites qui sont des invaginations de la muqueuse. Au fond des cryptes s'abouchent les glandes gastriques qui contiennent trois types de cellules :

- les cellules accessoires, sécrétant le mucus ;
- les cellules principales, fabriquant le pepsinogène, précurseur inactif de la pepsine. La pepsine est une enzyme destinée à détruire les grosses structures protéiques des aliments en fragments plus petits ;
- les cellules bordantes, sécrétant l'acide chlorhydrique (HCl) dont nous verrons l'intérêt plus loin *(v. infra)*.

LA TUNIQUE MUSCULAIRE DE L'ESTOMAC : la musculeuse de l'estomac est épaisse, elle est constituée de fibres musculaires lisses qui s'organisent en trois couches :

- une couche interne dont les fibres sont obliques ; elles partent du cardia et se dirigent vers la zone frontière entre le corps de l'estomac et la portion pylorique ;
- une couche moyenne annulaire ;
- une couche externe longitudinale.

Cet équipement musculaire constitue la composante musculaire puissante de l'estomac.

▲ *Digestion dans l'estomac*

La digestion effectuée dans l'estomac est à la fois mécanique et chimique.

LA DIGESTION MÉCANIQUE résulte du travail important que réalise la musculature.
À l'intérieur de l'estomac, les aliments sont broyés, malaxés, puissamment brassés et homogénéisés.

LA DIGESTION CHIMIQUE est assurée par l'ensemble des sécrétions gastriques appelé suc gastrique.
Le suc gastrique est composé de :

- pepsines, qui sont des enzymes protéolytiques ;
- mucines, qui constituent le mucus protecteur ;
- l'acide chlorhydrique, qui amène le pH du suc gastrique aux environs de 1 et le pH du contenu intestinal aux environs de 2 à 3,5. Ce taux d'acidité rend le milieu favorable à l'activation et à l'action des pepsines. En outre, l'acidité permet de débarrasser le bol alimentaire de la majeure partie des bactéries ingérées (effet bactéricide).

Régulation de la sécrétion du suc gastrique : les facteurs qui déclenchent la sécrétion de suc gastrique sont les suivants :

- les stimulations psychiques déclenchent de façon réflexe la sécrétion du suc, (par exemple la perspective d'un bon repas) ;
- les stimuli provenant des récepteurs gustatifs, olfactifs, visuels. Le nerf responsable de la sécrétion gastrique est le nerf pneumogastrique (X) ou nerf vague ;
- la gastrine : cette hormone est libérée dès que le bol alimentaire entre en contact avec les parois de l'antre. Elle stimule fortement la sécrétion de suc gastrique, cependant, lorsque celui-ci atteint une taux d'acidité suffisamment élevé, la sécrétion de gastrine est inhibée. Ce phénomène permet de limiter le niveau acide. Signalons que la gastrine est stimulée sous l'action de la caféine, de l'alcool un peu, et de la richesse en protéines d'un repas ;
- l'histamine : cette amine produite par des cellules entérochromaffines-like (cellules ECL), ou histaminocytes, stimule la sécrétion gastrique acide.

Les antagonistes des récepteurs H2 de l'histamine sont utilisés en thérapeutique (dans le traitement des ulcères gastriques ou duodénaux, par exemple) pour inhiber la sécrétion acide.

> ESSENTIEL — *Les effets du suc gastrique :*
> - *les protéines sont scindées en petits fragments de polypeptides grâce à l'action de la pepsine ;*
> - *les glucides ne subissent aucune modification ; ils restent tels que les a laissés l'amylase salivaire, c'est-à-dire sous forme de polysaccharides. En effet, le pH trop bas de l'estomac inhibe la digestion des glucides ;*
> - *les lipides insolubles dans l'eau s'agrègent en grosses gouttelettes lipidiques ;*
> - *le bol alimentaire est partiellement débarrassé de bactéries.*

Il ne se produit aucune absorption alimentaire au niveau de la muqueuse gastrique, sinon un peu d'eau, des sels et l'alcool.
Au sortir de l'estomac, le bol alimentaire est une bouillie qui contient encore de grosses molécules glucidiques, protidiques et lipidiques, qui seront dégradées dans les phases suivantes de la digestion.

▲ *Vidange de l'estomac*

> DÉFINITION — *La bouillie obtenue après digestion mécanique et chimique dans l'estomac est appelé chyme.*

La durée du séjour des aliments dans l'estomac varie selon la consistance des aliments ingérés et la tonicité gastrique. Bien évidemment, la fraction liquide est éliminée en premier, plus les aliments sont solides, plus ils restent longtemps dans l'estomac.
La durée moyenne du séjour du chyme est de l'ordre de 3 à 4 heures, voire plus dans certains cas. Les contractions péristaltiques des parois gastriques font progresser le chyme vers le pylore normalement fermé.
Le pylore s'ouvre juste avant l'arrivée d'une onde péristaltique ce qui propulse le chyme directement dans le duodénum. Au bout de quelques instants, le duodénum émet des signaux nerveux inhibiteurs qui ralentissent l'activité péristaltique du pylore, qui se referme. Le chyme reste alors bloqué dans l'estomac jusqu'à ce que le duodénum puisse en recevoir d'autre.
L'effet inhibiteur du duodénum sur l'ouverture du pylore peut également se manifester lorsque le chyme est trop acide ou trop riche en substances protéiques ou lipidiques : ce phénomène s'appelle cycle entéro-gastrique.

Temps duodénal

Le duodénum est la portion initiale de l'intestin grêle. Nous l'étudions brièvement ici, car il est le lieu d'une activité enzymatique particulière ; cependant, sa structure est identique à celle de l'intestin grêle et en particulier du jéjunum *(fig. 17.8)*. Il fait suite au pylore.
À son niveau s'abouchent les canaux excréteurs du pancréas et des voies biliaires : c'est donc là que se déversent le suc pancréatique et la bile.
Dans le duodénum, deux phénomènes sont à retenir :
- le chyme perd son acidité ;
- la bile, le suc pancréatique et les enzymes sécrétés par la muqueuse intestinale digèrent les substances contenues dans le chyme en nutriments assimilables.

Signalons dès maintenant que l'intestin grêle a pour fonction essentielle d'assurer la phase terminale de la digestion des aliments et d'absorber ensuite les produits obtenus qui passeront dans la circulation sanguine pour être amenés au foie.

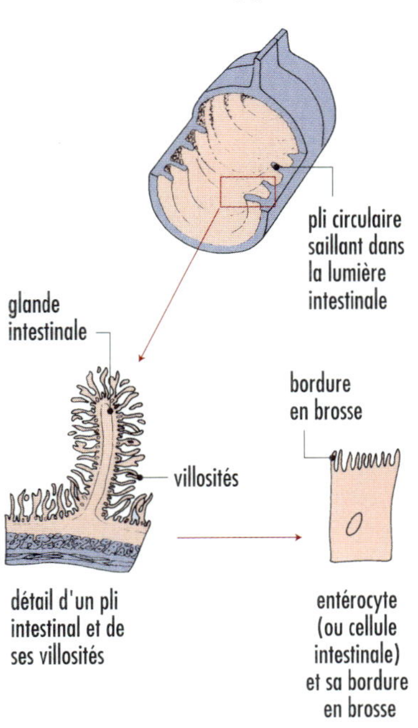

Fig. 17.8 • Structure de la muqueuse intestinale.

Temps intestinal

L'intestin grêle est un tube enroulé sur lui-même, il mesure de 3 à 4 m de long. Il est composé de trois portions qui sont, de la sortie du pylore jusqu'au gros intestin :
- le duodénum ;
- le jéjunum ;
- l'iléon.

La structure et les fonctions de l'intestin grêle sont très liées, nous allons les étudier conjointement. Cependant, il est clair que la structure de base reste la même.
Un paragraphe est réservé à l'iléon, qui assure une fonction différente.

▲ *Fonction d'absorption de l'intestin grêle*

Cette partie concerne essentiellement le duodénum et le jéjunum, car, comme nous le verrons plus loin, l'iléon n'intervient quasiment pas dans l'activité de l'intestin grêle.

> ESSENTIEL
> *La fonction essentielle de l'intestin grêle étant l'absorption des nutriments, la surface de la muqueuse est astucieusement développée (fig. 17.8). En effet, la muqueuse du duodénum et du jéjunum n'est pas lisse, elle se présente plissée et veloutée. Cela s'explique par la présence de multiples plis et replis destinés à majorer la surface d'absorption.*
> *On observe :*
> - *des plis circulaires ;*
> - *des villosités ;*
> - *des microvillosités (visibles au microscope électronique).*

Les **plis circulaires ou annulaires** font relief dans la lumière intestinale, leur hauteur est d'environ 1 cm. Ils entraînent avec eux la muqueuse et la sous-muqueuse. Ils accroissent la surface intestinale d'un tiers *(fig. 17.8)*.

Les **villosités** donnent un aspect velouté à la surface des plis. Elles sont des évaginations de l'épithélium et du chorion de la muqueuse, en forme de doigt. Elles augmentent la surface de cinq à six fois.

Les **microvillosités** forment une bordure hérissée appelée bordure en brosse. Les microvillosités sont des replis cytoplasmiques des cellules de l'épithélium intestinal (entérocytes).

▲ *Fonction de sécrétion de l'intestin grêle*

Entre les villosités intestinales se placent des espaces intervilleux ; ceux-ci se prolongent pour former des cryptes glandulaires qui s'enfoncent dans la muqueuse. Les cryptes sont appelées les glandes de Lieberkühn, leur paroi est tapissée de divers types cellulaires :
- les cellules sécrétrices de mucus, qui lubrifient et protègent la muqueuse intestinale ;
- les cellules indifférenciées destinées à remplacer les cellules des villosités qui desquament régulièrement ;
- les cellules à sécrétion hormonale (sécrétine, cholécystokinine, dont nous étudierons l'action plus loin) ;
- les cellules de Paneth, qui libèrent des enzymes digestives ainsi que des immunoglobulines.

Dans le duodénum, il existe des glandes spécifiques supplémentaires, les glandes de Brunner, qui sont des glandes à mucus. Elles sont présentes à l'entrée du duodénum. Elles sécrètent un mucus épais destiné à protéger la muqueuse duodénale contre l'agression du chyme acide qui sort de l'estomac.

▲ *Fonction de digestion de l'intestin grêle*

> ESSENTIEL
> *Le passage du chyme dans l'intestin grêle assure la dernière phase de la digestion. Le bagage enzymatique de l'intestin grêle est varié, il a pour objectif de rendre absorbables les substances qui n'ont pas été suffisamment dégradées. On trouve les enzymes suivantes :*
> - *les peptidases, qui scindent les polypeptides en di- ou tripeptides puis en acides aminés ;*
> - *les lipases, qui hydrolysent les triglycérides en acides gras et en glycérol ;*
> - *les disaccharidases, qui assurent la transformation des disaccharides en monosaccharides. La sucrase dégrade le saccharose en glucose et fructose ; la maltase dégrade le maltose en glucose ; la lactase dégrade le lactose en glucose et galactose.*

▲ *L'iléon*

À mesure que l'on s'achemine vers l'iléon, les plis et les villosités disparaissent, tandis que le tissu lymphoïde se développe formant des agrégats appelés plaques de Peyer. L'iléon ne participe plus à la digestion. Il est le site électif de l'absorption de la vitamine B_{12} *(v. supra)*.

▲ *La tunique musculaire de l'intestin grêle*

La musculature de l'intestin grêle permet quatre sortes de mouvements intestinaux :

- les mouvements des villosités, douées d'une mobilité propre grâce à la présence de cellules musculaires lisses dans la muqueuse;
- les mouvements pendulaires, dus à la musculature longitudinale;
- les mouvements segmentaires, dus à la musculature annulaire. Les mouvements pendulaires et segmentaires ont pour rôle de brasser et d'homogénéiser le bol alimentaire;
- les mouvements péristaltiques, qui permettent la progression du contenu intestinal vers le gros intestin.

TEMPS PANCRÉATIQUE ET TEMPS BILIAIRE

Les sécrétions pancréatique et biliaire sont respectivement le suc pancréatique et la bile. Elles jouent un rôle majeur dans la digestion des glucides, des lipides et des protéines présents dans le chyme à la sortie de l'estomac.

▲ *Sécrétions pancréatiques*

Rappelons que le pancréas est à la fois une glande endocrine *[v. chap. 21, p. 274]* et une glande exocrine; pour cette raison elle est appelée glande amphicrine ou mixte. La portion exocrine excrète le suc pancréatique, qui se déverse dans le duodénum par le canal de Wirsung.

COMPOSITION ET RÔLE DU SUC PANCRÉATIQUE

> ESSENTIEL
> *Le pancréas produit environ 2 l/j de suc pancréatique qui est composé :*
> - *d'ions bicarbonates ;*
> - *d'enzymes digestives.*
>
> ***Les ions bicarbonates** ont pour rôle de diminuer l'acidité du chyme qui sort de l'estomac.*
> ***Les enzymes digestives** ont une action sur les gros fragments protéiques (polypeptides), les gros fragments glucidiques (polysaccharides) et sur les lipides.*

On distingue par conséquent :
- les enzymes pancréatiques protéolytiques que sont la **trypsine** et la **chymotrypsine**; à l'intérieur du pancréas, elles existent sous forme inactive, respectivement trypsinogène et chymotrypsinogène. Elles deviennent actives grâce à l'intervention d'une autre enzyme : l'entérokinase, sécrétée par les cellules intestinales. Cette mise en activité à la sortie du pancréas évite que les deux enzymes protéolytiques ne digèrent le pancréas lui-même;

> CLINIQUE
> *Au cours de certaines pathologies, ces mécanismes de protection font défaut et le pancréas est détruit par ses propres enzymes, on est alors en présence d'une nécrose pancréatique aiguë.*

- les enzymes pancréatiques glycolytiques : ce sont l'**amylase pancréatique**, qui scinde l'amidon et le glycogène en disaccharides, une maltase, qui hydrolyse le maltose, une saccharase, responsable de l'hydrolyse du saccharose;
- les enzymes pancréatiques lipolytiques : il s'agit d'une **lipase**, qui dégrade les triglycérides ingérés en monoglycérides et en acides gras libres.

Remarque : amylase et lipase pancréatiques sont libérées sous leur forme active dans la lumière intestinale. Pour devenir performantes, elles nécessitent des éléments supplémentaires tels que des ions et des sels biliaires.

LE CONTRÔLE DE LA SÉCRÉTION PANCRÉATIQUE est fait par le nerf pneumogastrique (X^{e} paire de nerfs crâniens) et par deux hormones : la sécrétine et la cholécystokinine, d'origine intestinale.
La sécrétion de la sécrétine est déclenchée par le pH bas et par la présence de lipides dans le chyme duodénal.
La sécrétion de la cholécystokinine est également déclenchée par un chyme riche en lipides.

▲ *Sécrétions biliaires*

Les cellules hépatiques ou hépatocytes sécrètent en permanence de petites quantités de bile, solution aqueuse, un peu épaisse, qui est stockée dans la vésicule biliaire.
Que contient la bile? Quelle est sa fonction? Quels sont les phénomènes qui déclenchent sa sécrétion?

COMPOSITION ET RÔLE DE LA BILE : la bile est avant tout une voie d'élimination des produits qu'elle contient, de plus elle est indispensable à la digestion des lipides.
La bile est constituée des éléments suivants :

- les **pigments biliaires :** le principal de ces pigments est la bilirubine. Elle provient de la dégradation de l'hémoglobine. Ce sont les produits de dégradation de la bilirubine qui donnent aux fèces leur couleur jaune-brun. Certains pigments biliaires sont réabsorbés au cours de leur passage dans l'intestin, ils sont alors éliminés dans l'urine, ce qui explique la couleur jaune de celle-ci.
La bilirubine provient à 80 % de la dégradation de l'hémoglobine dans les macrophages; cette opération donne lieu à la formation de biliverdine et de bilirubine. La bilirubine étant liposoluble et toxique sous cette forme, elle se lie à l'albumine dans le plasma, ce qui la rend hydrosoluble. Elle est ensuite absorbée dans la cellule hépatique sans l'albumine; là, elle est conjuguée à l'acide glucuronique.
La bilirubine devenue glycuroconjuguée hydrosoluble est sécrétée dans les canalicules biliaires, puis dans l'intestin où elle est en partie réabsorbée sous forme non conjuguée; pour l'autre partie, elle est dégradée en urobilinogène et en stercobilinogène, qui après oxydation deviennent urobiline et stercobiline, éliminées dans les fèces, leur donnant une couleur brune.

> ESSENTIEL
> ***Les sels biliaires :** ce sont les composants les plus importants de la bile, car ils interviennent dans la digestion et dans l'absorption des lipides. Ils sont synthétisés par les hépatocytes à partir du cholestérol. Ils exercent trois actions sur les lipides :*
> - *ils fractionnent les grosses gouttes lipidiques en multiples gouttes plus petites, c'est un processus de solubilisation, appelé émulsification,*
> - *l'émulsification favorise l'action de la lipase pancréatique,*
> - *les sels biliaires se combinent avec les acides gras et les monoglycérides pour former de petites particules lipidiques hydrosolubles, les micelles. Les micelles sont plus facilement absorbées.*

Les sels biliaires, chassés dans la lumière intestinale, sont modifiés par la flore intestinale, puis ils sont réabsorbés dans la portion terminale de l'intestin grêle; ils sont ensuite acheminés jusqu'au foie par la veine porte : il s'agit d'une boucle appelée cycle entéro-hépatique. Ce cycle est également valable pour une faible partie des pigments biliaires.

CLINIQUE

En l'absence de sels biliaires, les lipides ne sont pas émulsifiés, les micelles ne sont pas formées, l'absorption des lipides est alors si lente que la majeure partie des lipides ingérés s'achemine dans le côlon et est excrétée dans les matières fécales. Ces dernières ont alors un aspect très gras, il s'agit de la stéatorrhée.

- les **lécithines :** elles participent avec les sels biliaires à l'émulsification des lipides;
- le **cholestérol :** il est éliminé dans la bile.

SÉCRÉTION ET EXCRÉTION DE LA BILE : le foie sécrète la bile en permanence à petit débit. La bile se déverse dans le duodénum par le canal cholédoque. À son abouchement dans le duodénum, le canal cholédoque est entouré d'un anneau musculaire appelé le sphincter d'Oddi. Le sphincter est normalement fermé, la bile ne peut s'écouler, elle est alors envoyée, stockée et concentrée, dans la vésicule biliaire *[v. fig. 3.10, p. 40]*.

Après le début d'un repas contenant des lipides, une hormone intestinale appelée la cholécystokinine (CCK) est sécrétée. Elle provoque la contraction de la vésicule biliaire et le relâchement du sphincter d'Oddi : ce double mécanisme entraîne une chasse biliaire dans le duodénum *(tableau 17.6)*.

Temps colique

Le gros intestin ou côlon fait suite à l'iléon. La muqueuse colique est dépourvue de villosités et les sécrétions sont essentiellement des sécrétions muqueuses.

DÉFINITION

Le côlon ne sécrète pas d'enzymes digestives.
Plus de 80 % des aliments ingérés ont été digérés et absorbés à la sortie de l'intestin grêle.

La fonction du côlon est de concentrer les matières fécales; pour ce faire, la paroi colique absorbe la quasi-totalité de l'eau contenue dans le chyme, si bien que plus les matières fécales demeurent dans le côlon, plus elles deviennent dures. Cela se produit au cours de transit lent ou de défécation tardive.
Par ailleurs, les selles sont enrichies en potassium, aussi, au cours de pertes fécales liquides abondantes, les pertes en potassium peuvent-elles grever sévèrement le stock potassique.

Il est bon de noter que le côlon participe de façon indirecte à la digestion, car il contient une flore bactérienne importante. Ces bactéries sont des saprophytes, elles résistent à l'action de nombreux médicaments et s'adaptent aux variations de régimes alimentaires; elles synthétisent une faible quantité de vitamines qui constitue, malgré tout, un apport non négligeable.

Par un mécanisme de fermentation et de putréfaction, les résidus protidiques et glucidiques qui n'ont pas été digérés dans l'intestin grêle, sont détruits dans le côlon.
La fermentation bactérienne produit des gaz dans le côlon à un débit qui est de l'ordre de 500 ml/j.

Dans son parcours terminal, le côlon adopte une forme de S, il s'agit du côlon sigmoïde. Les matières fécales parviennent formées dans le côlon sigmoïde, la selle est alors prête à être évacuée dans l'ampoule rectale *(tableau 17.7)*.
Certains aliments, comme les légumineuses, contiennent des glucides qui n'ont pas été digérés dans l'intestin grêle; ils sont alors métabolisés par les bactéries qui produisent une grande quantité de gaz.

Temps rectal

Le temps rectal est le temps de la défécation. Les contractions de la musculature circulaire du côlon sont rythmées et plus lentes que celles de l'intestin grêle, elles acheminent les matières fécales dans l'ampoule rectale ou rectum. L'anus est le point de sortie du rectum, il est dans des conditions normales fermé par un sphincter anal interne à motricité involontaire et un sphincter anal externe à motricité volontaire.

Lorsque les parois du rectum sont brusquement distendues par l'arrivée des matières fécales, le réflexe de défécation se déclenche et entraîne :
- un relâchement des deux sphincters anaux;
- une augmentation du péristaltisme du côlon sigmoïde;
- une contraction du rectum.

La fréquence des défécations est de l'ordre de deux selles par jour, à trois par semaine; elle varie suivant les individus et le type d'aliments ingérés *(fig. 17.9)*.

CLINIQUE

La constipation est un motif de consultation médicale très fréquent. Elle est souvent due à de mauvaises habitudes alimentaires, à une hydratation insuffisante mais peut être liée aussi à une consommation excessive de laxatifs.

Tableau 17.6 - Hormones gastro-intestinales

Hormones gastro-intestinales	Lieu de synthèse	Actions
Gastrine	Estomac (antre)	- Stimulation de la sécrétion acide de l'estomac - Stimulation de la contraction de l'antre gastrique - Stimulation de la mobilité de l'intestin - Stimulation de la trophicité de l'estomac et de l'intestin grêle
Cholécystokinine (CCK)	Intestin grêle	- Stimulation de la contraction de la vésicule biliaire - Relâchement du sphincter d'Oddi - Stimulation de la sécrétion de bicarbonates
Sécrétine	Intestin grêle	- Stimulation de la sécrétion du suc pancréatique - Inhibition de la sécrétion acide de l'estomac - Stimulation de la sécrétion de bicarbonates

Tableau 17.7 – Tableau récapitulatif des organes intervenant dans la digestion

Organes	Sécrétions	Fonctions	Aliments ciblés
Bouche Glandes salivaires	- Sel - Eau - Mucus - Amylase salivaire	- Mastication - Déclenchement de la déglutition - Lubrification-constitution du bol alimentaire	Digestion des polysaccharides
Œsophage	- Mucus	- Transit du bol alimentaire vers l'estomac - Lubrification	
Estomac	- Mucus - HCl (acide chlorydrique) - Pepsine	- Lubrification-protection de la muqueuse gastrique - Brassage du bol alimentaire - Bactéricidie - Réduction et solubilisation des grosses particules alimentaires - Formation du chyme	Digestion des protéines
Pancréas	- Bicarbonate - Trypsine - Chymotrypsine - Maltase - Saccharase - Amylase - Lipase	Neutralisation du chyme acide (dans le duodénum)	Digestion des glucides, des protéines, des lipides
Foie	- Déchets organiques éliminés dans la bile - Sels biliaires - Autres fonctions métaboliques	Épuration de l'organisme	Solubilisation et digestion des lipides en synergie avec l'action de la lipase pancréatique
Vésicule biliaire	0	- Stockage de la bile - Libération de la bile au cours des repas	
Intestin grêle	- Mucus - Sel - Eau - Peptidases - Disaccharidases - Lipases	- Lubrification-protection de la muqueuse intestinale - Absorption des nutriments après digestion complète par les enzymes intestinales	- Digestion des polypeptides en AA - Hydrolyse des triglycérides en acides gras et glycérol - Digestion des disaccharides en mono-saccharides
Gros intestin	Mucus	- Absorption hydrique pour la concentration des substances non digérées - Lubrification	
Rectum	0	Défécation	

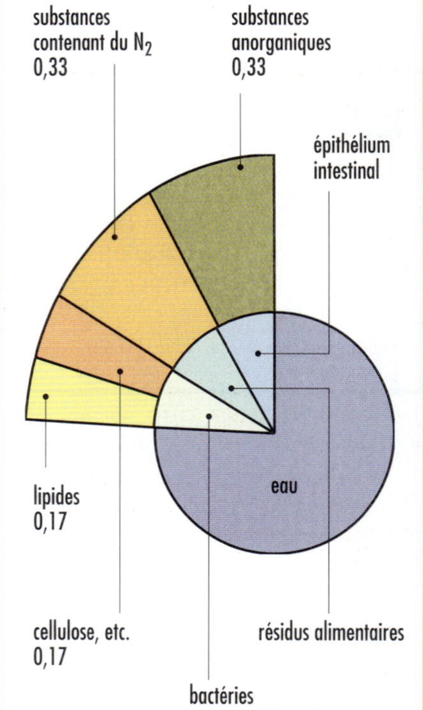

Fig. 17.9 • Composition des fèces (en %).

ABSORPTION DES NUTRIMENTS

ESSENTIEL

La digestion est considérée comme effective lorsque tous les aliments sont réduits à l'état de nutriments, c'est-à-dire de substances absorbables par la muqueuse intestinale. L'absorption se produit dans le duodénum et l'intestin grêle.

Nous allons étudier ici de quelle façon les nutriments passent la barrière des cellules intestinales, appelées entérocytes, pour se retrouver dans le sang ou dans la lymphe. Avant toute chose ayons en tête la disposition histologique d'une villosité intestinale *(fig. 17.10)*.

STRUCTURE D'UNE VILLOSITÉ INTESTINALE

Chaque villosité contient un réseau capillaire provenant d'une très petite artériole qui se draine dans une petite veinule. Au centre de la villosité se trouve un petit vaisseau lymphatique appelé chylifère. Chaque chylifère est relié à un petit canal lymphatique.

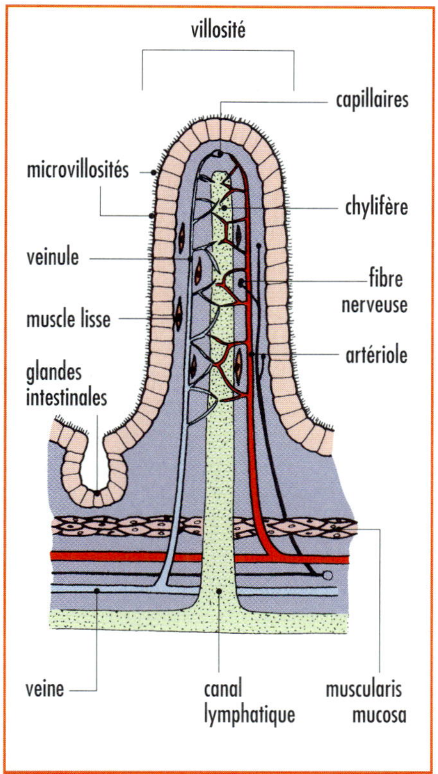

Fig.17.10 • Structure des villosités intestinales.

Le passage d'un nutriment dans le sang ou dans la lymphe exige le passage du nutriment au travers de l'épithélium mono-cellulaire de la muqueuse intestinale dans un premier temps et de l'endothélium du capillaire ou du chylifère dans un deuxième temps. Le nutriment est destiné à être acheminé jusqu'au foie.
Le drainage veineux de l'intestin passe dans le foie par l'intermédiaire de la veine porte. À l'intérieur du foie, le sang circule dans un réseau veineux où les nutriments qu'il transporte sont absorbés par les cellules hépatiques pour y être « traités ». Après traitement, les substances obtenues passent dans la circulation générale. En ce sens, on peut comparer le foie à une raffinerie.

Absorption de chaque nutriment

Glucides, protides et lipides ne sont pas absorbés de la même façon.
Il existe un transport actif de sodium de part et d'autre de la membrane intestinale : une grande quantité de sodium est sécrétée et réabsorbée. Cet échange implique l'existence d'un gradient de concentration, le sodium doit être réabsorbé par transport actif; pour ce faire, il se combine à un transporteur membranaire.
Ce mécanisme de transport est également utilisé, comme nous allons le voir, par certains nutriments.

ABSORPTION DES GLUCIDES : elle produit des monosaccharides. La majeure partie des glucides ingérés sont l'amidon, qui est un polysaccharide, le saccharose (sucre de table) et la lactose (sucre du lait), qui sont des disaccharides. L'action des enzymes digestives produit du glucose et du galactose. Les monosaccharides obtenus sont activement transportés au travers de l'épithélium intestinal pour aboutir dans le sang des capillaires. Le mode de transport actif est directement lié au transport du sodium.

ABSORPTION DES PROTÉINES : en fin de digestion, les protéines sont dégradées en acides aminés. Les acides aminés libres sont transportés activement au travers de l'épithélium intestinal puis ils diffusent dans les capillaires des villosités. Le système de transport des acides aminés nécessite des transporteurs spécifiques dépendants du système de transport du sodium.

ABSORPTION DES LIPIDES : en fin de digestion, les triglycérides sont transformés en acides gras et en monoglycérides.
Nous avons vu que grâce à l'action des sels biliaires, des micelles se formaient afin de rendre hydrosolubles les produits de digestion des lipides, ils sont ainsi facilement transportés en milieu aqueux. Lorsque les micelles porteuses d'acides gras et de monoglycérides arrivent au niveau de la bordure en brosse des entérocytes, elles libèrent les produits lipidiques, qui traversent alors facilement la membrane cellulaire de l'entérocyte (rappelons la nature lipidique de toute membrane cellulaire). Les micelles vacantes repartent dans la lumière intestinale tandis qu'acides gras et monoglycérides sont pris en charge par le réticulum endoplasmique de la cellule intestinale.
Dans le réticulum endoplasmique les acides gras et les monoglycérides sont resynthétisés en triglycérides, c'est-à-dire en molécules lipidiques plus grosses. Ces grosses molécules lipidiques sont alors empaquetées dans des vésicules qui proviennent du réticulum endoplasmique.
Le résultat de cette opération est la fabrication d'une grosse goutte lipidique entourée d'une membrane protéique, l'ensemble est appelé chylomicron.

Le **chylomicron** formé sort de l'entérocyte et s'introduit dans le chylifère central de la villosité intestinale. Les chylomicrons sont transportés dans la lymphe jusqu'à la base du cou où ils rejoignent la circulation veineuse. Seules les molécules d'acides gras très courtes rejoignent directement les capillaires sans passer par la lymphe *(fig. 17.11)*.

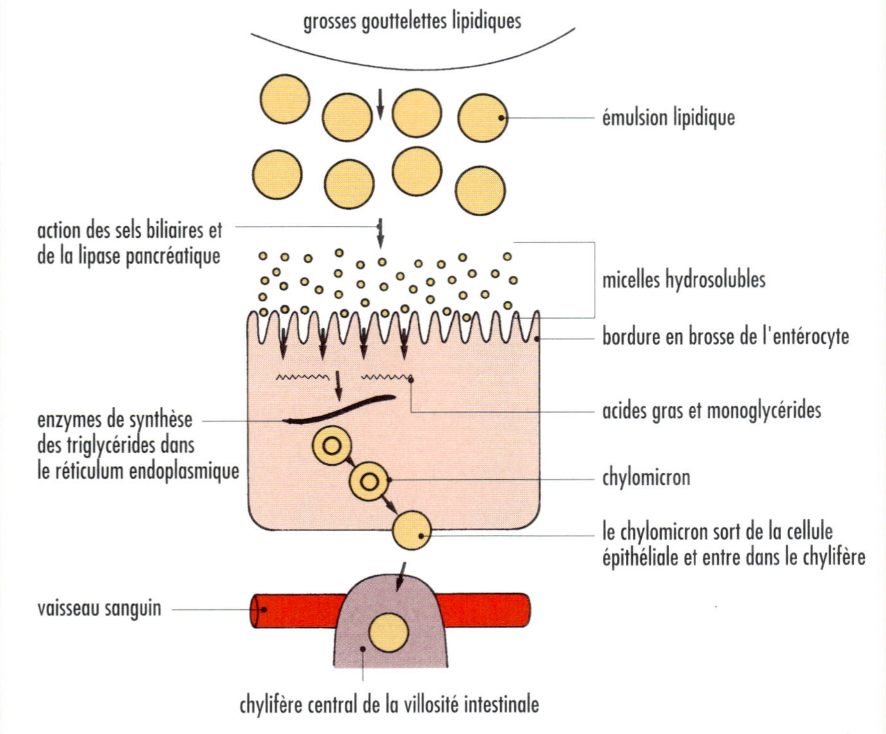

Fig. 17.11 • Résumé de l'absorption des lipides à travers la paroi de l'intestin grêle.

ABSORPTION DES VITAMINES liposolubles (A, D, E, K) : elle suit l'absorption des lipides auxquels elles se mêlent pour passer dans le sang. Les vitamines hydrosolubles traversent directement la paroi du tube digestif pour rejoindre les capillaires sanguins.

> DÉFINITION
> *Signalons le cas particulier de la vitamine B_{12} qui doit se combiner avec une protéine spécifique appelée le facteur intrinsèque. Ce dernier est fabriqué par certaines cellules de l'estomac. La vitamine B_{12}, associée au facteur intrinsèque, est absorbée au niveau de l'iléon.*

ABSORPTION DE L'EAU : 9000 ml de liquide sont présents dans le chyme intestinal. 500 ml sont réabsorbés dans le gros intestin, le reste est absorbé dans l'intestin grêle.

AUTRES FONCTIONS DU FOIE

Le foie est un organe dont les fonctions sont multiples ; nous l'avons étudié dans le contexte de la digestion. La plupart de ses fonctions sont retrouvées plus en détail dans les chapitres concernant les éléments traités *(fig. 3.14 et 3.15, p. 42)*.

Voici présentées les autres fonctions assurées par le foie :

- sécrétion de la bile et des sels biliaires ;
- détoxication plasmatique des diverses substances ingérées, injectées ou catabolisées : bilirubine, médicaments, toxiques, drogues, additifs alimentaires. Ces substances sont captées par les hépatocytes (cellules hépatiques), qui les traitent, les transforment et les excrètent dans la bile ;
- mise en réserve du fer et stockage de certaines vitamines ;
- synthèse de nombreuses enzymes intervenant dans le métabolisme cellulaire ;
- métabolisme des protides : le foie synthétise un nombre important de protéines plasmatiques et de protéines incluses dans la membrane des cellules. On trouve, dans les protéines plasmatiques, l'albumine, les facteurs de la coagulation (II, V, X, IX). Signalons que cette synthèse nécessite la présence de vitamine K. Le foie fabrique également l'urée à partir des déchets du métabolisme protidique. L'urée est éliminée dans l'urine ;
- métabolisme des lipides : à partir des substances lipidiques apportées au foie, celui-ci effectue la synthèse des acides gras, des triglycérides, des phospholipides, des lipoprotéines et du cholestérol. Le cholestérol suit alors deux voies, il est en partie éliminé dans la bile et en partie utilisé dans la synthèse des sels biliaires ;
- métabolisme des glucides : les multiples molécules de glucose apportées au foie sont assemblées en de longues chaînes de glycogène. Le glycogène permet de stocker le glucose ; ce processus est la glycogenèse. En fonction des besoins de l'organisme, le glycogène est scindé en molécules de glucose, qui sont libérées dans le sang. Ce mécanisme est la glycogénolyse. Un équilibre est obtenu entre glycogenèse et glycogénolyse de façon à maintenir constante la concentration sanguine de glucose (glycémie). À distance des repas, la nuit, en cas de jeûne, le glucose du sang ne provient pas de l'alimentation, mais est fabriqué par le foie à partir d'éléments non glucidiques (acides aminés, par exemple) ; cette voie de formation du glucose s'appelle la néoglucogenèse ;
- le foie est un lieu de phagocytose des globules rouges usagés et des bactéries.

SYNTHÈSE

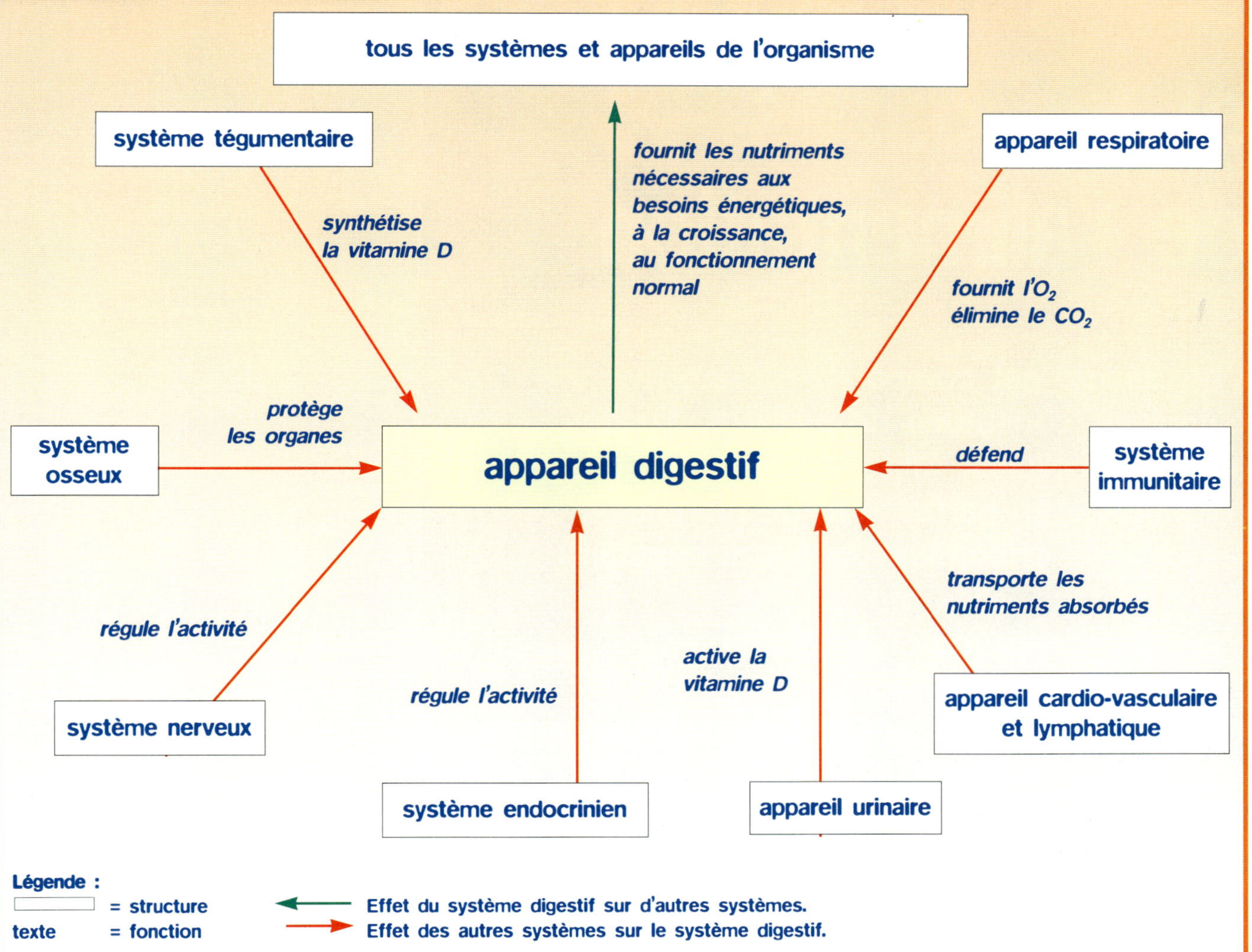

Fig. 17.12 • Liens entre le système digestif et quelques autres systèmes.

ACTIVITÉS D'INTÉGRATION

1. Élaborez un tableau de synthèse des nutriments, incluant :
- les types de nutriments ;
- leur origine ;
- leurs rôles principaux ;
- les effets d'une carence.

2. Où et comment sont digérés :
- les glucides ;
- les lipides ;
- les protides ?

Quelles sont les sécrétions nécessaires à leur digestion ? Quels sont les organes concernés ?

3. Quels conseils alimentaires donneriez-vous à une personne souffrant de constipation chronique ?

4. Obélix ne mange que des sangliers. Quels sont les nutriments que comporte son alimentation ? Quelles sont ses carences alimentaires ?

Chapitre 18

Les métabolismes et les bases de l'alimentation

L'organisme est comparable à une machine complexe, constituée de milliards d'unités appelées cellules. Afin de maintenir l'organisme en parfait état de marche, les cellules effectuent un travail constant. Pour ce faire, elles ont besoin :

- **de nutriments, que l'alimentation se charge de fournir;**
- **d'énergie, obtenue grâce à l'utilisation de ces nutriments.**

Nous avons étudié les nutriments dont l'organisme a besoin dans le chapitre 17, nous allons ici étudier d'un peu plus près de quelle façon il les exploite, et d'où vient l'énergie indispensable au travail cellulaire.

Nous nous intéresserons également aux mécanismes de la régulation thermique dans le corps humain, puisqu'ils fonctionnent grâce aux apports alimentaires, comme tous les systèmes énergétiques de l'organisme.

MÉTABOLISME ET ÉNERGIE

Ces deux notions sont étroitement liées : en effet, le métabolisme utilise les nutriments pour produire de l'énergie; nous allons voir comment ils interviennent dans le fonctionnement de l'organisme.

MÉTABOLISME CATABOLISME ANABOLISME

Comprenons ces trois termes avant toute chose :

LE MÉTABOLISME est l'ensemble des réactions cellulaires qui se produisent dans un organisme vivant.

LE CATABOLISME désigne l'ensemble des réactions impliquées dans la dégradation des molécules organiques (glucides, lipides, protéines).
Les réactions cataboliques s'accompagnent d'une libération d'énergie, utile à l'entretien de l'organisme : le catabolisme produit de l'énergie.

L'ANABOLISME comprend l'ensemble des réactions participant à l'édification de molécules complexes à partir des nutriments. Ces molécules sont utilisées par l'organisme soit en tant qu'éléments de structure (par exemple, les phospholipides des membranes cellulaires), soit en tant que substances spécifiques destinées à entrer dans des processus chimiques précis. L'anabolisme nécessite absolument de l'énergie.
Le métabolisme est la somme des réactions de l'anabolisme et du catabolisme.
L'organisme adulte est maintenu en permanence dans un état d'équilibre; cette constante est directement liée à l'équilibre qui existe entre le catabolisme et l'anabolisme. Comprenons bien que l'organisme est en perpétuel remaniement, des cellules sont sans cesse détruites et remplacées, par conséquent, l'équilibre entre destruction (catabolisme) et construction (anabolisme) doit être respecté.
Chez l'adulte, l'état stationnaire n'existe vraiment parfaitement que lorsqu'il n'y a ni gain, ni perte de poids.
Chez l'enfant en pleine croissance, l'anabolisme dépasse le catabolisme.

ÉNERGIE

▲ *Fonction de l'énergie*

L'énergie qu'utilise l'organisme relève de phénomènes chimiques très complexes, cependant, il est nécessaire de comprendre l'importance et l'utilité de cette énergie.

Étudier le fonctionnement de l'organisme revient à étudier le fonctionnement des cellules qui le constituent. Une cellule travaille, et sa capacité de travail est directement liée à sa capacité de produire et d'utiliser l'énergie contenue dans les molécules organiques.

Les molécules organiques sont les nutriments apportés à l'organisme; ce sont les molécules glucidiques, lipidiques et protéiques qui ont été au préalable digérées, absorbées, distribuées aux cellules.

Il suffit d'imaginer ces molécules comme de petites constructions qui, en se brisant, libèrent l'énergie qu'elles contiennent.

La cellule, telle une petite locomotive, utilise cette énergie pour fonctionner.

▲ *Mécanisme de l'énergie*

Ce paragraphe aurait également pu s'intituler : qu'est-ce que l'ATP ?

ATP signifie adénosine triphosphate. C'est un composé chimique qui a la capacité d'emmagasiner l'énergie libérée au cours du catabolisme des molécules organiques et de la restituer en cas de besoin. C'est un intermédiaire. L'ATP n'est donc pas à proprement parler une réserve d'énergie, c'est un moyen de transfert énergétique qui est utilisé entre les réactions de catabolisme et les réactions d'anabolisme.

Les vraies réserves d'énergie sont dans les molécules organiques de glucides, de lipides et de protides *(fig. 18.1)*.

Toutes les molécules organiques destinées à fournir l'énergie que transporte l'ATP doivent subir une série de transformations chimiques, organisées tout d'abord selon un cycle appelé « cycle de Krebs », puis suivant une cascade de réactions supplémentaires appelée « chaîne des cytochromes ».

L'ensemble de ces processus chimiques est appelé respiration cellulaire. Elle ne peut s'effectuer qu'en présence d'oxygène.

Cette grande chaîne peut s'interrompre en l'absence d'oxygène ou encore sous l'effet d'un poison tel que le cyanure. La production d'ATP s'arrête, la cellule meurt… faute de « carburant ». L'issue est donc fatale.

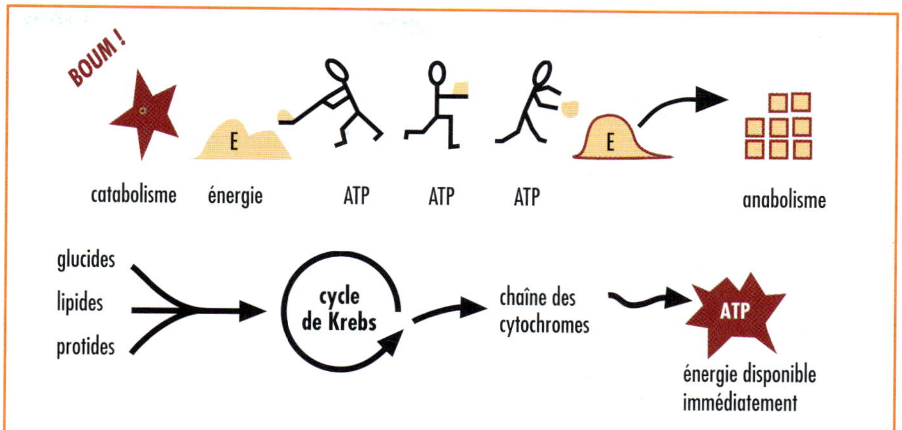

Fig. 18.1 • Organisation schématique de la formation de l'ATP à partir des molécules de glucides, lipides et protides.

MÉTABOLISME DES GLUCIDES, DES LIPIDES ET DES PROTÉINES

Nous avons étudié dans le chapitre 17 l'apport et le rôle de chacune de ces substances. Ici, nous ne ferons qu'un bref rappel de ce qui a déjà été vu; en revanche, nous nous intéresserons davantage au sort réservé à ces substances lorsqu'elles ont été absorbées.

▲ *Métabolisme des glucides*

Le rôle majeur des glucides est de fournir l'énergie pour produire de l'ATP. Les glucides sont le principal « combustible » de l'organisme. Parmi les glucides, le glucose est le nutriment glucidique le plus important. Les autres sucres, tels que le fructose et le galactose, sont convertis en glucose par le foie et subissent le même sort. Le catabolisme des glucides est donc une source d'énergie majeure dans l'organisme.

GLYCOGENÈSE : presque tous les glucides sont absorbés sous forme de glucose, les autres sont, de toute façon, transformés en glucose dans le foie.

Le glucose, lorsqu'il a pénétré dans la circulation sanguine, est amené dans le foie par la veine porte. Là, les molécules sont assemblées en longues chaînes qui sont des réserves de glucose : c'est du glycogène. La formation du glycogène est la glycogenèse.

Notons que la glycogenèse se produit essentiellement dans le foie mais aussi à moindre degré dans les cellules musculaires squelettiques et à minima dans toutes les cellules de l'organisme.

Le glucose ainsi stocké, peut être libéré en cas de besoin. Lorsqu'une demande d'énergie est faite, le glycogène est dégradé (c'est la glycogénolyse) pour fournir les molécules de glucose, qui sont alors utilisées comme combustible.

Lorsque l'apport glucidique alimentaire dépasse les capacités de réserve de l'organisme, les cellules hépatiques transforment le supplément de glucose en glycérol et en acides gras; ces derniers sont ensuite stockés dans le tissu adipeux *(v. infra)*.

> DÉFINITION
>
> *Les cellules hépatiques peuvent former du glucose à partir du glycogène mais également à partir d'autres nutriments :*
> - *les acides aminés libérés par les protéines ;*
> - *l'acide lactique libéré par la cellule musculaire au cours d'exercices intenses ;*
> - *le glycérol fourni par les lipides.*
>
> *L'ensemble de ces opérations est appelé néoglucogenèse.*

RÉGULATION DE LA GLYCÉMIE : le taux de glucose circulant dans le sang est appelé glycémie.

Dans des conditions normales, la glycémie à jeun est de l'ordre de 0,9 à 1 g/l. La constance de ce chiffre est le résultat d'un équilibre entre les éléments hyperglycémiants (qui augmentent la glycémie) et les éléments hypoglycémiants (qui diminuent la glycémie).

Les facteurs hypoglycémiants sont :
- une baisse d'apport glucidique;
- l'action de l'insuline, hormone d'origine pancréatique.

Les facteurs hyperglycémiants sont :
- l'adrénaline, hormone d'origine surrénalienne, qui favorise la glycogénolyse (c'est-à-dire la dégradation du glycogène en glucose);
- les glucocorticoïdes, qui sont également produits par la glande surrénale; ils favorisent l'absorption intestinale de glucose;

- le glucagon, qui est une hormone pancréatique hyperglycémiante ;
- les hormones thyroïdiennes, qui accélèrent l'absorption intestinale de glucose.

Chacune de ces hormones ainsi que les glandes qui les fabriquent, sont étudiées en détail dans le chapitre 21 *(v. fig. 21.1, p. 261)*.

> CLINIQUE
> *Dans des conditions normales, on ne trouve pas de glucose dans l'urine, toutefois, si la glycémie atteint un seuil de 1,8 g/l en moyenne, le glucose est éliminé par le rein. La présence de glucose dans l'urine est appelée glycosurie.*

▲ *Métabolisme des lipides*

Nous avons vu dans le chapitre 17 que les lipides étaient absorbés sous forme de grosses gouttelettes lipidiques : les chylomicrons, qui sont d'abord pris en charge par la lymphe, puis passent dans la circulation sanguine. Lorsqu'ils traversent le tissu adipeux, celui-ci en prélève une grande partie, si bien que, très rapidement après avoir été absorbés, les chylomicrons sont mis en réserve sous forme de graisse.
Le tissu adipeux est ainsi constitué de grosses cellules pleines de graisse de réserve : les adipocytes. Les triglycérides ont une valeur énergétique deux fois plus importante que celle du glucose.
La graisse représente donc la majeure partie des réserves de combustible de l'organisme.
Au cours des périodes de prise d'aliments, les triglycérides sont rapidement stockés.
Entre les repas, les réserves sont transformées en acides gras et en glycérol. Ceux-ci sont libérés dans le sang et amenés aux cellules de l'organisme où ils subissent une série de transformations destinées à les faire entrer dans le cycle de la respiration cellulaire afin de fournir l'ATP.
Par ailleurs, n'oublions pas qu'outre leur rôle énergétique, les lipides ont un rôle structurel, ils sont également utilisés pour :

- la construction des membranes cellulaires ;
- la fabrication des sels biliaires ;
- la fabrication des hormones corticosurrénaliennes et sexuelles.

▲ *Métabolisme des protéines*

Les protéines *[v. chap. 17, p. 205, tableau 17.2, p. 206]* sont dégradées au cours de la digestion en acides aminés, leurs constituants de base, qui sont d'abord absorbés, puis reconstitués en protéines.
Les protéines ont essentiellement un rôle structurel, elles constituent les enzymes, intervenant dans toutes les réactions chimiques de l'organisme, elles sont à la base de tous les processus métaboliques cellulaires, elles constituent la charpente même de la cellule. Les cellules ne possèdent pas de réserve en acides aminés.
Acides aminés et protéines sont directement impliqués dans la construction et la fonction cellulaire.

> CLINIQUE
> *Lorsque l'organisme utilise les acides aminés et les protéines comme combustibles, il puise dans les protéines fonctionnelles. C'est ce qui se produit au cours du jeûne, où l'organisme, après avoir épuisé les réserves lipidiques et glucidiques, finit par utiliser les protéines, on assiste alors à une fonte musculaire.*

Lorsque les acides aminés se trouvent en excès dans le sang, les cellules hépatiques les dégradent, libérant deux éléments :

- des molécules d'ammoniaque toxiques, qui sont immédiatement transformées en une substance non toxique et éliminable, l'urée, qui est excrétée par les reins ;
- un composé qui a la possibilité d'être transformé en lipide ou en glucide.

MÉTABOLISME DU SODIUM ET DU POTASSIUM

▲ *Généralités*

Le sodium et le potassium sont deux minéraux d'une importance majeure dans l'organisme. Ils fonctionnent de pair, nous les étudions donc en même temps.
Le sodium est un élément surtout présent dans le secteur extracellulaire, on le trouve en plus faible quantité dans les cellules.

Le potassium, en revanche, appartient sutout au secteur intracellulaire ; cependant, on le trouve également dans le secteur extra-cellulaire, c'est-à-dire essentiellement le plasma.

> DÉFINITION
> *Le taux de sodium sanguin s'appelle la natrémie ; elle est égale, en moyenne, à 140 mmol/l. Le taux de potassium sanguin s'appelle la kaliémie ; elle est égale, en moyenne à 4,5 -5 mmol/l.*

Les sources de sodium et de potassium sont exogènes ; ils sont apportés par l'alimentation.
L'élimination de sodium et de potassium se fait de trois façons :

- par voie urinaire *[v. chap. 19, fig. 19.2, 19.3, p.231 et 19.4, p. 234]* ;
- par voie digestive (dans la salive et les fèces) ;
- par voie cutanée (la transpiration).

▲ *Rôle du sodium*

Voici les rôles principaux que le sodium assure dans l'organisme :

- maintien du degré d'hydratation des milieux intra- et extracellulaires ;
- participation à de nombreux processus chimiques dans le métabolisme cellulaire ;
- participation au maintien des potentiels électriques de membrane : potentiels de repos et d'action.

> CLINIQUE
> *Une surcharge en sodium peut contribuer à l'hypertension artérielle, à la formation d'œdèmes, à l'insuffisance cardiaque.*

▲ *Rôle du potassium*

Voici les rôles principaux que le potassium assure dans l'organisme :

- maintien de la teneur hydrique de la cellule ;
- maintien du potentiel électrique membranaire de repos et déclenchement du potentiel d'action ;

> CLINIQUE
> *Les carences en potassium sont rarement d'origine alimentaire, elles sont plutôt dues à des vomissements, des diarrhées importantes ; l'hypokaliémie résultante peut induire une asthénie musculaire majeure, voire une paralysie ainsi que des anomalies cardiaques.*
> *Un excès de potassium est souvent dû à une atteinte rénale sévère : l'hyperkaliémie résultante entraîne des troubles du rythme cardiaque avec risque d'arrêt cardiaque.*

- le potassium intervient également dans de nombreuses réactions du métabolisme cellulaire.

MÉTABOLISME DU CALCIUM ET DU PHOSPHORE

Calcium et phosphore ont un métabolisme lié ; pour cette raison nous les étudions ensemble.

▲ *Généralités*

RÉPARTITION DU CALCIUM : 99 % du calcium de l'organisme sont situés dans l'os, soit de 1 000 à 1 500 g.
80 % du phosphore de l'organisme sont situés dans l'os soit environ 900 g.
La teneur en calcium du sang (calcémie) est très constante : 100 mg/l.
La teneur plasmatique en phosphore (phosphorémie) est un peu plus variable.
Le calcium sanguin se répartit en deux fractions :

- une forme liée aux protéines plasmatiques (albumine et globulines) ;
- une forme libre ou diffusible qui peut elle-même se présenter sous forme ionisée ou de sels calciques.

L'ABSORPTION de calcium se fait dans le duodénum et dans le jéjunum. Pour ce faire, la présence de vitamine D est indispensable. Par ailleurs, sachons que la parathormone (hormone parathyroïdienne), les œstrogènes, le lactose, favorisent l'absorption du calcium. En revanche, les glucocorticoïdes et les acides gras non absorbés diminuent l'absorption du calcium.
L'absorption de phosphore s'effectue dans l'intestin grêle ; elle est favorisée par la vitamine D et la parathormone.

L'ÉLIMINATION du calcium et du phosphore est à la fois fécale et urinaire.
L'excrétion fécale de calcium comporte du calcium non absorbé et du calcium excrété dans la bile et les sucs digestifs.
L'excrétion fécale de phosphore est très faible.
La calciurie est de l'ordre de 150 à 250 mg/24 h.
L'excrétion urinaire de phosphore (phosphaturie) est de l'ordre de 400 à 800 mg/24 h.
Il existe également une perte de calcium par la sueur et au cours de l'allaitement puisque le lait renferme environ 1 g de calcium par litre.

LES RÔLES respectifs du calcium et du phosphore sont étudiés dans le chapitre 17 *(v. tableau 17.1 p. 205)*.

Rappelons que leur fonction est capitale dans la construction du tissu osseux : ils en constituent la partie minérale, qui lui confère sa solidité. Les autres utilisations de ces deux minéraux sont les suivantes :

- le calcium participe à la coagulation sanguine et aux phénomènes d'excitabilité neuro-musculaire ;
- le phosphore intervient dans tous les processus du métabolisme cellulaire où sont impliqués des composés phosphorés.

▲ *Régulation du métabolisme phosphocalcique*

Les hormones citées dans ce paragraphe sont étudiées au chapitre 21 *(v. fig. 21.1, p. 261 et tableau 21.1, p. 263)*.

Calcémie et phosphorémie sont, dans des conditions normales, constantes. Cet équilibre est obtenu sous contrôle d'hormones (la parathormone et la calcitonine), en présence de vitamine D et grâce au remaniement osseux permanent d'ostéogenèse et d'ostéolyse.

La parathormone est une hormone produite par les glandes parathyroïdes, elle est hypercalcémiante et hypophosphorémiante. Sa sécrétion est déclenchée par toute baisse de calcémie.
La calcitonine est une hormone produite par la glande thyroïde, elle est hypocalcémiante. Sa sécrétion est déclenchée par une augmentation de la calcémie.

La vitamine D, ou cholécalciférol, provient essentiellement d'une synthèse cutanée sous l'influence des rayons ultraviolets (UV). En effet, dans la peau, les UV transforment un composé inactif (le déhydrocholestérol) en vitamine D, active.

Il existe également un apport exogène de vitamine D par l'alimentation. Celui-ci devra être d'autant plus important que l'action des UV sera réduite. Les facteurs suivants réduisent la fabrication de vitamine D :

- diminution de l'exposition au soleil ;
- augmentation de la pigmentation cutanée ;
- augmentation de la pollution atmosphérique ;
- diminution de l'ensoleillement (problème climatique).

DÉPENSES ÉNERGÉTIQUES DE L'ORGANISME : MÉTABOLISME BASAL

▲ *La Calorie*

La Calorie (Cal), ou grande calorie (d'où le « C » majuscule), appelée aussi kilocalorie, est l'unité de mesure de l'énergie.
L'unité d'énergie internationale est le joule (J) ; cependant, la valeur énergétique des aliments ou de toute production énergétique interne de l'organisme humain est communément exprimée en Calories.
Par définition, la Calorie est la quantité de chaleur nécessaire pour élever de 1 °C, la température de 1 kg d'eau.

DÉFINITION

1 Calorie (Cal) = 1 kilocalorie
= 1000 calories (cal) = 4,1855 kJ

Toute valeur énergétique se rapportant à l'organisme est donnée en Kcal ou Cal.

DÉFINITION

1 g de protéines fournit 4,1 Cal.
1 g de lipides fournit 9 Cal.
1 g de glucides fournit 4 Cal.

▲ *Métabolisme basal*

Il existe des conditions standard au cours desquelles les dépenses énergétiques sont minimales.

DÉFINITION

Le métabolisme basal correspond à la dépense énergétique de base pour maintenir l'organisme en vie ; c'est, autrement dit, le coût de vie minimal.

Quelles sont les conditions d'obtention du métabolisme basal ?

- la position allongée ;
- l'état d'éveil ;
- le jeûne de 12 heures préalable ;
- une température ambiante confortable.

La valeur du métabolisme basal est une valeur de référence. Elle s'exprime en Calories.

LA MESURE DU MÉTABOLISME BASAL s'effectue de deux façons :

- la mesure directe, qui nécessite un appareil complexe (le calorimètre). Il mesure directement la production de chaleur d'un individu;
- la mesure indirecte, fondée sur le fait que le métabolisme est aérobie (c'est-à-dire qu'il ne peut survivre qu'en présence d'oxygène), aussi, la dépense énergétique totale est-elle proportionnelle à la consommation d'oxygène. La mesure indirecte consiste donc à évaluer la consommation d'oxygène d'un individu par unité de temps. Bien sûr, la mesure du métabolisme basal est réalisée dans les conditions standard mentionnées plus haut.

Le métabolisme basal est de l'ordre de 40 Cal/m² de surface corporelle; ce qui pour un adulte normal (70 kg) représente 1800 Cal/24 h.

Ce chiffre signifie que pour se maintenir en vie dans des conditions standards déterminées, les dépenses énergétiques de l'organisme s'élèvent à 1800 Cal/24 h.

FACTEURS DE VARIATION DU MÉTABOLISME BASAL (MB) :

- l'âge;
- la taille et le poids;
- la température corporelle;
- l'activité musculaire.

Il augmente également pendant :

- la croissance;
- la grossesse;
- l'allaitement;
- les menstruations;
- les états pathologiques qui accroissent les processus métaboliques (les infections ou l'hyperthyroïdie, par exemple);
- l'émotion;
- les repas.

Il est plus élevé chez l'homme que chez la femme. Il est diminué au cours du sommeil *(tableau 18.1)*.

L'ÉVALUATION DES DÉPENSES ÉNERGÉTIQUES AU COURS DE CERTAINES ACTIVITÉS : ces valeurs sont données pour un sujet dont le poids est d'environ 70 kg *(tableau 18.2)*.

Tableau 18.1 – Apports caloriques recommandés par jour

Apports caloriques recommandés	Hommes Cal	Femmes Cal
Activité sédentaire	2 400 à 2 500	2 200 à 2 300
Activité légère	2 600 à 2 800	2 300 à 2 500
Activité modérée	2 700 à 3 400	2 500 à 3 000
Activité intense	3 400 et plus	3 000 et plus
Adolescents de 10 à 15 ans	2 500	2 200
Adolescents de 15 à 18 ans	3 200	3 000
Personnes âgées	2 500	2 100
Femme enceinte	–	2 500
Femme allaitante	–	3 000
Enfants de 1 à 3 ans	1 360	
Enfants de 4 à 7 ans	1 830	
Enfants de 7 à 10 ans	2 170	

Tableau 18.2 – Évaluation moyenne de la dépense énergétique d'un organisme en fonction de son type d'activité

Types d'activité	Dépense énergétique totale exprimée en Cal/h
Repos allongé, en éveil	89
Position assise au repos	100
Marche (terrain plat)	220
Rapports sexuels	290
Cyclisme calme (9 km/h)	314
Jogging (8 km/h)	580

BASES DE L'ALIMENTATION

Les apports alimentaires peuvent être abordés de trois façons. On distingue :

- les apports minimaux;
- les apports recommandés;
- les apports souhaitables.

▲ *Apports minimaux*

Les apports minimaux répondent à un besoin minimal. Comment ce besoin est-il défini ?

L'apport minimal est la quantité minimale d'apport nutritionnel nécessaire pour couvrir les pertes de l'organisme d'un nutriment donné et pour équilibrer le bilan nutritionnel d'un individu.

Cet apport prend en compte :

- l'état nutritionnel;
- l'environnement;
- les caractéristiques physiologiques du sujet.

On obtient ainsi une évaluation approximative d'un apport minimal journalier de :

- 25 g de protéines;
- 3 g de lipides;
- 150 g de glucides.

L'apport minimal vitaminique correspond à la quantité suffisante et nécessaire pour éviter la survenue de signes de carence.

▲ *Apports recommandés*

Les apports recommandés tiennent davantage compte de la collectivité que de l'individu.

En effet, les apports recommandés correspondent à la quantité moyenne de nutriments nécessaire pour couvrir les besoins de la majeure partie des individus d'une population afin que le poids souhaitable soit constant et que les pathologies créées par une carence alimentaires ou un excès soient évitées.

Cette évaluation est une évaluation générale qui ne tient pas compte des besoins strictement individuels de chacun. Elle est utile en tant qu'outil de travail, de repère, dans le domaine de la santé publique.

▲ *Apports souhaitables*

Les apports souhaitables sont destinés à la consommation d'un individu en bonne santé. Ces apports sont adaptables selon les conditions de vie du sujet, ils prennent en compte des facteurs de variations tels que les affections aiguës ou chroniques, ou même les facteurs de risque.

MÉTABOLISME DE L'EAU

▲ *Généralités*

L'eau représente 70 % du corps humain, c'est le principal composant de l'organisme. Elle est distribuée dans deux compartiments de l'organisme, un compartiment intracellulaire, un compartiment extracellulaire.

Le compartiment ou secteur intracellulaire correspond à l'eau qui se trouve à l'intérieur des cellules, soit environ la moitié du poids corporel.

Le compartiment ou secteur extracellulaire comprend, d'une part, le liquide interstitiel dans lequel baignent les cellules de l'organisme, et d'autre part, les liquides vasculaires (plasma et lymphe).

▲ *Apports et pertes d'eau*

LES APPORTS D'EAU peuvent provenir :

- des boissons (1 200 cm^3) ;
- des aliments solides, qui contiennent en moyenne entre 60 et 90 % d'eau (1 000 cm^3) ;
- des réactions chimiques qui se produisent dans l'organisme et qui libèrent des molécules d'eau (300 cm^3).

Soit, au total, un apport quotidien de 2 500 cm^3 (2,5 l).

LES PERTES D'EAU s'effectuent de diverses façons :

- par la respiration pulmonaire, qui libère la vapeur d'eau ;
- par la perspiration, qui correspond à une perte d'eau obligatoire par la peau, la peau n'étant pas étanche ;
- par la transpiration (ou sudation), qui se manifeste en réponse à une chaleur excessive ;
- par les selles ;
- par l'urine, qui élimine la majeure partie de l'eau de l'organisme *[v. chap. 19, p. 233]*.

Au total les pertes en eau quotidiennes s'élèvent à 2,5 l, ce qui signifie que pour compenser les pertes, l'apport doit s'élever lui aussi à 2,5 l.

Lorsque le régime est équilibré et qu'aucune pathologie ne trouble le bon fonctionnement de l'organisme, les apports hydriques équilibrent parfaitement les pertes.

▲ *Régulation de l'équilibre hydrique*

Nous n'en donnons qu'un descriptif simplifié car le mécanisme réel est beaucoup plus complexe.

L'élimination urinaire ou diurèse est soumise à l'action de l'hormone antidiurétique (ADH), sécrétée par le lobe postérieur de l'hypophyse, et de l'aldostérone, sécrétée par la glande surrénale *[v. chap. 21, p. 270]*.

Tandis que l'ADH exerce une action sur la réabsorption de l'eau dans le rein, l'aldostérone, elle, exerce une action sur l'élimination sodée. Ces hormones sont sous la dépendance de l'hypothalamus : centre régulateur qui, tel un quartier général, régule les mouvements de l'eau en fonction des informations qu'il reçoit.

L'hypothalamus réagit aux variations de la pression osmotique, c'est-à-dire de la pression qui résulte de la concentration en composés minéraux des liquides de l'organisme.

THERMORÉGULATION

L'homme est homéotherme, c'est-à-dire qu'il est capable de maintenir sa température interne dans des limites étroites. Maintenir cette constance thermique implique que la production de chaleur, ou thermogenèse, soit égale aux pertes de chaleur, ou thermolyse.

▲ *Thermogenèse*

Thermogenèse signifie production de chaleur. À l'origine de la thermogenèse, on trouve :

- l'ensemble des réactions chimiques qui se produisent dans l'organisme ;
- l'activité musculaire dont la manifestation la plus caractéristique est la réponse au froid par le frisson (secousses musculaires au rythme de dix à vingt par seconde).

▲ *Thermolyse*

Thermolyse signifie perte de chaleur. Elle est le résultat de divers phénomènes :

- le phénomène de radiation est l'émission de chaleur par la surface du corps sous forme d'ondes magnétiques ; c'est un phénomène naturel qui se produit lorsque la température de la surface corporelle est supérieure à la température moyenne des surfaces environnantes ;
- le phénomène de conduction correspond au déplacement de la chaleur. En effet, la chaleur se déplace toujours des zones de forte chaleur vers les zones de moindre chaleur. Des échanges se font ainsi entre la surface corporelle et l'air ambiant ;
- le phénomène de convection est à l'origine des déplacements de l'air ambiant : l'air chaud étant moins dense que l'air froid, il s'élève ; l'air froid le remplace, se réchauffe et s'élève à son tour. Ce déplacement d'air favorise le processus de conduction ;
- le phénomène d'évaporation transforme l'eau liquide en vapeur d'eau ; c'est un mécanisme qui demande de l'énergie.

> CLINIQUE
> *En cas de fièvre, il existe des moyens simples de faire diminuer la température en faisant appel aux mécanismes de radiation, conduction, convection, évaporation : compresses vinaigrées, bain à une température légèrement inférieure à la température du corps, aération de la pièce…*

L'évaporation d'eau s'effectue de deux façons :

- selon un processus spontané, par la peau et par les muqueuses en l'absence de transpiration, car la peau n'est pas étanche. On parle de pertes insensibles, car nous n'avons aucune conscience de cette activité ;
- par la transpiration, qui est un phénomène actif effectué par les glandes sudoripares.

> CLINIQUE
> *La sueur est une solution qui contient essentiellement du chlorure de sodium. La transpiration entraîne une perte de sel. Il y a environ deux millions et demi de glandes sudoripares ; la perte d'eau par transpiration peut dans certains cas atteindre 4 l par heure.*
> *Une transpiration massive peut entraîner un malaise physique dû à une baisse de la pression artérielle.*

▲ *Réponse au froid et au chaud*

Lorsque l'organisme est baigné dans un environnement dont la température est en deçà ou au-delà du niveau de confort, il met en jeu des mécanismes de lutte qui font intervenir thermogenèse et thermolyse.

Le comportement dans la lutte contre le froid ou contre le chaud consiste à mettre ou ôter des vêtements, à se pelotonner ou à s'étendre au repos, à faire fonctionner les radiateurs ou les ventilateurs…

▲ *Régulation nerveuse de la température*

La température du corps est régulée par un système d'informations qui parviennent aux centres cérébraux. Les variations de température sont perçues par des récepteurs thermiques appelés thermorécepteurs. Les thermorécepteurs sont périphériques et centraux.

LES THERMORÉCEPTEURS PÉRIPHÉRIQUES sont situés dans la peau. Une partie d'entre eux est sensible aux températures hautes, une autre partie est sensible aux températures basses. Par un neurone afférent, les informations sont amenées essentiellement à l'hypothalamus mais aussi à d'autres centres nerveux. Les réponses déclenchent alors l'ensemble des mécanismes de lutte contre le chaud ou le froid que nous avons mentionnés dans le tableau 18.3.

LES THERMORÉCEPTEURS CENTRAUX sont mal connus, on les situe dans l'hypothalamus et dans certaines parties de l'abdomen.

Tableau 18.3 – Comportement de l'organisme vis-à-vis du froid et du chaud

Conditions	Objectifs	Moyens utilisés
Lutte contre la chaleur	1. Thermolyse	Vasodilatation Sudation Comportement
	2. Thermogenèse	Activité musculaire Appétit Sécrétions d'adrénaline et d'hormones thyroïdiennes
Lutte contre le froid	1. Thermolyse	Vasoconstriction Comportement
	2. Thermogenèse	Activité musculaire Appétit Sécrétions d'adrénaline et d'hormones thyroïdiennes

CLINIQUE

L'éthanol

L'éthanol ou alcool éthylique est un produit de fermentation du glucose. Il est métabolisé dans le foie et son oxydation complète fournit 7,12 Cal.
Cette chaleur peut être utilisée pour entretenir le métabolisme basal, économisant la chaleur dégagée par les glucides et les lipides.
Mais la vasodilatation provoquée par l'alcool ne peut être utile à la thermorégulation et l'énergie provenant de l'alcool est mal utilisée pour le travail musculaire.

…/…

…/…

Effets physiopathologiques :
- *l'ivresse est la plus connue et la plus spectaculaire ;*
- *l'effet diurétique est notable : boire de l'alcool n'a jamais désaltéré ;*
- *la cirrhose est la complication la plus grave ;*
- *l'association alcoolisme-tabagisme expose en outre au risque de cancer des voies aéro-digestives supérieures ;*
- *certains effets bénéfiques peuvent être signalés à des doses raisonnables :*
  - *effet tranquillisant et légère euphorie,*
  - *facteur de protection vasculaire.*

SYNTHÈSE

Ce chapitre présente des connaissances du niveau chimique ou moléculaire. Il s'agit de ne pas perdre de vue le fait que le métabolisme concerne chaque cellule de l'organisme, donc chaque tissu, chaque organe, chaque système. Les effets du métabolisme sont donc visibles ou mesurables au niveau de l'organisme lui-même. Prenons quelques exemples : croissance, mouvement, température corporelle, pensée... ou, comme sur la figure 18.2, la respiration.

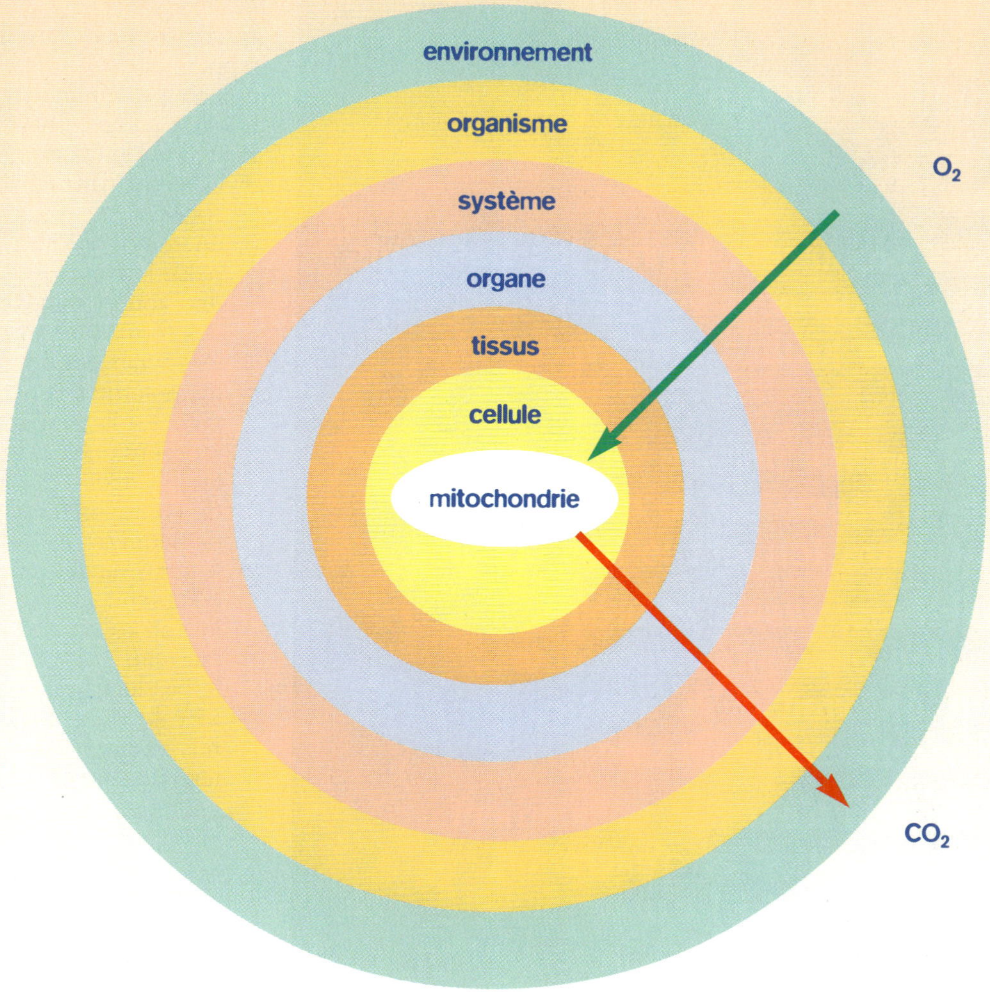

Fig. 18.2 • Illustration du passage du niveau moléculaire au niveau de la personne en interaction.

ACTIVITÉS D'INTÉGRATION

1. Quels sont les devenirs potentiels du glucose, des acides aminés, du glycérol et des acides gras après leur absorption ?
2. Expliquez les moyens qui ont été proposés pour faire diminuer la fièvre en p. 227, en utilisant les mécanismes de radiation, conduction, convection et évaporation ?
3. Reprenez la question 4 de la page 220 concernant l'alimentation déséquilibrée d'Obélix et expliquez-en les effets sur son métabolisme cellulaire.

Chapitre 19

L'appareil urinaire

L'appareil urinaire est constitué *(fig. 19.1)* :
- de deux reins;
- des bassinets et de deux uretères;
- de la vessie;
- de l'urètre.

Les deux reins produisent l'urine; les bassinets et les uretères la drainent vers la vessie, où elle s'accumule jusqu'à son évacuation par l'urètre.

La partie de l'appareil urinaire située au-dessus de la vessie est le haut appareil; la vessie et l'urètre forment le bas appareil.

Bassinets, uretères, vessie et urètre ne sont que des éléments évacuateurs; familièrement, on dirait qu'ils sont la tuyauterie de l'appareil urinaire.

La fonction du rein n'est pas uniquement une fonction d'épuration et d'excrétion. Le rein produit de 1 à 1,5 l d'urine quotidiennement, nécessaire à la régulation de nombreux paramètres du milieu intérieur (volume, concentration, composition, pH...).

Le rein est avant tout un organe de régulation.

Le sang est drainé par de nombreux vaisseaux qui traversent les reins. Il contient des déchets divers, non volatils, destinés à être éliminés partiellement ou totalement dans l'urine.

Le plasma est filtré et traité, l'urine est le résultat de ces opérations.

Le rein exerce également une fonction endocrine qui joue un rôle considérable dans la régulation des métabolismes de l'organisme.

STRUCTURE DU REIN

ÉTUDE MACROSCOPIQUE DU REIN : RAPPEL

Nous avons étudié, dans le chapitre 3 *(v. fig. 3.20 et 3.21, p. 46)*, la structure macroscopique du rein dont voici le rappel.

À la coupe, le rein est constitué de différentes parties. On trouve, de l'extérieur vers l'intérieur :
- le parenchyme rénal, formé de deux zones :
  - une zone corticale périphérique, appelée le cortex rénal,
  - une zone médullaire, comprenant des formations triangulaires appelées pyramides de Malpighi. Le sommet interne des pyramides de Malpighi est la papille. Chaque papille répond à une cavité, le calice; entre les pyramides s'insèrent des coulées de corticales formant les colonnes de Bertin *(v. fig. 3.20 et 3.21, p. 46)*;
- le sinus rénal : c'est une cavité qui comprend :
  - les calices, au nombre de huit à dix par rein,
  - le bassinet, vers lequel convergent les calices. Le bassinet émerge du sinus au niveau du hile rénal. L'uretère fait suite au bassinet.

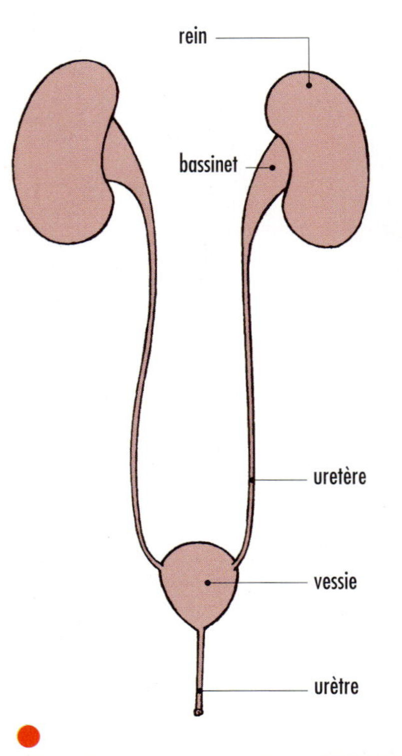

Fig. 19.1 • Appareil urinaire.

Étude microscopique du rein

Afin de bien comprendre la physiologie rénale, il est indispensable d'observer au microscope le parenchyme rénal. On constate alors que chaque rein est constitué d'environ 1 à 1,2 million d'éléments liés les uns aux autres par du tissu conjonctif riche en vaisseaux sanguins.
Chacun de ces éléments est l'unité fonctionnelle du rein : le néphron.

▲ *Structure d'un néphron*

Chaque néphron est formé de deux types d'éléments *(fig. 19.2)* :
- un glomérule rénal ou corpuscule de Malpighi ;
- un tube.

> DÉFINITION
> *LE GLOMÉRULE RÉNAL est constitué d'un peloton de vaisseaux capillaires, les capillaires glomérulaires, logés dans une capsule sphérique appelée la capsule de Bowman.*

La capsule de Bowman peut être comparée à une balle à la paroi fine et souple. Le peloton vasculaire s'y enfonce comme un poing et l'ensemble des vaisseaux se retrouvent alors à l'intérieur de la capsule, entourés d'une double paroi : une paroi viscérale, qui enveloppe la petite pelote de vaisseaux, et une paroi pariétale. Entre les deux, on trouve un espace, directement en continuité avec la lumière du tube qui fait suite au glomérule *(fig. 19.3)*.
Le sang pénètre à l'intérieur des capillaires glomérulaires par une artériole glomérulaire afférente et en ressort par une artériole glomérulaire efférente.
Les deux artérioles, comme le montre la figure 19.3, se placent au même niveau. On distingue ainsi deux pôles glomérulaires :
- un pôle vasculaire accaparé par les deux artérioles glomérulaires ;
- un pôle urinaire d'où part, comme nous allons le voir, le tube contourné proximal (première portion du long tube du néphron), qui récupère dans un premier temps l'urine initiale.

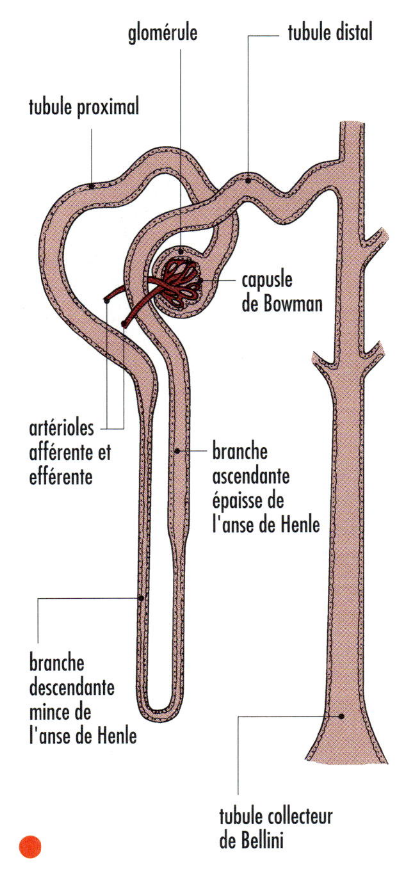

Fig. 19.2 • Structure d'un néphron.

LE TUBE du néphron est divisé en quatre parties *(fig. 19.2)* :
- le tube contourné proximal ;
- l'anse de Henle ;
- le tube distal ;
- le tube collecteur de Bellini.

Le **tube contourné proximal** fait immédiatement suite au glomérule. C'est un tube sinueux d'environ 13 mm de long qui se détache de la capsule de Bowman. Son épithélium est un épithélium simple, formé de cellules à bordure en brosse, qui augmentent sa capacité de réabsorption.

L'**anse de Henle** est la portion suivante, elle est constituée de deux branches formant une boucle en épingle à cheveux :
- une branche descendante, qui part du tube contourné proximal et descend profondément dans la médullaire ;
- une branche ascendante, qui part de la médullaire (où branche descendante et branche ascendante sont reliées par la boucle) et remonte vers le cortex.

Le **tube distal** fait suite à l'anse de Henle. La portion initiale du tube distal s'inscrit entre les deux artérioles du pôle vasculaire du glomérule *(fig. 19.3)* : l'ensemble forme une structure fonctionnelle appelée appareil juxtaglomérulaire, ou macula densa. Retenons sa situation, nous étudierons plus loin son utilité.

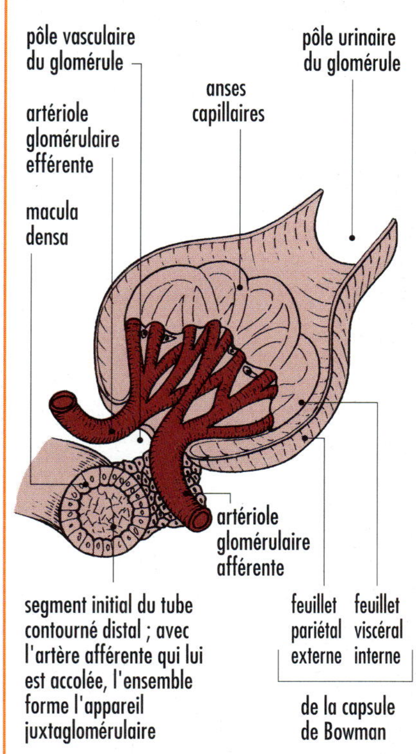

Fig. 19.3 • Structure d'un glomérule rénal ou glomérule de Malpighi.

Le **tube collecteur de Bellini** est un tube rectiligne qui traverse en hauteur la pyramide de Malpighi. C'est dans le tube collecteur que débouche le tube distal. Les tubes collecteurs s'ouvrent dans les calices.

▲ *Vascularisation du néphron*

La vascularisation rénale a été étudiée dans le chapitre 3 *(v. fig. 3.21, p. 46)*. C'est l'organisation des vaisseaux sanguins autour du néphron qui nous intéresse davantage ici.
L'artère rénale pénètre dans le rein par le hile, puis, par de multiples ramifications, aboutit à la formation des artérioles afférentes. Chacune de ces artérioles émet des capillaires qui, en se pelotonnant, constituent le groupe des capillaires glomérulaires. Ceux-ci se rejoignent pour former l'artériole efférente qui quitte le glomérule.
L'artériole efférente se divise ensuite pour former un réseau capillaire autour du réseau tubulaire du néphron. Capillaires et tubules sont donc en contact permanent.
Les capillaires artériels péritubulaires se réunissent ensuite pour former un réseau veineux de plus en plus volumineux, jusqu'à constituer la veine rénale, qui quitte le rein au niveau du hile.

MÉCANISMES FONDAMENTAUX DU NÉPHRON

C'est dans le néphron qu'est fabriquée l'urine. Nous donnons ici un aperçu général de la formation de l'urine, puis nous étudions précisément la fonction de chaque portion du néphron.

APERÇU GÉNÉRAL SUR LA FORMATION DE L'URINE

ESSENTIEL

La fabrication de l'urine débute par la filtration du plasma des capillaires vers la capsule de Bowman : c'est la filtration glomérulaire. Au cours de cette opération, seules les cellules et les grosses molécules restent à l'intérieur des capillaires.
La solution obtenue immédiatement après la filtration s'appelle le filtrat glomérulaire. Sa composition est très proche de celle du plasma, il s'agit de l'urine primitive (ou urine initiale).
Entre la formation de l'urine primitive et l'obtention de l'urine définitive, un certain nombre de phénomènes se produisent tout au long de la portion tubulaire du néphron.
La composition de l'urine définitive que l'on trouve dans le bassinet est, en effet, très différente de l'urine initiale au départ du tube contourné proximal.
Cette modification est le résultat de deux processus essentiels :
- *la réabsorbtion tubulaire ;*
- *la sécrétion tubulaire.*

La réabsorption tubulaire correspond au passage de substances de la lumière tubulaire vers les capillaires péritubulaires.
La sécrétion tubulaire correspond au passage de substances des capillaires péritubulaires vers la lumière tubulaire.

Lorsqu'on parle de l'excrétion d'une substance, cela signifie qu'elle est présente dans l'urine définitive.

FORMATION DE L'URINE PAR ÉTAPE

La formation de l'urine passe par trois étapes fondamentales :
- la filtration glomérulaire ;
- la réabsorption tubulaire ;
- la sécrétion tubulaire.

Toutes les substances excrétées ne subissent pas systématiquement ces trois phénomènes ; néanmoins, la plupart d'entre elles passent par la filtration glomérulaire et la réabsorption tubulaire. Nous étudions plus loin le parcours des principaux composants de l'urine *(p. 233)*.

▲ *Filtration glomérulaire*

L'objectif de la filtration glomérulaire est la production d'urine initiale ou filtrat glomérulaire.
Le filtre glomérulaire retient dans les capillaires tous les éléments figurés du sang (globules rouges, globules blancs, plaquettes) ainsi que les grosses protéines (celles dont le poids moléculaire est supérieur ou égal à 70 000).
L'urine initiale contient donc de l'eau, des petites protéines, du glucose, du sodium, du potassium, du chlore, de l'urée, des bicarbonates.
La filtration glomérulaire se produit pour des pressions sanguines supérieures à 60 mmHg, en dessous de cette valeur, le phénomène s'arrête.

ESSENTIEL

À l'intérieur des capillaires glomérulaires, la pression est élevée (environ la moitié de la pression artérielle moyenne). Cela s'explique de deux façons :
- *les artérioles afférentes ont un diamètre supérieur à la majeure partie des artérioles de l'organisme, si bien que le passage du sang des artères aux artérioles réduit de façon moins importante la pression ;*
- *les artérioles efférentes ont un calibre plus petit que les artérioles afférentes, ce qui contribue à augmenter la pression sanguine intraglomérulaire.*

Sous l'effet de cette pression, le plasma est poussé hors des capillaires vers la capsule de Bowman. Au cours de son passage, le plasma est filtré. Le filtre est double, il est constitué de l'endothélium des capillaires et de l'enveloppe viscérale de la capsule de Bowman (fig. 19.3).

Le taux de filtration glomérulaire (TFG), est le volume de liquide filtré dans la capsule de Bowman par unité de temps. Le TFG chez l'homme est de l'ordre de 120 ml/min, soit environ 180 l/j.
Ce chiffre est élevé, il s'explique par l'importance du débit sanguin rénal qui représente à peu près un quart du débit cardiaque total. Si le rein n'était qu'un simple et unique filtre, l'organisme perdrait en quelques heures l'eau et les constituants plasmatiques vitaux, ce qui, inévitablement, entraînerait la mort.
On comprend la nécessité d'une réabsorption tubulaire, principale fonction de la portion tubulaire du néphron.
Certaines substances ne sont pas réabsorbées, elles sont présentes dans le plasma et le sont également dans l'urine, à un dosage équivalent. Ces substances constituent un témoignage fiable du bon fonctionnement du filtre glomérulaire.
Le taux de filtration glomérulaire peut être mesuré grâce à une substance qui répond aux conditions suivantes :
- elle doit être filtrée sous forme libre ;
- elle ne doit être ni réabsorbée, ni sécrétée par les cellules tubulaires ;
- elle ne doit être ni produite ni détruite par le rein ;
- elle ne doit pas modifier les fonctions du rein.

L'inuline et la créatinine remplissent ces conditions. L'inuline est apportée par voie exogène, la créatinine est d'origine endogène (la créatinine est un produit de déchet provenant de la créatine musculaire).
Afin d'évaluer le bon fonctionnement du glomérule, on mesure le TFG en calculant la quantité de substance filtrée par unité de temps.
Le TFG normal est de l'ordre de 120 ml/min pour un adulte d'environ 70 kg, ce qui est équivalent à 180 l/j.
Il est possible de mesurer le taux de filtration glomérulaire de n'importe quelle substance. On utilise alors la mesure de la clairance.

DÉFINITION

La clairance d'une substance donnée est la quantité de plasma complètement épuré de cette substance en une minute. La clairance de la créatinine par exemple est égale au taux de filtration glomérulaire soit 120 ml/min.
Pour mesurer la clairance d'une substance on utilise le rapport suivant :

$$\text{Clairance} = \frac{U \times V}{P}$$

Le résultat est exprimé en ml/min.
U (g/ml) est la concentration urinaire de la substance.
V (ml/min) est le débit urinaire.
P (g/ml) est la concentration plasmatique de la substance.

▲ Réabsorption tubulaire

99 % du filtrat glomérulaire est réabsorbé tout au long des tubules : le volume de l'urine excrétée quotidiennement est de 1,5 l.
80 % du filtrat glomérulaire est réabsorbé dans le tube contourné proximal. L'ajustement précis de la composition de l'urine définitive s'effectue pour de nombreuses substances dans le tube contourné distal.

Il y a réabsorption d'eau bien sûr, mais aussi d'un grand nombre de composants plasmatiques dont la présence dans l'organisme est vitale.
La réabsorption tubulaire est un moyen d'ajuster la composition du sang, puisque la quantité de chaque substance réabsorbée dépend de son taux sanguin au même instant.
Les modes de réabsorption tubulaire : il existe deux types de réabsorption tubulaire :

- la réabsorption par diffusion : la substance passe d'un compartiment qui est dans ce cas le tubule, à un autre compartiment, constitué ici par les capillaires péritubulaires, grâce à une différence de concentration de la substance concernée. Une substance donnée diffuse toujours du milieu le plus concentré vers le milieu le moins concentré ;
- la réabsorption par transport actif : ce mode de transport est indépendant des concentrations respectives des deux compartiments. La substance est transportée activement d'un compartiment à l'autre, grâce à l'intervention de protéines transporteuses. Ce mécanisme nécessite de l'énergie (sous forme d'ATP). Le transport actif est toujours limité par les protéines de transport, qui peuvent être saturées. En effet, le nombre de protéines transporteuses est fixe. Lorsque la substance qu'elles prennent en charge devient quantitativement excessive, elle déborde la capacité de travail des protéines. On dit que la capacité tubulaire maximale est atteinte. Ces substances, qui trouvent un seuil de réabsorption au-delà duquel elles sont excrétées, sont appelées substances seuil.

CLINIQUE

Afin d'illustrer la notion de substance seuil, prenons l'exemple du glucose.
Dans le glomérule, le glucose contenu dans le plasma est filtré en totalité.

.../...

.../...

Normalement, le taux de glucose plasmatique à jeun (glycémie) est de 1 g/l.
On ne trouve pas, dans des conditions normales, de glucose dans l'urine ; ce qui signifie que le glucose est totalement réabsorbé dans son parcours tubulaire.
En revanche, lorsque la glycémie augmente jusqu'à atteindre 1,8 g/l, en moyenne, on retrouve du glucose dans l'urine (glycosurie).
Sachant que le glucose est réabsorbé par transport actif, on en conclut que le glucose est une substance seuil et qu'au-delà d'une concentration fixée à 1,8 g/l, la capacité tubulaire maximale est dépassée. L'excédent de glucose est excrété.
Ce processus est intéressant car il permet, en moyenne, de détecter rapidement, par simple dosage urinaire, une glycémie supérieure ou égale à 1,8 g/l : chiffre anormalement élevé.

▲ Sécrétion tubulaire

La sécrétion tubulaire et la filtration glomérulaire sont les deux modes de passage de certaines substances pour se rendre des capillaires péritubulaires vers la lumière tubulaire.
Ces substances peuvent être filtrées par le glomérule et également sécrétées par le tubule. C'est le cas pour un certain nombre d'ions (ions potassium et ions hydrogène entre autres), mais aussi de substances toxiques et/ou étrangères (déchets, médicaments, tels que la pénicilline par exemple).

PRINCIPALES FONCTIONS RÉGULATRICES DU REIN

Nous étudions ici le parcours rénal des principales substances qui interviennent dans le maintien de l'équilibre de l'organisme.

Eau - Sodium - Chlore

Le glomérule rénal filtre 180 l de plasma par 24 heures qui contiennent 1,5 kg de chlorure de sodium (NaCl).
Suivons le parcours de l'eau, du sodium et du chlore, au départ du glomérule jusqu'au tube collecteur de Bellini.

À la fin du trajet, 99 % de l'eau du sodium et du chlore sont réabsorbés ; autrement dit, 1 % est excrété. La régulation de l'excrétion de ces trois éléments constitue une étape fondamentale et indispensable à leur régulation dans l'organisme.

▲ Parcours dans le glomérule rénal

Dans le glomérule rénal, le sodium et le chlore sont totalement filtrés.
L'eau est filtrée à raison de 120 ml/min.
Le mécanisme qui est à l'origine de cette filtration massive est la forte pression existant dans les capillaires du glomérule *(p. 232)*.

▲ Parcours dans le tube contourné proximal

Dans le tube contourné proximal, plus de 75 % du sodium sont réabsorbés par transport actif.
La réabsorption du chlore est couplée à celle du sodium. Elle utilise à la fois des mécanismes actifs et passifs.
L'eau est également réabsorbée grâce à la différence de concentration sodée qui existe entre la lumière tubulaire et le milieu péritubulaire. Le mouvement de l'eau se fait par simple diffusion vers le milieu le plus concentré.

▲ Parcours dans l'anse de Henle

Dans la branche descendante : à ce niveau le sodium n'est ni réabsorbé, ni sécrété. La branche descendante de l'anse de Henle est le seul segment tubulaire qui ne transporte pas activement le sodium. Le chlore suit toujours le cheminement du sodium ; il n'y a donc aucun échange de chlore à cet endroit.

Dans la branche ascendante : sodium et chlore sont activement réabsorbés. En revanche, la paroi de la branche ascendante est imperméable à l'eau.

Le résultat de cette organisation est le suivant : le sodium réabsorbé dans la branche ascendante de l'anse de Henle se concentre dans le parenchyme rénal péritubulaire. L'augmentation de la concentration en sodium exerce alors un appel d'eau sur la branche descendante de l'anse de Henle. Par ailleurs, plus on s'élève dans la branche ascendante et moins le sodium est réabsorbé (il y a de moins en moins de sodium dans l'urine).
Finalement, on observe dans le parenchyme péritubulaire une concentration sodée de plus en plus faible à mesure qu'on remonte vers le cortex. Ce sys-

tème, uniquement dû à la configuration de l'anse de Henle, a pour but d'installer un gradient de concentration dans le parenchyme péritubulaire. Le tube collecteur utilise ce gradient pour concentrer l'urine en réabsorbant l'eau *(fig. 19.4)*.

DÉFINITION *La concentration sodée est très forte dans la partie profonde de la médullaire rénale. La fonction de l'anse de Henle est d'instaurer un gradient de concentration sodé dans le parenchyme rénal de manière à favoriser la réabsorption de l'eau et donc la concentration de l'urine dans le tube collecteur.*

▲ *Parcours dans les tubes contourné distal et collecteur*

L'urine qui parvient au tube contourné distal contient 10 à 20 % de sodium, l'urine est diluée.
Dans le tube contourné distal, la réabsorption active de sodium est sous la dépendance de l'aldostérone. Le tube collecteur exprime une perméabilité à l'eau qui est sous la dépendance de l'hormone antidiurétique ou ADH.

Ces deux hormones interviennent pour réguler précisément les pertes d'eau et de sel en fonction des exigences de l'organisme.
C'est ainsi que tout apport excessif de sodium aura pour conséquence une augmentation de l'osmolarité du plasma, le rôle du rein étant d'excréter le sel en excès. À l'inverse, tout apport hydrique important a pour conséquence une diminution de l'osmolarité du plasma, le rôle du rein étant d'excréter l'eau excédentaire.
Le même raisonnement peut être tenu à l'occasion d'un manque d'eau ou d'un manque de sel.

ESSENTIEL *Lorsque l'urine parvient dans le tube contourné distal, toutes les conditions sont réunies pour que le rein exerce sa fonction de régulateur. Il peut encore « décider » de la quantité d'eau et de sel qu'il excrète ou qu'il réabsorbe.*

Deux hormones capitales participent à son action :

- l'hormone antidiurétique (ADH), qui provient de la post-hypophyse *[v. chap. 21, fig. 21.5, p. 264]*;
- l'aldostérone, qui provient de la glande surrénale *[v. chap. 21, fig. 21.1, p. 261]*.

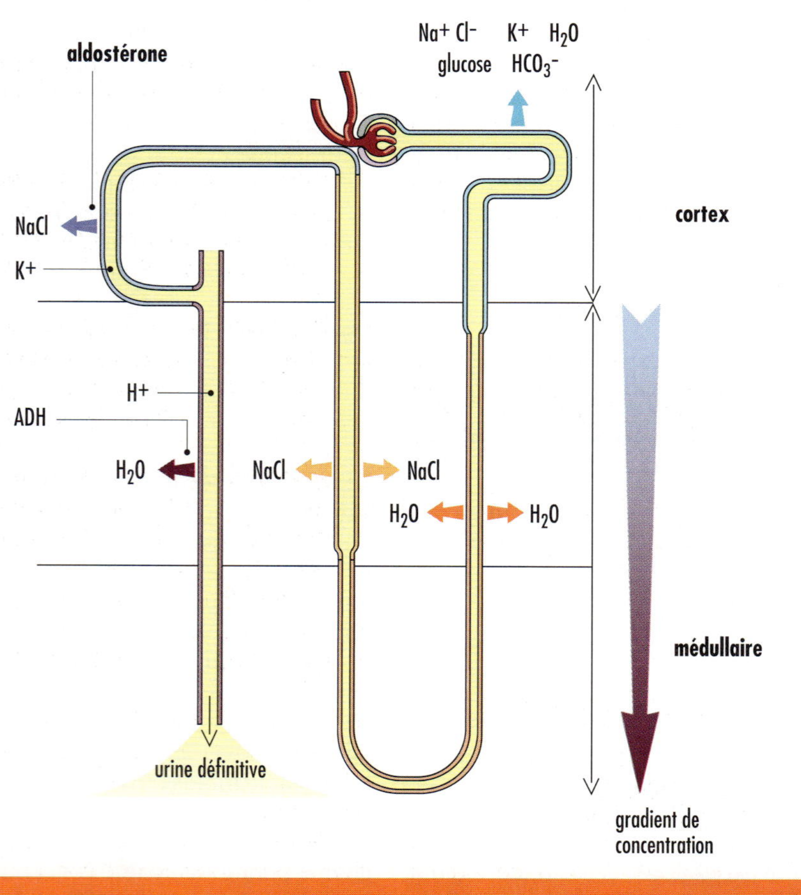

Fig. 19.4 • Fonctionnement schématique d'un néphron.

RÔLE DE L'HORMONE ANTIDIURÉTIQUE DANS LE NÉPHRON : la paroi de la partie terminale du tube contourné distal et la paroi du tube collecteur sont pratiquement imperméables à l'eau en l'absence d'ADH.
L'eau est excrétée en l'absence d'ADH. Le volume d'urine formé peut alors être très important. Lorsque l'eau est présente en excès dans l'organisme, la sécrétion d'ADH diminue, les tubes contourné distal et collecteur ne réabsorbent pas l'excédent d'eau qui est excrété : le volume urinaire augmente.
Lorsque l'eau manque, la sécrétion d'ADH est stimulée, les tubes contourné distal et collecteur sont très perméables, l'eau est réabsorbée : l'urine est alors concentrée.
Comment l'ADH est-elle informée des besoins en eau de l'organisme ? Tout excès ou insuffisance d'eau entraîne respectivement une diminution ou une augmentation de l'osmolarité du milieu extra-cellulaire.
Des récepteurs appelés osmorécepteurs sont sensibles aux changements d'osmolarité. Ils sont situés dans l'hypothalamus. Ce sont eux qui transmettent l'information aux cellules hypothalamiques, qui règlent leur sécrétion d'ADH.

ESSENTIEL *Une augmentation d'osmolarité du milieu extracellulaire entraîne une augmentation du taux de sécrétion d'ADH, et par voie de conséquence, une diminution du volume urinaire.*
Une diminution d'osmolarité du milieu extracellulaire provoque une diminution du taux de sécrétion d'ADH et donc une augmentation du volume urinaire.

RÔLE DE L'ALDOSTÉRONE DANS LE NÉPHRON : dans la dernière portion du tube contourné distal et dans la première partie du tube collecteur, la réabsorption de sodium est contrôlée par l'aldostérone.
Voici quelques repères :

- le volume du liquide extracellulaire, c'est-à-dire sang et liquide interstitiel, est directement proportionnel au taux de sodium présent dans l'organisme ;
- toute variation du taux de sodium entraîne une variation du volume plasmatique ;

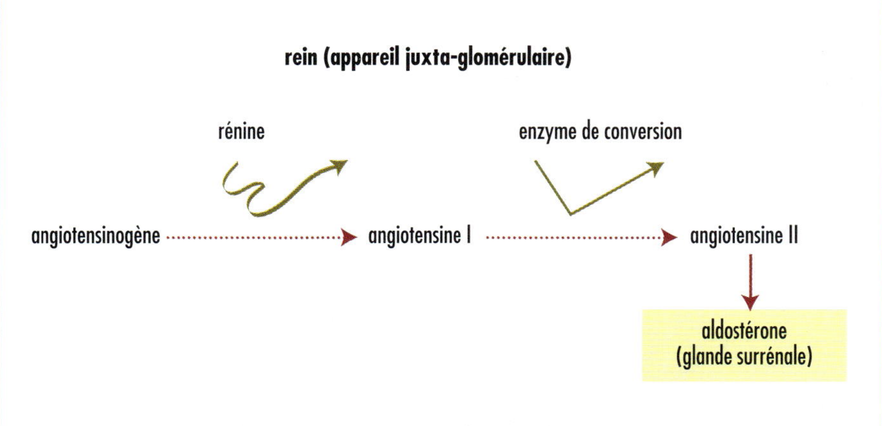

Fig. 19.5 • Rappel de la physiologie du système rénine/angiotensine.

- toute variation du volume plasmatique entraîne une variation de pression sanguine.

La sécrétion d'aldostérone est influencée par les variations du volume plasmatique et de la pression sanguine, qui sont directement liées aux variations de la concentration de sodium.

De quelle façon l'aldostérone agit-elle ? L'aldostérone dépend d'un système appelé le système rénine/angiotensine (SRA). Le SRA est constitué d'une masse de cellules différenciées situées dans l'appareil juxta-glomérulaire. Ces cellules fabriquent une substance : la rénine. La rénine transforme l'angiotensinogène inactif en angiotensine I inactive ; puis une enzyme, appelée l'enzyme de conversion, transforme l'angiotensine I inactive en angiotensine II active, qui stimule la sécrétion d'aldostérone *(fig. 19.5)*.

> CLINIQUE
>
> *Il existe des médicaments antihypertenseurs qui réduisent la sécrétion d'aldostérone. Leur action est d'inhiber la transformation d'angiotensine I en angiotensine II, en bloquant l'enzyme de conversion. Ces produits sont appelés « inhibiteurs de l'enzyme de conversion ».*

Toute stimulation de rénine entraîne une stimulation d'aldostérone.

Le système rénine/angiotensine est un intermédiaire entre les variations du volume plasmatique et de la pression sanguine et la secrétion d'aldostérone. Ce processus peut être représenté par le diagramme de la figure 19.6.

Tout facteur entraînant une diminution du volume plasmatique, une baisse de la pression artérielle, déclenche cette chaîne de réactions. Ce mécanisme est également stimulé par une augmentation de sodium dans l'urine contenue dans le tube contourné distal.

L'aldostérone entraîne une augmentation de la volémie et donc une augmentation de la pression sanguine ; on dit qu'elle est hypertensive.

La réabsorption du chlore suit la réabsorption du sodium ; 99 % du chlore sont réabsorbés dans le tube contourné proximal. Environ 5 g de chlore par 24 heures sont éliminés dans l'urine.

Le potassium

Pour comprendre l'importance du contrôle du potassium dans l'organisme, rappelons le rôle majeur qu'il joue dans l'excitabilité neuromusculaire.

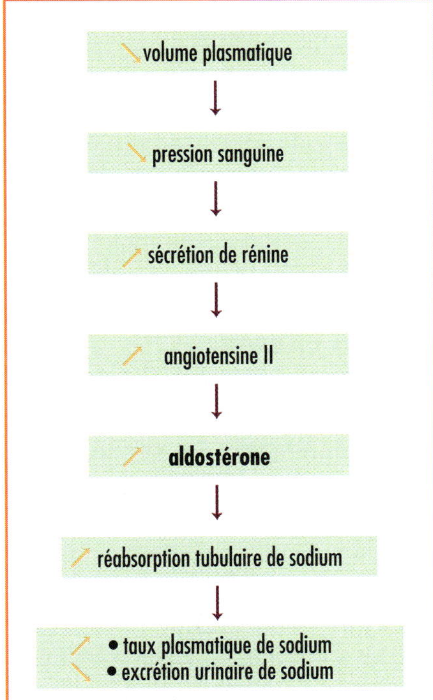

Fig. 19.6 • Mode d'action du SRA et de l'aldostérone.

> ESSENTIEL
>
> *La concentration sanguine de potassium varie dans des conditions normales entre 4,5 et 5 mmol/l.*
>
> *Un excès ou un déficit potassique peut provoquer des troubles graves de la contraction musculaire et de la conduction cardiaque. La constance de la kaliémie doit être absolument respectée.*

Après avoir été filtré dans le glomérule rénal, le potassium est réabsorbé en totalité dans le tube contourné proximal. Sa présence dans l'urine résulte de l'activité sécrétrice du tubule dans le segment distal.

RÔLE DE L'ALDOSTÉRONE DANS LA RÉGULATION RÉNALE DU POTASSIUM : l'aldostérone stimule la sécrétion tubulaire de potassium. La sécrétion d'aldostérone répond aux variations de la concentration plasmatique de potassium : lorsque la kaliémie s'élève, la sécrétion d'aldostérone est stimulée, et le potassium en excès est éliminé dans les urines.

En revanche, s'il existe un déficit potassique, la sécrétion d'aldostérone est freinée, la sécrétion tubulaire de potassium également.

Le calcium

Le rein participe de façon importante à l'équilibre du bilan calcique. Une baisse de la calcémie entraîne une augmentation de l'excitabilité neuromusculaire.

À l'intérieur du néphron, le calcium est tout d'abord filtré par le glomérule puis réabsorbé. La réabsorption du calcium est sous le contrôle de la parathormone, hormone hypercalcémiante sécrétée par les glandes parathyroïdes *[v. chap. 21]*, et de la forme active de la vitamine D (le 1,25 dihydroxycholécalciférol) *(p. suivantes)*.

Toute diminution de la calcémie stimule la sécrétion de parathormone, qui augmente la réabsorption tubulaire de calcium.

L'urée

Les déchets protéiques sont transportés dans le sang sous forme de molécules

d'ammoniac (NH_3), qui, en raison de leur toxicité, sont rapidement transformées en urée dans les cellules. L'urée est ensuite éliminée dans les urines.
Une partie de l'urée est réabsorbée dans le tube collecteur, le pourcentage de réabsorption est variable selon l'état de l'hydratation et la diurèse.

L'ion H⁺

Étudier la régulation de l'ion H^+, nous amène à étudier l'équilibre acidobasique de l'organisme, le pH, le système tampon.
L'organisme contient des composés acides et des composés basiques. Lorsqu'ils sont en équilibre, ils correspondent à un niveau d'acidité neutre.

> DÉFINITION
> *On évalue l'acidité d'une solution en mesurant son pH. Un pH neutre est de l'ordre de 7,38. Le pH sanguin se situe entre 7,38 et 7,42.*
> *Des pH < 7 ou > 7,8 sont incompatibles avec la vie.*

▲ *Les composés acides et les composés basiques*

> DÉFINITION
> *L'acidité d'une solution est déterminée par la quantité d'ions hydrogènes (H+) libres, présents dans la solution.*
> *Le pH mesure la quantité d'ions H+ libres dans une solution donnée.*
> *Plus le pH est bas, plus la solution est acide.*

Exemple : l'acide chlorhydrique s'écrit HCl. Lorsqu'on dissout l'acide chlorhydrique dans l'eau, il se dissocie de la façon suivante :

$$HCl \longrightarrow \underbrace{H^+}_{\text{ion hydrogène libre}} + Cl^-$$

L'acidité de la solution formée par l'acide chlorhydrique dissous dans l'eau est évaluée en fonction de la concentration en ions H^+.
Certains composés, comme l'acide chlorhydrique, libèrent des ions H^+. D'autres composés enlèvent des ions H^+, ces derniers sont appelés des bases ou composés basiques ou composés alcalins.

▲ *Le système tampon*

> DÉFINITION
> *Les systèmes tampons sont des composés qui peuvent s'associer indifféremment avec un acide ou avec une base, dans le but d'atténuer l'acidité ou l'alcalinité d'une solution donnée.*

Voici un exemple :
- HCl, dissous dans l'eau, donne une solution très acide ;
- HCl, dissous dans une solution contenant de l'acide lactique, donne une solution finale moins acide que dans le cas précédent.

L'explication est la suivante : l'acide lactique est un acide faible, ce qui signifie qu'il se dissout partiellement :

$$\text{acide lactique} \quad \text{lactate} \rightleftharpoons + H^+$$

On remarque le double sens de la flèche. Cela veut dire que le lactate a la possibilité de se recombiner avec des ions H^+ pour donner de l'acide lactique. Telle est la caractéristique des acides faibles : on les trouve en permanence sous ces deux formes.
Si l'on ajoute à cette solution d'acide lactique de l'acide chlorhydrique, HCl va libérer des ions H^+. Ces ions libres vont être pris en charge par le lactate. Le sens de la réaction va être déplacé vers la gauche, de l'acide lactique va se reformer.
En revanche, le nombre d'ions H^+ libres sera beaucoup moins élevé que si HCl avait été dissous dans l'eau. Le même phénomène se produit en sens inverse si l'on prend comme exemple un composé fortement basique.
On dit que le système acide lactique/lactate est un système tampon.

▲ *Réalisation de l'équilibre acidobasique dans l'organisme*

Dans l'organisme, l'objectif est de maintenir le pH stable et constant à 7,4. Les sources de composés acides dans l'organisme sont les suivantes :
- les acides provenant de l'alimentation ;
- les déchets intermédiaires ou définitifs du métabolisme cellulaire ;
- l'acide produit par le travail cellulaire. Cet acide est la source principale d'ions H^+ dans l'organisme ; il s'agit de l'acide carbonique (H_2CO_3), formé à partir du gaz carbonique (CO_2) libéré par les cellules et l'eau (H_2O) du milieu interstitiel. On obtient la réaction suivante :

$$H_2O + CO_2 \longrightarrow H_2CO_3$$

L'acide carbonique ainsi formé donne à son tour :

$$\underbrace{H_2CO_3}_{\text{acide carbonique}} \longrightarrow \underbrace{H^+ + HCO_3^-}_{\text{bicarbonate}}$$

- l'acide chlorhydrique produit par l'estomac et réabsorbé ensuite ;
- les substances acides d'origine médicamenteuse.

Les sources de composés basiques ou alcalins sont plus rares. Ils proviennent de l'alimentation et de certaines thérapeutiques.

Comment s'effectue le contrôle des ions H^+ dans le plasma ? L'organisme utilise trois méthodes pour maintenir le pH constant :
- l'élimination pulmonaire ;
- les systèmes tampons ;
- l'excrétion rénale.

ÉLIMINATION PULMONAIRE : dans les capillaires pulmonaires, et au moment du passage du gaz carbonique vers les alvéoles, les ions H^+ se recombinent aux bicarbonates, à l'inverse de la réaction précédente. On observe alors la réaction suivante :

$$HCO_3^- + H^+ \rightleftharpoons H_2CO_3 \rightleftharpoons H_2O + \underbrace{CO_2}_{\text{gaz carbonique éliminé à l'expiration pulmonaire}}$$

Le résultat est que la totalité des ions H^+ produite à partir du gaz carbonique est éliminée. Dans des conditions normales, il n'y a ni gain ni perte d'ions H^+ à partir de cette source *[v. chap. 15, p. 184]*.

> CLINIQUE
> *Lorsqu'une pathologie pulmonaire empêche la libération de gaz carbonique, la concentration plasmatique en gaz carbonique augmente, ce qui signifie que la concentration en ions H+ augmente également. Cet excès d'ions H+ doit alors être normalement éliminé par les reins.*
> *Si la concentration plasmatique en ions H+ devient malgré tout trop élevée, on obtient une acidose respiratoire (c'est-à-dire une augmentation de l'acidité dans l'organisme due à un défaut d'élimination pulmonaire).*

FONCTION DU SYSTÈME TAMPON :

> DÉFINITION
> *Le système tampon le plus important de l'organisme est le système acide carbonique (H_2CO_3)/ bicarbonate (HCO_3^-).*

Ce système prend en charge le gaz carbonique libéré par les cellules, celui-ci se combine à l'eau *(v. supra)*; on obtient la réaction suivante :

$$H_2O + CO_2 \rightleftharpoons H_2CO_3 \rightleftharpoons H^+ + HCO_3^-$$

eau — gaz carbonique rejeté par la cellule — acide carbonique — bicarbonate

Si la concentration en ions H^+ augmente, ceux-ci sont pris en charge par le bicarbonate et la réaction se déplace vers la gauche (flèche verte) : les ions H^+ sont de cette façon enlevés du milieu.
Si la concentration en ions H^+ diminue, l'acide carbonique se dissocie et la réaction se déplace vers la droite (flèche rouge) : la concentration des ions H^+ est alors ramenée à la normale.
L'équation d'Henderson-Hasselbalch permet de comprendre le rapport arithmétique qui existe entre le bicarbonate, le gaz carbonique dissous et le pH :

$$pH = pK + Log\ HCO_3^-/CO_2$$
$$pK = constante = 6,1$$

Dans ce système tampon, la concentration en CO_2 est régulée par la respiration, et la concentration en HCO_3^- est régulée par les reins.
Il existe d'autres systèmes tampons dans l'organisme. Leur importance est moindre :

- les protéines plasmatiques (protéines acides/protéines basiques);
- les phosphates inorganiques (phosphates acides/phosphates alacalins).

> ESSENTIEL
> *Les sytèmes tampons ont pour fonction de maintenir le pH de l'organisme à un niveau constant. Les ions H+ ne sont pas éliminés, ils s'associent avec les constituants du système tampon de manière à maintenir leur concentration plasmatique.*

ÉLIMINATION RÉNALE : dans des conditions normales, les reins sont capables de répondre à toute modification importante de la concentration plasmatique en ions H^+ libres et donc à toute variation du pH. Une diminution du pH entraîne ainsi une excrétion urinaire d'ions H^+.
Une augmentation du pH entraîne une baisse de l'excrétion urinaire d'ions H^+.

▲ *Acidose et alcalose*

> CLINIQUE
> *L'acidose désigne toutes les situations au cours desquelles la concentration plasmatique en ions H+ libres est élevée.*
> *L'alcalose désigne toutes les situations au cours desquelles la concentration plasmatique en ions H+ libres est diminuée.*
> *On distingue deux types d'acidose et d'alcalose :*
> - *l'acidose et l'alcalose respiratoire ;*
> - *l'acidose et l'alcalose métabolique.*
>
> *Une insuffisance d'élimination de gaz carbonique par les poumons entraîne une accumulation d'acide carbonique et un état d'acidose respiratoire (car d'origine pulmonaire).*
> *Un excès d'élimination de gaz carbonique par une accélération importante du rythme respiratoire, par exemple, entraîne une réduction de la concentration carbonique et un état d'alcalose respiratoire. Dans certaines conditions, lorsque le gaz carbonique ne peut pas être éliminé par les poumons, ce sont les reins qui ont la charge d'excréter l'excès d'ions H+ résultant de l'accumulation de gaz carbonique dans le sang.*
> *Cependant, la fonction rénale peut être débordée par la surproduction d'ions H+ ou de composés alcalins. En ce cas, l'accumulation d'acides ou de bases provient directement du métabolisme cellulaire, on parle alors respectivement d'acidose métabolique ou d'alcalose métabolique.*

FONCTION ENDOCRINE DU REIN

En plus de leur fonction excrétrice, les reins exercent une fonction endocrine. Ils sécrètent quatre substances :

- la rénine;
- l'érythropoïétine;
- la forme active de la vitamine D;
- les prostaglandines.

LA RÉNINE

C'est une substance sécrétée par l'appareil juxtaglomérulaire. Elle participe fondamentalement dans le système rénine/angiotensine (SRA).

L'ÉRYTHROPOÏÉTINE

Cette substance est sécrétée par les cellules médullaires du rein; elle agit sur la moelle osseuse; elle est indispensable à la maturation et à la prolifération des globules rouges *[v. chap. 13, p. 152]*.

FORME ACTIVE DE LA VITAMINE D, OU 1,25 DIHYDROXYCHOLÉCALCIFÉROL

La vitamine D est indispensable au métabolisme calcique. Elle est absorbée par l'organisme selon deux modes :

- au niveau de la peau, sous l'action des rayons ultraviolets, un précurseur chimique de la vitamine D, le 7 déhydrocholestérol (synthétisé dans le foie), est transformé en vitamine D_3 ou cholécalciférol.
- Dans le foie, le cholécalciférol est transformé en 25 hydroxycholécalciférol, qui est transformé dans le rein en une substance active, le 1,25 dihydroxycholécalciférol (1,25-$(OH)_2D_3$);
- lorsque le rayonnement ultraviolet est médiocre, le complément doit être apporté par l'alimentation. La vitamine D ingérée doit subir les mêmes transformations que la vitamine D_3 produite par la peau. Après une étape dans le foie, elle devient le 1,25- $(OH)_2D_3$ dans le rein.

L'action majeure du 1,25- $(OH)_2D_3$ est de stimuler activement l'absorption du calcium par l'intestin. Au niveau de l'os, le 1,25- $(OH)_2D_3$ favorise l'action de la parathormone. Au niveau du rein, elle diminue l'excrétion du calcium.
La forme active de la vitamine D est fondamentale dans le processus d'ossification. Lorsque la vitamine D manque chez l'enfant, la matrice osseuse ne peut se calcifier normalement en raison d'un taux de calcium plasmatique bas. Cela conduit à une pathologie grave : le rachitisme.
Dans le rein, la production du 1,25-$(OH)2D_3$ est contrôlé par la parathormone *[v. chap. 21, tableau 21.1, p. 263]*.

Les prostaglandines

Ce sont des substances qui agissent localement elles sont sécrétées par divers autres organes (prostate, ovaires, poumons, foie, tube digestif...). Elles sont impliquées dans de nombreux processus. Il semble que dans le rein, elles aient une action hypotensive et vasodilatatrice *[v. chap. 21, tableau 21.1, p. 263]*.

MICTION

> DÉFINITION
> *La miction est la vidange vésicale qui permet l'évacuation de l'urine.*

Avant d'aborder le déroulement de la miction, nous allons étudier la structure des éléments évacuateurs de l'appareil urinaire, c'est-à-dire les uretères, la vessie et l'urètre *(v. fig. 3.19, p. 45)*.

Structure des éléments évacuateurs

▲ *Les uretères*

Les uretères relient les bassinets à la vessie. Leur longueur atteint de 25 à 30 cm. Ils ont pour rôle d'acheminer l'urine dès sa formation dans les bassinets jusque dans la vessie. Cette fonction est facilitée par la structure de leur paroi, qui est formée de trois couches tissulaires superposées :

- une couche interne, la muqueuse, qui sécrète du mucus la protégeant contre l'érosion que peuvent causer certains composants urinaires;
- une couche musculaire intermédiaire, constituée de fibres musculaires lisses longitudinales et circulaires;
- une couche externe, faite de tissu conjonctif fibreux.

C'est grâce à l'activité péristaltique de la couche musculaire que l'urine progresse dans l'uretère jusqu'à la vessie.

▲ *La vessie*

La vessie est un réservoir. Elle peut être comparée à un ballon dont la paroi épaisse est constituée de fibres musculaires lisses.

> DÉFINITION
> *La capacité normale de la vessie est de 250 à 300 ml. Cette capacité peut être portée à 700, voire 800 ml, sous l'effet de la volonté.*
> *La capacité maximale que la vessie peut supporter (dans un contexte pathologique par exemple) est de l'ordre de 1500 à 2000 ml.*

La paroi vésicale est formée de quatre tuniques superposées.

On observe de l'intérieur vers l'extérieur :

- la muqueuse;
- la sous-muqueuse, constituée de tissu conjonctif fibreux;
- la musculeuse, épaisse tunique musculaire dont les fibres sont orientées selon trois plans : fibres longitudinales, fibres circulaires, fibres organisées en réseau. Cette disposition permet une contraction vésicale uniforme;
- la séreuse, tunique externe qui n'est présente que sur la face supérieure de la vessie.

▲ *L'urètre*

L'urètre est le conduit qui achemine l'urine de la vessie vers l'extérieur. Chez l'homme, il traverse la prostate et le pénis; il mesure de 20 à 25 cm *[v. chap. 4, fig. 4.5, p. 50]*. Chez la femme, il est plus court (5 cm environ). L'orifice urétral de la femme est placé en avant de l'orifice vaginal *[v. chap. 4, fig. 4.12, p. 53]*.

Déroulement de la miction

Il existe deux sphincters placés autour d'un segment qui comprend la partie terminale de la vessie et l'urètre. Ces deux sphincters sont superposés. On distingue :

- le sphincter urétral interne, constitué de fibres musculaires lisses. Il est placé à la base de la vessie;
- le sphincter urétral externe, constitué de fibres musculaires striées. Il entoure l'urètre.

Chacun d'eux joue un rôle capital dans le déroulement de la miction, comme nous allons le voir.

▲ *Mécanisme général de la miction*

À mesure que la vessie se remplit d'urine, elle augmente de volume. Jusqu'à un certain niveau de remplissage, le sphincter urétral interne est contracté, l'orifice vésical est fermé.

> ESSENTIEL
> *À partir d'un volume de 300 à 350 ml, le réflexe de miction se produit : la tension vésicale déclenche le besoin d'uriner.*

Chez le nourrisson, il n'existe pas de contrôle volontaire de la miction jusqu'à l'âge de 15 à 18 mois. Par conséquent, le réflexe de miction se produit et l'enfant urine spontanément.

Chez le sujet mature, la miction est contrôlable à partir et même au-delà de ce seuil, car le sphincter urétral est sollicité. N'oublions pas que ce sphincter est un muscle strié et qu'il est par conséquent sous contrôle nerveux volontaire.

La possibilité de contrôler la miction peut aussi bien être dans le but de retenir l'urine que dans celui de provoquer la miction.

▲ *Mécanismes nerveux de la miction*

LE RÉFLEXE DE MICTION se produit lorsque le volume urinaire est suffisant. Le mécanisme qui en est responsable est le suivant : il existe dans la paroi vésicale des récepteurs de tension appelés des tensiorécepteurs. Ils sont à l'origine de fibres nerveuses qui aboutissent dans des centres médullaires situés dans la moelle lombo-sacrée, au niveau de la colonne végétative.

Lorsque la vessie est suffisamment pleine, les tensiorécepteurs envoient l'information aux centres médullaires qui répondent par des influx de retour. Ces derniers provoquent une contraction vésicale telle, que la résistance urétrale ne fait plus obstacle au passage de l'urine : la miction se produit.

LE CONTRÔLE VOLONTAIRE de la miction s'effectue grâce à la présence du sphincter urétral externe constitué de fibres musculaires striées. Ce sphincter est directement lié à un grand muscle strié appelé le diaphragme pelvien *[v. chap. 4, fig. 4.3, p. 49]*.

La miction peut être déclenchée volontairement par relâchement du diaphragme pelvien et donc du sphincter urétral externe. Ce mécanisme ouvre l'orifice externe de la vessie.

À l'inverse, la miction peut être interrompue par contraction du diaphragme pelvien, qui entraîne la contraction du sphincter urétral externe.

L'incontinence urinaire est un problème fréquemment rencontré chez les femmes, notamment celles ayant eu plusieurs grossesses. Il existe des moyens simples de prévention renforçant la musculature : par exemple, s'exercer à arrêter d'uriner volontairement en cours de miction. Mais une rééducation peut être nécessaire.

Ce sont des centres cérébraux situés dans le cortex qui expliquent la possibilité de contrôle volontaire.

En cas de lésion de la moelle épinière chez l'adulte, les voies commandant la mobilité volontaire de la vessie peuvent être interrompues. Dans ce cas, la miction revient au mécanisme réflexe du nourrisson.

La diurèse est le terme qui désigne l'élimination urinaire dans son ensemble aussi bien du point de vue quantitatif que du point de vue qualitatif.

Un examen couramment demandé est la diurèse des 24 heures : l'urine est recueillie pendant 24 heures dans un ou deux bocaux gradués.
***Méthode de recueil** (le recueil de l'urine débute par exemple à 10 h du matin) :*
1. *Faire uriner le sujet à 10 h.*
2. *Jeter l'urine recueillie de ce premier jet.*
3. *Recueillir dans un bocal gradué les urines jusqu'au lendemain matin, 10 h (dernière miction de 10 h y compris).*

Chaque jour la diurèse est notée sur une feuille graduée. Au bout de quelques jours, on obtient une courbe qui permet de surveiller l'évolution de la diurèse.
Une quantité d'urine insuffisante est appelée oligurie.
Une absence totale d'urine est une anurie.
Un excès d'urine est une polyurie.

SYNTHÈSE

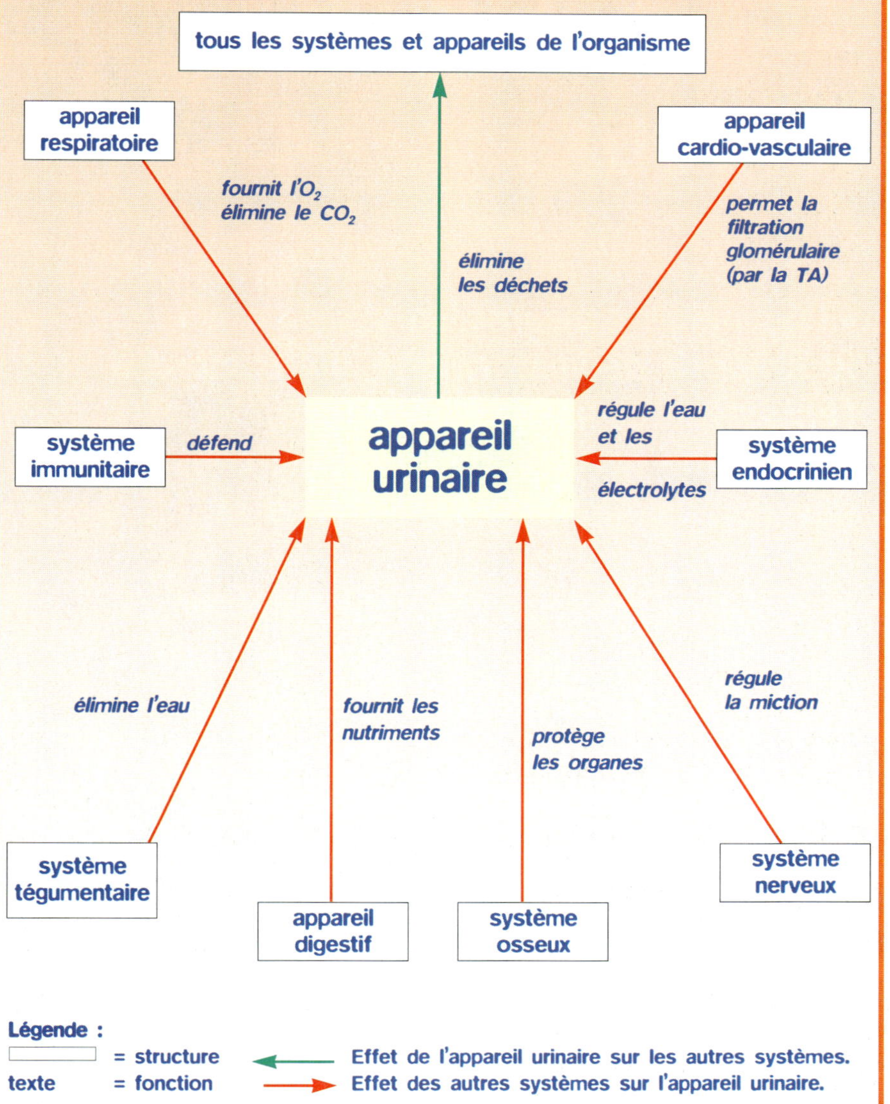

Fig. 19.7 - Liens entre l'appareil urinaire et quelques autres systèmes.

ACTIVITÉS D'INTÉGRATION

1. Faites une liste des substances régulées par le néphron, et expliquez comment elles sont régulées et à quel endroit.

2. Schématisez les modes de régulation et leurs effets dans les situations suivantes :
- en cas d'ingestion d'un repas trop salé ;
- en cas de carence alimentaire en calcium ;
- en cas d'hémorragie.

3. Décidément, l'alimentation d'Obélix est désastreuse. Non seulement il ne mange que du sanglier, mais voilà qu'il vient d'ingurgiter 3,5 litres de cervoise tiède ! Comment son organisme va-t-il s'y prendre pour réguler ce surplus d'eau ?

Chapitre 20

Le système nerveux

Il existe trois organisations structurelles et fonctionnelles majeures du système nerveux :

- **le système nerveux central, qui comprend l'encéphale et la moelle épinière;**
- **le système nerveux périphérique, constitué des nerfs périphériques, crâniens et rachidiens;**
- **le système nerveux végétatif comprenant l'ensemble du réseau nerveux qui règle la vie végétative. Il est également appelé système nerveux autonome. Il est étudié à part pour sa grande particularité fonctionnelle.**

Le système nerveux est composé d'un tissu qui possède ses propres cellules, des cellules nerveuses ou neurones et des cellules gliales (cellules de soutien).

Les neurones, au nombre d'environ douze milliards, sont organisés en plusieurs réseaux.

Le neurone a déjà été étudié au chapitre 9 *(v. fig. 9.1).*

Dans ce chapitre, nous nous attacherons à l'organisation générale du système nerveux et à ses fonctions.

L'étude portera successivement sur :

- **le système nerveux central;**
- **le système nerveux périphérique;**
- **le système nerveux végétatif.**

LE SYSTÈME NERVEUX CENTRAL

> ESSENTIEL — *Le système nerveux central est composé de la moelle épinière et de l'encéphale.*

LA MOELLE ÉPINIÈRE

▲ *Organisation générale*

La moelle épinière se présente extérieurement comme une tige cylindrique de coloration blanche. Elle occupe le canal rachidien creusé dans la colonne vertébrale *(v. fig. 5.4, p. 62)*. À son extrémité supérieure elle fait suite au bulbe, qui est la portion inférieure de l'encéphale *(v. fig. 5.7, p. 63)*.

Son extrémité inférieure est de forme conique; elle est d'ailleurs appelée cône terminal ou filum terminal.

> DÉFINITION — *Latéralement, la moelle épinière donne naissance à trente et une paires de racines nerveuses appelées racines rachidiennes.*

Chaque paire est constituée d'une racine antérieure (à fonction motrice) et d'une racine postérieure (à fonction sensitive); chaque racine postérieure comporte un ganglion, le ganglion rachidien, ou spinal. Dans le ganglion rachidien sont situés les corps cellulaires des neurones qui rejoignent la moelle épinière par la racine postérieure *(v. fig. 5.10, p. 64)*.

> DÉFINITION — *Les deux racines s'unissent pour former le nerf rachidien.*

Les nerfs rachidiens sont étudiés plus loin. Sur une coupe transversale de la moelle, on observe deux zones *(v. fig. 5.10, p. 64)* :

- une substance grise centrale;
- une substance blanche périphérique.

Au centre du cordon que forme la moelle, appelé le cordon médullaire, se trouve un fin canal : le canal de l'épendyme *(v. fig. 5.10, p. 64)*.

La moelle épinière est un lieu de passage et de transit des neurones, nous allons établir le rapport qui existe entre les différentes zones médullaires et les différents types de neurones.

▲ *La substance grise médullaire*

La substance grise médullaire se présente sous la forme d'un H. On observe deux cornes antérieures larges, deux cornes postérieures plus fines ; entre les deux, autour du canal de l'épendyme, un amas transversal qui correspond à la zone commissurale péri-épendymaire *(v. fig. 5.10 et 5.11, p. 64).*
À l'intérieur de la substance grise, les différents types de neurones sont répartis de la façon décrite ci-après.

LA CORNE ANTÉRIEURE comprend deux parties *(v. fig. 5.10, p. 64)* :
- l'apex ;
- la base.

L'apex est constitué de neurones destinés aux muscles striés. Ce sont donc des neurones de la motricité volontaire, également appelée somato-motricité.
La base est constituée de neurones destinés aux muscles lisses. Ce sont des neurones de la motricité involontaire. La motricité involontaire est la viscéromotricité.

> ESSENTIEL — *La corne antérieure est une corne motrice. Elle est le point de départ ou le lieu de transit de tous les réflexes moteurs.*

LA CORNE POSTÉRIEURE comprend trois parties *(v. fig. 5.10, p. 64)* :
- l'apex ;
- l'isthme ;
- la base.

L'apex est constitué des neurones de la sensibilité extéroceptive, c'est-à-dire la sensibilité des téguments. Ce type de sensibilité concerne le toucher, la douleur, la chaleur.
L'isthme est constitué des neurones de la sensibilité profonde ou proprioceptive, c'est-à-dire la sensibilité provenant des os, des articulations et des muscles.
La base est constituée des neurones de la sensibilité intéroceptive, provenant des viscères.

> ESSENTIEL — *La corne postérieure est une corne sensitive. Elle est le lieu de transit ou le point de départ de tous les influx sensitifs.*

LA RÉPARTITION CENTRALE cellulaire est faite de telle sorte qu'autour du canal épendymaire sont réunis les neurones sensitifs et moteurs du système nerveux végétatif (lui-même divisé en système sympathique et parasympathique).

▲ *La substance blanche médullaire*

La substance blanche correspond à la zone périphérique du cordon médullaire. Chaque hémimoelle est subdivisée en trois cordons ; chaque cordon est limité par des sillons. On distingue *(v. fig. 5.10, p. 64)* :
- le cordon antérieur ;
- le cordon latéral ;
- le cordon postérieur.

Toutefois, les cordons antérieur et latéral n'étant pas franchement séparés, on considère qu'ils forment à eux deux le cordon antérolatéral.

> DÉFINITION — *La substance blanche est formée des prolongements de dentrites et d'axones des neurones. On n'y trouve pas de corps cellulaire.*

▲ *Fonctionnement*

La moelle épinière joue deux rôles majeurs :
- un rôle sous la dépendance de la substance grise, où elle possède une activité autonome représentée par des actes simples, les réflexes ;
- un rôle plus complexe qui fait intervenir la substance blanche, où elle transporte les influx nerveux à distance vers d'autres portions médullaires et/ou aux centres supérieurs situés dans l'encéphale.

> ESSENTIEL — *Ici, morphologie et fonctions sont en relation étroite. En effet, on peut considérer que la moelle épinière est un ensemble « d'étages ». Chaque étage correspond schématiquement à un nerf rachidien, à ses deux racines et à la surface médullaire correspondante ; cet ensemble est appelé segment médullaire.*
> *La moelle épinière peut donc fonctionner des trois manières suivantes :*
> - *par segment isolé ; elle intervient ainsi au cours de réflexes simples ;*
> - *par groupe de segments, réalisant alors un fonctionnement intersegmentaire ;*
> - *comme un tout s'interposant alors en tant que lieu de transit entre la périphérie et les formations nerveuses supérieures.*

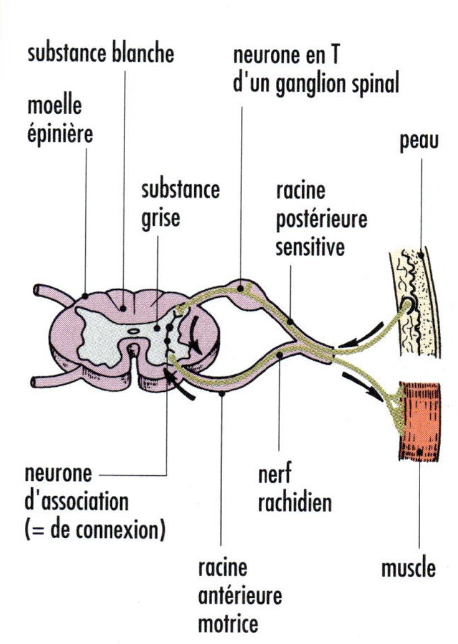

Fig. 20.1 • Arc réflexe simple : trajet et structures intervenantes.

L'ARC RÉFLEXE est le type de fonctionnement médullaire le plus simple.
Exemple : un stimulus douloureux sur un orteil provoque un retrait du pied. Il s'agit d'un réflexe.
Qu'est-ce qu'un réflexe? Un réflexe est une réaction automatique qui se produit au niveau d'un organe ; on évoque en première intention un muscle ou un groupe musculaire, en réponse à une excitation donnée.

Le mécanisme de l'arc réflexe

Une excitation périphérique entraîne la propagation d'un influx nerveux, qui va emprunter tout d'abord un neurone sensitif dont :
- les dendrites partent du lieu d'excitation, en particulier les téguments ;
- le corps cellulaire réside dans le ganglion spinal (rappelons que ce dernier est situé au niveau de la racine postérieure) ;
- l'axone pénètre dans la moelle épinière par la racine postérieure.

L'axone aboutit donc dans la corne postérieure de la substance grise et entre en relation soit avec un neurone moteur (dit motoneurone) directement, soit avec un neurone intermédiaire (dit neurone d'association), qui se met en relation ensuite avec un motoneurone *(fig. 20.1)* ;
- le motoneurone a ses dendrites et son corps cellulaire dans la corne antérieure de la substance grise ; il envoie son axone dans la racine antérieure jusqu'au muscle strié périphérique, qui réagit.

Un réflexe fait donc appel à une structure nerveuse simple : un nerf rachidien et un segment médullaire.

CLINIQUE

La connaissance de ce mécanisme, simple et schématique dans la vie courante, a pour intérêt en pathologie de connaître le trajet qu'empruntent différents réflexes provoqués et de localiser le dysfonctionnement.

FONCTIONNEMENT INTERSEGMENTAIRE : les étages médullaires sont reliés les uns aux autres, qu'ils soient proches ou très éloignés par des neurones d'association eux-mêmes rassemblés en faisceaux d'association. Ils peuvent donc fonctionner par groupes. Certains faisceaux sont très courts et siègent dans la substance grise où ils forment le faisceau fondamental. Les autres, mettant en relation des étages plus éloignés, sortent de la substance grise et forment des faisceaux ascendants ou descendants dans la substance blanche.

LA MOELLE, ORGANE DE TRANSIT : cette fonction est capitale dans la vie de relation, car la moelle épinière est alors un intermédiaire entre les organes périphériques et les centres nerveux supérieurs situés dans l'encéphale *(v. fig. 9.8, p. 126)*.

Ce rôle nécessite par conséquent la présence de faisceaux sensitifs ascendants et de faisceaux moteurs descendants.

ESSENTIEL

Les différentes voies médullaires

Comme nous l'avons vu, la moelle épinière est le lieu de passage des faisceaux nerveux que l'on appelle couramment les voies médullaires. Elles sont distinctes les unes des autres anatomiquement et surtout fonctionnellement. On distingue :

- *les voies sensitives ;*
- *les voies motrices.*

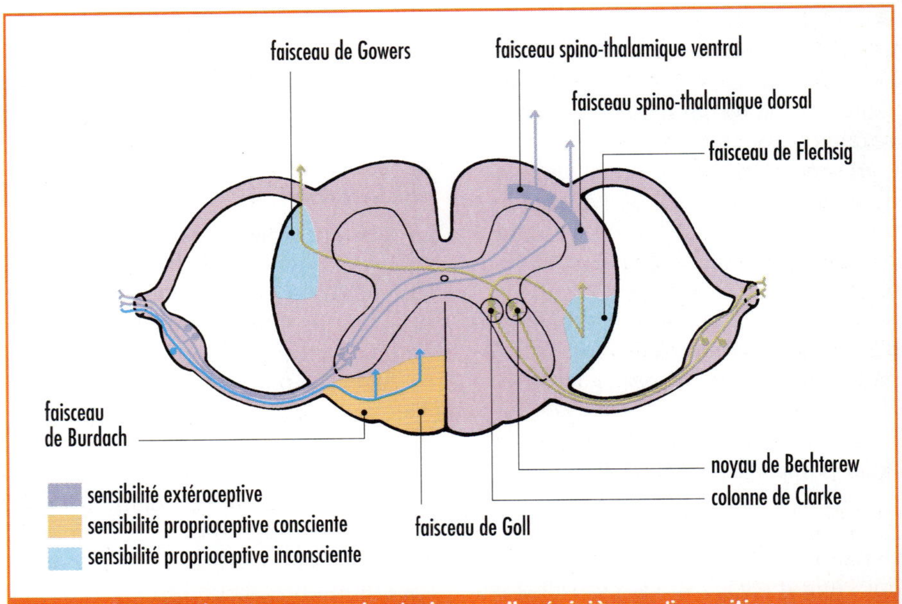

Fig. 20.2 • Section transversale de la moelle épinière : disposition des voies sensitives (ascendantes).

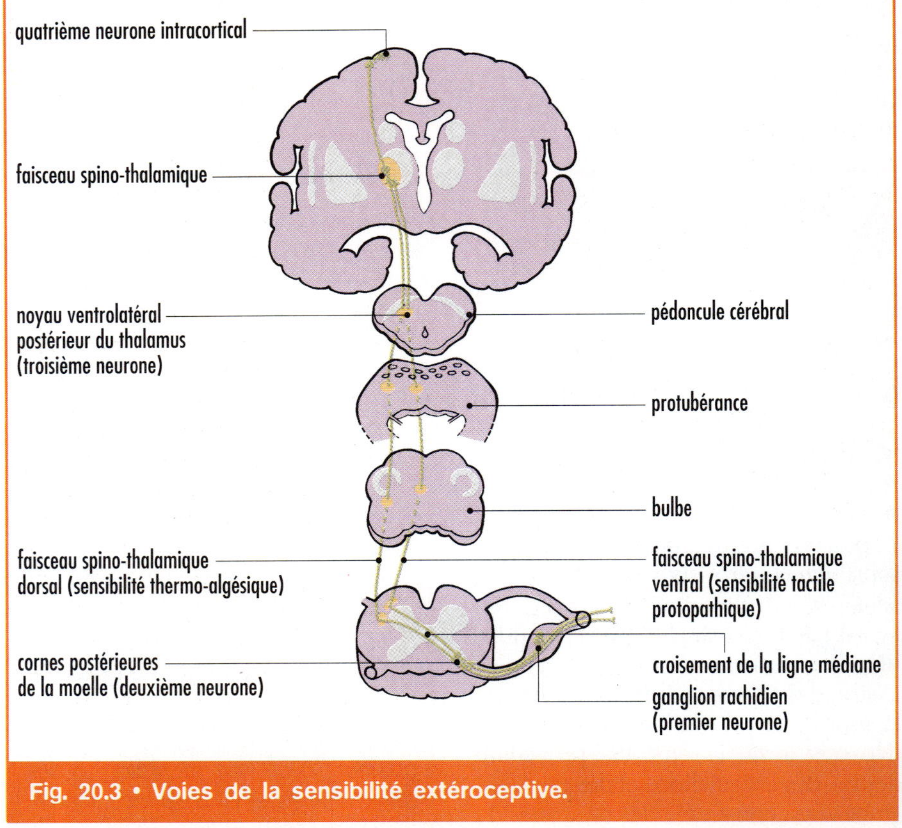

Fig. 20.3 • Voies de la sensibilité extéroceptive.

▲ *Les voies sensitives*

Les voies sensitives diffèrent selon le type de sensibilité qu'elles transportent *(fig. 20.2)*. Il existe plusieurs types de sensibilité :

- la sensibilité extéroceptive ;
- la sensibilité proprioceptive ;
- la sensibilité interoceptive.

LA SENSIBILITÉ EXTÉROCEPTIVE est d'origine cutanée et muqueuse, elle est donc consciente. Le stimulus se produit dans les corpuscules sensoriels de la peau, ceux-ci sont en relation avec les dendrites d'un neurone sensitif (appelé protoneurone car il est le premier à recevoir l'influx nerveux), son corps cellulaire est logé dans le ganglion spinal de la racine postérieure, son axone, lui, aura une destinée variable selon le type de sensibilité qu'il véhicule

En effet, la sensibilité extéroceptive assure trois sortes de perception et, dans chacun des cas, l'axone du neurone sensitif a une trajectoire différente *(fig. 20.3)*.

On distingue trois catégories de sensibilité extéroceptive :

- la sensibilité thermo-algésique ;
- la sensibilité protopathique ;
- la sensibilité épicritique.

La **sensibilité thermo-algésique** est la sensibilité à la chaleur. L'axone du neurone sensitif arrive dans l'apex de la corne postérieure de la substance grise, il est relayé par un second neurone (le deutoneurone) dont l'axone traverse la substance grise et parvient de l'autre côté de la ligne médiane. L'axone passe ensuite dans le cordon antérolatéral de la substance blanche. Il forme alors avec les axones du même type le faisceau spino-thalamique dorsal, qui se dirige vers les centres supérieurs.

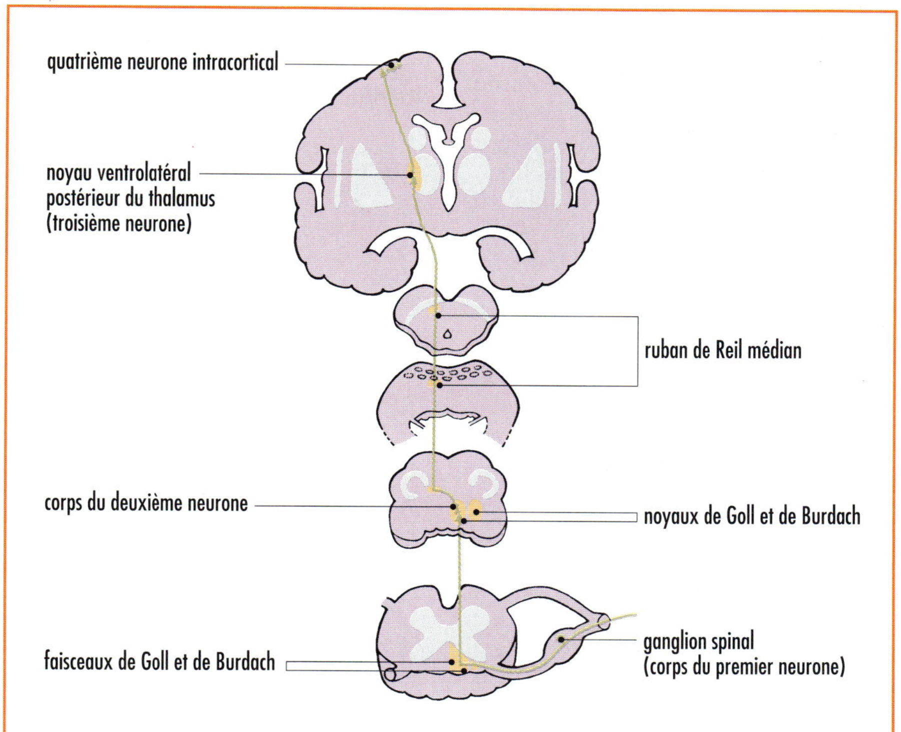

Fig. 20.4 • Voies de la sensibilité proprioceptive consciente.

> DÉFINITION
>
> *Le faisceau spino-thalamique dorsal est un faisceau situé dans la substance blanche qui transporte la sensibilité thermo-algésique. Il s'agit d'une voie croisée.*

La **sensibilité protopathique** correspond à une sensibilité tactile assez grossière.
Les axones suivent le même trajet que ceux de la sensibilité thermo-algésique et forment dans le cordon antérolatéral de la substance blanche le faisceau spinothalamique ventral.

> DÉFINITION
>
> *Les deux faisceaux spino-thalamiques dorsal et ventral constituent un faisceau appelé croissant de Déjerine. Celui-ci transporte les sensibilités thermo-algésique et protopathique. Il croise la ligne médiane.*

La **sensibilité épicritique** correspond à la sensibilité tactile fine.
La voie sensitive se situe dans le cordon postérieur de la substance blanche et forme les faisceaux de Goll et Burdach.

> DÉFINITION
>
> *Les faisceaux de Goll et Burdach sont situés dans la substance blanche. Ils transportent la sensibilité épicritique. Ils ne croisent pas la ligne médiane au niveau de la moelle mais au niveau du bulbe.*

Le fait que les fibres du croissant de Déjerine croisent la ligne médiane au niveau de la moelle, tandis que les fibres des faisceaux de Goll et Burdach ne la croisent pas, présente un intérêt pratique. En effet lorsque seule l'hémi-moelle droite par exemple est atteinte, la sensibilité épicritique n'est pas modifiée à gauche alors que les sensibilités thermo-algésique et protopathique sont supprimées.

LA SENSIBILITÉ PROPRIOCEPTIVE est la sensibilité profonde, consciente ou inconsciente.

La **sensibilité à la douleur profonde** est bien sûr consciente *[v. chap. 23, p. 314]*.
Les dendrites du protoneurone sont situés dans les os, les articulations et les muscles; le corps cellulaire se trouve dans le ganglion spinal de la corne postérieure, l'axone pénètre directement dans le cordon postérieur de la substance blanche et emprunte le faisceau ascendant de Goll et Burdach pour atteindre les centres supérieurs *(fig. 20.4)*.

La **sensibilité inconsciente** renseigne sur les sensations posturales. Ces informations permettent de corriger des variations de position notamment des membres. Elle préside à la régulation de la statique et du tonus musculaire.
L'axone du protoneurone donne le relais aux dendrites du second neurone dans la partie moyenne de la corne postérieure. Pour les membres inférieurs et le tronc, l'axone du second neurone sort de la substance grise et passe dans le cordon postérieur de la substance blanche du même côté, où il emprunte le faisceau spino-cérébelleux direct de Flechsig.
Pour les membres supérieurs, l'axone croise la ligne médiane et passe dans la corne antérolatérale du côté opposé où il emprunte le faisceau spino-cérébelleux de Gowers.
La destination de l'axone de ces deux faisceaux est le cervelet.

> DÉFINITION
>
> *La sensibilité proprioceptive comporte la sensibilité à la douleur musculaire, osseuse, articulaire et la sensibilité posturale, qui permet de maintenir la statique.*

La **sensibilité intéroceptive** est inconsciente. Elle est d'origine viscérale. La trajectoire qu'elle emprunte au niveau médullaire est mal connue.

▲ *Les voies motrices*

> DÉFINITION
>
> *On distingue :*
> - *les voies de la motricité volontaire : elles empruntent le faisceau pyramidal ;*
> - *les voies de la motricité involontaire : elles empruntent le faisceau extrapyramidal.*

LE FAISCEAU PYRAMIDAL naît dans la circonvolution frontale ascendante du cerveau. C'est par lui que passent les neurones qui commandent la motricité volontaire *(fig. 20.5)*.

> DÉFINITION
>
> *À partir du bulbe, le faisceau pyramidal se sépare en deux voies :*
> - *une voie qui croise la ligne médiane et poursuit sa trajectoire de l'autre côté, c'est le faisceau pyramidal croisé ;*
> - *une voie directe, qui ne croise pas la ligne médiane, c'est le faisceau pyramidal direct.*

Le faisceau pyramidal croisé est le plus important. Les axones des neurones de cette voie se terminent dans la corne antérieure et sont relayés par les dendrites du deuxième neurone moteur dont l'axone quitte la moelle par la racine antérieure pour se terminer au muscle strié qui est commandé.
Le faisceau pyramidal direct descend dans le cordon antérieur de la substance blanche. Au niveau de chaque segment médullaire, les axones croisent la ligne médiane pour se faire relayer par le deuxième neurone au niveau de la corne antérieure. Le trajet de l'axone du deuxième neurone est ensuite identique au précédent.

CLINIQUE

Toutes les fibres provenant des voies de la motricité volontaire sont croisées.
S'il existe une atteinte de la circonvolution frontale ascendante d'un côté, les symptômes moteurs apparaîtront dans l'hémicorps opposé.

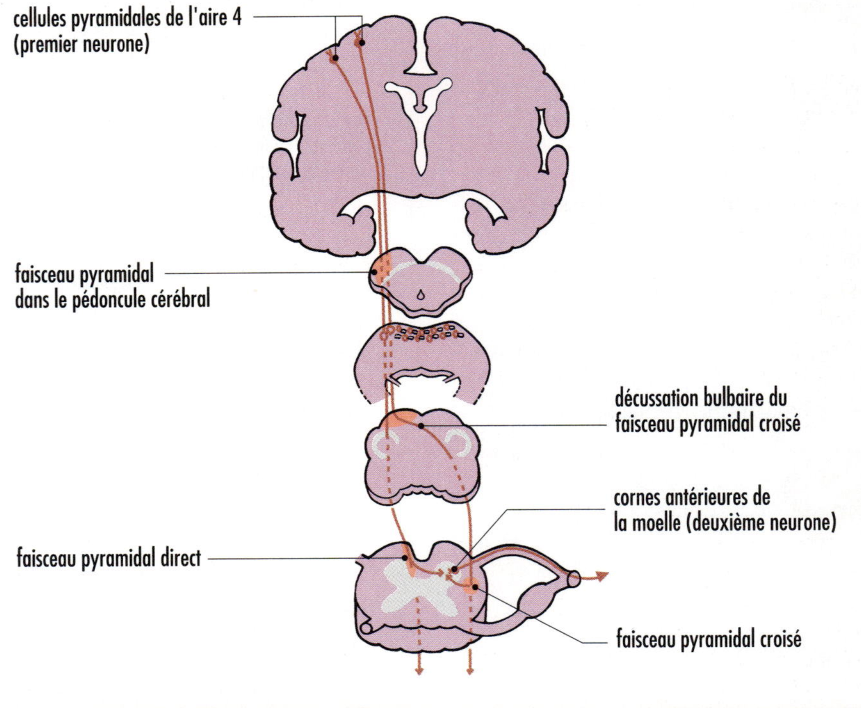

Fig. 20.5 • Voies motrices volontaires cortico-médullaires.

LE FAISCEAU EXTRAPYRAMIDAL correspond à la voie de la motricité involontaire.
La voie extrapyramidale est constituée de fibres qui proviennent de certains noyaux, notamment les noyaux gris centraux *[p. 245]*, qui, recevant un influx sensitif, répondent en association avec le cortex cérébral en envoyant un influx moteur correcteur adéquat. Toute l'activité motrice automatique est ainsi réglée *(fig. 20.6)*.
On retiendra :

- le faisceau rubro-spinal, issu du noyau rouge ;
- le faisceau olivo-spinal, issu de l'olive bulbaire ;
- les faisceaux réticulo-spinaux, issus des formations réticulées du tronc cérébral ;
- les faisceaux tecto-spinaux, issus des tubercules quadrijumeaux ;
- les faisceaux vestibulo-spinaux, issus des noyaux vestibulaires.

Tous les axones de ces fibres sont situés dans le cordon antérolatéral de la substance blanche ; ils entrent ensuite en relation avec un neurone moteur de la corne antérieure.

Dans la corne antérieure se trouvent les deuxièmes neurones des voies pyramidale et extrapyramidale, ils constituent la voie commune de Sherrington.

L'ENCÉPHALE

▲ *Rappel anatomique*

L'encéphale est logé à l'intérieur de la boîte crânienne ; il comprend *[v. chap. 5, fig. 5.21 et 5.22, p. 68]* :

- le tronc cérébral ;
- le cervelet ;
- le cerveau.

Le tronc cérébral et le cervelet logent dans la partie postérieure et inférieure du crâne : la loge cérébelleuse. Le cerveau est situé dans la partie antérieure et supérieure de la boîte crânienne : la loge cérébrale. Ces deux loges sont séparées l'une de l'autre par une cloison : la tente du cervelet.

▲ *Le tronc cérébral*

Le tronc cérébral est situé entre la moelle épinière en bas, et les hémisphères cérébraux en haut. Il communique en arrière avec le cervelet. Il est constitué de trois unités :

- le bulbe rachidien (ou myélencéphale), qui prolonge la moelle épinière ;
- la protubérance annulaire (ou pont de Varole ou métencéphale) ;

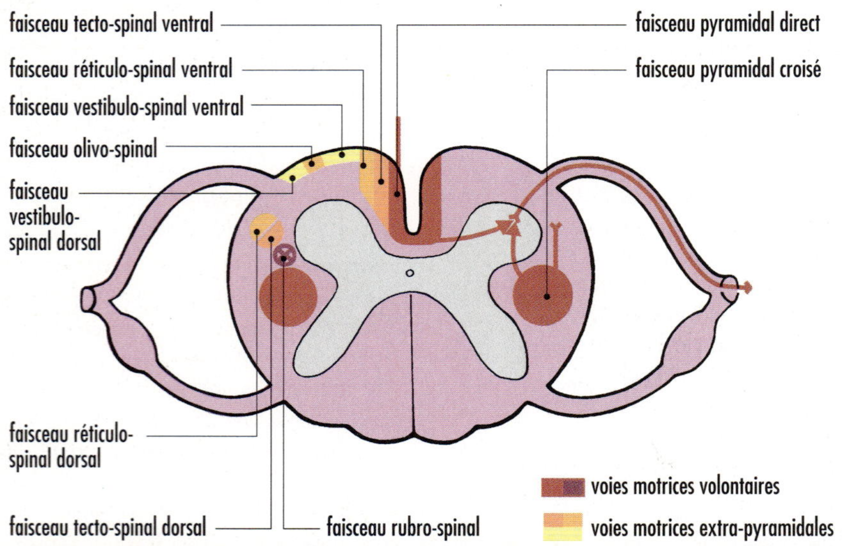

Fig. 20.6 • Section transversale de la moelle épinière : disposition des voies motrices (descendantes).

- les pédoncules cérébraux (ou mésencéphale) *(v. fig. 5.15 et 5.16, p. 66)*.

Par ailleurs le tronc cérébral présente une cavité centrale qui fait suite au canal de l'épendyme : le 4e ventricule. La face antérieure du 4e ventricule est appelée plancher du 4e ventricule.

> ESSENTIEL
> *Le tronc cérébral a un double rôle :*
> - *c'est un centre de localisation des noyaux des nerfs crâniens ;*
> - *c'est un centre de passage et de relais des grandes voies nerveuses.*

Le tronc cérébral est constitué d'une substance blanche et d'une substance grise.
La substance grise est fragmentée en de nombreux noyaux dont certains sont à l'origine des nerfs crâniens ; les autres ont une origine et une fonction différentes, ils sont appelés noyaux propres du tronc.
La substance blanche chemine entre les noyaux et apparaît sous forme de faisceaux qui sont des voies d'association.
Il existe également une formation contenant à la fois des corps cellulaires et des fibres nerveuses : la substance réticulée.

LA SUBSTANCE GRISE comprend :
- les noyaux des nerfs crâniens ;
- les noyaux propres du tronc cérébral.

Nous étudierons plus loin les nerfs crâniens, signalons toutefois qu'un nerf crânien naît dans le tronc cérébral, émerge de l'encéphale pour se diriger vers les territoires qu'il innerve. Il existe douze paires de nerfs crâniens, classiquement numérotés de 1 à 12.

Les noyaux des nerfs crâniens sont situés à proximité du plancher du 4e ventricule. Ils sont à l'origine des fibres qui forment les douze nerfs crâniens *(v. fig. 5.17, p. 67)*, qui émergent du 4e ventricule. Les noyaux des nerfs crâniens sont répartis en colonnes. Les voici détaillées à partir de la ligne médiane du plancher du 4e ventricule vers la périphérie *(v. chap. 5, et fig. 5.17, p. 67)* :

1. Deux colonnes somato-motrices adjacentes dont :
- une qui réunit les noyaux des nerfs :
  - moteur oculaire commun (III),
  - pathétique (IV),
  - moteur oculaire externe (VI),
  - grand hypoglosse (XII) ;
- une qui réunit les noyaux des nerfs :
  - masticateur du trijumeau (V),
  - facial (VII),
  - glossopharyngien (IX),
  - pneumogastrique ou vague (X),
  - spinal (XI).

2. Les noyaux viscéro-moteurs en dehors des précédents qui sont :
- les noyaux de la motricité intrinsèque de l'œil (annexés au III) ;
- les noyaux lacrymal et salivaire (pour le VII et le IX) ;
- le noyau cardio-pneumo-entérique pour le IX.

3. Le noyau viscéro-sensitif du X.

4. Les noyaux somato-sensitifs disposés en deux colonnes qui correspondent :
- aux noyaux vestibulaires et cochléaires du VIII ;
- au noyau solitaire destiné aux X, IX et VII bis ;
- au noyau du V.

Les noyaux propres du tronc cérébral réunissent des formations de substance grise dont nous ne citerons que les noms :
- l'olive bulbaire ;
- les noyaux du pont ;
- le noyau rouge ;
- le locus niger ;
- les tubercules quadrijumeaux (annexés aux deux grandes voies optique et acoustique) *(v. fig. 5.18, p. 67)*.

LA SUBSTANCE BLANCHE réunit plusieurs types de faisceaux cellulaires qui passent dans le tronc cérébral :

1. Les faisceaux ascendants sensitifs qui prolongent les faisceaux médullaires. Ils réunissent :
- les voies de la sensibilité extéroceptive (faisceaux spino-thalamiques) ;
- les voies de la sensibilité profonde consciente (faisceaux de Goll et Burdach) ;
- les voies de la sensibilité profonde inconsciente (faisceaux spino-cérébelleux de Flechsig et Gowers, qui gagnent le cervelet par les pédoncules cérébelleux).

2. Les faisceaux descendants moteurs constitués des voies pyramidale et extra-pyramidale.
3. La substance réticulée, constituée de neurones nombreux formant une coulée à la partie moyenne du tronc cérébral. La substance réticulée intervient dans la régulation de la vigilance, du sommeil, du tonus musculaire et dans la régulation végétative.

▲ *Le cervelet*

ORGANISATION : le cervelet est relié au tronc cérébral par les pédoncules cérébelleux supérieurs, moyens et inférieurs *(v. fig. 5.21, p. 68)*.
À l'intérieur du cervelet, la substance blanche est centrale et la substance grise est située en périphérie. La substance grise ainsi placée en périphérie constitue le cortex cérébelleux.
On trouve cependant des noyaux de substance grise situés plus en profondeur :
- le noyau du toit ;
- le globulus ;
- l'olive cérébelleuse et l'embolus.

Anatomiquement, le cervelet comprend trois parties :
- le vermis ;
- les deux hémisphères cérébelleux.

DU POINT DE VUE FONCTIONNEL, on observe trois zones distinctes :
- l'archéocérébellum ;
- le paléocérébellum ;
- le néocérébellum.

> ESSENTIEL
> *L'**archéocérébellum** est un petit lobe antérieur appelé aussi lobe flocculo-nodulaire. Sa fonction est de contrôler l'équilibration.*
> *Il reçoit des informations provenant de l'appareil vestibulaire de l'oreille interne ; il peut ainsi adapter les positions respectives de chaque segment corporel les uns par rapport aux autres. Il intervient dans l'équilibre statique (lorsque le sujet est immobile) et dans l'équilibre dynamique (lorsque le sujet est en mouvement).*
> *Le **paléocérébellum** est situé en arrière du lobe antérieur. Il exerce un contrôle sur le tonus musculaire : il s'agit du tonus de posture. Les informations proviennent des récepteurs de la sensibilité proprioceptive profonde inconsciente (muscles, tendons, articulations). Il évite toute tendance à la chute en rétablissant le corps dans une position stable par la commande de contractions de divers groupes musculaires.*
> *Le **néocérébellum** est la partie la plus postérieure. Sa fonction est de participer à la coordination des mouvements volontaires. La volonté d'exécuter un geste précis provient d'un ordre donné par le cortex cérébral,*
> ***.../...***

…/…

mais ce geste est réalisé en association à de multiples mouvements qui échappent, eux, au contrôle de la volonté. Cette activité inconsciente est sous la commande du néocérébellum. Les gestes s'effectuent alors harmonieusement et sans à-coups.

CLINIQUE

Manifestations physiopathologiques : la fonction des différentes parties du cervelet détermine des manifestations différentes selon la pathologie :

- *une lésion de l'archéocérébellum entraîne des troubles de la statique : on observe une démarche ébrieuse ;*
- *une lésion du paléocérébellum provoque une atteinte du tonus musculaire à type d'hypo- ou d'hypertonie, avec troubles de la marche, de la parole, de l'écriture ;*
- *une lésion du néocérébellum entraîne l'exécution de gestes excessifs, dépassant leur but (ce phénomène est appelé hypermétrie), l'apparition d'un tremblement intentionnel, et l'impossibilité de réaliser rapidement des mouvements coordonnés ; en particulier les mouvements alternés comme ceux de l'épreuve des « marionnettes ».*

▲ *Le cerveau*

ORGANISATION : le cerveau est la partie la plus antérieure de l'encéphale, il est aussi appelé prosencéphale. Il est constitué de trois formations :

- le diencéphale, qui est une formation centrale ;
- le télencéphale, qui comprend les deux hémisphères cérébraux droit et gauche. Les deux hémisphères sont liés l'un à l'autre par un ensemble de fibres blanches appelées commissures.

La plus volumineuse des commissures est le corps calleux. La surface extérieure des hémisphères cérébraux est plissée et s'appelle le cortex cérébral, c'est une vaste surface de substance grise *(v. fig. 5.22, p. 68)*.

DÉFINITION

Le cortex cérébral est parcouru par des sillons profonds appelés scissures, celles-ci divisent le cerveau en lobes.

…/…

…/…

Il existe six lobes par hémisphère : les lobes frontal, pariétal, occipital, temporal, de l'insula et du corps calleux (v. fig. 5.22, p. 68).
La surface de chaque lobe est divisée par des sillons moins marqués, en circonvolutions ; le nom de chacune est fonction de sa situation et du lobe auquel elle appartient.

Le cortex peut être également divisé en aires, possédant chacune une fonction. À l'intérieur du cerveau, un contingent central est constitué de formations grises : les noyaux gris centraux.
La substance blanche occupe de vastes territoires situés sous le cortex, elle a un rôle de transmission et de diffusion de l'influx.
L'étude portera ici sur les fonctions de la substance grise d'une part : cortex cérébral, noyaux gris centraux, et de la substance blanche d'autre part.

LA SUBSTANCE GRISE OU LE CORTEX CÉRÉBRAL : son organisation anatomique comprend trois formations :

- l'archicortex ;
- le paléocortex ;
- la néocortex.

L'**archicortex** est rudimentaire. Il entoure le corps calleux, sa fonction est imprécise.

Le **paléocortex** correspond en quelque sorte à la partie primitive du cortex cérébral. Il est appelé rhinencéphale car il est le siège du centre olfactif chez les vertébrés inférieurs ; chez l'homme il a perdu cette fonction et on tend à lui attribuer des fonctions de régulation de la vie végétative.

Le **néocortex** correspond à la presque totalité du cortex cérébral. Il a une fonction motrice, sensitive et sensorielle.
Les zones de départ ou d'arrivée des voies motrices ou sensitives, liées à ces fonctions, sont situées anatomiquement dans le cortex. Ces zones sont appelées des aires. On distingue ainsi :

- les aires motrices effectrices, qui sont les points de départ des grandes voies descendantes ;
- les aires sensitivo-sensorielles (sensitive pour la sensibilité générale périphérique, sensorielle pour les sensibilités optique, auditive, gustative et olfactive), qui sont les points d'arrivée des grandes voies ascendantes.

Signalons qu'un grand nombre de fonctions telles que les mécanismes de la mémoire, de la pensée, de l'intelligence sont mal connues, elles ne seront pas abordées dans ce chapitre.
L'organisation fonctionnelle du cortex comprend les aires effectrices ou aires motrices ; elles comportent les aires de la motricité volontaire et de la motricité involontaire.

L'**aire de la motricité volontaire**, ou aire somato-motrice, est le point de départ des voies pyramidales responsables de l'exécution des mouvements volontaires.

DÉFINITION

L'aire de la motricité volontaire s'étend sans interruption sur toute la hauteur de la circonvolution frontale ascendante de chaque hémisphère (v. fig. 5.22, p. 68).

Une caractéristique est importante. En effet chaque territoire est d'autant plus étendu qu'il correspond à un mouvement plus précis. Chaque point de la surface du cortex est en relation avec la motricité d'un muscle ou d'un groupe musculaire. Ainsi, une cartographie des différents territoires du cortex a pu être établie.
On remarque sur la figure 20.7 l'importance de certaines régions par rapport à d'autres, cela est expliqué par les différences de précision et de finesse gestuelle des zones du corps correspondantes.

CLINIQUE

Il est essentiel de retenir que le faisceau pyramidal traverse la ligne médiane, ce qui explique qu'un hémisphère cérébral commande l'hémicorps opposé. Une atteinte de la frontale ascendante gauche entraînera une paralysie de l'hémicorps droit.

Les **aires de la motricité involontaire** sont multiples et concernent environ 85 % du cortex moteur. Les principales sont situées dans les aires préfrontales, dans l'écorce pariétale supérieure et dans l'écorce temporale. Elles sont le point de départ des fibres extrapyramidales. Elles reçoivent des fibres provenant du néocérébellum intervenant dans la coordination de la motricité.

Les **aires réceptives**, ou aires somesthésiques, sont aussi appelées aires somato-sensitives ou somato-sensorielles.

On appelle somesthésie la sensibilité du corps.
Comme pour la motricité, il existe dans le cortex des aires de projection des territoires sensitifs. Les aires sensitives sont représentées sur une carte comparable à celle des territoires de la motricité *(fig. 20.8)*. À leur niveau aboutissent toutes les fibres nerveuses assurant la transmission de la sensibilité consciente après avoir fait relais au niveau du thalamus.

CLINIQUE

La disposition des fibres sensitives est croisée, aussi chaque hémisphère reçoit les influx de l'hémicorps opposé.

Il existe pour chaque type de sensibilité deux zones juxtaposées :
- une aire primaire, qui est le centre des sensations élémentaires ;
- une aire secondaire, chargée de l'interprétation et de la reconnaissance des sensations ; cette dernière est appelée aire psychosensible ou aire de gnosie.

La gnosie est la faculté permettant de reconnaître par l'un des sens la forme d'un objet, de se le représenter et d'en saisir la signification.
On distingue, parmi les aires réceptives, les aires de la sensibilité générale et les aires sensorielles.

DÉFINITION

Les aires de la sensibilité générale sont échelonnées sur la hauteur de la circonvolution pariétale ascendante.
Un territoire correspond à un segment corporel, sa surface dépend de la finesse de sensibilité du territoire concerné (v. fig. 5.22, p. 68).

En arrière de cette zone se trouve l'aire de gnosie, qui reçoit non seulement les informations de l'aire primaire, mais aussi du thalamus et de certaines régions de la base du cerveau.

Les aires sensorielles sont les aires *(fig. 20.9 et v. fig. 5.24, p. 69)* :
- visuelles ;
- auditives ;
- gustatives ;
- olfactives.

L'**aire visuelle** est située sur le lobe occipital. À sa périphérie on trouve l'aire dite péristriée ou parastriée, chargée d'interpréter les sensations visuelles.

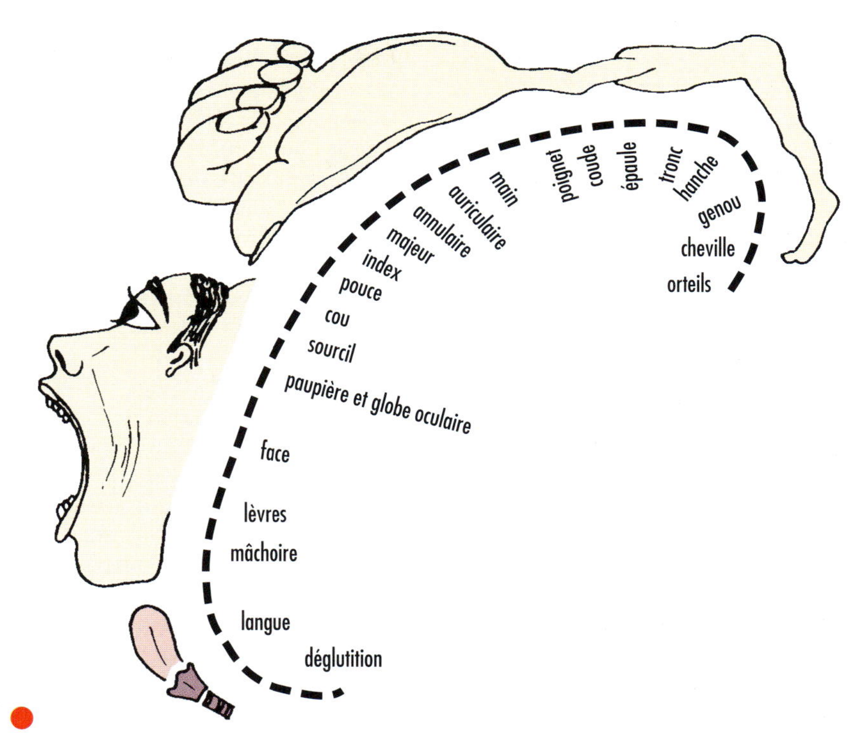

Fig. 20.7 • Projections motrices au niveau de l'aire somato-motrice d'un hémisphère cérébral.

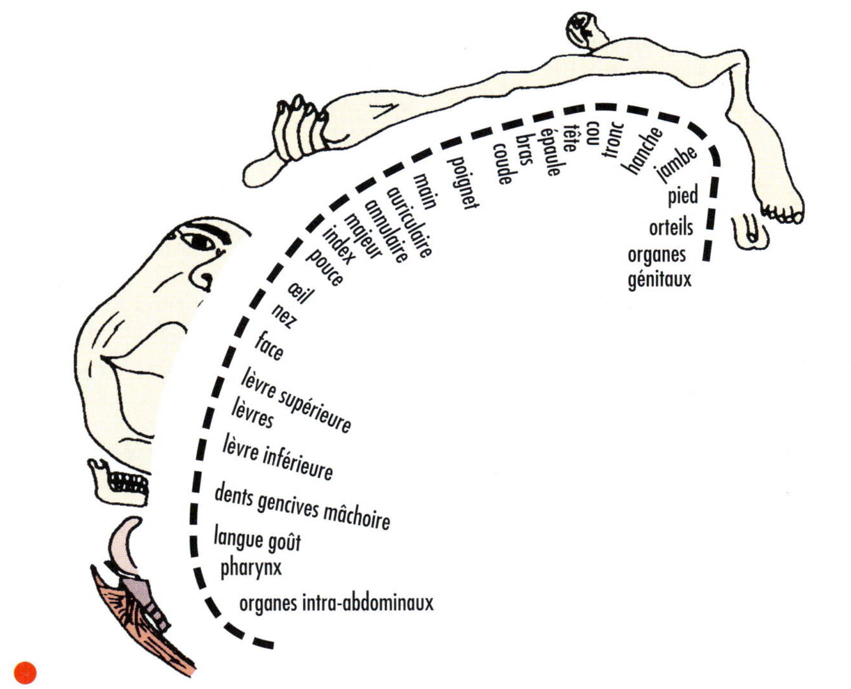

Fig. 20.8 • Projections sensitives au niveau de l'aire somesthésique d'un hémisphère cérébral.

L'**aire auditive** se trouve sur la première circonvolution temporale et est entourée de l'aire de gnosie auditive.

L'**aire gustative** est mal connue, toutefois, elle est admise sur la partie basse de la circonvolution pariétale ascendante.

L'**aire olfactive** se trouve dans le paléocortex, dans la zone de l'uncus.

LA SUBSTANCE GRISE, OU LES NOYAUX GRIX CENTRAUX, comprend :
- le thalamus ;
- l'hypothalamus ;
- le corps strié, constitué des noyaux caudé et lenticulaire.

Le **thalamus** est aussi appelé « couche optique ». C'est un noyau volumineux, de forme ovoïde, il appartient au diencéphale *(v. fig. 5.26, p. 70)*.
Le thalamus est subdivisé en noyaux séparés les uns des autres par des cloisons, on trouve ainsi :

- les noyaux latéraux (constitués chacun d'un noyau ventrolatéral et d'un noyau dorsolatéral);
- les noyaux médians (comprenant chacun un noyau dorsomédian et un noyau ventromédian);
- un noyau antérieur;
- un noyau postérieur.

Deux petites formations sont accolées au pôle postérieur du thalamus : les corps genouillés externe et interne.
Le thalamus est un centre de relais et d'intégration de diverses voies nerveuses; il intervient :

- sur des voies d'association entre différents territoires du système nerveux central;
- sur le trajet des grandes voies sensitives et sensorielles;
- sur la voie de la motricité du système extra-pyramidal;
- sur le trajet des voies végétatives en relation avec l'hypothalamus;
- dans la vie psycho-affective.

Le corps genouillé externe est le dernier relais des voies optiques. Le corps genouillé interne est le dernier relais des voies auditives.

L'**hypothalamus,** de faible dimension, est situé sous le thalamus. Il est constitué d'une multitude de petits noyaux de cellules grises, qui se prolongent vers le bas pour rejoindre l'hypophyse.
L'hypothalamus est responsable de multiples phénomènes de régulation (métabolisme de l'eau, métabolisme de la chaleur, métabolisme du sommeil…).
Il contrôle, en relation avec le cortex, un grand nombre de fonctions végétatives. Il paraît être la zone de contrôle la plus importante intervenant dans la régulation du milieu intérieur.

Le **corps strié** appartient au télencéphale. Il comprend deux gros noyaux gris :

- le noyau caudé *(v. fig. 5.27, p. 71)*;
- le noyau lenticulaire.

Le noyau caudé est une formation en forme de virgule; il s'enroule presque totalement autour du thalamus.
Le noyau lenticulaire a une forme de lentille biconvexe, triangulaire; son extrémité antérieure est soudée au noyau caudé. Il est situé en dehors du noyau caudé et du thalamus.
Le noyau lenticulaire est constitué de deux formations :

- une partie interne qui correspond à la formation la plus ancienne, le pallidum (ou paléostriatum);
- une formation externe appelée putamen.

Le putamen et le noyau caudé constituent le néostriatum.
Du point de vue fonctionnel, on distingue donc :

- le pallidum : c'est un noyau moteur extrapyramidal en relation d'une part avec le thalamus et le néostriatum, dont il reçoit les fibres, et d'autre part avec le noyau rouge et le locus niger, vers lesquels il envoie ses fibres;

CLINIQUE

Une lésion du pallidum provoque des troubles de la coordination des mouvements et du tonus musculaire ; c'est le syndrome athétosique, qui se manifeste par des mouvements involontaires de contorsion de grande amplitude affectant surtout les extrémités des membres et la face.

- le néostriatum : ses afférences proviennent du cortex extrapyramidal, ses efférences aboutissent au pallidum sur lequel il exerce un effet inhibiteur.

CLINIQUE

Une lésion du noyau caudé et du putamen entraîne l'apparition d'un syndrome choréique se manifestant par des mouvements involontaires, désordonnés, amples, rapides, brusques et incoordonnés.
Une atteinte des noyaux gris centraux provoquera des troubles du tonus musculaire et de l'élaboration des mouvements automatiques (v. fig. 5.26, p. 70).

Le **système limbique,** entourant le tronc cérébral, est formé de plusieurs structures situées sur le bord interne du cerveau et sur le plancher du diencéphale. Il intervient dans les aspects émotifs du comportement relié à la survie. Il semble également impliqué dans la mémoire, avec d'autres parties du cerveau. Les événements reliés à des émotions sont dès lors plus efficacement enregistrés en. Le système limbique est également associé au plaisir, à la douleur, à la colère, à la peur, au chagrin, à l'affection, aux sensations sexuelles. Il est souvent appelé « cerveau émotionnel ».

LA SUBSTANCE BLANCHE est distinguée en deux grandes formations :

- le centre ovale;
- les capsules.

Le **centre ovale** réunit les fibres de projection ou d'association intrahémisphériques et interhémisphériques. Il se situe directement sous le cortex.

Les **capsules** comprennent les capsules extrême et externe qui ne contiennent que des fibres d'association intrahémisphérique.
La capsule interne est occupée par la majeure partie des fibres de projection.

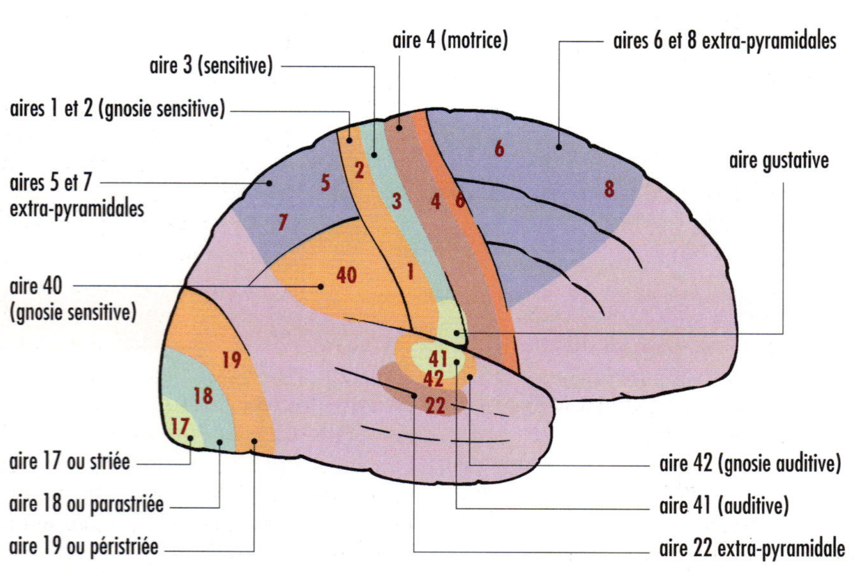

Fig. 20.9 • Projection des aires corticales.

Celles-ci sont :
- les fibres de la motricité volontaire;
- les fibres extrapyramidales;
- les fibres de la sensibilité générale, qui, du thalamus, gagnent la circonvolution pariétale ascendante;
- les radiations optiques, qui, du corps genouillé externe, gagnent le cortex occipital;
- les radiations auditives, qui, du corps genouillé interne, gagnent le cortex temporal.

LE LIQUIDE CÉPHALO-RACHIDIEN
Le liquide céphalo-rachidien (LCR) est un liquide dans lequel baigne le système nerveux central.
Il est sécrété par les plexus choroïdes, qui proviennent de la pie-mère. Il est résorbé au niveau du sinus veineux, dans la dure-mère, *(v. fig. 5.12, p. 64)*.
Il remplit l'espace sous-arachnoïdien, qui, lui, communique avec le canal épendymaire et les ventricules par les trous de Luschka et de Magendie.
Toutes les cavités du système nerveux central contiennent du LCR.
Sa composition est la suivante :
- glucose = 0,6 g/l;
- protides = 0,3 g/l;
- chlorure de sodium = 7 g/l;
- cellules lymphocytaires : rares.

Son volume est d'environ 130 cm³.

ESSENTIEL
Son rôle est la protection, le soutien, l'épuration du tissu nerveux.

LE SYSTÈME NERVEUX PÉRIPHÉRIQUE

Les nerfs du système nerveux périphérique (SNP) sont constitués de deux types de fibres nerveuses :
- les fibres afférentes, qui transmettent les informations de la périphérie vers le système nerveux central;
- les fibres efférentes qui transmettent les informations du système nerveux central (SNC) vers la périphérie.

DÉFINITION
Le système nerveux périphérique est composé de nerfs.
Le système nerveux périphérique comprend :
- *douze paires de nerfs crâniens reliés à l'encéphale;*
- *trente et une paires de nerfs rachidiens reliés à la moelle épinière.*

LES NERFS CRÂNIENS

▲ Rôle
Les nerfs crâniens assurent l'innervation sensitivo-motrice de l'extrémité céphalique de l'organisme.

▲ Numérotation
On décrit douze paires de nerfs crâniens que l'on numérote d'avant en arrière et de haut en bas d'après leur ordre d'émergence à la surface de l'encéphale et leur ordre de sortie de la cavité crânienne.

DÉFINITION
Ire paire : nerf olfactif.
IIe paire : nerf optique.
IIIe paire : nerf moteur oculaire commun.
IVe paire : nerf pathétique.
Ve paire : nerf trijumeau.
VIe paire : nerf moteur oculaire externe.
VIIe paire : nerf facial (auquel on associe le nerf intermédiaire de Wrisberg).
VIIIe paire : nerf auditif (divisé en nerfs vestibulaire et cochléaire).
IXe paire : nerf glossopharyngien.
Xe paire : nerf pneumogastrique.
XIe paire : nerf spinal.
XIIe paire : nerf grand hypoglosse.

▲ Les différents types de nerfs crâniens
On distingue trois types de nerfs crâniens :
- les nerfs sensoriels ou sensitifs;
- les nerfs moteurs;
- les nerfs mixtes (qui possèdent une fonction motrice et une fonction sensitive).

LES NERFS SENSORIELS sont les nerfs olfactif, optique et auditif (constitué lui-même du nerf vestibulaire et du nerf cochléaire).

LES NERFS MOTEURS comprennent les nerfs moteur oculaire commun (qui possède un contingent de fibres végétatives), moteur oculaire externe, spinal et grand hypoglosse.

LES NERFS MIXTES sont à la fois sensitifs et moteurs : ce sont les nerfs trijumeau, facial, glossopharyngien et pneumogas-trique; les trois derniers possèdent un contingent de fibres végétatives.

▲ Organisation
LES NERFS SENSORIELS sont des nerfs afférents.
Les nerfs sensoriels et le contingent sensitif des nerfs mixtes ont leur corps cellulaire situés dans le SNP.
Les axones gagnent ensuite le tronc cérébral pour la plupart d'entre eux.

LES NERFS MOTEURS sont des nerfs efférents.
Les nerfs moteurs et la partie motrice des nerfs mixtes prennent naissance dans le tronc cérébral.
Les neurones émettent ensuite leurs axones, qui constituent sous forme de nerf la voie finale.

▲ Description
Nous étudions ici plus en détail les différents nerfs crâniens. Il est important de retenir le nom, le numéro et la fonction de chacun d'eux. Leur trajet n'est donné qu'à titre indicatif.

Nom : nerf olfactif.
Numéro : **I.**
Type : nerf sensoriel.
Récepteur : l'appareil récepteur est situé dans les cellules sensorielles de la muqueuse des fosses nasales.
Trajet : Les fibres nerveuses gagnent ensuite le bulbe olfactif, qui se termine lui-même en deux racines dans la circonvolution du corps calleux et dans la circonvolution de l'hippocampe.

ESSENTIEL
Fonction : transmission des influx olfactifs.

Nom : nerf optique.
Numéro : **II.**
Type : nerf sensoriel.
Récepteur : l'organe récepteur est la rétine et plus particulièrement les cellules sensorielles (cônes et bâtonnets) d'une des couches rétiniennes.
Trajet : le nerf optique émerge près du pôle postérieur du globe oculaire, traverse la cavité orbitaire et, devenant intracrânien, s'unit au nerf optique du côté opposé pour former avec lui le chiasma optique. Du chiasma optique partent des bandelettes optiques, qui se terminent dans le corps genouillé externe; auparavant, elles ont détaché un faisceau de fibres pupillaires destinées à la voie du réflexe photomoteur. Des corps genouillés externes, où elles font relais, les fibres optiques gagnent le centre cortical de la vision situé à la face interne du lobe occipital.

> Fonction : transmission des influx visuels.

Nom : nerf moteur oculaire commun.
Numéro : **III.**
Type : nerf moteur.
Cibles :
- les muscles oculomoteurs sauf le droit externe et le grand oblique ;
- le muscle constricteur de l'iris ;
- la partie annulaire du muscle ciliaire.

Trajet : les fibres nerveuses prennent naissance dans les pédoncules cérébraux au niveau des tubercules quadrijumeaux antérieurs, puis elles émergent à la partie ventrale des pédoncules cérébraux où elles forment le tronc du nerf ; celui-ci pénètre dans la cavité orbitaire après s'être divisé en deux branches terminales :
- la branche supérieure pour les muscles droit supérieur et releveur de la paupière ;
- la branche inférieure pour tous les autres muscles.

> Fonctions : il assure la motilité oculaire extrinsèque de l'œil (c'est-à-dire la mobilité du globe oculaire), la motilité oculaire intrinsèque (c'est-à-dire le réflexe photomoteur et l'accommodation-convergence), et l'ouverture de la fente palpébrale.

Nom : nerf pathétique.
Numéro : **IV.**
Type : nerf moteur.
Cible : le muscle grand oblique de l'œil.
Trajet : les fibres prennent naissance dans les pédoncules cérébraux, le nerf émerge en dedans du pédoncule cérébelleux supérieur et gagne la cavité orbitaire ; là, il chemine en dehors du cône musculo-tendineux formé par les quatre muscles droits ; il se termine dans le grand oblique.

> Fonction : en innervant le muscle grand oblique, il participe avec l'action des autres muscles oculaires au maintien du parallélisme des axes visuels, ainsi qu'à la motilité oculaire extrinsèque.

Nom : nerf moteur oculaire externe.
Numéro : **VI.**
Type : nerf moteur.
Cible : muscle droit externe de l'œil.
Trajet : les fibres naissent dans la protubérance ; le tronc nerveux émerge dans le sillon bulbo-protubérantiel ; le nerf gagne ensuite la cavité orbitaire et se termine dans le muscle droit externe.

> Fonction : en innervant le muscle droit externe, il participe avec l'action des autres muscles oculaires au maintien du parallélisme des axes visuels, ainsi qu'à la motilité oculaire extrinsèque.

Nom : nerf trijumeau.
Numéro : **V.**
Type : nerf mixte.
Récepteurs : certaines zones cutanées et muqueuses de la face.
Cibles : muscles participant à la mastication.
Trajet des fibres motrices : elles proviennent du noyau masticateur, situé dans la calotte protubérantielle, puis elles quittent la protubérance, se rapprochent de la racine sensitive, traversent avec elles le ganglion de Gasser (homologue d'un ganglion spinal) et entrent dans la constitution du nerf maxillaire inférieur.
Trajet des fibres sensitives : leur corps cellulaire se trouve dans le ganglion de Gasser, elles gagnent ensuite la protubérance au niveau d'un noyau récepteur appelé noyau gélatineux.
Les branches du trijumeau : le nerf émerge de la protubérance annulaire, traverse le ganglion de Gasser et se divise ensuite en trois branches :
- le nerf ophtalmique de Willis ;
- le nerf maxillaire supérieur ;
- le nerf maxillaire inférieur.

Le **nerf ophtalmique de Willis,** sensitif, se divise lui-même en trois branches :
- le nerf nasal ;
- le nerf frontal ;
- le nerf lacrymal.

Territoires innervés :
- le front, la région temporale antérieure, la paupière supérieure, le nez ;
- les sinus frontaux et sphénoïdaux, les fosses nasales ;
- la cornée.

Le **nerf maxillaire supérieur,** sensitif, innerve les territoires suivants :
- la région temporale moyenne, la paupière inférieure, la pommette, la lèvre supérieure, l'aile du nez ;
- le palais, les fosses nasales, le sinus maxillaire ;
- les gencives et les dents du maxillaire supérieur.

Le **nerf maxillaire inférieur** est mixte ; il innerve les territoires sensitifs suivants :
- la région temporale postérieure, le pavillon de l'oreille ;
- une partie du conduit auditif externe ;
- la joue, la lèvre inférieure, le menton ;
- les deux tiers antérieurs de la langue excepté la sensibilité gustative ;
- les gencives et les dents du maxillaire inférieur.

Il innerve les muscles élévateurs et diducteurs du maxillaire inférieur (qui permettent le mouvement latéral du maxillaire inférieur).

> Il conduit les sensations tactiles, douloureuses et thermiques en provenance des structures innervées ; sensibilité musculaire. Mastication.

Nom : nerf facial.
Numéro : **VII.**
Type : mixte à prédominance motrice ; il possède un contingent végétatif.
Cibles : muscles de la face, glandes lacrymales et salivaires.
Récepteurs : langue et oreille externe.
Trajet des fibres motrices : le noyau des fibres est situé dans la protubérance, il reçoit les influx de la circonvolution frontale ascendante. Après un trajet intracrânien, le nerf pénètre dans le conduit auditif interne puis il quitte le crâne et pénètre dans la carotide où il donne ses deux branches terminales destinées aux muscles de la face, une branche temporo-faciale et une branche cervico-faciale.
Trajet des fibres sensitivo-sensorielles : elles sont regroupées dans le nerf intermédiaire de Wrisberg, ou VII bis. Leur corps cellulaire est situé dans le ganglion géniculé et l'axone se termine dans le noyau solitaire.
Trajet des fibres végétatives : le contingent végétatif dépend du parasympathique crânien, il prend son origine dans deux noyaux, le lacrymal et le salivaire supérieur.

> Fonctions : le nerf facial a une double fonction :
> - une fonction motrice par innervation des muscles de la face, c'est le muscle de la mimique ;
>
> **…/…**

.../...

- *une fonction sensitivo-sensorielle car il transmet la sensibilité gustative des deux tiers antérieurs de la langue ainsi que la sensibilité cutanée de l'oreille externe, paroi tympanique comprise.*

Nom : nerf auditif.
Numéro : **VIII.**
Type : nerf sensoriel.
Constitution : il est constitué de deux nerfs accolés, le nerf cochléaire et le nerf vestibulaire.

Le **nerf cochléaire :** l'organe récepteur du nerf cochléaire est l'oreille interne, qui transmet l'influx nerveux à partir de l'organe de Corti *[v. chap. 23, p. 309]* jusqu'aux noyaux cochléaires, situés dans la protubérance. Les fibres nerveuses gagnent ensuite les corps genouillés internes où elles font relais. Elles se terminent dans l'aire de projection corticale auditive située dans la partie moyenne de la première circonvolution temporale (aire de Heschl).

ESSENTIEL *Fonction : transmission des sensations auditives aux centres corticaux.*

Le **nerf vestibulaire :** l'appareil récepteur du nerf vestibulaire est le labyrinthe membraneux, lui-même logé dans le labyrinthe osseux situé dans le rocher. Le nerf vestibulaire prend son origine dans les cellules sensorielles de l'utricule, du saccule et des canaux semicirculaires, il gagne ensuite le ganglion de Scarpa (situé au fond du conduit auditif interne) et rejoint les noyaux vestibulaires logés dans le plancher du 4e ventricule (ils sont au nombre de quatre : les noyaux de Bechterew, triangulaires, de Deiters, de la racine descendante). Puis, les noyaux vestibulaires donnent naissance aux voies vestibulaires centrales, qui entrent en relation avec le cervelet, la moelle cervicale, la substance réticulée du tronc cérébral, les noyaux oculomoteurs, les corps striés et le cortex cérébral.

ESSENTIEL *Fonction : le nerf vestibulaire permet les réactions d'adaptation de l'individu aux changements de position dans l'espace et aux déplacements surtout rotatoires ; il est l'organe de l'équilibre.*

Nom : nerf glossopharyngien.
Numéro : **IX.**
Type : nerf mixte possédant des fonctions motrices, sensitivo-sensorielles et végétatives.
Trajet : les fibres motrices prennent naissance dans le bulbe à la partie supérieure du noyau ambigu, qui reçoit les fibres centrales en provenance de la circonvolution frontale ascendante. Les fibres sensitivo-sensorielles ont leur corps cellulaire dans les ganglions d'Andersch et d'Ehrenritter, elles gagnent le noyau du faisceau solitaire et se projettent finalement dans la région de l'hippocampe au niveau de la 5e circonvolution temporale, pour la sensibilité gustative, et dans le lobe pariétal, pour la sensibilité somatique. Les fibres végétatives prennent leur origine dans le noyau salivaire inférieur situé dans le bulbe. Le nerf constitué par les racines motrices, sensitivo-sensorielles et végétatives quitte le tronc cérébral au niveau du bulbe.

ESSENTIEL *Fonctions : le nerf glossopharyngien a une triple fonction :*

- *une fonction motrice : il participe à l'innervation du pharynx et intervient de ce fait dans le phénomène de la déglutition ;*
- *une fonction sensitivo-sensorielle : il assure la sensibilité (tactile, thermique et douloureuse) du tiers postérieur de la langue ; il transmet la sensibilité gustative du tiers postérieur de la langue ;*
- *une fonction végétative : elle est assurée par une collatérale, le nerf de Jacobson, qui innerve la parotide, d'où son rôle dans la sécrétion salivaire.*

Nom : nerf pneumogastrique.
Numéro : **X.**
Type : mixte, possédant des fonctions motrices, sensitives et surtout végétatives.
Trajet : les fibres motrices sont à la fois somatiques et viscérales :

- les fibres somato-motrices prennent naissance dans le noyau ambigu, qui reçoit les fibres de la circonvolution frontale ascendante ;
- les fibres viscéro-motrices sont en relation avec l'hypothalamus.

Les fibres sensitives sont à la fois somatiques et viscérales :

- les fibres somato-sensitives prennent naissance dans le ganglion jugulaire ;
- les fibres viscéro-sensitives naissent dans le ganglion plexiforme.

Le tronc du nerf est formé par la réunion de six à huit racines qui quittent le névraxe au niveau du bulbe ; puis il suit un long trajet vertical descendant, dans le cou, dans le thorax et enfin dans l'abdomen, où il émet des collatérales.

ESSENTIEL *Fonctions :*

- *fonctions motrices : il assure l'innervation motrice du voile du palais, il intervient dans le troisième temps pharyngien de la déglutition, il assure l'innervation motrice du pharynx ;*
- *fonctions sensitives : il transmet la sensibilité du larynx ainsi que la sensibilité (avec le nerf glossopharyngien) du pharynx, du voile, de l'épiglotte et de la partie adjacente de la base de la langue ;*
- *fonctions végétatives : il innerve les muscles lisses de l'appareil cardiovasculaire, pour lequel il est cardiomodérateur et hypotenseur ; il innerve également l'appareil trachéo-broncho-pulmonaire et l'appareil digestif* (v. fig. 17.1, p. 210). *Il agit aussi sur certaines glandes endocrines comme la thyroïde, le pancréas endocrine et les glandes surrénales* (v. fig. 21.1, p. 261).

Nom : nerf spinal.
Numéro : **XI.**
Type : nerf moteur.
Cibles : muscles du trapèze et sterno-cléido-mastoïdien.
Trajet : il naît de deux racines, une racine qui prend naissance dans la moelle cervicale (de C1 à C6) et qui remonte verticalement dans le crâne par le trou occipital ; une racine bulbaire, qui prend naissance dans le bulbe. Lorsqu'il devient exocrânien, le nerf spinal est situé dans l'espace sous-parotidien postérieur où il se divise rapidement en une branche externe, qui va innerver le trapèze, et une branche interne, qui devient indissociable du nerf pneumogastrique.

ESSENTIEL *Fonctions : par sa branche externe, il innerve les muscles sterno-cléido-mastoïdien et trapèze ; le sterno-cléido-mastoïdien est tendu du sternum et de la clavicule à l'apophyse mastoïde et à l'occipital ;*

.../...

…/…
il permet le fléchissement de la tête et son inclinaison. Le trapèze s'étend de la colonne cervicodorsale à l'épaule, il permet l'élévation de l'omoplate, l'inclinaison et la rotation de la tête.

Nom : nerf grand hypoglosse.
Numéro : **XII.**
Type : nerf moteur.
Cible : innervation des muscles de la langue.
Trajet : il prend naissance dans le bulbe, son noyau reçoit des fibres en provenance du centre cortical de la motilité linguale situé à la partie inférieure de la circonvolution frontale ascendante; il sort du crâne en traversant le canal condylien antérieur.

ESSENTIEL
Fonction : il assure l'innervation motrice de la langue, il participe ainsi à la mastication, à la déglutition et à la phonation.

Les nerfs rachidiens

Il existe trente et une paires de nerfs rachidiens *(fig. 5.8, p. 63)*. On les désigne d'après la région anatomique à laquelle elles appartiennent. On distingue ainsi :
- 8 paires cervicales;
- 12 paires dorsales;
- 5 paires lombaires;
- 5 paires sacrées;
- 1 paire coccygienne.

▲ *Constitution*

Les nerfs rachidiens proviennent de la moelle épinière ou s'y rendent.

ESSENTIEL
Le nerf rachidien est formé par l'union d'une racine nerveuse antérieure (motrice) et d'une racine nerveuse postérieure (sensitive). C'est donc un nerf mixte qui contient des fibres sensitives et des fibres motrices.

Le nerf quitte le canal rachidien par un trou creusé dans la vertèbre, appelé trou de conjugaison. À la sortie du trou de conjugaison, le nerf rachidien se divise en deux branches :
- une branche postérieure, qui se distribue à la peau et aux muscles de la partie postérieure du corps;
- une branche antérieure, qui assure l'innervation de la peau et des muscles de la partie antérieure du corps.

Les branches antérieures des nerfs cervicaux, lombaires, sacrés et coccygiens s'anastomosent entre elles et donnent des plexus nerveux. Seules les branches antérieures des nerfs dorsaux restent indépendantes, elles sont au nombre de douze et forment les nerfs intercostaux.

▲ *Les plexus*

On distingue six plexus nerveux *(v. fig. 5.9, p. 63)* :
- le plexus cervical ;
- le plexus brachial;
- le plexus lombaire;
- le plexus sacré;
- le plexus honteux;
- le plexus sacro-coccygien.

LE PLEXUS CERVICAL est formé par l'anastomose des branches antérieures des quatre premiers nerfs rachidiens cervicaux. Il donne naissance à deux types de branches nerveuses :
- des branches motrices profondes, qui innervent les muscles paravertébraux, la partie supérieure des scalènes antérieur et moyen, l'angulaire et le rhomboïde. Une des branches est à retenir, il s'agit du nerf phrénique, qui innerve le diaphragme; c'est le nerf essentiel de la respiration;
- des branches superficielles cutanées, qui sont au nombre de quatre : les branches mastoïdienne, auriculaire, transverse et sus-claviculaire.

LE PLEXUS BRACHIAL est formé par les anastomoses des branches antérieures des quatre derniers nerfs rachidiens cervicaux (5e, 6e, 7e, 8e) et du 1er nerf dorsal.

DÉFINITION
Le plexus brachial est d'une importance majeure, puisqu'il assure l'innervation sensitivo-motrice du membre supérieur (v. fig. 5.9, p. 63).

Il est constitué de trois troncs primaires donnant naissance à trois troncs secondaires qui, à leur tour, se divisent en des branches terminales.

Les **troncs primaires** sont les suivants :
- le 1er tronc primaire, dû à l'union de la branche antérieure du 5e nerf rachidien avec la branche antérieure du 6e nerf;
- le 2e tronc primaire, qui continue la branche antérieure du 7e nerf cervical;
- le 3e tronc primaire, qui réunit la branche antérieure du 8e nerf cervical avec celle du 1er nerf dorsal.

Les **troncs secondaires** sont les suivants :
- le tronc secondaire antéro-externe, formé par l'union de la branche antérieure du 1er tronc primaire avec celle du 2e;
- le tronc secondaire antéro-interne, qui continue la branche antérieure du 3e tronc primaire;
- le tronc secondaire postérieur, qui réunit des branches postérieures des trois derniers troncs primaires.

Les branches collatérales du plexus brachial innervent les muscles de l'épaule et de la région axillaire, on distingue :
- les branches antérieures, qui sont les nerfs du grand pectoral, du petit pectoral et sous-clavier;
- les branches postérieures, qui sont les nerfs du sus-scapulaire, supérieur et inférieur du sous-scapulaire, du grand dorsal, du grand rond, du grand dentelé, de l'angulaire et du rhomboïde.

Les **branches terminales** sont au nombre de sept :
- le nerf musculo-cutané (mixte), qui innerve les muscles de la loge antérieure du bras et les téguments de la moitié externe de l'avant-bras;
- le nerf circonflexe (mixte), qui innerve le deltoïde et les téguments du moignon de l'épaule;
- le nerf radial (mixte), qui innerve les muscles de la loge postérieure du bras et de l'avant-bras, de la loge externe de l'avant-bras et les téguments de la face postérieure du bras, de l'avant-bras et de la main;
- le nerf médian (mixte), qui innerve les muscles de la loge antérieure de l'avant-bras, de l'éminence thénar et les téguments de la partie externe de la paume de la main.
- le nerf cubital (mixte), qui innerve les muscles de la partie interne de l'avant-bras, de l'éminence hypothénar, les muscles interosseux, les muscles profonds de l'éminence thénar et les téguments de la partie interne de la paume de la main;
- le nerf brachial cutané interne et le nerf accessoire du nerf brachial cutané interne, qui sont exclusivement sensitifs et assurent l'innervation de la face interne du bras.

LE PLEXUS LOMBAIRE est constitué par les branches antérieures des quatre premiers nerfs rachidiens lombaires, anastomosées entre elles.

> DÉFINITION
> *Le plexus lombaire fournit six branches terminales, qui assurent une partie de l'innervation sensitivo-motrice du membre inférieur (v. fig. 5.9, p. 63).*

On trouve :

- les nerfs grand abdomino-génital, petit abdomino-génital, fémoro-cutané et génito-crural, qui sont des nerfs sensitifs et assurent l'innervation d'une partie de la paroi abdominale, des organes génitaux externes et d'une partie de la face antérieure de la cuisse;
- le nerf obturateur, nerf mixte sortant du bassin par le trou obturateur et qui innerve les muscles de la loge interne de la cuisse (qui sont adducteurs) et les téguments de la face interne du genou;
- le nerf crural, nerf mixte sortant avec le muscle psoas qu'il innerve, puis qui se divise en quatre branches innervant le quadriceps crural et les téguments de la face antéro-interne de la cuisse et de la jambe.

LE PLEXUS SACRÉ est formé par l'union du tronc lombo-sacré et des branches antérieures des trois premiers nerfs rachidiens sacrés, qui s'unissent entre elles après leur sortie par les trous sacrés *(v. fig. 5.9, p. 63)*.

> DÉFINITION
> *Le plexus sacré fournit des branches collatérales motrices aux muscles fessiers et pelvi-trochantérien, et des branches sensitives pour la fesse et la face postérieure de la cuisse (nerf petit sciatique). La seule et unique branche terminale du plexus lombo-sacré est le nerf grand sciatique, qui est le grand nerf moteur et sensitif du membre inférieur; il traverse toute la face postérieure de la cuisse dont il innerve les muscles.*

Le nerf grand sciatique se divise au niveau du creux poplité en deux branches :

- le nerf sciatique poplité interne, auquel fait suite le nerf tibial postérieur qui innerve les muscles de la partie postérieure de la jambe, de la plante du pied et les téguments des mêmes régions;
- le nerf sciatique poplité externe, qui donne les nerfs tibial antérieur et fémoro-cutané; il innerve les muscles des loges antérieure et externe de la jambe et du dos du pied, ainsi que les téguments des mêmes régions.

LE PLEXUS HONTEUX interne est formé par des fibres provenant des 2e, 3e et 4e nerfs sacrés dont l'union forme le nerf honteux interne, qui traverse la région du périnée. Celui-ci se divise en deux branches : le nerf périnéal et le nerf dorsal de la verge ou du clitoris.

LE PLEXUS SACRO-COCCYGIEN est formé par l'anastomose de la branche antérieure du 5e nerf sacré avec le nerf coccygien. Il donne des rameaux viscéraux, cutanés et un rameau ano-coccygien.

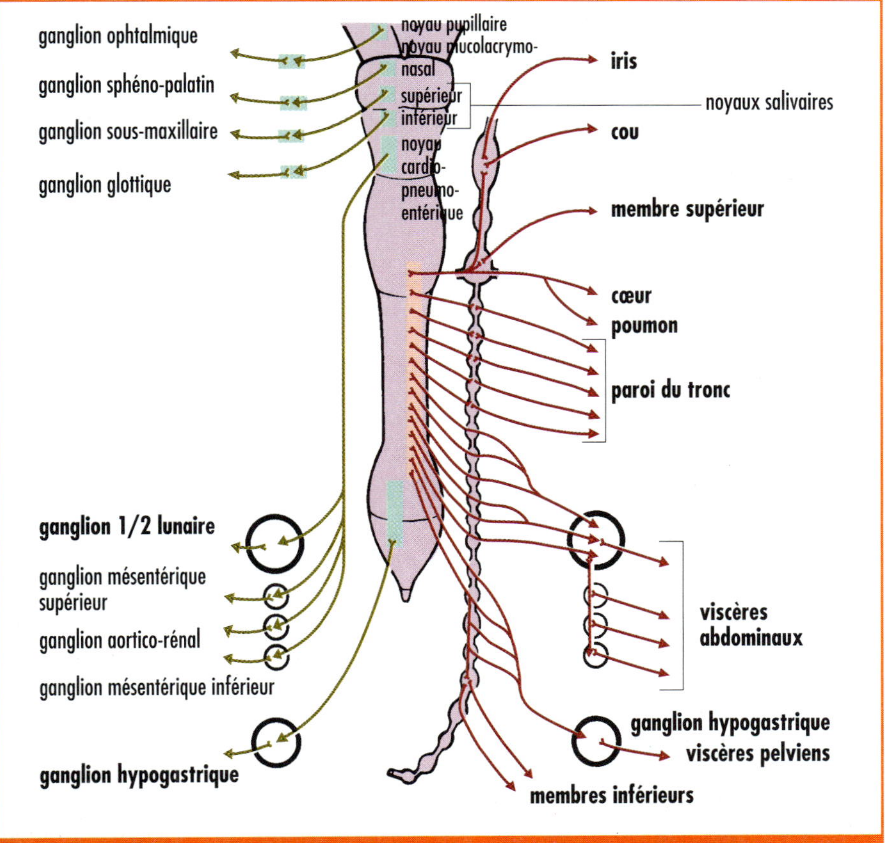

Fig. 20.10 • Disposition générale du système nerveux végétatif.

LE SYSTÈME NERVEUX VÉGÉTATIF

Le système nerveux végétatif est aussi appelé sytème nerveux autonome.

> ESSENTIEL
> *Le système nerveux végétatif est chargé de réguler la vie intérieure ou végétative. Cette régulation est inconsciente.*
> *Il transporte la sensibilité des viscères.*
> *Il commande la musculature lisse, les fibres musculaires cardiaques et les glandes.*
> *Anatomiquement, le système nerveux végétatif comprend :*
> - *des centres nerveux qui contrôlent le système végétatif;*
> - *des voies conductrices, sensitives et motrices.*
>
> *Les voies motrices sont divisées en deux systèmes :*
> - *le système sympathique;*
> - *le système parasympathique.*

Les systèmes sympathique et parasympathique sont distincts l'un de l'autre, anatomiquement et fonctionnellement. Anatomiquement, les systèmes sympathique et parasympathique diffèrent par la localisation des centres nerveux et des ganglions *(fig. 20.10)*.
Fonctionnellement, ils diffèrent par leur action antagoniste. Cependant, un point leur est commun, ils fonctionnent tous deux selon une chaîne à deux neurones :

- un premier neurone situe son corps cellulaire dans la substance grise du névraxe; il s'articule avec le second neurone à l'extérieur du névraxe;

- le second neurone situe son corps cellulaire dans un ganglion végétatif qui peut être latérovertébral, prévertébral ou viscéral. Il se termine dans la fibre musculaire ou la glande qu'il innerve.

Le premier neurone est appelé neurone préganglionnaire.
Le second neurone est appelé neurone post-ganglionnaire.

Le système sympathique

▲ *Les centres*

Tous les centres sont situés dans la moelle, étagés de la 8e cervicale à la 2e lombaire (C8 à L2).
Les centres sympathiques de la moelle épinière sont étagés dans la zone dorso-lombaire. À l'intérieur de la moelle, ils occupent la base de la corne ventrale pour former le tractus intermédiolatéralis ou corne intermédiolatérale de la corne latérale.
Voici quelques repères :

- de C8 à T2 se situent les centres des muscles de l'iris et du cœur;
- de T3 à T5 se situe le centre broncho-pulmonaire;
- de T6 à L2 se situent les centres des viscères abdominaux et pelviens.

Ces centres sont le lieu de départ des neurones préganglionnaires. Ceux-ci quittent la moelle pour s'engager dans la racine antérieure du nerf rachidien. Puis, les neurones quittent le nerf rachidien et aboutissent dans un ganglion sympathique. Cette partie du trajet des fibres sympathiques est appelée rameau communicant blanc.
Dans les ganglions sympathiques, les neurones préganglionnaires font relais avec les neurones post-ganglionnaires qui quittent ensuite le ganglion sympathique et se terminent soit directement dans les viscères, soit en rejoignant un nerf rachidien par le rameau communicant gris. Avec le nerf rachidien certaines fibres sympathiques peuvent gagner des viscères bas situés.
Quelquefois, le relais entre le premier et le second neurone se fait dans l'organe lui-même; le trajet du second neurone est alors très court.

▲ *Les ganglions*

Les ganglions sympathiques sont situés de part et d'autre du rachis, ce sont des ganglions latéro-vertébraux.
Ils forment deux troncs symétriques appelés les troncs sympathiques, certains ganglions sont éloignés du rachis, ils sont situés près de l'organe innervé. On distingue schématiquement de haut en bas :

- 3 ganglions sympathiques cervicaux;
- 12 ganglions sympathiques dorsaux;
- 4 ganglions sympathiques lombaires;
- 4 ganglions sympathiques sacrés.

▲ *Les objectifs des fibres sympathiques*

LES CIBLES : la distribution des fibres sympathiques s'effectue dans tout le corps : peau (vaisseaux, poils, glandes sudoripares), les viscères de la face, du cou et du thorax (l'œil et ses muscles intrinsèques, les glandes salivaires, l'appareil trachéo-bronchique, le cœur et les vaisseaux), les viscères abdominaux et pelviens y compris l'appareil génital, les glandes endocrines.

L'ACTION SYMPATHIQUE est présentée dans le tableau suivant *(tableau 20.1)*.

Tableau 20.1 - Actions sympathiques sur les organes cibles

Organes cibles	Effets sympathiques
Peau	Horripilation Sudation
Œil	Mydriase
Glandes salivaires	Stimulation de la sécrétion
Cœur	Augmentation de la fréquence, de la contraction, de la vitesse de conduction
Vaisseaux (artères et veines)	Constriction
Bronches	Dilatation bronchique Augmentation de la sécrétion bronchique
Estomac	Diminution de la motilité Contraction des sphincters Inhibition de la sécrétion
Foie	Glycogénolyse Néoglucogenèse
Pancréas	Diminution de la sécrétion exocrine Inhibition de la sécrétion d'insuline
Rate	Contraction
Intestin	Diminution du péristaltisme Fermetures des sphincters
Médullosurrénale	Sécrétion d'adrénaline
Vessie	Relaxation
Utérus	Relaxation Contraction au cours de la grossesse
Comportement sexuel mâle	Éjaculation

Le système parasympathique

▲ *Organisation*

On ne retrouve pas dans le système parasympathique la systématisation du système sympathique, l'organisation en est, de fait, plus complexe.

> **DÉFINITION**
> *Le parasympathique est constitué de fibres issues de deux sources :*
> - *un contingent crânien : ses fibres parasympathiques sont annexées à certains nerfs crâniens dont elles suivent le trajet;*
> - *un contingent sacré : son centre est situé dans la moelle épinière étagé sur les quatre premiers segments sacrés.*

Le contingent crânien regroupe :

- des fibres issues du noyau pupillaire : elles suivent le trajet du nerf moteur oculaire commun (III), font relais dans le ganglion ophtalmique, puis gagnent l'iris et les muscles ciliaires;
- des fibres issues du noyau lacrymo-nasal et du noyau salivaire supérieur : elles suivent le trajet du nerf facial (VII), et gagnent les glandes lacrymales, les glandes salivaires sous-maxillaires et sublinguales et les cavités buccale et nasale;
- des fibres issues du noyau salivaire inférieur : elles suivent le trajet du nerf glossopharyngien (IX) et gagnent la glande parotide;
- des fibres issues du noyau cardio-pneumo-entérique : elles suivent le trajet du nerf pneumogastrique (X). Le pneumogastrique est essentiellement constitué de fibres parasympa-

thiques qui le quittent à différents niveaux du corps pour aller innerver le cœur, l'appareil respiratoire, et la presque totalité du tube digestif.

Le contingent sacré regroupe des fibres dont le centre est médullaire (corne latérale de la base de la corne ventrale) et sacré, s'étageant de S2 à S4. Les fibres se distribuent aux organes génito-urinaires et au rectum.

▲ *Effets parasympathiques*

Les effets parasympathiques sont présentés dans le *tableau 20.2.*

▲ *Mise au point sur les centres végétatifs*

Voies afférentes et centres végétatifs sont encore assez mal connus. Cependant, la présence de centres nerveux végétatifs dans le tractus intermédiolatéralis est quasi certaine. Des centres supérieurs sont certainement présents dans le tronc cérébral et dans la région hypothalamique.
Les voies afférentes sont difficilement individualisables. Elles répondent à divers excitants grâce à l'existence de récepteurs, sensibles à la pression ou à la tension : baro- et chémorécepteurs, par exemple.
Fonctionnellement, l'opposition, classiquement établie entre les systèmes sympathique et parasympathique, est plus nette que celle qui est admise anatomiquement. Cette différence plus tranchée est due au fait que les médiateurs chimiques libérés changent d'un système à l'autre.
Les terminaisons sympathiques libèrent la noradrénaline ; les terminaisons parasympathiques libèrent l'acétylcholine.

Les médiateurs chimiques du système nerveux autonome

▲ *Les deux types de médiateurs chimiques*

Nous avons vu que les systèmes sympathique et parasympathique étaient tous deux constitués de « tronçons » à deux neurones : un neurone préganglionnaire relayé au niveau des ganglions végétatifs par un neurone post-ganglionnaire.
Les fibres du neurone post-ganglionnaire aboutissent en fin de parcours sur l'organe cible.

ESSENTIEL

Ce sont des médiateurs chimiques ou neurotransmetteurs qui assurent le passage de l'influx nerveux au niveau du ganglion d'abord, et de la terminaison des fibres nerveuses ensuite.
On distingue deux types de neurotransmetteurs :
- *la noradrénaline ;*
- *l'acétylcholine.*

Acétylcholine et noradrénaline se répartissent de la façon suivante :
- le principal neurotransmetteur actif dans les ganglions végétatifs, qu'ils soient sympathiques ou parasympathiques, est l'acétylcholine ;
- dans le système parasympathique, le neurotransmetteur entre le neurone post-ganglionnaire et la cellule cible est l'acétylcholine ;
- dans le système sympathique, le neurotransmetteur entre le neurone post-ganglionnaire et la cellule cible est la noradrénaline.

DÉFINITION

Les fibres nerveuses libérant l'acétylcholine sont dites fibres cholinergiques.
Les fibres nerveuses libérant la noradrénaline sont dites fibres adrénergiques.

▲ *Les neurotransmetteurs et les récepteurs*

Acétylcholine et noradrénaline nécessitent la présence de récepteurs. Ces récepteurs sont dits respectivement cholinergiques et adrénergiques. Ils sont situés sur la membrane des cellules au niveau desquelles le neurotransmetteur agit.

LES RÉCEPTEURS CHOLINERGIQUES sont activés par l'acétylcholine. On les trouve par conséquent :
- dans les ganglions végétatifs, qu'ils soient sympathiques ou parasympathiques ;
- au niveau des terminaisons nerveuses des neurones post-ganglionnaires parasympathiques.

Des expériences réalisées ont montré qu'il existe deux types de récepteurs cholinergiques :
- les récepteurs cholinergiques situés sur le neurone post-synaptique de tous les ganglions végétatifs, qui répondent également à des doses faibles de nicotine ; pour cette raison, ils sont appelés récepteurs nicotiniques.
- les récepteurs cholinergiques situés sur les membranes des cellules cibles des fibres sympathiques, qui sont stimulés par un poison extrait de certains champignons vénéneux, la muscarine ; pour cette raison, ils sont appelés récepteurs muscariniques.

Les récepteurs nicotiniques sont bloqués par l'action du curare.
Les récepteurs muscariniques sont bloqués par l'atropine.

Tableau 20.2 - Actions parasympathiques sur les organes cibles

Organes cibles	Effets parasympathiques
Peau	Aucune action
Œil	Myosis Accommodation
Glandes salivaires	Stimulation de la sécrétion
Cœur	Diminution de la fréquence, de la contractilité, de la vitesse de conduction
Vaisseaux	Dilatation
Bronches	Constriction bronchique Stimulation de la sécrétion
Estomac	Augmentation de la motilité Relâchement de sphincters Stimulation de la sécrétion
Pancréas	Stimulation de la sécrétion exocrine Stimulation de la sécrétion d'insuline
Intestins	Augmentation du péristaltisme Relâchement des sphincters
Vessie	Contraction
Utérus	Variable
Comportement sexuel mâle	Érection

LES RÉCEPTEURS ADRÉNERGIQUES sont divisés en deux groupes :

- les récepteurs alpha-adrénergiques ;
- les récepteurs bêta-adrénergiques.

Ces récepteurs sont distribués uniformément dans l'organisme.
Un même organe possède fréquemment les deux types de récepteurs.
Quelles différences y a-t-il entre ces deux types de récepteurs ? D'une façon générale, il est admis que la stimulation des récepteurs alpha produit une réponse excitatrice telle la contraction de la musculature lisse, alors que la stimulation des récepteurs bêta entraîne une réponse inhibitrice tel le relâchement de la musculature artériolaire.

CLINIQUE

C'est une différence qui trouve son importance en pharmacologie : les produits destinés à exercer une action adrénergique prennent en compte l'existence de ces deux types de récepteurs (tableau 20.3).

Tableau 20.3 - Actions alpha et bêta sur les organes cibles

Organes cibles	Action alpha (α)	Action bêta (ß)
Œil	Dilatation pupillaire (mydriase)	Contraction pupillaire (myosis)
Cœur		
Rythme	Diminution	Accélération
Puissance	Diminution	Augmentation
Excitabilité	Diminution	Augmentation
Conduction	Diminution	Stimulation
Vaisseaux	Contraction	Dilatation
Bronches	Constriction	Dilatation
Tube digestif		
Sphincters (cardia, pylore, anus)	Dilatation	Contraction
Organes (estomac, intestin)	Augmentation du tonus et du péristaltisme, contraction	Diminution du tonus et du péristaltisme, relâchement
Rate	Contraction	0
Foie	Glycogénolyse	0
Appareil génito-urinaire		
Uretère	Contraction	0
Vessie	Contraction du muscle et relâchement du sphincter	Relâchement du muscle et contraction du sphincter
Canal déférent	Contraction	Relâchement
Vésicule séminale	Contraction	Relâchement
Utérus	Contraction	Relâchement
Glandes		
Salivaires	Stimulation (sécrétion)	Stimulation
Gastriques	Stimulation	Inhibition
Pancréatiques	Stimulation	Inhibition
Sudorales	0	Stimulation
Muscles pilomoteurs	Contraction (horripilation)	0

Tableau 20.4 - Résumé des fonctions des principales parties de l'encéphale

Partie	Fonctions
TRONC CÉRÉBRAL	
Bulbe rachidien	Il relaie les influx nerveux moteurs et sensitifs entre les autres parties de l'encéphale et la moelle épinière. La formation réticulée (aussi présente dans la protubérance, le mésencéphale et le diencéphale) intervient dans le maintien de l'état de conscience et l'éveil. Les centres réflexes vitaux règlent les battements cardiaques, la respiration (de concert avec la protubérance), de même que le diamètre des vaisseaux sanguins. D'autres centres réflexes coordonnent la déglutition, le vomissement, la toux, l'éternuement et le hoquet. Il renferme les noyaux d'origine des nerfs crâniens VII, IX, X, XI et XII. Le complexe nucléaire vestibulaire aide au maintien de l'équilibre.
Protubérance	Elle relaie les influx nerveux à l'intérieur de l'encéphale, et entre les diverses parties de l'encéphale et de la moelle épinière. Elle renferme les noyaux d'origine des nerfs crâniens V, VI, VII et VIII. Les centres pneumotaxique et apneustique, de même que le bulbe rachidien, contribuent à la régulation de la respiration.
Mésencéphale	Il relaie les influx moteurs depuis le cortex cérébral jusqu'à la protubérance et à la moelle épinière, de même que les influx sensitifs depuis la moelle épinière jusqu'au thalamus. Les tubercules quadrijumeaux supérieurs coordonnent les mouvements des globes oculaires en réaction à des stimuli visuels et à d'autres stimuli. Les tubercules quadrijumeaux inférieurs coordonnent les mouvements de la tête et du tronc en réaction aux stimuli auditifs. Il renferme les noyaux d'origine des nerfs crâniens III et IV.
DIENCÉPHALE	
Thalamus	Plusieurs noyaux servent de stations de relais pour tous les influx sensitifs dirigés vers le cortex cérébral. Il relaie les influx moteurs depuis le cortex cérébral jusqu'à la moelle épinière. Il interprète grossièrement la douleur, la température, le toucher et la pression. Le noyau antérieur est relié aux émotions et à la mémoire.
Hypothalamus	Il reçoit des signaux hormonaux et des influx sensitifs en provenance des viscères. Il contrôle et intègre les activités du système nerveux autonome. Il est le principal lien entre les systèmes endocrinien et nerveux, et contrôle l'hypophyse. Il sécrète les hormones régulatrices hypothalamiques. Il est relié aux sensations de rage et d'agressivité. Il règle la température du corps, l'alimentation et la soif. Il contribue au maitien de l'état de veille et au sommeil.
CERVEAU	Les aires sensitives interprètent les influx sensitifs, les aires motrices règlent l'activité musculaire, et les aires d'association sont reliées aux processus émotionnels et intellectuels. Les noyaux gris centraux règlent les mouvements automatiques généraux et le tonus musculaire. Le système limbique est relié aux aspects émotionnels du comportement associé à la survie.
CERVELET	Il contrôle les contractions des muscles squelettiques nécessaires à la coordination, au maintien de la posture et à l'équilibre.

SYNTHÈSE

Les liens entre le système nerveux et les autres systèmes sont évidents. Le système nerveux est, avec le système endocrinien *[v. chap. 21]* le principal système de contrôle et de communication de l'organisme. En guise de vision macroscopique, sont présentés une figure et un tableau résumés de ce système (d'après Tortora et Grabowski, *Principes d'anatomie et de physiologie,* 2e édition, De Boeck Université, 1994, p. 361, 445).

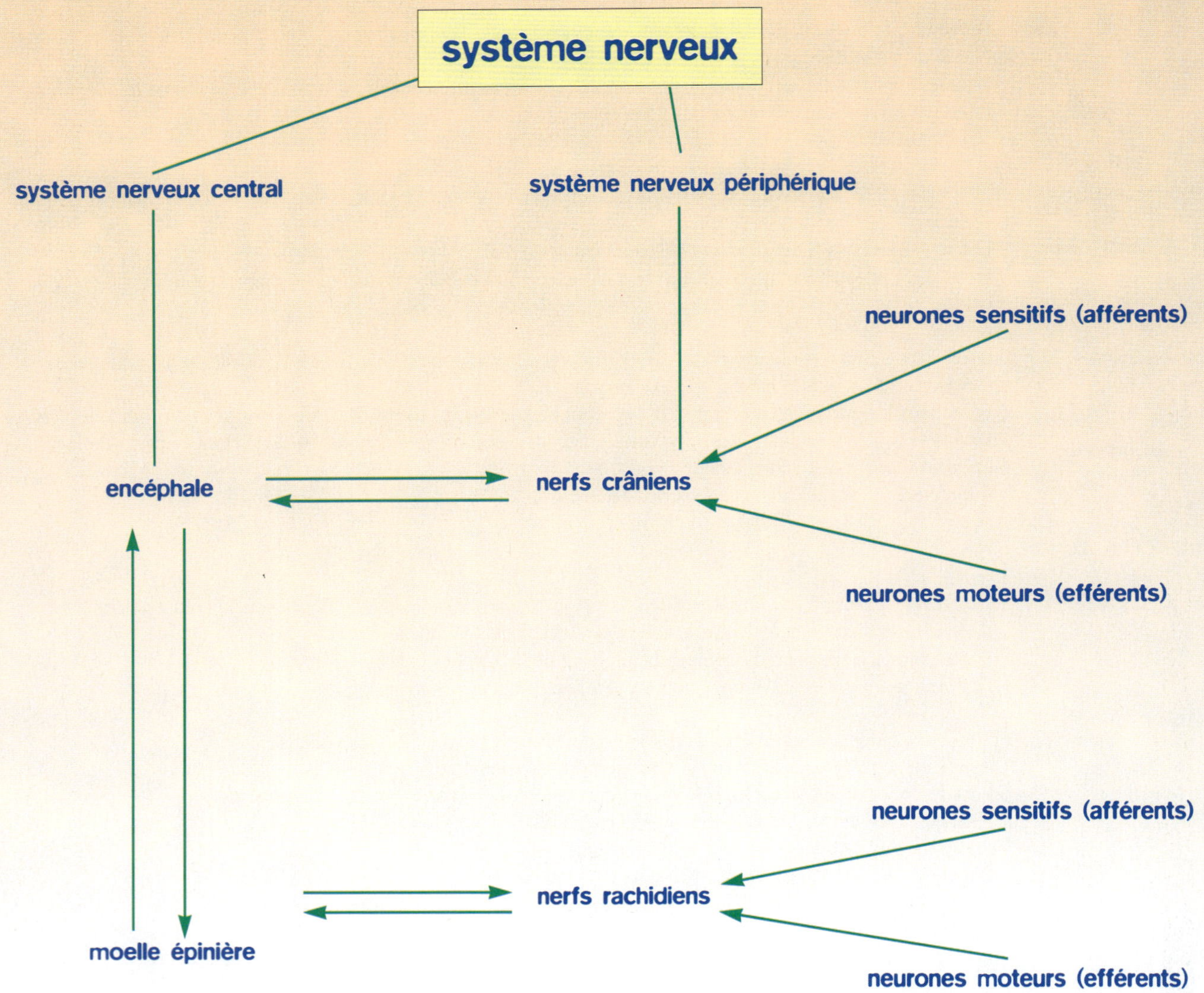

Fig. 20.11 • Organisation du système nerveux.

ACTIVITÉS D'INTÉGRATION

1. Faites-vous un résumé du fonctionnement du système nerveux en mettant en évidence les rôles principaux des éléments suivants : la moelle épinière, le cervelet, le tronc cérébral, le cortex cérébral, le système limbique, la substance grise, la substance blanche, le liquide céphalo-rachidien, les nerfs crâniens (l'ensemble des), les nerfs rachidiens (l'ensemble des), le système sympathique, le système parasympathique.
2. Obélix, en se promenant à la recherche d'un ou deux sangliers, tombe sur une patrouille de Romains. Son plaisir est intense et il se met à courir pour « leur donner des baffes » ! Par quelles structures du système nerveux passent les informations entre le moment où il entend les Romains et le moment où il commence à « donner des baffes » ? Que se passe-t-il au niveau de chacune des structures ?

Chapitre 21

Le système endocrinien

Les glandes endocrines forment un système, le système endocrinien, qui, en corrélation avec le système nerveux, constitue un système de régulation majeur de l'organisme.

Les glandes endocrines sont situées à différents endroits du corps *(fig. 21.1)*; chacune d'elles sécrète en permanence une ou plusieurs substances chimiques spécifiques, ce sont les hormones.

Contrairement aux glandes exocrines (telles que les glandes sudoripares), qui disposent d'un canal excréteur par lequel les substances fabriquées sont déversées dans une « lumière de l'organisme », les glandes endocrines, elles, déversent directement dans le sang leur produit de sécrétion : l'hormone.

L'hormone, en effet, utilise le flux sanguin pour atteindre les tissus où elle doit exercer son action. Ces tissus spécifiques sont appelés tissus cibles; ils sont constitués de cellules appelées cellules cibles.

**Qu'est-ce qu'une hormone ?
Quelles sont les glandes endocrines présentes dans l'organisme ?
Quelle est l'hormone qui leur est spécifique et quelle est son action ?**

Voici les questions auxquelles nous nous proposons de répondre.

NOTIONS FONDAMENTALES SUR LES HORMONES

Nous abordons ici ce qu'il est essentiel de connaître sur :

- la nature chimique des hormones;
- le contrôle auquel elles sont soumises;
- leur mode de transport dans le sang;
- leur contact avec les cellules cibles;
- leur mode d'excrétion.

NATURE CHIMIQUE DES HORMONES

Suivant leur constitution chimique, les hormones sont classées en trois catégories :

- les hormones aminées;
- les hormones protéiques;
- les hormones stéroïdes.

LES HORMONES AMINÉES dérivent toutes d'un seul acide aminé, la tyrosine.
Rappelons qu'un acide aminé est un nutriment essentiel, c'est-à-dire une substance indispensable à l'organisme, apporté par l'alimentation.
Elles comprennent :

- les hormones thyroïdiennes, qui proviennent de la glande thyroïde *(v. fig. 2.5, p. 22)*;
- l'adrénaline et la noradrénaline, qui sont sécrétées par la médullosurrénale (partie interne de la glande surrénale) *(fig. 21.1)*.

LES HORMONES PROTÉIQUES : cette catégorie concerne la majorité des hormones, constituées d'un nombre plus ou moins important d'acides aminés.
Ces hormones, bien souvent, sont synthétisées initialement sous forme de protéines inactives; elles nécessitent ensuite l'intervention d'une enzyme pour devenir actives.

LES HORMONES STÉROÏDES (ou stéroïdiennes) ont une structure chimique dite cyclique (c'est-à-dire en forme de cycle), leur précurseur le plus courant est le cholestérol.
On trouve dans cette catégorie :

- les hormones produites par le cortex surrénal (portion périphérique de la glande surrénale);
- les hormones produites par les testicules et les ovaires *(v. fig. 4.5, p. 50 et fig. 4.11, p. 53)*.

ESSENTIEL *Une glande endocrine est un « organe » constitué de cellules dites glandulaires dont la fonction est de fabriquer et de sécréter une ou plusieurs hormones qui sont directement déversées dans le sang. Une glande endocrine est dépourvue de canal excréteur (fig. 21.2).*

ESSENTIEL *Une hormone est une substance chimique sécrétée par des cellules spécialisées qui sont des cellules glandulaires endocrines spécifiques, qui, après avoir été stimulées, déversent l'hormone directement dans le sang jusqu'à une cellule cible spécifique où elle exerce une action spécifique.*

Parcours d'une hormone

▲ *Les hormones sous contrôle*

La sécrétion hormonale est continue mais chaque hormone est sécrétée à des taux variables au cours du temps. En effet, les hormones sont libérées selon les besoins de l'organisme.
Malgré leur sécrétion continue, un certain nombre d'hormones présentent des variations cycliques de leur taux de sécrétion sur une période de 24 heures, ce rythme est dit rythme circadien.
De quelle façon une glande endocrine est-elle informée du taux d'hormones qu'elle doit sécréter ? Autrement dit, quels sont les stimuli qui intensifient ou inhibent la sécrétion de chaque hormone ?

Retenons dès lors deux points importants à propos de la régulation des sécrétions hormonales :
- il existe une autorégulation des sécrétions hormonales;
- les sécrétions hormonales sont régulées automatiquement de façon à revenir en permanence à un état d'équilibre.

ESSENTIEL *L'autorégulation hormonale s'effectue par un mécanisme de rétrocontrôle (souvent appelé « feedback »). Cela signifie que la sécrétion de l'hormone peut être influencée par deux substances : l'hormone elle-même ou le produit dont elle règle la production.*

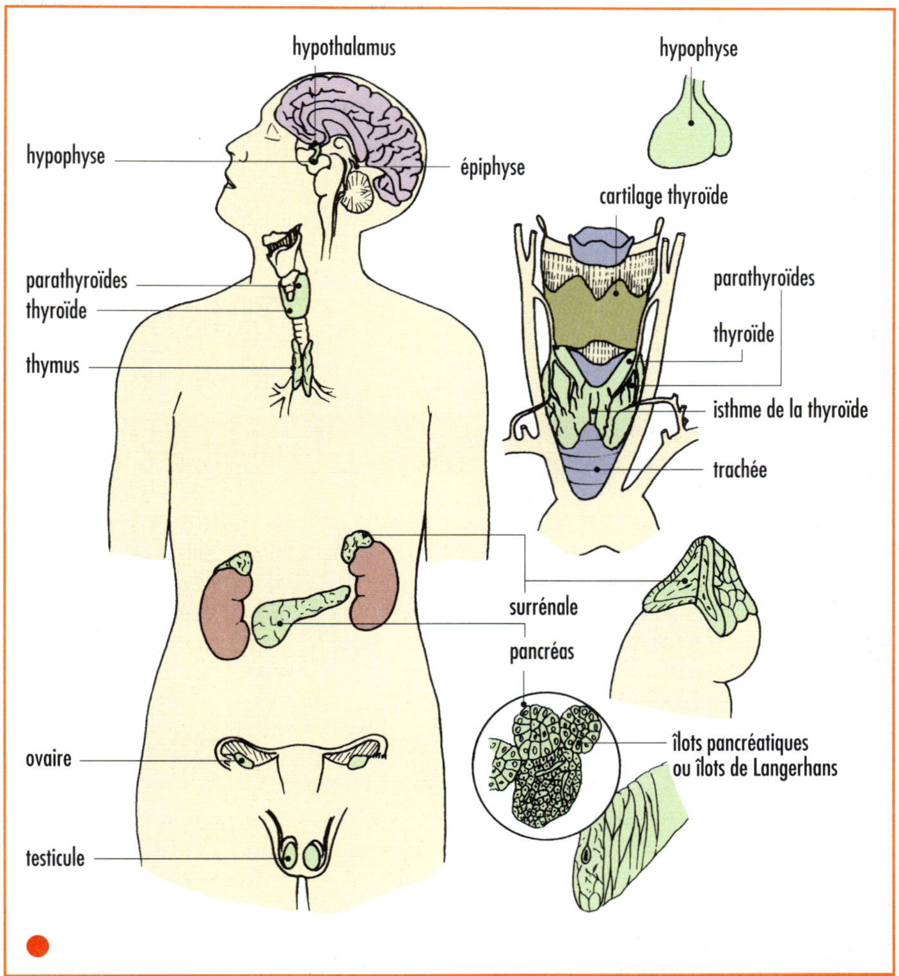

Fig. 21.1 • Localisation anatomique des principales glandes endocrines chez les deux sexes.

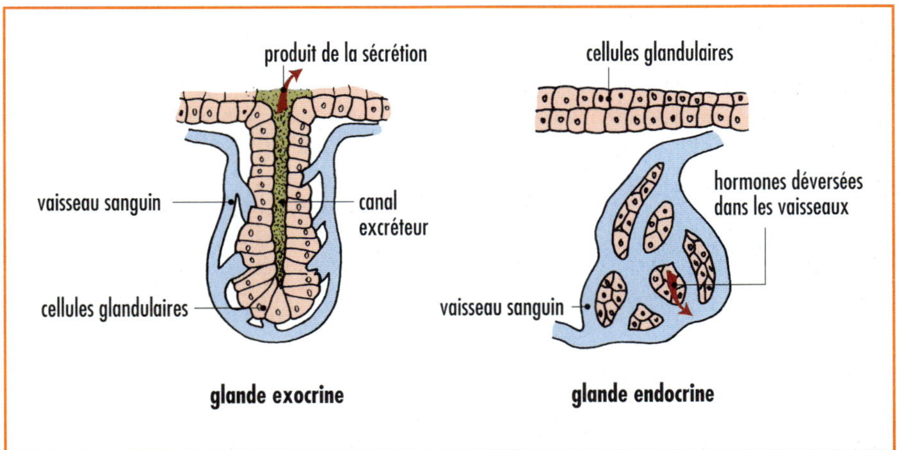

Fig. 21.2 • Schémas comparatifs d'une glande exocrine et endocrine.

AUTORÉGULATION PAR LE SUBSTRAT : on appelle « substrat » le produit qui est réglé par une hormone. Par exemple, le glucose est le substrat de l'insuline : l'insuline est une hormone sécrétée par la portion endocrine du pancréas, c'est elle qui règle le taux de glucose sanguin *(p. 275)*.
C'est le taux de glucose sanguin qui détermine directement la quantité d'insuline qui doit être sécrétée.
Lorsque le taux de glucose est trop élevé, les cellules pancréatiques sécrétrices d'insuline en sont immédiatement averties. Elles sont stimulées et sécrètent davantage d'insuline, qui réduit par son action le taux de glucose sanguin *(fig. 21.3)*.

D'autres hormones fonctionnent sur le même mode, nous le mentionnerons dans les paragraphes correspondants.

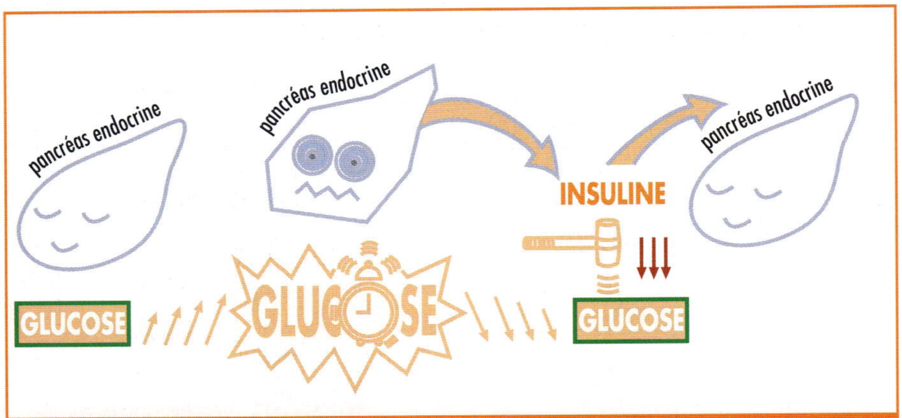

Fig. 21.3 • Mécanisme de l'autorégulation de l'hormone par le substrat.

AUTORÉGULATION PAR L'HORMONE : comme nous pouvons le remarquer sur la figure 21.1 et dans le tableau 21.1, il existe deux glandes endocrines situées dans le cerveau : l'hypothalamus et l'hypophyse, qui réalisent un axe, l'axe hypothalamo-hypophysaire.

Ces deux glandes sont étroitement liées sur le plan fonctionnel. Elles sont en quelque sorte une « tour de contrôle endocrinienne » : elles surveillent et régulent le fonctionnement d'un certain nombre d'autres glandes endocrines.

L'axe hypothalamo-hypophysaire est sensible aux variations des taux d'hormones circulantes des glandes périphériques, si bien que toute augmentation du taux de l'hormone entraîne un freinage de la sécrétion hypothalamo-hypophysaire (rétroaction négative), toute baisse du taux hormonal provoque généralement une hypersécrétion hypothalamo-hypophysaire (rétroaction positive) *(fig. 21.4)*.

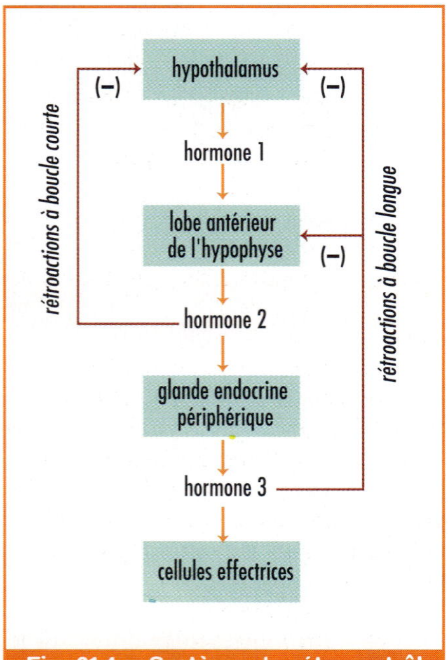

Fig. 21.4 • Système de rétrocontrôle sur l'axe hypothalamo-hypophysaire.

RÉGULATION DIRECTE PAR LE SYSTÈME NERVEUX CENTRAL : dans certains cas, il existe également une commande directe, sans « passer » par une boucle de rétrocontrôle. Les cellules endocrines sont alors stimulées par une stimulation nerveuse provenant du système nerveux central.

▲ *Transport des hormones*

Rappelons qu'une des caractéristiques des hormones est d'être transportées uniquement par voie sanguine.

Les hormones aminées, protéiques et stéroïdes sont transportées par des protéines plasmatiques. Une faible quantité d'hormones circule dans le sang sous forme libre. C'est d'ailleurs sous cette forme que l'hormone est active.

L'avenir de « l'hormone libre » est de trois types :

- elle est captée par les tissus cibles où elle exerce son action;
- elle est dégradée au niveau du foie;
- elle est excrétée par les reins (cela permet d'évaluer le taux de sécrétion d'une hormone en dosant son taux d'excrétion urinaire).

▲ *L'hormone et sa cellule cible*

ESSENTIEL

Étant donné que toutes les hormones circulent à peu près en même temps dans le sang, il est indispensable que l'hormone et sa cellule cible se reconnaissent mutuellement. Cette reconnaissance est possible grâce à la présence de récepteurs au niveau des cellules cibles.

Les récepteurs sont des sites de liaison spécifiques entre l'hormone et la cellule cible.

Selon l'hormone, le récepteur est différemment situé dans la cellule cible :

- les récepteurs des hormones protéiques et des hormones de la médullosurrénale sont placés dans la membrane plasmique de la cellule cible;
- les récepteurs des hormones stéroïdes sont des protéines situées dans le cytoplasme de la cellule cible;
- les récepteurs des hormones thyroïdiennes sont situés dans le noyau de la cellule cible.

Lorsque l'hormone est liée à son récepteur : que se passe t-il ?

N'oublions pas que l'objectif de l'hormone est de déclencher l'élaboration d'un produit.

Ce produit peut être une protéine, qui est le produit lui-même, ou une enzyme, participant activement à la fabrication du produit.

Nous avons vu qu'il existe deux types de récepteurs dans la cellule cible, par conséquent, il existe schématiquement deux types de processus qui déclenchent la réponse de la cellule cible :

- cas des récepteurs membranaires : lorsque l'hormone est fixée au récepteur membranaire, un signal est déclenché, qui va activer un messager à l'intérieur de la cellule cible. Ce messager est appelé second messager. Il en existe deux principaux : l'AMP cyclique et le calcium. L'AMP cyclique provient d'une transformation de l'ATP en AMP cyclique sous l'action d'une enzyme (l'adénylcyclase), elle aussi activée par la fixation de l'hormone sur le récepteur. L'AMP cyclique ainsi formé enclenche les mécanismes qui permettent l'expression de l'activité hormonale;
- cas des récepteurs intracellulaires : il s'agit de protéines qui prennent en charge l'hormone et la conduisent au noyau de la cellule cible où elle peut exercer son action.

▲ *Élimination des hormones*

Les hormones sont sécrétées, puis elles sont excrétées ou métabolisées. Pour la plupart des hormones, la voie principale de dégradation est hépatique ou rénale.

CLINIQUE

Le dosage urinaire du taux d'élimination des hormones est souvent utilisé pour indiquer leur taux de sécrétion car il lui est proportionnel.

De nombreuses techniques permettent actuellement le dosage sanguin.

Tableau 21.1 – Localisation anatomique des principales glandes endocrines chez les deux sexes

Glandes	Hormones	Cibles	Fonctions principales
Hypothalamus	- Ocytocine - Vasopressine (ADH ou hormone antidiurétique) - Hormones de régulation	- Utérus et glandes mammaires - Tubes rénaux - Lobe antérieur de l'hypophyse	- Émission du lait et contractions utérines - Réabsorption de l'eau - Régulation des hormones du lobe antérieur de l'hypophyse
Adénohypophyse (ou lobe antérieur de l'hypophyse)	- Hormone somatotrope (GH ou STH : hormone de croissance) - Hormone thyréotrope (TSH : hormone thyréostimulante) - Hormone corticotrope (ACTH) - Prolactine - Hormones gonadotropes (FSH/LH)	- Tissus en général - Thyroïde - Cortex surrénal - Glandes mammaires - Gonades	- Stimulation de la croissance et du métabolisme organique - Stimulation de la fabrication et de la libération des hormones thyroïdiennes - Stimulation de la synthèse et de la libération des hormones corticosurrénaliennes - Stimulation de la synthèse du lait - Stimulation de la sécrétion des hormones sexuelles
Post-hypophyse (ou neurohypophyse ou lobe postérieur de l'hypophyse)	Vasopressine et ocytocine produites par l'hypothalamus		- Lieu de stockage des hormones
Thyroïde	- Thyroxine (T3) - Triiodothyronine (T4) - Calcitonine	- Tissus en général - Os	- Augmentation du taux de métabolisme - Croissance - Action cardio-vasculaire - Hypocalcémiante
Parathyroïde	- Parathormone (PTH)	- Os - Rein - Tube digestif	- Hypercalcémiante
Pancréas endocrine	- Insuline - Glucagon	- Effet général - Muscle - Foie - Tissu adipeux	- Hypoglycémiante - Hyperglycémiante
Cortex surrénal	- Glucocorticoïdes (cortisol) - Minéralocorticoïdes (aldostérone) - Androgènes	- Action générale - Rein	- Augmentation du métabolisme - Réponse au stress - Favorise la réabsorption du sodium - Participation minime au développement des caractères sexuels secondaires masculins
Médullosurrénale	- Adrénaline - Noradrénaline	- Muscles lisses - Muscle cardiaque - Foie - Tissu adipeux	- Augmentation du métabolisme - Augmentation de la fréquence cardiaque - Mobilisation des lipides
Gonades	- Œstrogènes - Testostérone - Progestérone	- Système reproducteur	- Développement des caractères sexuels secondaires - Ovogenèse - Spermatogenèse - Développement du système reproducteur

L'HYPOPHYSE ET L'HYPOTALAMUS

Ces deux glandes endocrines situées à la base du cerveau sont traitées dans le même paragraphe, car, comme nous allons le voir, elles fonctionnent toutes les deux en étroite liaison. Leur situation anatomique favorise ce fonctionnement : l'hypophyse est placée à la base du cerveau dans une cavité osseuse appelée la selle turcique. Elle est située juste au-dessous de l'hypothalamus auquel elle est reliée par un faisceau de fibres nerveuses et de petits vaisseaux, appelé la tige pituitaire *(fig. 21.5)*.

L'HYPOPHYSE

L'hypophyse est constituée de deux lobes :

- le lobe antérieur ou antéhypophyse ou adénohypophyse;
- le lobe postérieur ou post-hypophyse ou neurohypophyse.

L'hypophyse sécrète au total neuf hormones dont deux sont sécrétées par la post-hypophyse.
Les deux lobes hypophysaires n'ont pas la même origine embryologique. L'origine de leurs hormones respectives, comme nous allons le voir, est différente.

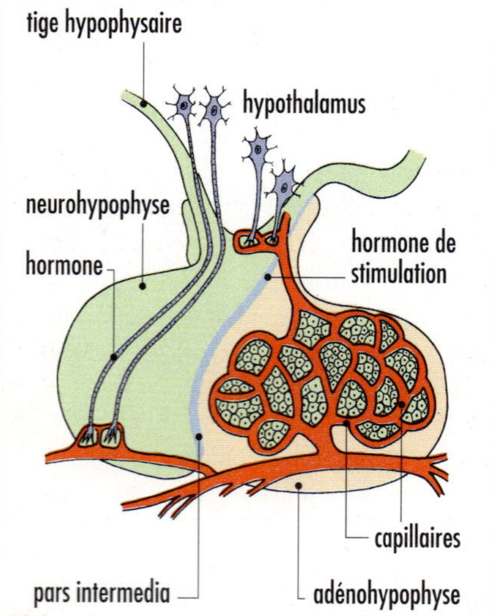

Fig. 21.5 • Hormones post-hypophysaires (à gauche de la pars intermedia) et hormones antéhypophysaires (à droite de la pars intermedia).

▲ *La post-hypophyse*

Le lobe postérieur de l'hypophyse est en fait une extension de l'hypothalamus sus-jacent.
Il n'est pas tout à fait juste de parler des hormones de la post-hypophyse car ces hormones sont en fait synthétisées dans l'hypothalamus et sont seulement stockées dans le lobe postérieur de l'hypophyse.
Les hormones post-hypophysaires sont amenées de l'hypothalamus à l'hypophyse dans de petites vésicules, tout le long des axones de la tige pituitaire. Au niveau de la terminaison des axones, dans la post-hypophyse, les vésicules s'accumulent jusqu'à leur libération *(fig. 21.5)*.
La structure nerveuse de l'axe hypothalamus-post-hypophyse explique le terme de neurohypophyse que l'on donne au lobe postérieur de l'hypophyse.

> **DÉFINITION**
> *Il existe deux hormones post-hypophysaires :*
> - *la vasopressine, ou hormone antidiurétique (ADH) ;*
> - *l'ocytocine.*

L'hormone antidiurétique ou ADH exerce l'essentiel de ses effets sur le rein. L'hormone antidiurétique (ADH) économise l'eau en favorisant sa réabsorption au niveau de la partie distale des tubes collecteurs du rein *[v. chap. 19, p. 234]*.

> **CLINIQUE**
> *Le rein filtre 175 l d'eau par 24 heures.*
> *Plus de 75 % sont réabsorbés avec le sodium au niveau de la partie proximale des tubes collecteurs du rein : il reste donc environ 25 l d'eau distribués au niveau distal.*
> *La diurèse normale étant de 1,5 l/24 h, il reste environ 23 l d'eau, entièrement sous la dépendance de l'ADH.*

L'objectif de cette régulation d'eau est de maintenir à un taux constant l'osmolarité du plasma.
L'osmolarité correspond à la concentration de soluté dans une solution. Plus l'osmolarité est élevée, plus la concentration de la solution est importante et inversement. L'osmolarité se mesure en milliosmoles par litre (mOsm/l).
La concentration plasmatique devant rester constante à 290 mOsm/l, l'ADH joue un rôle fondamental dans le maintien de ce chiffre.

> **ESSENTIEL**
> *L'ADH intervient dans la régulation hydrique : l'augmentation de la sécrétion d'ADH entraîne une augmentation de la réabsorption de l'eau et donc une dilution du plasma.*
> *La diminution de sécrétion d'ADH entraîne une diminution de la réabsorption d'eau et donc une augmentation de la concentration plasmatique.*

On comprend facilement que les variations de sécrétion d'ADH s'adaptent aux besoins de l'organisme et spécifiquement au niveau de concentration plasmatique.

LA SÉCRÉTION D'ADH EST RÉGULÉE DE DEUX FAÇONS :

- Les variations de l'osmolarité plasmatique sont reçues par l'hypothalamus. Il existe à son niveau des récepteurs spécialisés appelés osmorécepteurs hypothalamiques, très sensibles au niveau de concentration du plasma. Ce sont eux qui vont ordonner ou non la sécrétion d'ADH.

> **ESSENTIEL**
> *Toute augmentation de l'osmolarité plasmatique provoque une augmentation de la sécrétion d'ADH ; toute diminution de l'osmolarité plasmatique freine la sécrétion d'ADH.*

- Il existe également des récepteurs périphériques situés dans l'oreillette gauche, dans la crosse de l'aorte, et dans la bifurcation carotidienne. Ces récepteurs sont sensibles à la volémie (c'est-à-dire au volume sanguin total) et à la pression artérielle, étroitement liée à la volémie.

> **CLINIQUE**
> *Au cours d'états pathologiques tels que la déshydratation ou l'hémorragie, qui entraînent une diminution de la volémie, les récepteurs périphériques répondent en déclenchant une sécrétion d'ADH.*

> **ESSENTIEL**
> *L'augmentation de la volémie et/ou de la pression artérielle entraîne une inhibition de la sécrétion d'ADH.*
> *La diminution de la volémie et/ou de la pression artérielle entraîne une stimulation de la sécrétion d'ADH.*

CLINIQUE

Une carence en ADH, en cas de lésion hypothalamique par exemple, implique une impossibilité de réabsorber l'eau au niveau rénal. Cet état pathologique est caractérisé par une diurèse quotidienne extrêmement élevée, il s'agit du diabète insipide.

L'OCYTOCINE A UNE DOUBLE ACTION :

- sur la musculature lisse utérine, en provoquant la contraction des fibres musculaires, en particulier dans l'induction du travail, au moment de l'accouchement ;
- sur l'émission du lait pendant la période de la lactation, en association avec la prolactine. La succion des mamelons par le bébé pendant l'allaitement stimule les cellules hypothalamiques : celles-ci sécrètent l'ocytocine, qui, en agissant sur les muscles lisses situés autour des glandes mammaires, provoque l'expulsion du lait maternel *(v. chap. 22, p. 288).*

▲ *L'antéhypophyse*

Le lobe antérieur de l'hypophyse sécrète sept hormones *(tableau 21.2)* :
Les hormones ACTH, TSH, FSH et LH agissent sur des glandes endocrines.
Les hormones STH, prolactine et MSH agissent sur des tissus.

Tableau 21.2 – Hormones du lobe antérieur de l'hypophyse

Hormone	**Tissu cible**
Hormone thyréotrope ou TSH	Glande thyroïde
Hormone corticotrope ou ACTH	Glande surrénale
Hormone folliculostimulante ou FSH	Gonades
Hormone lutéotrophique ou LH	Gonades
Hormone somatotrope ou STH	Tissus
Prolactine	Glande mammaire
Hormone mélanotrope ou MSH	Mal déterminé

L'antéhypophyse est sous le contrôle d'hormones provenant de l'hypothalamus.
À chaque hormone hypophysaire correspond une hormone hypothalamique régulatrice spécifique.
L'hypothalamus sécrète des hormones régulatrices, qui aboutissent à l'hypophyse par voie sanguine *(fig. 21.7).*

Remarque importante : nous allons étudier ici les hormones qui ont une action sur les tissus. Les hormones agissant sur d'autres glandes endocrines seront traitées en même temps que l'étude des glandes elles-mêmes.
L'étude de la FSH et de la LH, qui ont une action sur les gonades, est réalisée dans le chapitre 22, *(v. pp. 282 et 299).*
En conséquence, seules sont étudiées ici les hormones suivantes :

- l'hormone somatotrope ;
- la prolactine ;
- l'hormone mélanotrope.

L'HORMONE SOMATOTROPE, STH, OU GROWTH HORMONE, GH, est l'hormone de croissance. Elle agit en déclenchant la synthèse de facteurs de croissance appelés les somatomédines, par le tissu hépatique, mais aussi, à moindre degré, le tissu rénal, le tissu digestif, le pancréas et d'autres tissus…
Par l'intermédiaire des somatomédines, la STH provoque les effets suivants :

- elle stimule la croissance en général, elle détermine la taille de l'individu ;
- elle stimule la croissance cellulaire en général ;
- elle stimule la croissance des cartilages (chondrogenèse) et de l'os ;
- elle stimule l'anabolisme protidique et donc l'anabolisme musculaire.

La STH exerce également une action directe sur le métabolisme des lipides, des glucides et des protides :

- elle stimule la mobilisation des lipides de réserve ;
- elle augmente la synthèse du glycogène et le taux circulant de glucose : la STH est hyperglycémiante ;
- elle stimule la synthèse des protides.

La régulation de la STH est assurée par deux hormones hypothalamiques :

- la somatocrinine, qui stimule la libération de STH ;
- la somatostatine, qui inhibe la libération de STH.

LA PROLACTINE est l'hormone lactogène. Elle agit de deux façons :

- elle participe à la croissance des glandes mammaires ;
- elle provoque, au niveau de la glande mammaire, la sécrétion de deux enzymes majeures intervenant dans la fabrication du lait.

À l'état basal, la sécrétion de prolactine est faible ; elle augmente pendant la grossesse jusqu'à l'accouchement. Après l'accouchement, les taux de prolactine restent identiques aux taux existant en fin de grossesse. Cependant, ils s'élèvent (pendant environ 1 heure) lorsque l'allaitement est déclenché, ce qui permet la sécrétion lactée pendant les heures qui suivent.
La régulation de la prolactine est assurée par une hormone hypothalamique : le PIF *(Prolactin Inhibiting Factor).* Celui-ci a un effet inhibiteur sur la sécrétion de prolactine. Au cours de l'allaitement, la succion du mamelon entraîne un réflexe : la suppression de la sécrétion de PIF. Cela a pour effet de lever la freination et de « laisser libre cours » à la sécrétion de prolactine *(v. chap. 22, p. 278).*

L'HORMONE MÉLANOTROPE, MSH, possède une fonction qui est mal connue.
Elle est sécrétée dans le lobe intermédiaire (lobe classiquement individualisé entre le lobe antérieur et le lobe postérieur). Chez le porc, elle provoque l'hyperpigmentation ; chez l'humain, son rôle n'est pas très clair bien qu'elle existe et soit dosée à 20 pg/ml ; elle aurait un effet de stimulation de la mélanogenèse et une action lipolytique faible.

L'HYPOTHALAMUS

▲ *Situation anatomique*

L'hypothalamus est situé entre le cortex et les circuits neuronaux sous-corticaux d'une part, et l'hypophyse en dessous de lui d'autre part.
Les corps cellulaires des cellules sécrétoires sont groupés en noyaux bien individualisés, cependant la localisation exacte de chaque type de cellule est mal connue.

▲ *Rôle de l'hypothalamus*

ESSENTIEL

L'hypothalamus contrôle le fonctionnement de l'hypophyse : il est celui qui donne les ordres. Les messagers entre l'hypothalamus et l'hypophyse sont des hormones qui stimulent ou inhibent l'activité de l'hypophyse.

L'hypothalamus sécrète deux types d'hormones :

- les hormones qui vont transiter dans la post-hypophyse, ce sont l'ADH et l'ocytocine,
- les hormones qui contrôlent la sécrétion de toutes les hormones antéhypophysaires.

Ce rôle de contrôle est un rôle majeur de l'hypothalamus. Sa destruction aboutit à une réduction importante de la sécrétion basale de toutes les hormones hypophysaires (sauf la prolactine puisque, comme nous l'avons étudié, la fonction de l'hypothalamus concernant la prolactine est de freiner sa sécrétion).

▲ *Connexions entre hypothalamus et hypophyse*

La communication enre l'antéhypophyse et l'hypothalamus se fait de capillaire à capillaire *(fig. 21.5)*.

La post-hypophyse est un relais et un lieu de stockage d'hormones sécrétées par l'hypothalamus, elle est, en quelque sorte, le site de terminaison des fibres sécrétrices hypothalamiques. Ces fibres sont les axones des neurones hypothalamiques.

▲ *Régulation de l'hypothalamus*

Il existe deux modes de régulation sur l'hypothalamus : une régulation nerveuse et une régulation hormonale.

LES INFLUX NEURONAUX stimulent l'activité hypothalamique et proviennent de presque toutes les zones du système nerveux central. Afin d'obtenir un taux basal de sécrétion hormonale, il existe en permanence un certain degré de stimulation nerveuse.

Si, à un moment donné, l'organisme nécessite une adaptation hormonale à une situation donnée (comme le stress par exemple), les influx nerveux provenant du système nerveux central se multiplient, et stimulent ou inhibent l'activité de l'hypothalamus.

Tableau 21.3 - Hormones hypothalamiques et leurs effets sur l'hypophyse

Hormones hypothalamiques			Effet sur le lobe antérieur de l'hypophyse
Abréviation	Anglais	Français	
CRH	*Corticotropin Releasing Hormone*	Hormone de libération de l'hormone corticotrope	Stimulation de la sécrétion d'ACTH
TRH	*Thyrotropin Releasing Hormone*	Hormone de libération de l'hormone thyréotrope	Stimulation de la sécrétion de TSH
GHRH	*Growth Hormone Releasing Hormone*	Hormone de libération de l'hormone de croissance	Stimulation de la sécrétion de GH
GRH	*Gonadotropin Releasing Hormone*	Hormone de libération des hormones gonadotropes	Stimulation de la sécrétion de FSH et LH
PRH	*Prolactin Releasing Hormone*	Hormone de libération de la prolactine	Stimulation de la sécrétion de prolactine
GIH*	*Growth Hormone Release Inhibiting Hormone*	Hormone inhibitrice de la sécrétion de l'hormone de croissance et de plusieurs autres hormones ; également appelée somatostatine	Inhibition de la sécrétion de - GH * - TSH - TRH-CRH - Insuline-glucagon
PIH	*Prolactin Inhibiting Hormone*	Hormone inhibitrice de la sécrétion de prolactine	Inhibition de la sécrétion de prolactine

* GIH est également appelée SRIF *(Somatotropin Release Inhibiting Factor)*.
GH *(Growth Hormone)* est également appelée STH (somathormone).

Nous constatons sur le tableau la présence d'hormones stimulatrices et d'hormones inhibitrices. Pour les abréviations, se reporter au tableau 21.1.

LE CONTRÔLE HORMONAL est un rétrocontrôle, ce qui signifie qu'il existe une boucle entre l'hormone finale, périphérique, et l'hypothalamus.

Parvenue à un taux seuil, l'hormone périphérique inhibe sa propre sécrétion en inhibant la sécrétion hypothalamique : il s'agit d'un rétrocontrôle négatif *(tableau. 21.3)*.

LA GLANDE THYROÏDE

DÉFINITION

La glande thyroïde sécrète deux types d'hormones :

- *les hormones iodées : thyroxine (T4) et triiodothyronine (T3) ;*
- *la calcitonine.*

BASES ANATOMOPHYSIOLOGIQUES

La glande thyroïde est plaquée à la face antérieure de la région laryngo-trachéale. Elle a grossièrement la forme d'un papillon : elle possède deux lobes latéraux, et une partie centrale, appelée isthme, arrimée à la hauteur des 2e et 3e anneaux de la trachée *(v. fig. 2.5, p. 22)*.

Elle pèse de 25 à 30 g.

▲ *Vascularisation de la glande thyroïde*

La vascularisation thyroïdienne est très riche. Les artères assurent l'un des débits sanguins les plus élevés de l'organisme (deux fois plus que le rein à poids égal de tissu).

▲ *Présentation histologique*

C'est une glande constituée de multiples îlots vésiculaires. Chaque vésicule comprend un centre ou cavité, autour de laquelle s'organisent en une seule couche les cellules sécrétrices de la thyroïde.

Les cellules sont de deux types :

- les cellules principales, ou cellules folliculaires;
- les cellules C, moins nombreuses.

▲ *Fonction de chaque élément vésiculaire*

Les cellules principales sécrètent les hormones iodées thyroïdiennes : la tétraiodothyronine ou thyroxine (T4) et la triiodothyronine (T3).

La cavité centrale contient une substance appelée substance colloïde, composée essentiellement d'une protéine : la thyroglobuline.
Les cellules C sont à l'origine de la sécrétion de calcitonine. La calcitonine est une hormone antagoniste de l'hormone parathyroïdienne.

Les hormones thyroïdiennes

▲ *La triiodothyronine (T3) et la thyroxine (T4)*

La biosynthèse de T3 et T4 : triiodothyronine (T3) et thyroxine (T4) sont appelées iodothyronines.
La thyroïde élabore les iodothyronines (T3 et T4) à partir de deux éléments : l'iode et la tyrosine, qui est un acide aminé.

T3 = tyrosine + 3 atomes d'iode
T4 = tyrosine + 4 atomes d'iode

La thyroïde est une véritable pompe à iode, elle fixe environ le tiers de l'iode total de l'organisme. L'iode est apporté par les aliments et les boissons à raison de 150 à 200 mg/j en moyenne; il est absorbé au niveau de l'intestin, puis est fixé très rapidement par la thyroïde.
La thyroglobuline, initialement porteuse de la tyrosine seule, devient porteuse de T3 et T4 lorsque l'iode se fixe sur la tyrosine *(fig. 21.6)*.
La thyroglobuline a ensuite deux possibilités :
- la première consiste à mettre en réserve les hormones qu'elle contient afin de faire face aux besoins de l'organisme;
- la seconde est de relâcher T3 et T4 dans les capillaires sanguins selon la demande de l'organisme.

RÉGULATION DE LA SÉCRÉTION DE T3 ET T4 : la TSH est sécrétée en permanence, son taux plasmatique est de l'ordre de 0,15-4,9 μU/ml (TSH ultrasensible). Elle exerce une action sur le nombre et la taille des cellules folliculaires thyroïdiennes, augmentant ainsi le poids de la glande. Elle stimule toutes les étapes de fabrication de T3 (triiodothyronine) et de T4 (thyroxine).

La sécrétion des iodothyronines (T3 et T4) est sous le contrôle de la TSH ou thyréostimuline, secrétée par l'hypophyse.
La TSH elle-même est contrôlée par une hormone hypothalamique : la TRH.

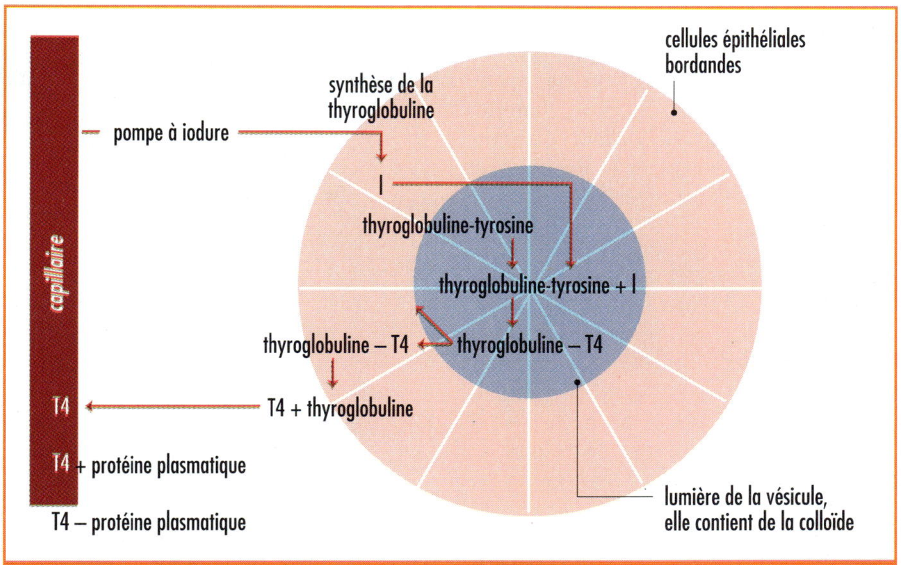

Fig. 21.6 • Mécanisme physiologique de fonctionnement de la glande thyroïde. (I = iode).

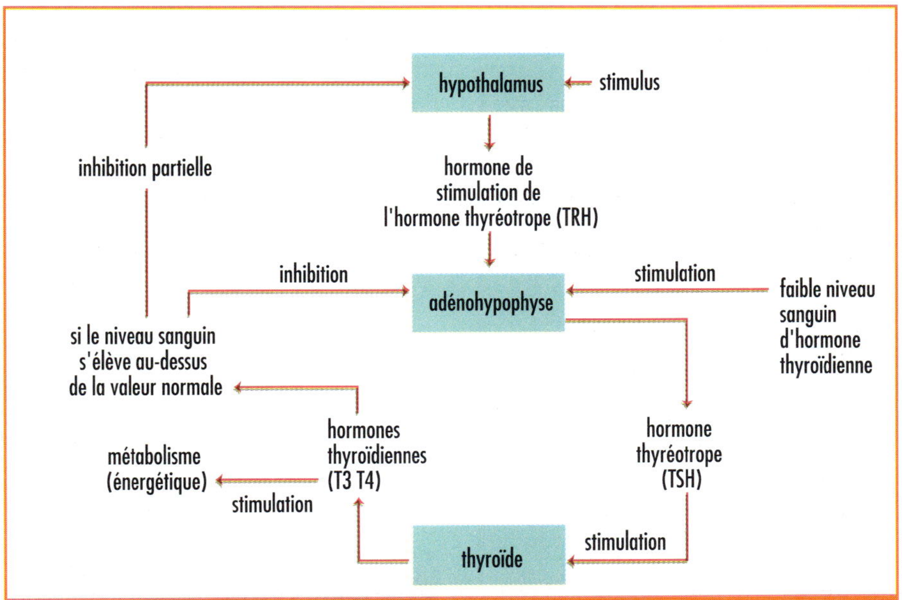

Fig. 21.7 • Régulation de la sécrétion thyroïdienne.

Comment les hormones hypothalamique et hypophysaire sont-elles régulées ? La sécrétion de TRH et de TSH dépend du taux d'hormones thyroïdiennes circulantes : un excès d'hormones circulantes freine la sécrétion de TRH (processus de rétroaction négative); à l'inverse, une pénurie d'hormones la stimule *(fig. 21.7)*.

La sécrétion de TRH peut également être modifiée par des influences nerveuses, comme le froid, qui stimulent sa sécrétion.

TRANSPORT DES HORMONES THYROÏDIENNES : la plupart des hormones thyroïdiennes circulantes sont fixées sur des protéines plasmatiques qui sont les suivantes :
- la TBG *(Thyroxine Binding Globulin)*, qui transporte environ 60 % de la totalité des hormones;
- la TBPA *(Thyroxine Binding Prealbumine)*, qui en transporte 30 %;
- l'albumine, qui en transporte 10 %.

Environ 0,02 % de la T4 et 0,4 % de la T3 circulent librement dans le sang.

CATABOLISME DES HORMONES THYROÏDIENNES : les hormones sont dégradées au niveau du foie et du rein. L'iode est éliminé en majeure partie dans les urines, mais aussi par les matières fécales, la peau, le poumon et la sécrétion lactée; il est également récupéré par la thyroïde.

RÔLE PHYSIOLOGIQUE DES HORMONES THYROÏDIENNES : l'effet des

hormones thyroïdiennes est de stimuler le métabolisme énergétique des cellules en augmentant la consommation d'oxygène et la production de chaleur. T3 et T4 stimulent également, en particulier, la maturation et la croissance du système nerveux et des os.

Tableau 21.4 – Hyperthyroïdie et hypothyroïdie

	Hyperthyroïdie	Hypothyroïdie
Cœur	Tachycardie Débit cardiaque ↗ Troubles du rythme (tachyarythmie)	Bradycardie Débit cardiaque ↘ Blocs auriculo-ventriculaires
Muscles	Myasthénie Décontraction rapide (réflexogramme court)	Myotonie Crampes Décontraction lente (réflexogramme lent)
Système nerveux	Nervosité Agressivité Hyperémotivité Confusion	Apathie Ralentissement Dépression
Tube digestif	Diarrhée	Constipation
Thermogenèse	Sueurs, soif, chaleur moite des mains Thermophobie	Hypothermie, frilosité
Hématopoïèse	Leucopénie, neutropénie (par excès de catabolisme) Thrombopénie	Anémie (macrocytaire) par insuffisance de production

ESSENTIEL

Résumé des multiples actions de T3 et de T4 :
- *augmentation du métabolisme basal cellulaire ;*
- *accélération de l'absorption intestinale des glucides et de la prise en charge du glucose par les cellules ; accélération parallèle de la dégradation des sucres ;*
- *accroissement de la lipolyse (c'est-à-dire dégradation des graisses alimentaires) ;*
- *augmentation de la consommation d'oxygène et de la production de chaleur ;*
- *rôle fondamental sur la croissance par action sur la fabrication de l'os ;*
- *action stimulante sur le système nerveux sympathique, ce qui explique la sensibilité à ces hormones, des tissus cardiaque, musculaire et digestif ;*
- *augmentation de la diurèse ;*
- *action sur le développement de l'appareil génital ;*
- *action sur le développement des centres nerveux supérieurs.*

DÉFINITION

Mesures directes par dosages sanguins de :
- *TBG : 12 mg/l ;*
- *T3 totale : 0,7-2,2 µg/l ;*
- *T4 totale : 40 à 130 µg/l.*

Une augmentation excessive de la sécrétion des hormones thyroïdienne est appelée : hyperthyroïdie.
Une insuffisance de sécrétion thyroïdienne est appelée hypothyroïdie.
Le tableau 21.4 permet d'évaluer les conséquences organiques d'une hyperthyroïdie et d'une hypothyroïdie.

▲ *La calcitonine*

La thyroïde est également à l'origine de la sécrétion d'une troisième hormone : la calcitonine. La calcitonine abaisse le taux de calcium sanguin, elle est hypocalcémiante. Son action hypocalcémiante est expliquée par sa double action :
- elle augmente l'absorption de calcium par les os, elle favorise donc la formation d'os nouveau ;
- elle augmente l'élimination urinaire du calcium.

La calcitonine est régulée par le taux de calcium sanguin : une hypercalcémie entraîne une augmentation de sécrétion de calcitonine.

LES GLANDES PARATHYROÏDES

ESSENTIEL

Les glandes parathyroïdes sécrètent une hormone : la parathormone.
L'action de la parathormone est antagoniste de l'action de la calcitonine (hormone sécrétée par la glande thyroïde).

BASES ANATOMOHISTOLOGIQUES

Il existe quatre glandes parathyroïdes, elles sont situées deux par deux à la face postérieure des lobes latéraux du corps thyroïde. Elles mesurent de 6 à 7 mm de longueur et pèsent environ 140 mg au total.

Les glandes parathyroïdes sont constituées de trois catégories de cellules :
- les cellules principales, dans lesquelles on trouve l'hormone sécrétée par les parathyroïdes : la parathormone ;
- les cellules claires, qui résultent d'une transformation vacuolaire des cellules principales ;
- les cellules oxyphiles, riches en mitochondries et dont le rôle est mal connu.

LA PARATHORMONE

Sa fonction est de réguler le métabolisme du calcium et du phosphore. Il est nécessaire de rappeler que l'os est en perpétuel mouvement ; il se construit (ostéogenèse) et se détruit (ostéolyse) *[v. chap. 11, p. 140]*. Les éléments essentiels qui participent à la construction de l'os sont le calcium et le phosphore.

La construction d'un os mobilise le calcium et le phosphore plasmatiques.
La destruction osseuse libère le calcium et le phosphore dans le sang.
Cette alternance perpétuelle de l'activité osseuse détermine un équilibre sanguin des taux de phosphore et de calcium auxquels la parathormone (et la calcitonine) sont sensibles.

▲ *Mode d'action*

La parathormone agit à deux endroits : l'os et le rein.

ACTION SUR L'OS : elle favorise l'ostéolyse, c'est-à-dire qu'elle rend impossible la fixation du calcium sur la charpente protéique de l'os en construction, ce qui a pour conséquence d'augmenter la calcémie.

ACTION SUR LE REIN : elle favorise l'élimination urinaire des phosphates, ce qui a pour conséquence de diminuer la phosphorémie. Par ailleurs, elle favorise la réabsorption rénale du calcium, ce qui entraîne l'augmentation de la calcémie.
Enfin, la parathormone stimule la production de 1,25 dihydroxycholécalciférol, qui est la forme active de la vitamine D *[v. chap. 19, p. 237]*.

> ESSENTIEL
>
> *La parathormone est hypercalcémiante au détriment du bilan calcique osseux.*
> *Elle est régulée par la concentration de calcium plasmatique : une diminution du calcium plasmatique entraîne une libération de parathormone et inversement.*

▲ *Régulation phosphocalcique*

Le calcium et le phosphore ne sont pas uniquement des composants osseux, ils interviennent à d'autres niveaux. Nous allons ici en donner un aperçu concis. Nous rappellerons en synthèse le rôle de la parathormone et de la calcitonine dans la régulation de ces deux composants.

LE CALCIUM : on trouve 99 % du calcium dans les os et les dents et 1 % dans les parties molles.
Le besoin quotidien de calcium est d'environ 9 mg/kg.
Le rôle du calcium est de participer à :
- la régulation de l'activité de la membrane cellulaire ;
- l'activité rythmique du cœur ;
- la formation des os et des dents ;
- l'activation de certains systèmes enzymatiques.

Le calcium est excrété en partie dans les urines (1/10e) et surtout dans les selles (9/10e).

LE PHOSPHORE : on trouve 70 % du phosphore dans les os et les dents et 30 % dans les parties molles.
Le phosphore est un des constituants essentiels de la cellule, il participe à la minéralisation osseuse.
Il est excrété à 60 % dans les urines.

RÉGULATION DU BILAN PHOSPHOCALCIQUE : PARATHORMONE ET CALCITONINE
Les taux de calcium et de phosphore sanguins doivent rester constants.
La calcémie est augmentée par la parathormone, en revanche, la calcitonine abaisse la calcémie.
La phosphatémie est abaissée par la parathormone et par la calcitonine.
Les deux hormones sont donc antagonistes dans leur action sur le calcium mais synergiques dans leur action sur la phosphatémie.

> CLINIQUE
>
> *Conséquences d'un dysfonctionnement des glandes parathyroïdes :*
> - *conséquences d'une hypoparathyroïdie : biologiquement, on observe une hypocalcémie, une hyperphosphorémie, une hypocalciurie et une hypophosphaturie. L'hypocalcémie entraîne cliniquement un syndrome tétanique caractérisé essentiellement par des crises musculaires toniques [v. chap. 10, p. 133] ;*
> - *conséquences d'une hyperparathyroïdie : biologiquement, on trouve une hypercalcémie avec hypercalciurie et une hyperphosphaturie avec hypophosphorémie. L'hyperparathyroïdie peut être liée à un adénome de la parathyroïde.*

LES GLANDES SURRÉNALES

> ESSENTIEL
>
> *La glande surrénale est constituée de deux régions :*
> - *la corticosurrénale, qui sécrète trois grands groupes d'hormones stéroïdes : les minéralocorticoïdes, les glucocorticoïdes et les androgènes.*
> - *la médullosurrénale, qui sécrète l'adrénaline et la noradrénaline.*

BASES ANATOMOPHYSIOLOGIQUES

▲ *Situation anatomique*

Il existe deux glandes surrénales. Elles sont situées chacune au pôle supérieur de chaque rein. Elles sont entourées chacune d'une capsule fibreuse.
Elles ont environ 3 cm de hauteur, 2 cm de largeur, 1 cm d'épaisseur.
Elles pèsent chacune de 4 à 6 g.

▲ *Présentation histologique*

La glande surrénale est constituée de deux régions distinctes fonctionnellement : la corticosurrénale et la médullosurrénale.
On observe de la périphérie vers le centre de la glande :
- le cortex, ou corticosurrénale, qui comprend trois couches superposées (toujours dans le sens périphérie centre) :
  - la zone glomérulée,
  - la zone fasciculée,
  - la zone réticulée ;
- la médulla ou médullosurrénale.

▲ *Fonction de chaque zone*

La corticosurrénale produit des hormones stéroïdes appelées hormones corticoïdes. Chaque couche de la corticosurrénale produit une hormone stéroïde différente :
- la zone glomérulée produit les minéralocorticoïdes : la corticostérone et surtout l'aldostérone ;
- la zone fasciculée fabrique les glucocorticoïdes : le cortisol ;
- la zone réticulée synthétise des androgènes.

La médullosurrénale produit des hormones appelées catécholamines : l'adrénaline et la noradrénaline *(fig. 21.8)*.

LA CORTICOSURRÉNALE

▲ *Biosynthèse des hormones corticosurrénaliennes*

La synthèse des hormones se fait dans la surrénale à partir du cholestérol.
Le cholestérol provient pour une partie de l'alimentation, et pour une autre partie de la synthèse effectuée sur place à partir de l'acide acétique.
Le cholestérol subit plusieurs réactions chimiques qui le transforment dans un premier temps en prégnénolone puis en progestérone.
La progestérone est une hormone intéressante car elle assure plusieurs fonctions :
- c'est une hormone active : c'est une hormone sexuelle féminine *[v. chap. 22, p. 287]* ;
- c'est une étape à partir de laquelle d'autres hormones stéroïdiennes sont formées *[v. chap. 22]* :

– les hormones de la corticosurrénale,
– les hormones sexuelles mâles,
– les hormones sexuelles féminines.

Les taux sanguins des hormones de la corticosurrénale sont indiqués au tableau 21.5.

▲ *Transport des hormones corticosurrénaliennes*

La majeure partie des hormones corticoïdes est liée à une protéine plasmatique :

- le cortisol est lié à 90 % à la transcortine (ou CBG : *Cortico Steroid Binding Globulin*), qui est une protéine spécifique, et très peu à l'albumine ;
- l'aldostérone est faiblement liée à la transcortine et à l'albumine, et la majeure partie circule sous forme libre ;
- les androgènes sont liés à une protéine spécifique, la SBP *(Sex Binding Protein)*, à 60 %, et à l'albumine à 40 %.

▲ *Destinée des hormones corticosurrénaliennes*

Le cortisol est en majeure partie dégradé et éliminé par le foie.

L'aldostérone subit un catabolisme similaire à celui du cortisol, mais une fraction d'environ 5 % est directement conjuguée à un acide, l'acide glucuronique, et excrétée dans les urines.

Les androgènes sont eux aussi dégradés essentiellement dans le foie.

La dégradation des hormones stéroïdiennes se fait essentiellement dans le foie.

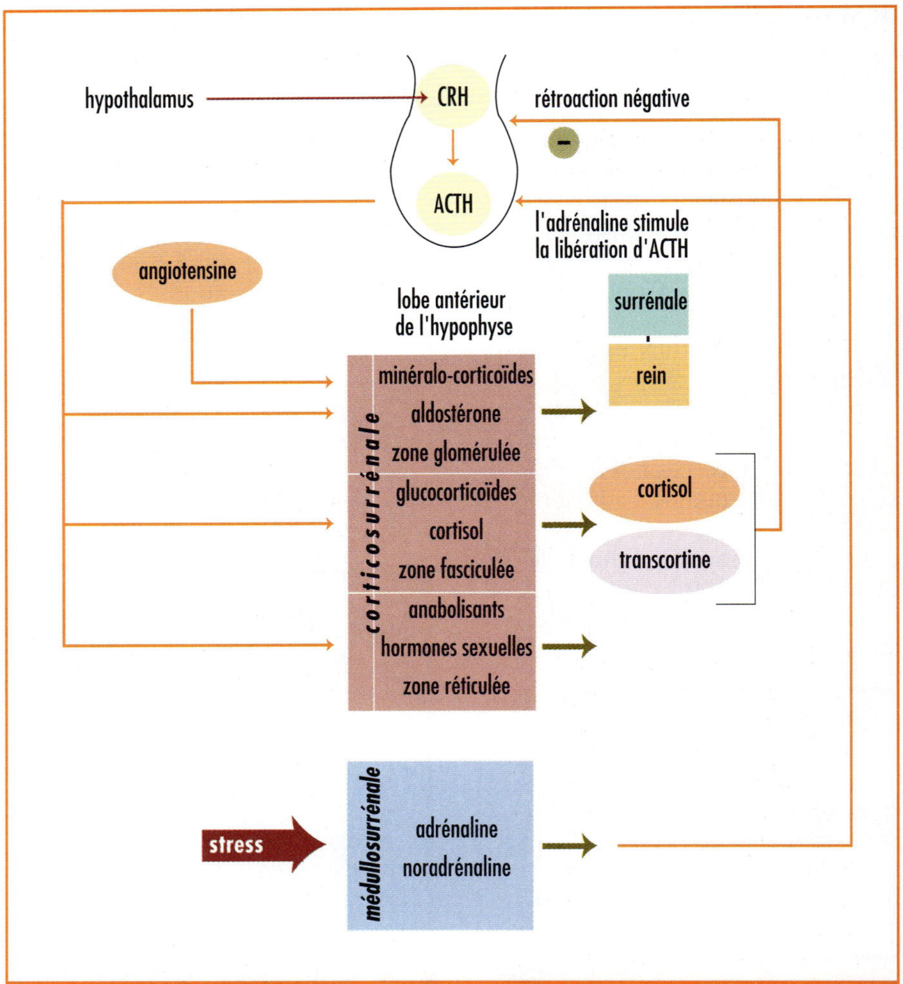

Fig. 21.8 • Fonctions des différentes parties de la glande surrénale.

▲ *Actions physiologiques des hormones corticosurrénaliennes*

L'aldostérone exerce un contrôle sur le tubule rénal : elle régule les échanges entre le sodium (Na^+) et le potassium (K^+), elle régule par voie de conséquence leur concentration dans le sang ; elle a un rôle majeur dans le métabolisme du sodium, elle évite la fuite sodée *[v. chap. 19, p. 234]*.

Tableau 21.5 - Les hormones et leur taux sanguin

Hormone	Taux dans le sang	Sécrétion par jour
Aldostérone	190-830 pmol/l (70-300 ng/l)	0,5 à 1 µmol/l (100 à 200 µg)
Cortisol	190-630 nmol/l (70-230 µg/l) à 8 h	41 ± 15 µmol/l (15 ± 5 mg)
Corticostérone	6-45 nmol/l (2-15 µg/l)	de 2 à 3 mg
Androgènes :		
- sulfate DHA	1,7-10 µmol/l (homme) 1,4-5,2 µmol/l (femme)	 15 mg
- DHA	10,2-23,6 nmol/l	5 mg
- Δ 4 androstènedione	1,7-8,7 µmol/l (homme) 2,4-12,1 µmol/l (femme)	2 mg 4 mg
- 11 ß-hydroxy-androstènedione		de 5 à 10 mg

ESSENTIEL

L'aldostérone favorise une rétention de sodium et une fuite urinaire de potassium par compensation. Elle exerce une activité de régulation sur le sodium dans le rein : elle a un rôle vital.

L'aldostérone régule les échanges entre le Na^+ et le K^+ mais aussi entre le Na^+ et les ions H^+. La concentration des ions H^+ détermine la valeur du pH sanguin (plus le taux d'ions H^+ est élevé, plus le milieu est acide ; en revanche, plus le taux d'ions H^+ est bas, plus le milieu est basique ou alcalin). L'aldostérone intervient dans le maintien de l'équilibre acidobasique. Son action favorise l'excrétion urinaire d'ions H^+, elle favorise donc l'alcalose métabolique.

CLINIQUE

- *Si l'on pratique une ablation bilatérale des glandes surrénales, on observe très rapidement une fuite urinaire massive de sodium et donc une hyponatrémie ; on observe également une diminution de l'élimination urinaire de potassium et donc une hyperkaliémie. L'ablation des glandes surrénales est mortelle.*
- *Au cours d'une pathologie surrénalienne appelée syndrome de Conn, caractérisée par la présence d'un adénome de la zone glomérulée de la corticosurrénale (adénome = tumeur développée aux dépens d'une glande et dont la structure est assez semblable à celle de la glande dont elle dérive), il se produit une hypersécrétion d'aldostérone.*
  Biologiquement, on observe une augmentation de la natrémie, une fuite urinaire de potassium, une diminution de la kaliémie et une alcalose métabolique (augmentation du pH sanguin).
  Cliniquement, l'affection est caractérisée par une hypertension artérielle, une polydipsie (soif excessive), une polyurie (diurèse abondante) et une hyperexcitabilité musculaire liée à la perte potassique.
  L'ablation de l'adénome entraîne la disparition des signes cliniques et biologiques.

LE CORTISOL, également appelé hydrocortisone, intervient pour 95 % de l'activité sécrétoire de la corticosurrénale. C'est pourquoi, l'étude des glucocorticoïdes nous amène à parler essentiellement du cortisol.

La cortisone est l'autre hormone glucocorticoïde, mais elle est sécrétée en faible quantité et son action est moindre. Les actions du cortisol sont nombreuses car il intervient à de multiples niveaux dans le métabolisme de l'organisme.

Actions du cortisol sur le métabolisme des glucides : le cortisol est hyperglycémiant.
De quelle façon ?
- il favorise la glycogénogenèse cellulaire (glycogénogenèse = formation de glycogène à partir de glucose) ;
- il favorise la néoglucogenèse hépatique (néoglucogenèse = formation de glycogène à partir de nutriments non glucidiques) ;
- il exerce une action antagoniste de celle de l'insuline (insuline = hormone hypoglycémiante).

CLINIQUE

L'action hyperglycémiante du cortisol est importante, puisque administré en excès ou à long terme, il peut, chez les sujets prédisposés, entraîner un diabète.

Le cortisol, par ailleurs, permet à l'organisme soumis à une agression, telle qu'un stress, de maintenir le taux de sa glycémie ; toutefois, ce mécanisme d'adaptation est lent comparé à l'action immédiate de l'adrénaline dans un cas similaire.

Actions du cortisol sur le métabolisme des protides : le cortisol stimule la protéolyse (protéolyse : dissolution de substances protéiques). Cette action est mise en évidence au cours de traitements prolongés par le cortisol, ou bien au cours d'états pathologiques où il existe une hypersécrétion de cortisol (syndrome de Cushing). On observe alors une ostéoporose (ostéoporose = destruction de la charpente protéique de l'os), une fonte des muscles et une fragilité du tissu conjonctif caractérisée par l'apparition de vergetures de couleur pourpre.

Actions du cortisol sur le métabolisme des lipides : le cortisol augmente le taux d'acides gras et de cholestérol plasmatique.
De quelle façon ? Il accélère la mobilisation des graisses du tissu adipeux.

CLINIQUE

Le cortisol entraîne une nouvelle répartition des graisses dans l'organisme. Ce phénomène est à l'origine du faciès arrondi et de la présence d'une bosse graisseuse, la bosse de bison, (terme « médical » habituellement employé) au niveau de la partie supérieure du rachis. Ces signes cliniques sont des manifestations classiques d'un sujet sous traitement corticoïde au long cours ou présentant un syndrome de Cushing.

Actions du cortisol sur le métabolisme hydroélectrique : le cortisol agit au niveau rénal :
- il ralentit l'excrétion d'eau ;
- il diminue l'excrétion urinaire de sodium (Na^+) à fortes doses ;
- il entraîne une fuite potassique.

CLINIQUE

Toute thérapeutique utilisant des glucocorticoïdes à des doses supraphysiologiques (action anti-inflammatoire, par exemple) nécessite un régime pauvre en sel.

Action anti-inflammatoire du cortisol : le cortisol a une action anti-allergique et surtout anti-inflammatoire largement utilisée en thérapeutique.

De quelle façon ? Il réduit la production de lymphocytes et d'anticorps, éléments majeurs qui interviennent dans les mécanismes de défense de l'organisme. Il inhibe la libération d'histamine, substance produite massivement au cours de réactions allergiques.

Action du cortisol sur les sécrétions gastriques : le cortisol stimule la sécrétion de pepsine et d'acide chlorhydrique, qui sont des sucs gastriques extrêmement puissants intervenant dans la digestion.

Un excès de glucocorticoïdes peut être à l'origine d'une abrasion de la muqueuse gastrique, le risque principal étant la formation d'un ulcère.

Action du cortisol sur le système nerveux central : le cortisol engendre des variations psychiques à type d'hyperexcitabilité.

LES HORMONES ANDROGÈNES surrénaliennes sont des hormones masculinisantes dont la formule est très proche de celle de la testostérone (hormone génitale mâle sécrétée par le testicule). Le groupe des androgènes est représenté essentiellement par la déhydroépiandrostérone ou DHA.

Leur taux de sécrétion est très faible, leurs effets physiologiques sont minimes. Il est reconnu toutefois que les androgènes surrénaliens ont un effet virilisant : développement de la pilosité des aisselles, des avant-bras, des jambes...

CLINIQUE

Au cours d'états pathologiques, une hypersécrétion d'androgènes surrénaliens entraîne des effets identiques à ceux de la testostérone, c'est-à-dire une hypertrophie des organes génitaux (verge et clitoris) et un développement important des caractères sexuels secondaires masculins.

▲ *Contrôle des hormones corticosurrénaliennes*

> **ESSENTIEL** *La régulation de la sécrétion corticosurrénale : le cortisol et les hormones androgènes sont soumis au contrôle de l'ACTH* (Adréno-cortico-trophin-Hormone), *qui provient de l'antéhypophyse, elle-même sous le contrôle du CRH* (Corticotropin Releasing Hormone), *qui provient de l'hypothalamus.*

L'ACTH est sécrétée de façon continue, mais à des taux variables suivant un rythme nycthéméral *(fig. 21.9)*.
Son taux de sécrétion est minimal entre 22 h et 2h du matin, et maximal vers 8h du matin.
La sécrétion de cortisol est parallèle à la sécrétion d'ACTH.
Ces deux notions doivent être prises en compte lorsque des dosages hormonaux sont nécessaires.

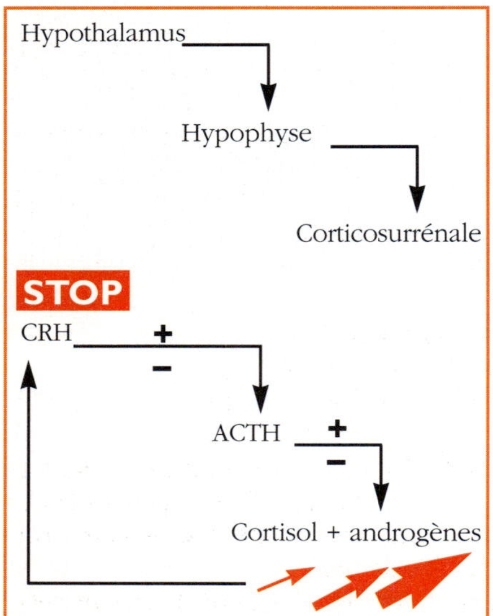

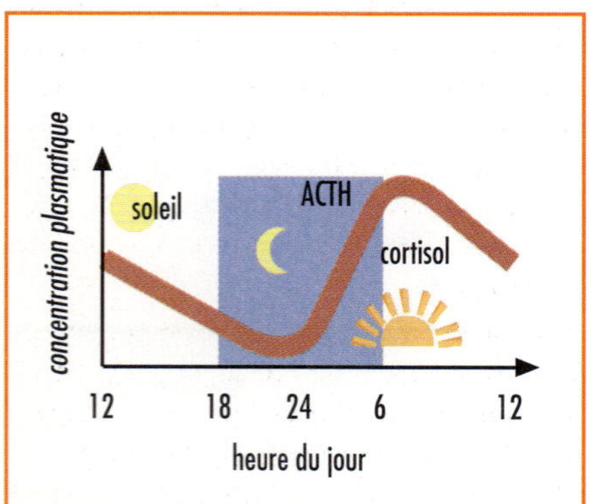

Fig. 21.9 • Rythme nycthéméral de la sécrétion d'ACTH.
D'après Silbernage et A. Despopoulos, *Atlas de poche de physiologie*, Flammarion, Paris (D.R.).

Interprétation : l'hypothalamus stimule la sécrétion d'ACTH hypophysaire par le CRH. L'ACTH a une action sur les couches réticulée et fasciculée de la corticosurrénale : elle provoque une synthèse rapide et importante de cortisol. Elle stimule également la sécrétion d'androgènes.
Lorsque le taux de cortisol sanguin s'élève trop, il freine sa propre sécrétion en freinant la sécrétion hypothalamique de CRH et par voie de conséquence la sécrétion d'ACTH : c'est le mécanisme de rétrocontrôle négatif.
Ce mécanisme n'existe pas pour les hormones androgènes (un niveau élevé d'androgènes n'inhibera pas la sécrétion d'ACTH).

> **ESSENTIEL** *L'aldostérone est régulée par trois facteurs :*
> - *le rapport Na^+/K^+ et surtout la kaliémie, qui semble être le stimulus spécifique de l'aldostérone. La sécrétion d'aldostérone varie dans le même sens que la kaliémie et dans le sens inverse du sodium ; ce qui signifie qu'une augmentation de la kaliémie entraîne une augmentation de la sécrétion d'aldostérone et inversement ;*
>
> **.../...**
>
> **.../...**
> - *la diminution de la pression sanguine, de la natrémie, la baisse de la volémie (par hémorragie ou hémoconcentration) et l'orthostatisme sont des facteurs qui activent un système de stimulation de l'aldostérone : le système rénine-angiotensine (SRA). Il est situé dans une portion du rein appelée le glomérule rénal* [v. chap. 19, p. 231]. *Le fonctionnement du système SRA a donc pour résultat une activation de la sécrétion d'aldostérone* (fig. 21.10) *;*
> - *l'ACTH peut accroître la production d'aldostérone mais son rôle est secondaire par rapport aux deux autres facteurs précédemment cités.*

La médullosurrénale

▲ *Biosynthèse des hormones de la médullosurrénale*

La médullosurrénale sécrète deux hormones appelées catécholamines : l'adrénaline et la noradrénaline. La sécrétion de ces deux hormones est inégale puisqu'on isole 90 % d'adrénaline et 10 % de noradrénaline.

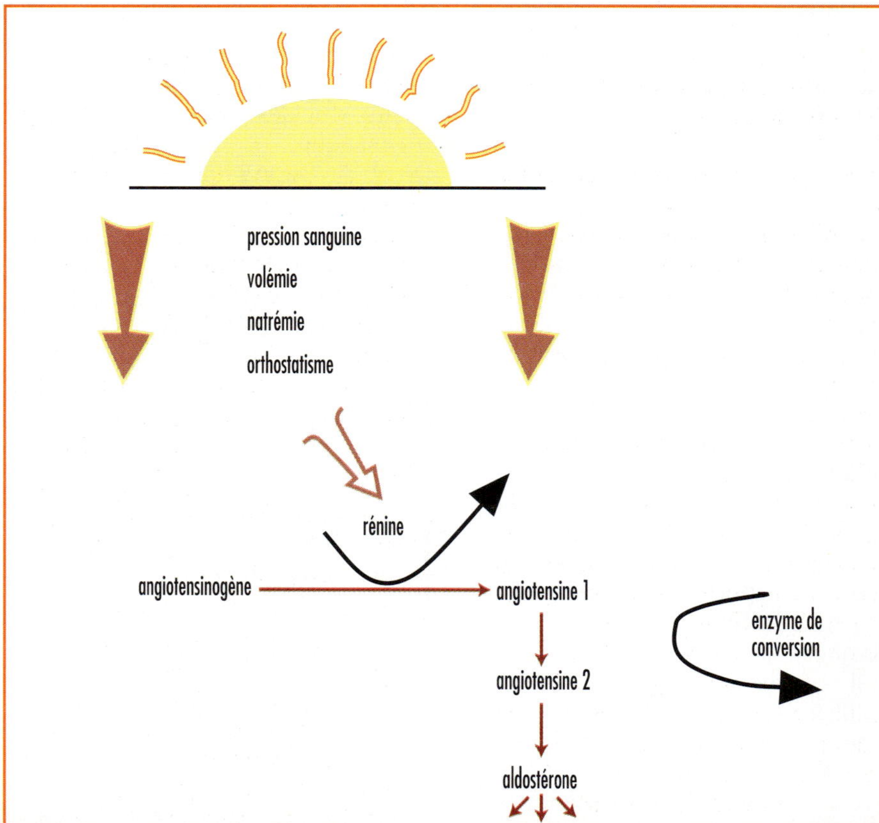

Fig. 21.10 • Physiologie du système rénine-angiotensine (SRA).

Tableau 21.6 – Actions physiologiques de l'adrénaline

Organes	α-récepteurs	ß-récepteurs
Cœur	0	Excitation - inotrope + - chronotrope + - dromotrope + - bathmotrope +
Vaisseaux : - muscles - cerveau - rein - peau	 Vasoconstriction + Vasoconstriction + Vasoconstriction ++ Vasoconstriction ++	 Vasodilatation + Vasodilatation + Vasodilatation + Vasodilatation +
Bronches	0	Bronchodilatation (β_2)
Tractus gastro-intestinal	Relaxation	Relaxation
Muscles squelettiques	0	↗ Contractions
Utérus	Contraction	Relaxation (β_2)
Uretère	Contraction	Relaxation
Dilatateur pupille	Mydriase	0
Déférent	Contraction	
Muscle pilomoteur	Contraction	0
Rate	Contraction	0
Glande sous-maxillaire	Sécrétion de salive	0

La biosynthèse s'effectue à partir d'un acide aminé essentiel, la phénylalanine.

▲ *Transport des catécholamines*

Les catécholamines sont transportées dans le sang sous forme libre pour une partie et liée aux protéines pour l'autre partie.

▲ *Élimination des catécholamines*

Les catécholamines sont éliminées en majeure partie par la voie urinaire sous forme d'une substance appelée acide vanilmandélique ou VMA. Ce produit de dégradation est facile à doser dans les urines, il reflète relativement bien le niveau de sécrétion des catécholamines surrénaliennes.

▲ *Actions physiologiques des catécholamines*

Avant d'aborder les effets des catécholamines sur l'organisme, il est important de comprendre leur mode d'action. C'est pourquoi nous envisagerons dans un premier temps l'étude sommaire des récepteurs aux catécholamines.
La notion de récepteurs : les différences d'action des catécholamines reposent sur le fait qu'elles agissent au niveau de récepteurs. Ces récepteurs sont de deux types : α et ß.
Les effets physiologiques obtenus en stimulant ces récepteurs sont donc répartis en deux catégories : les effets α et les effets ß, qui sont opposés ; on dit qu'ils sont antagonistes.

D'une façon générale, on considère que :

- l'adrénaline est à la fois un α stimulant et un ß stimulant ;
- la noradrénaline est un α stimulant électif.

On obtient donc les réponses suivantes *(tableau 21.6)* :

- pour l'adrénaline :
  - action sur le cœur : l'adrénaline provoque une tachycardie, une augmentation de la puissance des contractions systoliques, une augmentation du débit cardiaque,
  - action sur les vaisseaux sanguins : l'adrénaline entraîne une dilatation modérée des vaisseaux ; à dose élevée, elle devient vasoconstrictrice,
  - action sur la musculature lisse : l'adrénaline provoque une bronchodilatation, une inhibition du péristaltisme intestinal, une mydriase, une relaxation utérine et des uretères,
  - action sur le système nerveux central : une injection d'adrénaline entraîne un état de stress avec un sentiment immédiat d'anxiété,
  - action sur le métabolisme : l'adrénaline est hyperglycémiante ; elle mobilise également les lipides de réserve ;
- pour la noradrénaline : elle a une action de vasoconstriction généralisée sur les vaisseaux (à l'exception des artères coronaires). Cette action a pour conséquence une hypertension artérielle. Elle a peu d'action sur le cœur, sinon un discret effet bradycardisant ; ses effets métaboliques sont peu sensibles.

CLINIQUE

Au total :

- *en pathologie, l'hypersécrétion de catécholamines produit en général une hypertension artérielle ;*
- *physiologiquement, la noradrénaline intervient essentiellement par son action vasoconstrictrice dans la régulation de la pression artérielle. L'adrénaline est l'hormone de l'adaptation à l'effort, au froid et au stress en général.*

▲ *Régulation de la sécrétion des catécholamines*

La sécrétion de la médullosurrénale est permanente mais faible ; cependant elle peut varier rapidement sous l'effet de certains stimuli.
Les phénomènes qui déclenchent cette sécrétion sont l'hypotension artérielle, l'effort musculaire, le froid, les émotions, la douleur, l'hypoglycémie : toutes les circonstances qui représentent une agression pour l'organisme et qui nécessitent une augmentation rapide des activités métaboliques. Ces agressions sont regroupées sous le nom générique de « stress ».
Le déclenchement de la sécrétion des catécholamines s'effectue essentiellement par voie nerveuse : les phénomènes qui en sont à l'origine agissent sur des centres hypothalamiques, qui envoient des ordres par l'intermédiaire du système nerveux sympathique à la médullosurrénale.
La figure 21.11 présente la réaction physiologique au stress dans son ensemble.

LE PANCRÉAS ENDOCRINE

Le pancréas *(v. fig. 3.10 p. 40)* est une glande mixte, ce qui signifie qu'il est formé de deux parties :
- une partie exocrine, déversant dans l'intestin le suc pancréatique, qui dégrade les lipides, les glucides et les protides ;
- une partie endocrine, constituée d'îlots cellulaires appelés îlots de Langerhans.

> ESSENTIEL
> *Le pancréas endocrine sécrète principalement deux hormones qui contrôlent le métabolisme des glucides : l'insuline et le glucagon.*
> *L'insuline abaisse la glycémie : elle est hypoglycémiante.*
> *Le glucagon élève la glycémie : il est hyperglycémiant.*

Les îlots de Langerhans sont formés de différents types de cellules qui sécrètent chacun une hormone différente ; on distingue :
- les cellules A, sécrétant le glucagon ;
- les cellules B, sécrétant l'insuline ;
- les cellules D, sécrétant la somatostatine (hormone également sécrétée par l'hypothalamus, le système nerveux central, le tractus digestif, le pancréas. Elle exerce une action inhibitrice sur la somathormone (STH) ou hormone de croissance) ;
- les cellules F, ou PP, sécrétant le polypeptide pancréatique humain, qui inhibe la sécrétion pancréatique exocrine (mais son rôle n'est pas bien connu).

MÉTABOLISME DU GLUCOSE : DÉFINITIONS

Rappelons que le glucose est le support énergétique essentiel du métabolisme humain. La concentration de glucose dans le sang est régulée par la consommation de glucose et par la synthèse de glucose. Insuline et glucagon jouent un rôle capital dans cette régulation.

Avant d'étudier ces deux hormones en détail, il est nécessaire de fixer quelques définitions indispensables à la compréhension du métabolisme glucidique.

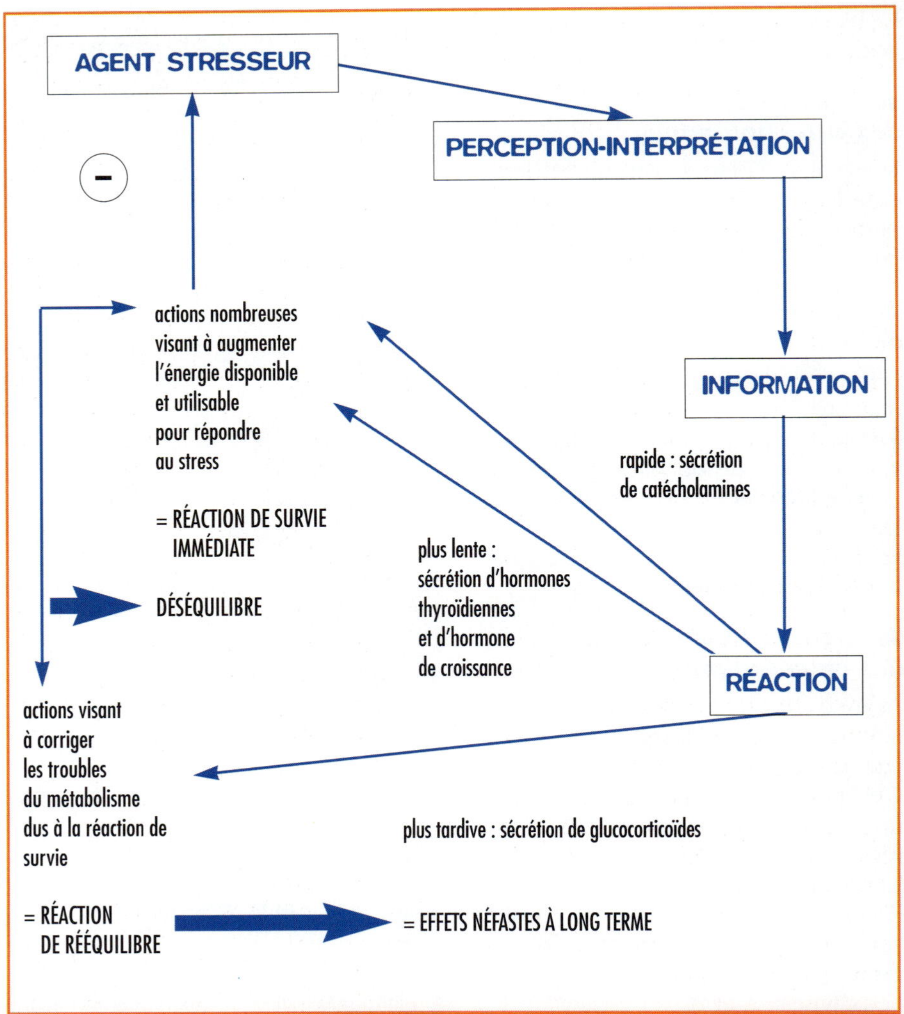

Fig. 21.11 • Réaction physiologique au stress.

> DÉFINITION
> ***Glycémie :*** *concentration de glucose dans le sang. Sa valeur normale est de 0,7 à 1,05 g/l à jeun.*
> ***Hyperglycémie :*** *augmentation du taux de glucose dans le sang (glycémie supérieure à 1,1 g/l).*
> ***Hypoglycémie :*** *diminution du taux de glucose dans le sang (glycémie inférieure à 0,6 g/l).*
> ***Glycolyse :*** *dégradation du glucose contenu dans les tissus et les liquides de l'organisme.*
> ***Glycogénogenèse :*** *fabrication du glycogène à partir de glucose. Le glycogène est une molécule constituée de molécules de glucose mises bout à bout : c'est une réserve de glucose.*
> ***Glycogénolyse :*** *dégradation du glycogène en glucose. Processus inverse de la glycogénogenèse.*
> ***Néoglucogenèse :*** *fabrication de glucose à partir de protéines et de lipides, c'est-à-dire de nutriments non glucidiques.*
> **.../...**

> **.../...**
> ***Lipogenèse :*** *fabrication de lipides, qui seront stockés dans le tissu adipeux.*
> ***Lipolyse :*** *dégradation des lipides.*

L'INSULINE

▲ *Biosynthèse*

L'insuline est fabriquée dans le pancréas endocrine sous forme d'une pré-pro-insuline, qui, après section, devient une pro-insuline, encore scindée en deux molécules : l'insuline et le peptide C.

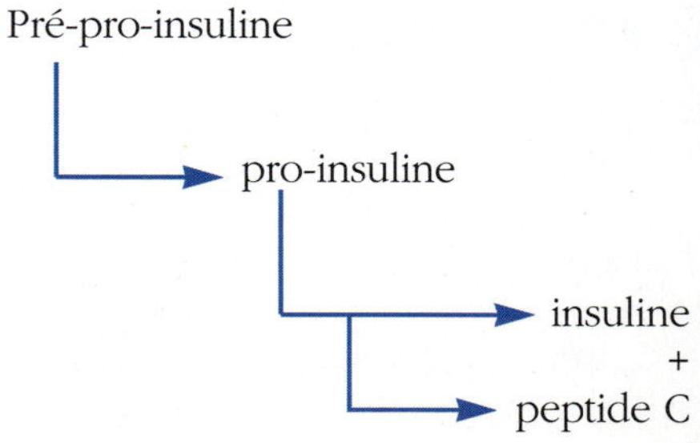

Le peptide C est un juste reflet du taux de fabrication d'insuline, puisque chaque molécule d'insuline produite est accompagnée d'une molécule de peptide C.

> CLINIQUE
> *Le peptide C est chez le diabétique le marqueur de la sécrétion d'insuline.*

L'insuline et le peptide C sont présents dans le plasma sous forme libre, c'est-à-dire non liés à une protéine.

▲ *Actions physiologiques*

> ESSENTIEL
> *L'insuline a un rôle majeur dans le métabolisme des glucides, elle diminue le taux de glucose circulant dans le sang : c'est une hormone hypoglycémiante.*

Outre son action majeure sur le métabolisme glucidique, l'insuline intervient également dans le métabolisme des protides et des lipides.

DE QUELLE FAÇON L'INSULINE EST-ELLE HYPOGLYCÉMIANTE? Le métabolisme des glucides est contrôlé par l'insuline de différentes façons :

- elle stimule le stockage du glucose sous forme de glycogène (glycogénogenèse) dans les cellules hépatiques essentiellement, mais aussi dans les cellules musculaires et le tissu adipeux;
- elle inhibe tous les mécanismes de glycogénolyse; elle entretient donc les réserves de glycogène dans les cellules;
- elle inhibe la néoglucogenèse;
- elle favorise la pénétration du glucose dans la cellule, ce qui diminue la concentration sanguine de glucose.

ACTION DE L'INSULINE SUR LE MÉTABOLISME DES LIPIDES : l'insuline stimule la lipogenèse dans les cellules adipeuses et les cellules hépatiques. Elle inhibe la lipolyse.
L'insuline favorise donc le stockage des graisses dans les tissus.

ACTION DE L'INSULINE SUR LE MÉTABOLISME DES PROTIDES : elle facilite la synthèse des protéines à partir des acides aminés et s'oppose à la dégradation des protéines. Toute croissance normale nécessite une insulinémie normale.

> CLINIQUE
> *Que se passerait-il si le pancréas endocrine ne fonctionnait plus ? Résultats d'une pancréatectomie (l'ablation totale du pancréas provoque la mort dans les dix jours) : biologiquement on observe les phénomènes suivants :*
> - *une hyperglycémie : le taux de glucose sanguin s'élève, pouvant atteindre 3-4 g/l (rappelons que le taux normal est de 1 g/l) ;*
> - *une glycosurie : la présence de sucre dans les urines atteint de 10 à 100 g/j, alors qu'elle est dans des conditions normales absente ;*
> - *une polydipsie (soif intense) ;*
> - *une polyphagie (faim intense sans satiété) ;*
> - *un amaigrissement ;*
> - *une cétonémie et une cétonurie (présence de corps cétoniques dans le sang et dans les urines due à une dégradation excessive des graisses).*

▲ *Régulation de la sécrétion d'insuline*

> ESSENTIEL
> *La sécrétion d'insuline est déterminée par le niveau de la glycémie.*
> *Après un repas glucidique, l'insuline est déversée dans le sang afin de lutter contre l'augmentation conséquente de glucose.*
> *Lorsque la glycémie redevient normale, le taux d'insuline diminue.*
> *L'insuline est donc sécrétée à la demande : il y a autorégulation.*

Des facteurs, secondaires, interviennent également dans la régulation de l'insuline :

- la plupart des acides aminés ainsi que les acides gras et les corps cétoniques stimulent la sécrétion d'insuline;
- les hormones gastro-intestinales, qui interviennent lors de la digestion, ont également une action stimulante;
- les catécholamines (adrénaline et noradrénaline), qui sont les médiateurs chimiques du système nerveux autonome, inhibent la sécrétion d'insuline. De plus, une glycémie trop faible, enregistrée par le système nerveux central, entraîne par voie réflexe une augmentation de la libération d'adrénaline.

LE GLUCAGON

▲ *Biosynthèse*

Le glucagon passe par trois stades de transformation successifs; d'abord élaboré sous forme de préproglucagon, il devient proglucagon et enfin glucagon.

Préproglucagon
→ proglucagon
→ glucagon

Le glucagon circule librement dans le sang, il n'est donc pas lié à une protéine.

▲ *Dégradation*

Elle est essentiellement hépatique.

▲ *Actions physiologiques*

> ESSENTIEL
> *Le glucagon est chargé d'approvisionner l'organisme en glucose : c'est une hormone hyperglycémiante.*

Le glucagon exerce également une action sur le métabolisme des lipides et des protides.

▲ *Modes d'action*

LE GLUCAGON ET LE MÉTABOLISME DES GLUCIDES : sur le métabolisme glucidique, le glucagon agit en divers endroits :

- il stimule la glycogénolyse dans le foie : il accroît par conséquent la production hépatique de glucose;
- il inhibe la glycolyse.

Il favorise donc la sortie du glucose dans le flux sanguin et empêche sa dégradation.
Le glucagon possède des propriétés antagonistes de l'insuline.

LE GLUCAGON ET LE MÉTABOLISME DES LIPIDES : il libère les acides gras à partir des réserves du tissu adipeux.

LE GLUCAGON ET LE MÉTABOLISME DES PROTIDES : il entraîne la fabrication de glucose à partir des acides aminés obtenus par dégradation protidique.

▲ *Régulation de la sécrétion de glucagon*

> **ESSENTIEL**
> *Les stimuli majeurs de la sécrétion de glucagon sont la faim (qui entraîne une hypoglycémie) et un excès d'apport protéique.*
> *L'hyperglycémie inhibe la sécrétion de glucagon.*

Les facteurs qui interviennent dans la régulation de la sécrétion de glucagon sont les suivants :

- l'hypoglycémie (< 0,6 g/l) augmente la sécrétion de glucagon;
- l'hyperglycémie (> 1,5 g/l) réduit la sécrétion;
- l'élévation du taux d'acides gras et de corps cétoniques diminue la sécrétion de glucagon;
- un excès d'acides aminés et de protéines stimule la sécrétion de glucagon.

À l'état de jeûne, l'énergie doit être fournie par les réserves endogènes de l'organisme. Ce sont les lipides qui fournissent la plus grande partie de l'apport énergétique.
La concentration plasmatique de glucose doit absolument être maintenue, c'est la seule source d'énergie utilisée par le système nerveux.
Les sécrétions d'insuline et de glucagon vont s'adapter à cet état : la sécrétion d'insuline, inhibée par le jeûne, peut descendre à des taux à peine décelables en cas de jeûne prolongé; la sécrétion de glucagon, en revanche, est fortement augmentée afin d'accentuer les concentrations plasmatiques de glucose.

> **CLINIQUE**
> *Lors d'une concentration trop élevée d'insuline ou au cours de carence en substances hyperglycémiantes, la glycémie chute au-dessous de sa valeur normale (1 g/l), c'est l'hypoglycémie. Si aucune mesure n'est apportée pour remonter le niveau de la glycémie à une valeur normale, le risque encouru est l'apparition d'un accident hypoglycémique. Celui-ci est dû à la carence de glucose dans le cerveau. Les signes témoins d'un état hypoglycémique sont schématiquement : une sensation de faim intense, des sueurs abondantes et une impression de grande fatigue inexpliquée.*
> *Le diabète sucré est la pathologie la plus fréquente due à des troubles du* …/…
>
> …/…
> *métabolisme des glucides. Il est caractérisé par une hyperglycémie chronique. Les origines sont diverses. Les recours thérapeutiques doivent être adaptés au type de diabète traité ; en effet, il existe deux types de diabète sucré : le diabète insulinodépendant (DID), qui doit être traité par l'insuline et le diabète non insulinodépendant (DNID), qui peut être traité par d'autres agents hypoglycémiants.*

> **CLINIQUE**
> *Le dosage de la glycémie est toujours réalisé après un jeûne de 12 heures à 15 heures.*
> *Taux de glycémie normale = 0,7 à 1,05 g/l.*
> *Dans des conditions physiologiques normales, il n'y a pas de glucose dans les urines car il est réabsorbé par le rein.*
> *Cependant, la capacité de réabsorption du rein est limitée ; en effet, lorsque la glycémie est supérieure ou égale à 1,8 g/l en moyenne, le glucose apparaît dans les urines, il y a glycosurie (v. chap. 19, p. 233).*

AUTRE SÉCRÉTIONS ENDOCRINES

▲ *Le thymus*

Le thymus, placé en arrière du sternum, dans la partie supérieure du médiastin antérieur, est très développé chez l'enfant pour ensuite s'atrophier chez l'adulte.
Son rôle est majeur dans l'établissement des processus de l'immunité. À son niveau se fait la maturation des éléments lymphoïdes, qui interviennent dans l'immunité à médiation cellulaire. Cette maturation s'effectue grâce à la présence de facteurs hormonaux thymiques, les thymosines *[v. chap. 14, p. 165]*.

▲ *Le tube digestif*

Les hormones gastro-intestinales sont des hormones peptidiques sécrétées par des cellules endocrines particulières du tube digestif *[v. chap. 17, p. 214]*.
Nous citons pour mémoire les principales :

- la gastrine;
- la sécrétine;
- la cholécystokinine-pancréozyme.

▲ *Le rein*

Rappelons qu'il est à l'origine de la sécrétion de rénine, intervenant dans la régulation de la pression artérielle grâce au système rénine-angiotensine *[v. chap. 19, p. 237]*; il est également à l'origine de la sécrétion d'érythropoïétine, sécrétée au niveau de l'appareil juxtaglomérulaire. L'érythropoïétine ne peut pas être considérée comme une hormone exclusivement rénale puisqu'il existe une production extrarénale d'érythropoïétine, notamment dans le foie, qui en est le siège initial de production pendant la vie fœtale *[v. chap. 13, p. 149]*. L'érythropoïétine intervient dans la fabrication des globules rouges par les organes hématopoïétiques. Il sécrète également la forme active de la vitamine D *[v. chap. 19, p. 237]*.

▲ *Le cœur*

Il existe dans les oreillettes des cellules sécrétrices d'une hormone peptidique appelée atriopeptide, ou atriopeptine, ou peptide natriurétique auriculaire, ou cardionatrine, ou auriculine atrine, ou enfin facteur atrio-natriurique (ANF).
Cette hormone est libérée sous l'effet d'une distension mécanique de l'oreillette, donc dans l'hypervolémie. Ses récepteurs se situent dans les reins, les surrénales, les vaisseaux et l'hypothalamus.
Ses effets sont les suivants :

- augmentation de la filtration glomérulaire;
- augmentation de l'élimination urinaire de sodium;
- action inhibitrice sur la rénine;
- action antagoniste de l'aldostérone;
- action vasodilatatrice importante par blocage de l'angiotensine II.

L'atriopeptide intervient donc dans le maintien de la volémie, l'équilibre sodé et la pression artérielle en synergie avec l'ADH (hormone antidiurétique).

▲ *L'épiphyse*

L'épiphyse ou glande pinéale est un élément du tissu nerveux situé à la partie postérieure du toit du diencéphale. Elle sécrète une hormone, la mélatonine. La fabrication de la mélatonine nécessite l'intervention de deux enzymes dont une, la N-acétyltransférase (NAT), a pour caractéristique de ne pouvoir remplir son rôle que la nuit; en effet, dans un environnement éclairé, elle n'est plus active. Ce phénomène est important car il donne à cette hormone la valeur d'un signal de début et/ou de fin de nuit, signal qui détermine les rythmes biologiques circadiens. Par conséquent, la glande pinéale peut être

considérée comme un organe d'information des signaux de lecture de la durée du jour et de la nuit.
La physiologie de l'épiphyse est donc totalement liée à la chronobiologie neuro-endocrinienne humaine, qui est encore actuellement en phase de recherche.

▲ *Le testicule et l'ovaire*

Ces deux organes ont une fonction endocrine étudiée au chapitre 22.

SYNTHÈSE

La figure 21.12 présente une vision d'ensemble du système endocrinien. Sur la partie de droite, est mis en évidence le fonctionnement (modalités) identique à chaque hormone ; la partie de gauche met en évidence les axes et les finalités de ce système de régulation.

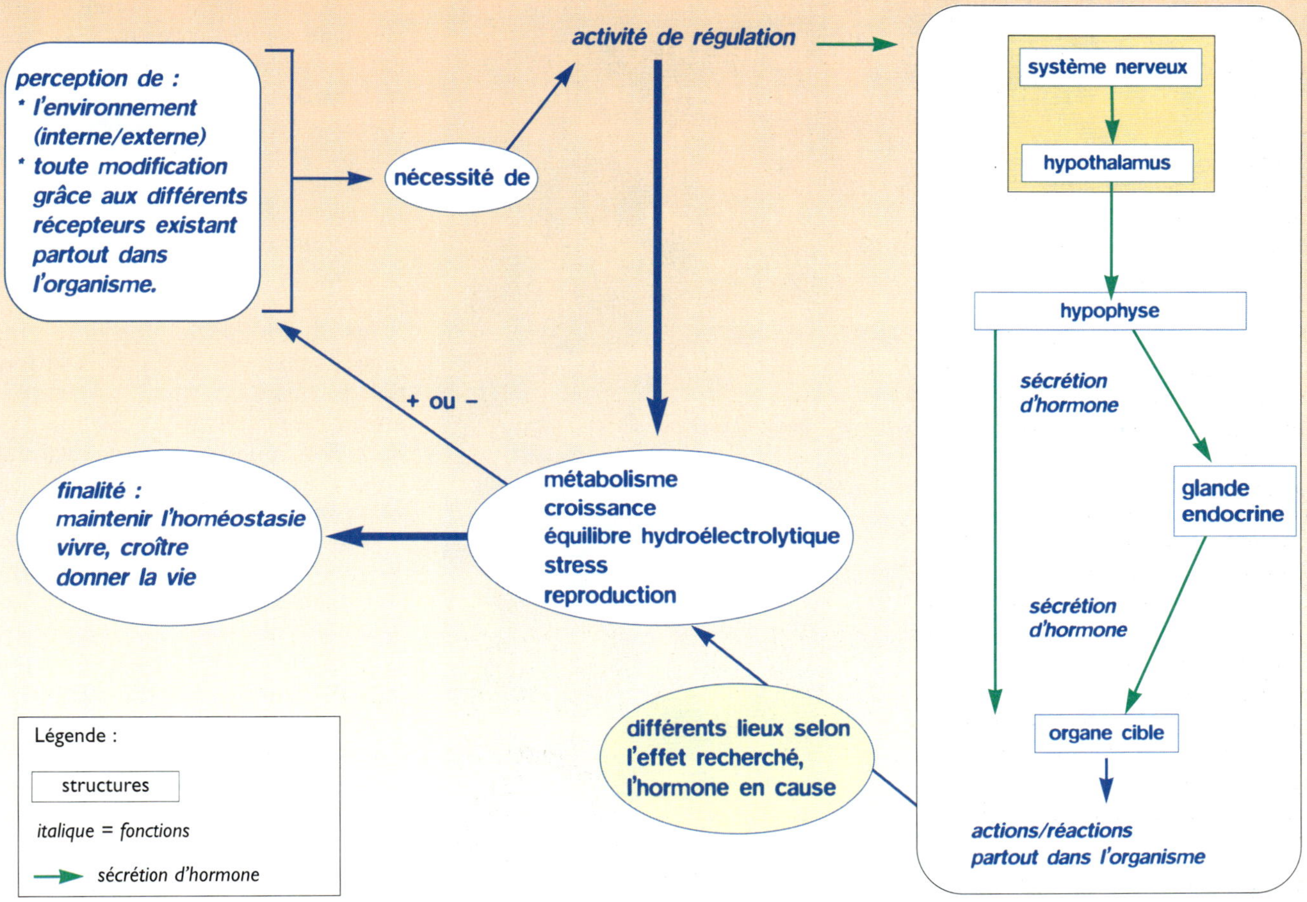

Fig. 21.12 • Schéma d'ensemble du fonctionnement endocrinien.

ACTIVITÉS D'INTÉGRATION

1. Expliquez les différentes modalités de régulation de la sécrétion endocrinienne.
2. Expliquez comment peut apparaître une glycosurie et une acétonurie chez une personne diabétique.
3. Dans *Le Fils d'Astérix*, on peut dire qu'Astérix et Obélix sont stressés par ce qui leur arrive. (Ils découvrent un bébé derrière leur porte et doivent s'en occuper...) Quelles sont les hormones qui vont être sécrétées ? À quel moment et avec quels effets ?

Chapitre 22
La reproduction

Étudier la reproduction nécessite la compréhension du fonctionnement de l'appareil génital masculin et celui de l'appareil génital féminin *[v. chap. 4]*, ainsi que la connaissance de la façon dont l'homme et la femme se reproduisent, et des phénomènes physiologiques qui en découlent.

Dans ce chapitre, nous répondrons par conséquent aux questions suivantes :

- **Comment fonctionnent les organes reproducteurs de l'homme et de la femme? Quel est le rôle des hormones mâles et femelles? Quelles sont les cellules reproductrices de l'homme et de la femme? Comment sont-elles fabriquées?**
- **Comment se déroule la fécondation?**

Nous aborderons également :

- **la grossesse;**
- **l'embryologie et les lois de l'hérédité;**
- **les moyens de régulation des naissances : la contraception;**
- **les grandes étapes de la vie génitale : puberté et ménopause.**

PHYSIOLOGIE DES ORGANES REPRODUCTEURS MASCULINS

La fonction de reproduction chez l'homme nécessite une condition fondamentale, la capacité de former des gamètes, c'est-à-dire des cellules reproductrices.
Chez l'homme, les gamètes sont les spermatozoïdes. Ils sont fabriqués par les testicules.
La reproduction exige la rencontre de la cellule reproductrice mâle (le spermatozoïde) avec la cellule reproductrice femelle (l'ovule). Pour ce faire, le spermatozoïde doit être fabriqué, transporté et émis dans les voies génitales féminines.
Par ailleurs, l'homme doit parvenir physiologiquement à un état de maturation sexuelle lui permettant de réaliser ces phénomènes.
Nous allons étudier ces différentes phases, ainsi que l'origine et la fonction des hormones dont le rôle est d'une importance capitale.
Rappelons que l'appareil génital masculin est composé des éléments suivants *[v. chap. 4, fig. 4.5, p. 50]* :

- les testicules, placés dans les bourses;
- les conduits génitaux : épididyme, canaux déférents, canaux éjaculateurs;
- l'urètre, unique conduit utilisé pour l'émission de l'urine et du sperme;
- la prostate;
- les vésicules séminales;
- le pénis, qui contient les structures érectiles.

LES TESTICULES

Les testicules sont les organes reproducteurs principaux chez l'homme. Ils produisent les spermatozoïdes *[v. fig. 4.6, p. 50]*.

▲ *Structure du testicule*

Chaque testicule est subdivisé en lobules; on en dénombre de deux cents à trois cents. Chaque lobule contient de nombreux tubes très fins : les tubes séminifères contournés.
L'ensemble des tubes séminifères aboutit dans un réseau collecteur appelé le rete testis. Il est constitué de canaux plus larges qui communiquent entre eux. Leur fonction est d'envoyer les spermatozoïdes dans l'épididyme. C'est

dans la paroi des tubes séminifères contournés que se produisent deux événements majeurs :

- la spermatogenèse, c'est-à-dire la fabrication de spermatozoïdes ;
- la production de testostérone : principale hormone mâle ; elle est synthétisée par des cellules spécialisées appelées les cellules de Leydig. On observe également dans la paroi de ces tubes un autre type cellulaire : les cellules de Sertoli dont le rôle est essentiel dans le déroulement de la spermatogenèse.

▲ *Spermatogenèse*

> ESSENTIEL
> *La spermatogenèse regroupe les étapes successives qui, d'une cellule d'origine appelée cellule germinale, conduisent à la formation de quatre spermatozoïdes matures* (fig. 22.1).

Avant d'étudier le déroulement de la spermatogenèse, il est important de connaître la charge chromosomique des gamètes, en l'occurrence des spermatozoïdes.

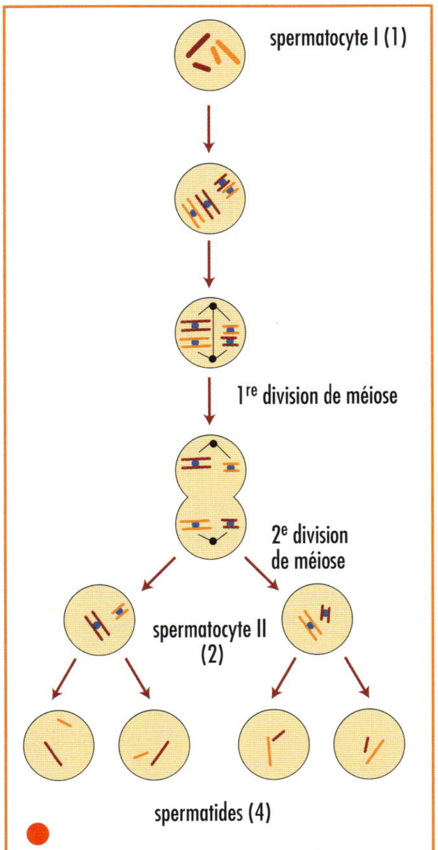

Fig. 22.1 • Transformation d'un spermatocyte I en quatre spermatides. Chaque spermatide deviendra un spermatozoïde.

Nous avons vu que les cellules de notre organisme contiennent vingt-trois paires de chromosomes soit quarante-six chromosomes au total *[v. chap. 8]*.
Les spermatozoïdes et les ovules (les gamètes femelles), ne contiennent que vingt-trois chromosomes. En conséquence, au moment de la fécondation, c'est-à-dire lors de la pénétration du spermatozoïde dans l'ovule, il se forme immédiatement une cellule à quarante-six chromosomes dont vingt-trois sont d'origine paternelle et vingt-trois d'origine maternelle.

> ESSENTIEL
> *Les cellules sexuelles, ou gamètes, sont les seules cellules de l'organisme qui ne possèdent que vingt-trois chromosomes, soit la moitié du nombre de chromosomes présents dans les autres cellules.*
> *La fécondation (= union d'un gamète mâle et d'un gamète femelle) recréera une cellule à 46 chromosones.*

Nous allons voir comment et quand, apparaît cette caractéristique chromosomique.

LES ÉTAPES DE LA SPERMATOGENÈSE sont au nombre de cinq :

- le stade de la **multiplication** : les cellules germinales sont des cellules indifférenciées, appelées spermatogonies, qui se placent en périphérie du tube séminifère. Nombreuses, elles se multiplient par mitoses successives et contiennent quarante-six chromosomes ;
- le stade de l'**accroissement** : chaque spermatogonie augmente de volume, elle devient une grosse cellule, le spermatocyte I, qui contient toujours quarante-six chromosomes mais l'ADN s'est dédoublé, ce qui explique l'augmentation du volume de cette cellule ;
- le stade de la réduction chromatique ou **méiose** : le spermatocyte I se divise. Cette étape se distingue de la mitose car elle aboutit à la formation de deux cellules qui ne possèdent plus que la moitié du nombre de chromosomes (soit vingt-trois chromosomes). Ce sont les spermatocytes II.

En effet, au moment de la division cellulaire, les chromosomes s'alignent par paire sur la plaque équatoriale, puis, lorsque les deux cellules filles se séparent l'une de l'autre, chaque chromosome de chaque paire migre vers un pôle différent de la cellule *[v. chap. 8, p. 112-113]*.

> ESSENTIEL
> *La différence entre mitose et méiose est l'absence de division des chromatides de chaque chromosome au cours de la métaphase.*
> *Ainsi, au décours de la première division de méiose, lors de la spermatogenèse, le spermatocyte I, contenant vingt-trois paires de chromosomes, donne deux spermatocytes II, contenant chacun vingt-trois chromosomes différents* (fig. 22.1).

- le stade de la **maturation** : au cours de cette étape, une deuxième division méiotique se produit à partir de chaque spermatocyte II. Les vingt-trois chromosomes, dont l'ADN est toujours dédoublé, présentent chacun deux filaments chromatiniens. Ceux-ci se séparent, migrent vers les pôles de la cellule. On obtient finalement de nouveau deux cellules-filles (pour chaque spermatocyte II) contenant chacune vingt-trois chromosomes à un filament de chromatine. Ces cellules-filles sont les spermatides *(fig. 22.2)*;
- le stade de la **spermiohistogenèse** : cette phase correspond à la transformation du spermatide en spermatozoïde. C'est une période de remodelage cellulaire, chaque spermatide devient un spermatozoïde. Il ne se produit plus de division cellulaire.

La cellule s'allonge de plus en plus pour former la tête du spermatozoïde, celle-ci est constituée essentiellement du noyau. Elle contient donc toute l'information génétique portée par l'ADN. La tête du spermatozoïde s'effile et se coiffe d'une espèce de capsule appelée l'acrosome, qui possède un capital enzymatique intervenant, comme nous le verrons, lors de la rencontre du spermatozoïde et de l'ovule.

1 spermatogonie à 46 chromosomes
↓
2 spermatocytes I à 46 chromosomes
↓
4 spermatocytes II à 23 chromosomes
↓
8 spermatides à 23 chromosomes
↓
8 spermatozoïdes à 23 chromosomes

Fig. 22.2 • Résumé de la spermatogenèse.

Un flagelle se forme. Il contient des filaments contractiles capables de déplacer le spermatozoïde à la vitesse de 2 à 4 mm/s environ *(fig. 22.3 et photo 22.1)*.
La configuration finale du spermatozoïde est destinée à faciliter son transport, à chercher l'ovule et à pénétrer dans l'ovule.

DÉFINITION *Il faut environ soixante jours pour former un spermatozoïde à partir d'un spermatocyte I. Chaque jour, un homme peut fabriquer plusieurs centaines de millions de spermatozoïdes.*

LE BRASSAGE GÉNÉTIQUE AU COURS DE LA MÉIOSE concerne la spermatogenèse, mais aussi l'ovogenèse, au cours de la formation de l'ovule.
À l'intérieur du spermatocyte I, on trouve quarante-six chromosomes : vingt-trois sont d'origine maternelle, vingt-trois sont d'origine paternelle.
Au cours de la méiose, les chromosomes s'apparient. Au moment de l'appariement, ils peuvent échanger des « morceaux » d'ADN au niveau des points de rencontre. Cet échange de matériel génétique répond à des conditions très strictes : la même quantité d'ADN est échangée et occupe une place identique sur l'autre chromosome.
Les points de rencontre entre les chromosomes appariés peuvent être nombreux et en conséquence, le matériel échangé peut subir d'infinies combinaisons.
Par ailleurs, la séparation et la migration des chromosomes vers les pôles de la cellule sont totalement guidées par le hasard. Les multiples possibilités d'échange d'ADN, associées au hasard de la séparation des chromosomes, induisent la fabrication de spermatozoïdes totalement différents les uns des autres quant à leur matériel génétique. Comme nous l'avons mentionné plus haut, il en est de même pour l'ovule.
Le matériel génétique porté dans les cellules est à l'origine des caractéristiques de chaque individu ; on conçoit donc aisément que la probabilité de procréer deux êtres identiques est quasi nulle.
La gémellité relève d'un mécanisme spécifique très différent.

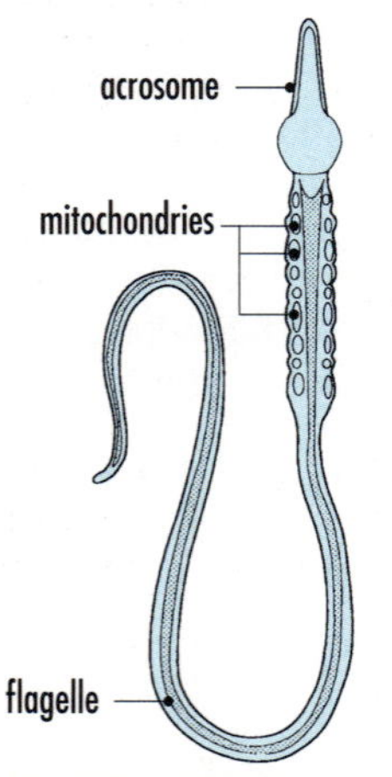

Fig. 22.3 • Spermatozoïde.

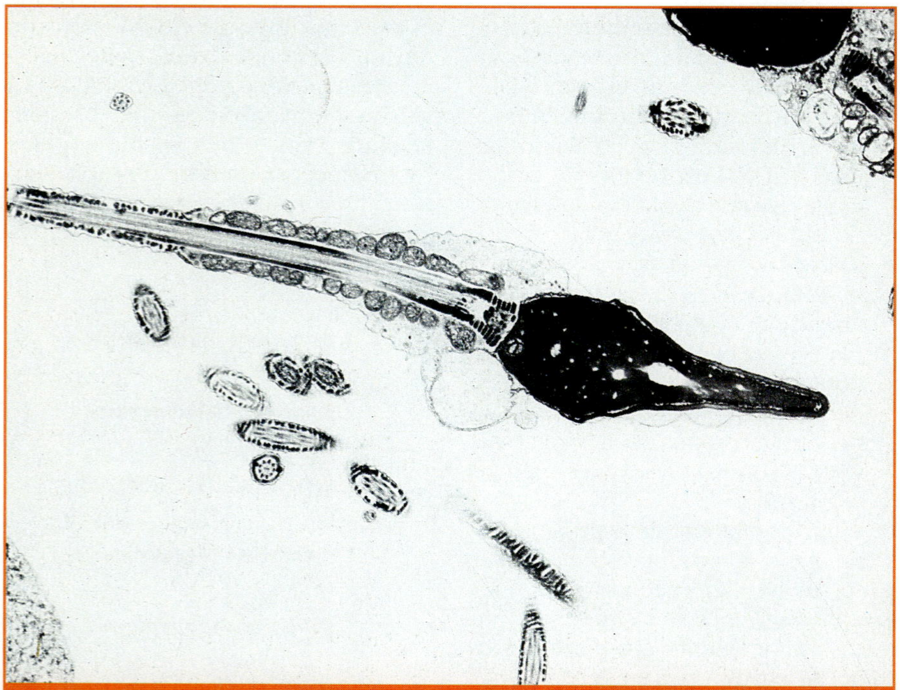

Photo 22.1 • Coupe longitudinale d'un spermatozoïde.

▲ *Les autres cellules présentes dans le testicule*

Outre les cellules qui participent directement à la spermatogenèse, on observe deux autres types de cellules :
- les cellules de Sertoli ;
- les cellules de Leydig.

Les cellules de Sertoli sont situées dans la paroi des tubes séminifères *(v. fig. 4.6 p. 50)*. Ces cellules ont un rôle de soutien et un rôle nutritif, elles produisent des substances chimiques nécessaires à la spermatogenèse.
Les cellules de Leydig se trouvent dans le tissu conjonctif qui comble les espaces entre les tubes séminifères. Nous connaîtrons leur rôle lors de l'étude sur le contrôle hormonal des fonctions reproductrices chez l'homme.

▲ *Stockage des spermatozoïdes et formation du sperme*

Si l'on observe une coupe transversale d'un tube séminifère, on remarque, dans la lumière du tube, un écheveau de fils très fins. Ce sont les flagelles des spermatozoïdes.
Arrivés presque à maturité, les spermatozoïdes sont libérés dans la lumière du tube séminifère. Ils sont ensuite emportés par un courant liquidien (le liquide provient des cellules de Sertoli) dans l'épididyme, où ils terminent leur maturation. La traversée de l'épididyme par les spermatozoïdes dure une douzaine de jours. Le canal épididymaire mesure environ 5 m de long, il est extrêmement pelotonné *(v. fig. 4.6, p. 50)*.
Dans l'épididyme, la maturation complète des spermatozoïdes s'effectue grâce à l'action de l'hormone mâle, la testostérone.
Par ailleurs, la solution liquidienne qui les transportait est complètement réabsorbée. On trouve, par conséquent, dans la partie terminale de l'épididyme (la queue de l'épididyme), une masse compacte de spermatozoïdes collés les uns aux autres.
Les spermatozoïdes progressent ensuite dans le canal déférent. Ce dernier possède une paroi musculaire très développée, qui lui permet de produire des mouvements péristaltiques. Ces mouvements aident à la progression des spermatozoïdes.

DÉFINITION *Le canal déférent et la queue de l'épididyme sont les réservoirs des spermatozoïdes avant l'éjaculation (v. fig. 4.6, p. 50).*

DE L'ÉRECTION À L'ÉJACULATION

Rappelons que les canaux déférents pénètrent dans la prostate et, qu'à ce niveau, ils reçoivent l'abouchement des vésicules séminales. Dans l'épaisseur de la paroi prostatique, ils deviennent canaux éjaculateurs. Ces derniers traversent la prostate et gagnent l'urètre. Érection et éjaculation sont indispensables à la fécondation.

▲ *Mécanisme de l'érection*

La verge [ou pénis, *v. chap. 4, fig. 4.9, p. 52*] est constituée de corps érectiles : deux corps caverneux et un corps spongieux. La structure des corps érectiles est comparable à celle d'une éponge. Les espaces de l'éponge seraient ici des espaces vasculaires.
Lorsque la verge est au repos, les vaisseaux qui irriguent les corps érectiles sont fermés. Au cours d'une excitation sexuelle, l'érection se produit car les vaisseaux se dilatent et s'ouvrent, si bien que les espaces vasculaires se gorgent de sang. Cette chasse vasculaire est rendue possible grâce à la contraction des muscles ischio-caverneux. La verge augmente alors de volume et devient rigide.

DÉFINITION — *Une érection complète peut être réalisée en moins de 10 s.*

▲ *Stimulations provoquant l'érection*

L'érection peut être provoquée par deux types de stimulation :

- par stimulation mécanique au niveau des régions génitales : il existe de nombreux récepteurs sur l'ensemble des organes génitaux et en particulier sur l'extrémité de la verge. Ce sont des mécanorécepteurs. Leur stimulation déclenche des influx nerveux afférents qui gagnent la moelle sacrée ; cela déclenche des influx efférents entraînant l'érection ;
- par stimulation émotionnelle (rêves, pensées...) provenant directement des centres cérébraux supérieurs. Des voies nerveuses descendantes acheminent un influx nerveux qui peut être soit stimulateur, soit inhibiteur de l'érection. Ce phénomène peut évidemment se produire en l'absence de stimulation mécanique de la verge [*v. chap. 20, p. 254*].

▲ *Éjaculation*

L'éjaculation survient lorsque la somme des stimulations nerveuses est suffisamment importante.
Les voies nerveuses empruntées par l'influx pour déclencher l'éjaculation transitent par la moelle sacrée.

CLINIQUE — *Toute lésion de la moelle épinière au niveau de la région sacrée peut entraîner des troubles de l'érection et de l'éjaculation.*

L'éjaculation est le résultat des événements suivants :

- seuil d'excitation nerveuse atteint ;
- déclenchement du réflexe au niveau de la moelle sacrée ;
- contraction de la musculature lisse de la prostate, des vésicules séminales et des canaux déférents. Les vésicules séminales et la prostate sécrètent le liquide nécessaire à la dilution des spermatozoïdes. Le liquide d'origine séminale et prostatique constitue avec les spermatozoïdes le sperme ;
- émission du sperme dans l'urètre sous l'effet de cette contraction ;
- contractions itératives du muscle lisse urétral et du muscle strié bulbo-spongieux situé à la base de la verge ;
- émission du sperme hors de l'urètre sous l'effet de ces contractions.

La vessie possède à la base un sphincter, qui se ferme pendant l'éjaculation. Ce mécanisme bloque d'une part le passage du sperme dans la vessie et d'autre part l'évacuation de l'urine.
L'éjaculation et la contraction des muscles sollicités s'associent à un niveau de plaisir extrême, appelé orgasme.

DÉFINITION — *Le sperme est composé d'un liquide d'origine séminale, prostatique et épididymaire, et de spermatozoïdes.*
Son pH est de l'ordre de 8,4. Une éjaculation représente l'émission d'un volume d'environ 3 à 4 cm^3, appelé éjaculat, qui contient de 200 à 400 millions de spermatozoïdes.

CLINIQUE — *Un sperme est jugé fertile lorsque le nombre de spermatozoïdes est suffisant, mais aussi .../...*

.../... lorsque la taille, la morphologie et la motilité des spermatozoïdes sont normales. L'examen qui permet d'évaluer les qualités d'un sperme est appelé spermogramme.

Immédiatement après l'éjaculation, il existe une période de latence au cours de laquelle une érection est impossible. Cette période de latence, variable selon les individus et/ou les périodes, peut aller de quelques minutes à quelques heures.

CLINIQUE — *On appelle « impuissance » l'incapacité d'obtenir ou de maintenir une érection. Chez un homme en bonne santé, des facteurs psychologiques, la consommation d'alcool ou de certains médicaments peuvent entraîner une impuissance temporaire.*

LES HORMONES ET L'APPAREIL REPRODUCTEUR MASCULIN

▲ *Sécrétion hormonale du testicule*

DÉFINITION — *Le testicule est une glande mixte, à la fois exocrine et endocrine. Sa fonction exocrine est la production des spermatozoïdes. Sa fonction endocrine est la sécrétion de l'hormone mâle principale : la testostérone.*

La testostérone est une hormone qui appartient au groupe des hormones androgènes, hormones mâles.
Ce sont les cellules spécialisées du testicule, les cellules de Leydig, qui ont pour fonction de fabriquer la testostérone.
Le testicule fabrique d'autres hormones androgènes :

- la déhydroépiandrostérone (DHA), que l'on trouve également dans la glande corticosurrénale ;
- l'androstènedione.

Parmi ces hormones, la testostérone est la plus active et la plus importante. C'est elle qui est à l'origine du climat hormonal masculin chez l'homme.

Signalons pour information que le testicule sécrète également des œstrogènes (hormones sexuelles féminines) à doses réduites.
La testostérone est sous la dépendance d'hormones hypothalamiques et hypophysaires.

▲ *Influence hypothalamo-hypophysaire*

Le développement et le fonctionnement du testicule est sous le contrôle d'hormones hypophysaires, elles-mêmes contrôlées par une hormone hypothalamique.
Les hormones hypophysaires sont appelées gonadostimulines. On distingue deux gonadostimulines : FSH et LH. *[v. chap. 21, p. 265]*.
L'hormone hypothalamique est la GnRH.
FSH et LH exercent chacune leur propre action.
La FSH stimule la croissance des tubes séminifères et la spermatogenèse par l'intermédiaire des cellules de Sertoli.
La LH stimule la sécrétion de testostérone en agissant directement sur les cellules de Leydig.
L'hormone hypothalamique GnRH et les deux hormones hypophysaires FSH et LH se maintiennent chez l'homme à un taux constant. Il existe, en effet, comme dans de nombreuses chaînes hormonales, un rétrocontrôle exercé sur ces hormones.
Le rétrocontrôle est réalisé de deux façons :

- lorsque le taux de testostérone sanguin parvient à un seuil suffisant, elle exerce un effet inhibiteur sur la synthèse des hormones hypophysaires, en particulier sur la LH ;
- le testicule sécrète une deuxième hormone, spécifique au rétrocontrôle de la FSH. Cette hormone est appelée inhibine.
  Elle est sécrétée par les cellules de Sertoli. Elle a la capacité d'inhiber de façon sélective la sécrétion de FSH sans atteindre la sécrétion de LH.

▲ *Actions de la testostérone*

ESSENTIEL

La testostérone exerce les actions suivantes :

- *sur la spermatogenèse : la testostérone agit localement et directement sur les cellules de Sertoli, facilitant ainsi la spermatogenèse. Un déficit en testostérone conduit à la stérilité ;*

.../...

.../...

- *sur le développement de l'ensemble des organes génitaux masculins : testicule, épididyme, canal déférent, vésicule séminale, prostate, verge ;*
- *sur les caractères sexuels secondaires masculins : développement du système pileux (barbe, poils axillaires et pubiens...), développement de la masse musculaire (qui est plus importante chez l'homme que chez la femme), développement du squelette osseux de type masculin, répartition du tissu graisseux, augmentation du timbre de la voix grâce au développement du larynx ;*
- *sur le métabolisme : l'action de la testostérone sur le métabolisme est liée aux caractères sexuels secondaires. En effet, outre les organes génitaux et les seins, la morphologie masculine est différente de la morphologie féminine. Cette différence est due à un métabolisme différent des lipides et des protides.*

Le morphotype féminin est le résultat d'une répartition des graisses sur les hanches, la partie inférieure de l'abdomen et les membres.
Par ailleurs, le développement plus important de la masse musculaire et de la masse osseuse chez l'homme révèle une plus grande capacité à stimuler l'anabolisme des protides *[v. chap. 18, p. 224]*.

CLINIQUE

On observe que la castration d'un homme entraîne l'apparition d'un morphotype féminin, ainsi qu'une réduction de tous les caractères sexuels secondaires.
L'administration de testostérone à dose élevée à une femme entraîne des signes de virilisme (augmentation de la pilosité, remarquable en particulier au niveau du visage, voix grave, développement du clitoris).

Dans l'organisme, la testostérone est inactivée dans le foie. Elle est transformée en dérivés stéroïdes (les dix-sept cétostéroïdes) qui sont éliminés dans les urines à raison de 7 à 10 mg/24 h.

PHYSIOLOGIE DES ORGANES REPRODUCTEURS FÉMININS

Rappelons que les organes reproducteurs féminins regroupent les deux ovaires, l'utérus et les trompes utérines, le vagin, la vulve *[v. chap. 4, fig. 4.13, p. 54 et 4.16, p. 55]*.
La fonction reproductrice chez la femme se caractérise par la production des gamètes femelles : les ovules.
Contrairement à ce qui se passe chez l'homme, où les spermatozoïdes sont fabriqués en permanence, les ovules sont produits de façon cyclique.
L'ovaire est l'organe qui produit les ovules. Il fonctionne selon un cycle régulier couvrant une période de vingt-huit jours, appelé cycle menstruel, au milieu duquel un ovule est émis, c'est l'ovulation.
L'ovaire est l'organe majeur de la reproduction chez la femme. Il est également producteur d'hormones sexuelles féminines : les œstrogènes et la progestérone. L'ovaire est sous le contrôle d'hormones hypothalamo-hypophysaires, tout comme le testicule.
Par l'intermédiaire de ses hormones, il agit sur l'utérus.
Nous étudierons successivement :

- la fonction de l'ovaire ;
- la formation de l'ovule ;
- les hormones ovariennes et les divers contrôles hormonaux ;
- les modifications utérines au cours d'un cycle menstruel.

ESSENTIEL

L'activité génitale féminine est caractérisée par la succession régulière de cycles de vingt-huit jours, appelés cycles menstruels. Ces cycles correspondent à la maturation et la libération d'un ovule. Ils débutent à la puberté et se terminent à la ménopause.
Au cours de ces cycles, on observe des modifications de presque chaque organe de l'appareil génital.

L'OVAIRE : STRUCTURE ET FONCTIONS

▲ *Structure de l'ovaire*

L'ovaire *(photo 22.2)* est un organe de forme ovale. Il présente une zone périphérique, le cortex, et une zone centrale, la médulla. L'ensemble est

enveloppé d'une couche de cellules qui constituent l'épithélium ovarien *(fig. 22.4)*.
Le cortex ovarien contient de nombreux amas cellulaires appelés follicules, *(v. infra)*. Ces follicules se présentent à des stades d'évolution différents.
La médulla, elle, est riche en vaisseaux sanguins.

▲ *Fonctions de l'ovaire*

DÉFINITION

L'ovaire, à l'instar du testicule, est une glande mixte. Elle est à la fois glande exocrine, car elle fabrique des ovules, et endocrine, car elle synthétise des hormones. Les hormones ovariennes sont les hormones sexuelles féminines : les œstrogènes et la progestérone.

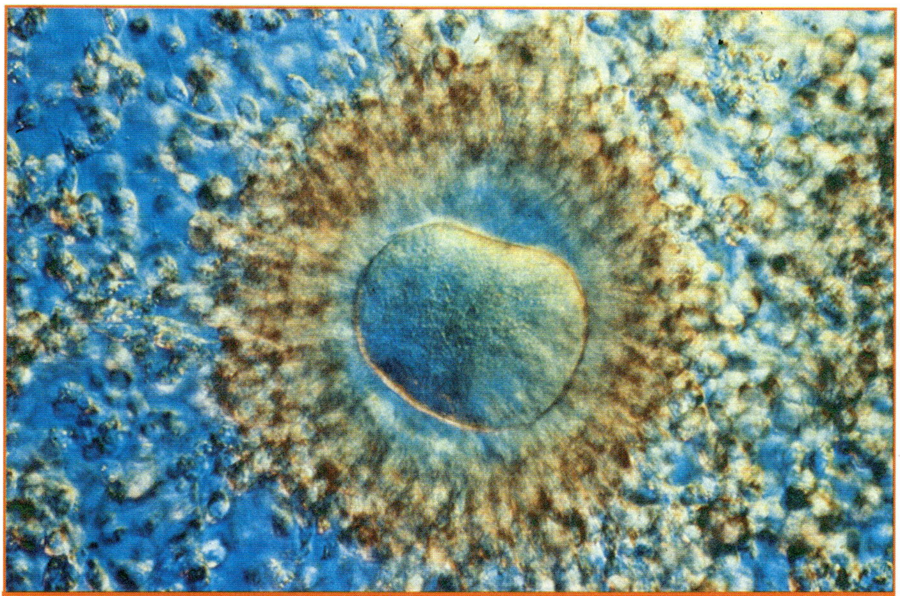

Photo 22.2 • Ovocyte humain mûr (taille 1/10), entouré de nombreuses cellules.

L'OVULE ET LE FOLLICULE : l'observation d'un ovaire sectionné transversalement révèle l'existence d'amas cellulaires dans le cortex ovarien : ce sont des follicules ovariens. Ils sont le lieu de formation de l'ovule.
À la naissance, les ovaires de la petite fille contiennent à peu près un million de follicules. Après la naissance, plus aucun follicule ne se forme. Sur le million de follicules d'origine, seulement quatre cents d'entre eux environ sont destinés à atteindre leur maturité, c'est-à-dire à donner un ovule. Tous les autres follicules dégénèrent à un moment ou à un autre, si bien qu'à la ménopause, il n'en reste quasiment plus.
Dès l'instauration des cycles menstruels, c'est-à-dire au moment de la puberté, les follicules vont suivre une phase de maturation. Parallèlement, les ovules mûrissent également.
Lorsque le follicule arrive à maturation, il libère l'ovule, qui est alors expulsé de l'ovaire : c'est l'ovulation.

CROISSANCE DU FOLLICULE : l'ovule suit une maturation comparable à celle du spermatozoïde. Aussi, depuis la cellule germinale qui lui donne naissance jusqu'à sa maturation, il prend différents noms selon le stade qu'il traverse. Cependant, pour des raisons pratiques, nous parlerons d'ovule tout au long de cette étude. Un paragraphe est consacré à la formation de l'ovule, l'ovogenèse.

Le follicule est l'ensemble cellulaire que forme l'ovule à ses différents stades d'évolution et les cellules folliculaires qui l'entourent. La croissance du follicule débute dès l'apparition des cycles menstruels, c'est-à-dire au moment de la puberté *(fig. 22.5)*.

DÉFINITION

Au cours de chaque cycle, de nombreux follicules entament un processus de maturation, cependant, un seul d'entre eux atteint le niveau de maturité qui mène à l'ovulation.
Les follicules qui ne parviennent pas à ce stade dégénèrent.

La maturation du follicule débute à partir du follicule primaire appelé aussi follicule primordial. Il est constitué de

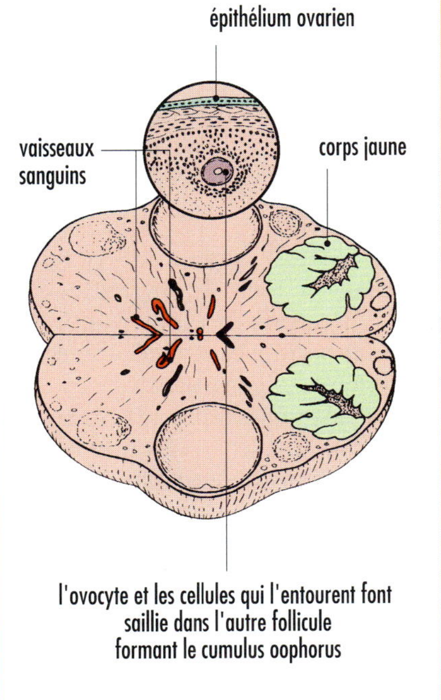

Fig. 22.4 • Section d'ovaire sur laquelle apparaissent les follicules à différents stades.

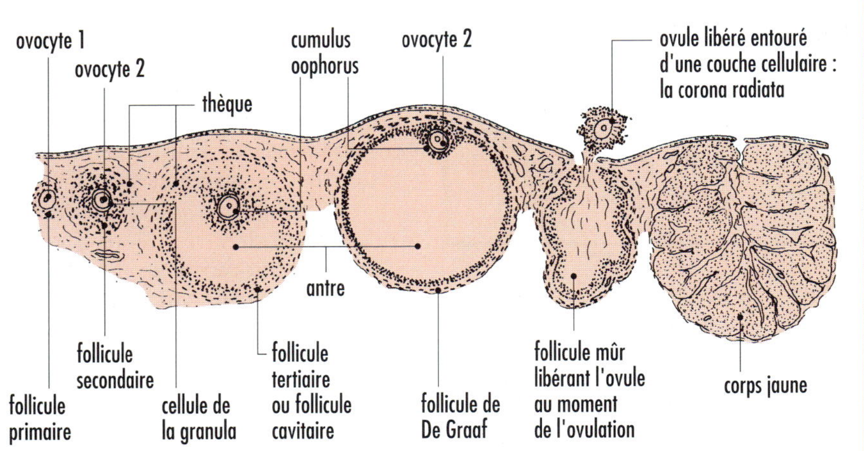

Fig. 22.5 • Étapes du développement de l'ovule humain.

l'ovule et d'une seule couche de cellules, qui encerclent l'ovule.
Ces cellules périphériques sont appelées cellules de la granulosa.
Le développement du follicule est marqué par une augmentation de volume de l'ovule et une multiplication des cellules de la granulosa. Tandis que les cellules de la granulosa prolifèrent, l'ovule se trouve peu à peu séparé de ces dernières par une couche de substances produites par la granulosa : c'est la zone pellucide. Par ailleurs, autour de la granulosa, des cellules du tissu conjonctif de l'ovaire se multiplient pour former une couche périphérique, la thèque. Le follicule secondaire est formé.
Au fur et à mesure, le follicule augmente encore de volume et se creuse d'une cavité à l'intérieur des cellules de la granulosa. Cette cavité est pleine de liquide. Le follicule cavitaire ou follicule tertiaire est constitué. L'ovule, dans le follicule tertiaire, toujours accroché aux cellules de la granulosa, occupe une zone qui fait saillie dans l'antre folliculaire. Cette saillie est appelée cumulus oophorus. Il est formé de l'ovule entouré de la zone pellucide et de quelques cellules de la granulosa *(fig. 22.5)*.
L'antre s'accroît de plus en plus, si bien qu'il forme un relief à la surface de l'ovaire. Le follicule est alors mûr, c'est le follicule de De Graaf. À ce stade, l'antre mesure environ de 0,5 à 1 cm, l'ovule lui, mesure environ 0,1 mm. La paroi ovarienne qui recouvre le follicule de De Graaf est devenue très mince, elle se rompt et l'ovule est expulsé de l'ovaire, c'est l'ovulation.
Ce phénomène se produit au 14e jour du cycle menstruel, nous y reviendrons plus loin.

CLINIQUE

Il arrive que deux (voire plus) follicules atteignent le stade de l'ovulation. Dans ce cas, s'il y a fécondation, il y a grossesse gémellaire. Ce sont cependant deux faux jumeaux car nés de gamètes différentes.

MATURATION DE L'OVULE : L'OVOGENÈSE ; au cours de la vie fœtale, de nombreuses cellules germinales se multiplient dans l'ovaire, ce sont les ovogonies. À un certain moment, chez le fœtus, les ovogonies cessent de se multiplier ; il y en a alors environ 1 million.
Toujours chez le fœtus, l'ovogonie débute par une première division de méiose pour devenir ovocyte I ou ovocyte primaire (cette division est comparable à celle de la spermatogonie, qui devient spermatocyte I). Cependant, l'ovocyte stoppe en prophase de cette première division et reste à ce stade. Aussi, à la naissance, les ovocytes contenus dans les ovules sont-ils des ovocytes primaires en arrêt. Ils le resteront jusqu'à la puberté c'est-à-dire jusqu'à la première ovulation *(fig 22.6)*.

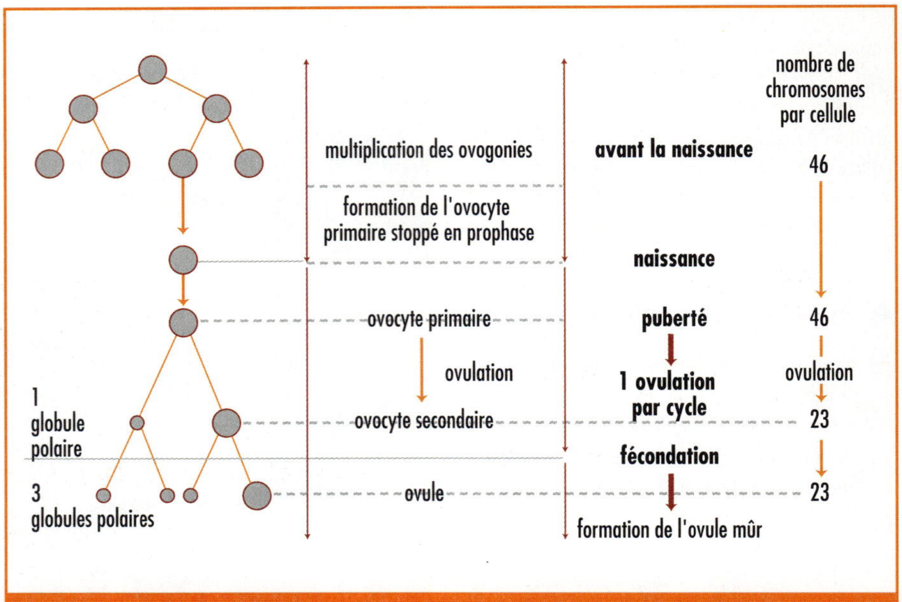

Fig. 22.6 • Résumé du développement de l'ovule.

En effet, l'ovocyte I termine sa première division méiotique juste avant l'ovulation et devient ovocyte secondaire ou ovocyte II *[v. chap. 8, p. 112]*.
La division de l'ovocyte I produit en fait deux éléments :
- un ovocyte II ;
- un corpuscule comparable à l'ovocyte II mais qui a perdu tout son cytoplasme au profit de l'ovocyte II. Cette formation est appelée globule polaire.

Du point de vue chromosomique, l'ovocyte I est chargé de vingt-trois paires de chromosomes ; l'ovocyte II, lui, contient vingt-trois chromosomes (le processus est le même que celui qui se produit au cours de la division du spermatocyte I en spermatocyte II).
C'est donc un ovocyte II qui est libéré au moment de l'ovulation. Il contient vingt-trois chromosomes. Chaque chromosome présente deux filaments chromatiniens résultant du dédoublement de l'ADN. L'ovocyte II ne deviendra ovule mature, autrement dit, il ne subira une deuxième division méiotique qu'au moment de la fécondation (lors de la pénétration du spermatozoïde dans l'ovule) *(fig 22.6)*.
S'il y a fécondation donc, la deuxième division de méiose se produit alors. Le résultat est le suivant :
- le premier globule polaire subit lui aussi cette deuxième division ; il émet deux autres globules polaires ;
- l'ovocyte II donne un ovule mature contenant vingt-trois chromosomes à un filament de chromatine et une masse cytoplasmique importante. Il donne également un globule polaire quasiment vide de cytoplasme.

ESSENTIEL

Chaque ovocyte primaire ne produit qu'un seul ovule mûr par cycle.
Très différemment chez l'homme, chaque spermatocyte primaire produit quatre spermatozoïdes matures. Cette activité est continue et ne répond à aucun rythme cyclique.

LE DEVENIR DU FOLLICULE APRÈS L'OVULATION : juste après l'émission de l'ovule, le follicule devient un corps sécrétant appelé le corps jaune. Il sécrète des hormones sexuelles féminines, œstrogènes et progestérone.
Ses cellules augmentent de volume, puis selon que l'ovule est fécondé ou non, il subit une maturation différente. S'il y a fécondation, le corps jaune devient corps jaune gravidique ou gestatif ; il persiste jusqu'au troisième mois de gestation. Il conserve jusqu'à cette période sa fonction sécrétrice.
S'il n'y a pas fécondation, il involue dès la fin du cycle menstruel et devient atrétique. Toutefois, depuis sa formation jusqu'à son atrésie, il est toujours sécrétant.

ESSENTIEL

On distingue deux périodes ovariennes majeures au cours d'un cycle menstruel :
- *la période folliculaire, qui va du premier jour du cycle, c'est-à-dire du premier jour de la menstruation, jusqu'à l'ovulation ;*
- *la période lutéale, qui débute au moment de l'ovulation, soit aux environs du quatorzième jour du cycle, et se termine le vingt-huitième jour.*

La période folliculaire correspond à la maturation de l'ovule.
Au cours de la période lutéale, il persiste dans l'ovaire un résidu folliculaire sécrétant, le corps jaune.

LES HORMONES SEXUELLES FÉMININES

On distingue deux groupes d'hormones sexuelles féminines :
- les œstrogènes;
- la progestérone.

Les œstrogènes comprennent trois hormones : l'œstradiol, l'œstrone et l'œstriol.
L'œstradiol est l'hormone œstrogénique la plus importante sécrétée par les ovaires. Nous désignerons sous le terme général d'« œstrogènes » l'ensemble des hormones œstrogéniques.
Les œstrogènes sont sécrétées par les cellules de la granulosa du follicule; après l'ovulation, elles sont sécrétées par le corps jaune.
La progestérone est tout d'abord sécrétée en quantité minime par les cellules de la granulosa, puis après l'ovulation par le corps jaune.

▲ *Contrôle des hormones ovariennes*

Les hormones ovariennes sont sous le contrôle de l'axe hypothalamo-hypophysaire.
De l'orchestration de ces différentes hormones, dépend, entre autres, le bon déroulement du cycle menstruel.
L'hypothalamus sécrète une hormone, la GnRH, qui stimule la sécrétion de deux hormones hypophysaires, FSH et LH (cet axe hormonal est également présent chez l'homme, nous l'avons vu).
FSH et LH sont des gonadostimulines, elles stimulent donc la sécrétion des hormones ovariennes.

▲ *Mode de sécrétion des hormones ovariennes*

Le cycle ovarien suit un rythme, donné par un cycle hormonal parallèle *(v. supra)*. Les hormones ne sont pas fabriquées de façon continue et constante, elles suivent des variations *(fig. 22.7)*.
Nous allons donc observer les fluctuations hormonales de chaque glande endocrine au cours de chaque période du cycle menstruel.

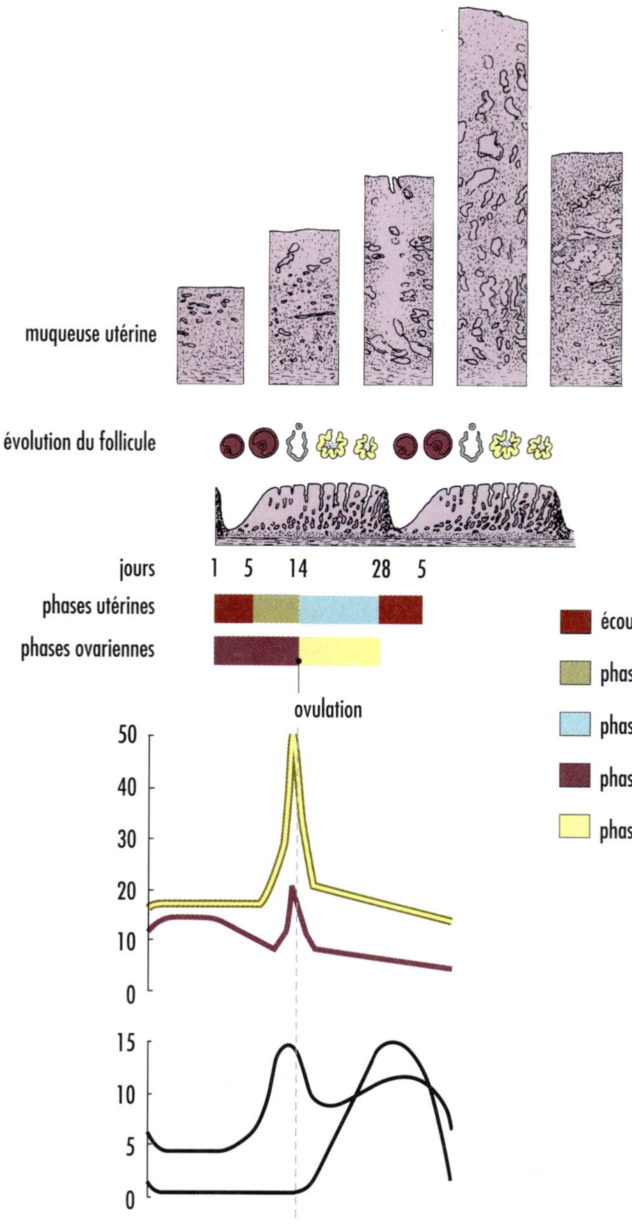

Fig. 22.7 • Cycle hormonal.

1. Phase folliculaire : du 1er au 14e jour du cycle.
- hypothalamus : sécrétion de GnRH;
- hypophyse : sécrétion de FSH et de LH;
- ovaires : sécrétion d'œstrogènes, sécrétion infinitésimale de progestérone.

Parallèlement on observe une maturation du follicule et de l'ovule jusqu'au stade du follicule de De Graaf. On constate que cette période est dominée par une sécrétion œstrogénique, également appelée période œstrale.

2. 18 heures avant l'ovulation, on observe une libération importante et brève de LH (il se produit également un pic de FSH mais faible). Cette poussée de LH entraîne l'éclosion du follicule mûr, le follicule de De Graaf et la libération de l'ovule : c'est l'ovulation.
Après l'ovulation, un décalage thermique est observé : la température corporelle s'élève de 0,5 à 1 °C.

3. Phase lutéale : du 15e au 28e jour du cycle. Au cours de cette phase, le corps jaune se constitue. Il sécrète de grandes quantités d'œstrogènes et sur-

tout de progestérone. S'il n'y a pas de grossesse, le corps jaune devient atrophique en deux semaines. Avec la dégénérescence du corps jaune, la production d'œstrogènes et de progestérone diminue. Le taux circulant de ces hormones ovariennes est bas lorsque le nouveau cycle recommence.
En revanche, la concentration de GnRH, de FSH et de LH augmente et entraîne la maturation d'un nouveau follicule.
Nous étudierons dans le paragraphe « La grossesse », l'évolution du corps jaune au cours de cette période.

Modifications de l'utérus au cours du cycle menstruel

▲ *Structure de l'utérus*

La paroi de l'utérus est composée de trois tuniques *(v. fig. 4.12, p. 53 et 4.13, p. 54)* :

- une tunique externe, qui correspond à l'enveloppe péritonéale;
- une tunique moyenne, le myomètre, qui est la paroi musculaire de l'utérus;
- une tunique interne, l'endomètre, qui tapisse la cavité utérine. L'endomètre est riche en vaisseaux sanguins et en glandes tubuleuses, les glandes utérines, qui produisent des sécrétions muqueuses. Il comprend deux couches :
  - une couche basale de 1 mm d'épaisseur environ,
  - une couche fonctionnelle, qui sera éliminée au cours de la menstruation, elle peut atteindre une hauteur de 8 mm.

▲ *L'utérus au cours du cycle menstruel*

Les variations des taux hormonaux au cours du cycle entraînent des modifications de l'endomètre.

> **DÉFINITION** — *Un cycle menstruel dure vingt-huit jours. Le début d'un cycle est marqué par une menstruation. Celle-ci dure environ quatre jours. Elle correspond à l'élimination de la couche fonctionnelle de l'endomètre.*

C'est essentiellement l'endomètre qui subit d'importantes modifications au cours du cycle. En effet, c'est en lui que l'ovule fécondé se nidera. L'endomètre se prépare donc à le recevoir. S'il n'y pas fécondation, l'endomètre préparé devient inutile, il est éliminé : ce sont les menstruations. Nous allons étudier plus en détail ces différents stades.
L'évolution de l'endomètre au cours du cycle peut être subdivisée en plusieurs étapes.

1. Du 1er au 4e jour du cycle : les taux d'œstrogènes et de progestérone chutent en raison de la régression du corps jaune.
Conséquence : les vaisseaux de l'endomètre subissent une forte constriction. La muqueuse n'est plus vascularisée, la couche fonctionnelle desquame et est éliminée. La phase de constriction est remplacée par une vasodilatation et une hémorragie conséquente. Le sang et la muqueuse utérine sont éliminés : ce sont les menstruations ou règles. Cette phase est appelée phase de desquamation ou phase menstruelle. La perte de sang au cours des règles est de l'ordre de 50 à 150 ml.

2. Du 5e au 14e jour du cycle : les règles s'arrêtent car l'endomètre se répare et prolifère de nouveau. Cette prolifération est due à l'augmentation du taux d'œstrogènes pendant la phase folliculaire ovarienne. Cette période dure environ dix jours, elle est appelée phase de prolifération.

3. Du 15e au 28e jour du cycle : au 14e jour du cycle se produit l'ovulation et la formation du corps jaune. Ce dernier produit de la progestérone en grande quantité et des œstrogènes en moins grande quantité. La muqueuse utérine se développe alors de manière à offrir un lieu de nidation riche et nutritif à l'ovule fécondé. Par conséquent, les glandes présentes dans l'épaisseur de l'endomètre se multiplient, s'allongent, se contournent et les vaisseaux sanguins foisonnent.
Vers le 28e jour, s'il n'y a pas grossesse, le taux d'œstrogènes et de progestérone chute puisque le corps jaune régresse. Cette chute hormonale entraîne le passage à la phase de desquamation *(fig. 22.7)*.

Modifications du vagin au cours du cycle menstruel

Les modifications observées au cours de cette période concernent essentiellement les cellules de la muqueuse vaginale. On peut les observer au microscope grâce à la pratique des frottis vaginaux.
Un frottis vaginal consiste à obtenir un « échantillon » de l'épithélium vaginal en recueillant les sécrétions vaginales au niveau des culs-de-sac vaginaux. Les sécrétions vaginales, à ce niveau, procurent deux renseignements :

- sur le type de sécrétion : pendant la phase folliculaire, riche en œstrogènes, la sécrétion est claire, abondante, fluide. Pendant la phase lutéale, la sécrétion est épaisse, opaque et réduite;
- sur les cellules épithéliales : pendant la phase folliculaire le frottis présente une majorité de cellules dites basophiles qui diminuent progressivement au cours de cette même phase pour laisser la place à un autre type de cellules, les cellules éosinophiles. Au 14e jour, ce sont les cellules éosinophiles qui prédominent. Dès le 15e jour, c'est-à-dire après l'ovulation, le phénomène s'inverse, les cellules éosinophiles cèdent petit à petit la place aux cellules basophiles.

Rôles des hormones sexuelles féminines

> **ESSENTIEL** — *Nous avons étudié le rôle des œstrogènes et de la progestérone sur la maturation de l'ovule et du follicule et sur l'endomètre ; nous allons maintenant aborder les autres actions des hormones sexuelles féminines.*

▲ *Les hormones œstrogéniques*

Les hormones œstrogéniques, ou œstrogènes, comprennent :

- l'œstradiol;
- l'œstrone, appelée également folliculine;
- l'œstriol.

L'œstradiol est l'hormone œstrogénique principale sécrétée par les ovaires; cependant, l'œstrone et l'œstriol n'ont pas un rôle négligeable. D'une façon générale, le terme œstrogène est couramment employé pour évoquer l'ensemble des hormones sexuelles féminines.

ESSENTIEL **Les actions de l'œstrogène :**

1. Sur le tractus génital :
- augmentation de la contractilité des trompes utérines ;
- utérus : augmentation de la contractilité et développement du myomètre, de l'endomètre, des sécrétions du mucus cervical de type clair et fluide ;
- stimulation de la prolifération épithéliale dans le vagin ;
- stimulation du développement des ovaires et des follicules ;
- stimulation de la croissance des organes génitaux externes ;
- stimulation du développement de la glande mammaire.

2. Sur le métabolisme :
- stimulation de la fixation du calcium sur la trame osseuse ;
- soudure des cartilages de conjugaison (ce qui explique pourquoi la puberté chez la fille entraîne, peu de temps après, un arrêt de la croissance) ;
- il favorise la rétention hydrique et sodée.

3. Autres actions :
- il favorise le développement de la morphologie féminine : hanches larges, épaules étroites, cuisses convergentes, bras divergents ;
- il provoque une pilosité pubienne de type féminin ; chez la femme, la pilosité pubienne adopte une forme de triangle à pointe inférieure ; chez l'homme, la pilosité pubienne adopte une forme losangique (la pointe supérieure tendant vers le nombril).

Dans l'organisme, les œstrogènes sont pour une partie détruits dans le foie. Il sont excrétés dans l'urine sous forme d'œstriol essentiellement.

▲ *La progestérone*

La progestérone est l'autre hormone sexuelle féminine, d'origine ovarienne. Elle est produite essentiellement par le corps jaune. En cas de grossesse, le corps jaune régresse au deuxième mois, le placenta est alors la source de progestérone.

ESSENTIEL **Les actions de la progestérone :**

1. Sur le tractus génital :
- utérus : stimulation des sécrétions muqueuses de l'endomètre (après que l'endomètre a été préparé par

…/…

…/…

l'action des œstrogènes) ; diminution de l'activité contractile du myomètre ; apparition d'une sécrétion cervicale, collante et épaisse ;
- diminution de l'activité contractile des trompes utérines ;
- stimulation de la croissance des glandes mammaires.

2. Autres actions :
- sur la température corporelle : la progestérone induit un décalage thermique par montée de la température d'environ 0,5 °C. Ce décalage thermique est le témoin de l'ovulation ; la température se maintient ainsi en plateau jusqu'à la fin du cycle menstruel ;
- elle facilite le métabolisme des œstrogènes.

Dans l'organisme, la progestérone est essentiellement détruite dans le foie ; les produits de dégradation sont ensuite éliminés dans les urines.

RÉPONSE SEXUELLE CHEZ LA FEMME

À l'instar de l'homme, la femme répond à l'excitation sexuelle par des modifications vasculaires et musculaires. Une excitation sexuelle suffisante entraîne les phénomènes suivants :
- gonflement des seins;
- érection des mamelons;
- érection du clitoris (dont la structure est identique à celle de la verge) *(v. fig. 4.16, p. 54)*;
- congestion de la muqueuse vaginale et sécrétion d'une substance lubrifiante.

La femme, en revanche, n'a pas de phénomène équivalent à l'éjaculation au moment de l'orgasme. Cependant, on observe au cours de cette période des manifestations comparables à celles de l'homme :
- augmentation de l'activité musculaire;
- augmentation de la fréquence cardiaque;
- augmentation de la tension artérielle.

On observe également des contractions rythmiques du vagin, de l'utérus et du plancher pelvien.

CLINIQUE *Pourquoi le désir sexuel (ou libido) ne disparaît-il pas en cas de non-fonctionnement des ovaires ?*

…/…

…/…

Les ovaires peuvent ne plus fonctionner au cours d'états pathologiques qui entraînent l'ablation chirurgicale et surtout au moment de la ménopause où les ovaires perdent leur fonction sécrétrice.
L'explication tient au fait que les pulsions sexuelles chez la femme sont essentiellement liées à la présence d'hormones androgéniques dans le sang. Ces hormones sont produites par les glandes surrénales.
Le désir sexuel est bien davantage menacé en cas d'ablation des glandes surrénales (surrénalectomie) qu'en cas d'ablation des ovaires.

LA GLANDE MAMMAIRE

DESCRIPTION ET SITUATION

Jusqu'à la puberté, la glande mammaire est de faible volume. À la puberté, la croissance de la glande mammaire s'accélère, en débutant par un relief appelé le bourgeon mammaire.
Le sein définitif se forme à partir de l'accroissement de deux tissus :
- le tissu glandulaire, qui constitue la glande mammaire;
- le tissu adipeux, qui détermine la forme et le volume du sein.

Le sein se place en regard de la 3e à la 7e côte, entre le sternum en dedans et le creux axillaire en dehors. C'est un organe mobile qui glisse sur l'aponévrose du muscle pectoral sous-jacent.
Au faîte du sein, on observe le mamelon entouré d'une région circulaire, l'aréole. À la périphérie de l'aréole se placent les tubercules de Montgomery. Il y en a une quinzaine qui sont à l'origine de sécrétions sudorales et sébacées *(fig. 22.8)*.
Chez l'homme, le sein n'est qu'une ébauche. La largeur de la glande mammaire est d'environ 1 cm tandis que son épaisseur est de 0,5 cm.

STRUCTURE

Nous étudions ces mécanismes chez la femme, car chez l'homme, la glande mammaire n'a aucune fonction physiologique.

La glande mammaire est constituée de canaux qui forment un réseau à travers l'ensemble du tissu mammaire ; les canaux aboutissent dans des glandes : les alvéoles.

Les canaux convergent vers le mamelon, ils se réunissent en canaux galactophores, qui se dilatent légèrement avant de s'ouvrir à l'extérieur ; cette dilatation est appelée le sinus galactophore.

Les alvéoles et les canaux sont entourés de cellules musculaires lisses, les cellules myoépithéliales : elles sont sollicitées au cours de la lactation. Le lait est en effet sécrété par les alvéoles, il progresse vers l'extérieur grâce à l'action des cellules myoépithéliales, comme nous le voyons ci-après.

Lactation

Au cours de la grossesse, les seins augmentent de volume. Cette augmentation est due en grande partie au développement des canaux galactophores et des alvéoles. La vascularisation de la glande mammaire devient, elle aussi, plus importante.

Au 9e mois de grossesse, la glande mammaire produit un liquide de couleur jaune, le colostrum. Celui-ci contient des lipides et des cellules. Il annonce en quelque sorte l'« arrivée » du lait. La production du lait et sa sécrétion sont sous la dépendance d'hormones :

- les œstrogènes stimulent le développement du réseau canaliculaire ;
- la progestérone stimule le développement des alvéoles.

Tout au long de la grossesse, ces deux hormones sont responsables du développement de la glande mammaire ; en même temps, leur présence à haute dose dans l'organisme inhibe la production de lait.

Après l'accouchement, le taux des œstrogènes et de progestérone chute ; cela permet à une autre hormone, la prolactine, d'intervenir.

En effet, la prolactine, jusqu'alors inhibée par la présence des œstrogènes et de la progestérone, peut exercer son action dès l'accouchement.

La prolactine est produite par le lobe antérieur de l'hypophyse *[v. chap. 21, p. 265]*. Elle est l'hormone qui joue le rôle le plus important dans la production de lait.

Une dernière hormone est cependant indispensable à la sécrétion du lait : l'ocytocine. C'est une hormone qui provient du lobe postérieur de l'hypophyse.

Comment agissent ces deux hormones au moment de l'allaitement ?

La prolactine est responsable de la production de lait. Au moment de la tétée, le lait produit doit pouvoir être aspiré. Cela est rendu possible grâce à des récepteurs situés sur le mamelon, stimulés mécaniquement par la tétée.

Leur stimulation entraîne celle de l'hypothalamus, qui déclenche alors deux mécanismes :

- la stimulation d'hormones de libération de la prolactine (*Prolactin Releasing Hormone* ou PRH), qui vont activer l'hypophyse ;
- la libération d'ocytocine ; celle-ci permet la contraction des cellules myoépithéliales qui entourent les canaux galactophores et les alvéoles. Le lait peut alors progresser à l'intérieur des canaux jusqu'à la sortie du mamelon.

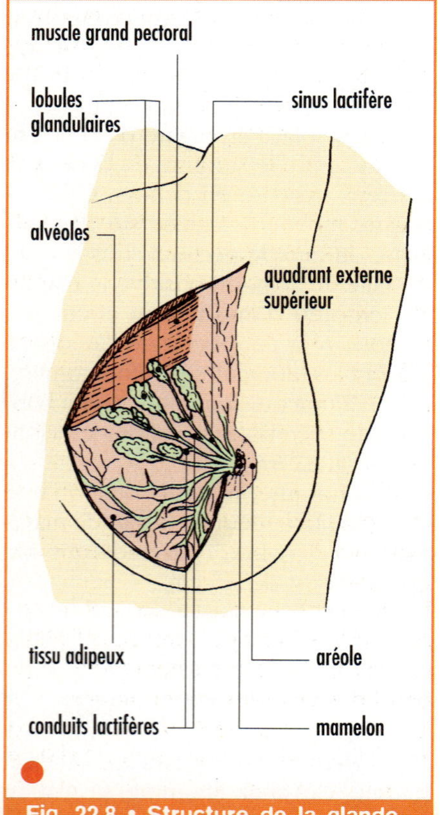

Fig. 22.8 • Structure de la glande mammaire.

> ESSENTIEL
>
> *Prolactine et ocytocine sont deux hormones libérées de façon réflexe au moment de la tétée par stimulation mécanique des mamelons.*
>
> *La prolactine permet la production du lait.*
>
> *L'ocytocine permet l'éjection du lait dans les canaux galactophores.*

LA GROSSESSE

Rencontre de l'ovule et du spermatozoïde

▲ *Trajet de l'ovule*

Au moment de l'ovulation, l'ovule est expulsé du follicule et donc de l'ovaire. Il est immédiatement récupéré par la trompe utérine. À l'intérieur de la trompe, l'ovule se déplace grâce aux mouvements des cils qui recouvrent la paroi interne des trompes, grâce aussi à la contraction de la musculature lisse qui entoure les trompes *[v. fig. 4.13, p. 54]*.

> DÉFINITION
>
> *L'ovule se déplace vers la cavité utérine : son voyage dure de quatre à cinq jours. Il reste fertile environ 25 heures après l'ovulation.*

▲ *Trajet des spermatozoïdes*

Les spermatozoïdes sont propulsés dans le vagin et dans la cavité utérine sous l'action de la pression exercée sur le sperme au moment de l'éjaculation. Ils traversent le col utérin puis, grâce à leur flagelle, ils remontent dans la cavité utérine.

Une minute environ après l'éjaculation, des spermatozoïdes sont retrouvés dans la cavité utérine.

Au cours de leur trajet, un grand nombre de spermatozoïdes meurent ; si bien que sur les millions de spermatozoïdes présents dans l'éjaculat, seuls quelques centaines survivent et rencontrent l'ovule au niveau de l'ampoule utérine.

La durée de vie d'un spermatozoïde à l'intérieur des voies génitales féminines est d'environ 48 heures.

▲ *Fécondation*

La fécondation est la pénétration d'un spermatozoïde dans l'ovule. Elle se produit le plus souvent au niveau de l'ampoule utérine.

Le spermatozoïde rencontre en premier lieu les cellules qui entourent l'ovule. Il traverse ces structures cellulaires grâce aux enzymes qu'il transporte dans l'acrosome. Il atteint ainsi la zone pellucide et la traverse également. À ce moment on observe les phénomènes suivants :

- la membrane plasmique du spermatozoïde et celle de l'ovule fusionnent ;

- le flagelle se détache du corps du spermatozoïde ;
- l'entrée du spermatozoïde déclenche la fin de la dernière division méiotique de l'ovule ; un nouveau et dernier globule polaire est émis ;
- les noyaux du spermatozoïde et de l'ovule se lient : le spermatozoïde contient vingt-trois chromosomes, l'ovule contient vingt-trois chromosomes ; la fusion des noyaux entraîne la formation d'une cellule à quarante-six chromosomes (vingt-trois paires).

La fécondation est alors terminée.

L'ovule fécondé commence immédiatement à croître : il entame des divisions cellulaires mitotiques.

Notons que si l'ovule n'est pas fécondé, il est phagocyté par des cellules spécialisées présentes dans l'utérus.

Pourquoi un seul spermatozoïde pénètre-t-il dans l'ovule ?

Lorsque la membrane plasmique du spermatozoïde fusionne avec la membrane plasmique de l'ovule, des modifications de la concentration cytoplasmique en calcium dans l'ovule se produisent.

Le résultat de cette différence de concentration est la libération du contenu de vésicules situées à la périphérie de l'ovule.

Les vésicules libèrent alors des enzymes qui dégradent les sites de fixation des spermatozoïdes placés sur la zone pellucide et sur la membrane de l'ovule.

Nidation - Le placenta

DÉFINITION — *La nidation est l'implantation de l'ovule fécondé dans l'endomètre développé et prêt à le recevoir.*

Après la fécondation, l'œuf met environ six jours pour atteindre l'utérus. Au cours de ce cheminement, l'ovule fécondé subit des divisions cellulaires : il se transforme et s'accroît progressivement. Il aboutit ainsi à la formation d'une masse cellulaire sphérique appelée le blastocyte.

Le blastocyte est constitué :

- d'un amas cellulaire central, appelé le bouton embryonnaire. Il deviendra l'embryon ;
- d'une couronne de cellules périphériques : le trophoblaste, qui a pour fonction de nourrir le futur embryon ;
- le trophoblaste et le bouton embryonnaire sont séparés par une cavité remplie de liquide.

Pendant deux ou trois jours, le blastocyte flotte dans la cavité utérine. Cette période correspond à la phase proliférative de l'endomètre, c'est-à-dire du 14e au 21e jour du cycle ; celui-ci se prépare à accueillir le bouton embryonnaire entouré du trophoblaste.

La nidation peut alors s'effectuer : le blastocyte s'accole à la muqueuse utérine dans la région qui répond au bouton embryonnaire.

CLINIQUE — *Dans certains cas pathologiques, la nidation de l'œuf fécondé se fera en dehors de l'utérus, le plus souvent dans la trompe, réalisant une grossesse extra-utérine qu'il importe de détecter précocement car elle expose à la rupture et aux complications hémorragiques sévères* (fig. 22.9).

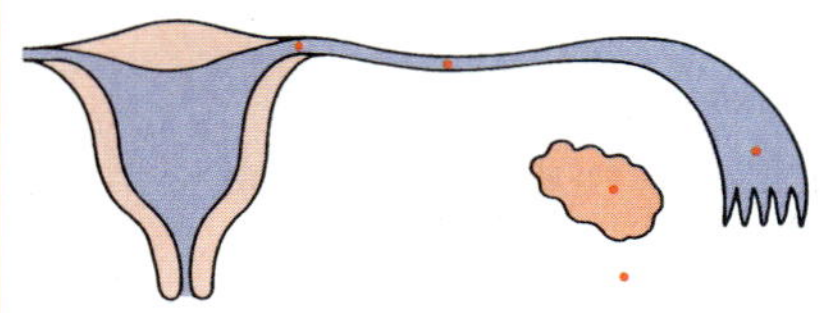

Fig. 22.9 • Localisations possibles de la grossesse extra-utérine.

L'accolement de l'œuf et de l'endomètre déclenche la formation de villosités qui se développent à partir du trophoblaste. Ces villosités pénètrent dans l'endomètre, se multiplient et s'arborisent. L'endomètre, fortement développé, est riche en glandes nourricières et en vaisseaux sanguins.

ESSENTIEL — *La zone de contact formée par la partie maternelle (l'endomètre) et la partie embryonnaire (le chorion) constitue le placenta. Plus qu'une zone de contact, c'est avant tout un organe d'échanges de gaz et de nutriments entre le sang maternel et l'embryon.*

Ensuite, l'embryon s'enfouit dans l'endomètre. Il est entouré d'une cavité, la cavité amniotique, remplie de liquide amniotique. Cette cavité s'accroît en même temps que l'embryon. C'est à l'intérieur de cette cavité et de ce liquide que l'embryon désormais se développe.

DÉFINITION — *À partir du 3e mois de croissance embryonnaire, l'embryon est appelé fœtus. Il baigne dans le liquide amniotique.*

Le fœtus flotte dans le liquide amniotique. Cependant, il est rattaché à la paroi utérine par le cordon ombilical, qui contient, comme nous allons le voir, les vaisseaux ombilicaux.

L'embryon, au cours de son développement, multiplie les vaisseaux sanguins contenus dans les villosités chorioniques. Ces vaisseaux se réunissent en artères et veines ombilicales au niveau du cordon ombilical.

Dès la 5e semaine de gestation, le cœur du fœtus remplit ses fonctions de « pompe sanguine » : la circulation fœtale est établie.

Circulation fœtale

ESSENTIEL — *La circulation fœtale a pour objectif de décharger le fœtus des déchets qu'il produit et de lui apporter les nutriments et les gaz nécessaires à sa croissance* (fig. 22.10 et 22.11).

Par l'intermédiaire du placenta, les déchets provenant du fœtus sont éliminés pour aboutir dans le sang maternel ; ils seront ensuite éliminés par l'organisme maternel.

Les apports nutritionnels traversent le placenta : ils proviennent de la mère et aboutissent dans le fœtus.

Il existe des vaisseaux maternels : l'artère et les veines utérines.

Il existe des vaisseaux fœtaux : l'artère et la veine ombilicale.

Le placenta est le lieu et l'organe d'échanges entre ces deux circulations indépendantes. En effet, le placenta contient des espaces remplis de sang maternel, dans lesquels flottent les villosités provenant de l'œuf. Comme nous le voyons sur la figure 22.10, le sang maternel et le sang fœtal ne se mélangent pas.

Les éléments échangés doivent traverser l'endothélium des vaisseaux fœtaux et maternels, le tissu conjonctif, et la paroi des villosités chorioniques.

Le sang fœtal se décharge des déchets et se charge des nutriments et de l'oxygène uniquement par l'intermédiaire du placenta : les poumons du fœtus n'ont aucun rôle fonctionnel.

Hormones et grossesse

Nous avons vu précédemment que le corps jaune devient atrophique si l'ovule n'est pas fécondé.
S'il y a grossesse, le corps jaune persiste. Il dure les deux premiers mois de la grossesse ; il est alors très actif : il sécrète de la progestérone et des œstrogènes. Du début à la fin de la grossesse, des concentrations élevées d'œstrogènes et de progestérone sont indispensables au bon développement et au bon fonctionnement des structures utérines.

> CLINIQUE
>
> *Le corps jaune persiste pendant la grossesse grâce à la présence d'une hormone : l'hormone gonadotrophique chorionique humaine (ou* Human Chorionic Gonadotropin *: hCG).*
> *Cette hormone est synthétisée par le trophoblaste ou chorion puis par le placenta (au 3e mois de grossesse).*
> *La majorité des tests de grossesse ont recours au dosage de cette hormone (ß- hCG) dans le sang et/ou dans l'urine.*
> *On considère que le dosage sanguin est plus fiable. Il apporte par ailleurs une valeur quantitative. En effet la concentration plasmatique de l'hormone est donnée en chiffres, ces chiffres sont proportionnels à l'âge du fœtus.*

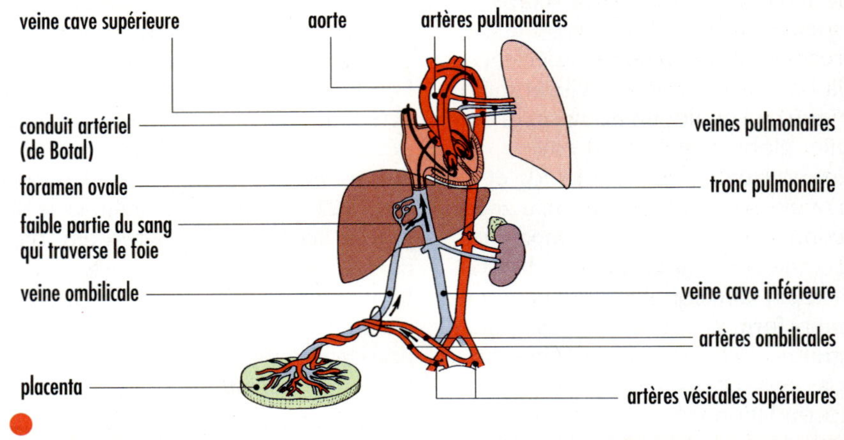

Fig. 22.10 • Circulation fœtale.

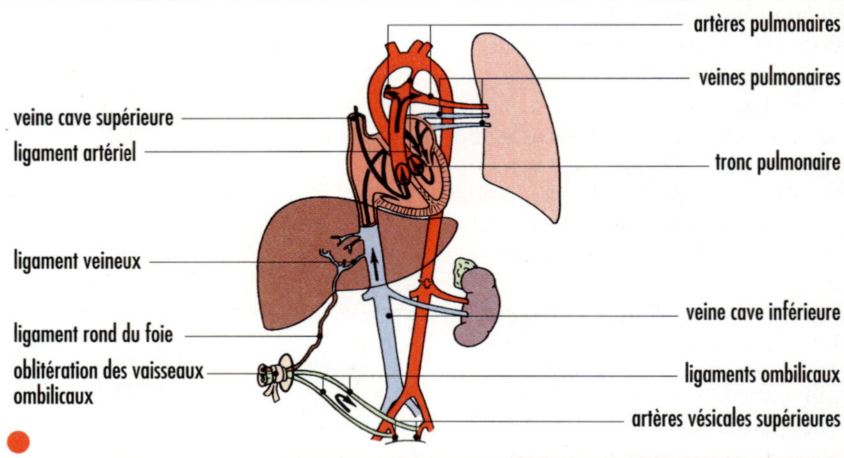

Fig. 22.11 • Modifications de la circulation fœtale à la naissance.

Le taux plasmatique de hCG augmente très vite en début de grossesse puis diminue en fin du 3e mois. Elle se maintient alors à un niveau constant jusqu'à la fin de la grossesse.
Lorsque la concentration de hCG chute, le corps jaune cesse d'être fonctionnel. C'est alors le placenta qui sécrète les œstrogènes et la progestérone en grande quantité.
Précisons qu'une grossesse normale dure quarante semaines.

> ESSENTIEL
>
> ***L'activité placentaire***
>
> *Nous donnons ici un récapitulatif des rôles du placenta :*
> - *rôle d'échange entre le sang maternel et le sang fœtal : les échanges portent sur les éléments nutritifs que le fœtus puise (oxygène, eau, électrolytes, glucides, lipides, protides, vitamines) et sur les éléments que le fœtus rejette (gaz carbonique, eau, urée, déchets divers…) ;*
>
> **…/…**
>
> **…/…**
> - *rôle sécréteur : le placenta sécrète les hormones chorioniques gonadotrophines, qui entretiennent le corps jaune gravidique ; il sécrète ensuite les œstrogènes et la progestérone dès le 3e mois de grossesse ;*
> - *rôle de filtre : le placenta laisse passer certaines substances de la mère au fœtus (immunoglobulines de type G, certains virus, certains médicaments), en revanche, il bloque d'autres substances (grosses immunoglobulines, grosses protéines, certains germes, quelques virus).*

Notions d'embryologie

Les notions d'embryologie que nous allons étudier correspondent aux premières semaines du développement de l'embryon, c'est-à-dire aux étapes initiales de l'embryogenèse.

Rappelons que l'embryon est le produit de la fécondation jusqu'à la fin du 2e mois de la grossesse. À partir du 3e mois, il prend le nom de fœtus.
Nous avons vu précédemment le parcours de l'ovule fécondé jusqu'à ce qu'il s'implante sous forme de blastocyste dans la muqueuse utérine.
Nous allons étudier plus en détail les différentes phases du développement de l'embryon, depuis le moment de la fécondation, jusqu'à la mise en place de trois feuillets tissulaires fondamentaux :
- l'endoblaste ;
- le mésoblaste ;
- l'ectoblaste.

Chaque feuillet est à l'origine de tissus spécialisés. Les tissus s'associeront par la suite pour former les organes.

▲ *Première semaine de développement embryonnaire*

Dès la fécondation, l'œuf se divise en deux cellules appelées blastomères. Chaque blastomère se segmente ensuite en deux blastomères, donnant cha-

cun deux autres blastomères... 60 heures après la fécondation, on obtient huit blastomères *(fig. 22.12)*.
Au 4e jour on observe seize blastomères, l'œuf s'appelle alors morula.
Au 5e jour on obtient un blastocyste qui contient trente-deux blastomères. Le blastocyste est composé de deux groupes cellulaires :
- des cellules périphériques sécrétrices; ces cellules forment le trophoblaste, à l'origine des tissus nourriciers;
- des cellules plus volumineuses et plus centrales, formant le bouton embryonnaire, qui deviendra l'embryon lui-même.

Le liquide sécrété par les cellules du trophoblaste refoule le bouton embryonnaire, si bien qu'entre ces deux organisations cellulaires se forme une cavité : le blastocèle.
Au cours de cette première semaine, l'œuf a migré du tiers externe de la trompe utérine vers la cavité utérine.
Au 7e jour, le trophoblaste est implanté dans la muqueuse utérine tandis qu'au niveau du bouton embryonnaire se différencie déjà un feuillet cellulaire : l'endoblaste *(fig. 22.13)*.

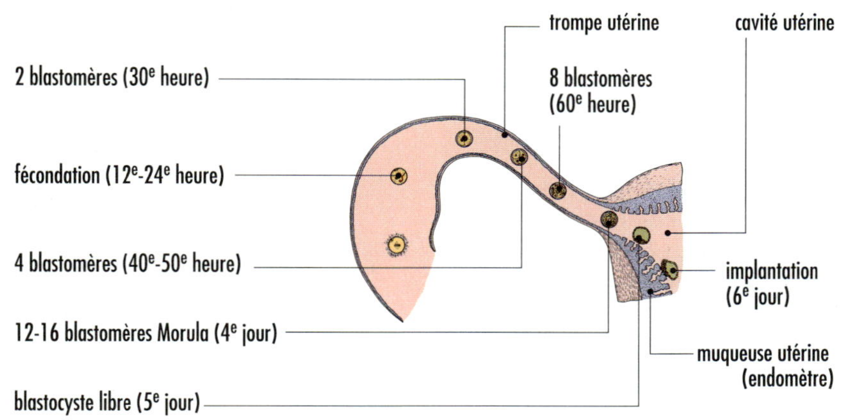

Fig. 22.12 • Première semaine du développement de l'embryon.

▲ *Deuxième semaine de développement embryonnaire*

Au cours de la 2e semaine, l'œuf poursuit sa nidation.
Au 9e jour, on voit s'individualiser différents types cellulaires.
Le trophoblaste se différencie en :
- cytotrophoblaste, situé contre la région du bouton embryonnaire;
- syncytiotrophoblaste, qui s'épanouit dans le chorion utérin.

Dans le bouton embryonnaire se creuse une cavité : la cavité amniotique bordée de l'amnios, tandis que s'individualise le disque embryonnaire, constitué de deux feuillets cellulaires : l'ectoblaste et l'endoblaste *(fig. 22.14)*.
Le cytotrophoblaste parallèlement se développe en un tissu appelé le mésenchyme extra-embryonnaire; il limite une cavité : le lécithocèle.
Le blastocyste est alors enfoui dans le chorion de l'utérus.
Au 15e jour, dans le mésenchyme extra-embryonnaire, s'est formée une cavité, le cœlome, séparé du lécithocèle par une bordure de mésenchyme extra-embryonnaire et par l'endoblaste *(fig. 22.15)*.
Le disque embryonnaire est toujours constitué de l'endoblaste et de l'ectoblaste. Il est suspendu entre la cavité amniotique, qui a continué à se développer, et le lécithocèle.
Le cœlome s'étend de plus en plus jusqu'à entourer les deux autres cavités, excepté au niveau d'une région qui sera le futur pédicule embryonnaire.
Le syncytiotrophoblaste s'est développé et s'est creusé de lacunes. La progression du syncytiotrophoblaste érode les vaisseaux de l'endomètre si bien qu'au 11e jour de grossesse, le sang maternel envahit les lacunes.

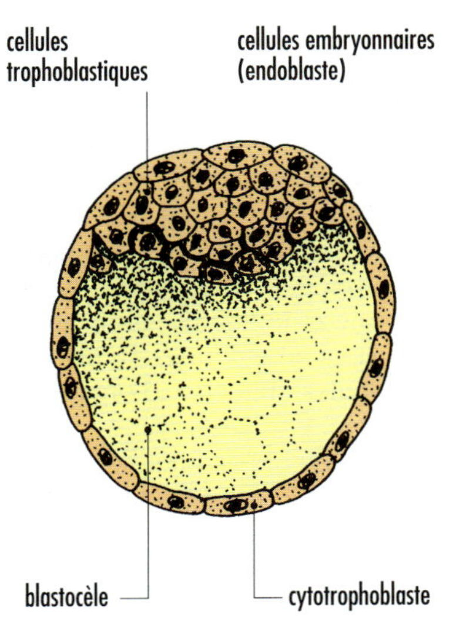

Fig. 22.13 • Blastocyste au 6e jour.

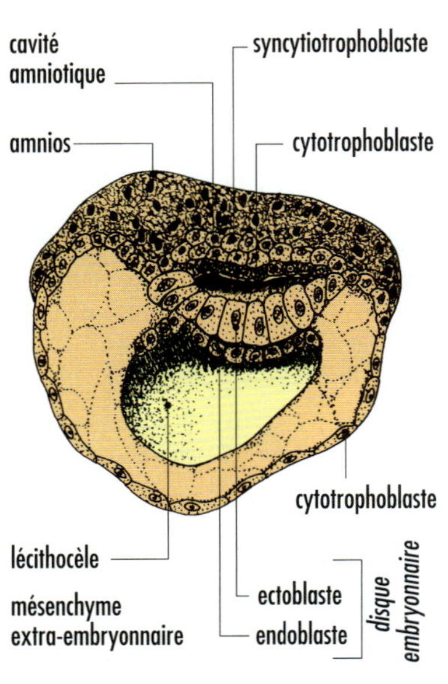

Fig. 22.14 • Blastocyste au 9e jour.

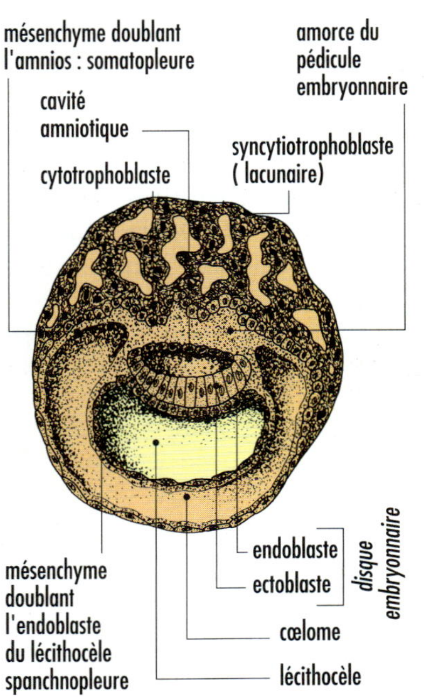

Fig. 22.15 • Blastocyste à la fin de la deuxième semaine.

▲ Troisième semaine de développement embryonnaire

Au début de la 3e semaine se produit un événement capital appelé la gastrulation ; elle correspond à la mise en place du troisième feuillet : le mésoblaste *(fig. 22.16)*.

Cette mise en place du 3e feuillet se fait par un mécanisme de migration cellulaire : les cellules de l'ectoblaste glissent en profondeur puis latéralement à partir d'une ligne dite ligne primitive ; les cellules migratrices s'installent ainsi entre l'ectoblaste et l'endoblaste pour former le mésoblaste.

Le mésoblaste s'individualise ensuite en deux formations, une formation centrale, la chorde, flanquée de deux formations latérales mésoblastiques *(fig. 22.17)*.

L'ectoblaste, lui, s'individualise de nouveau après la formation du mésoblaste. Une partie de l'ectoblaste se transforme en plaque neurale, qui donnera la gouttière neurale puis le tube neural, à l'origine du système nerveux. L'autre partie de l'ectoblaste, l'épiblaste, donnera l'épiderme ainsi que les yeux et les oreilles.

Progressivement, le disque embryonnaire s'allonge, on lui distingue une extrémité crâniale vers laquelle l'ébauche cardiaque commence à apparaître, et une extrémité caudale au niveau de laquelle se forme la membrane cloacale.

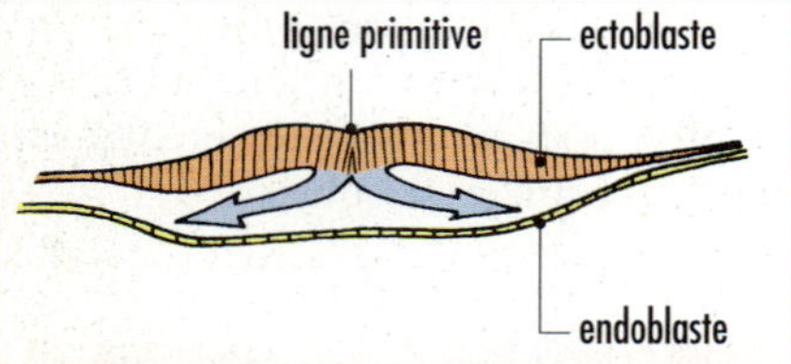

Fig. 22.16 • Début de la mise en place des trois feuillets sur une coupe transversale.

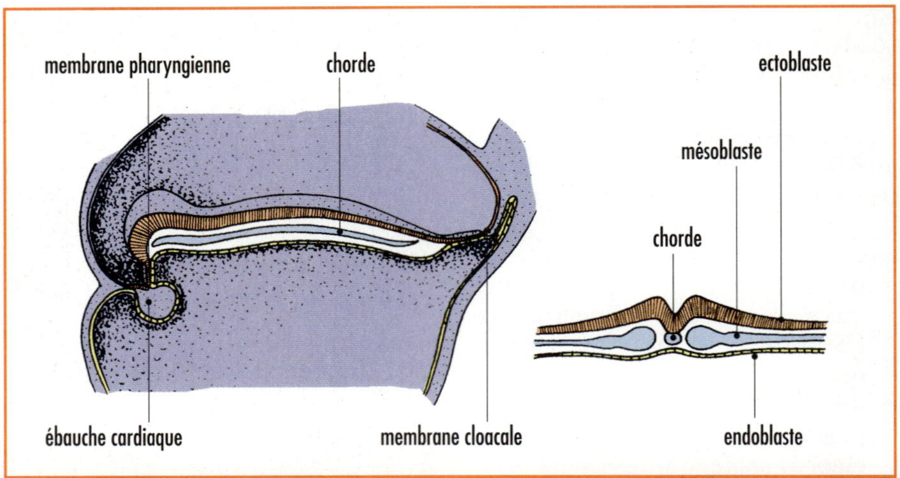

Fig. 22.17 • Coupe transversale des trois feuillets individualisés.

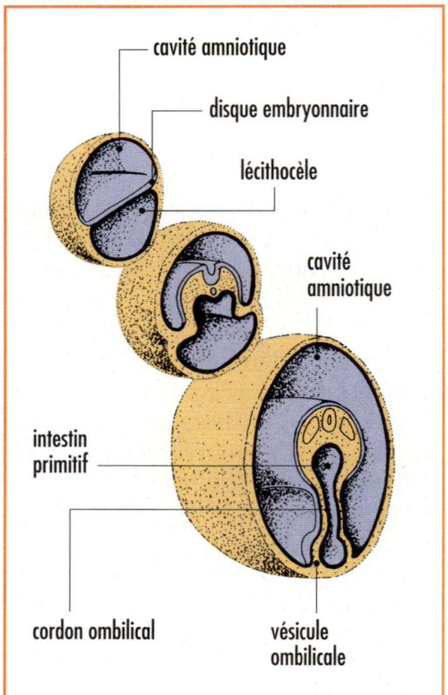

Fig. 22.18 • Cinétique latérale au cours du développement de l'embryon.

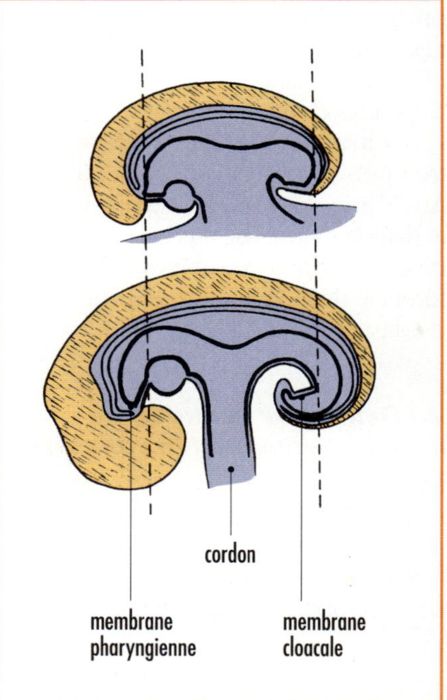

Fig. 22.19 • Cinétique longitudinale au cours du développement de l'embryon.

▲ Quatrième semaine de développement embryonnaire

Jusqu'à la gastrulation, l'embryon adopte la forme d'un disque ; progressivement, il va s'enrouler d'avant en arrière et latéralement. Une des conséquences de ce mouvement est le développement important de la cavité amniotique dans laquelle désormais, l'embryon, puis le fœtus, évoluera ; c'est aussi la formation du cordon ombilical *(fig. 22.18 et 22.19)*. L'autre conséquence est la mise en place progressive de l'ébauche des organes.

La gastrulation a donc individualisé trois feuillets tissulaires dont l'avenir est pour chacun différent *(tableau 22.1)*. Néanmoins, par la suite, ils s'associeront pour former les différents organes.

Tableau 22.1 – Avenir des trois feuillets

Feuillet	Devenir du feuillet
Ectoblaste	Tissu nerveux Épiderme
Mésoblaste	Squelette Muscles Tissu conjonctif Appareil circulatoire (cœur et vaisseaux sanguins) Reins
Endoblaste	Tube digestif et glandes digestives Épithélium respiratoire

La fin de la gastrulation est relayée par deux mécanismes menés parallèlement. Ils aboutiront à la forme définitive du fœtus :

- la morphogenèse donne à l'embryon la forme et le volume du fœtus ;
- l'organogenèse donne leur place aux principales ébauches d'organe.

Au décours de ces deux périodes, nous sommes à la fin du 2e mois. La période embryonnaire est terminée, la période fœtale commence *(tableau 22.2 et photos 22.3 et 22.4)*.

L'aspect fonctionnel de chaque organe relève d'un mécanisme plus tardif en rapport avec une différenciation cellulaire très précise au niveau de chaque tissu.

Tableau 22.2 – Taille de l'embryon puis du fœtus en fonction de l'âge. La longueur correspond à la distance vertex-coccyx.	
Âge	**Taille** (en mm)
2 semaines	1,5
4 semaines	5
7 semaines	20
2 mois	33
3 mois	95
4 mois	135
6 mois	230
9 mois	335

À partir du troixième mois, l'embryon prend le nom de fœtus : il présente toutes les ébauches des organes fondamentaux.

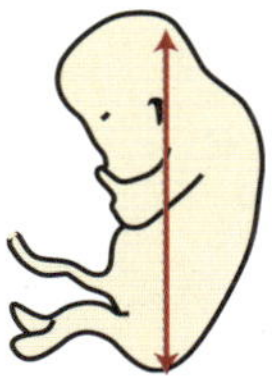

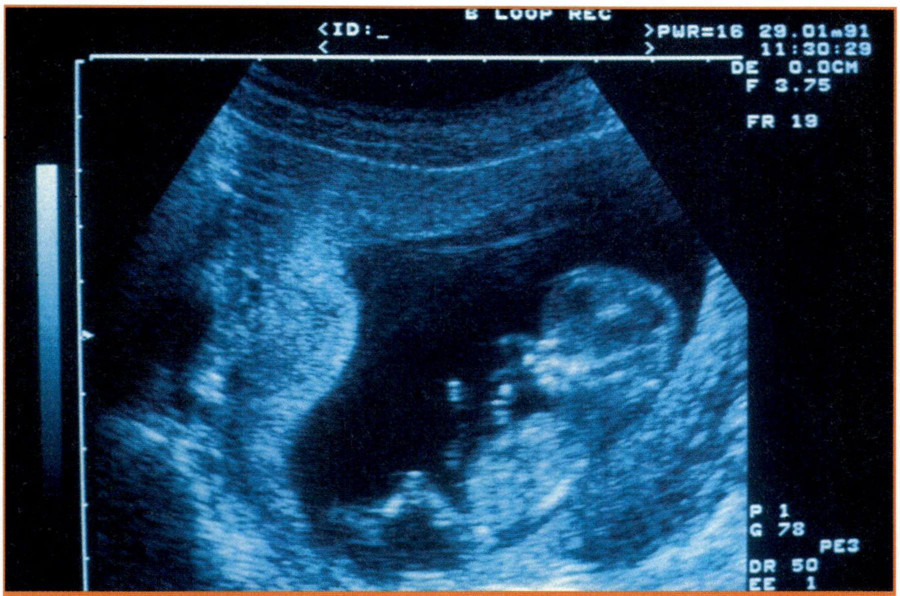

Photo 22.3 • Embryon de 12 semaines d'aménorrhée (3 mois).
L'échographie permet de repérer la morphologie humaine bien apparente : tête, tronc, membres de ce fœtus baignant dans le liquide amniotique et relié au placenta par le cordon ombilical.

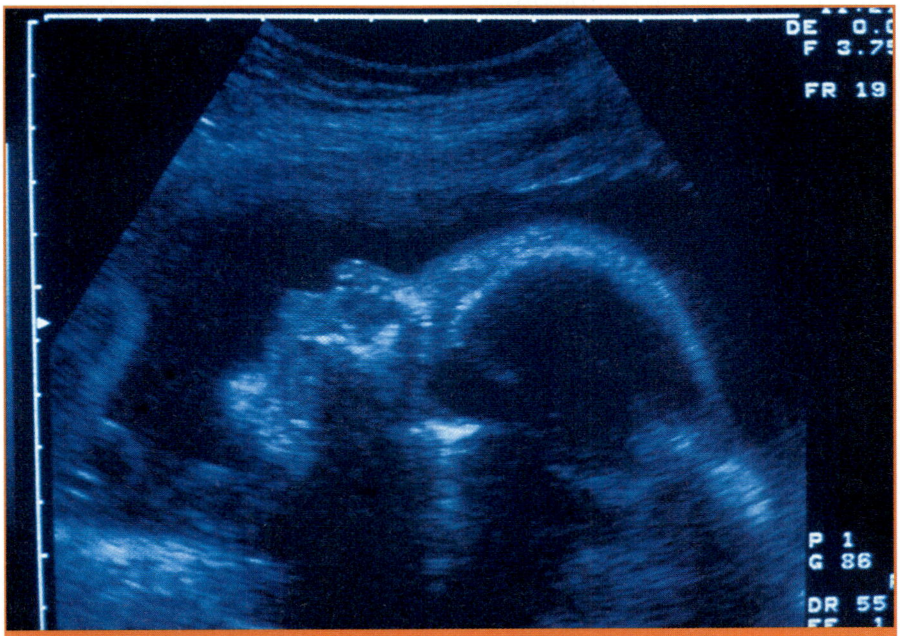

Photo 22.4 • Profil de fœtus d'environ 6 mois. Tête.

La grossesse gémellaire

Sur cent grossesses, on observe environ une grossesse gémellaire. Les jumeaux peuvent être conçus à partir d'un seul œuf fécondé (30 %), ils sont appelés monozygotes (zygote = œuf fécondé, produit de l'union des gamètes) ou bien de deux œufs fécondés (70 %), ils sont alors appelés dizygotes *(fig. 22.20 et tableau 22.3)*.

Tableau 22.3 – Caractéristiques des jumeaux monozygotes et des dizygotes	
Monozygotes	**Dizygotes**
- Morphologie et physiologie identiques	- Aspect physique différent
- Même sexe	- Possibilité de sexe différent
- Mêmes caractères sanguins	- Caractères sanguins différents

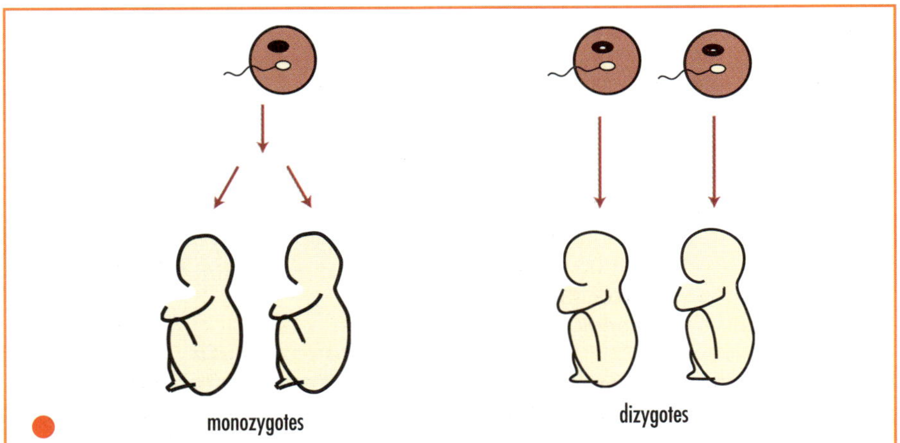

Fig. 22.20 • Types de grossesses gémellaires.

Les jumeaux monozygotes proviennent du même œuf, ils peuvent se séparer à différents niveaux *(fig. 22.21)* :
- à l'étape des deux blastomères;
- à l'étape du bouton embryonnaire;
- à l'étape du disque embryonnaire.

NOTION DE BASE DE L'HÉRÉDITÉ

Nous avons vu que le noyau cellulaire était constitué d'ADN et que l'ADN condensé formait les chromosomes *[v. chap. 8, p. 109]*.
Toutes nos cellules contiennent quarante-six chromosomes organisés en vingt-trois paires, excepté les gamètes, qui ne contiennent que vingt-trois chromosomes. Chaque paire de chromosomes comprend un chromosome d'origine paternelle et un chromosome d'origine maternelle.
L'ADN est le support de l'information génétique, qui se transmet d'une cellule à une autre au cours des deux opérations que sont la mitose et la méiose *(fig. 22.1)*.
L'information génétique se transmet également d'un individu à l'autre : c'est ce qui se produit lors de la rencontre de l'ovule et du spermatozoïde.
L'information génétique ou code génétique est comparable à un ensemble d'instructions qui déterminent chez un individu les multiples caractères qui font son unicité.
Il existe des notions de base qui règlent la transmission des caractères d'un individu à son ou ses descendants.

RÈGLES DE TRANSMISSION DE L'HÉRÉDITE

▲ *Les gènes et les allèles*

ESSENTIEL
Un caractère est déterminé par deux gènes, un gène d'origine paternelle et un gène d'origine maternelle, qui occupent chacun une place appelée locus sur leur chromosome respectif.
Le gène codant pour ce caractère occupe un locus identique sur chacun des deux chromosomes.

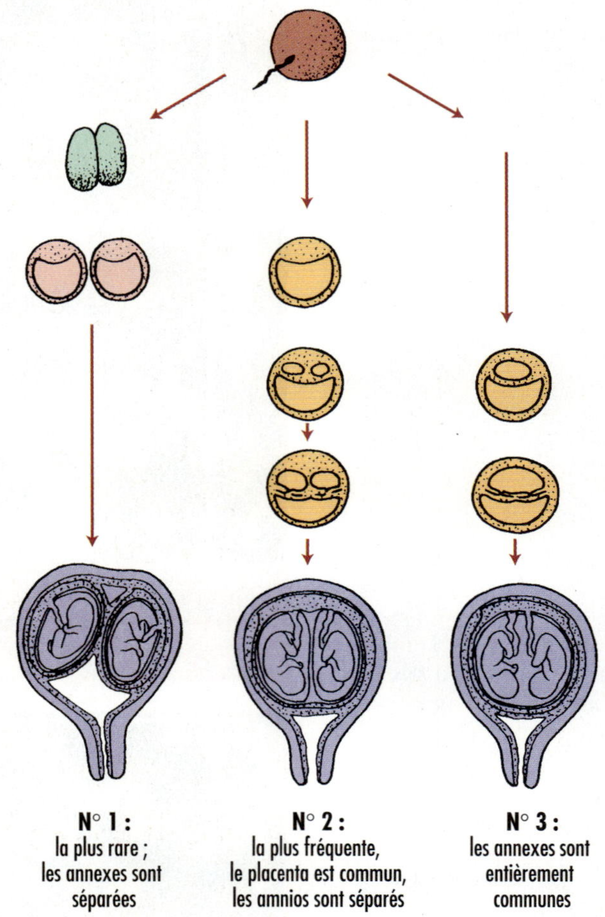

Fig. 22.21 • Disposition des annexes dans les différents types de grossesses gémellaires.

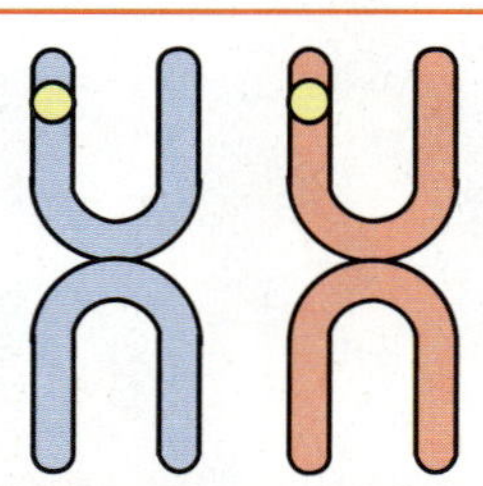

Fig. 22.22 • Chromosomes homologues portant chacun l'allèle « couleur des yeux ».

Prenons comme exemple la couleur des yeux. Ce caractère est déterminé par deux gènes qui occupent le même locus sur chaque chromosome homologue (une paire de chromosomes comprend deux chromosomes homologues). Ces deux gènes qui se correspondent, puisqu'ils gouvernent le même caractère, sont appelés des allèles (on emploiera par conséquent le terme gène ou allèle selon le degré de précision que l'on veut apporter) *(fig. 22.22)*.

▲ *L'homozygotie et l'hétérozygotie*

Un sujet est appelé homozygote pour un caractère, si les deux allèles qui déterminent ce caractère sont identiques.
Un sujet est appelé hétérozygote pour un caractère, si les deux allèles qui déterminent ce caractère sont différents.
Reprenons l'exemple de la couleur des yeux. Celle-ci est gouvernée par deux gènes « couleur des yeux » mais il peut y avoir :
- deux allèles identiques « couleur bleue » (chez l'homozygote);
- deux allèles différents « couleur bleue » et « couleur marron » (chez l'hétérozygote).

La question posée maintenant est : lorsque les deux allèles sont différents, lequel va déterminer le caractère en question ?

▲ *Dominance et récessivité*

Les deux gènes codant pour le même caractère, nous l'avons vu, peuvent être différents. L'expression résultante dépendra de la force de chacun des gènes. En effet, les gènes n'ont pas toujours le même « pouvoir de décision » :
- si les deux gènes exercent une influence identique, ce sont des gènes codominants;
- si un gène s'exprime aux dépens de l'autre, il est appelé gène dominant;

- si un gène ne s'exprime pas à cause du gène homologue dominant, il est dit récessif. Un gène récessif ne pourra alors s'exprimer que chez un individu homozygote *(fig. 22.23)*.

On distingue ainsi des caractères dominants et des caractères récessifs. Ils reflètent le pouvoir des gènes qui les gouvernent.

▲ *Les lois de Mendel*

Les lois de l'hérédité ont été énoncées très tôt (1865) par Johan Mendel ; elles ont été reprises ensuite, vérifiées, confirmées et comprises par des travaux de plus en plus précis sur le support génétique qu'est l'ADN.

LOI D'ASSOCIATION : lorsque deux individus sont homozygotes, leurs descendants de première génération sont hétérozygotes pour le caractère donné *(fig. 22.24)*.

LOI DE PURETÉ DES ASSOCIATIONS :

- chez un sujet homozygote, les gènes gouvernant un caractère donné sont identiques, autrement dit, les allèles sont identiques. Les gamètes, qui se sont unis au moment de la fécondation, contenaient donc chacun (sur un des chromosomes homologues) un allèle identique correspondant à ce caractère ;
- chez un sujet hétérozygote, les gènes gouvernant un caractère donné sont différents, autrement dit, les allèles sont différents. Les gamètes, qui se sont unis au moment de la fécondation, contenaient donc chacun (sur un des chromosomes homologues) un allèle différent correspondant à ce caractère.

Cette loi s'appelle également la loi de pureté des gamètes *(fig. 22.25)*.

LOI DE DISJONCTION : on observe chez les descendants de première génération de deux sujets hétérozygotes, un phénomène de disjonction. Ce qui signifie que 50 % d'entre eux seront hétérozygotes, comme leurs parents, et que 50 % seront homozygotes (25 % pour chaque allèle) *(fig. 22.26)*.

LOI DE DOMINANCE : un couple d'allèles comportant un allèle dominant et un allèle récessif laissera s'exprimer l'allèle dominant.

Un allèle récessif ne pourra s'exprimer qu'en présence d'un autre allèle récessif.

Un sujet présentant un caractère gouverné par un gène récessif sera donc obligatoirement homozygote.

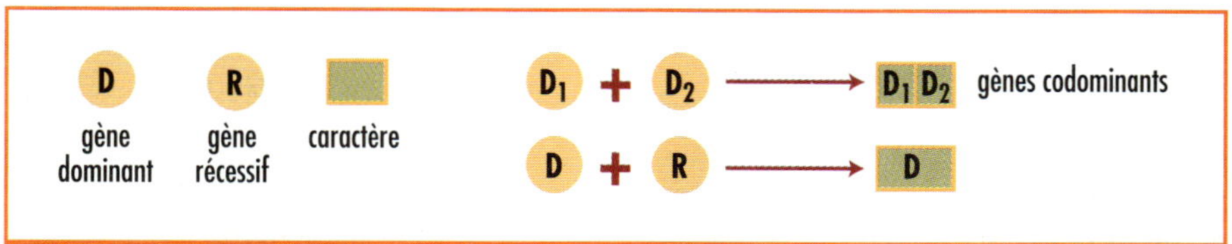

Fig. 22.23 • Dominance et récessivité.

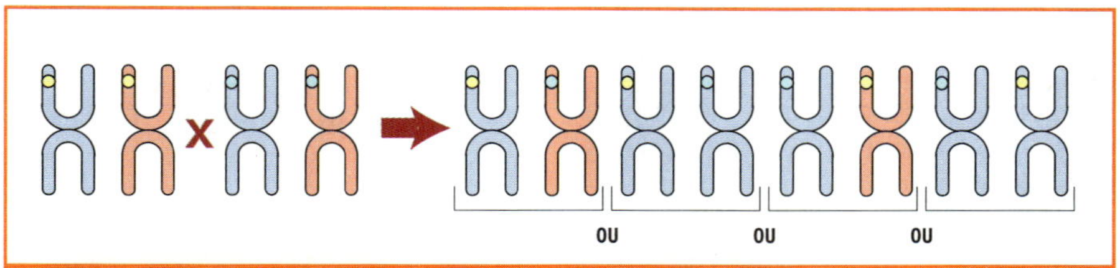

Fig. 22.24 • Loi d'association (1re loi de Mendel).

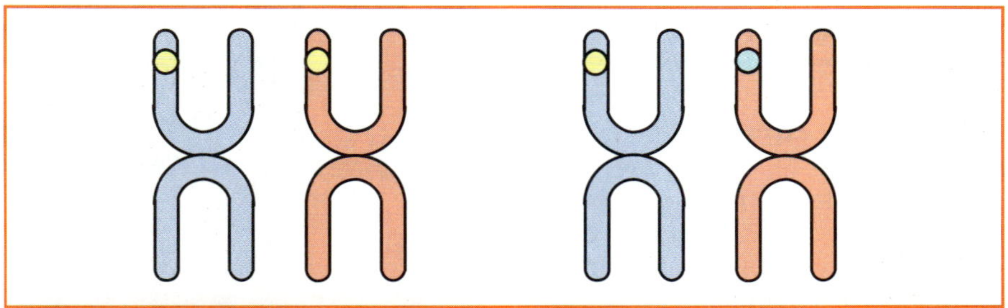

Fig. 22.25 • Loi de pureté des associations (2e loi de Mendel).

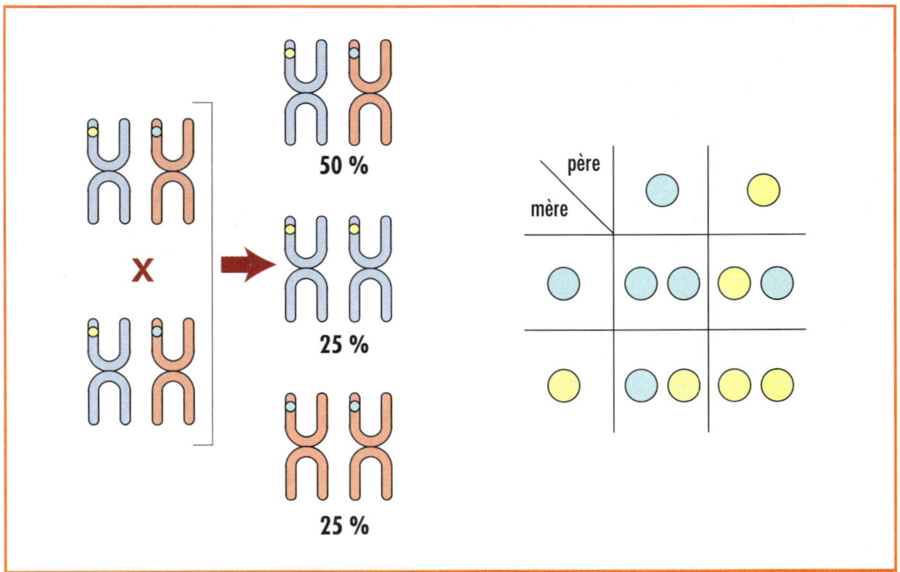

Fig. 22.26 • Loi de disjonction (3e loi de Mendel).

DÉTERMINATION DU SEXE DE L'EMBRYON

Excepté les gamètes (l'ovule et le spermatozoïde), les cellules contiennent vingt-trois paires de chromosomes, soit quarante-six chromosomes.

Il existe, parmi ces vingt-trois paires, une paire composée de deux chromosomes appelés chromosomes sexuels.

> ESSENTIEL
> *Il existe deux chromosomes sexuels : l'un est le chromosome X, l'autre est le chromosome Y.*
> *Les sujets de sexe génétique féminin possèdent la paire XX.*
> *Les sujets de sexe génétique masculin possèdent la paire XY.*

Les gamètes ne contiennent que vingt-trois chromosomes ; parmi ces vingt-

trois chromosomes, il existe dans chaque gamète un chromosome sexuel.
Chaque ovule portera forcément un chromosome sexuel X, puisque l'ovogonie d'origine est une cellule porteuse de la paire XX.
Chaque spermatozoïde portera soit un chromosome X soit un chromosome Y puisque la spermatogonie d'origine est une cellule porteuse de la paire XY *(fig. 22.27)*.
La fusion des deux gamètes au moment de la fécondation aboutit à la formation de deux types d'œufs :

- un œuf femelle porteur de la paire XX;
- un œuf mâle porteur de la paire XY.

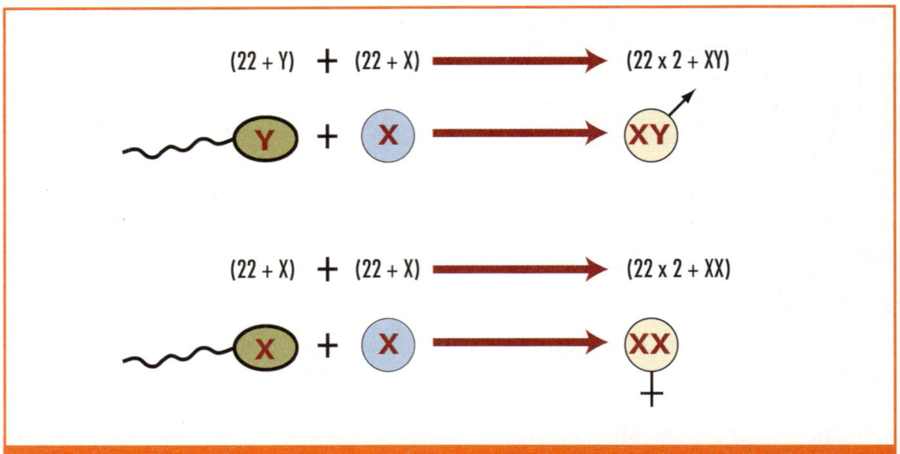

Fig. 22.27 • Détermination génétique du sexe de l'embryon.

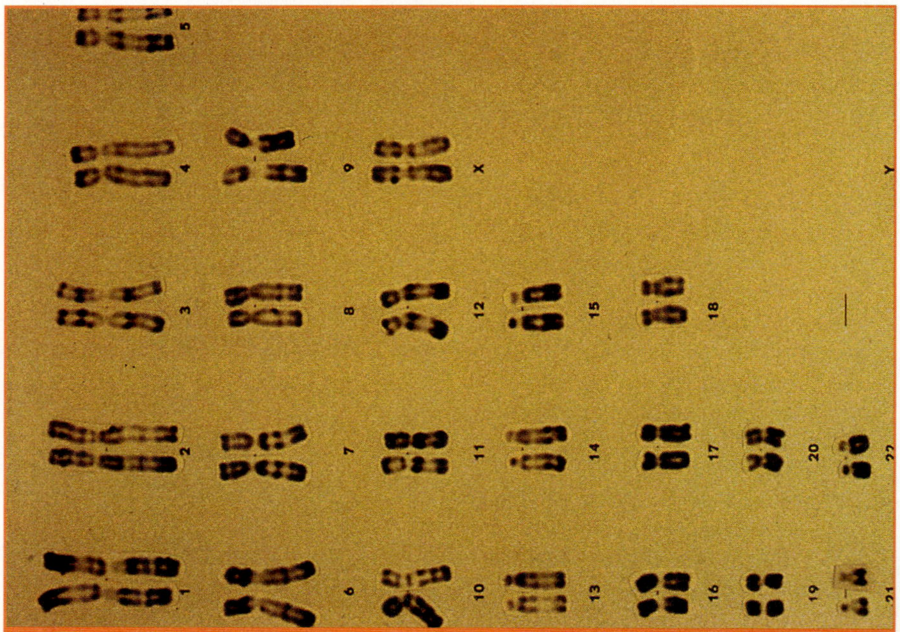

Photo 22.5 • Caryotype humain XX (F) normal, en bandes R.

Le caryotype humain

▲ *Étude du caryotype humain*

Les cellules du corps humain possèdent, nous l'avons dit, vingt-trois paires de chromosomes soit quarante-six chromosomes (seules les cellules sexuelles ne contiennent que vingt-trois chromosomes).
Les chromosomes sont actuellement facilement individualisés et classés. Quelle est la technique employée? Au cours de la division cellulaire, les chromosomes pelotonnés s'individualisent parfaitement bien, au moment de la métaphase *[v. chap 8, p. 113]*. Il est possible de les voir au microscope.
La technique consiste à prélever quelques cellules à un individu (en grattant légèrement la muqueuse buccale par exemple), puis à provoquer leur division in vitro et, enfin, à les faire éclater. Les cellules parvenues au stade de métaphase présentent des chromosomes groupés, bien individualisés qu'il suffit de colorer et d'agrandir (environ mille fois). Des méthodes récentes permettent d'obtenir une coloration non uniforme, qui ressemble plutôt à un « code à barres », ce qui facilite la reconnaissance des chromosomes.
Cette reconnaissance est en effet indispensable car les chromosomes humains n'ont ni la même taille ni la même forme, excepté ceux qui appartiennent à la même paire. Il est donc aisé d'apparier les chromosomes qui sont identiques.
L'ensemble des chromosomes est photographié, chaque chromosome est découpé et apparié à son homologue.
Le résultat de ce travail est l'obtention du caryotype *(photo 22.5)*.
On observe vingt-trois paires de chromosomes, classées par ordre de taille décroissante et numérotées de 1 à 22. La dernière paire est la paire de chromosomes sexuels dénommées XX chez la femme et XY chez l'homme.
Les chromosomes non sexuels sont appelés des autosomes.

▲ *Aberrations chromosomiques*

L'étude du caryotype permet en tout premier lieu de vérifier la normalité (ou l'anormalité) du nombre et de la qualité des chromosomes. On observera ainsi des aberrations chromosomiques qui porteront sur la quantité et/ou la qualité des chromosomes.
Ces erreurs se produisent au moment de la division cellulaire : la répartition des chromosomes se fait soit de façon inégale, soit les chromosomes se brisent et se réassocient de façon aléatoire. De telles aberrations conduisent à des maladies chromosomiques.
L'anomalie quantitative la plus connue est le syndrome de Down également appelé mongolisme ou trisomie 21. Il existe dans ce cas quarante-sept chromosomes; le chromosome surnuméraire est le chromosome 21.
Il existe également des cas de trisomie 13 et de trisomie 18.
L'anomalie quantitative peut porter sur les chromosomes sexuels; en voici deux exemples : le syndrome de Klinefelter, où l'on observe quarante-sept chromosomes dont deux chromosomes X et un chromosome Y (XXY). Le syndrome de Turner, qui présente quarante-cinq chromosomes car il manque un chromosome X (XO).
L'anomalie qualitative peut porter sur une perte de matériel génétique d'une branche de chromosome (délétion) ou sur l'échange de matériel génétique entre deux chromosomes n'appartenant pas à la même paire (translocation).

Au cours de la grossesse, une ponction amniotique peut être pratiquée. C'est le prélèvement de liquide amniotique par ponction transabdominale. Elle se pratique vers la 17e semaine d'aménorrhée. Le volume ponctionné est d'environ 15 à 20 ml.
À l'intérieur de ce liquide, baignent des cellules provenant du fœtus. Elles sont prélevées et traitées en vue d'obtenir un caryotype.
La lecture du caryotype permet de connaître d'une part le sexe de l'enfant, et d'autre part de détecter d'éventuelles anomalies chromosomiques qui conduiraient probablement à l'interruption volontaire de la grossesse.
L'étude chimique et l'étude enzymologique du liquide amniotique permettent également certains diagnostics de maladies métaboliques.
La biopsie des villosités choriales, c'est-à-dire du placenta embryonnaire, peut être réalisée à partir de 10-11 semaines d'aménorrhée.

Maladies génétiques

Les maladies génétiques sont dues non pas à des erreurs de division cellulaire mais à des modifications du génome qui contient des gènes anormaux.
Le mode de transmission de ces maladies suit les lois de Mendel. On observe ainsi des maladies qui s'exprimeront de différentes façons :

- **maladies d'origine autosomique** (portées par les autosomes c'est-à-dire les chromosomes non sexuels) :
  - le sujet est atteint si l'un des deux gènes seulement est porté par un des chromosomes d'une même paire et si ce gène est dominant,
  - si le gène codant pour la maladie est récessif, la maladie s'exprimera chez le sujet homozygote (les deux gènes pathogènes seront présents),
  - si un seul gène est pathogène sur les deux, la maladie ne s'exprime pas mais le sujet est un porteur sain. Il est donc susceptible de transmettre ce gène à sa descendance ;
- **maladie d'origine gonosomique** (portées par les chromosomes sexuels) :
  - la maladie est codée par un gène porté par le chromosome Y. Il ne s'exprime donc que chez les hommes qui ne la transmettent qu'à leurs fils,
  - la maladie est codée par un gène récessif porté par le chromosome X, qui appartient soit au père soit à la mère.
    S'il est porté par le père, le père est atteint mais tous les fils sont sains et toutes les filles sont porteuses du gène. La maladie s'exprimera alors dans la deuxième génération par les femmes qui transmettront le gène X pathogène à tous leurs fils (l'exemple caractéristique de ce mode de transmission est donné par l'hémophilie : trouble de la coagulation sanguine qui ne se manifeste que chez les hommes) *(fig. 22.28)*;
    S'il est porté par la mère, la mère est saine mais porteuse. Leurs filles sont saines mais 50 % d'entre elles sont porteuses ; 50 % des garçons sont atteints tandis que les autres 50 % sont sains *(fig. 22.29)*,
  - Lorsqu'un gène pathogène porté par le chromosome X est dominant, la maladie est exprimée dans tous les cas.

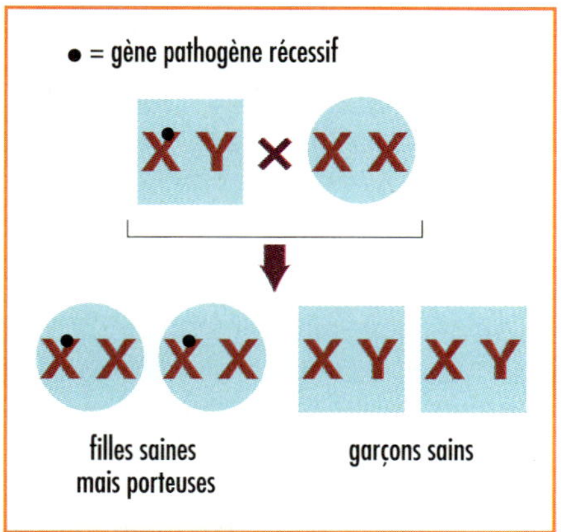

Fig. 22.28. • Transmission génétique de l'hémophilie (père malade).

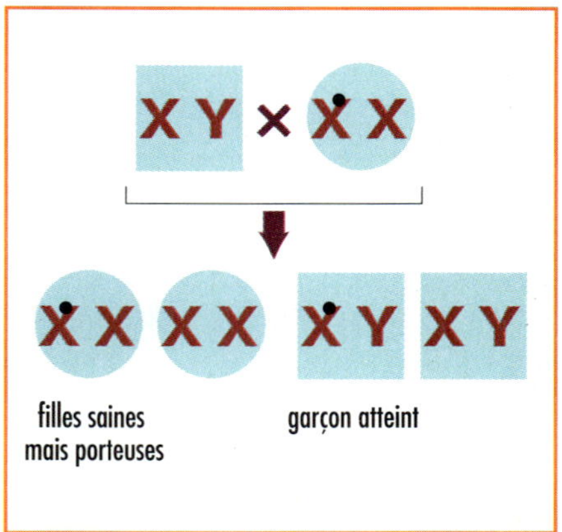

Fig. 22.29 • Transmission génétique de l'hémophilie (mère porteuse).

CONTRACEPTION

La contraception réunit diverses méthodes qui empêchent le spermatozoïde de rencontrer l'ovule. Elle permet de contrôler la fécondité de la femme, de planifier les naissances, c'est-à-dire de n'avoir que des grossesses désirées.
Nous citerons ici les moyens de contraception par ordre décroissant d'efficacité, en sachant que toute méthode contraceptive est d'autant plus efficace qu'elle est bien utilisée et qu'une méthode peut convenir à une femme et pas à une autre.

▲ *Les contraceptifs oraux*

Le principe des contraceptifs oraux est d'administrer des doses suffisantes d'œstrogène et de progestérone afin d'inhiber la libération de FSH et de LH et donc d'éviter l'ovulation. Le spermatozoïde ne peut pas rencontrer d'ovule car il n'y a pas d'ovule.
Ces combinaisons hormonales se présentent sous forme de pilules. Chaque mois, les pilules sont prises pendant vingt jours et interrompues pendant cinq jours. L'interruption est un sevrage hormonal qui entraîne une menstruation.
Classiquement, on peut administer ces hormones de deux façons :

- œstrogène et progestérone en même temps pendant vingt jours ;
- œstrogène seul pendant quinze jours, puis progestérone et œstrogène pendant cinq jours. Cette deuxième méthode est dite séquentielle.

▲ *Les contraceptifs mécaniques*

LE STÉRILET (plus précisément anti-nidatoire) est un dispositif intra-utérin qui fait barrière à la nidation et perturbe la mobilité des spermatozoïdes. Cette méthode est utilisée chez les femmes qui ont déjà vécu une grossesse.

LE DIAPHRAGME est un dispositif intravaginal qui consiste à bloquer l'entrée de la cavité utérine par une cupule de caoutchouc souple bordée par un ressort flexible. S'il est correctement posé, le diaphragme recouvre totalement le col de l'utérus. Cette méthode doit être associée à une gelée spermicide.
Le diaphragme et la gelée peuvent être insérés moins de 6 heures avant les rapports sexuels. Il doit être laissé en place au moins 6 heures après les rapports.

LE PRÉSERVATIF, pour être efficace, doit être parfaitement utilisé. Sa mise en place et son retrait doivent être effectués selon certaines règles *(fig. 22.30)*. Cependant, cette méthode relève d'une manipulation très simple qui le devient d'autant plus avec l'habitude.

> CLINIQUE
> *Par ailleurs, le préservatif a une importance capitale dans la prévention des maladies sexuellement transmissibles. Il est actuellement le seul moyen de prévention contre la transmission du virus du Sida.*

La qualité des préservatifs s'améliore de plus en plus mais leur efficacité contraceptive n'est pas absolue.

LES SPERMICIDES VAGINAUX se présentent sous forme de crèmes, de gels, de mousse aéorosol. Ils sont destinés à être utilisés seuls. Ils ont une double action :

- ils immobilisent les spermatozoïdes ;
- ils forment un bouchon au niveau du col utérin, empêchant la migration des spermatozoïdes.

Les spermicides doivent être appliqués juste avant les rapports sexuels. Chaque application ne protège qu'une seule fois.

LE COÏT INTERROMPU : comme son nom l'indique, cette méthode consiste à interrompre l'acte sexuel peu avant l'éjaculation.

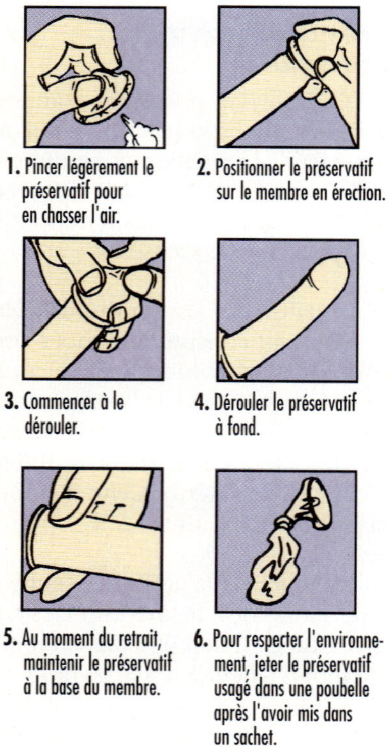

Fig. 22.30 • Utilisation du préservatif.

C'est une méthode qui demande beaucoup de contrôle. Sachons par ailleurs que les gouttes émises avant la véritable éjaculation peuvent contenir des spermatozoïdes parfaitement actifs.

▲ Autre méthode contraceptive

LA MÉTHODE, DITE PÉRIODIQUE, OU MÉTHODE D'OGINO, très aléatoire, est la moins fiable. Elle consiste à ne pas pratiquer l'acte sexuel pendant la période d'ovulation. C'est une méthode très risquée car la date d'ovulation peut varier d'un cycle à l'autre. La date exacte de l'ovulation est toujours très difficile à situer. Par ailleurs, la durée de vie de l'ovule et du spermatozoïde peut également être variable.

ÉTAPES DE LA VIE GÉNITALE

On distingue deux périodes majeures : la puberté et la ménopause.

PUBERTÉ

La puberté est une période qui se situe entre dix et quinze ans.
Elle est le moment d'acquisition de la maturité des organes génitaux : la reproduction est alors possible.
Chez l'homme, le déclenchement de la période pubertaire et de ses conséquences physiologiques est dû à une augmentation massive du taux sanguin de testostérone.
On assiste à une série de phénomènes dont l'ordre d'apparition est strict. En revanche, l'âge auquel ces diverses manifestations se produisent varie d'un garçon à l'autre.
La venue de la puberté se manifeste donc par les phénomènes suivants :

- augmentation du volume des organes génitaux : pénis et scrotum ;
- pigmentation du scrotum ;
- production de spermatozoïdes par les tubes séminifères ;
- développement des pulsions sexuelles ;
- apparition de la pilosité pubienne, puis de la pilosité axillaire et enfin faciale ;
- modification de la voix (elle devient plus grave) par épaississement des cordes vocales.

Chez la femme, la forte augmentation du taux des œstrogènes déclenche la puberté. On observe :

- l'apparition des bourgeons mammaires (souvent le premier signe) ;
- l'apparition de la pilosité pubienne ;
- l'apparition des premières règles.

MÉNOPAUSE

▲ Périménopause

On emploie maintenant le terme plus vaste de périménopause pour désigner la période précédant la ménopause et la ménopause elle-même. Elle comprend deux phases :

- les quelques mois ou plus fréquemment les quelques années caractérisées par d'importantes irrégularités menstruelles ;
- une période de douze mois environ qui suit l'arrêt apparent des règles. En effet, au cours de cette seconde période, des règles sporadiques peuvent encore se manifester, des ovulations également. Pendant cette période, une grossesse est donc possible.

▲ Phénomène de la ménopause

La ménopause désigne le moment, au cours de la périménopause, où les règles s'arrêtent.
Il peut cependant se produire, dans l'année qui suit cet arrêt, quelques saignements sporadiques considérés comme des règles.

> CLINIQUE
> *La ménopause est confirmée devant la constatation a posteriori d'un arrêt des règles depuis plus de douze mois.*

Au début de l'ère chrétienne, la longévité des femmes dépassait rarement vingt-cinq ans ; actuellement elle atteint quatre-vingts ans. L'âge de la ménopause lui, n'a pas bougé. Ce qui signifie que le progrès permet aux femmes de vivre plus longtemps mais que trente années de leur vie se déroulent sans, ou quasiment sans, sécrétions ovariennes.
Le mécanisme de la ménopause n'est pas vraiment connu. L'origine semble être uniquement ovarienne.
À partir de quarante ans, il semble que l'ovaire, de décennie en décennie, devienne de plus en plus réfractaire à la

stimulation hypophysaire ; en effet, plusieurs années avant la ménopause, le taux de FSH augmente alors que les cycles menstruels sont tout à fait normaux ; un peu comme si l'hypophyse devait stimuler de plus en plus fort pour obtenir une réaction de la part de l'ovaire.

Ces deux phénomènes signifient que le nombre d'ovules et de follicules se réduit inexorablement jusqu'à ce que la ménopause soit installée, et que les stimulations hypophysaires ne sauraient agir sur un organe qui ne réagit plus.

Les conséquences biologiques sont les suivantes :

- absence d'ovulation par faute d'ovules ;
- forte diminution du taux d'œstrogène et de progestérone ;
- augmentation du taux des hormones hypophysaires (FSH et LH).

La carence œstrogénique entraîne des manifestations diverses et souvent redoutées :

- sécheresse de la peau ;
- chute des cheveux, qui deviennent cassants ;
- augmentation de la pilosité du visage ;
- sécheresse de la muqueuse vaginale créant une dyspareunie (douleur au cours des rapports sexuels) ;
- bouffées de chaleur caractéristiques de cette période.

CLINIQUE

Les troubles les plus caractéristiques au cours de la ménopause sont dans un ordre de fréquence décroissant :

- *les bouffées de chaleur ;*
- *un état dépressif ;*
- *l'hypersudation ;*
- *les troubles du sommeil ;*
- *l'atrophie de la vulve ;*
- *la fatigue, les maux de tête ;*
- *la modification des cheveux, de la peau ;*
- *la prise de poids.*

D'autres risquent menacent la femme ménopausée, parmi lesquels l'ostéoporose et ses fractures.

La peau subit les conséquences de la carence œstrogénique de la façon suivante : la sécrétion sébacée diminue, la protection naturelle contre les rayons solaires diminue, la teneur en collagène est réduite. Au total, la peau s'amincit, devient sèche, se relâche et donne prise à l'apparition des rides. Ces signes sont plus manifestes au niveau du visage, qui est une zone riche en récepteurs œstrogéniques.

Nombre des troubles cités peuvent être corrigés par un traitement substitutif de la ménopause, hormonal (en l'absence de contre-indications).

▲ *Âge de survenue de la ménopause*

Une moyenne statistique établit l'âge de survenue de la ménopause entre quarante-sept et cinquante et un ans. Cet âge peut varier selon différents facteurs :

- l'hérédité : la ménopause survient souvent au même âge chez la mère et chez la fille ;
- le tabagisme : la ménopause apparaît plus précocement chez les fumeuses.

Ni l'âge de la puberté, ni la prise de contraceptifs oraux, ni le nombre de grossesses, n'influencent l'âge de survenue de la ménopause.

Il n'y a pas d'équivalent de la ménopause chez l'homme. La sécrétion de testostérone diminue graduellement avec l'âge, et la période de latence après l'orgasme augmente. On nomme parfois ces phénomènes : andropause. Mais la fécondité persiste. Un homme en bonne santé peut devenir père même après 80 ans.

SYNTHÈSE

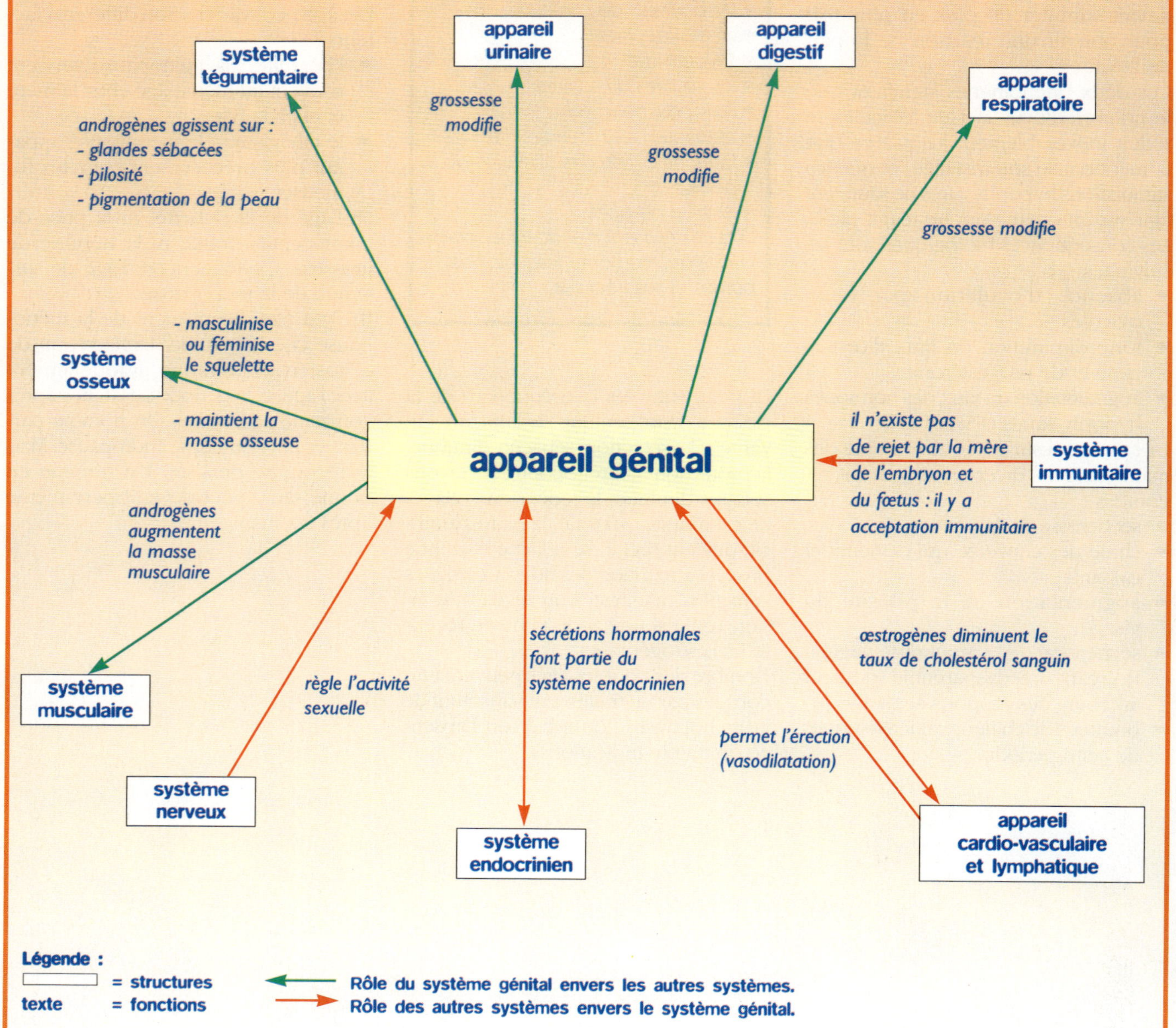

Fig. 22.31 • Liens entre l'appareil génital et quelques autres systèmes.

ACTIVITÉS D'INTÉGRATION

1. Quelles sont les différences entre la spermatogenèse et l'ovogenèse ? entre les étapes de vie génitale d'un homme et d'une femme ?
2. Transformez la figure 22.7 p. 285 pour une femme qui prend un contraceptif oral.
3. Agecanonix souhaite devenir père. Sa charmante jeune femme lui dit qu'il est trop vieux, qu'il ne peut plus procréer. A-t-elle raison ?

Chapitre 23

Les organes des sens

On distingue cinq sens :

- **la vue;**
- **l'ouïe;**
- **le goût;**
- **l'odorat;**
- **le toucher.**

Nous allons étudier la physiologie de chacun d'eux et conclurons par les mécanismes physiologiques de la douleur, que nous considérons comme une expérience sensorielle affective.

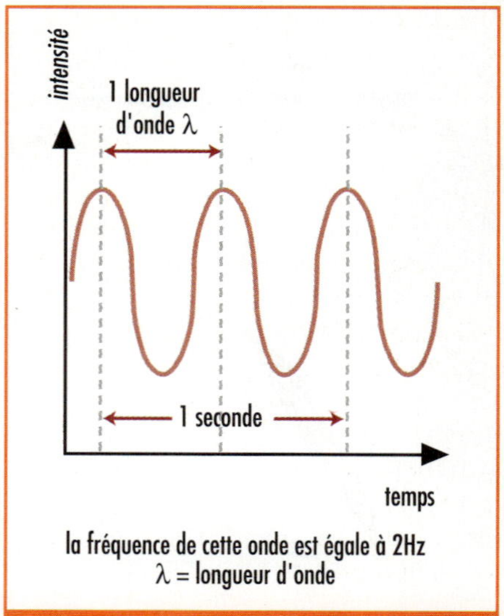

Fig. 23.2 • Longueur d'onde et fréquence d'une onde électromagnétique.

DÉFINITION — *La vitesse de la lumière est de 300 000 km/s.*

LA VUE

La vision d'un objet comprend divers processus et diverses structures :

ESSENTIEL

Objet ⟶ Image sur la rétine message chimiquement reçu
↓
Influx nerveux
Voies optiques
↓
Interprétation des images par le cortex cérébral

Ce processus ne peut s'effectuer qu'à un seuil de lumière minimal. C'est pourquoi nous étudierons dans un premier temps la lumière, puis son récepteur, la rétine (avant d'aborder ce chapitre, il est conseillé de revoir le *chapitre 1, p. 11-13*).

La lumière

La lumière est une forme d'énergie transportée par des particules minuscules, les photons, qui se déplacent sous forme d'ondes électromagnétiques.

Sur l'ensemble des ondes électromagnétiques que nous connaissons, celles qui concernent la lumière visible occupent un territoire assez réduit (*fig. 23.1 et 23.2*).

Une onde électromagnétique est caractérisée par une longueur d'onde (comme celles que l'on peut capter à la radio). Chaque couleur possède sa propre longueur d'onde. Lorsqu'une ambiance lumineuse est baignée d'une seule couleur (bleu, rouge, vert...), on la dit monochromatique.

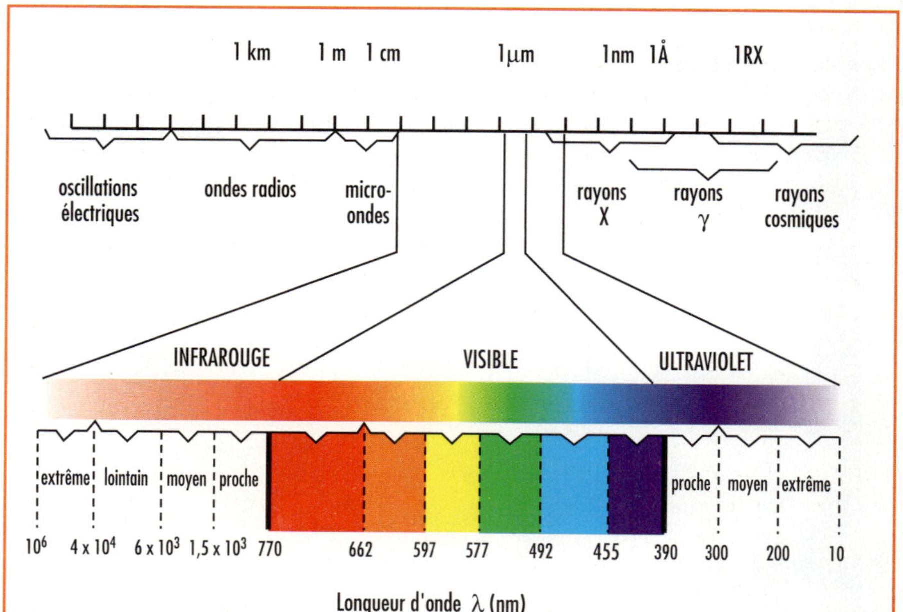

Fig. 23.1 • Spectre électromagnétique total.

La lumière blanche, elle, est polychromatique car elle résulte de l'association de plusieurs couleurs et donc de plusieurs longueurs d'ondes qui vont de la plus courte (violet) à la plus longue (rouge), en passant par le bleu, le vert...
Les récepteurs de l'œil, responsables de la vision, sont sensibles à la lumière visible, c'est-à-dire à chacune des longueurs d'ondes contenues dans la lumière blanche.
Une longueur d'onde se mesure en nanomètre (nm). Un nanomètre est égal à un milliardième de mètre. Le spectre visible (ensemble du champ lumineux perçu par l'œil humain) se situe entre 400 et 700 nm.

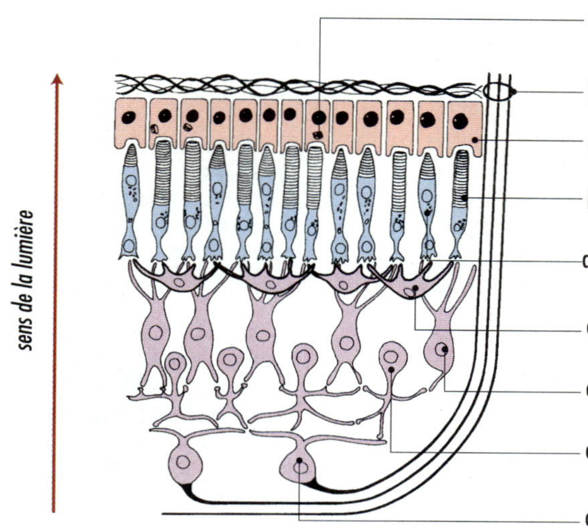

Fig. 23.3 • Les différentes couches de la rétine.

La rétine

La rétine est une membrane constituée de cellules nerveuses. Elle est sensible aux impacts lumineux, on dit qu'elle est photosensible.
C'est la membrane la plus interne des trois membranes qui forment la paroi du globe oculaire. Rappelons que l'on trouve, de l'extérieur vers l'intérieur : la sclérotique, la choroïde et enfin la rétine *(v. fig. 1.14, p. 11)*.
La rétine est constituée d'une dizaine de couches cellulaires *(fig. 23.3)*. On distingue, de la périphérie vers l'intérieur :

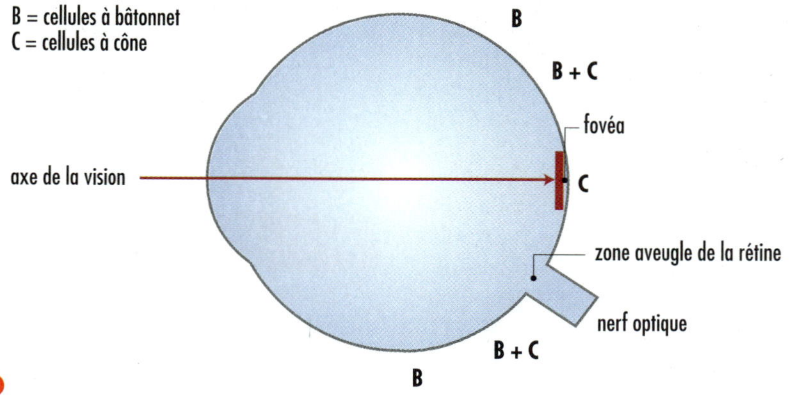

Fig . 23.4 • Répartition schématique des cellules visuelles de la rétine.

1. L'épithélium pigmentaire formé d'une seule couche de cellules qui repose sur la choroïde.

2. Les cellules visuelles ou cellules photoréceptrices. Elles comprennent deux types cellulaires : les cellules à cône et les cellules à bâtonnet.
Les **cellules à bâtonnet** comprennent une portion cellulaire dont la forme évoque un bâtonnet. Cette partie comprend environ huit cents disques aplatis, contenant un pigment visuel appelé rhodopsine.

> ESSENTIEL
> *Les cellules à bâtonnet sont majoritaires en périphérie de la rétine. Elles interviennent dans les luminosités de très faible intensité : vision crépusculaire.*
> *Ces cellules n'ont pas la capacité réelle de discerner les détails, en revanche, elles sont stimulées par une intensité lumineuse réduite.*

Les **cellules à cône** possèdent une portion cellulaire en forme de cône. Cette région contient un pigment visuel. Il existe trois pigments visuels au total disponibles pour les cellules à cône. Comme nous le verrons ci-après, ces pigments sont à l'origine de la perception des couleurs par les cellules à cône.

> ESSENTIEL
> *Les cellules à cône interviennent dans la vision discriminative, c'est-à-dire dans la vision du détail, la vision diurne et la perception des couleurs. Elles ne sont toutefois stimulées qu'à des intensités lumineuses à un seuil supérieur à celui des bâtonnets.*

La répartition des cellules à cône et à bâtonnet n'est pas uniforme. Les cellules à bâtonnet sont prédominantes à la périphérie de la rétine, puis, à mesure que l'on se rapproche de l'axe de la vision, on trouve de plus en plus de cellules à cône. Il existe un point rétinien appelé macula, ou fovéa, ou tache jaune (la rétine est à ce niveau légèrement déprimée), situé exactement dans l'axe de la vision où il n'y a que des cellules à cône. De cette région rétinienne proviennent les impressions visuelles les plus précises et les plus nettes *(fig 23.4)*.

3. Les cellules de relais. Elles regroupent deux types de cellules : d'une part, les cellules bipolaires, qui font la liaison entre les cellules visuelles et les cellules ganglionnaires, d'autre part, les cellules multipolaires, également appelées cellules horizontales, qui unissent les cellules visuelles entre elles.

4. Les cellules ganglionnaires. Elles prennent le relais des cellules bipolaires. Les axones de ces cellules forment les fibres du nerf optique.

DÉFINITION *Le nerf optique se constitue au point de convergence de tous les axones des fibres ganglionnaires. Ce point est appelé la papille, ou zone aveugle de la rétine ; elle est dépourvue de toute cellule sensible* (fig. 23.4).

Les voies optiques

Lorsque la lumière stimule les cellules photoréceptrices, elle déclenche un influx nerveux qui va aboutir au cortex cérébral.

Les voies optiques comprennent l'ensemble des structures qu'emprunte l'influx nerveux depuis sa naissance jusqu'au cerveau *(fig. 23.5)*.

L'influx nerveux emprunte tout d'abord le neurone bipolaire qui fait la liaison par ses dendrites avec une cellule visuelle et par son axone avec une cellule ganglionnaire.

L'influx nerveux emprunte ensuite la cellule ganglionnaire dont l'axone constitue, avec les axones de toutes les cellules ganglionnaires, le nerf optique, qui quitte le globe oculaire et converge vers le nerf optique de l'autre œil. Ils se réunissent en un croisement à la base du cerveau, au-dessus de l'hypophyse : le chiasma optique *[v. chap. 20, p. 249]*.

Au niveau du chiasma optique, certaines fibres poursuivent leur chemin du même côté (fibres homolatérales), d'autres fibres croisent et passent du côté opposé (fibres controlatérales) *(fig. 23.5 et photo 23.1)*.

Après le chiasma optique, deux bandelettes optiques rejoignent les corps genouillés externes.

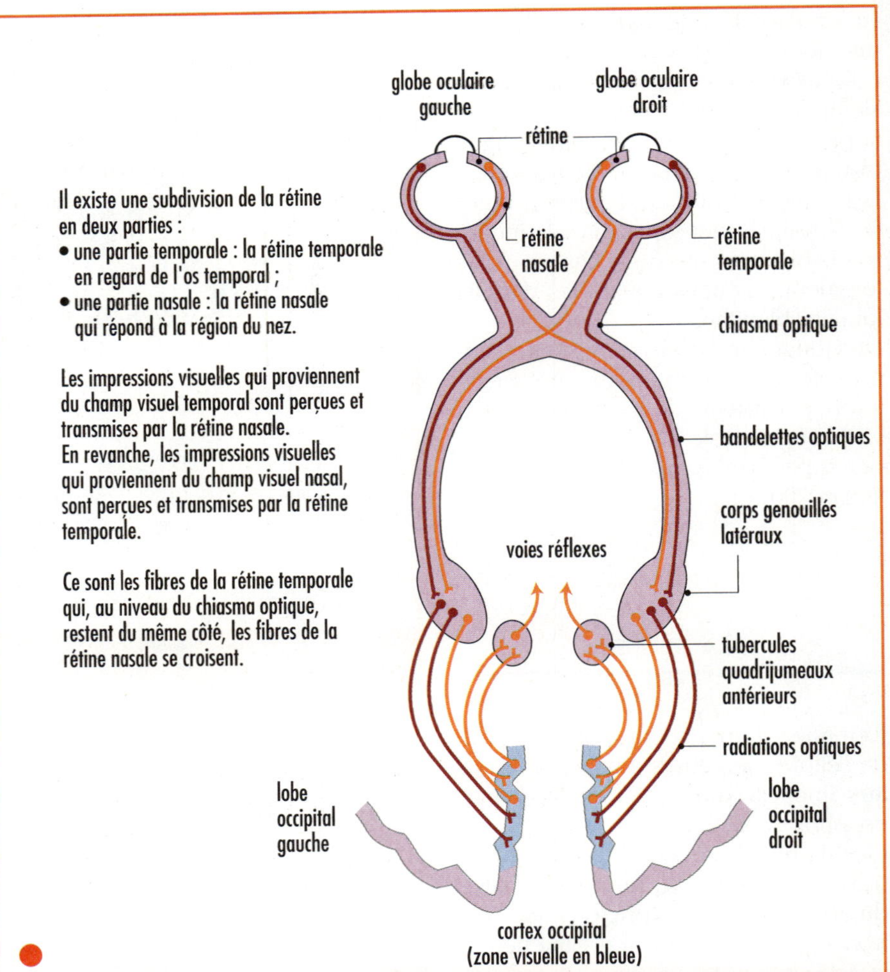

Fig. 23.5 • Schéma des voies optiques.

Le relais de l'axone de la cellule ganglionnaire se fait dans le corps genouillé latéral (ou externe) avec un troisième neurone. Ce troisième neurone unit le cortex cérébral et les corps genouillés latéraux par les radiations optiques.

L'aire visuelle du cortex cérébral est située au niveau du lobe occipital. Autour de l'aire visuelle (qui reçoit les sensations visuelles), se placent les aires dites parastriées chargées d'intégrer, et de rendre cohérentes, les sensations visuelles.

Ainsi, grâce à ce croisement partiel, les hémisphères cérébraux reçoivent des afférences provenant des deux yeux.

ESSENTIEL *À partir des corps genouillés externes, les fibres nerveuses sont réparties non seulement vers l'aire visuelle, mais également vers d'autres régions du cortex cérébral qui interviendront dans l'interprétation des messages visuels (aires d'association du lobe frontal, capables d'analyser l'ensemble des éléments appartenant au champ visuel)* (fig. 20.9, p. 248).

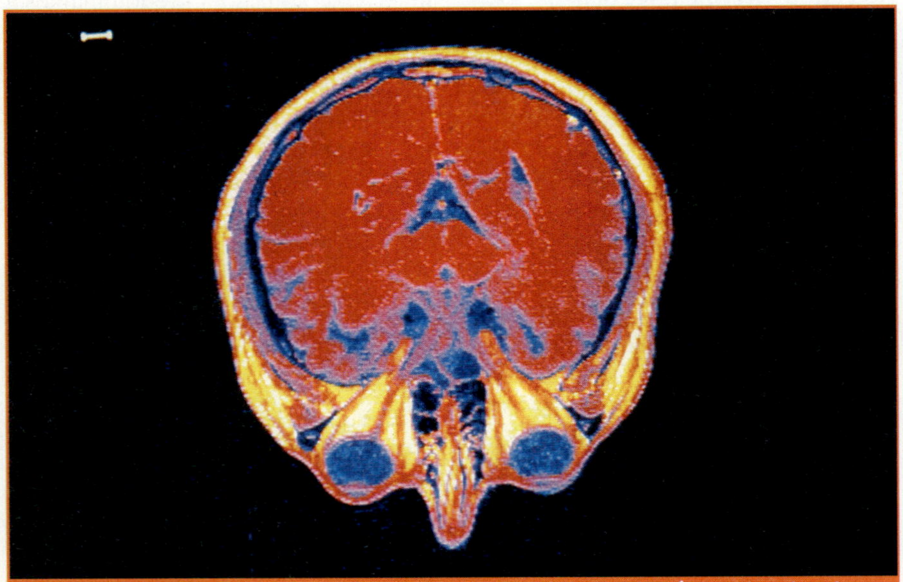

Photo 23.1 • Encéphale humain, coupe horizontale de la tête selon le plan neuro-oculaire en IRM.

Système optique de l'œil

L'organisation du système optique de l'œil a pour but de former l'image d'un objet que l'on regarde exactement sur la rétine. Lorsqu'un rayon lumineux traverse un milieu transparent autre que l'air et que le vide, l'eau par exemple, sa vitesse est ralentie et par voie de conséquence, sa course est déviée.

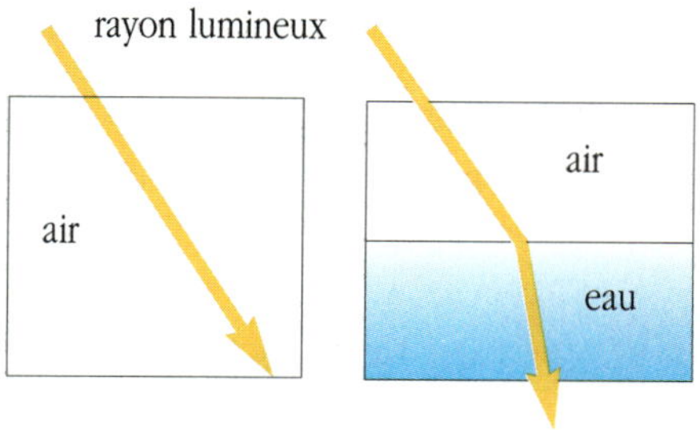

Cette particularité s'appelle la réfraction; il se produit le même phénomène dans l'œil, rempli d'humeur aqueuse. Étant donné que la paroi du globe oculaire sépare l'air et l'humeur aqueuse qu'il contient, c'est-à-dire deux éléments ayant des indices de réfraction différents, on dit que l'œil est un dioptre sphérique.
La convergence des rayons lumineux est essentiellement liée à la courbe que forment la cornée et le cristallin. Ainsi, dès que les rayons lumineux traversent la cornée et le cristallin, ils convergent vers la rétine.
Le degré de courbure de la cornée et du cristallin et la longueur du globe oculaire sont les facteurs qui déterminent le point de convergence *(fig. 1.14, p. 11)*.

L'image d'un objet sur la rétine est inversée de haut en bas et de droite à gauche. Le travail du cerveau est, entre autres, de remettre l'image à l'endroit *(fig. 23.6)*.

ESSENTIEL

Pour des objets éloignés (on considère qu'ils sont placés à l'infini), la cornée et le cristallin d'un œil normal n'ont aucun effort à faire et l'image se positionne naturellement sur la rétine. À une distance de 60 m (ce point est appelé le punctum remotum), la mise au point, ou ajustement de l'image, est faite en augmentant la courbure du cristallin. À mesure que la distance se réduit entre l'œil et l'objet regardé, le cristallin devient de plus en plus rond. Cela est possible grâce à la contraction du muscle ciliaire : ce mécanisme est appelé accommodation.

Plus l'objet se rapproche, plus l'effort d'accommodation devra être grand. Il existe une limite en deçà de laquelle l'œil ne peut plus accommoder, c'est le punctum proximum, qui varie selon l'âge *(tableau 23.1)*.

Tableau 23.1 - Variations du punctum proximum en fonction de l'âge

Âge	Punctum proximum
10 ans	6 cm
20 ans	10 cm
30 ans	20 cm
60 ans	1 m

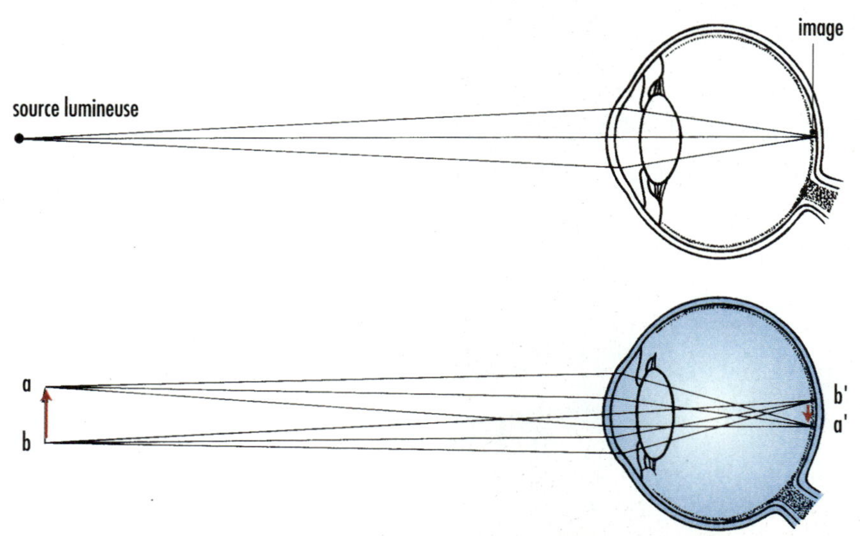

Fig. 23.6 • Mécanisme optique de la formation de l'image sur la rétine.

CLINIQUE

On observe qu'avec l'âge, le punctum proximum augmente, ce qui signifie que la vision de très près n'est plus possible. Ce phénomène est naturel, c'est la presbytie. Il est dû au vieillissement des cellules centrales du cristallin, qui ne peut plus alors s'arrondir autant ni aussi vite. Le cristallin en vieillissant perd de son élasticité.

La pupille

La quantité de lumière qui pénètre dans l'œil par la pupille varie selon l'intensité lumineuse.
La pupille peut se contracter ou se dilater de façon réflexe sous l'action du muscle de l'iris : c'est le réflexe photomoteur.
Lorsque la lumière est vive, l'iris se contracte, le diamètre de la pupille se réduit : on dit que l'œil est en myosis *(photo 23.2)*.
À l'inverse, lorsque la lumière est insuffisante ou faible, le muscle irien est relâché, la pupille se dilate : on dit que l'œil est en mydriase *(photo 23.3)*.
Le réflexe photomoteur est gouverné par le système neurovégétatif, système sympathique pour la mydriase et système parasympathique pour le myosis *[v. chap. 20, et fig 1.14, p. 11]*.

Chimie de la vision

Lorsque les photons présents dans les rayons lumineux arrivent sur la rétine, ils déclenchent une réaction chimique au niveau des cellules visuelles. Cette réaction chimique est nécessaire pour transformer le rayon lumineux en un influx nerveux pris en charge par le nerf optique.

LES CELLULES PHOTORÉCEPTRICES : nous avons vu qu'il existe deux types de cellules photoréceptrices : les cellules à cône et les cellules à bâtonnet *(photo 23.4)*. Cônes et bâtonnets contiennent des pigments visuels ou pigments photosensibles.
Un pigment visuel est constitué de deux éléments :
- le 11 cis-rétinal, qui provient de la vitamine A. Ce composé est identique dans toutes les cellules visuelles;
- une protéine, l'opsine, qui est différente dans les cônes et les bâtonnets.

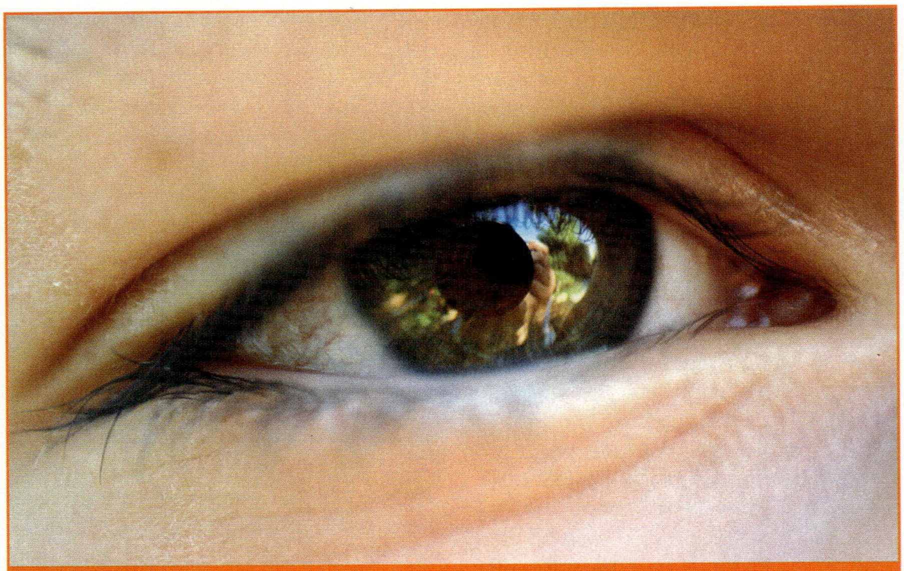

Photo 23.2 • Œil, dilatation de la pupille. Myosis.

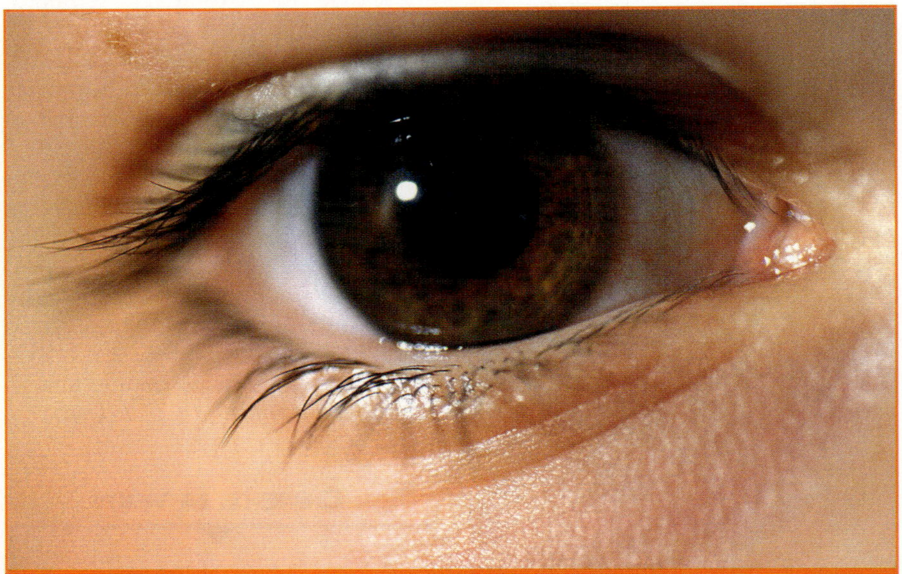

Photo 23.3 • Œil, dilatation de la pupille. Mydriase.

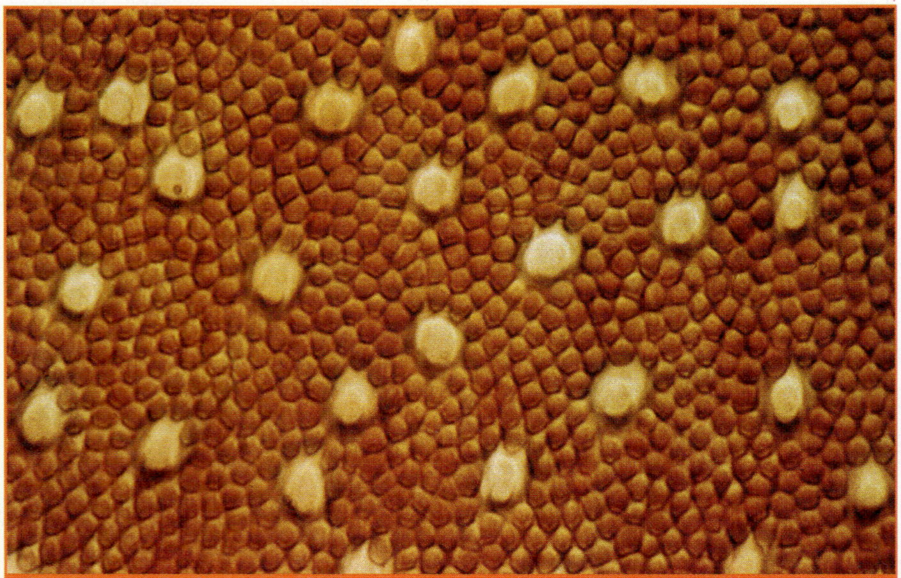

Photo 23.4 • Cônes et bâtonnets de la rétine humaine à plat (contraste interférentiel).

Dans les bâtonnets, le pigment visuel est la rhodopsine. Dans les cônes, on trouve trois autres types de pigments : l'iodopsine et deux autres non encore identifiés.

MÉCANISME DE LA VISION : l'impact des photons sur les cellules visuelles transforme le 11 cis-rétinal en transrétinal, qui déclenche une transformation de l'opsine, celle-ci se séparant du transrétinal.
Cette séparation est à l'origine de l'influx nerveux.
Ce mécanisme est réversible : opsine et 11 cis-rétinal reviennent à leur forme initiale, prêts à déclencher un nouvel influx nerveux.

Vision diurne et vision nocturne

Les bâtonnets sont responsables de la vision nocturne. Ils sont peu abondants à la périphérie de la rétine. Ils ont une capacité d'adaptation beaucoup plus grande à la pénombre que celle des cônes. En revanche, ils sont peu discriminateurs (pas de vision des détails) et ne sont pas sensibles aux couleurs (vision noir et blanc).
Pour que la vision crépusculaire soit maximale, il faut que tous les bâtonnets soient sollicités, ce qui prend environ 15 min. En 15 min, les images se forment mais l'image n'est pas colorée. En effet, seuls les cônes sont responsables de la perception des couleurs, or, dans la pénombre, l'intensité lumineuse est trop faible pour qu'ils soient stimulés : seuls les bâtonnets sont donc actifs.

Perception des couleurs

La vision des couleurs est possible grâce aux trois pigments contenus dans les cônes. Chaque pigment est sensible à une couleur primaire : un pigment sensible au rouge, un pigment sensible au bleu et un pigment sensible au vert. Cela signifie que chacun de ces pigments absorbe préférentiellement chacune de ces couleurs, mais son spectre d'absorption s'étend en fait au-delà ; on observe un empiètement sur les territoires voisins du spectre lumineux.
Cette caractéristique permet de percevoir toutes les couleurs qui sont des combinaisons, à des dosages variables, de chacune des trois couleurs primaires (*fig. 23.7*).

Acuité visuelle

L'acuité visuelle est la capacité de distinguer deux points situés très près l'un de l'autre. Elle correspond au pouvoir séparateur de l'œil. Il est possible de percevoir séparément deux points éloignés l'un de l'autre de 3 mm à 10 m de distance.
L'angle que forment les rayons lumineux issus de ces deux points est de 1/60°.
Si ces deux points sont perçus, l'acuité visuelle (AV) est de 10/10. Si l'angle doit être deux fois plus grand pour que les deux points soient perçus, l'AV est de 5/10.
L'acuité visuelle est maximale au niveau de la région de la rétine la plus riche en cellules à cône, c'est-à-dire la macula.

CLINIQUE

La myopie est un trouble de vision dû à une atteinte morphologique du globe oculaire. Si le globe oculaire est trop long pour le cristallin, l'œil est trop convergent et les images se forment en avant de la rétine. Les verres correcteurs (divergents) ont pour fonction de ramener l'image sur la rétine. L'hypermétropie est également due à une atteinte morphologique du globe oculaire, qui est trop court pour le cristallin. Les objets éloignés convergent bien sur la rétine, les objets rapprochés, en revanche, convergent en arrière d'elle. Les personnes hypermétropes « voient mal de près »... Là encore des verres correcteurs (convergents) sont nécessaires pour ramener l'image sur la rétine.
Il arrive que le cristallin ou le globe oculaire ne soient pas parfaitement sphériques, il s'agit alors d'astigmatisme. Cette anomalie, selon son importance, peut être plus ou moins bien perçue par le patient. Des verres corrigent ce défaut selon le type d'astigmatisme considéré.

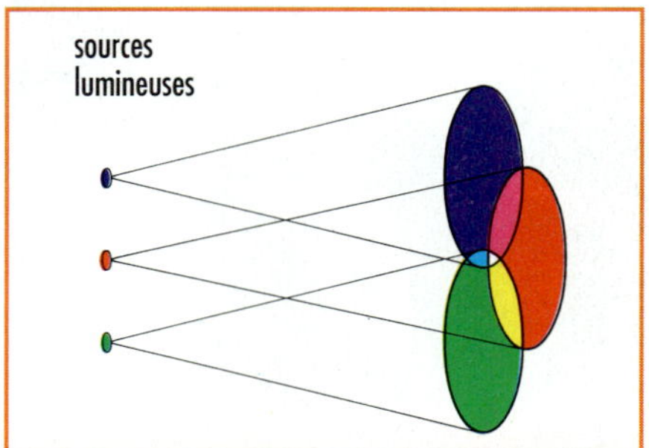

Fig. 23.7 • Restitution des couleurs à partir des trois couleurs de base.

CLINIQUE

Le cristallin en question : lorsque le cristallin vieillit, ses cellules centrales vieillissent elles aussi et deviennent rigides ; le cristallin est moins souple et l'accommodation nécessaire pour passer de la vision de loin à la vision de près est plus difficile. Il s'agit de la presbytie. C'est une affection qui atteint de façon quasi physiologique les personnes d'âge mûr.
Au cours de la cataracte, les cellules du cristallin deviennent opaques, ce qui peut gravement perturber la vision ; il est possible de traiter cette affection en retirant chirurgicalement le cristallin et en restaurant la vision à l'aide de verres compensateurs, de lentilles de contact, ou même de cristallins artificiels.

L'ouïe

L'oreille est composée de trois grandes parties : l'oreille externe, l'oreille moyenne, l'oreille interne. Avant d'aborder ce chapitre, il est conseillé de consulter le chapitre 1 *(v. fig. 1.20, p. 15)*.
L'oreille a deux fonctions : l'audition et l'équilibration. Elle possède des structures spécifiques pour assurer chacune de ces fonctions.
L'appareil vestibulaire est l'organe majeur de l'équilibration, il est accolé à l'organe de l'audition dans l'oreille interne, c'est pourquoi nous l'étudions ici.

Le son

Le son est le résultat d'un mouvement des molécules d'air qui nous entourent. Il se propage sous forme d'une onde sonore où les molécules d'air sont alternativement compressées puis relâchées.
Dans le vide, il n'y a aucune molécule d'air, il ne peut pas y avoir de son. Un son est caractérisé par les éléments suivants :

- la **fréquence** : elle correspond au nombre d'ondes sonores qui passent en un point par unité de temps. Plus un son est aigu, plus la fréquence est élevée. L'oreille humaine perçoit des sons dont la fréquence va de 20 à 20 000 Hz (Hz = hertz = nombre de cycles/s). L'acuité auditive la meilleure se place entre 1 000 et 4 000 Hz. Les ultrasons ont des fréquences supérieures à 20000 Hz. Les infrasons ont des fréquences inférieures à 20 Hz et ne sont pas perçus par l'oreille humaine ;
- l'**amplitude** : plus un son est puissant, plus son amplitude est grande. L'intensité d'un son se mesure en décibels (dB). L'amplitude d'une conversation normale se situe aux alentours de 50 dB ;
- le **timbre** : le timbre d'un son permet de différencier plusieurs instruments qui émettent la même note.

L'oreille humaine est capable de discerner environ 400000 sons différents.

Structure de l'oreille

Les oreilles externe et moyenne possèdent une structure assez simple : ce sont des organes de transmission de l'onde sonore *[v. chap. 1, p. 15-17]*.

La structure de l'oreille interne est complexe. Elle comprend deux organes sensoriels :

1. L'organe de l'audition, représenté par l'organe de Corti, situé dans la cochlée. Il contient les cellules auditives.
2. L'organe de l'équilibration, constitué par des cellules sensorielles spécifiques, situées dans la partie vestibulaire du labyrinthe membraneux.

▲ *L'oreille externe*

Elle est constituée du pavillon de l'oreille et du conduit auditif externe (CAE), qui se termine sur le tympan.

▲ *L'oreille moyenne*

Elle est séparée du CAE par le tympan. Elle est constituée d'un ensemble de cavités aériennes qui communiquent avec le pharynx par la trompe d'Eustache. La caisse du tympan est une cavité essentielle pour la transmission sonore. Elle contient trois petits os articulés entre eux, les osselets. On distingue le marteau, accolé à la face interne de la membrane tympanique, puis l'enclume et enfin l'étrier *(fig. 1.21, p. 15)*.
L'enclume s'articule entre le marteau et l'étrier, appliqué à la fenêtre vestibulaire également appelée fenêtre ovale. C'est une membrane qui sépare l'oreille moyenne de l'oreille interne.

Les trois osselets forment donc une liaison mécanique entre le tympan et la fenêtre ovale de l'oreille interne.

▲ *L'oreille interne ou labyrinthe*

L'oreille interne est également appelée labyrinthe ; celui-ci est constitué du labyrinthe osseux et du labyrinthe membraneux.

Le labyrinthe membraneux est placé à l'intérieur du labyrinthe osseux. Entre ces deux structures, l'espace est rempli d'un liquide appelé la périlymphe, tandis que le labyrinthe membraneux est rempli d'endolymphe.

L'oreille interne est donc constituée de cavités liquidiennes, contrairement à l'oreille moyenne, formée de cavités aériennes *(v. fig. 1.22, p. 16)*.

LE LABYRINTHE OSSEUX comprend les éléments suivants :

- le **vestibule,** qui communique avec l'étrier de la caisse du tympan par la fenêtre ovale. Il existe également une autre voie de communication, la fenêtre ronde, qui n'est reliée à aucun osselet. À l'intérieur du vestibule osseux se placent les cavités sacculaires, l'utricule et le saccule du labyrinthe membraneux ;
- les trois **canaux semi-circulaires osseux** (supérieur, postérieur et externe), perpendiculaires les uns par rapport aux autres. Ils s'ouvrent tous les trois dans le vestibule. À l'intérieur des canaux semi-circulaires osseux, se placent les trois canaux semi-circulaires membraneux ;
- la **cochlée,** également appelée le limaçon osseux, qui évoque la spirale creuse d'un coquillage *(fig. 23.8, fig. 23.9 et photo 23.5)*. La paroi externe est appelée la lame des contours, l'axe osseux de la spirale est la columelle. Si l'on pratique une section du tube de la spirale, on observe sur cette coupe transversale les éléments suivants :
  - une lame osseuse, qui divise en deux parties l'intérieur du limaçon osseux ; elle part de la columelle et sépare transversalement les trois quarts du tube de la cochlée. Cette lame est appelée la lame spirale, qui délimite ainsi deux compartiments intracochléaires, la rampe vestibulaire et la rampe tympanique ;
  - la membrane basilaire, membrane souple qui poursuit la lame spirale,
  - le limaçon membraneux, également appelé canal cochléaire, qui se loge à l'intérieur de la cochlée, suivant la forme spiralée.

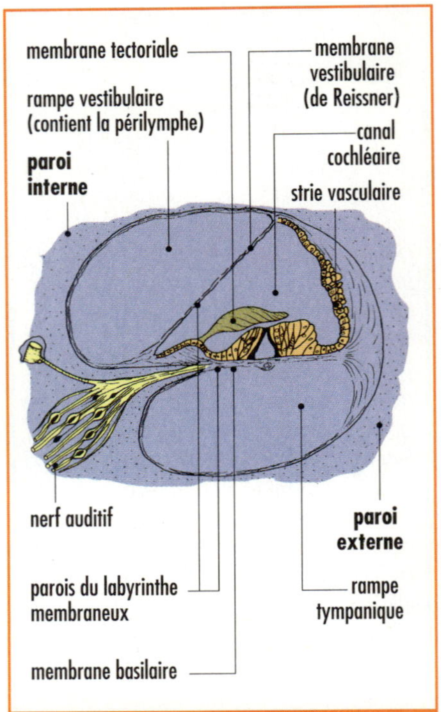

Fig. 23.8 • Section de la cochlée.

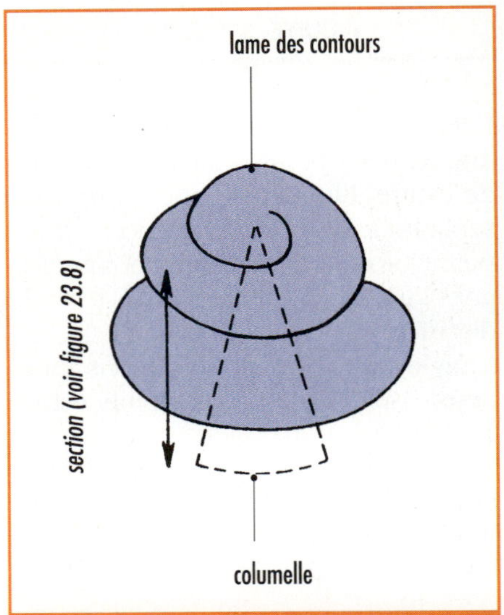

Fig. 23.9 • Structure de la cochlée.

LE LABYRINTHE MEMBRANEUX est logé dans le labyrinthe osseux. Il est formé du vestibule membraneux, constitué de deux sacs membranaires (utricule et saccule), qui communiquent entre eux, et des trois canaux semi-circulaires. On distingue ainsi :

- l'**utricule,** sur lequel viennent s'implanter les trois canaux semi-circulaires. Ces derniers présentent chacun un renflement terminal, l'ampoule ;
- le **saccule,** relié à l'utricule par un fin canal.

Le saccule et l'utricule sont logés dans le vestibule osseux *(v. fig. 1.22, p. 16)*. Saccule, utricule et canaux semi-circulaires membraneux sont utilisés pour l'équilibration.

Le saccule et l'utricule présentent chacun une région, appelée la **macule sacculaire** et la **macule utriculaire,** constituée de cellules sensorielles. Ces cellules sont reliées par leur base à des neurones sensitifs dont le corps est situé dans un ganglion appelé le ganglion de Scarpa. Celui-ci est logé dans le fond du conduit auditif interne. Les axones des fibres nerveuses issues du ganglion de Scarpa, en relation avec les cellules sensorielles des macules, forment le nerf vestibulaire.

À l'apex des cellules sensorielles, on observe des microvillosités et un cil.

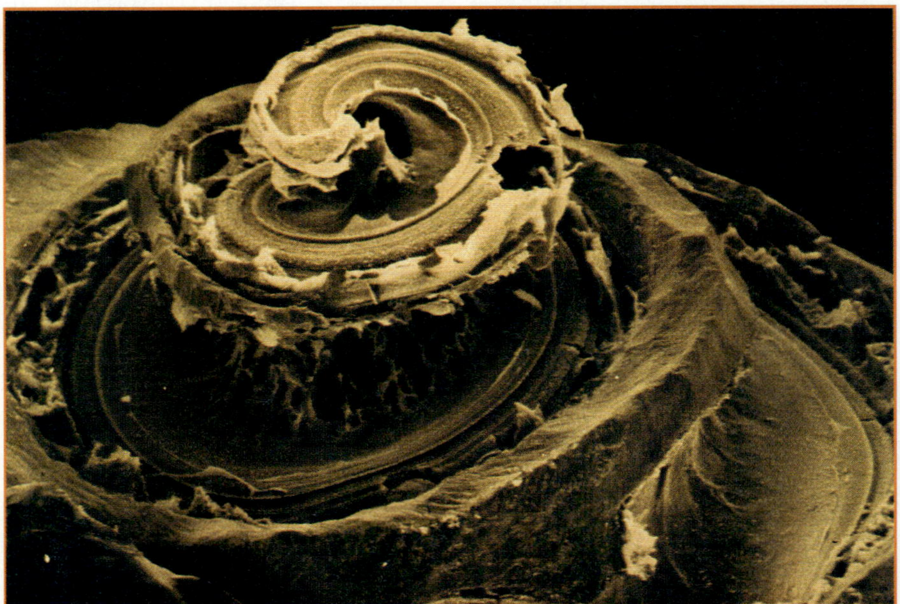

Photo 23.5 • Cochlée humaine disséquée.
Elle comporte deux tours de spire et demi.

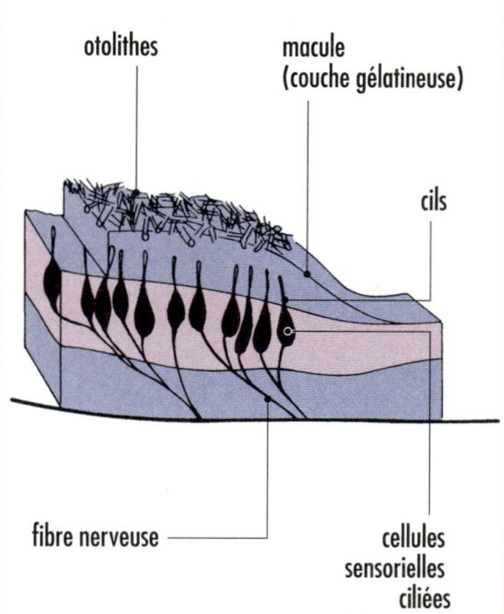

Fig. 23.10 • Structure d'une macule.

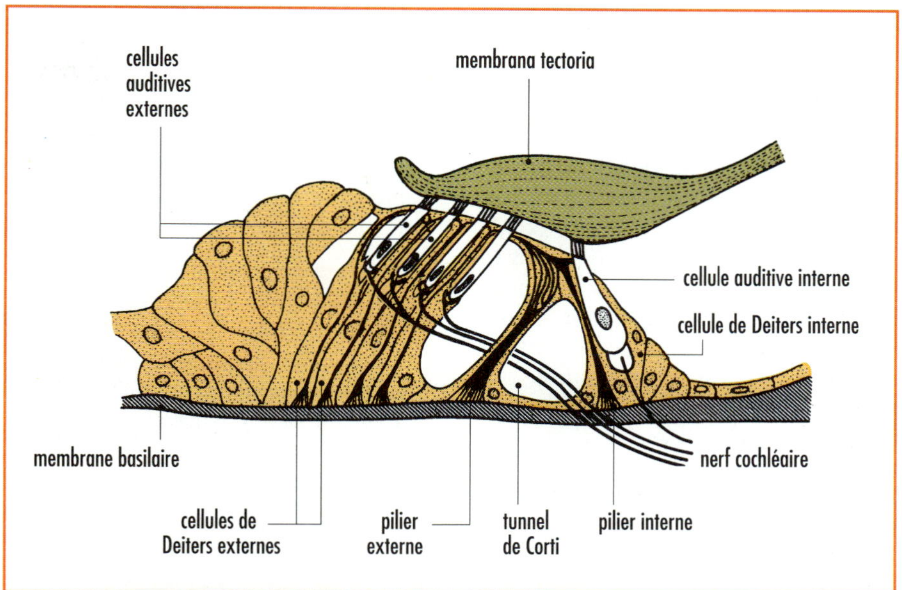

Fig. 23.11 • Structure de l'organe de Corti.

Ces cellules sont recouvertes d'une gelée (la membrane otolithique) au sein de laquelle sont semées des particules solides appelées otolithes (cristaux de sels de calcium) *(fig. 23.10)*.
Les canaux semi-circulaires présentent eux aussi une région sensorielle située au niveau de chaque ampoule, ce sont les **crêtes ampullaires.** Celles-ci possèdent la même structure cellulaire que celle des macules sacculaire et utriculaire (la gelée qui recouvre les cellules ciliées est appelée cupule terminale au lieu de membrane otolithique). De plus, il n'existe pas d'otolithes dans les crêtes ampullaires. À leur base, elles sont également reliées à des fibres nerveuses identiques à celles qui sont en contact avec les cellules sensorielles des macules.
Le limaçon membraneux est en communication avec le saccule par un petit canal. Sur une coupe transversale de cochlée, c'est un tube de section triangulaire. Il repose sur la membrane basilaire, qui constitue une des parois. Une deuxième paroi membraneuse le sépare de la rampe vestibulaire, il s'agit de la membrane de Reissner ou membrane vestibulaire. Enfin une troisième paroi correspond à la paroi externe, c'est la strie vasculaire. Celle-ci adhère à la lame des contours; elle contient de nombreux vaisseaux sanguins.
La membrane basilaire contient l'**organe de Corti,** qui est l'organe de la perception auditive *(fig. 23.11)*. Une membrane appelée la membrana tectoria s'étend sur toute sa surface.
L'organe de Corti est formé de cellules de soutien et de cellules sensorielles, dites cellules auditives, qui sont des cellules possédant à leur apex des microvillosités disposées en W ou en U. Ces microvillosités sont enclavées dans l'épaisseur de la membrana tectoria. À leur base, les cellules auditives sont en contact synaptique avec des fibres nerveuses afférentes et efférentes. Ces neurones proviennent d'un ganglion appelé le ganglion de Corti (ou ganglion spiral); il est logé dans la lame spirale osseuse.
Les axones des neurones issus du ganglion de Corti forment le nerf cochléaire *(fig. 23.11)*.

Mécanisme de l'audition

Schématiquement, les ondes sonores sont transportées par les oreilles externe et moyenne vers l'organe de Corti (dans l'oreille interne), où elles sont transformées en influx nerveux, qui emprunte ensuite les voies auditives jusqu'au cerveau, qui analyse les ondes sonores.

▲ Rôle de l'oreille externe

ESSENTIEL

L'oreille externe, grâce au pavillon, capte les sons et les oriente vers l'intérieur du conduit auditif externe jusqu'à la membrane du tympan. Sous l'effet des vibrations sonores, le tympan se met lui aussi à vibrer.

Le tympan ne peut vibrer correctement, et donc transmettre correctement les sons, que si la pression de l'oreille externe et celle de la caisse du tympan sont identiques. Cette égalité est respectée grâce au bon fonctionnement d'un canal appelé la trompe d'Eustache, qui met en relation la caisse et le pharynx. La trompe d'Eustache est fermée la majeure partie du temps, elle s'ouvre au cours des mouvements de déglutition, de bâillement et d'éternuement, la pression s'équilibre alors de part et d'autre du tympan.
La membrane tympanique est sensible aux variations de fréquence des ondes sonores. Cela se traduit par une vibration lente pour les sons de basse fréquence (sons graves) et par une vibration rapide pour les sons de haute fréquence (sons aigus).

▲ Rôle de l'oreille moyenne

ESSENTIEL

L'oreille moyenne a pour rôle de transmettre les vibrations tympaniques à travers la caisse du tympan, qui est une cavité aérienne, jusqu'aux cavités liquidiennes de l'oreille interne.
Pour ce faire, l'énergie sonore issue de la membrane tympanique doit être amplifiée (le liquide est plus difficile à ébranler que l'air). Cette amplification est réalisée grâce à deux phénomènes :
- *l'articulation mécanique de la chaîne des osselets ;*
- *la différence de surface qui existe entre la membrane tympanique et la fenêtre ovale (lieu d'insertion de l'étrier, dernier osselet de la chaîne).*

L'effet cumulatif de ces deux mécanismes amène à une amplification d'un facteur 20 (environ) de l'énergie sonore de départ. Lorsque les sons sont trop importants, il existe un risque de lésion de l'oreille interne, dont la structure est fragile. Pour les éviter, l'oreille moyenne possède un réflexe de protection. En effet, le marteau et l'étrier sont reliés respectivement au muscle tenseur du tympan (muscle du marteau) et au muscle stapédien (muscle de l'étrier) ; ces muscles, en se contractant, permettent de rigidifier en quelque sorte le système de transmission de la chaîne des osselets, ce qui amortit les vibrations sonores. Cette contraction est réflexe.

On observe donc deux réflexes de défense contre un volume sonore trop élevé : le réflexe acoustique (contraction du muscle du marteau) et le réflexe stapédien (contraction du muscle de l'étrier).

Le réflexe stapédien est le plus efficace, sauf lors de bruits très violents qui surviennent brutalement (type explosion), où, pas assez rapide, il est dépassé, des lésions de la cochlée peuvent alors survenir.

▲ *Rôle de l'oreille interne*

> ESSENTIEL
>
> *Les vibrations parvenues à l'étrier sont transmises par la fenêtre ovale au liquide périlymphatique, qui vibre à son tour. La propagation des vibrations dans le liquide suit tout d'abord la rampe vestibulaire du limaçon, puis la rampe tympanique, pour aboutir à la fenêtre ronde, qui se déforme.*
>
> *Mais la plus grande partie de l'énergie passe de la rampe vestibulaire au canal cochléaire, et à partir de là, à la membrane basilaire, qui vibre à son tour ; elle ébranle les cellules auditives.*
>
> *Les cellules auditives sont alors déplacées latéralement par rapport à leurs cils ancrés dans la membrana tectoria. Ces derniers se courbent sous l'effet du déplacement et les mouvements produisent des influx nerveux.*

La transmission de l'intensité du son est liée aux mouvements de la membrane basilaire : plus les sons sont d'intensité élevée, plus les mouvements de la membrane basilaire sont importants, plus le nombre de cellules auditives sollicitées est important.

La transmission de la hauteur du son (son aigu ou son grave) est liée au mode de vibration de la membrane basilaire. Plus un son est aigu, plus les zones de vibrations de la membrane basilaire sont étroites et proches de la fenêtre ovale. Pour des sons graves, la membrane basilaire vibre sur des distances beaucoup plus étendues.

> ESSENTIEL
>
> *Le déplacement des cellules auditives entraîne la libération d'un neurotransmetteur qui va stimuler les fibres nerveuses du ganglion de Corti. L'influx nerveux est créé, il se propage alors le long des axones du nerf cochléaire.*

▲ *Les voies nerveuses auditives*

Le nerf cochléaire, comme nous venons de le voir, réunit les axones des fibres nerveuses qui sont en relation avec les cellules auditives. Il est également appelé la branche cochléaire du nerf auditif ; il rejoint en effet le nerf vestibulaire pour former le nerf auditif (VIIIe paire de nerfs crâniens) *[v. chap. 20, p. 251]*.

Les axones du nerf cochléaire empruntent le conduit auditif interne et rejoignent le bulbe rachidien. Là, ils font relais avec des neurones intermédiaires au niveau du noyau cochléaire. Après d'autres relais (noyaux olivaires supérieurs, corps genouillés internes…), un quatrième et dernier neurone aboutit au cortex cérébral, dans l'aire auditive. Celle-ci est située au niveau de la première circonvolution temporale (gyrus transverse de Heschl) *(v. fig. 20.9, p. 248)*.

Selon la fréquence des sons, les lieux de perception au sein de l'aire auditive varient d'un son à l'autre. On peut imaginer que la membrane basilaire, vibrant à différents endroits selon la nature du son, est représentée parallèlement dans l'aire auditive.

Mécanisme de l'équilibration

L'équilibration est assurée par les canaux semi-circulaires, les utricules et les saccules.

Comme nous l'avons vu, ils contiennent tous une partie sensorielle : macules, pour les saccules et les utricules, crêtes ampullaires, pour les canaux semi-circulaires.

Comment interviennent-ils?

Utricules et saccules renseignent sur les accélérations linéaires de la tête et sur les différentes positions que la tête adopte.

Les otolithes, contenus dans la membrane gélatineuse qui recouvre les cellules ciliées maculaires, exercent sur ces cellules une pression. Au cours des accélérations en ligne droite ou des changements de position de la tête, la pression exercée par les otolithes diffère.

Les modifications de pression sont ainsi captées par les cellules des macules, qui les transmettent aux fibres nerveuses auxquelles elles sont liées. Les neurones sont stimulés, l'influx nerveux est alors envoyé dans le nerf vestibulaire.

Les canaux semi-circulaires sont sensibles aux accélérations angulaires de la tête. Ils participent ainsi au maintien de l'équilibre.

Les canaux semi-circulaires sont organisés en trois plans perpendiculaires les uns par rapport aux autres. Ces trois plans déterminent trois axes de mouvements perceptibles :

- mouvement de la tête de bas en haut et de haut en bas (acquiescement) ;
- mouvement de la tête de gauche à droite et de droite à gauche (négation) ;
- mouvement de la tête latéral, oreille vers l'épaule (hochement).

Chaque mouvement de ce type exerce une accélération (ou une décélération) angulaire au niveau de l'endolymphe contenue dans les canaux semi-circulaires. Les mouvements liquidiens sont perçus par les cellules ciliées des crêtes ampullaires. Celles-ci sont stimulées, elles déclenchent un influx nerveux dans le nerf vestibulaire.

Les voies de l'équilibration

Les cellules sensorielles constituant les macules et les crêtes ampullaires sont reliées aux dendrites des neurones dont le corps cellulaire est situé dans le ganglion de Scarpa. Les axones issus de ces fibres forment le nerf vestibulaire (également appelé branche vestibulaire du nerf auditif).

Les fibres vestibulaires empruntent ce nerf et rejoignent le tronc cérébral, où elles établissent un certain nombre de relais dans les noyaux du plancher du 4e ventricule *[v. chap. 20 et fig. 5.17, p. 67]*.

Dès lors, les fibres adoptent un trajet ascendant vers l'écorce du cervelet ou bien un trajet descendant vers le bulbe rachidien et la moelle épinière *(v. fig. 5.7)*.

LE GOÛT

Le sens du goût, ou gustation, relève d'une sensibilité chimique ; ce qui signifie que la sensation gustative nécessite la présence de substances solubilisées.

LES BOURGEONS DU GOÛT

Les récepteurs spécifiques du goût sont les bourgeons gustatifs, situés au niveau de la muqueuse linguale. Il en existe environ 10 000 chez l'adulte.
Un bourgeon gustatif est une formation dont le sommet s'ouvre à la surface de la langue par une petite ouverture, le pore gustatif.
Un bourgeon gustatif est constitué de cellules sensorielles dont le sommet est doté d'un cil qui fait irruption à la surface de la langue par le pore. La base de chaque cellule sensorielle est liée aux neurones de la voie gustative. Des cellules de soutien entourent les cellules sensorielles *(fig. 23.12)*.
Nous avons étudié dans le chapitre 17 *(v. fig. 17.6, p. 212)* la constitution de la muqueuse linguale. Il est bon de rappeler qu'il existe des formations particulières sur la muqueuse de la langue, les papilles linguales.
Les bourgeons gustatifs sont répartis essentiellement autour de deux catégories de ces papilles : les papilles caliciformes et les papilles fongiformes.
On trouve également des bourgeons du goût sur la face interne des joues, sur la luette et le voile du palais, et sur l'épiglotte.

SAVEURS FONDAMENTALES

Les bourgeons gustatifs peuvent uniquement capter quatre saveurs :

- le salé ;
- le sucré ;
- l'amer ;
- l'acide.

On observe les caractéristiques suivantes :

- le salé est perçu par les bords et la pointe de la langue ;
- le sucré est perçu par la pointe de la langue ;
- l'amer est perçu par les papilles caliciformes du V lingual ;
- l'acide est perçu par les bords latéraux de la langue (également par les gencives) *(v. fig. 17.6, p. 212)*.

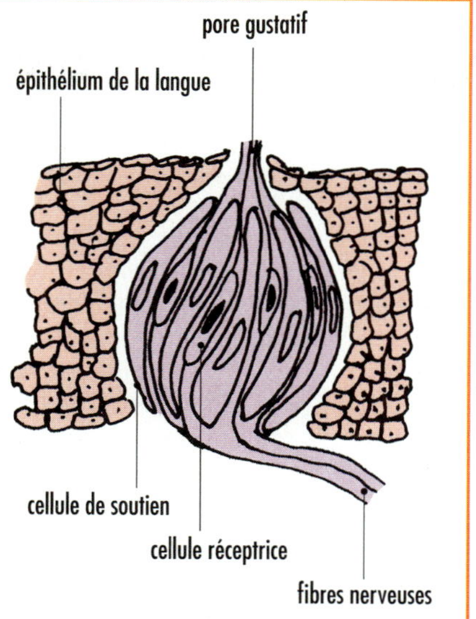

Fig. 23.12 • Structure d'un bourgeon du goût.

Ces saveurs apparaissent si les substances à l'origine sont solubilisées dans la salive ou dans l'eau.
La concentration de la substance dissoute doit être suffisante pour déclencher une sensation. Il existe donc un seuil en deçà duquel il n'y a pas de perception. En revanche, si la concentration de la substance goûtée est trop élevée, elle perd sa spécificité.
La température joue un rôle important. En effet, la sensation gustative est maximale pour des températures comprises entre 20 et 30 °C. L'acide et le sucré sont renforcés par des températures élevées ; le salé et l'amer le sont par des températures basses.

LES VOIES GUSTATIVES

Les neurones véhiculant les perceptions gustatives vers le cerveau partent des bourgeons du goût et se répartissent en différents contingents selon la zone linguale qu'ils innervent.
La répartition s'effectue de la façon suivante :

- les influx nerveux provenant des deux tiers antérieurs de la langue empruntent le nerf lingual, branche du nerf facial (VIIe paire de nerfs crâniens) ;
- les influx provenant du tiers postérieur de la langue et des papilles caliciformes du V lingual empruntent le nerf glossopharyngien (IXe paire de nerfs crâniens) ;
- les influx provenant des bourgeons du goût dispersés dans le pharynx empruntent le nerf pneumogastrique (X^e^ paire de nerfs crâniens).

Les fibres de ces trois contingents se retrouvent dans un noyau du bulbe rachidien (le noyau du faisceau solitaire), où ils font relais, puis dans le thalamus, où ils font encore relais. Ils gagnent enfin le cortex cérébral au niveau de la circonvolution pariétale ascendante *(v. fig. 5.24, p. 69)*. Indépendamment de l'innervation des bourgeons du goût, la langue possède une innervation propre aux sensations tactiles qui empruntent les fibres du nerf trijumeau (V^e^ paire de nerfs crâniens).

CLINIQUE

La perception du goût est liée à la perception des odeurs. L'expérience individuelle a sûrement déjà prouvé, au cours de rhumes ou d'allergies par exemple, l'importance de l'intégrité de la muqueuse olfactive dans la sensation gustative.

L'ODORAT

LES VOIES DE L'OLFACTION

Les récepteurs de l'olfaction sont situés dans la muqueuse des fosses nasales : la muqueuse pituitaire.
Il existe une zone réceptrice spécialisée dans l'olfaction, c'est la muqueuse olfactive, qui occupe une région appelée la fossette olfactive. Elle est constituée de trois types de cellules :

- des cellules basales ;
- des cellules de soutien ;
- des cellules de Schultze, qui sont les cellules sensorielles ; plus exactement, ces cellules sont des neurones bipolaires dont l'un des prolongements se termine en un renflement couvert de cils olfactifs à la surface de la muqueuse. L'autre prolongement est un axone qui forme avec l'axone des autres cellules sensorielles le nerf olfactif.

Les fibres nerveuses traversent une lame osseuse située à la base du crâne, c'est la lame criblée de l'ethmoïde *(v. fig. 1.18, p. 14)*, pour rejoindre immédiatement le bulbe olfactif *(fig. 23.13)*.
Au niveau du bulbe olfactif, les fibres nerveuses sont relayées par des cellules nerveuses bipolaires dont l'axone rejoint les centres cérébraux de l'olfaction. Ces derniers sont situés au niveau de la 5e circonvolution temporale et au niveau de la circonvolution sous-calleuse.

Ces régions appartiennent au système limbique, autrement dit, à la partie du cerveau considérée jusqu'à maintenant comme une région étroitement associée à la régulation neurologique du comportement alimentaire, du comportement sexuel, ainsi qu'aux affects.

MÉCANISMES DE L'OLFACTION

Les odeurs sont transportées par des molécules diffusibles dans l'air inspiré et expiré. Les substances odorantes doivent atteindre les cils des cellules de Schultze. Pour ce faire, elles sont apportées par l'orifice narinaire et/ou par l'orifice des choanes (orifice qui sépare les fosses nasales du pharynx). L'orifice des choanes permet l'olfaction gustative au cours de la mastication et de la déglutition des aliments *[v. fig. 1.10, p. 9]*.
Lorsque les molécules odorantes parviennent aux cils des cellules de Schultze à une concentration suffisante, la stimulation se produit, l'influx nerveux est déclenché et transmis par l'intermédiaire du nerf olfactif aux centres supérieurs.

CLINIQUE

Notons que les cellules sensorielles olfactives sont des cellules qui ne se régénèrent pas après une blessure. Aussi, toute détérioration de la muqueuse olfactive privera-t-elle le sujet d'odorat de façon permanente.

DÉFINITION

Exemple d'une gamme d'odeurs perceptibles (subjectivement de la plus désagréable à la plus agréable) :
- *odeur nauséabonde (putréfaction, fèces) ;*
- *odeur hircinienne (transpiration) ;*
- *odeur repoussante (opium) ;*
- *odeur alliacée (iode, ail, chlore) ;*
- *odeur empyreumatique (goudron, café) ;*
- *odeur éthérée (vin, chloroforme) ;*
- *odeur aromatique (menthol, camphre) ;*
- *odeur ambrosiaque (ambre) ;*
- *odeur balsamique (vanille, violette).*

LE TOUCHER

L'organe du toucher est le revêtement cutané, c'est-à-dire la peau. La peau permet d'obtenir de nombreux renseignements concernant le degré thermique, la douleur, la forme et la texture des objets qui nous entourent.
Ces renseignements relèvent de différents types de sensibilité *[v. chap. 5, p. 73]*.
Nous étudierons ici essentiellement la structure et le rôle de la peau dans le sens du toucher.
La peau possède par ailleurs d'autres fonctions que nous citerons.

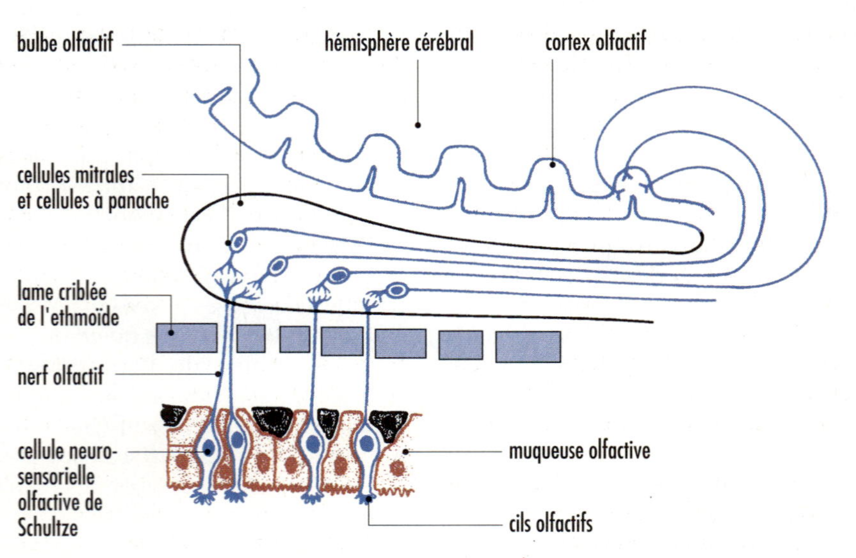

Fig. 23.13 • Cellules olfactives traversant la lame criblée de l'ethmoïde.

STRUCTURE DE LA PEAU

La peau est formée de trois couches superposées *(fig. 23.14)* :
- l'épiderme;
- le derme;
- l'hypoderme.

▲ *L'épiderme*

L'épiderme est un épithélium pavimenteux stratifié. Il est constitué de nombreuses couches cellulaires qui se renouvellent. En effet, si l'on observe les couches cellulaires de la profondeur à la superficie, on remarque *[v. fig. 8.24, p. 116]* :
- une couche profonde, basale, appelée la couche muqueuse de Malpighi, dont les cellules se multiplient sans cesse pour régénérer l'épiderme à mesure qu'il s'use en superficie;
- une couche de cellules plus superficielles, qui s'aplatissent de plus en plus à mesure qu'elles s'approchent de la surface de l'épiderme. Ces cellules se chargent progressivement d'une substance appelée la kératine (elle donne à la surface de la peau sa « dureté ») tandis que leur noyau dégénère. Elles s'appellent alors des kératinocytes. Parvenues à la surface de l'épiderme, les cellules sont extrêmement plates, elles se détachent par exfoliation, c'est la desquamation.

C'est ainsi que les cellules épidermiques se renouvellent en permanence.
Dans l'épiderme se trouvent également des cellules chargées de pigment, ce sont les mélanocytes.

▲ *Le derme*

SA PLACE est juste sous l'épiderme. C'est une couche de tissu conjonctif qui contient des fibres musculaires lisses, des fibres de collagène et des fibres élastiques (fines et épaisses).
On y trouve également un riche réseau de vaisseaux capillaires sanguins et lymphatiques, des terminaisons nerveuses, des glandes sébacées et sudoripares ainsi que les follicules pileux.
La limite entre le derme et l'épiderme n'est pas régulière, elle est sinueuse en raison des saillies du derme, qui pénètrent dans l'épiderme.

LES ANNEXES DE LA PEAU sont étudiées dans le derme car c'est à son niveau qu'elles prennent naissance. On distingue :
- **Les poils :** ils sont formés d'une tige constituée de cellules kératinisées et

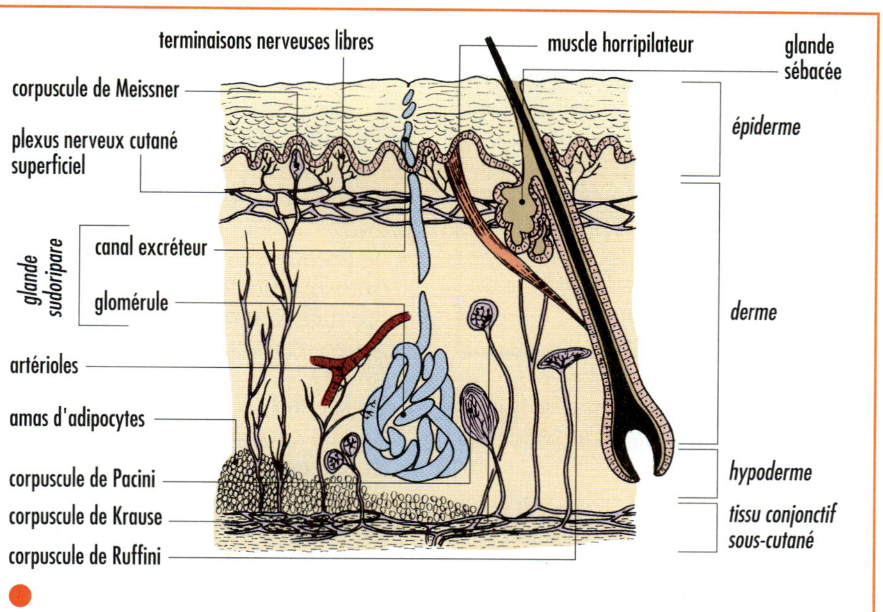

Fig. 23.14 • Structure de la peau.

d'une racine. La racine est implantée dans l'épaisseur du derme par une extrémité renflée appelée le bulbe pileux ou encore le follicule pileux. La croissance du poil se produit grâce à la prolifération des cellules de la racine. Chaque poil est affublé d'un muscle redresseur du poil (dont la contraction provoque l'érection du poil) et d'une glande sébacée *(v. infra)*.

- **Les ongles :** ce sont des formations de kératine dure fabriquée par des cellules de la matrice de l'ongle, située dans le derme.
- **Les glandes sébacées :** ces petites glandes sont situées à la base de chaque poil. Elles produisent une substance riche en corps gras appelée sébum, qui lubrifie les poils et empêche le dessèchement de la peau. Il exerce en outre un rôle de protection très important vis-à-vis des substances susceptibles de traverser la peau. Il n'existe pas de glandes sébacées à la paume de la main et à la plante du pied.
- **Les glandes sudoripares :** ce sont de petites glandes contournées qui forment une pelote dans le derme. Elles élaborent la sueur, qui s'évacue par un canal excréteur à la surface de l'épiderme. Le canal s'ouvre par un pore sudoripare. Il existe environ de 2 à 3 millions de glandes sudoripares réparties sur l'ensemble du corps humain; cette répartition n'est pas homogène, on trouve des glandes sudoripares plus abondamment au niveau des aisselles, de la paume des mains, de la plante des pieds et du front. La sueur est un liquide qui comprend 99 % d'eau, des sels minéraux avec, essentiellement, du chlorure de sodium et des déchets.

▲ *L'hypoderme*

L'hypoderme est une couche de tissu conjonctif lâche, qui contient une quantité plus ou moins importante de cellules adipeuses ou adipocytes.
C'est par son intermédiaire que la peau glisse sur les organes sous-jacents.

▲ *Les récepteurs cutanés*

Il existe au niveau du derme et de l'épiderme des terminaisons nerveuses qui se présentent soit sous forme de terminaisons libres, soit sous forme de corpuscules dont la forme est variable.
Dans les deux cas, ces terminaisons nerveuses sont les dendrites de neurones qui aboutissent dans la racine postérieure du nerf rachidien. On distingue :

- les terminaisons nerveuses libres, surtout présentes dans le derme. Elles sont sensibles aux variations thermiques, aux stimulations douloureuses et aux diverses sensations tactiles,
- les corpuscules sensibles :
  - les complexes de Merkel se trouvent essentiellement au niveau des lèvres, de la paume des mains, de la plante des pieds… Ce sont des récepteurs à adaptation lente. Ils sont sollicités dans la reconnaissance du toucher et de la pression au cours de stimuli durables,
  - les corpuscules de Meissner, plus nombreux au niveau des papilles dermiques. Ils interviennent dans la reconnaissance du toucher. Ce sont les corpuscules du tact,
  - les corpuscules de Ruffini, situés dans la profondeur du derme et dans la capsule articulaire. Ils détectent les modifications de pression et permettent la reconnaissance des angles des articulations,
  - les corpuscules de Pacini, nombreux au niveau de la plante des pieds, dans les tissus profonds (viscères), permettent de détecter les mouvements rapides, vibratoires,
  - les corpuscules de Krause, très semblables aux précédents mais plus petits, sont sensibles au froid et ont un rôle assez mal connu.

ESSENTIEL

Tous ces récepteurs interviennent dans les multiples sensations tactiles auxquelles la peau est confrontée (tension, pression, vibration…), on dit que ce sont des mécanorécepteurs.
Ils interviennent également dans la perception de la chaleur (surtout les terminaisons nerveuses libres), ce sont des thermorécepteurs.
Ils interviennent enfin dans la perception de la douleur ; ce sont des nocicepteurs.
Il est difficile jusqu'à maintenant de rapporter à chacun des types de terminaisons nerveuses le rôle exact qui lui est échu.

RÔLES DE LA PEAU

La peau, outre sa fonction dans le sens du toucher, intervient dans d'autres processus, elle a donc plusieurs rôles :

- un rôle protecteur : en séparant notre organisme de l'extérieur, elle le protège contre les agressions diverses, notamment les agents microbiens, les radiations solaires (grâce aux pigments), le froid. Ces rôles sont renforcés par la présence des annexes, les poils en particulier;
- un rôle d'information sensitive grâce à ses récepteurs;
- un rôle dans la thermorégulation en produisant de la sueur, soit de façon continue : la sueur s'évapore dès son arrivée à la surface de la peau, ce phénomène s'appelle la perspiration cutanée, soit lorsque la température interne du corps s'élève : la transpiration devient alors ap-

parente et stagne à la surface de la peau sous forme de gouttelettes, puis s'évapore.

L'ensemble de ces mécanismes contribue à faire baisser la température interne de l'organisme en cas de besoin;

- un rôle dans l'élimination des produits de déchets et des produits toxiques grâce à la sueur, qui les élimine;
- un rôle dans la synthèse de la vitamine D sous l'action des rayons ultraviolets;
- un rôle dans l'absorption des substances grasses : la peau est d'une façon générale très peu absorbante; les zones cutanées les plus absorbantes se trouvent au niveau des orifices glandulaires et des poils. Cependant, ces régions sont riches en sébum, par conséquent, seules les substances liposolubles (qui se dissolvent dans les corps gras), les solvants des graisses (qui peuvent dissoudre les corps gras) et les substances émulsionnantes (modification de l'état physique des corps gras) sont susceptibles de traverser la barrière cutanée.

LA DOULEUR

Même si les mécanismes à l'origine de la douleur sont d'ordre chimique et surtout neurologique, elle est avant tout une expérience sensorielle.

Donner une définition de la douleur est difficile.

La douleur est une sensation désagréable, ressentie physiquement et psychiquement, d'intensité variable d'un sujet à l'autre pour une même stimulation, et différemment d'un jour à l'autre, pour un même individu. Cependant, sans aucun doute, la douleur est à la fois un signal d'alarme qui prévient d'une atteinte à l'intégrité de l'organisme, et par voie de conséquence, un signal de défense.

La douleur comporte une dimension sensorielle et une dimension affective.

CLINIQUE

L'intensité de la douleur n'est pas quantifiable, c'est en ce sens qu'on la dit subjective, mais il existe des barèmes qui permettent de l'évaluer ; en effet, les facteurs qui influencent le comportement d'un indi-

…/…

…/…

vidu, et qui peuvent faire varier son acceptation de la douleur, dépendent de l'expérience et des perceptions douloureuses précédentes, de la connaissance de la cause, de la signification attribuée à la douleur, de l'état mental et émotionnel, de la personnalité et de l'environnement, de l'éducation et de l'état physique général.

Le mécanisme physiologique de la douleur relève néanmoins d'un processus neurologique.

▲ *Circuit physiologique de la douleur*

Les diverses perturbations qui entraînent la douleur sont appelées stimuli nociceptifs. Ces stimuli peuvent être d'origine cutanéo-muqueuse ou viscérale. Les récepteurs spécifiques à la douleur sont des terminaisons nerveuses libres appelées nocicepteurs. La sensation douloureuse débute donc par la stimulation des nocicepteurs. On les trouve dans les revêtements cutanéo-muqueux ou à l'intérieur de l'organisme.

Ils sont situés aux extrémités de neurones afférents sensitifs dont les corps cellulaires se trouvent dans les ganglions rachidiens et dont l'axone pénètre dans la corne postérieure de la moelle épinière (par l'intermédiaire de la racine postérieure du nerf rachidien). Dès que le nocicepteur est stimulé, le message douloureux emprunte deux types de fibres nerveuses :

- les fibres de gros calibre (myélinisées), appelées Ab; elles conduisent rapidement l'influx nerveux et sont stimulées par des stimuli d'intensité faible ou moyenne;
- les fibres de faible diamètre (non myélinisées), appelées Ad et C; elles conduisent l'influx nerveux plus lentement et sont sensibles à des stimuli nociceptifs étendus et prolongés.

Cette notion de différence de vitesse de conduction explique les deux étapes de la sensation douloureuse : une première sensation aiguë et rapide dès le moment où l'agression se produit; une deuxième sensation qui correspond à l'installation plus ou moins rapide d'une douleur plus sourde.

Ces fibres nerveuses aboutissent dans la corne postérieure de la moelle épinière, où elles établissent des synapses avec une série de neurones appelés neurones T. Ces derniers traversent la moelle épinière au niveau de la ligne médiane pour se rendre dans le cordon antérolatéral opposé de la moelle. Là, ils se regroupent en un grand faisceau appelé le faisceau spinothalamique de Dejerine. Dans ce faisceau, les fibres nerveuses remontent vers les centres supérieurs selon deux trajets *(v. fig. 20.3, p. 242)* :

- le premier, conduisant dans la substance réticulée du tronc cérébral. Ce trajet correspond au faisceau dit paléo-réticulothalamique *(v. fig. 5.27, p. 71)*;
- le second, conduisant dans le thalamus (noyau postéroventral). Ce trajet correspond au faisceau dit néospinothalamique.

Le thalamus semble être le relais fondamental du circuit de la douleur. À partir du thalamus, des neurones rejoignent les aires sensitives du cortex cérébral. Ces aires corticales semblent situées sur la circonvolution pariétale ascendante et sur l'aire fronto-orbitaire du cortex frontal. C'est au niveau du cortex cérébral, et en particulier du cortex frontal, que la douleur est ressentie de façon consciente.

▲ *Les médiateurs chimiques de la douleur*

Ces médiateurs sont des substances algogènes, ce qui signifie qu'elles ont un effet de stimulation sur le message douloureux. Elles sont un intermédiaire entre le stimulus douloureux et les nocicepteurs qu'elles excitent. Ces substances sont l'histamine, la sérotonine, l'acétylcholine, la bradykinine, le potassium.

Un second type de médiateur, d'importance capitale, est retrouvé au niveau de la liaison synaptique avec le neurone T de la moelle épinière. Ce médiateur est une protéine appelée substance P. Elle est libérée au cours du passage de l'influx douloureux vers le neurone T.

▲ *Réactions analgésiques de l'organisme*

L'organisme n'est pas absolument passif face à la douleur. Il possède un système de contrôle qui permet de réguler l'effet douloureux.

Des voies nerveuses descendantes qui proviennent du tronc cérébral libèrent des substances dont l'effet analgésique réduit l'intensité de la douleur. Ces substances sont des enképhalines et des endorphines; elles ont la capacité de réduire, voire d'inhiber, la production de la substance P et, par conséquent, de diminuer l'intensité de l'influx douloureux.

L'étude de l'inhibition de la substance P par les endorphines a permis la mise au point de traitements antalgiques par les dérivés morphiniques.

CLINIQUE

La stimulation tactile des fibres de gros calibre Ab a pour effet de diminuer le passage de l'influx douloureux véhiculé par les fibres de petit calibre Ad et C. C'est la théorie du portillon mise au point par Melzack et Wall en 1965. Elle explique le geste spontané de frotter une zone douloureuse afin de diminuer la douleur.

▲ *Différentes classes de douleur*

Bien qu'il soit malaisé de classer au sens strict les différents types de douleur, on en distingue classiquement trois grandes catégories :

- les douleurs somatiques, dues à une agression physique subie par l'organisme. Ces douleurs sont généralement des douleurs aiguës ;
- les douleurs neurologiques, dues à une atteinte directe du système nerveux périphérique ou du système nerveux central. La douleur est alors ressentie sans que l'on puisse mettre en évidence un stimulus nocif ;
- les douleurs psychologiques, qui se manifestent en l'absence de toute atteinte somatique et neurologique.

CLINIQUE

Toute expérience douloureuse se déroule en trois phases :
1. l'appréhension de la douleur ;
2. l'expérience de la douleur ;
3. la résolution de la douleur.
Il est important d'accompagner une personne qui souffre dans ces trois phases.

SYNTHÈSE

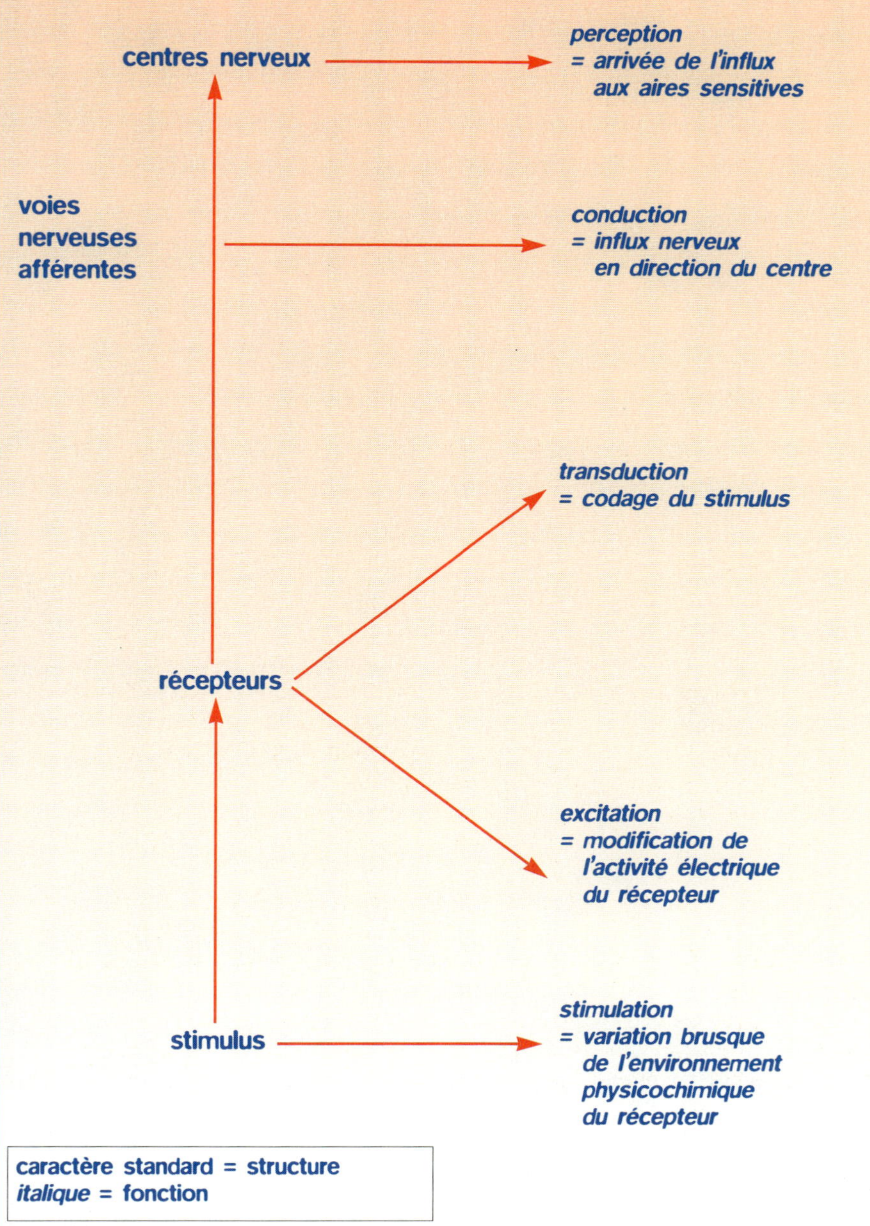

Fig. 23.15 • Fonctionnement général de la perception.

ACTIVITÉS D'INTÉGRATION

1. Appliquez le schéma de la figure 23.15 à chaque organe des sens en mettant en évidence les différences et similitudes de fonctionnement.
2. Relisez le chapitre « Approche globale du corps humain ».
3. Et si vous trouviez vous-même une situation à expliquer dans un épisode d'Astérix...

Annexes

Liste des paramètres biologiques

Les résultats biologiques sont soumis à des variations dues aux différents matériels et aux différentes méthodes utilisés par les laboratoires. Pour pallier cet inconvénient, la société française de Biologie a recommandé l'application du système international d'unités (SI).

Unité (SI)		
Facteurs	**Symbole**	**Préfixe**
10^{-3}	m	milli
10^{-6}	µ	micro
10^{-9}	n	nano
10^{-12}	p	pico
10^{-15}	f	femo
10^{3}	k	kilo
10^{6}	M	méga
10^{9}	G	giga

Hémogramme normal de l'adulte

Globules rouges (GR) :
- de 4,2 à 5,7 millions/mm³ chez l'homme ;
- de 4 à 5,3 millions/mm³ chez la femme.

Hémoglobine (Hb)

- de 13 à 18 g/100 ml chez l'homme ;
- de 12 à 16 g/100 ml chez la femme.

Hématocrite (Hte)

- de 40 à 52 % chez l'homme ;
- de 37 à 46 % chez la femme.

- Volume globulaire moyen (VGM) :

$$VGM = \left(\frac{\text{hématocrite}}{\text{nbre de GR}}\right) \ 80 \text{ à } 95\ \mu m^3$$

microcytose : VGM < 80 µm³ ;
macrocytose : VGM > 100 µm³.

- Concentration corpusculaire moyenne en hémoglobine (CCMH) :

$$CCMH = \left(\frac{\text{hémoglobine}}{\text{Hte}}\right) = \text{de } 32 \text{ à } 36\ \%$$

hypochromie : CCMH < 32 % ;
pas d'hyperchromie.

- Teneur corpusculaire moyenne en hémoglobine (TCMH) :

$$TCMH = \left(\frac{\text{hémoglobine}}{\text{nbre de GR}}\right) = \text{de } 27 \text{ à } 32 \text{ pg}$$

- Réticulocytes : de 25 000 à 75 000/mm³ (de 0,5 à 1,5 % des hématies) pour un taux normal d'Hb.
- Globules blancs (GB) : de 4 000 à 10 000/mm³.
- Plaquettes : de 150 000 à 350 000/mm³.
- Vitesse de sédimentation

Après une heure :
- < 5 mm chez l'homme ;
- < 7 mm chez la femme.

Constantes biochimiques

- Ferritine sérique :
- de 20 à 250 µg/l chez l'homme ;
- de 15 à 150 µg/l chez la femme.
- Fer sérique : de 11 à 30 µmol/l.
- Transferrine = de 2 à 4 g/l.
- capacité totale de fixation : CTF [= Trf(g/l) x 25] = de 45 à 62 µmol/l ;
- coefficient de saturation : de 30 à 35 % ;
- CS = fer sérique/CTF = homme de 20 à 40 %, femme de 15 à 35 %.
- Vitamine B_{12} : 110 à 700 pg/ml.
- Acide folique sérique : de 11 à 34 ng/ml (de 5 à 15 µg/l) ; globulaire : de 340 à 1 600 nmol/l (= de 150 à 700 µg/l).
- Électrophorèse de l'hémoglobine (Hb) :
- Hb A : > 96 % ;
- Hb A2 : de 1 à 3,5 % ;
- Hb F : 2 % ;
- Hb glyquée : HbA1c de 2 à 6 %.
- Fibrinogène : de 2 à 4 g/l.

- Électrophorèse des protides :
– protides totaux : de 60 à 75 g/l ;
– albumine : de 35 à 50 g/l ;
– globulines :
  - α_1 : de 2 à 4 g/l,
  - α_2 : de 4 à 8 g/l,
  - β : de 6 à 9 g/l,
  - γ : de 7,5 à 16 g/l.
- Acide lactique : de 0,5 à 2 nmol/l.

Immunoglobulines (Ig) de l'adulte

– Ig G : de 8 à 18 g/l ;
– IgA : de 0,9 à 4,5 g/l ;
– IgM : de 0,75 à 2,00 g/l.

Myélogramme

Lignée granulocytaire (50-75 %)	myloblastes :	0,5-4 %
	promyélocytes :	1-8 %
	myélocytes :	5-20 %
	métamyélocytes :	10-25 %
	polynucléaires :	10-30 %
Lignée érythrocytaire (8-30 %)	proérythroblastes :	1-4 %
	érythroblastes basophiles :	1-8 %
	érythroblastes polychromatophiles :	2-10 %
	érythroblastes acidophiles :	5-20 %
Éléments non myéloïdes (3-15 %)	lymphocytes :	5-15 %
	plasmocytes :	0-2 %
	monocytes :	0-2 %
Apprécier la présence de mégacaryocytes : ++ à ++		

Coagulation

- Temps de saignement :
– méthode de Duke < 5 min ;
– méthode d'Ivy < 10 min.
- Temps de Howell : de 2 min 30 à 3 min.
- Temps de Quick : de 11 à 13 s : exprimés en pourcentage de prothrombine : de 80 à 100 % (> 70 %).
- Temps de céphaline kaolin : < temps du témoin + 9 s.

Bilan cardiaque

- Lacticop déshydrogénase (LDH) de 160 à 320 UI/l (adulte).
- Créatine phosphokinase (CPK) de 15 à 30 UI/l.
- CPKMB < 3 % CPK totale.
- Myoglobine < 85 µg/l.

Bilan thyroïdien

- T3 libre = de 2 à 5,6 ng/l, 3 à 8,5 pmol/l.
- T4 libre = de 7 à 23 ng/l, 9 à 29 pmol/l.
- TSH vs = de 0,15 à 4,9 µUI/l.

Sérologie hépatite B

- Anticorps anti HBs < 10 UI/l, sujet non immunisé
  > 10 < 100, immunité non durable
  > 100 UI/l, sujet immunisé

Inhibiteurs physioloques de la coagulation

- Antithrombine III
  activité anidolytique 80-120 %
- Protéine C
  activité anidolytique 70-130 %
- Protéine S
  activité chronométrique 70-120 %
  antigène libre 70-120 %
- Résistance à la protéine C activée (RPCA)
  ratio $\frac{\text{TCA sans PCA}}{\text{TCA avec PCA}} > 2$

Type de leucocytes	Formule	Nombre absolu mm³
PNN	de 40 à 75 %	de 2 000 à 7 500
PNE	de 1 à 4 %	de 100 à 400
PNB	de 0 à 1 %	de 0 à 150
Lymphocytes	de 20 à 45 %	de 1 500 à 4000
Monocytes (M)	de 2 à 8 %	de 200 à 800

Fonction rénale

- Urée :
  de 1,6 à 8,33 mmol/l — de 0,10 à 0,50 g/l
- Créatinine Homme :
  de 7 à 13 mg/l — de 60 à 120 µmol/l
- Créatinine Femme :
  de 5 à 11 mg/l — de 45 à 100 µmol/l
- Clairance de la créatinine :
  de 1,35 à 2,30 ml/s — de 80 à 120 ml/min

Liste des paramètres biologiques

Bilan lipidique

- Cholestérol
  de 4 à 6,4 mmol/l de 1,5 à 2,50 g/l
- Triglycérides
  de 0,4 à 1,4 mmol/l de 0,35 à 1,60 g/l
- Acide urique ou urates
  de 150 à 420 µmol/l de 25 à 70 mg/l
- Apolipoprotéines A de 1,15 à 1,90 g/l
- Apolipoprotéines B de 0,55 à 1,35 g/l
- Chol HDL femme > 1,3 mmol/l > 0,50 g/l
- Chol HDL homme > 1,1 mmol/l > 0,40 g/l
- Chpl LDH < 2,1 mmol/l < 1,60 g/l

Bilan hépatique

- Bilirubine totale < 17 µmol/l < 10 mg/l
- Bilirubine conjuguée < 17 µmol/l < 10 mg/l
- Phosphatases alcalines de 30 à 120 U/l de 30 à 120 U/l
- Gamma-glutamyl transpeptidase (Gamma-GT)
  de 8 à 35 UI/l de 8 à 35 UI/l
- Ammoniaque de 15 à 50 µmol/l de 0,27 à 0,85 mg/l
- Alanine aminotransférase (ALAT ou SGPT)
  de 0 à 35 U/l de 0 à 35 U/l

- Aspartate aminotransférase (ASAT ou SGOT)
  de 0 à 35 U/l de 0 à 35 U/l
- Amylase < 55 UI/l

Ionogramme sanguin

- Sodium de 138 à 142 mmol/l de 138 à 142 mEq/l
- Potassium de 3,5 à 4,9 mmol/l de 3,5 à 4,9 mEq/l
- Chlore de 100 à 110 mmol/l de 100 à 110 mEq/l
- Bicarbonates de 25 à 28 mmol/l de 25 à 28 mEq/l
- Osmolarité de 290 à 310 mOsmol/l

Gaz artériels

- $PaCO_2$ de 4,6 à 6 kPa de 35 à 45 mmHg
- PaO_2 > 12 kPa > 90 mmHg
- Saturation en O_2 de 95 à 100 %

pH sanguin

- pH (n'a pas d'unité) de 7,38 à 7,42

Bilan phospho-magnésio-calcique

- Calcium de 2,25 à 2,60 mmol/l de 90 à 105 mg/l
- Magnésium plasmatique
  de 0,75 à 0,90 mmol/l de 18 à 22 mg/l
- Phosphore de 0,80 à 1,40 mmol/l de 25 à 45 mg/l

Bilan glycémique

- Glycémie à jeun
  de 3,9 à 5,8 mmol/l de 0,70 à 1,05 mg/l
- Glycémie post-prandiale
  < 7 mmol/l < 1,20 mg/l

Bibliographie

- Alberts, Bray, Lewis, Kaff, Roberts, Watson.
  Biologie moléculaire de la cellule,
  Flammarion, 1990.
- Allin-Pfister A.-C.
  Quel savoir pour soigner et comment l'enseigner ?
  2e éd, 1995.
- Assim.
  Immunologie générale,
  2e éd. Arnette, 1992.
- Bernard J., Levy J.-P., Varet B., Clauvel J.-P., Rain J.-D. Sultan Y.
  Hématologie.
  Masson, 1990.
- Braillon G.
  Le Système nerveux central,
  Doin, 1980.
- Brizon J., Castaing J.
  Les Feuillets d'anatomie,
  Maloine, 1967.
- De Rosnay J.
  Le Macroscope, vers une vision globale,
  Seuil, 1975.
- Goscinny R., Uderzo A.,
  Les Aventures d'Astérix le Gaulois, différents volumes,
  Albert René.
- Gouazé A.
  Neuro-anatomie clinique. Expansion scientifique française, 1983.
- Gouazé A.
  L'Examen neurologique et ses bases anatomiques.
  Expansion scientifique française, 1983.
- Harrison T. R.
  Principes de médecine interne,
  Flammarion, 1982.
- Hazard J., Perlemuter L.
  Endocrinologie,
  Masson, 1990.
- Houdas Y.
  Physiologie cardio-vasculaire,
  Vigot, 1990.
- Humeau C.
  L'Essentiel sur la biologie de la reproduction et le développement,
  Sauramps Médical, 1992.
- Idelman S.
  Endocrinologie, fondements physiologiques,
  PUF, 1990.
- Kahle W., Leonhardt H., Platzer W.
  Anatomie : appareil locomoteur,
  Flammarion, 1991.
- Kahle W., Leonhardt H., Platzer W.
  Anatomie : viscères,
  Flammarion, 1990.
- Kamina P.
  Anatomie générale,
  2e éd. Maloine, 1990.
- Kamina P., Di Marino V.
  Anatomie : introduction à la clinique,
  Maloine, 1989.
- Lacombe M.
  Précis d'anatomie et de physiologie humaine,
  26e éd. Lamarre, 1989.
- Laplane R et collab.
  Pédiatrie,
  Masson, 1986.
- Marchal G., Hoff X., Pailler J.-L., Perrot M.
  Connaissance du corps humain,
  7e éd. Éditions Épigones, 1990.
- Marieb E.
  Anatomie et Physiologie humaines,
  2e éd, De Boeck Université, 1993.
- Meininger V.
  Neuro-anatomie,
  Masson, 1983.
- Menod C., Duhamel B.
  Schémas d'anatomie,
  Vigot, 1982.
- Portmann M., Portmann D.
  Oto-rhino-laryngologie,
  Masson, 1991.
- Rohen J. W., Yokochi C.
  Anatomie humaine,
  2e éd. Vigot, 1985.
- Rouvière H.
  Atlas aide-mémoire d'anatomie,
  Masson, 1979.
- Samson, Wright.
  Physiologie appliquée à la médecine,
  Flammarion, 1988.
- Schlienger J.-L.
  Nutrition du praticien,
  Expansion scientifique française, 1991.
- Silbernagl S., Despopoulos A.
  Atlas de poche de physiologie,
  Flammarion, 1990.
- Solomon E.P., Davis W.P.
  Anatomie et physiologie humaine,
  Mac Graw Hill, 1981.
- Tortora G.J., Grabowski S.R.
  Principes d'anatomie et de physiologie,
  2e éd, De Boeck Université, 1994.
- Vander Arthur J. et collab.
  Physiologie humaine,
  2e éd. Mac Graw Hill, 1989.

Liste des tableaux

Liste des figures

Chapitre 1
La tête et le cou

Chapitre 2
Le thorax

Chapitre 3
L'abdomen

Chapitre 4
Le petit bassin et les organes génitaux

Chapitre 5
Le système nerveux

Chapitre 6
Le membre supérieur

Chapitre 7
Le membre inférieur

Chapitre 8
La cellule et les tissus

Chapitre 9
La cellule nerveuse

Chapitre 10
Le muscle

Chapitre 11
L'os

Chapitre 12
Les articulations et les mouvements

Chapitre 13
Le tissu sanguin

Chapitre 14
Le système immunitaire

Chapitre 15
La respiration

Chapitre 16
Le cœur et la circulation sanguine

Chapitre 17
La nutrition et la digestion

Chapitre 18
Les métabolismes et les bases de l'alimentation

Chapitre 19
L'appareil urinaire

Chapitre 20
Le système nerveux

Chapitre 21
Le système endocrinien

Chapitre 22
La reproduction

Chapitre 23
Les organes des sens

Liste des photographies

Chapitre 1
La tête et le cou

Chapitre 2
Le thorax

Chapitre 3
L'abdomen

Chapitre 4
Le petit bassin et les organes génitaux

Chapitre 5
Le système nerveux

Chapitre 7
Le membre inférieur

Chapitre 11
L'os

Chapitre 12
Les articulations et les mouvements

Chapitre 13
Le tissu sanguin

Chapitre 15
La respiration

Liste des photographies

Chapitre 22
La reproduction

Chapitre 23
Les organes des sens

Glossaire

acide aminé : molécule organique comprenant un groupement aminé, un groupement carboxylique, fixés à un même atome de carbone ; sous-unités stucturales des protéines. Il en existe 20.

acide nucléique : polymère de nucléotides. On distingue deux acides nucléiques, l'ADN et l'ARN.

acidité : état d'une solution selon sa concentration en ions hydrogène. Plus la concentration est élevée, plus grande est l'acidité.

acidose : désigne toute situation au cours de laquelle la concentation en ions hydrogène du sang artériel est élevée.

acrosome : vésicule remplie d'enzymes, placée à la pointe du spermatozoïde.

ADN (acide désoxyribonucléique) : acide nucléique qui porte et transmet l'information génétique de la cellule. Il s'agit d'une molécule organisée en double hélice, constituée de sous-unités appelées nucléotides.

afférent : se dit d'un mouvement orienté d'une structure périphérique vers une structure centrale.

alcaline : se dit d'une solution dont la concentration en ions hydogène est inférieure à celle de l'eau pure (pH >7).

alcalose : désigne toute situation au cours de laquelle la concentration du sang artériel en ions hydrogène est basse.

anaérobie : désigne toute situation réalisée en l'absence d'oxygène.

anastomose : communication entre deux conduits vasculaires, naturelle ou établie chirurgicalement.

anoxémie : insuffisance sévère d'oxygène dans le sang.

anoxie : insuffisance sévère d'oxygène.

anticoagulants : médicaments qui inhibent la coagulation sanguine. Ils sont représentés par l'héparine et les antivitamines K, et sont utilisés pour prévenir ou traiter une thrombose veineuse ou artérielle ou une embolie.

anticorps : protéine (immunoglobuline) produite en réponse à une stimulation antigénique spécifique. Un anticorps se lie spécifiquement à l'antigène qui a déterminé sa production.

antigène : substance qui provoque la production d'anticorps spécifiques et, par extension, toute substance étrangère à l'organisme, reconnue par les récepteurs spécifiques des cellules du système immunitaire.

appareil de Golgi : organite cytoplasmique de la cellule ; ensemble de cavités limitées par une membrane jouant un rôle fondamental dans la synthèse protéique.

aponévrose : membrane de tissu conjonctif fibreux enveloppant les muscles.

arc réflexe : trajet et structures nerveuses intervenant dans la réalisation d'un réflexe. Il se compose d'un récepteur, d'une voie afférente, d'un centre, d'une voie efférente et d'un effecteur.

artériosclérose : maladie dégénérative des artères, liée à la destruction des fibres musculaires lisses et des fibres élastiques de la paroi.

ARN (acide ribonucléique) : acide nucléique à une seule chaîne de nucléotides qui participe aux différentes phases de la fabrication des protéines : transcription et traduction. On distingue l'ARN messager (ARNm), et l'ARN de transfert (ARNt).

athérome : dépôt lipidique dans l'intima (tunique interne de la paroi) des artères.

athérosclérose : maladie dégénérative des artères, liée à la formation d'une plaque d'athérome sur la paroi.

ATP (adénosine triphosphate) : molécule utilisée dans le transfert d'énergie cellulaire.

auto-immunité : réaction du système immunitaire contre les tissus de l'organisme, vis-à-vis des propres constituants antigéniques du sujet.

axone : prolongement unique d'un neurone (cellule nerveuse) qui transporte l'influx nerveux à partir du corps cellulaire.

barorécepteur : récepteur sensible aux variations de la pression sanguine situé dans la paroi des vaisseaux sanguins.

basal : désigne un état de repos de l'organisme.

base : substance pouvant se combiner avec un ion hydrogène (H^+). Dans un nucléotide, une base est associée à un radical phosphate et à un sucre (bases puriques et bases pyrimidiques).

bâtonnet : récepteur visuel situé dans la rétine, à haute sensibilité (sollicité dans la vision nocturne).

bile : liquide secrété par le foie, stocké dans la vésicule biliaire, puis déversé dans le duodénum. Elle contient des sels et des pigments biliaires, de la lécithine, du cholestérol. Sa couleur est jaune-verdâtre.

bilirubine : produit résultant de la dégradation de l'hémoglobine, excrétée dans la bile.

bourgeon du goût : organe sensoriel à l'origine du sens gustatif ; situé sur la langue, la voûte palatine, le pharynx, le larynx.

calcitonine : hormone secrétée par les glandes parathyroïdes ; elle participe à la régulation du métabolisme calcique par son action hypocalcémiante.

calorie : souvent présentée sous l'abréviation *cal* ; unité de mesure de l'énergie calorifique ; une calorie correspond à la quantité de chaleur nécessaire pour élever la température de 1g d'eau de 1 °C. La grande calorie (Cal) est souvent utilisée, elle est égale à 1 000 calories.

capacité vitale (CV) : quantité d'air maximale qui peut être mobilisée au cours d'un mouvement d'inspiration ou d'expiration.

catabolisme : dégradation de molécules complexes en molécules plus simples, avec pour conséquence une libération d'énergie.

catécholamine : type de neurotransmetteur dont la structure chimique identique regroupe la dopamine, l'adrénaline et la noradrénaline.

CD *(Cluster of Differentiation)* : structures antigéniques présentes sur les membranes des leucocytes, qui permettent de définir des sous-populations de cellules, notamment pour les lymphocytes ; par exemple : CD4 + pour les lymphocytes T auxiliaires, CD8 + pour les lymphocytes T cytotoxiques.

cellule : unité fondamentale, structurale et fonctionnelle, des organismes vivants.

cellule germinale : ovule ou spermatozoïde.

cholestérol : substance stéroïde précurseur des hormones stéroïdes, et qui entre dans la constitution des lipoprotéines sanguines.

cholinergique : se dit de tout effet identique à celui produit par l'acétylcholine.

chromatide : chacun des deux chromosomes encore unis par leur centromère, obtenus après la réplication de l'ADN au cours de la mitose ou de la méiose.

chromatine : association d'ADN déroulé et de protéines.

chromosome : forme très condensée d'ADN qui apparaît dans le noyau au moment de la division cellulaire.

chromosomes homologues : les deux chromosomes qui forment une paire de chromosomes ; l'un vient de la mère, l'autre du père.

chromosomes sexuels : chromosomes nommés X et Y dont la présence dans la noyau cellulaire détermine l'appartenance génétique d'un individu à l'un ou l'autre sexe (2 chromosomes X chez la femme ; un chromosome X et un chromosome Y chez l'homme).

chylifère : petit vaisseau lymphatique placé au centre de chaque villosité intestinale.

chyme : bouillie semi-liquide constituée d'aliments partiellement digérés, obtenue après passage gastrique du bol alimentaire.

circadien : se dit d'un cycle qui s'étend sur une période de 24 heures.

coagulation : ensemble des processus intervenant dans la formation du caillot de fibrine. La coagulation constitue l'hémostase secondaire. Elle complète l'hémostase primaire ou arrêt du saignement.

colostrum : liquide sécrété par les glandes mammaires quelques jours après l'accouchement, ce liquide précède la production de lait.

cône : récepteur visuel situé dans la rétine, permettant la vision des couleurs.

contraction isométrique : contraction musculaire caractérisée par le développement d'une tension musculaire sans modification de la longueur du muscle.

contraction isotonique : contraction musculaire caractérisée par une tension musculaire constante avec modification de la longueur du muscle.

controlatéral : de l'autre côté par rapport à la ligne médiane.

cortex : couche externe de certains organes ; le cortex cérébral est une couche cellulaire qui recouvre les deux hémisphères cérébraux.

cytokines : substances produites par les leucocytes, impliquées dans la transmission de signaux entre les cellules du système immunitaire. Parmi elles figurent les interleukines, les interférons, le facteur de nécrose des tumeurs (TFN), et le facteur de croissance des granulocytes et des macrophages (GM-CSF)

cytoplasme (synonyme : **protoplasme**) : substance vivante, libre ou organisée, contenue dans une membrane (c'est la base physique de la vie).

dendrite : prolongement du neurone spécialisé dans la réception des influx nerveux provenant d'un autre neurone.

diaphyse : partie moyenne d'un os long. Elle est faite d'os dense et épais (corticale) entourant le canal médullaire qui contient la moelle osseuse.

digestion : processus actif grâce auquel de grosses molécules sont dégradées en petites molécules.

diurne : qui se produit pendant le jour, dans un cycle de 24 heures.

double hélice : structure caractérisée par la présence de deux filaments moléculaires enroulés l'un autour de l'autre ; la structure de la molécule d'ADN est dite en double hélice (ou bicaténaire).

duodénum : segment initial de l'intestin grêle.

efférent : se dit d'un mouvement orienté d'une structure centrale vers une structure périphérique.

embolie : oblitération brusque d'un vaisseau par un corps étranger (fragment de plaque d'athérome, cristaux de cholestérol, par exemple).

embryon : huit premières semaines de développement d'un organisme humain , qui suivent la fécondation.

endocytose : invagination de la membrane plasmique puis détachement de vésicules à partir de la zone invaginée, processus sollicité pour introduire dans la cellule des substances situées dans le milieu extracellulaire.

endomètre : épithélium glandulaire de l'utérus.

endothélium : épithélium simple composé d'une couche cellulaire fine qui tapisse la paroi interne des cavités du coeur et des vaisseaux sanguins.

enzyme : molécule de nature protéique dont le rôle est de catalyser des réactions chimiques spécifiques.

épiphyse : extrémité renflée des os longs. Recouverte en partie de cartilage articulaire pour former l'articulation de l'os sus- ou sous-jacent. Elle est formée d'os spongieux entouré d'une mince couche d'os dense (corticale).

épithélium : tissu qui revêt toutes les surfaces du corps et tous les organes creux.

érythrocyte : autre nom de l'**hématie** ou **globule rouge**.

érythropoïèse : formation des globules rouges.

exocytose : fusion d'une vacuole intracellulaire avec la membrane plasmique afin d'expulser hors de la cellule le contenu de la vacuole.

fécondation : union de l'ovule et du spermatozoïde.

fœtus : nom donné à l'organisme humain pendant la période de son développement à partir du troisième mois de gestation jusqu'à la naissance.

fontanelle : zone du crâne non encore ossifiée chez le nouveau-né.

fovéa : région centrale de la rétine où la densité de cônes est grande et où la vision des détails est maximale.

fréquence : nombre de fois où un phénomène périodique se produit par unité de temps ; la fréquence cardiaque est le nombre de contractions cardiaques par minute ; la fréquence respiratoire est le nombre de mouvements respiratoires par minute.

gamète : cellule reproductrice. Ovule chez la femme, spermatozoïde chez l'homme.

gène : portion d'ADN qui détermine la structure d'une seule protéine et donc d'un caractère. C'est l'unité de l'information héréditaire. Une molécule d'ADN contient donc beaucoup de gènes.

Golgi : voir appareil de Golgi.

gonade : organe producteur de gamètes. Ovaire chez la femme, testicule chez l'homme.

glande endocrine : glande qui libère son produit de sécrétion, l'hormone, directement dans le flux sanguin.

glande exocrine : glande possédant un canal par lequel les produits de sécrétion sont excrétés.

glucagon : hormone hyperglycémiante sécrétée par le pancréas.

glucogenèse : formation de glucose.

glucose : monosaccharide majeur de l'organisme, c'est le principal nutriment cellulaire ; il est constitué de six atomes de carbone, c'est un hexose. Son taux sanguin est soumis à une régulation où interviennent notamment le foie et des hormones (insuline, glucagon, cortisol, adrénaline).

glycémie : taux de glucose dans le sang.

glycogène : polysaccharide constitué de molécules de glucose ; principale forme de mise en réserve du glucose, il est présent essentiellement dans le foie et les muscles squelettiques.

glycogénogenèse : formation du glycogène à partir du glucose.

glycogénolyse : dégradation du glycogène en glucose.

glycolyse : dégradation du glucose dans le but de libérer de l'énergie ; ce mécanisme est accompagné de la formation d'acide pyruvique en présence d'oxygène et d'acide lactique en l'absence d'oxygène.

hématie : également appelée **érythrocyte** ou **globule rouge,** cellule sanguine circulante, contenant l'hémoglobine.

hématocrite : pourcentage du volume sanguin occupé par les globules rouges et les globules blancs.

hématopoïèse : élaboration des différentes lignées des éléments figurés du sang.

hémoglobine : pigment de nature protéique contenu dans les globules rouges. Sa fonction est de transporter l'oxygène du sang.

hémoglobine glyquée : pourcentage de l'hémoglobine ayant fixé du glucose en fonction du taux de glucose sanguin pendant la vie des globules rouges. C'est une sorte de « mémoire » de l'hyperglycémie qui renseigne, chez le diabétique, sur la qualité du contrôle glycémique des deux mois précédant le dosage.

hémostase : ensemble des mécanismes intervenant dans l'arrêt du saignement. On distingue l'hémostase primaire ou arrêt du saignement et l'hémostase secondaire ou coagulation. Celle-ci est suivie de la fibrinolyse.

hormone : substance chimique transportée par le sang, ayant un rôle de messager. Elle est sécrétée par les glandes endocrines et certaines cellules de l'organisme.

hyperglycémie : augmentation du taux de glucose sanguin.

hyperémie : augmentation du débit sanguin dans un organe ou un tissu.

hypertension artérielle : pression artérielle trop élevée, facteur de risque de maladie cardio-vasculaire.

hypoglycémie : diminution du taux de glucose sanguin.

hypoxie : déficit d'oxygène.

immunité : processus physiologique qui permet à l'organisme de reconnaître une substance étrangère afin de l'éliminer ; c'est un mécanisme visant à maintenir l'intégrité d'un organisme.

immunoglobuline : anticorps ; on en distingue cinq classes (IgA, IgG, IgD, IgE, IgM).

interférons : protéines ayant des propriétés antivirales.

interstitiel (milieu ou espace interstitiel) : situé entre les cellules ou entre des structures tissulaires.

insuline : hormone hypoglycémiante, nécessaire à la vie, sécrétée par le pancréas. La carence en insuline est responsable du diabète sucré.

lactose : sucre du lait.

leucocyte : autre nom du globule blanc.

lipides : molécules caractéristiques des graisses, insolubles dans l'eau.

lymphe : liquide circulant dans les vaisseaux lymphatiques.

lymphocyte : type de globule blanc intervenant dans les réponses immunitaires dites spécifiques ; on distingue les lymphocytes B et les lymphocytes T.

lysosomes : vésicules présentes dans les cellules, contenant des enzymes utilisées au cours de la digestion intracellulaire.

macrophage : cellule phagocytaire très volumineuse.

mastocyte : cellule dont le cytoplasme contient de nombreuses granulations, riches en médiateurs (histamine, sérotonine, par exemple).

méiose : division cellulaire permettant la production de gamètes (spermatozoïde et ovules) qui ne contiennent que 23 chromosomes, soit la moitié du nombre de chromosomes présents dans la cellule d'origine.

membrane plasmique : membrane entourant le cytoplasme cellulaire et séparant les éléments intracellulaires du milieu extracellulaire.

métabolisme : ensemble des transformations chimiques qui se produisent dans l'organisme vivant ; le métabolisme comprend l'anabolisme et le catabolisme.

mitochondrie : organite en forme de haricot de quelques microns de longueur, renfermant des acides nucléiques, du glycogène, des protéines, et les enzymes qui permettent la dégradation des glucides, des protides et des lipides.

mitose : division cellulaire qui permet d'obtenir à partir d'une cellule mère, deux cellules filles possédant le même nombre de chromosomes (soit 23 paires) que la cellule mère.

moelle osseuse : tissu spécifique localisé dans le canal médullaire des os longs et constitué de deux parties :
– la moelle jaune, graisseuse ;
– la moelle rouge, hématopoïétique.

monocyte : cellule du sang circulant, représentant environ 5 % des leucocytes sanguins totaux, qui peuvent migrer dans les tissus pour y devenir des macrophages.

motoneurone : neurone conduisant l'influx nerveux vers les cellules musculaires squelettiques ; également appelé neurone moteur.

mucus : sécrétion visqueuse produite par les glandes muqueuses.

muqueuse : épithélium non kératinisé recouvert du mucus sécrété par les glandes muqueuses qu'il contient. (Exemple : la muqueuse digestive.)

myocarde : muscle cardiaque.

nécrose : mort tissulaire.

néoglucogenèse : formation, par le foie, de glucose à partir de composés non glucidiques, tels les acides aminés, le glycérol ou l'acide lactique.

neurone : cellule nerveuse (dendrites, corps cellulaire et axone).

neurotransmetteur : substance libérée par une terminaison présynaptique, destinée à se fixer sur des récepteurs de la membrane post-synaptique, de manière à transmettre l'influx nerveux.

nocicepteur : récepteur sensoriel sollicité au cours des phénomènes douloureux.

noyau : masse ovoïde située au centre de la cellule, contenant l'ADN.

nucléotide : sous-unité structurelle des acides nucléiques. Chaque nucléotide comprend une base purique ou pyrimidique, un sucre et un acide phosphorique.

œstrogènes : groupe d'hormones stéroïdes à actions féminisantes.

osmolarité : somme des concentrations des solutés qui composent une solution. Plus l'osmolarité est élevée, plus la concentration aqueuse est faible.

osmose : déplacement d'un solvant (l'eau par exemple) d'une région de faible concentration de soluté, vers une région de concentration élevée de soluté.

ostéoblaste : cellule responsable de la formation de la matrice protéique osseuse.

ostéoclaste : cellule intervenant dans la destruction et la réabsorption physiologique de l'os.

ostéocyte : cellule différenciée appartenant au tissu osseux.

ovulation : libération de l'ovule par l'ovaire.

parathormone : hormone secrétée par les glandes parathyroïdes ; son action est hypercalcémiante.

peptide : élément constitué d'une association d'acides aminés.

pH : permet de mesurer l'acidité d'une solution ; plus la solution est acide, plus le pH est faible.

phagocyte : cellule responsable de la phagocytose.

phagocytose : capture et digestion de particules solides, de cellules ou de micro-organismes par une cellule, à l'intérieur de vacuoles intracytoplasmiques.

plaque motrice : portion spécifique de la membrane cellulaire d'une cellule musculaire, répondant à la terminaison axonale d'une cellule nerveuse.

plaquette : élément figuré du sang intervenant dans l'hémostase et dans la coagulation.

plasma : phase liquide du sang.

plasmocyte : cellule résultant de l'activation du lymphocyte B ; sécrète des anticorps.

pression osmotique : pression créée sur une membrane semi-perméable séparant deux solutions à concentrations inégales. La pression osmotique entraîne le solvant de la solution la moins concentrée vers la solution la plus concentrée.

progestérone : hormone qui stimule la croissance de l'endomètre favorable à la nidation et au développement de l'embryon ; sécrétée par le corps jaune et le placenta.

prolactine : hormone sécrétée par le lobe antérieur de l'hypophyse qui stimule la production du lait et la lactation après l'accouchement.

prophylaxie : ensemble des mesures prises à l'égard d'un individu ou d'une population en vue de prévenir l'apparition d'une maladie.

protéine : séquence spécifique d'acides aminés.

protides : protéines.

proximal : se dit de l'élément qui est situé le plus près de la ligne médiane du corps.

punctum proximum : point le plus proche de la vision nette.

punctum remotum : point le plus éloigné de la vision nette.

récepteur : site généralement membranaire qui peut reconnaître et accueillir une substance spécifique ; structure nerveuse réagissant à un stimulus spécifique.

réfraction : déviation de la trajectoire d'un rayon lumineux au moment de son passage d'un milieu ayant une densité donnée dans un autre milieu ayant une densité différente.

rénine : hormone sécrétée par les reins, qui permet la transformation de l'angiotensinogène en angiotensine.

réplication : duplication.

repolarisation : retour du potentiel électrique trans-membranaire à sa valeur de repos.

rétrovirus : groupe de virus à ARN, caractérisé par une enzyme, la reverse transcriptase, permettant leur intégration dans le génome des cellules cibles.

révolution cardiaque : ensemble des phénomènes qui se produisent au cours d'un battement cardiaque.

ribosomes : particules disséminées dans le hyaloplasme, lieu de la fabrication des protéines.

séreuse : membrane conjonctive qui recouvre les viscères et tapisse les cavités du tronc qui les logent.

séroprophylaxie : injection d'un sérum immunisant dans un but préventif.

sérum : phase liquide du sang après coagulation ; le sérum est dépourvu de fibrinogène.

Sida (syndrome d'immunodéficience acquise) : ensemble de symptômes et de signes liés à des maladies infectieuses ou cancéreuses répertoriées, en rapport avec un déficit immunitaire provoqué par le VIH.

sigmoïde : qui adopte la forme d'un S.

soluté : substances (ions, molécules), dissoutes dans un liquide, le solvant.

solution : liquide (solvant) dans lequel sont dissoutes des substances (soluté).

sphincter : anneau musculaire cerclant un orifice qu'il peut fermer par contraction.

surfactant : substance de nature phospholipoprotéique qui réduit la tension superficielle des alvéoles pulmonaires.

synapse : jonction spécialisée entre deux neurones où l'influx nerveux transporté par le premier passe vers le second.

tégument : peau et phanères qui recouvrent le corps.

testostérone : principale hormone sexuelle mâle produite par les testicules ; responsable du développement des caractères sexuels secondaires masculins.

thermogenèse : production de chaleur.

thrombose : formation d'un caillot dans l'appareil circulatoire.

thymus : organe lymphoïde transitoire sous la dépendance duquel s'effectue la différenciation et la maturation des lymphocytes T.

thyroxine (T4) : hormone sécrétée par la thyroïde qui exerce un contrôle majeur sur le métabolisme.

triiodothyronine (T3) : hormone secrétée par la thyroïde qui agit sur le métabolisme à l'instar de la thyroxine.

urée : principal déchet azoté résultant de la dégradation des protéines.

valvule mitrale : valvule cardiaque qui sépare l'oreillette gauche et le ventricule gauche.

valvule tricuspide : valvule cardiaque qui sépare l'oreillette droite et le ventricule droit.

vasoconstriction : réduction du diamètre des vaisseaux sanguins.

vasodilatation : augmentation du diamètre des vaisseaux sanguins.

VIH (virus de l'immunodéficience humaine) : rétrovirus humain à transmission sexuelle et sanguine, responsables du sida.

vitamine : substance organique requise par l'organisme en très faible quantité pour assurer le bon développement de l'organisme et le maintenir en bonne santé.

zygote : œuf fécondé.

Index

a

b

c

d

e

f

g

m

n

O

P

q

r

s

t

U

V

Z

Crédit photos

© INSERM

Page 3, photo 1.1, Cabanis E. PR – Page 4, photo 1.2, Depardieu M. – Page 11, photo 1.3, Le Hoang P. PR – Page 17, photo 1.4, Aran J.M. – Page 20, photo 2.1, Depardieu M. – Page 26, photo 2.2, Kernec J. – Page 38, photo 3.1, INSERM D.R. —Page 54, photo 4.1, Depardieu M. —Page 57, photo 4.2, U36—Page 61, photo 5.1, U335 – Page 69, photo 5.2, Cabanis E. PR – Page 70, photo 5.3, Froment J.C. PR – Page 94, photo 7.1, INSERM D.R. – Page 94, photo 7.2, INSERM D.R. – Page 139, photo 11.1, Meunier P.J. PR – Page 140, photo 11.2, Boivin G. – Page 145, photo 12.1, Hobatho M.C. – Page 145, photo 12.2, Hobatho M.C. – Page 148, photo 13.1, Dantchev D. – Page 149, photo 13.2, Breton Gorius J. – Page 150, photo 13.3, Cramer E. – Page 150, photo 13.4, U227 – Page 153, photo 13.5, Martin J.L./Lambry J.C. – Page 181, photo 15.1, Depardieu M. – Page 181, photo 15.2, Depardieu M. – Page 280, photo 22.1, Escalier D. – Page 283, photo 22.2, Testart J. DR – Page 293, photo 22.3, Sarramon M.F. DR – Page 293, photo 22.4, Sarramon M.F. DR – Page 296, photo 22.5, U242 – Page 304, photo 23.1, Froment J.C. PR – Page 306, photo 23.2, Depardieu M. – Page 306, photo 23.3, Depardieu M. – Page 306, photo 23.4, Nguyen Legros J. – Page 308, photo 23.5, Guilhaume A.

© Maloine

Page 129, figure 10.2, extrait de Kamina P., *Anatomie générale,* 2e éd., Maloine, 1990.

Achevé d'imprimer en juin 1999
par Pollina, 85400 Luçon
Dépôt légal : juin 1999
Édition n°1
N° d'impression : 77158